CB071379

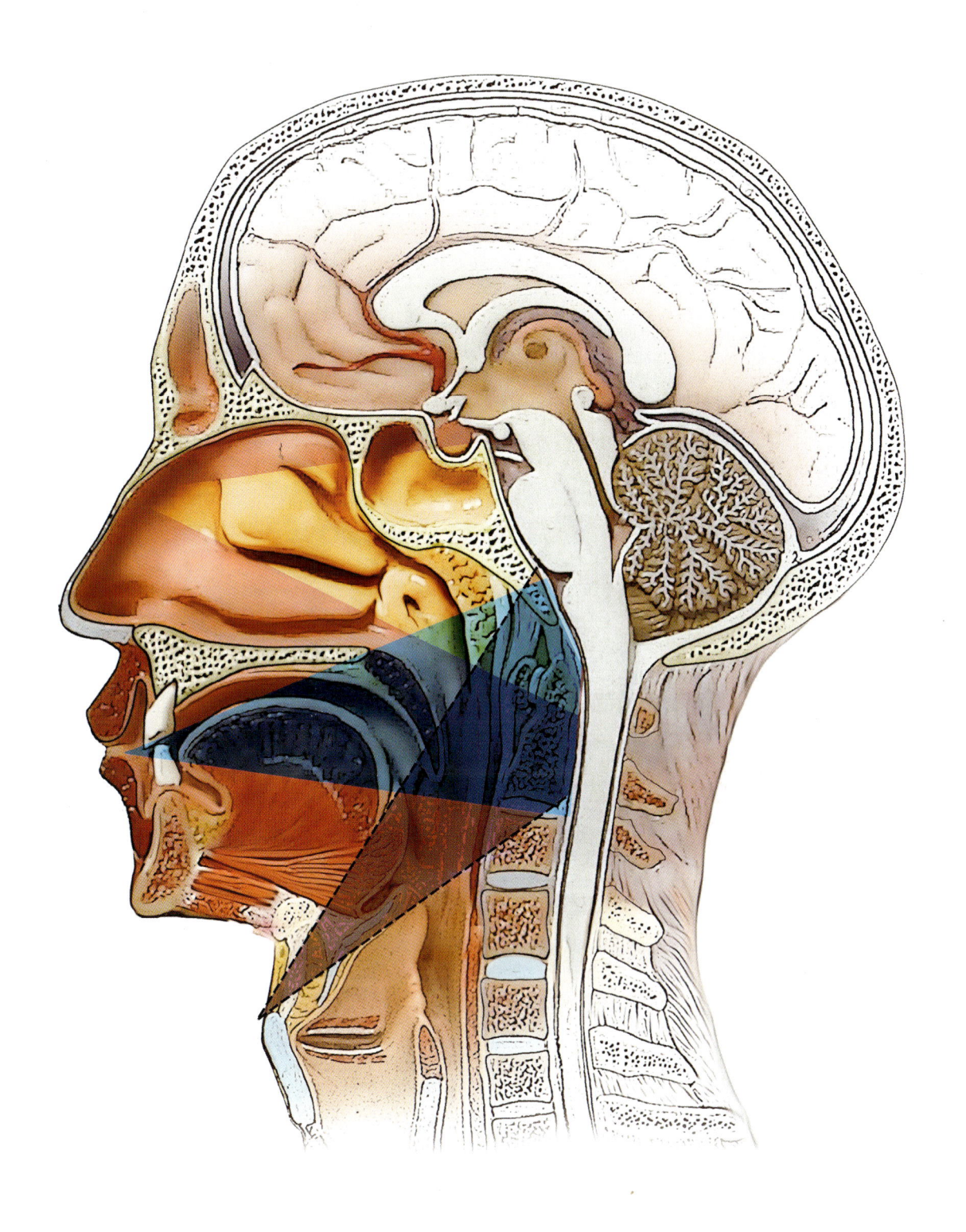

RINOLOGIA

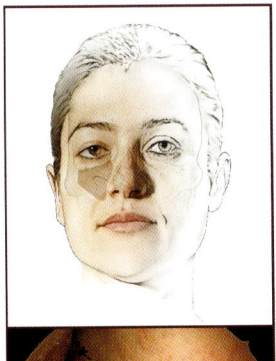

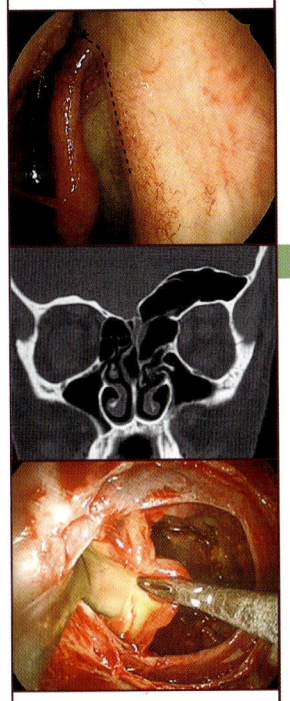

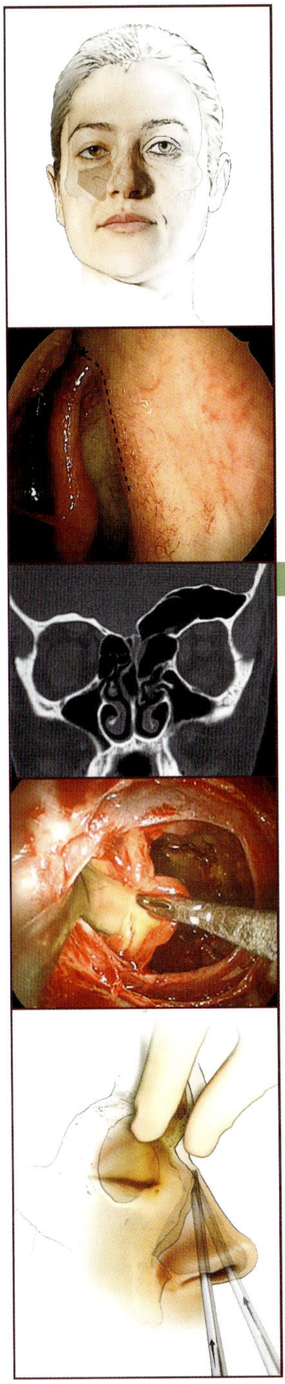

Master Techniques in Otolaryngology – Head and Neck Surgery

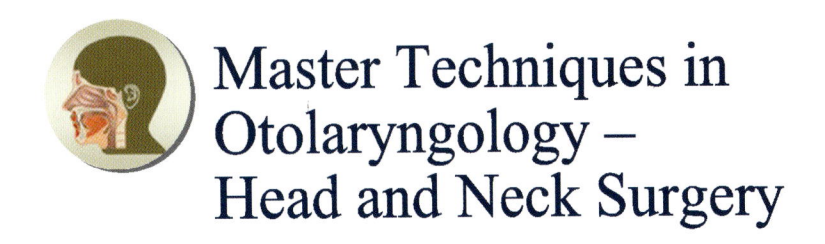

RINOLOGIA

EDITOR DA SÉRIE
Eugene N. Myers, MD, FACS, FRCS Edin (Hon)

Distinguished Professor Emeritus and Emeritus Chair
Department of Otolaryngology
University of Pittsburgh School of Medicine
Professor
Department of Oral Maxillofacial Surgery
University of Pittsburgh School of Dental Medicine
Pittsburgh, Pennsylvania

EDITOR
David W. Kennedy, MD, FACS, FRCSI

Rhinology Professor
Department of Otorhinolaryngology—Head and Neck Surgery
Perelman School of Medicine
University of Pennsylvania
Philadelphia, Pennsylvania

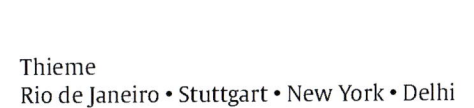

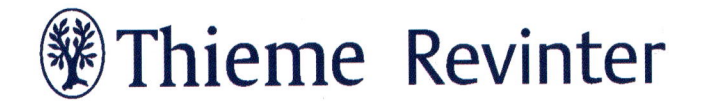

Thieme Revinter

Thieme
Rio de Janeiro • Stuttgart • New York • Delhi

Dados Internacionais de Catalogação na Publicação (CIP)

K35r

Kennedy, David W.
  Rinologia/David W. Kennedy & Eugene N. Myers; tradução de Nelson Gomes de Oliveira – 1. Ed. – Rio de Janeiro – RJ: Thieme Revinter Publicações, 2017.

  392 p.: il; 21,3 x 27,7 cm; (Master Techniques in Otolaryngology – Head and Neck Surgery)
  Título original: *Head and Neck Surgery: Rhinology*
  Inclui Bibliografia e Índice Remissivo
  ISBN 978-85-67661-33-9

  1. Ciências Médicas. 2. Doenças do Nariz. 3. Procedimentos Cirúrgicos Nasais. I. Myers, Eugene N. II. Título.

  CDD: 617.51
  CDU: 616.211

A Lippincott Williams & Wilkins/Wolters Kluwer Health não teve participação na tradução desta obra.

Tradução:
Nelson Gomes de Oliveira
Médico e Tradutor, RJ

Revisão Técnica:
Ricardo R. Figueiredo
Médico Otorrinolaringologista
Mestrado em Cirurgia Geral-ORL pela Universidade Federal do Rio de Janeiro
Professor Adjunto e Chefe do Serviço de ORL da Faculdade de Medicina de Valença, RJ

Nota: A medicina é uma ciência em constante evolução. À medida que novas pesquisas e experiências ampliam os nossos conhecimentos, são necessárias mudanças no tratamento clínico e medicamentoso. Os autores e o editor fizeram verificações junto a fontes que se acredita sejam confiáveis, em seus esforços para proporcionar informações acuradas e, em geral, de acordo com os padrões aceitos no momento da publicação. No entanto, em vista da possibilidade de erro humano ou mudanças nas ciências médicas, nem os autores e o editor nem qualquer outra parte envolvida na preparação ou publicação deste livro garantem que as instruções aqui contidas são, em todos os aspectos, precisas ou completas, e rejeitam toda a responsabilidade por qualquer erro ou omissão ou pelos resultados obtidos com o uso das prescrições aqui expressas. Incentivamos os leitores a confirmarem as nossas indicações com outras fontes. Por exemplo e em particular, recomendamos que verifiquem as bulas em cada medicamento que planejam administrar para terem a certeza de que as informações contidas nesta obra são precisas e de que não tenham sido feitas mudanças na dose recomendada ou nas contraindicações à administração. Esta recomendação é de particular importância em conjunto com medicações novas ou usadas com pouca frequência.

Título original:
Head and Neck Surgery. Rhinology
Copyright © 2016 by Wolters Kluwer
ISBN 978-1-4511-7557-8

© 2017 Thieme Revinter Publicações Ltda.
Rua do Matoso, 170, Tijuca
20270-135, Rio de Janeiro – RJ, Brasil
http://www.ThiemeRevinter.com.br

Thieme Medical Publishers
http://www.thieme.com

Impresso no Brasil por Prol Editora Gráfica Ltda.
5 4 3 2 1
ISBN 978-85-67661-33-9

Todos os direitos reservados. Nenhuma parte desta publicação poderá ser reproduzida ou transmitida por nenhum meio, impresso, eletrônico ou mecânico, incluindo fotocópia, gravação ou qualquer outro tipo de sistema de armazenamento e transmissão de informação, sem prévia autorização por escrito.

Esta série de livros é dedicada a Barbara, minha mulher e melhor amiga.

Nossa filha, Marjorie Fulbright, seu marido Cary e seus filhos, Alexander F. Fulbright e Charles J. Fulbright.

Nosso filho, Jeffrey N. Myers, MD, PhD, sua mulher Lisa e seus filhos Keith N. Myers, Brett A. Myers e Blake D. Myers.

Para todos que eu amo e por quem tenho carinho.

Eugene N. Myers

Quero dedicar este livro à minha mulher e parceira, Elina, e aos meus filhos, Garrett, Kirin, Paavali e Aurora. Eles são o amor da minha vida. Também quero agradecer aos meus professores e orientadores durante minha carreira até agora; o livro é uma compilação da sabedoria deles e daqueles especialistas internacionais que generosamente contribuíram com seu trabalho para esta obra.

David W. Kennedy

Colaboradores

Nithin D. Adappa, MD
Assistant Professor
Division of Rhinology and Skull Base Surgery
Department of Otorhinolaryngology—Head and Neck Surgery
Perelman School of Medicine
University of Pennsylvania
Philadelphia, Pennsylvania

A. Simon Carney, MBChB, BSc(Hons), FRCS, FRACS, MD
Professor of Otolaryngology—Head and Neck Surgery
Flinders University
Director
Adelaide Sinus Centre
Adelaide, South Australia

Ricardo L. Carrau, MD, FACS
Professor
Department of Otolaryngology—Head and Neck Surgery
Director of the Comprehensive Skull Base Surgery Program
The Ohio State University Medical Center
Columbus, Ohio

Paolo Castelnuovo, MD
Professor and Chair of the Department of Otorhinolaryngology—Head and Neck Surgery
University of Insubria
Varese, Italy

Noam A. Cohen, MD, PhD
Associate Professor
Department of Otorhinolaryngology—Head and Neck Surgery
Perelman School of Medicine
University of Pennsylvania
Philadelphia, Pennsylvania

James A. Duncavage, MD
Professor of Otolaryngology
Rhinology Fellowship Program Director
Vanderbilt University Medical Center
Nashville, Tennessee

Vikram D. Durairaj, MD, FACS
Professor
Director, Oculoplastic and Orbital Surgery
Department of Ophthalmology
University of Colorado School of Medicine
Aurora, Colorado

Berrylin J. Ferguson, MD
Professor Department of Otolaryngology
Director
Division of Sino-nasal Disorders and Allergy
University of Pittsburgh School of Medicine
Pittsburgh, Pennsylvania

Oren Friedman, MD
Associate Professor, Department of Otorhinolaryngology
Director, Facial Plastic Surgery
University of Pennsylvania School of Medicine
Philadelphia, Pennsylvania

Grant S. Gillman, MD, FRCS
Associate Professor
Department of Otolaryngology
University of Pittsburgh School of Medicine
Pittsburgh, Pennsylvania

Richard J. Harvey, BSc (Med), PhD (Surgery)
Head Associate Professor
University of New South Wales
Macquarie University
Rhinology and Skull Base
Applied Medical Research Centre
St Vincent's Hospital and University of New South Wales
Sydney, Australia

Steven M. Houser, MD, FAAOA
Assistant Professor
Case Western Reserve University School of Medicine
Director
Allergy and Paranasal Sinus Medicine and Surgery
MetroHealth Systems
Cleveland, Ohio

Peter H. Hwang, MD
Professor
Chief, Division of Rhinology and Endoscopic Skull Base Surgery Department of Otolaryngology—Head and Neck Surgery
Stanford University School of Medicine
Stanford, California

Ken Kazahaya, MD, MBA, FACS
Associate Director
Division of Pediatric Otolaryngology
Children's Hospital of Philadelphia
Endowed Chair in Pediatric Otolaryngology
Children's Hospital of Philadelphia
Director
Pediatric Skull Base Surgery
Medical Director
Cochlear Implant Program
Co-Lead Surgeon
Pediatric Thyroid Center
Children's Hospital of Philadelphia
Associate Professor of Clinical Otorhinolaryngology—Head and Neck Surgery
Perelman School of Medicine
University of Pennsylvania
Philadelphia, Pennsylvania

David W. Kennedy, MD, FACS, FRCSI
Rhinology Professor
Department of Otorhinolaryngology—Head and Neck Surgery
Perelman School of Medicine
University of Pennsylvania
Philadelphia, Pennsylvania

Todd T. Kingdom, MD, FACS
Professor and Vice Chair Clinical Affairs
Director, Rhinology and Sinus Surgery
Department of Otolaryngology—Head and Neck Surgery
Department of Ophthalmology
University of Colorado School of Medicine
Aurora, Colorado

Andrew P. Lane, MD
Professor of Otolaryngology—Head and Neck Surgery
Director, Johns Hopkins Sinus Center
Fellowship Director
Johns Hopkins Outpatient Center
Baltimore, Maryland

William Lawson, MD
Professor
Department of Otolaryngology—Head and Neck Surgery
Mount Sinai Medical Center
New York, New York

John M. Lee, MD, FRCSC, MSc
Assistant Professor
Department of Otolaryngology—Head and Neck Surgery
University of Toronto
St. Michael's Hospital
Toronto, Ontario, Canada

Valerie J. Lund, CBE, MS, FRCS, FRCS (Ed)
Professor of Rhinology
University College London
Honorary Consultant ENT Surgeon
Royal National Throat, Nose and Ear Hospital
London, England

Ralph Metson, MD
Program Director
Rhinology Fellowship
Massachusetts Eye and Ear Infirmary
Harvard Medical School
Boston, Massachusetts

Hiroshi Moriyama, MD
Professor and Chair
Department of Otorhinolaryngology
The Jikei University School of Medicine
Tokyo, Japan

Piero Nicolai, MD
Professor and Chairman
Department of Otorhinolaryngology—Head and Neck Surgery
University of Brescia
Brescia, Italy

Metin Onerci, MD
Professor of Otorhinolaryngology
Faculty of Medicine
Hacettepe University
Ankara, Turkey

Richard R. Orlandi, MD, FACS
Professor, Otolaryngology—Head and Neck Surgery
University of Utah
Salt Lake City, Utah

John F. Pallanch, MD, MS, FACS
Division Chair of Rhinology
Department of Otolaryngology
Mayo Clinic
Rochester, Minnesota

James N. Palmer, MD, FACS
Director
Division of Rhinology
Co-Director
Skull Base Center
Professor
Department of Otorhinolaryngology
Professor of Neurosurgery
Perelman School of Medicine
University of Pennsylvania
Philadelphia, Pennsylvania

Daniel M. Prevedello, MD
Associate Professor
Department of Neurological Surgery
Wexner Medical Center at The Ohio State University
Columbus, Ohio

Edmund deAzevedo Pribitkin, MD
Professor
Department of Otolaryngology—Head and Neck Surgery
Thomas Jefferson University
Philadelphia, Pennsylvania

John C. Price, MD
Attending Otolaryngologist—Head and Neck Surgeon, Retired
Greater Baltimore Medical Center
Baltimore, Maryland

Gerhard Rettinger, MD
Professor and Head
Department of Otorhinolaryngology
University Hospital
Ulm, Germany

Michael Setzen, MD, FACS, FAAP
Chief Rhinology Section
North Shore University Hospital
Manhasset, New York
Clinical Associate Professor of Otolaryngology
NYU School of Medicine
Adjunct Clinical Assistant Professor of Otolaryngology
Weill Cornell University College of Medicine

Daniel B. Simmen, MD
Professor in ORL—Head and Neck Surgery
ORL-Zentrum
Klinik Hirslanden
Zürich, Switzerland

Aldo C. Stamm, MD, PhD
Associate Professor
Department of Otolaryngology—Head and Neck Surgery
Federal University of Sao Paulo
Head—Department of Otolaryngology
Professor
Edmundo Vasconcelos Hospital
São Paulo ENT Center
São Paulo, Brazil

James Stankiewicz, MD, FACS
Professor
Department of Otolaryngology
Loyola University Medical Center
Maywood, Illinois

Paul H. Toffel, MD, FACS
Clinical Professor
Department of Otolaryngology—Head and Neck Surgery
University of Southern California School of Medicine
Lieutenant Commander (Ret) United States Naval Medical Corps
Glendale, California

Elina M. Toskala, MD, PhD
Professor
Department of Otolaryngology—Head and Neck Surgery
Director of Allergy
Temple University School of Medicine
Philadelphia, Pennsylvania

David E. Tunkel, MD
Professor of Otolaryngology
Department of Otolaryngology—Head and Neck Surgery
Johns Hopkins Medical Institutions
Baltimore, Maryland

Eduardo Vellutini, MD, PhD
DFV Neurosurgery
São Paulo, Brazil

Kevin C. Welch, MD
Associate Professor
Department of Otolaryngology—Head and Neck Surgery
Loyola University Chicago Stritch School of Medicine
Maywood, Illinois

Bradford A. Woodworth, MD
James J. Hicks Associate Professor of Surgery
Division of Otolaryngology
University of Alabama at Birmingham
Associate Scientist
Gregory Fleming James Cystic Fibrosis Research Center
Birmingham, Alabama

Peter John Wormald, MD, FRACS, FCS (SA), FRCS Edin (Hon)
Professor of Otolaryngology
Chair
Department of Otolaryngology—Head and Neck Surgery
Adelaide and Flinders Universities
Adelaide, Australia

Adam M. Zanation, MD, FACS
Director of Practice Development
Associate Professor
Co-Director, Head and Neck Oncology Fellowship
Co-Director, Rhinology and Skull Base Surgery Fellowship
Department of Otolaryngology—Head and Neck Surgery
University of North Carolina at Chapel Hill
Chapel Hill, North Carolina

Prefácio da Série

Desde o seu início, em 1994, a série *Master Techniques in Orthopedic Surgery* tornou-se o texto de referência para cirurgiões em treinamento e já com prática. O estilo amistoso de fornecer e ilustrar informação autorizada sobre um largo espectro de técnicas de cirurgia ortopédica satisfez uma necessidade na literatura especializada em ortopedia. O formato tornou-se um padrão ao qual outros são comparados, conta com 13 volumes da série além de outros em fase de planejamento.

Quando recebi a proposta para ser o editor da série, já sabia que a tarefa seria difícil, pela minha experiência prévia com edição de textos cirúrgicos, mas achei que esta abordagem única poderia tornar-se um artefato valioso no catálogo de literatura sobre cirurgia em todos os campos.

Esta primeira edição sobre Otorrinolaringologia inclui volumes sobre Oncologia de Cabeça e Pescoço, Cirurgia Reconstrutora de Cabeça e Pescoço, Cirurgia da Base do Crânio, Rinologia, Cirurgia Estética e Otologia e Cirurgia da Base Lateral do Crânio.

Recrutei reais mestres para serem editores de volumes, incluindo Robert L. Ferris, Eric Genden, Carl H. Snyderman e Paul Gardner, David Kennedy, Wayne Larrabee e James Ridgeway e J. Thomas Roland, respectivamente. Um volume separado sobre Cirurgia Reconstrutora da Cabeça e Pescoço, como uma peça companheira separada para o volume sobre Oncologia de Cabeça e Pescoço, não é muito tradicional, mas nos capacitou a incluir mais tópicos.

Faço votos de que você ache *Master Techniques* uma adição útil ao seu arsenal cirúrgico para o benefício dos seus pacientes.

Eugene N. Myers, MD
Editor da Série

Prefácio

O objetivo desta série, *Masters in Otolaryngology*, é oferecer mais do que apenas um atlas cirúrgico, mas, em vez disto, também incluir algum fundamento de cada procedimento, a apresentação e indicações dos pacientes típicos, bem como a técnica cirúrgica e tratamento pós-operatório. Cada capítulo foi escrito pessoalmente *pelos* verdadeiros especialistas em cada técnica — indivíduos extremamente reconhecidos pelo ensino nos respectivos procedimentos. Em cada capítulo, são descritas as considerações apropriadas em planejamento pré-operatório, o tratamento pós-operatório, os resultados esperados e as complicações potenciais, bem como os instrumentos necessários. O procedimento cirúrgico é detalhado realisticamente, apresentando ainda Pérolas e Armadilhas, além de uma lista de leitura adicional recomendada. Entretanto, é o detalhe e riqueza das descrições de procedimentos cirúrgicos e as ilustrações em cores por Bernie Kida que eu acredito que os otorrinolaringologistas e residentes acharão mais úteis.

O crescimento dentro do campo da Rinologia nos últimos anos foi assombroso. Não apenas começamos a refinar nossa compreensão de alguns dos mecanismos das doenças inflamatórias, mas também as técnicas cirúrgicas se estenderam bem além do que inicialmente imaginávamos, quando começamos, com temor, a estender a cirurgia endoscópica para o domínio da oncologia e cirurgia orbitária, nos fins dos anos 1980.

Este volume focaliza procedimentos rinológicos básicos e avançados, bem como os acessos endoscópicos comuns à base do crânio. O livro é dividido em várias seções e inclui áreas, como cirurgia de neoplasias, cirurgia orbitária e cirurgia aberta. Embora a maioria dos procedimentos descritos no livro esteja em uso corrente nos dias de hoje, também procuramos incluir algumas técnicas menos comuns, que possam ser úteis eventualmente.

Renomados especialistas, os verdadeiros mestres, generosamente contribuíram com o seu tempo para fazer deste livro uma ferramenta importante de aprendizado para residentes e otorrinolaringologistas. Faço votos de que você, leitor, ache este volume útil e uma excelente referência para refinar as técnicas cirúrgicas.

David W. Kennedy, MD, FACS, FRCSI
Professor
Department of Otorhinolaryngology — Head and Neck Surgery
Perelman School of Medicine
University of Pennsylvania
Philadelphia, Pennsylvania

Sumário

PARTE I: TÉCNICAS INTRANASAIS

1. **Técnica de Redução de Fraturas Nasais** 1
   Paul H. Toffel

2. **Septoplastia** 7
   Grant S. Gillman

3. **Septoplastia Endoscópica** 21
   John M. Lee

4. **Técnica para Fechamento de Perfuração Septal Nasal** 31
   Edmund de Azevedo Pribitkin

5. **Técnica para Fechamento Protético de Perfurações de Grandes Dimensões do Septo Nasal** 39
   John F. Pallanch

6. **Dermosseptoplastia** 47
   Nithin D. Adappa

7. **Tratamento Cirúrgico das Conchas Inferiores** 55
   Steven M. Houser

8. **Ligadura da Artéria Esfenopalatina** 61
   James N. Palmer

9. **Ligadura da Artéria Etmoidal Anterior** 69
   Metin Onerci

10. **Lavagem Antral** 75
    Elina M. Toskala

11. **Dilatação Transnasal por Balão** 85
    Michael Setzen

12. **Dilatação Transantral por Balão** 97
    James Stankiewicz

13. **Etmoidectomia** 105
    David W. Kennedy

14. **Esfenoidotomia** 115
    Richard R. Orlandi

15. **Esfenoidotomia Transetmoidal Endoscópica** 123
    Peter H. Hwang

16. **Septectomia e Esfenoidotomias Parciais** 131
    Richard J. Harvey

17. **Sinusotomia Frontal Endoscópica (Procedimento Draf 2a)** 143
    David W. Kennedy

18. **Sinusotomia Frontal Alargada – Procedimento Draf III ou Drenagem Mediana (MDP)** 153
    Daniel B. Simmen

19. **Tratamento da Atresia de Coanas** 165
    Ken Kazahaya

20. **Fechamento de Defeitos da Base do Crânio e Encefaloceles** 175
    Bradford A. Woodworth

21. **Fechamento Nasal para Telangiectasia Hemorrágica Hereditária (HHT): (Modificação de Lund do Procedimento de Young)** 185
    Valerie J. Lund

PARTE II: TÉCNICAS DE RINOPLASTIA FUNCIONAL

22. **Cirurgia Funcional da Pirâmide Óssea** 191
    Gerhard Rettinger

23. **Cirurgia da Válvula Nasal** 199
    Oren Friedman

PARTE III: TÉCNICAS PARA REMOÇÃO DE NEOPLASIAS

24. **Maxilectomia Medial Endoscópica** 209
    Noam A. Cohen

25. **Via de Acesso Transmaxilar Endoscópica à Fossa Pterigopalatina** 215
    Paolo Castelnuovo

26. **Via de Acesso Transmaxilar Endoscópica à Fossa Infratemporal (Procedimento de Zenker Endoscópico)** 223
    Piero Nicolai

27. **Cirurgia Hipofisária e Suprasselar Endoscópica** 233
    Aldo C. Stamm e Eduardo Vellutini

28 Ressecção Endonasal Endoscópica da Base Anterior do Crânio 243
Ricardo L. Carrau e Daniel M. Prevedello

29 Cirurgia Endoscópica da Junção Craniocervical 255
Adam M. Zanation

PARTE IV: TÉCNICAS CIRÚRGICAS ORBITÁRIAS TRANSNASAIS

30 Técnica para Dacriocistorrinostomia (DCR) Endoscópica 263
Todd T. Kingdom e Vikram D. Durairaj

31 Descompressão do Nervo Óptico 273
Ralph Metson

32 Técnica para Descompressão Orbitária Endoscópica 279
Andrew P. Lane

33 Drenagem de Abscesso Orbitário Subperióstico em Crianças 287
David E. Tunkel

34 Redução Endoscópica de Fratura Orbitária em Blow-out 299
Hiroshi Moriyama

PARTE V: TÉCNICAS ABERTAS DE CIRURGIA SINUSAL

35 Trepanação do Seio Frontal 307
A. Simon Carney

36 Osteoplastia Osteoplástica do Seio Frontal Combinada com Draf 3 315
Peter John Wormald

37 Sinusotomia Frontal Osteoplástica 323
Kevin C. Welch

38 Procedimento de Riedel 331
William Lawson

39 Técnica de Caldwell-Luc 339
Berrylin J. Ferguson

40 Frontoetmoidectomia Externa (Procedimento de Lynch) 347
James A. Duncavage

41 *Degloving* Mediofacial 353
John C. Price

Índice Remissivo 361

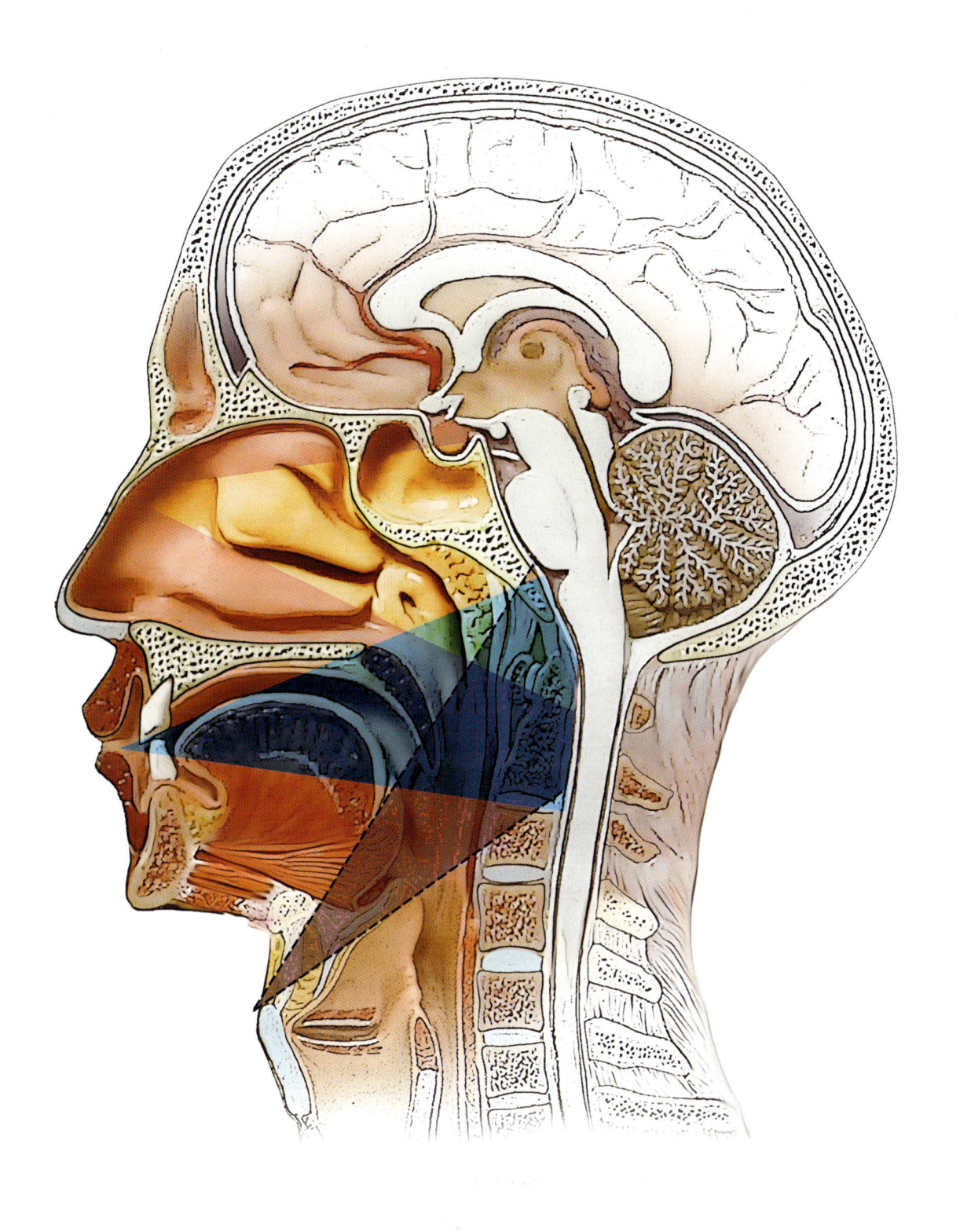

RINOLOGIA

PARTE I: TÉCNICAS INTRANASAIS

1 TÉCNICA DE REDUÇÃO DE FRATURAS NASAIS

Paul H. Toffel

INTRODUÇÃO

O tratamento das fraturas nasais evoluiu substancialmente nas últimas décadas. Embora a redução fechada das fraturas nasais fosse tentada frequentemente no passado, então seguida por redução aberta secundária, quando era observada correção inadequada, agora a maioria dos rinologistas e otorrinolaringologistas experientes estará preparada para realizar uma redução aberta definitiva das fraturas nasais e septais como correção primária, com resultados funcionais muito mais confiáveis. O espectro das lesões do nariz e do septo tem sido mais bem tratado pela correção aberta precoce, evitando-se sequelas obstrutivas tardias e desvios da pirâmide nasal. Esta é a filosofia mais bem ensinada no treinamento atual e está se tornando um padrão aperfeiçoado de tratamento.

HISTÓRIA

O diagnóstico preciso da gravidade e do grau de deformidades estruturais externa e interna do nariz depende da história etiológica e da gravidade das forças envolvidas na lesão. Uma lesão por soco ou queda pode ser menos grave do que acidentes em veículos motorizados, e a suspeita de trauma em uma estrutura adjacente (isto é, fraturas faciais, orbitárias, lesões do pescoço) deve ser cogitada e descartada ou tratada no contexto de emergência. O intervalo de tempo desde a lesão, o grau da dor e da obstrução nasal percebida e epistaxes devem todos ser anotados.

EXAME FÍSICO

O exame físico de fraturas nasais e septais exige primeiramente uma avaliação visual macroscópica da equimose e do grau de deformidade óbvia. A seguir, deve ser realizada a palpação das estruturas nasais externas, incluindo as porções óssea e cartilaginosa, para detecção de desvios, dores à palpação, crepitações e mobilidade.

O exame interno da fossa nasal é mais bem realizado com um espéculo nasal e iluminação através de luz frontal intensa, suplementada pela endoscopia nasal, quando exequível. Aspiração e vasoconstrição tópica facilitam o exame visual interno. A observação da situação do septo é essencial, incluindo fraturas e luxações do septo, lacerações da mucosa e hematomas septais que possam necessitar de drenagem imediata, a fim de evitar a formação de abscessos septais e necrose. É de importância capital a observação dos desvios septais, segurando-se a pirâmide nasal também desviada sem a capacidade de mobilizar facilmente para a linha mediana.

Documentação fotográfica é essencial para a avaliação e registro no prontuário médico dos achados e da condição do exame físico nasal.

Radiografias nasais são tradicionalmente realizadas e, quando obviamente positivas, ajudam na tomada de decisão, mas de nenhum modo devem contrariar os achados físicos positivos, quando forem negativas. Se o trauma facial for suficientemente grave, uma TC maxilofacial, incluindo o nariz e os seios paranasais, indicada e pode fornecer mais detalhes do que as radiografias simples para avaliação das estruturas nasais externas e internas.

INDICAÇÕES

Se os achados de deformidade nasal e obstrução forem confirmados, o paciente deve ser levado ao centro cirúrgico, ou antes da instalação de edema e equimose, ou, quando presentes, deve o procedimento ser adiado até que eles tenham regredido. A sala de operações é a melhor instalação para o reparo de fraturas nasais e septais, uma vez que correção adequada possa ser feita no ambiente adequado com pouca exposição a riscos. O termo de consentimento deve ser feito de tal forma que permita ao cirurgião efetuar quaisquer procedimentos que sejam necessários, incluindo redução fechada ou aberta de fraturas, o que constitui um elemento-chave da consulta informada com o paciente e a família antes da cirurgia corretiva.

CONTRAINDICAÇÕES

Não existem contraindicações definitivas aos procedimentos cirúrgicos para redução, fechada ou aberta, de fraturas nasais e septais com base em fatores locais; entretanto, comorbidades precisam ser consideradas, especialmente nos pacientes idosos, debilitados ou demenciados, e portadores de doenças cardiovascular, renal ou pulmonar associadas. Em pacientes fracos e debilitados, uma deformidade permanente pode ter que ser aceita, mas frequentemente algum grau de redução fechada pode ser realizado.

PLANEJAMENTO PRÉ-OPERATÓRIO

No tratamento do nariz com desvio, a redução fechada tradicionalmente tem sido considerada o tratamento adequado. Dentro da especialidade da rinologia, no entanto, a redução fechada é aceitável apenas no nariz e septo nasal minimamente traumatizados. Não deve haver hesitação em executar uma redução aberta de fraturas nasais e septais, se a tentativa de redução fechada for inadequada para retificar a pirâmide nasal e restaurar a respiração nasal.

A cronologia do reparo deve ser considerada com o paciente internado. Reduções fechadas podem ter sucesso nos primeiros 10 dias após trauma, mas além desse tempo, uma redução aberta poderá ser necessária para propiciar alinhamento e reparo adequados da pirâmide nasal e das estruturas septais, em razão do potencial para consolidação em posições desviadas.

O tratamento pré-operatório do paciente típico com uma fratura nasal e septal aguardando resolução do edema, antes do procedimento operatório, exige a administração de um antibiótico profilático, frequentemente uma cefalosporina oral, para reduzir o risco de infecção intranasal, especialmente se tiver havido laceração da mucosa. Analgésicos podem também ser administrados para reduzir o desconforto na fase pós-lesão aguda.

A anestesia para o procedimento de redução nasal/septal, no centro cirúrgico ambulatorial, pode ser selecionada como analgesia IV ou, para pacientes mais jovens ou adultos difíceis, anestesia geral endotraqueal. Em ambas as situações, uma anestesia local delicada e completa com um descongestionante tópico e infiltração de lidocaína diluída com solução de epinefrina é efetiva para vasoconstrição durante a correção anatômica.

Os antibióticos do grupo das cefalosporinas são administrados IV ao tempo do procedimento e continuados pós-operatoriamente por via oral, especialmente se for necessária uma imobilização pós-operatória leve ou tamponamento.

TÉCNICA CIRÚRGICA

Em pacientes com luxação septal confirmada e fratura nasal com desvio, o septo deve ser inicialmente explorado cirurgicamente e realinhado durante o mesmo procedimento que a pirâmide nasal, de forma que a reconstrução possa ser controlada no ambiente da sala de operações a fim de promover boa consolidação, alinhamento e respiração nasal e para prevenir uma consolidação óssea inadequada em posição desviada.

Se presente, um hematoma septal deve ser drenado imediatamente para evitar sequelas, como a absorção de cartilagem septal, com uma resultante deformidade de nariz em sela.

A redução em etapas começa após a obtenção de uma anestesia adequada do nariz e septo, com inspeção e tentativa de redução fechada do desvio septal e das fraturas nasais. A pirâmide nasal pode ser mobilizada, utilizando-se um descolador de Freer estreito ou um cabo de bisturi. O posicionamento do instrumento abaixo da porção deprimida dos ossos nasais, com contrapressão pela mão oposta, é mais efetivo durante os movimentos anterior e medial do descolador.

Se o septo puder ser mobilizado para a posição mediana, e os ossos nasais se realinharem com a percepção de um "estalo", a redução fechada pode estar completa. Caso a inspeção e palpação da pirâmide óssea sejam normais, e tiver sido realizada a resolução da via aérea intranasal, a redução fechada pode ser julgada bem-sucedida, e não serem necessárias as etapas abertas. Entretanto, se o septo não se mobilizar para a linha mediana, e o dorso nasal for mantido desviado pelo septo defletido, a redução aberta deve ser a técnica seguinte a ser utilizada.

Tipicamente, uma hemitransfixão ou incisão de Killian é realizada no lado côncavo do septo, e o descolamento meticuloso de um retalho septal mucopericondral e mucoperióstico é realizado. O retalho deve-se estender para além da área luxada e telescopada, e o descolamento da cartilagem luxada da junção osteocartilaginosa, com remoção de pequenas quantidades de cartilagem ou osso adjacentes à junção, permite que o septo se mobilize e ganhe

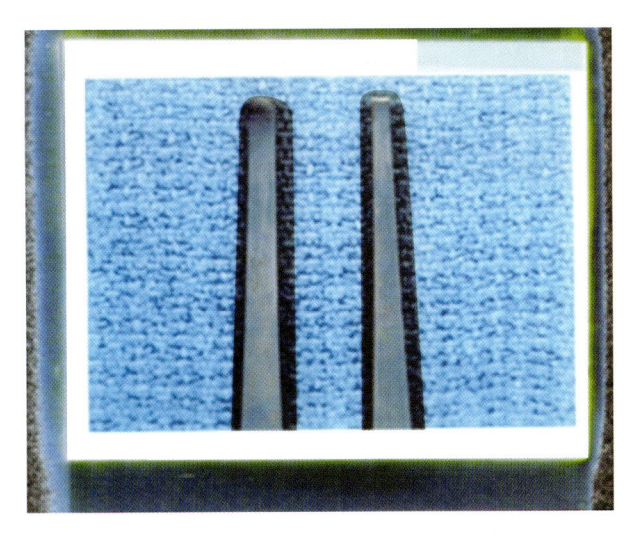

CAPÍTULO 1 Técnica de Redução de Fraturas Nasais

FIGURA 1.1
Osteótomos nasais delicados de Padgett de 2 mm e 3 mm.

novamente a linha mediana. Sempre tentar manter uma viga (*strut*) dorsal de 2 cm de cartilagem e osso para manter o suporte nasal e evitar uma deformidade de nariz em sela.

Após o alinhamento septal, caso a pirâmide nasal não esteja na linha média, a atenção é dirigida para a redução aberta. Pequenas incisões de acesso intranasal podem ser realizadas na abertura piriforme e sob a pele dorsal para ganhar o acesso necessário para osteotomias de "liberação" mediais e dorsais, conforme necessário. As osteotomias devem ser feitas com mínimo descolamento dorsal, para manter a fixação do periósteo e pericôndrio às estruturas ósseas e cartilaginosas subjacentes.

Uma ajuda importante para completar delicadamente a redução das fraturas dorsais nasais, permitindo uma boa mobilização, é o uso de osteótomos sem guarda de 2 mm e/ou 3 mm (série Padgett *Orthopedic*) (Fig. 1.1). O uso destas micro-osteotomias causa muito pouca equimose, e os instrumentos podem ser guiados por dentro da cobertura dos ossos nasais muito acuradamente durante as osteotomias mediais e laterais (Fig. 1.2).

Segue-se um Exemplo da Técnica

Diagnóstico Pré-Operatório
Deformidade de fraturas nasal e septal secundária a trauma, com obstrução nasal.

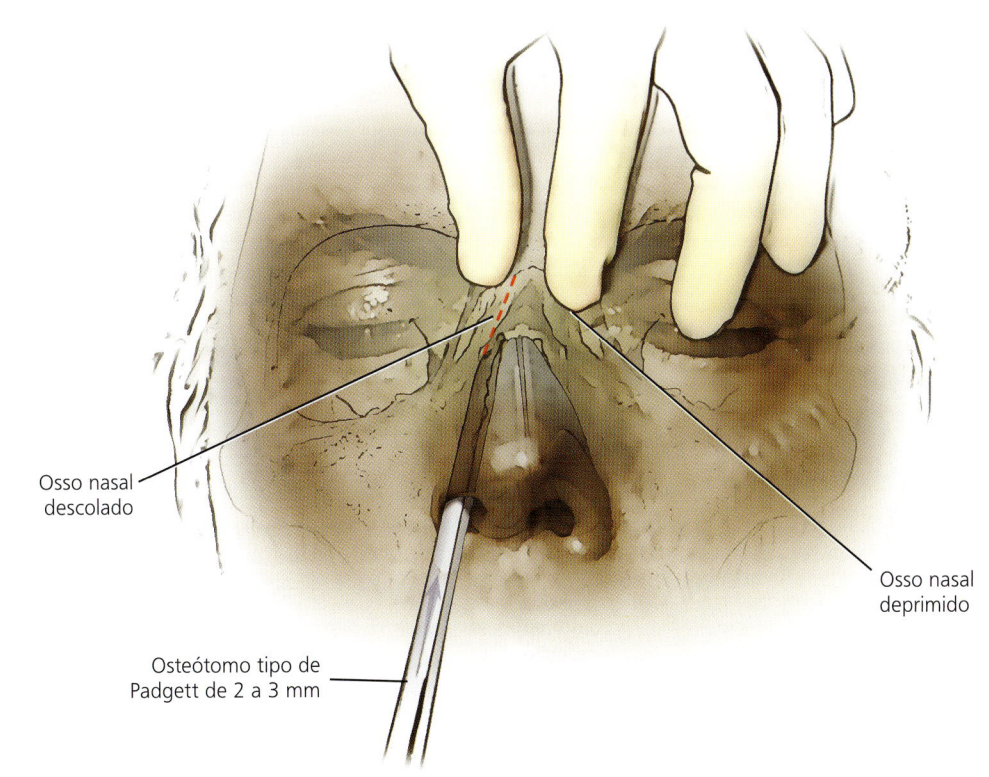

FIGURA 1.2
Osteotomias mediais e laterais intraperiósticas delicadas com osteótomos de Padgett de 2 mm e 3 mm. Mobilizar para se ajustar ao osso deprimido contralateral.

Osso nasal descolado

Osso nasal deprimido

Osteótomo tipo de Padgett de 2 a 3 mm

Cirurgia Realizada
Redução aberta de fraturas nasais e septais.

Anestesia
Anestesia endotraqueal geral, suplementada com aplicação tópica de solução de cocaína* 4% e infiltração de xilocaina 50% com solução de epinefrina 1:200.000.

Achados
Este paciente do sexo masculino de 20 anos refere uma lesão nasal sofrida alguns dias antes ao ser golpeado por um soco no lado esquerdo do seu nariz durante uma altercação. Desde então, houve uma deformidade nasal óbvia, com obstrução nasal. O exame clínico com rinoscopia, realizado no consultório, revelou uma obstrução bilateral da respiração nasal superior a 80%, com a pirâmide nasal desviada para a direita, septo nasal acentuadamente desviado para a direita, e conchas inferiores marcadamente hipertróficas.

A TC do nariz e seios paranasais confirmou o desvio do septo nasal para a direita compatível com fratura. Em razão da gravidade da deformidade pós-traumática, compreendendo fraturas nasal e septal com obstrução da respiração confirmadas pelo exame clínico e pelas imagens da TC, foi sugerido ao paciente que ele se submetesse a procedimentos corretivos da fratura nasal.

No procedimento, os achados clínicos foram confirmados. O septo nasal estava luxado marcadamente para a direita. A pirâmide nasal encontrava-se desviada para a direita aproximadamente por uma largura de metade da ponte. À conclusão do procedimento, o paciente apresentava uma satisfatória restauração do alinhamento nasal e da respiração.

Procedimento
Após a obtenção de uma adequada anestesia geral, o paciente foi antissepsiado, e os campos cirúrgicos foram posicionados da maneira usual para cirurgias de redução aberta do nariz. Uma incisão de Killian foi realizada, e um retalho septal mucopericondral e mucoperióstico foi descolado. A borda inferior da cartilagem quadrangular, que se encontrava luxada na direção do assoalho da fossa nasal direita, foi amputada, e uma desarticulação foi completada onde havia telescopagens óssea e cartilaginosa na junção osteocartilaginosa. Partes do vômer e etmoide defletidas para a direita posteriormente à junção osteocartilaginosa foram removidas com pinça de Takahashi, e o restante do vômer e septo etmoidal foi realinhado para a posição mediana com uma manobra de infratura, utilizando uma pinça de Ash. O osso nasal direito fraturado descolado foi mobilizado com osteotomias medial e lateral, utilizando-se osteótomos de Padgett de 2 mm através de incisões em lancetada na abertura piriforme. As incisões de Killian e na abertura piriforme foram a seguir fechadas com suturas interrompidas de cromado 4-0. Uma tala nasal Bridgemaster foi, então, aplicada à pirâmide nasal descolada, e um curativo com almofada de *drip* úmida foi aplicado.

Na cirurgia de redução aguda pós-lesão de fraturas nasal e septal, a correção de giba dorsal e o refinamento da ponta, se presentes, tipicamente não são realizados. Se a redução fosse retardada por vários meses, estes elementos poderiam ser tratados, mas deve ser compreendido com o paciente e as seguradoras que estas intervenções corretivas são cosméticas e constituem responsabilidade financeira do paciente. Osteotomias de mobilização, entretanto, fazem parte do procedimento de redução pós-traumática da fratura.

TRATAMENTO PÓS-OPERATÓRIO

Dependendo da mobilidade dos fragmentos, um tamponamento com Merocel pode ser utilizado para estabilizar os ossos nasais na porção superior das fossas nasais, a fim de se evitarem desvios internos dos ossos. Talas (*splints*) septais de placas finas também podem ser utilizadas para estabilizar e estreitar o septo pós-operatoriamente. Tipicamente, uma tala dorsal articulada de alumínio (Bridgemaster; Medtronics, Minneapolis, Minnesota) é aplicada sobre um curativo de fita de papel. Estes frequentemente são removidos em alguns dias.

Conforme foi dito anteriormente, antibióticos da classe das cefalosporinas são mantidos, enquanto tamponamentos e talas estão no lugar.

COMPLICAÇÕES

Infecções pós-operatórias podem ocorrer nos reparos de fraturas nasais e septais, especialmente quando ocorrem lacerações na mucosa intranasal, podendo ser necessário o uso de tamponamento. Por essa razão, eu acredito fortemente no uso de antibióticos de cefalosporinas profiláticos, enquanto tamponamento ou imobilização com talas estão presentes.

A complicação mais comum do reparo de fratura nasal/septal é a redução inadequada, muitas vezes quando uma redução fechada foi tentada, e a redução aberta precoce foi adiada. Eu aconselho fortemente que o cirurgião

---
*N. do T.: a cocaína não está disponível para uso médico no Brasil.

CAPÍTULO 1 Técnica de Redução de Fraturas Nasais

rinológico consumado faça todos os procedimentos de redução abertos apropriados e indicados quando houver alguma dúvida sobre a eficácia da tentativa fechada.

Finalmente, tenha certeza de que fraturas faciais e orbitárias adjacentes sejam avaliadas agudamente e excluídas pelo exame físico e pela TC, a fim de evitar complicações faciais tardias.

RESULTADOS

Na era moderna da rinologia, com o uso da TC, endoscópios nasais e técnicas delicadas muito mais eficientes de reparo das fraturas nasais e septais, e, especialmente, utilizando-se a redução aberta primária nos casos em que desvios, ainda que mínimos, da pirâmide nasal e do septo forem suspeitados, os resultados a longo prazo do reparo de fraturas nasais e septais são excelentes. Nunca será exageradamente enfatizada a vantagem da cirurgia de redução aberta na maioria das fraturas nasais e septais importantes, a fim de prevenir sequelas tardias, especialmente deformidades nasais.

PÉROLAS

- Ser "aberto" ao uso da redução aberta precisa, controlada, para corrigir o nariz fraturado agudo típico e deformidades do septo nasal. A verdadeira redução fechada é indicada apenas em uma minoria de casos.
- Em crianças, a redução aberta com mínimo trauma controlado deve ser utilizada, em lugar de reduções fechadas com suas inadequações. A maioria dos estudos tem demonstrado ausência de sequelas para o crescimento após manobras abertas mínimas, em crianças, de fraturas nasais e septais. Micro-osteótomos atraumáticos delicados de 2 mm ou 3 mm são confiavelmente bem-sucedidos para osteotomias "de completamento" em casos de fraturas em crianças ou adultos.

ARMADILHAS

- Ao tratar lesões nasais, sempre ter o cuidado de avaliar quanto a fraturas maxilofaciais associadas, especialmente uma fratura de Le Fort I minimamente desviada ou não valorizada, que poderia levar a uma união defeituosa oclusiva.
- Como rinologista, não utilizar a redução fechada na sala de emergência com demasiada frequência para corrigir narizes fraturados, uma vez que a sua reputação possa ser abalada por demasiados resultados tortos. Redução aberta precoce produz resultados confiavelmente melhores a longo prazo.

INSTRUMENTOS QUE DEVEM ESTAR DISPONÍVEIS (FIGS. 1.1 E 1.3)

- Osteótomos nasais delicados tipo Padgett de 2 mm e 3 mm.
- Afastador-espéculo de Aufricht: fabricante desconhecido.
- Gancho rombo de 4 pontas (afastador de 4 pontas de Cottle): Storz.

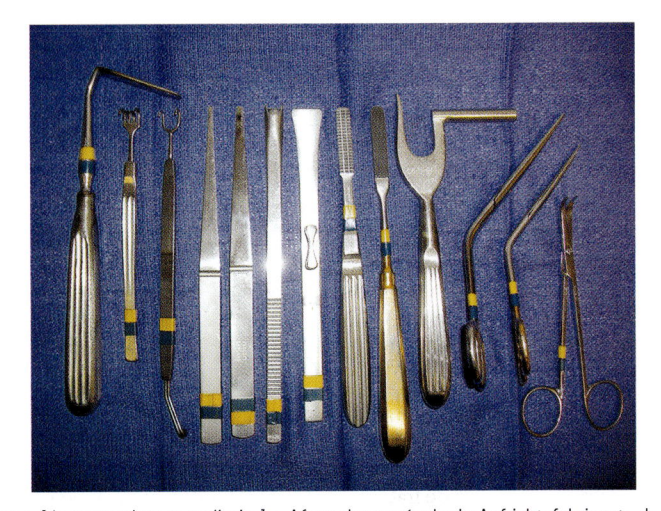

FIGURA 1.3 Instrumentos *[da esquerda para a direita]*. • Afastador-espéculo de Aufricht: fabricante desconhecido • Gancho rombo de 4 pontas (Afastador de 4 pontas de Cottle): Storz • Afastador de ponta de 2 bolas (Elevador-afastador de narina de Fomon): Storz • Cinzel de 2 mm e de 3 mm: Padgett • Osteótomos: V. Mueller • Raspa fina: Snowden-Pencer • "Raspa grosseira": V. Mueller • Osteótomo de Quisling: fabricante desconhecido • Tesoura angulada grande: V. Mueller • Tesoura angulada pequena: Snowden-Pencer.

- Afastador de 2 bolas (elevador-afastador de narina de Fomon): Storz.
- Cinzel de 2 mm e de 3 mm: Padgett.
- Osteótomo: V. Mueller.
- Raspa fina: Snowden-Pencer.
- Raspa grosseira: V. Mueller.
- Osteótomo de Quisling: fabricante desconhecido.
- Tesoura angulada grande: V. Mueller.
- Tesoura angulada pequena: Snowden-Pencer.
- Ponta curva: V. Mueller.

LEITURA SUGERIDA

Goode RL, Spooner TR. Management of nasal fractures in children: a review of current practices. *Clin Pediatr* 1972;11:526.

Facer GW. Management of nasal injury. *Postgrad Med* 1975;57:123.

Pirsig W, Lehmann I. The influence of trauma on the growing septal cartilage. *Rhinology* 1975;13:39.

DeLacey GJ, Wignall BK, Hussain S, *et al.* The radiology of nasal injuries: problems of interpretation and clinical relevance. *Br J Radiol* 1977;50:412.

Staffel JG. *Basic Principles of Rhinoplasty*. Washington, DC: American Academy of Facial Plastic Reconstructive Surgery; 1996.

Tardy MR Jr. *Rhinoplasty: The Art and the Science*. Philadelphia, PA: WB Saunders; 1997.

2 SEPTOPLASTIA

Grant S. Gillman

INTRODUÇÃO

Descrições de procedimentos cirúrgicos projetados para estabelecer uma via aérea nasal anatômica normal remontam ao final do século XIX. De fato, alguns dos nomes mais reconhecidos na cirurgia descreveram técnicas e inovações cirúrgicas para o aperfeiçoamento da cirurgia da via aérea nasal, incluindo Asch, Killian, Freer, Metzenbaum, Cottle, Converse e Goldman entre outros.

Nada obstante, as taxas de sucesso e satisfação dos pacientes, relatadas na literatura, frequentemente flutuam em torno de 70%. Isto sugere que a maneira pela qual nós pensamos sobre o problema e o ensino da correção cirúrgica da via aérea nasal precisa ser revisada, alargada e continuamente burilada.

Vários tipos de deformidades estruturais podem afetar o septo nasal. A obstrução poderia ser cartilaginosa, óssea ou mista. Podem ser observadas inclinações do septo, curvas, esporões, torções, angulações, segmentos se telescopando, ou qualquer combinação destas. Desvios septais poderiam ocorrer no interior de um arcabouço nasal externamente reto, torcido ou colapsado. A via aérea poderia ser comprometida na válvula nasal interna, na válvula nasal externa, em ambas, ou em nenhuma das duas. Sob esta luz, é simplista pensar que poderia haver *uma* operação para corrigir todos os problemas da via aérea nasal. Além disso, torna-se autoevidente que aplicar uma operação "padrão" a todos os pacientes que se apresentam com obstrução nasal e um desvio do septo está fadado a falhar em um número importante de casos desde o início. Em essência, não existe uma solução "tamanho único" para este desafio variável, complexo e, frequentemente, subapreciado.

"Septoplastia" é mais bem considerada como um procedimento reconstrutor. Só então começamos a eliminar a noção de qualquer procedimento excisional "padrão" e, em vez disso, prosseguir mais criativamente para desenhar um procedimento modelado para as necessidades particulares da deformidade exclusiva de cada paciente. Ao mesmo tempo, esta mesma constatação torna quase impossível descrever como lidar com todas as circunstâncias que o cirurgião poderia encontrar. Entretanto, os fundamentos para uma cirurgia mais judiciosa e considerada fornecerão, ao menos, uma base sobre qual experiência cirúrgica possa ser desenvolvida, e com uma maior experiência cirúrgica, resultados mais consistentes e pacientes mais agradecidos inevitavelmente se seguirão. Com isso em mente, eu tentarei fornecer algumas diretrizes gerais para as deformidades mais básicas ou rotineiras. Igualmente importante é que eu tentarei fornecer algumas recomendações sobre como identificar circunstâncias que são menos rotineiras e que justificariam uma intervenção cirúrgica avançada, a fim de minimizar as taxas de falha e maximizar as taxas de sucesso.

HISTÓRIA

A documentação relevante sobre o paciente que se apresenta com queixas de obstrução das vias aéreas nasais deve incluir o seguinte:

- Duração dos sintomas.
- Uma história de cirurgia nasal prévia.
- História de trauma nasal.

- Identificação do lado subjetivamente mais sintomático, se houver um.
- A presença ou ausência de alergias ambientais ou gatilhos para congestão nasal. O paciente com rinite alérgica e desvio do septo deve compreender que a cirurgia pode apenas aliviar o componente estrutural obstrutivo e que o tratamento continuado do componente inflamatório (alérgico) será necessário para otimizar a via aérea nasal. A discussão deste fato antes da cirurgia (e não depois) estabelecerá expectativas apropriadas e deve facilitar mais a obediência ao tratamento clínico pós-operatório.
- Qualquer experiência e resposta a anti-histamínicos orais, descongestionantes orais, *sprays* de esteroides nasais, anti-histamínicos nasais e dilatadores nasais. Isto pode ajudar a alertar o clínico para uma possível rinite alérgica e alterações das válvulas nasais, respectivamente.
- Uso de *sprays* descongestionantes nasais vendidos livremente.
- Qualquer história de sinusite recorrente ou crônica.
- Qualquer história de epistaxe recorrente ou prolongada.
- Qualquer história de alteração respiratória relacionada com o sono/apneia do sono.
- A impressão do paciente quanto ao seu sentido do olfato.
- História de uso de cocaína (se suspeitado).

EXAME FÍSICO

Primeira e predominantemente, o exame físico do paciente que se apresenta com obstrução da via aérea nasal deve ser uma avaliação com a mente aberta de todas as possíveis fontes de obstrução. Eu começo observando o paciente a partir de uma visão frontal e visão da base, sem um espéculo, com o paciente respirando normal e naturalmente através do nariz a fim de identificar qualquer instabilidade da parede lateral nasal ou colapso inspiratório dinâmico da válvula nasal. A partir da visão da base, podem-se também identificar deflexões septais caudais e assimetria das narinas.

Em seguida eu procedo à rinoscopia anterior. A importância de um exame cuidadoso e muito deliberado da válvula nasal nunca será exagerada. O não reconhecimento de um comprometimento da válvula nasal constitui uma razão comum pela qual cirurgiões podem falhar em corrigir um problema da via aérea nasal através de uma septoplastia – particularmente se o comprometimento valvular ocorrer na região dos *struts* septais dorsais ou caudais. Se um espéculo for demasiadamente introduzido na fossa nasal e introduzido de forma demasiadamente intempestiva, o examinador pode facilmente não perceber ou desviar-se de uma alteração da válvula nasal. Como tal, a rinoscopia anterior precisa ser uma apreciação paciente, judiciosa e crítica de todos os locais potenciais de obstrução. Desvios do septo devem ser descritos de um modo tão específico e detalhado quanto possível (ver a seção sobre Planejamento Pré-Operatório).

Se uma perfuração septal for identificada, ela deve ser documentada e assinalada para o paciente. Eu rotineiramente realizo uma endoscopia nasal para não deixar inadvertidamente passar despercebida uma fonte menos óbvia de obstrução além de uma deflexão septal facilmente aparente.

Uma cureta de orelha ou a extremidade de um porta-algodão pode ser utilizada para estabilizar a parede lateral nasal em colapso (cartilagem lateral superior ou inferior) se presente ou para lateralizar um segmento de parede lateral já colapsada (medializada) durante a inspiração. Isto pode determinar se essa manobra é benéfica para o paciente com suspeita de comprometimento de válvula nasal ou instabilidade da parede lateral nasal.

Com uma das mãos enluvada, friccionando a columela entre os dedos polegar e indicador, eu palpo o septo caudal de cada paciente. Frequentemente fico surpreso com a frequência de comprometimento do segmento caudal da cartilagem quadrangular. Deflexões septais caudais sutis podem facilmente ficar "ocultas" por trás da columela (e são, portanto, menos aparentes na avaliação visual). Nada obstante, essas deflexões podem ter um impacto importante sobre a via aérea se este segmento da cartilagem estiver se arqueando para um lado ou o outro e colidindo com o ângulo da válvula nasal ou desviado da espinha nasal anterior e da crista maxilar. Além disso, palpando o septo eu sou capaz de apreciar se a cartilagem subjacente é fraca e sem suporte, ou firme e mais suportiva.

Em qualquer paciente que tenha sido anteriormente submetido à cirurgia, eu palpo ainda mais posteriormente ao longo do septo com um porta-algodão, em um esforço para determinar quão muita ou quão pouca cartilagem septal ainda está presente para se trabalhar.

Resumindo, o exame físico do paciente com desvio do septo deve focalizar a configuração mais ampla do próprio septo cartilaginoso e ósseo, com particular atenção dedicada ao septo dorsal/válvula nasal externa, a estabilidade da parede lateral nasal e a presença ou ausência de fontes alternativas de obstrução da via aérea nasal, como uma massa, pólipo ou hipertrofia adenóidea.

INDICAÇÕES

A principal indicação de cirurgia de septoplastia nasal é melhorar a via aérea nasal e, por essa razão, a qualidade de vida doença-específica no paciente com um desvio de septo nasal sintomático.

Outras indicações poderiam incluir:

- Facilitar acesso ao meato médio em cirurgia sinusal endoscópica.
- Possibilitar o tratamento de epistaxe ocorrendo posteriormente a um segmento septal desviado.
- Facilitar o acesso à hipófise através do seio esfenoidal.

- Facilitar a colheita de cartilagem septal para finalidades reconstrutivas, como na reconstrução nasal.
- Contribuir como parte de uma conduta mais abrangente para redução da resistência da via aérea superior no paciente com apneia de sono/respiração alterada pelo sono.
- Aliviar cefaleias ou dor facial presumidamente originária de pontos de contato septais (controverso).

CONTRAINDICAÇÕES

A principal contraindicação à cirurgia septal seria um paciente em que as comorbidades clínicas tornam esse paciente inadequado para uma anestesia geral. Pacientes em uso de anticoagulantes que não podem ser restringidos ou aqueles com qualquer doença hemorrágica mereceriam adiamento da cirurgia. O uso excessivo, ativo e frequente de qualquer *spray* descongestionante tópico livremente comercializado e/ou abuso de cocaína contraindicariam a intervenção cirúrgica nessa época.

Finalmente, pacientes cujos objetivos ou expectativas a respeito dos resultados cirúrgicos são completamente discordantes do objetivo mensurável do procedimento cirúrgico (p. ex., aqueles que procuram resolução de gotejamento pós-nasal, cura de uma cefaleia na ausência de qualquer obstrução nasal sintomática, ou eliminação de tosse crônica) similarmente não são bons candidatos à cirurgia, uma vez que pode ser impossível satisfazer às suas expectativas não realísticas.

PLANEJAMENTO PRÉ-OPERATÓRIO

Ao completar o exame físico, o cirurgião deve ser capaz de descrever ou classificar a deformidade septal detalhadamente. Descrições limitadas, como "desvio do septo nasal (DNS) esquerdo" ou "desvio nasosseptal (NSD) direito", são tão vagas em especificidades a ponto de serem sem sentido porque oferecem pouca orientação à cirurgia. Seria semelhante a dizer simplesmente "câncer de cabeça e pescoço" ou "doença da orelha média", que não forneceriam nenhuma orientação ao cirurgião de cabeça e pescoço ou o otologista, respectivamente.

Se todas as deflexões septais fossem fundamentalmente similares, e uma cirurgia geral pudesse ser utilizada para todos os pacientes, então talvez essas narrativas indescritíveis fossem suficientes. Se, por outro lado, voltarmos ao conceito de que a correção das deflexões septais constitui um procedimento reconstrutivo calculado e individualizado para cada paciente em particular, então o detalhamento de observações, como angulações, curvaturas, esporões, achados na região da válvula e irregularidades septais caudais, inevitavelmente começarão a focalizar uma estratégia cirúrgica mais apontada, o que por sua vez deve resultar em resultados melhorados.

Exame de imagem não é rotineiramente necessário para o diagnóstico de alterações septais ou das válvulas nasais, mas está justificado se houver qualquer suspeita de uma alternativa de massa nasal obstrutiva ou inflamatória.

Para alcançar o sucesso, o cirurgião deve começar por conhecer quando a septoplastia "de rotina" falhará. A identificação pré-operatória de circunstâncias mais complexas de alto risco ou locais de falha potencial é, portanto, fundamental. Com o exame físico completo, o cirurgião deve fazer as seguintes perguntas:

- Há um problema com a válvula nasal?
- Há um desvio dorsal?
- Há um desvio septal caudal?
- Há deformidades complexas em regiões críticas para o suporte nasal que não podem ser tratadas com técnicas excisionais e podem exigir reconstrução ou reimplantação de cartilagem?
- Pode o problema do paciente ser corrigido por via endonasal, ou o paciente realmente necessita de uma rinosseptoplastia funcional por via de acesso externa?

E finalmente – dada toda esta informação, está a correção da deformidade deste paciente dentro do conjunto da perícia do cirurgião, ou isto deve ser encaminhado para alguém com a experiência necessária para este caso particular?

Consentimento Informado

O consentimento informado deve, no mínimo, incluir menção aos riscos de:
- Sangramento excessivo.
- Infecção da ferida.
- Sinusite secundária às imobilizações.
- A necessidade de cirurgia secundária/revisão, isto é, melhora insuficiente da via aérea nasal.
- Perfuração do septo.
- Alterações inadvertidas da aparência do nariz – particularmente na região da supraponta/septo dorsal. Infrequentemente pode ocorrer "assentamento" nesta área, particularmente com manipulação mais trabalhosa do septo caudal.
- Anosmia (muito rara).

TÉCNICA CIRÚRGICA

O paciente é avaliado pré-operatoriamente no quarto para revisão dos objetivos do procedimento cirúrgico e do tratamento pós-operatório e para se verificarem elementos do exame físico que são mais bem vistos no paciente acordado, como a estabilidade da parede lateral nasal com a inspiração. Depois de assinado o consentimento, o paciente é instruído para utilizar um *spray* descongestionante (p. ex., oximetazolina) – duas nebulizações em cada lado do nariz, cerca de 15 minutos antes de ser levado à sala de operações.

Em seguida à indução da anestesia geral, um tubo RAE oral, preso para baixo na linha mediana, é utilizado uma vez que o seu contorno pré-formado permite que ele se assente facilmente livre de tensão na linha mediana. Um tubo endotraqueal padrão, por outro lado, é geralmente fixado com esparadrapo em um lado ou o outro e pode exercer pelo menos *alguma* tração sobre a base nasal e a columela na direção desse lado, o que é considerado contraprodutivo para o objetivo de estabelecer um septo nasal centrado. Uma dose única de um antibiótico intravenoso é administrada antes da realização da incisão.

Eu então, uma vez mais, uso um espéculo nasal para examinar o nariz, confirmando as observações da consulta inicial no consultório, e realizo a palpação do septo caudal para reavaliar sua resistência, estabilidade e orientação.

Começando posteriormente, eu injeto o septo nasal (e as conchas, se reduções estiverem planejadas) bilateralmente com lidocaína 1% com epinefrina 1:100.000. A fim de se beneficiar do efeito vasoconstritor da epinefrina, é mais importante distribuir amplamente o anestésico local através de múltiplos pontos de injeção do que se preocupar com tentar distribuir forçadamente a anestesia local por meio de um único local de injeção no septo caudal. O volume da injeção também pode ser utilizado construtivamente para inflar ou hidrodissecar, liberando a mucosa septal do interior de sulcos profundos, ângulos ou fendículas, se presentes. Uma vez completadas as injeções intranasais, mechas embebidas em oximetazolina são introduzidas em cada fossa nasal. A mesa de operações é, então, virada, e o paciente posicionado apropriadamente para a cirurgia, a antissepsia é realizada, e campos estéreis são posicionados.

Através de uma incisão transfixante (Fig. 2.1) na margem livre do septo caudal, são descolados retalhos bilaterais completos submucopericondrais e submucoperiósticos. Como um cirurgião destro, eu prefiro começar com uma incisão de hemitransfixão esquerda, mas se a margem septal caudal for moderada ou significativamente desviada para o lado direito, tornando-o relativamente inacessível pela esquerda, então uma incisão no lado direito é realizada sem hesitação. O descolamento dos retalhos pode ser realizado com um descolador de Woodson, Freer, Cottle ou aspiração. Eu prefiro começar com um descolador de Woodson (bordas muito afiadas, muito útil para adentrar o plano correto de dissecção e para "descolar" a mucosa presa em linhas de fratura ou sulcos profundos), e faço a transição para um descolador de Cottle na região mais posterior do nariz, quando se torna difícil enxergar sobre a curva da extremidade espatulada do descolador de Woodson.

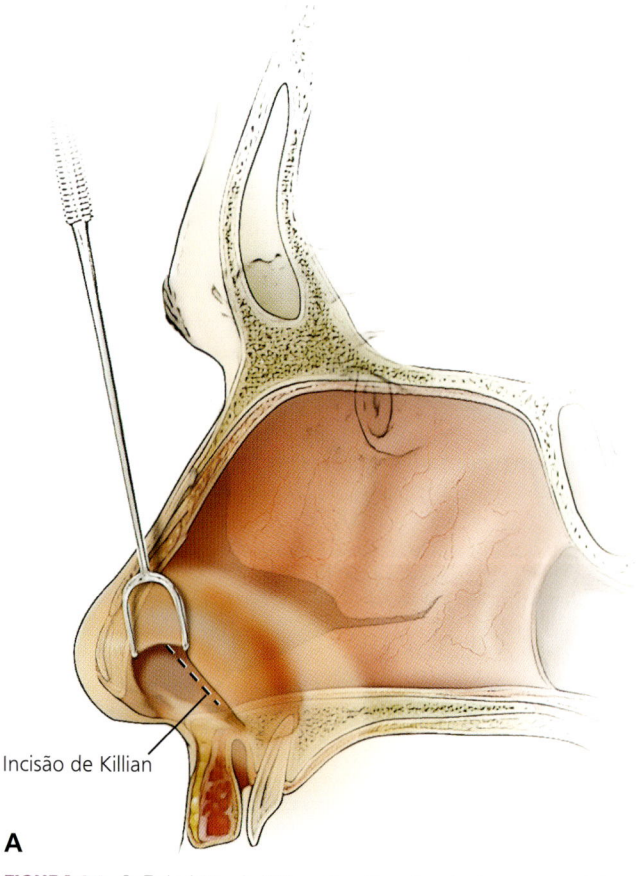

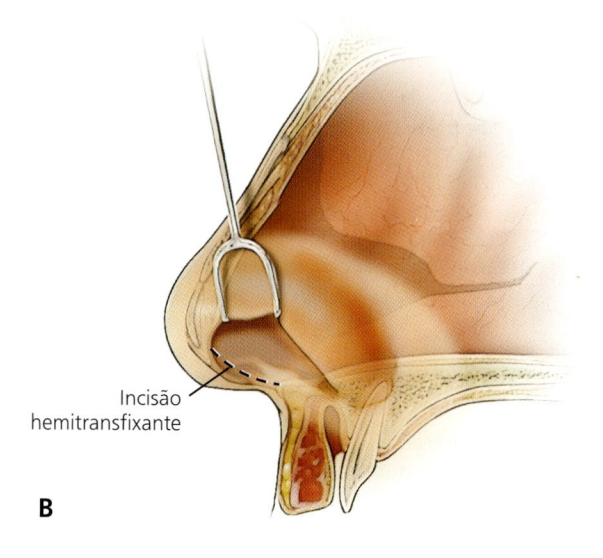

FIGURA 2.1 A, B: Incisões de Killian e hemitransfixante de acesso septal.

CAPÍTULO 2 Septoplastia

Alguns cirurgiões preferem uma incisão de Killian (uma incisão através do mucopericôndrio septal paralela e 5 a 8 mm cefálica à incisão de hemitransfixão imediatamente acima da junção mucocutânea), argumentando que ela preserva as fixações da mucosa e o suprimento sanguíneo para o septo caudal (Fig. 2.1). Para deflexões septais exigindo qualquer tipo de manipulação ou ajuste do septo caudal, no entanto, este acesso é limitado. De um modo mais importante, às vezes anormalidades sutis (mas clinicamente relevantes) do septo caudal não são completamente aparentes, até que seja obtida uma exposição completa. Ao escolher limitar a exposição do septo caudal através de uma incisão de Killian, o cirurgião se arrisca a deixar sem tratamento uma deflexão septal caudal não apreciada. Além disso, se estivermos planejando descolar retalhos completos em ambos os lados do septo (o que eu faço rotineiramente), uma incisão hemitransfixante nos permite transitar em torno da margem caudal do septo com grande facilidade.

Há três razões para rotineiramente descolar retalhos mucopericondriais bilaterais destacados do septo, em oposição a trabalhar através do descolamento de um lado apenas.

- Exposição. Se pretendemos maximizar as taxas de sucesso, não importa qual seja o procedimento, todos os cirurgiões concordariam em que a cirurgia em questão é mais bem realizada pela otimização da exposição. Obter a melhor exposição possível do campo cirúrgico é um princípio fundamental da cirurgia. Na septoplastia não é diferente. Por que começar comprometendo a exposição? Uma melhor visão tridimensional (3-D) do septo pelos dois lados seguramente aumentará a nossa apreciação de quais anormalidades estruturais estão presentes no interior da via aérea nasal, na falta de outra razão ao menos por permitir ao cérebro interpretar as curvas, ângulos e desvios a partir de dois acessos visuais. Ao se capacitar para examinar visualmente o septo cartilaginoso subjacente, e a posição da crista maxilar a partir de ambos os lados durante todo o curso da cirurgia, podem-se identificar melhor, diagnosticar melhor, ajustar mais facilmente e avaliar mais precisamente o alinhamento septal e o efeito de alterações realizadas.
- Liberação. A posição e a configuração do septo nasal são influenciadas por múltiplos fatores intrínsecos e extrínsecos. Deformações, angulações, segmentos telescopados, curvas e esporões que são inerentes ao próprio septo seriam considerados como forças deformadoras "intrínsecas". Forças extrínsecas aos próprios cartilagem e osso do septo que poderiam afetar a posição do septo incluem ossos nasais desviados, cartilagens laterais superiores colapsadas ou torcidas que se inserem no septo dorsal, e o mucopericôndrio e o mucoperiósteo nasais firmemente aderentes.

O invólucro mucoso nasal é uma manga muito firmemente afixada que reveste desde o assoalho do nariz, sobre a porção lateral da crista maxilar e ao longo do septo, até o teto da cavidade nasal antes de se virar lateralmente para a parede lateral nasal. Há pouca frouxidão da mucosa, conforme evidenciado pela dificuldade encontrada pelo cirurgião ao tentar mobilizar a mucosa, mesmo para o fechamento de pequenas perfurações septais.

Quando a cartilagem septal está desviada sobre a crista maxilar para um lado, a mucosa do lado oposto acompanha a cartilagem e fica por essa razão *apertadamente* aderida à porção dorsal da crista – essencialmente ocupando ou impedindo o acesso ao espaço na linha mediana (Fig. 2.2). Na situação extrema, isto é visualizado como o sulco profundo que frequentemente vemos sobre a crista no lado oposto à via aérea nasal obstruída. Descolar completamente a mucosa de ambos os lados do septo, portanto, permite a liberação máxima da tensão na integralidade do septo *e* abre completamente o espaço na linha mediana (vindo diretamente para fora da crista maxilar), desse modo tornando possível ao septo cirurgicamente corrigido mover-se para o interior daquele espaço. Consideremos o tratamento de contraturas cicatriciais – um dos princípios fundamentais de tratamento cirúrgico é a *liberação* de cicatrizes. De uma maneira semelhante, existe um benefício tremendamente subapreciado da liberação da tensão da mucosa sobre o septo, que então permite mais prontamente que todos os elementos se redisponham e realinhem independentemente.

- Acesso. Enquanto a exposição bilateral possibilita o acesso bilateral a todas as partes do septo, isto se torna extremamente vantajoso para a reconstrução ou o reforço do septo caudal em particular. Ser capaz de dar suporte ao septo caudal a partir de qualquer dos dois lados, de colocar enxertos de reforço ou enxertos completos de substituição a partir de cada lado, ou estabilizar uma posição mediana com suturas é muito mais fácil, quando o cirurgião tem o acesso otimizado.

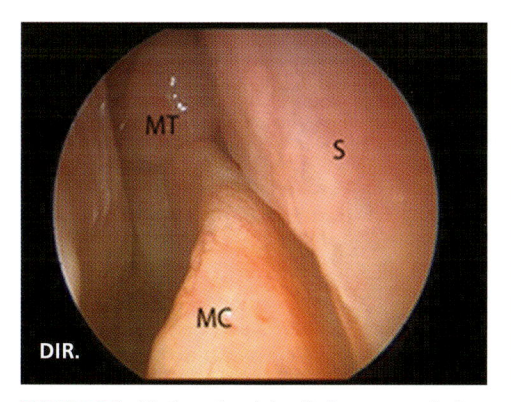

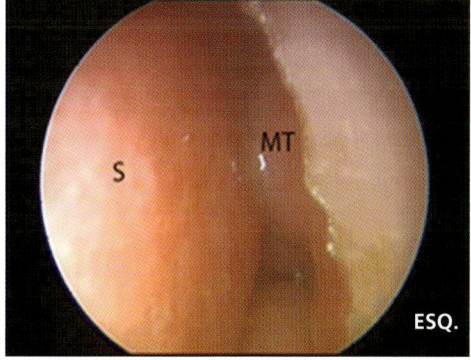

FIGURA 2.2 Visão endoscópica direita e esquerda demonstrando um desvio septal para a esquerda com mucosa revestindo a profundidade do sulco sobre a crista maxilar no lado direito. Somente após o descolamento da mucosa do interior do sulco no lado direito é que a linha mediana se torna acessível para reposicionamento septal completo. Deixar de fazer isto, manterá inevitavelmente o septo em uma posição desviada para a esquerda da linha mediana. (MC, crista maxilar; MT, concha média; S, septo.)

Em última análise, a ideia deve-se tornar tão fácil quanto possível para fazer tudo que seja necessário sem obstáculos. Algumas especificidades referentes à dificuldade técnica do descolamento de retalhos merecem elaboração adicional. Fazer caminho em torno de esporões e angulações agudas e através de sulcos profundos pode ser difícil de se efetuar sem lacerar os retalhos de mucosa. Recomendações específicas a esse respeito são as seguintes:

- Muitas vezes é melhor deixar esporões baixos (acima ou ao longo da crista maxilar) por último. Desta maneira há um descolamento e "relaxamento" máximos da mucosa, que poderiam tornar mais fácil o acesso em torno do esporão do que se o retalho estivesse firmemente preso ou fixado em outro local. De fato, em alguns casos, o descolamento de um retalho sobre a margem lateral de um esporão poderia ser mais fácil de fazer mais tarde durante a cirurgia, uma vez que a cartilagem já tivesse sido removida da crista acima do esporão. Isto então permitiria ao cirurgião trabalhar a partir da porção dorsal da crista, prosseguindo cuidadosamente em torno da margem da crista para uma posição mais lateral. Pela porção dorsal, somos capazes de palpar firmemente a superfície óssea para obter "apoio", a seguir abraçando o osso, à medida que a dissecção prossegue em torno da face lateral do esporão. Se em vez disso procurarmos dissecar na direção do assoalho do nariz em torno de um esporão com toda a cartilagem ainda no lugar, por default a dissecção assume uma aproximação mais lateral (parassagital) em torno do ápice da parte cartilaginosa do esporão, onde a mucosa é tipicamente muito fina, atenuada e mais propensa a lacerar.
- Angulações afiadas ou agudas da cartilagem podem, às vezes, ser delicadamente "coagidas" para uma configuração mais reta, utilizando-se um espéculo mais longo, assim possibilitando que o descolamento do retalho continue além desse ponto, sem impedimento. Este é geralmente o caso quando a cartilagem é mais mole, e a angulação não é extrema. Além disso, frequentemente angulações da cartilagem quadrangular se achatarão um pouco mais anteriormente ao longo do septo (na direção do dorso nasal). Nesses casos, elevar o retalho ao longo de um túnel mais na direção do dorso inicialmente permitirá que o cirurgião chegue acima e além do ângulo no septo, ponto a partir do qual se torna mais fácil vir para baixo sobre o ângulo e completar o descolamento do retalho.

  No pior dos casos – ângulos/linhas de fratura graves, cartilagem firme que não cede – torna-se necessário descolar o retalho ipsolateral apenas até o ápice da angulação, prosseguir com o descolamento completo do retalho no lado oposto, e então incisar a cartilagem através da linha de fratura a partir do lado contralateral. Neste ponto, o cirurgião pode cuidadosamente descascar a cartilagem da mucosa sobrejacente (em vez de descolar a mucosa da cartilagem, como estamos mais acostumados a fazer) e frequentemente completar o descolamento do retalho sem lacerações. É crítico reconhecer, no entanto, que angulações graves, particularmente se elas se estenderem diretamente para cima na direção do dorso nasal, são frequentemente mais bem operadas e reconstruídas por uma conduta de rinoplastia externa para obter uma correção ideal. Nesses casos, o cirurgião é obrigado a considerar pré-operatoriamente se terá ou não probabilidade de ter sucesso com a correção dessa via aérea nasal por via endonasal antes de sujeitar o paciente a uma cirurgia através de uma via de acesso que possa ter um risco mais alto de falha.

- Descolar a mucosa do interior de sulcos muito profundos (Fig. 2.2) – frequentemente observados na crista maxilar no lado contralateral à via aérea obstruída – é fundamental para abrir o espaço mediano, se esperamos capacitar a cartilagem a assumir uma posição mediana verdadeira ao término da cirurgia. O cirurgião precisa desenvolver um nível de conforto com descolamento da mucosa do interior desses sulcos, de modo que eles são vistos como um obstáculo a superar em vez de um dissuasor a evitar. Conforme mencionamos anteriormente, o efeito de hidrodissecção da injeção do anestésico local ocasionalmente será muito útil em estufar a mucosa do interior do sulco, para facilitar o descolamento do retalho. Em geral, eu tenho achado que a melhor conduta é começar descolando o retalho do dorsal para baixo até o sulco que geralmente reside na crista maxilar. O movimento seguinte é começar na porção mais anterior da crista (na direção da espinha nasal anterior) e escavar com um descolador no interior do osso na face achatada, lateral (vertical) da crista. A partir daí, um túnel pode ser descolado inferiormente ao nível do sulco, trabalhando de anterior para posterior. A esta altura, haverá um retalho descolado dorsal ao sulco e um túnel abaixo do sulco, com a mucosa restante presa apenas no interior do próprio sulco. Os dois túneis podem, então, ser unidos "descolando-se" a mucosa do interior do sulco, trabalhando da frente para trás com a parte larga do descolador. Com esta conduta, teremos sucesso constantemente em descolar a mucosa do interior de sulcos profundos sem quaisquer lacerações. Se em vez disso o cirurgião se vir tentado a descolar a partir do dorso para baixo até a cartilagem e através do sulco (sem descolar primeiramente o túnel inferior), a tensão com a qual a mucosa está fixada no interior do sulco quase sempre levará a uma laceração na mucosa septal.

Uma vez que os retalhos estejam descolados, eu então prossigo com uma avaliação ampla intraoperatória de onde as várias deflexões septais estão centradas e que forças deformadoras ou estruturas devem ser superadas para se realinhar o septo.

Para assegurar sucesso com esta cirurgia, é crítico que o cirurgião possua um sistema disponível para avaliar a via aérea nasal, à medida que a cirurgia progride. Esse sistema deve ser rotineiramente aplicado a cada um e todos os casos e consultado durante todo o caso. Na maioria das cirugias, o cirurgião conhece o ponto final da cirurgia (p. ex., tonsilectomia), o que tem que ser removido para chegar ali (p. ex., tonsilas), e como avaliar visualmente o campo cirúrgico para saber quando a cirurgia está "completa" (p. ex., ambas as tonsilas removidas, hemostasia no leito tonsilar).

Em cirurgia de septoplastia, o ponto final é claro (um septo reto e via aérea nasal patente), mas o que tem que ser removido para chegar lá não está absolutamente claro. De fato, pode variar grandemente de um caso para o outro. Assim, como saber quando a cirurgia "acabou"? Possuir uma lista de verificação mental que o cirurgião aplica durante todo o caso assegurará que a atenção do cirurgião seja focalizada de uma maneira deliberada e criteriosa de modo que se alguma coisa mais tiver que ser removida ou reconstruída é cumprida de tal modo que pouco ou nada fique desatendido. Se o cirurgião estiver dedicado a este tipo de pesquisa de rotina, as taxas de sucesso melhorarão. A lista de verificação mental que eu aprecio faz as seguintes perguntas:

- A via aérea nasal está aberta posteriormente?
- A via aérea nasal está aberta pela válvula nasal?
- A via aérea nasal está aberta ao longo do assoalho do nariz?
- O septo caudal se encontra retificado e posicionado na linha mediana?

O dorso do nariz, válvula nasal, assoalho do nariz, septo caudal. Estruturas mais posteriores nas fossas nasais (isto é, septo ósseo) podem ser removidas ou alteradas com menor preocupação com relação a efeitos deletérios sobre o suporte dorsal ou da ponta do que as estruturas posicionadas mais anteriormente ou caudais (isto é, cartilagem quadrangular). Além disso, frequentemente procedimentos realizados em regiões mais posteriores das fossas nasais (p. ex., remoção de septo ósseo) reduzem o torque dessas partes sobre o septo em segmentos posicionados mais caudalmente, permitindo com que estas se alinhem melhor, capacitando, assim, para ajustes na estratégia intraoperatória em resposta àquele efeito. Este último pode levar à preservação de suporte cartilaginoso em alguns casos. Finalmente, trabalhar no sentido posteroanterior deixará manobras potencialmente mais desestabilizadoras (procedimentos sobre o septo caudal) por último. Se o septo caudal tiver que ser reforçado, reconstruído, substituído ou ajustado de qualquer maneira, é preferível não ter uma quantidade inteira de trabalho a ser realizado mais posteriormente na fossa nasal que possa potencialmente colocar em risco a estabilidade dessa reconstrução.

Uma vez completada a avaliação, a cartilagem quadrangular é rotineiramente separada do septo ósseo (lâmina perpendicular do etmoide) posteriormente (Fig. 2.3A e B). Isto só não é realizado se a lâmina perpendicular for considerada perfeitamente reta (como, p. ex., em um paciente cuja única obstrução se encontra no segmento septal caudal), mas, no desvio de septo mais "típico", isto é feito rotineiramente. A separação estendida anteriormente até dentro de 1 a 1,5 cm do dorso, mas não tão longe a ponto de desarticular os dois por completo.

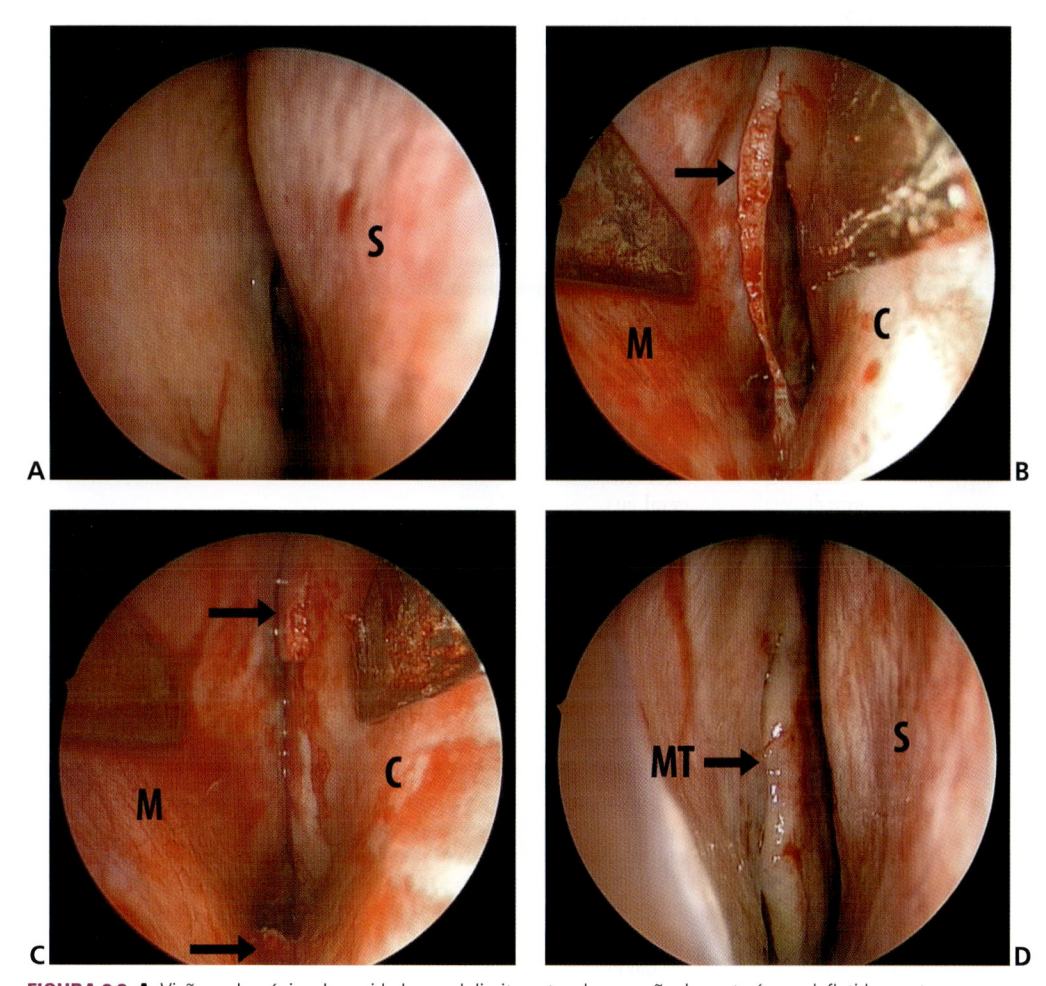

FIGURA 2.3 A: Visão endoscópica da cavidade nasal direita antes da remoção de septo ósseo defletido – notar que a visão da concha média direita está completamente obscurecida. **B:** Visão endoscópica entre retalhos da mucosa, pelo lado direito do septo, antes de cortes ósseos. A seta indica a lâmina perpendicular do osso etmoide após separação da junção osteocartilaginosa. **C:** Visão endoscópica entre retalhos mucosos, pelo lado direito do septo após remoção de septo ósseo desviado. As setas indicam a lâmina perpendicular superior e inferior restantes. **D:** Visão endoscópica da cavidade nasal direita após remoção do septo ósseo defletido – a concha média direita é agora facilmente visível. (S, septo; M, retalho de mucosa; C, cartilagem quadrangular; MT, concha média.)

Incisões superior (anterior ou dorsal) e inferior (próximo da crista maxilar) são realizadas no osso utilizando-se tesoura de dupla ação, e o segmento interveniente é removido com o *rongeur* de dupla ação (Fig. 2.3C). A ressecção óssea não é frequentemente conservadora, e é importante compreender o fundamento lógico para isto. O osso e a cartilagem quadrangular são unidos em uma linha de sutura. O osso rígido naturalmente ditará a posição da cartilagem, mais mole, mais flexível, e não o oposto. Se o osso completamente descentralizado, e os dois forem deixados fixados, ele forçará o alinhamento da cartilagem fora do centro, tornando impossível a obtenção um septo retilíneo. Por esta razão, o septo ósseo deve ser lidado de uma maneira mais definitiva. Deixá-lo completamente intacto ou apenas mordiscá-lo inferiormente na fossa nasal levará inevitavelmente à falha em circunstâncias em que o septo ósseo está visivelmente descentrado. O impacto da posição do osso sobre o alinhamento cartilaginoso deve, por essa razão, ser reduzido de uma maneira significativa (Fig. 2.3D).

Esporões ósseos nas porções inferior e posterior da fossa nasal (vômer) devem ser identificados e tratados. Para se obter o ângulo para este procedimento pode inicialmente ser necessária a remoção de alguma parte da cartilagem ou da crista maxilar. Independentemente, uma vez que o trabalho ósseo esteja completo, após confirmar visualmente que a via aérea está aberta posteriormente (ver lista de verificação mental discutida anteriormente), eu continuo a avaliar o alinhamento do septo quanto à posição, curvas e angulações. Tipicamente, se a cartilagem permanecer desviada, eu realizo incisões na cartilagem paralelamente ao septo dorsal e paralelamente ao septo caudal utilizando uma lâmina nº 15. Verdadeiramente, um *strut* cartilaginoso de, no mínimo, 1 cm deve ser preservado dorsal e caudalmente para o suporte do dorso e da ponta, embora de nenhuma maneira isto signifique que todos os pacientes devam ser reduzidos nesta extensão. A ressecção cartilaginosa pode ser realizada em incrementos, com avaliação em intervalos da via aérea nasal, removendo-se mais, se necessário. Entretanto, se for prevista a necessidade de cartilagem para enxerto suportivo ou de substituição, frequentemente é judicioso planejar uma colheita máxima (*strut* de 1 cm), para que tenhamos cartilagem suficiente para modelar os enxertos necessários. Se desejado, uma vez que o enxerto esteja completado, segmentos retilíneos não utilizados de cartilagem podem sempre ser reposicionados entre os retalhos septais antes do fechamento (acima do *strut* caudal e atrás do *strut* dorsal, de modo a evitar superposição), para deixar o paciente com maior suporte mediano do nariz.

Referenciando-se à lista de verificação mental, a esta altura o cirurgião deve-se perguntar "A cavidade nasal está aberta posteriormente à válvula nasal?" Isto envolve examinar a cavidade nasal (não entre os retalhos, mas a própria via aérea nasal) anteriormente (isto é, na direção do dorso) através do ângulo da válvula nasal. Cuidados devem ser tomados para não se introduzir erradamente um espéculo demasiado posteriormente na fossa nasal ou abri-lo muito largamente, porque em qualquer dos casos pode-se na realidade contornar essa área ou mantê-la aberta, como um *stent*. Pensar sempre sobre como o paciente respira, e procurar inserir o espéculo apenas suficientemente longe o suficiente e abrir apenas a largura suficiente (mas não mais) para obter uma visualização dessa área.

Eu utilizo a inserção da concha média como um marco anatômico visual útil para esta parte da avaliação. Se a inserção da concha média for facilmente visualizada, eu me tranquilizo de que o ar passará facilmente através da região da válvula interna. Se houver mesmo um indício de que a inserção da concha média se encontra visualmente obscurecida, então são necessárias ações adicionais. Frequentemente, nessas circunstâncias, tudo que se faz necessário é remover um pouco mais da lâmina perpendicular do etmoide (frequentemente ressecando apenas aquilo que está contido em uma mordida do *rongeur*) ou remover um pouco mais (4 a 5 mm) do *strut* septal dorsal, admitindo que a ressecção neste ponto não foi máxima. Isto pode frequentemente fazer uma diferença notável e substancial na patência do ângulo da válvula nasal e confirmar para o cirurgião que a via aérea nasal está agora aberta pela válvula nasal.

Uma reavaliação da via aérea nasal é, então, realizada. A via aérea está aberta ao longo do assoalho? Se a via aérea estiver aberta ao longo do assoalho, e não existirem esporões ósseos, então nenhuma ação é requerida. Contudo, se houver um esporão ósseo importante invadindo a via aérea nasal ou o vestíbulo nasal, a remoção do esporão é aconselhada. É importante assegurar que o retalho mucoso seja refletido para fora da face lateral da crista maxilar. A altura da crista é, então, reduzida, e o esporão ósseo ressecado, utilizando-se um *rongeur* de dupla ação ou cinzel reto.

Uma reavaliação da via aérea nasal segue-se uma vez mais. O septo caudal está retificado e mantendo uma posição mediana? Em alguns casos, isto será óbvio. O *strut* caudal poderia estar angulado ou dobrado para um dos lados ao longo de uma linha de fratura através dela, ou pode estar grosseiramente torcido sobre o *strut* septal dorsal – ancorado posteriormente na espinha nasal anterior e anteriormente ao *strut* septal dorsal – podendo estar menos aparente. Isto pode muitas vezes passar despercebido, quando o cirurgião insere o espéculo nasal, inadvertidamente empurrando o septo caudal arqueado para o lado oposto para ver o que parece uma via aérea patente e a seguir repetindo o mesmo exercício no lado oposto (agora empurrando o septo caudal arqueado sobre a outra via). Inadvertidamente desviando o septo caudal com o espéculo, o examinador vê falsamente ambos os lados da via aérea como sendo patentes. Em vez disso, deve-se olhar o vestíbulo nasal/via aérea nasal caudal sem um espéculo no lugar. Se aparentemente um lado for mais estreito, o cirurgião deve palpar ou percutir o *strut* caudal nesse lado com um descolador de Cottle, verificando se ele "estala" ou salta para o lado oposto do nariz. Se de fato o septo caudal assim fizer, agora repousando no lado previamente "aberto", o cirurgião deve reconhecer que o septo caudal está arqueado para um lado ou o outro. Um septo caudal arqueado pode colidir com o ângulo da válvula nasal anteriormente na direção do dorso nasal.

Técnicas para corrigir anormalidades septais caudais podem ser simples ou muito complexas, dando origem a uma litania de técnicas que foram descritas na literatura. É suficiente dizer, no entanto, que a maioria dos cirurgiões nasais concordará em que este segmento do septo é talvez o mais frustrante, vexatório e perturbador para se abordar. Uma vez que o segmento caudal funcione como um mecanismo de suporte para a ponta e dorso, é natural que a manipulação do septo caudal desviado deva provocar algum desconforto no cirurgião que está operando. Por esta razão – porque a manipulação do septo caudal pode ser desestabilizadora – eu prefiro fazer esta parte por último na sequência da correção da via aérea. A ideia é não ter trabalho adicional a fazer mais posteriormente no nariz, uma vez que o septo caudal esteja corrigido e estável em uma posição mediana, de modo a minimizar qualquer interrupção indesejável nesse segmento.

Devemos dizer aqui que a correção de deflexões septais caudais *graves* – que devem ser facilmente aparentes para todos os clínicos na avaliação *pré-operatória* – deve ser empreendida por aqueles cirurgiões muito experientes em cirurgia reconstrutora da via aérea nasal e, em muitos casos, em técnicas de rinoplastia funcional. Ela pode muitas vezes envolver explantação por completo do *strut* caudal e sua reconstrução de modo extracorpóreo antes de ser reposicionado. Para realizar este procedimento, devemos estar confortáveis com esse grau de ruptura do suporte nasal e com o restabelecimento de suporte correto e duradouro no nariz quando do completamento da cirurgia. Uma descrição completa de todas essas técnicas de rinoplastia estrutural avançada está além do escopo deste capítulo.

Entretanto, se ao exame o septo caudal estiver simplesmente inclinado para fora da linha mediana ou apresentar um arqueamento delicado para um lado ou o outro, uma correção muito efetiva pode ser obtida razoavelmente de uma maneira muito mais simples. Assim cabe ao cirurgião o ônus de determinar, pré-operatoriamente, tanto quanto for possível, se o paciente apresenta uma deflexão septal caudal passível de correção através de técnicas endonasais simples ou se a deformidade tende mais a requerer uma reconstrução septal caudal mais complexa (Fig. 2.4).

A fim de reposicionar o septo caudal sobre a espinha nasal, no caso de um septo caudal brandamente subluxado ou inclinado em relação à espinha nasal anterior, o *strut* deve, tipicamente, ser encurtado – nominalmente. Com descolamentos de retalhos mucosos bilaterais, o cirurgião liberou completamente o espaço mediano, ganhando espaço para essa mudança em posição. O septo caudal é, então, cavalgado com um espéculo médio para maximizar visibilidade e acesso. A excisão de uma cunha estreita de cartilagem da porção posterior do *strut*, no ponto em que ele jaz lateralmente à espinha nasal anterior, permitirá que o segmento caudal seja retornado para a linha mediana (Fig. 2.5). Deve-se excisar apenas a quantidade necessária de cartilagem que permita que o segmento caudal seja movido de volta para posição em cima da crista e não mais. Isto é frequentemente realizado escalonadamente, a fim de se evitar uma ressecção excessiva. O objetivo é ter o septo repousando sobre a crista, mas não pendendo ou abanando livremente bem acima da espinha nasal anterior. Tipicamente, a excisão não é maior do que 2 a 3 mm. Eu geralmente a realizo em forma de cunha (mais larga cefalicamente e mais estreita caudalmente na direção da porção mais inferior do septo caudal), para minimizar a quantidade real de ressecção ao longo da margem mais caudal.

A qualquer tempo em que o septo caudal seja reduzido desta maneira, há um risco de desvio posterior (retrodesvio) do segmento caudal com assentamento do dorso supraponta e uma depressão dorsal sutil, mas visível. É por esta razão que a ressecção precisa ser minimizada a apenas tanto quanto seja necessário. Além disso, antes de se realizar qualquer destas ressecções, o cirurgião deve observar o nariz e avaliar muito criticamente a altura do dorso nasal em perfil, de tal modo que mesmo um assentamento brando possa ser apreciado. Se a redução do septo caudal tiver criado uma depressão dorsal, um enxerto de aposição de cartilagem fina fragmentada pode ser moldado a partir da cartilagem que foi removida, e posicionado por uma incisão intercartilaginosa, para camuflar e corrigir a deformidade secundária.

Se à inspeção, em vez de inclinado o septo caudal parecer delicadamente arqueado para um lado ou o outro quando ele se estende desde o ângulo septal anterior até a espinha nasal anterior, deve ser evidente que o segmento é longo demais ao longo do seu vetor anteroposterior. É isto que, efetivamente, cria o arco ou arqueamento do *strut* caudal. Nesse caso, existem duas opções.

Uma opção é uma vez mais encurtar o *strut* caudal – nominalmente – acima da espinha nasal anterior (Fig. 2.6). Isto liberará a mola que existe no segmento arqueado, e, encurtando-o, possibilitará que esse segmento se retifique ao longo do vetor anteroposterior e reassuma a posição anatômica normal na linha mediana sem tensão.

A outra opção deve ser considerada, se o arqueamento caudal for de fato mais uma angulação do *strut* caudal (em vez de uma curvatura), como se poderia ver ao longo de uma linha de fratura. Neste caso também, o segmento caudal é longo demais ao longo do seu vetor anteroposterior. Nestas circunstâncias, no entanto, remover uma pequena cunha de cartilagem imediatamente acima da espinha nasal anterior permitiria que a angulação persistisse. É preferível, portanto, não romper a fixação à espinha nasal anterior, e em vez disso transeccionar o *strut* caudal

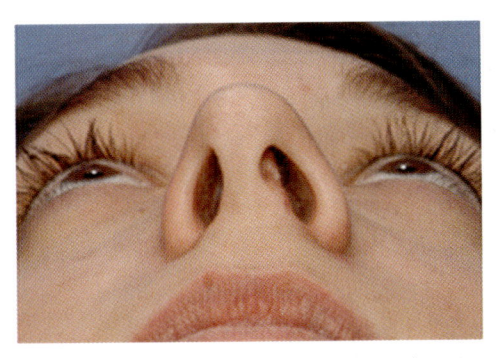

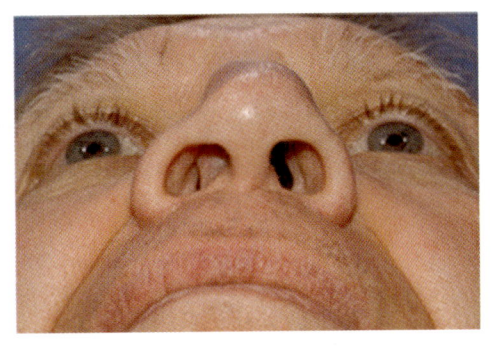

FIGURA 2.4 Deflexões septais caudais – o paciente à esquerda com uma branda-moderada inclinação septal caudal esquerda pode ser suscetível à correção endonasal. Por outro lado, o paciente à direita apresenta um segmento septal gravemente angulado para a direita, que tende mais a necessitar de reconstrução/substituição através de rinoplastia externa.

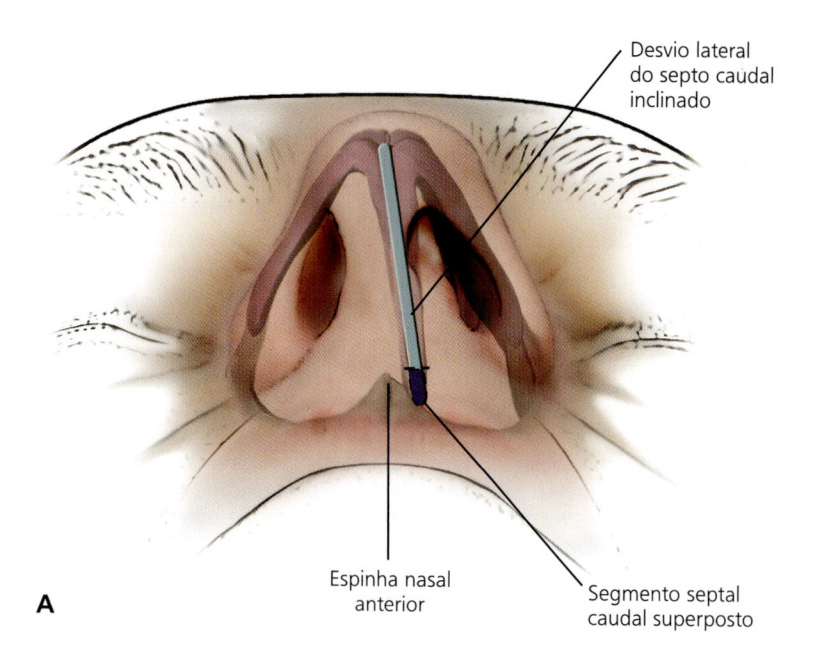

FIGURA 2.5
Para o septo caudal inclinado para fora da espinha nasal anterior **(A)**, uma excisão em cunha muito conservadora da cartilagem permitirá que o septo caudal se reposicione na linha mediana **(B)**. Cuidados devem ser tomados para que a ressecção seja escalonada e não excessiva, de tal modo que o septo caudal se assente imediatamente em cima da espinha nasal. (ANS, espinha nasal anterior.)

A — Desvio lateral do septo caudal inclinado; Espinha nasal anterior; Segmento septal caudal superposto

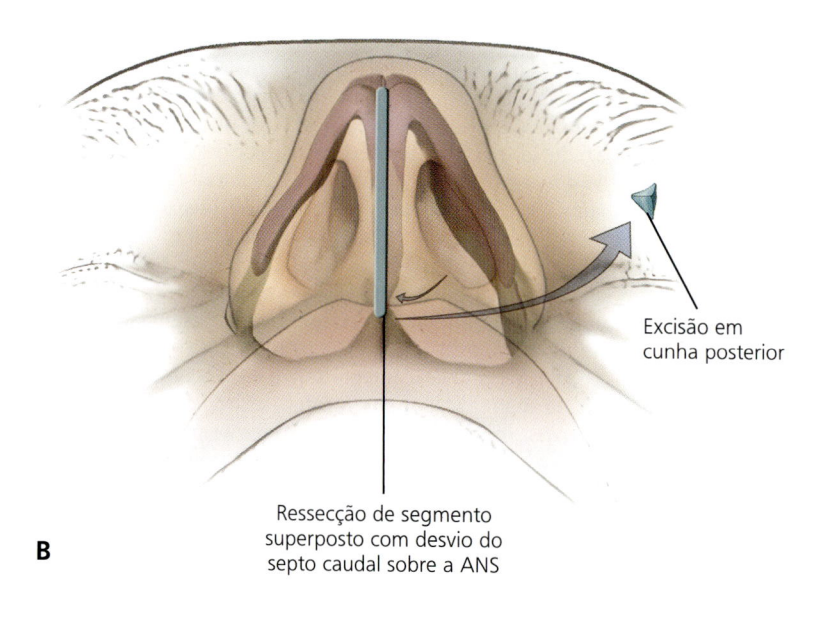

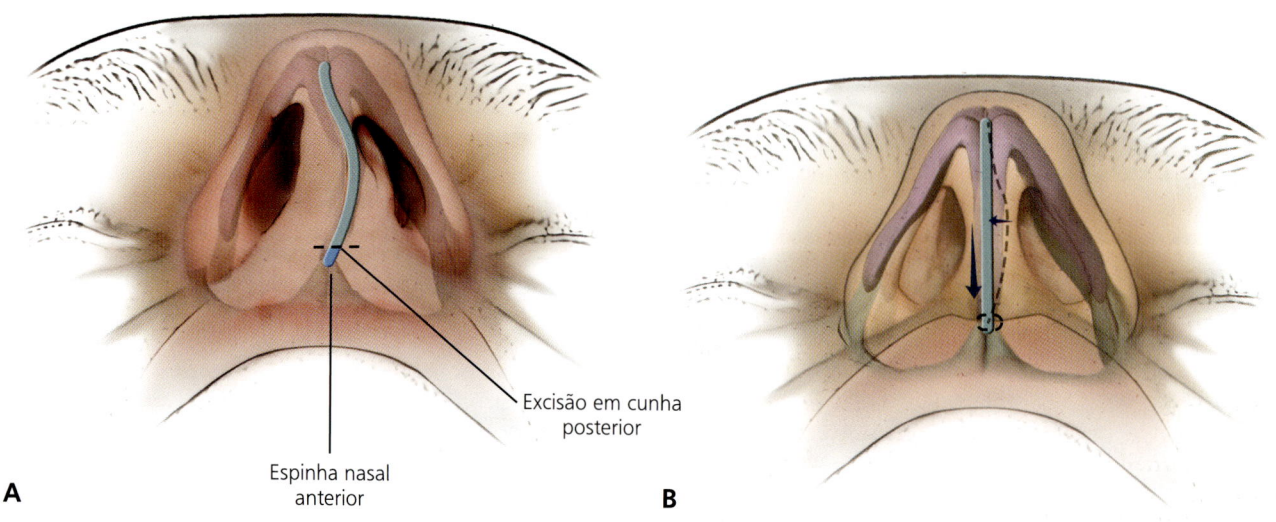

B — Ressecção de segmento superposto com desvio do septo caudal sobre a ANS; Excisão em cunha posterior

FIGURA 2.6 Encurtamento conservador do septo caudal arqueado **(A)** acima da espinha nasal anterior liberará o arqueamento e permitirá que o segmento caudal arqueado se libere, retifique-se e adote uma posição mediana **(B)**.

A — Excisão em cunha posterior; Espinha nasal anterior

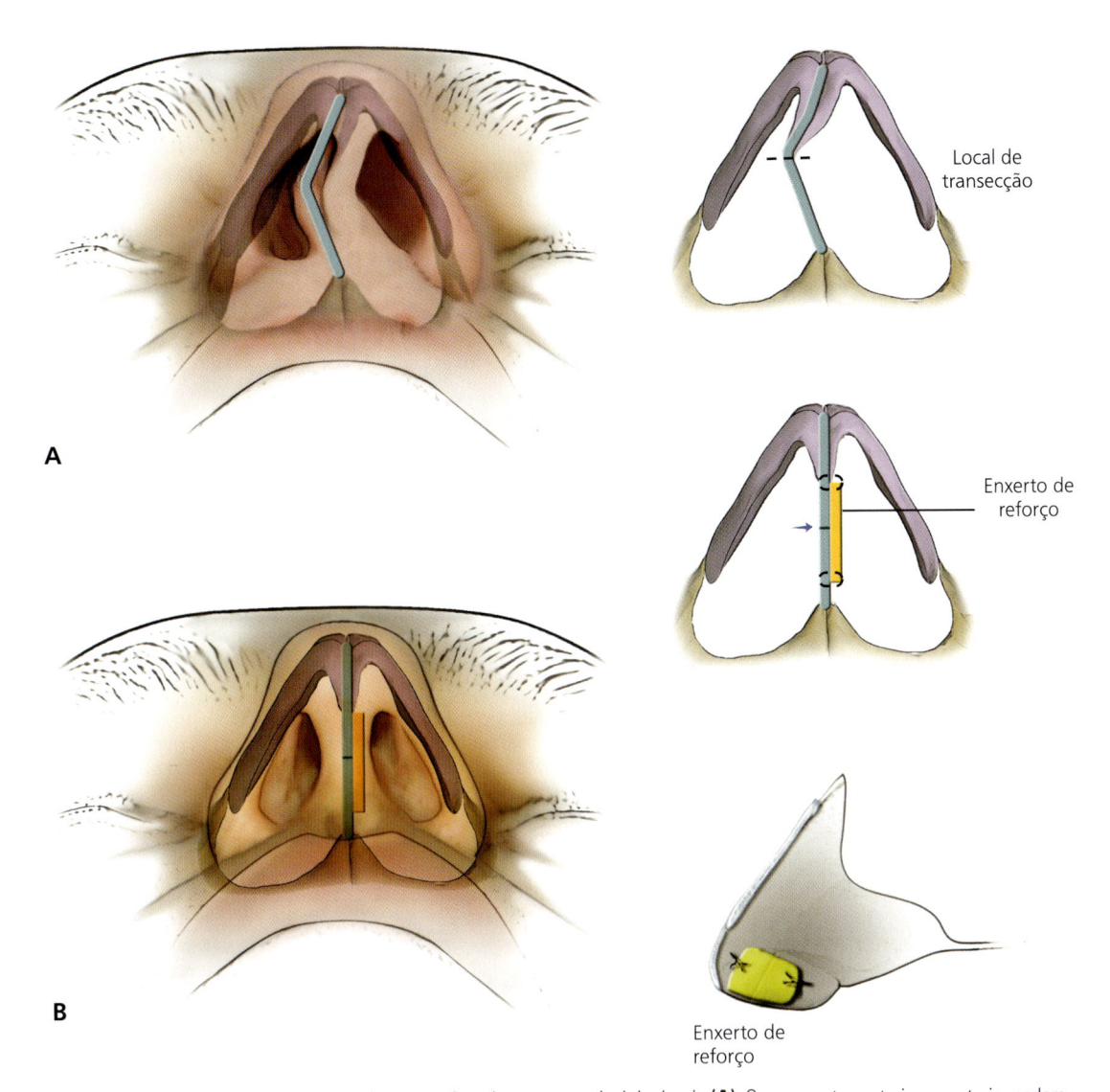

FIGURA 2.7 O septo caudal desviado pode ser seccionado na parte apical do desvio **(A)**. Os segmentos anterior e posterior podem, então, ser superpostos e estabilizados com suturas ou alinhados terminoterminalmente e estabilizados com um enxerto *overlay* de reforço suturado **(B)**. Com estas manobras, atenção deve ser dada à preservação do suporte e altura do dorso do nariz.

através da linha de fratura (ao longo de um vetor cefalocaudal). O *strut* caudal é assim dividido em duas peças – uma anterior (contígua ao *strut* dorsal) e uma posterior (fixada na espinha nasal) (Fig. 2.7). Os dois segmentos podem, então, ser superpostos e suturas firmadas de um a outro, o que tirará o excesso de comprimento e ao mesmo tempo reforçará o *strut* caudal, em razão da superposição. Em geral, tem que se testar as duas opções de superposição (o segmento anterior à direita do segmento posterior e vice-versa) para determinar qual é mais favorável em termos de patência da via aérea antes de suturar a superposição.

O cirurgião pode optar por evitar por completo uma superposição e modelar o tamanho dos dois segmentos para que eles se encaixem terminoterminalmente, ressecando o excesso de superposição. Neste caso, a superposição é reforçada e estabilizada, modelando-se um enxerto de *batten graft* a partir de cartilagem colhida para abranger os dois segmentos e suturando-o no lugar sobre os dois segmentos em um lado ou o outro (Fig. 2.7). Outra vez, deve-se prestar atenção à altura septal dorsal de perfil antes de qualquer manipulação dessas.

Em qualquer dos casos, quando o septo poderia ser encurtado acima da espinha nasal anterior – o septo caudal inclinado ou arqueado – uma vez que o *strut* caudal se assente centrado sobre a espinha nasal e livre de tensões, ele pode ser fixado com sutura aos tecidos moles dessa região para segurança adicional, embora isto não seja necessário de um modo absoluto. Acolchoar os retalhos septais a partir de cada lado um ao outro através do segmento caudal conferirá a estabilidade necessária ao *strut* caudal, como também fará o tecido cicatricial que se desenvolve naturalmente como parte do processo de cura. Se cuidados adequados tiverem sido tomados para assegurar que o segmento caudal seja apropriadamente posicionado sobre a espinha nasal e não flutuando, então ele deve-se curar na linha mediana entre os retalhos. Embora possa acrescentar ainda mais estabilidade, o risco de se suturar o tecido mole sobre a espinha nasal anterior é tracionar inadvertidamente o segmento caudal muito posteriormente, o que poderia criar uma depressão dorsal supraponta secundária.

No que concerne ao septo caudal, no entanto, o leitor deve ser avisado de que as variantes aqui descritas (inclinação, arqueamento, angulação) não representam todas as variantes possíveis. Em particular, angulações graves ou angulações em que o ápice do ângulo se estende para fora na direção da parede lateral nasal devem ser reconhecidas pré-operatoriamente, uma vez que isso poderia exigir a construção de um enxerto de substituição completo, posicionado por via endonasal ou através de uma via de acesso de rinoplastia externa. Similarmente, o *strut* caudal é gravemente torcido ou sofre torque para fora do eixo do *strut* septal dorsal. Dito de maneira simples, quanto mais extrema ou desviada a deformidade caudal, mais provável é que ela exija uma intervenção mais complexa. Incentivamos fortemente o cirurgião que se sinta desconfortável com essas técnicas a encaminhar esses pacientes em vez de intervir e potencialmente falhar. Falhando-se, arrisca-se a deixar o cirurgião da revisão com muito pouca cartilagem utilizável para a construção de material de enxerto, obrigando-o frequentemente a ter que colher cartilagem de um segundo lugar (orelha, costela).

Finalmente, uma reavaliação da via aérea nasal é uma vez mais efetuada. Está a via aérea nasal aberta posteriormente? Para cima através da área da válvula nasal? Ao longo do assoalho? No septo caudal/vestíbulo nasal? Se pequenos ajustes forem necessários neste ponto, eles são realizados. Uma vez que o cirurgião esteja satisfeito com o alinhamento do septo, os retalhos septais são reaproximados um ao outro com uma sutura de colchoeiro de lado a lado com categute simples 4-0. A sutura de colchoeiro dos retalhos septais ajuda a controlar edema, eliminar espaço morto, e permite o fechamento de uma laceração incidental da mucosa. Eu acho que pela eliminação do espaço morto o potencial para hematoma septal é minimizado e que a prevenção da acumulação de coágulo de sangue/fibrina entre os retalhos limita a probabilidade de que esse coágulo possa promover a formação de tecido cicatricial adicional, espessando o septo e levando ao comprometimento do espaço.

A incisão de hemitransfixão é fechada com suturas interrompidas de categute de cromado 5-0 ou simples 5-0. Splints de Silastic (Doyle) são colocadas em cada lado da cavidade nasal para estabilizar ainda mais o septo e controlar o edema. Estas são firmadas em posição com uma única sutura de lado a lado com Prolene 3-0. Um *drip pad* pequeno de 5 × 5 cm é posicionado abaixo do nariz, e o paciente, então, é acordado da anestesia e levado para a sala de recuperação.

TRATAMENTO PÓS-OPERATÓRIO

As medicações de alta rotineiramente incluem uma série de 7 dias de antibióticos para proteger o paciente, enquanto os *splints* estão no lugar. Tipicamente é utilizada amoxicilina 500 mg 3 ×/dia, ou, no paciente alérgico a penicilinas, a azitromicina é uma alternativa razoável. São prescritos analgésicos orais.

O paciente é aconselhado a evitar assoar o nariz e a não usar medicações que possam promover sangramento, como produtos contendo aspirina ou drogas anti-inflamatórias não esteroides.

São dadas instruções para limpeza do sangue ressecado no vestíbulo nasal, três a quatro vezes ao dia, utilizando um aplicador com extremidade de algodão embebido em peróxido de hidrogênio para varrer o lado de dentro da narina. Isto é seguido pela aplicação de uma pomada antibiótica no vestíbulo nasal com uma haste flexível de algodão. Tudo isto é realizado caudalmente aos *splints* nasais.

O paciente é orientado a irrigar os *splints* nasais com uma solução salina quatro a seis vezes ao dia, a fim de manter limpos os *splints*. Um frasco de 250 mL de enxague salino vendido livremente (NeilMed Sinus Rinse) é utilizado completamente para cada irrigação. Foi descrito que pacientes que utilizam esta técnica relataram um conforto muito maior e muito mais sucesso em manter seus *splints* limpos até a remoção da imobilização, quando comparados àqueles que utilizaram um *spray* salino vendido livremente em balcão.

O paciente é reavaliado 5 a 7 dias pós-operatoriamente para remoção dos *splints*. O paciente então fica livre para retomar suas atividades usuais. Se não houver preocupações particulares a essa altura, uma nova reavaliação é marcada para aproximadamente 6 a 8 semanas depois.

COMPLICAÇÕES

As complicações potenciais da cirurgia devem ser consideradas com o paciente em uma discussão pré-operatória do consentimento informado, conforme indicado anteriormente neste capítulo.

Sangramento excessivo (incidência de aproximadamente 1 a 2%) pode ser minimizado com um *spray* descongestionante ou tamponamento com malha hemostática absorvível (Surgicel) colocada acima e lateralmente aos *splints* nasais. Com sangramentos substanciais, no entanto, a remoção dos *splints* pode ser necessária, a fim de se examinar melhor a cavidade nasal e tratar o local sangrante diretamente com cautério ou tamponamento. Em alguns casos, um retorno à sala de operações e avaliação endoscópica está justificado para possibilitar o tratamento definitivo.

Sangramento entre os retalhos mucosos pode levar a um hematoma septal. A consequente separação da mucosa vascular da cartilagem septal subjacente aumenta o risco de necrose da cartilagem e perda de suporte septal. Isto é seguido pelo desenvolvimento de uma depressão supraponta ou deformidade em sela. É crítico assegurar uma hemostasia adequada antes do fechamento. Suturas de colchoeiro (*quilting*) septais de lado a lado oferecem a vantagem adicional de fechar o espaço morto entre os retalhos, reduzindo, assim, a probabilidade de hematoma e separação de retalho. O tratamento de um hematoma septal exige uma reexploração para evacuação do coágulo e tratamento de qualquer fonte individualizada óbvia de sangramento.

Sinusite (incidência aproximadamente 2 a 5%) pode resultar da obstrução mecânica dos ductos de drenagem sinusais, por causa de edema cirúrgico e dos próprios *splints*. Nesses casos, os pacientes podem relatar rinorreia além das expectativas, rinorreia fétida, dor facial/dentária e sensação de pressão, ou a apresentação retardada (1 a 2 semanas pós-op.) de congestão nasal progressiva, apesar de uma via aérea nasal patente no período pós-operatório precedente. O tratamento é o mesmo que para uma sinusite de rotina.

Perfurações septais podem não ser facilmente aparentes na primeira reavaliação. Mais comumente, perfurações resultam do descolamento traumático dos retalhos da mucosa, com lacerações opostas no retalho em cada lado. O descolamento cuidadoso e meticuloso dos retalhos é a chave da prevenção, bem como o esforço de fechar quaisquer lacerações da mucosa ao término da cirurgia ao fazer o *quilting* do septo. Perfurações pequenas com margens bem mucosalizadas podem não necessitar de qualquer intervenção, em absoluto, e podem não ter qualquer impacto sobre a via aérea nasal por si mesma. Os pacientes são aconselhados a aplicar emolientes tópicos, para minimizar potenciais sangramentos ou formação de crostas. O reparo cirúrgico de uma perfuração septal, se indicado ou desejado, é postergado para bem além do período de cura inicial (6 a 12 meses, no mínimo).

Mudanças na aparência externa do nariz são incomuns, mas podem ocorrer. Tipicamente isto se traduz em um leve assentamento do septo dorsal, refletindo uma perda de suporte subjacente, que se manifesta como uma depressão supraponta. Isto frequentemente tem uma implicação mais estética do que funcional e pode facilmente ser corrigido, se o paciente ficar perturbado por ela, com o uso de enxerto de aposição dorsal cartilaginoso através de um acesso endonasal.

Anosmia ou hiposmia é mais frequentemente temporária e relacionada com edema. Anosmia permanente resultando de cirurgia nasal, como descrito na literatura, é muito incomum (citada em aproximadamente 1 em 1 milhão).

Desvio de septo sintomático persistente (obstrução nasal) pode ser aparente precocemente ou pode-se apresentar mais tardiamente. O cirurgião deve reexaminar a via aérea nasal do paciente de uma maneira judiciosa e com a mente aberta, com particular atenção dedicada às áreas das válvulas nasais. Eu vi muitos pacientes que se beneficiariam com cirurgia de revisão com problemas estruturais persistentes legítimos (e corrigíveis) que expressaram frustração e raiva do seu cirurgião primário, que eles achavam que tinha sido desatento aos seus interesses. Cirurgia de revisão, se justificada, deve ser feita por um cirurgião bem experiente nesses casos e tipicamente não antes de 6 meses após a cirurgia inicial.

RESULTADOS

Obstrução da via aérea nasal é uma das mais frequentes queixas de apresentação ao otorrinolaringologista. Desvios do septo nasal são extremamente comuns – de fato, estudos anatômicos de crânios humanos relataram que 75 a 80% de todos os humanos apresentam algum grau de desvio septal. Por conseguinte, não deve causar surpresa que a septoplastia seja uma das cirurgias mais frequentemente efetuadas pelos otorrinolaringologistas em todo o mundo.

Os resultados relatados na literatura foram largamente variáveis, mas frequentemente flutuam na faixa de satisfação de 70% dos pacientes. Grande parte da literatura é precedente à nossa compreensão e apreciação da válvula nasal e a importância da patência da válvula e estabilidade da via aérea nasal, e, além disso, muitos relatos na literatura foram comprometidos por limitações no desenho dos estudos (p. ex., retrospectivos; revisões de prontuários), uso de medidas de resultado não validadas (p. ex., graduações pelos médicos; questionários por telefone), ou uso de medidas de resultados validadas não visando, especificamente, à obstrução nasal. Em 2004, Stewart *et al.* introduziram uma medida validada de resultado específica para obstrução nasal, conhecida como escala NOSE (Nasal Obstruction Symptom Evaluation). Desde aquela época, a escala NOSE tem sido cada vez mais usada para avaliar intervenções na via aérea nasal, e nós encorajamos o cirurgião a utilizar esse instrumento pré e pós-operatoriamente, para rastrear seus próprios resultados.

O fundamento isolado mais importante para melhorar os resultados, conforme discutido anteriormente, é a identificação daqueles pacientes em que a utilização de técnicas de septoplastia tradicionais tende a falhar. Isto é algo que deve ser evidente ao clínico criterioso *pré-operatoriamente*, e não alguma coisa que o cirurgião ressentidamente concede intraoperatoriamente. As implicações da falha da operação primária vão bem além de obstrução nasal persistente isolada. Intervenção cirúrgica prévia, mucosa cicatricial, adelgaçamento de retalhos, colheita precedente de cartilagem e alterações da microcirculação podem armar o palco para um cenário de revisão difícil, com opções cirúrgicas mais limitadas e comprometimento potencial no resultado em comparação a uma operação primária adequadamente executada.

Por outro lado, os resultados podem ser muito favoráveis, complicações aceitavelmente baixas, e as taxas de satisfação dos pacientes muito altas – bem além de 70% – se o cirurgião abandonar a mentalidade de que "um tamanho é adequado para todos" e, em vez disso, constantemente empregar um processo estruturado sistemático que responde às variáveis únicas de cada paciente, conforme descrevemos aqui.

PÉROLAS

- Uma rigorosa avaliação pré-operatória aplicada rotineiramente permitirá ao cirurgião classificar e descrever melhor cada uma das deformidades septais, em termos específicos. Documentar uma descrição mais detalhada da anomalia em última análise produzirá um pensamento mais direcionado sobre aquilo que provavelmente será necessário para corrigir o problema cirurgicamente.
- A palpação do septo caudal frequentemente revelará deformidades sutis, todavia clinicamente relevantes, bem como fornecerá informações sobre a integridade e resistência da cartilagem subjacente.

- A compreensão da anatomia e a avaliação da válvula nasal (interna e externa) e o exame da estabilidade inspiratória da parede lateral nasal são partes críticas da avaliação abrangente de problemas estruturais da via aérea nasal.
- Se a deformidade em questão for daquelas em que técnicas reconstrutoras avançadas provavelmente serão necessárias (p. ex., deformidade septal caudal complexa, angulações/desvios septais graves em regiões críticas para o suporte nasal, deformidades mais bem servidas com reconstrução do que com ressecção), uma conduta de rinoplastia externa pode ser necessária para uma correção ideal. Nestes casos, o cirurgião deve-se sentir confortável para utilizar técnicas de rinoplastia estrutural antes de empreender o tratamento desses pacientes.
- O descolamento de retalhos submucopericondrais e submucoperiósticos bilaterais completos oferece as distintas vantagens de exposição sem paralelo, liberação completa e acesso não comprometido à cartilagem e osso septais subjacentes.
- Obrigar-se a uma lista de verificação mental à medida que a cirurgia progride – em todos os casos – manterá o cirurgião mais responsável e ajudará o cirurgião a melhor identificar intraoperatoriamente áreas no interior da via aérea nasal às quais atenção ainda poderia ser necessária. Com uma lista de verificação, há uma menor tendência à não apreciação e não abordagem de áreas de desvio persistente. Isto *melhorará* os resultados.
- A dedicação ao tratamento pós-operatório adequado tem que ser salientada ao paciente como uma parte importante do processo.

ARMADILHAS

- As áreas de desvio persistente mais observadas em septoplastias de revisão são o *strut* dorsal residual (colidindo com a válvula nasal interna) ou o *strut* caudal residual (colidindo com a válvula nasal interna ou externa). Falha em identificar apropriadamente estas áreas críticas pré-operatoriamente ou lidar com elas intraoperatoriamente aumentará significativamente a probabilidade de insucesso e de obstrução nasal persistente pós-operatoriamente.
- Tratar o septo caudal como algo sagrado ou intocável não apenas deixará não corrigidas deformidades septais caudais, mas ainda poderá complicar uma cirurgia de revisão subsequente. Uma conduta com a deflexão septal caudal mais simples é aqui descrita. Reconstruções septais caudais mais complexas ou substituição completa estão indicadas em alguns casos, e o cirurgião deve se sentir confortável com essas técnicas, ou então encaminhar esses casos para um otorrinolaringologista mais experimentado em cirurgias complexas da via aérea nasal.
- O descolamento não judicioso dos retalhos septais, particularmente em áreas de alto risco (angulação grave, esporões), aumentará o risco de lacerações da mucosa e perfurações septais. O cirurgião deve refinar o aspecto técnico do descolamento de retalhos e fechar lacerações incidentais ao tempo de fazer o *quilting* dos retalhos septais tão frequentemente quanto possível.

INSTRUMENTOS A TER DISPONÍVEIS

- *Bandeja-Padrão de Septoplastia*
  - Lidocaína 1% com epinefrina 1:100.000.
  - *Spray* descongestionante nasal (oximetazolina ou equivalente).
  - Espéculos nasais (curtos, médios, longos).
  - Descoladores de Woodson e de Cottle.
  - Aspiradores com ponta de Fraser.
  - Bisturi e lâmina Bard-Parker nº 15.
  - Pinça de Brown Adson, pinça de Adson com dentes, pinça baioneta.
  - Tesoura de dupla ação.
  - *Rougeurs* de dupla ação.
  - Cinzéis retos de 4 e 6 mm.
  - Martelo.
  - Hemostáticas pequenas retas e curvas.
  - Porta-agulhas.
  - Ganchos pequenos (Guthries) – 2.
  - Gancho duplo largo.
  - Afastadores de Regnell.
  - Tesoura de íris pequena 4,5.
  - Tesoura de sutura.
  - Fios de sutura: categute simples 4-0, categute simples 5-0 ou cromado, Prolene 3-0, possivelmente polidiaxona 4-0, possivelmente agulhas de Keith.
  - Talas de Doyle.
  - Surgicel.

LEITURA SUGERIDA

Gray LP. Deviated nasal septum: incidence and etiology. *Ann Otol Rhinol Laryngol* 1978;87:1–20.

Stewart MG, Witsell DL, Smith TL, *et al*. Development and validation of the nasal obstruction symptom evaluation (NOSE) scale. *Otolaryngol Head Neck Surg* 2004;130:157–163.

Dobratz EJ, Park SS. Septoplasty pearls. *Otolaryngol Clin North Am* 2009;42:527–537.

3 SEPTOPLASTIA ENDOSCÓPICA

John M. Lee

INTRODUÇÃO

A septoplastia é uma das cirurgias mais frequentemente efetuadas pelos otorrinolaringologistas em todo o mundo. Quer ela seja feita para correção de um desvio septal que está causando obstrução nasal ou para melhorar o acesso aos seios paranasais, esta cirurgia é um dos procedimentos mais antigos descritos na literatura cirúrgica. Tradicionalmente, a técnica é efetuada com um fotóforo e espéculo nasal e é considerada uma habilitação fundamental para os residentes em treinamento. Entretanto, com o advento da endoscopia nasal, a técnica da septoplastia endoscópica logo foi desenvolvida e descrita pela primeira vez no começo dos anos 1990. Durante os últimos 20 anos, esta modificação da septoplastia tradicional ganhou importante interesse e popularidade.

As vantagens da septoplastia endoscópica residem principalmente nas melhores iluminação e visualização proporcionadas pelo endoscópio, capacitando o cirurgião a avaliar precisamente e corrigir cirurgicamente o septo nasal desviado. Esta técnica também oferece uma transição "sem emendas", quando são efetuados procedimentos concomitantes, como a cirurgia sinusal endoscópica. Talvez com a mesma importância, esta técnica que propicia uma melhor visualização aperfeiçoou significativamente a formação do estagiário cirúrgico. Na técnica tradicional com luz frontal, é muito difícil a um observador ver e avaliar o que o cirurgião está fazendo na realidade, uma limitação que também dificulta a supervisão cirúrgica apropriada. Contudo, o endoscópio proporciona uma visão incomparável da anatomia do septo, permitindo uma maior apreciação desta técnica. Neste capítulo, as indicações específicas para septoplastia endoscópica são revistas, e os passos práticos para a execução deste procedimento são descritos, focalizando-se nas pérolas-chave para otimização dos resultados cirúrgicos.

HISTÓRIA

Uma história rinológica completa é de importância fundamental ao avaliar um paciente com suspeita de distúrbio nasossinusal. Isto é especialmente importante no contexto de um desvio septal, uma vez que os sintomas possam nem sempre corresponder aos achados do exame físico. De fato, esta pode ser a maior armadilha na realização de uma septoplastia: a presença de um desvio septal não constitui uma indicação absoluta para correção cirúrgica. A documentação cuidadosa do histórico permitirá ao cirurgião identificar o paciente que se beneficiará da cirurgia septal. Com este objetivo, a primeira determinação é se os pacientes estão sendo avaliados quanto a sintomas da via aérea nasal ou se há também outros distúrbios nasossinusais concomitantes. Se a obstrução nasal for a principal preocupação, o lado da obstrução, a cronologia e a gravidade devem ser claramente identificados. O candidato ideal à septoplastia deve ter sintomas obstrutivos que correspondam ao lado do desvio. Questões referentes à congestão nasal podem ser traiçoeiras, uma vez que estas possam refletir as naturezas dinâmica e reativa da mucosa nasal, algo que não é manejado por cirurgia. A este respeito, muitos pacientes se submeterão inicialmente a medidas conservadoras, como *sprays* esteroides nasais, antes da consideração de septoplastia. Similarmente, quaisquer alergias ambientais suspeitadas devem ser adequadamente avaliadas e tratadas.

Muitos pacientes com um desvio de septo podem não ter quaisquer sintomas obstrutivos importantes. Em vez disso, eles podem estar sendo investigados quanto a outras questões rinológicas, incluindo epistaxe, rinossinusite crônica, ou um tumor craniano. Embora um septo desviado possa ser um fator contribuinte para a etiologia de epistaxe ou obstrução do complexo osteomeatal, este achado anatômico pode ser incidental ao exame físico. Inobstante, o septo pode ainda necessitar de tratamento cirúrgico, uma vez que ele possa impedir o acesso endonasal adequado aos seios paranasais ou à base do crânio.

Finalmente, também se deve indagar aos pacientes se estão consultando a respeito de alterações externas/estéticas no nariz. Caso afirmativo, é preferível corrigir um septo desviado durante uma rinosseptoplastia (não discutida neste capítulo). Também é importante averiguar se existe alguma história de cirurgia nasal prévia, uso intranasal de drogas, ou uma história de condições autoimunes.

EXAME FÍSICO

Em pacientes com suspeita de desvio septal, um exame completo da cavidade nasal é necessário, e isto começa com uma inspeção externa do nariz. Embora não seja necessária uma análise estética exaustiva, é importante documentar a presença de uma ponte nasal torta, estenose da válvula externa ou colapso da válvula nasal interna (isto é, com uma manobra de Cottle). Todos estes achados podem contribuir para sintomas de obstrução nasal, em que podem não se resolver com uma septoplastia, apenas.

O exame da cavidade nasal é inicialmente realizado com um espéculo nasal e luz frontal. Isto possibilita uma boa avaliação do septo caudal. Como discutirei mais tarde, deflexões caudais importantes constituem uma contraindicação relativa à septoplastia endoscópica. O exame com iluminação frontal também permite um visão geral da configuração do septo nasal (p. ex., mediano, com uma forma de S ou uma forma de C).

Em sequência, uma endoscopia nasal completa deve ser realizada, a fim de documentar cuidadosamente a presença de um desvio septal largo ou um esporão septal isolado. Ela deve ser realizada após uma vasoconstrição apropriada e aplicação de anestésico tópico. A endoscopia permite a avaliação da via aérea nasal sem qualquer manipulação externa (isto é, com um espéculo). Embora vários sistemas de classificação tenham sido propostos para documentar o tipo e o grau de desvio septal, nenhum é utilizado universalmente. De uma perspectiva da via aérea nasal, a avaliação mais importante é se a extensão do desvio septal poderia se responsabilizar por sintomas de obstrução nasal. Como regra geral, isto pode ocorrer quando um desvio ou esporão limita gravemente a inspeção da totalidade da anatomia nasal. Desvios anteriores podem impedir a inspeção adequada das conchas e meato médios, enquanto desvios posteriores podem impedir a visualização da nasofaringe. Em casos de revisão, a palpação do septo com um porta-algodão montado pode ajudar na estimativa da quantidade de cartilagem ou osso residual que está presente.

A endoscopia também possibilita a documentação de quaisquer achados nasossinusais concomitantes, incluindo a presença de pólipos nasais, hipertrofia das conchas inferiores, e a presença de tecido adenóideo ou uma neoplasia na nasofaringe. Todos estes aspectos podem contribuir para problemas de obstrução nasal e necessitar de consideração. Se estiver sendo considerada uma cirurgia sinusal endoscópica, a necessidade de septoplastia concomitante deve sempre ser conjecturada, caso se suspeite que a visualização ou o acesso ao meato médio serão dificultados, tanto durante cirurgia, quanto durante o período pós-operatório.

INDICAÇÕES

As indicações para septoplastia endoscópica podem ser classificadas, em termos amplos, em problemas obstrutivos ou relacionados com o acesso. A seguir, uma lista das indicações mais comuns de septoplastia endoscópica:

- Desvio septal largo ou esporão septal isolado, causando obstrução nasal (primária ou revisão).
- Perfuração do septo com desvio septal sintomático concomitante.
- Desvio/esporão septal, limitando o acesso endoscópico para outros procedimentos endonasais (p. ex., cirurgia sinusal endoscópica ou cirurgia da base do crânio).
- Desvio/esporão septal, contribuindo para epistaxe refratária.

CONTRAINDICAÇÕES

A septoplastia endoscópica não deve ser empregada isoladamente, se houver anormalidades anatômicas que exijam uma via de acesso de rinosseptoplastia aberta. Isto inclui um desvio septal caudal importante ou um nariz gravemente torto. O acesso endoscópico não possibilita uma manipulação adequada do septo caudal, e as vantagens da visualização e iluminação são obtidas com técnicas externas. Entretanto, o endoscópio sempre pode ser trazido para o campo como uma técnica adjuntiva para avaliar o restante da via aérea nasal.

PLANEJAMENTO PRÉ-OPERATÓRIO

Para um desvio de septo ou um esporão sintomático, a única decisão pré-operatória que precisa ser tomada é se a alteração anatômica pode ser acessada por via endoscópica. Conforme mencionado previamente, as deflexões caudais frequentemente exigem uma técnica externa para reposicionar adequadamente ou reconstruir esta área do septo. Se for tomada a decisão de proceder à septoplastia endoscópica, pouca investigação adicional é necessária. Evidentemente, isto depende da adequação do exame endoscópico pré-operatoriamente para inspecionar por completo a cavidade nasal. Se houver alguma suspeita de condições nasossinusais concomitantes, como rinossinusite crônica, recomenda-se uma tomografia computadorizada dos seios paranasais para planejamento pré-operatório. Esta modalidade de imagem também pode ser útil em casos de septoplastia de revisão, quando não for óbvio quanto de osso resta no septo. Eu recomendo fortemente que qualquer suspeita de inflamação da mucosa nasal seja otimizada antes da cirurgia. Tratar estes problemas pode ajudar quanto às expectativas do paciente e os resultados subsequentes à intervenção cirúrgica.

Investigações adjuntivas, como rinometria acústica ou rinomanometria, podem ser consideradas se ainda não estiver inteiramente claro se a obstrução for causada por uma inflamação da mucosa ou um problema anatômico fixo.

TÉCNICA CIRÚRGICA

Desvio Septal Largo

- Ambas as cavidades nasais são descongestionadas com mechas embebidas em oximetazolina ou epinefrina 1:1.000 tópica.
- Um endoscópio de 0° é utilizado para inspecionar a cavidade nasal e confirmar o desvio septal previamente documentado (Fig. 3.1).
- Sob direcionamento endoscópico, ambos os lados do septo são injetados com xilocaína 1% com epinefrina 1:100.000 em um plano submucopericondral, na área prevista de descolamento do retalho.
- Uma incisão hemitransfixante padrão ou de Killian é realizada para os desvios septais largos. Isto frequentemente é efetuado com um espéculo nasal e uma lâmina nº 15, com a luz da própria sala de operações para iluminação. Como cirurgião destro, eu prefiro tentar realizar a incisão no lado esquerdo do nariz, para facilitar o descolamento do retalho, independentemente do lado do desvio. Em contraposição, a incisão pode ser feita do lado oposto ao lado da convexidade septal máxima, para minimizar o risco de laceração da mucosa.
- O descolamento inicial do retalho é realizado com um descolador de Freer, não endoscopicamente, para estabelecer o plano submucopericondral correto. A profundidade (anteroposterior) do retalho não deve ser muito longa (aproximadamente 1 cm), mas é importante estabelecer o plano correto através de uma frente larga.
- Uma vez estabelecido o plano, o endoscópio de 0° é utilizado para continuar o descolamento do retalho sob visualização direta. Se disponível, um descolador de Freer com aspiração pode facilitar esta manobra. Utilizando a extremidade romba do Freer, a técnica envolve descolar o retalho de mucosa para longe do septo, em uma direção superior a inferior (Fig. 3.2).
- A extensão do descolamento do retalho deve ser suficientemente adequada, para possibilitar o acesso completo às partes desviadas da cartilagem quadrangular ou ao septo ósseo. A este respeito, frequentemente é vantajoso descolar o retalho inferiormente até o assoalho do nariz e a crista maxilar. As fibras da mucosa nesta região são particularmente aderentes ao osso subjacente, sendo necessário cuidado extra para evitar laceração do retalho. É importante notar que os residentes podem ficar desorientados ao fazer o descolamento do retalho mucoso septal superiormente, sendo preciso cautela quando se estiver próximo à base do crânio.

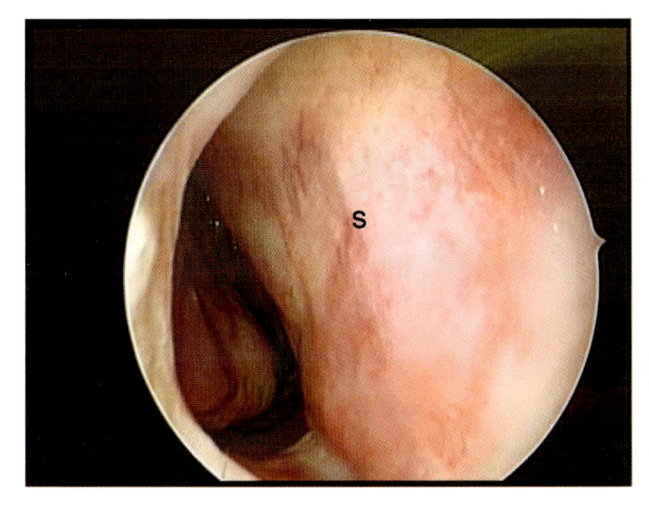

FIGURA 3.1
Visão endoscópica demonstrando um largo desvio septal à direita, obstruindo a via aérea nasal e impedindo a visualização da concha e meato médios.

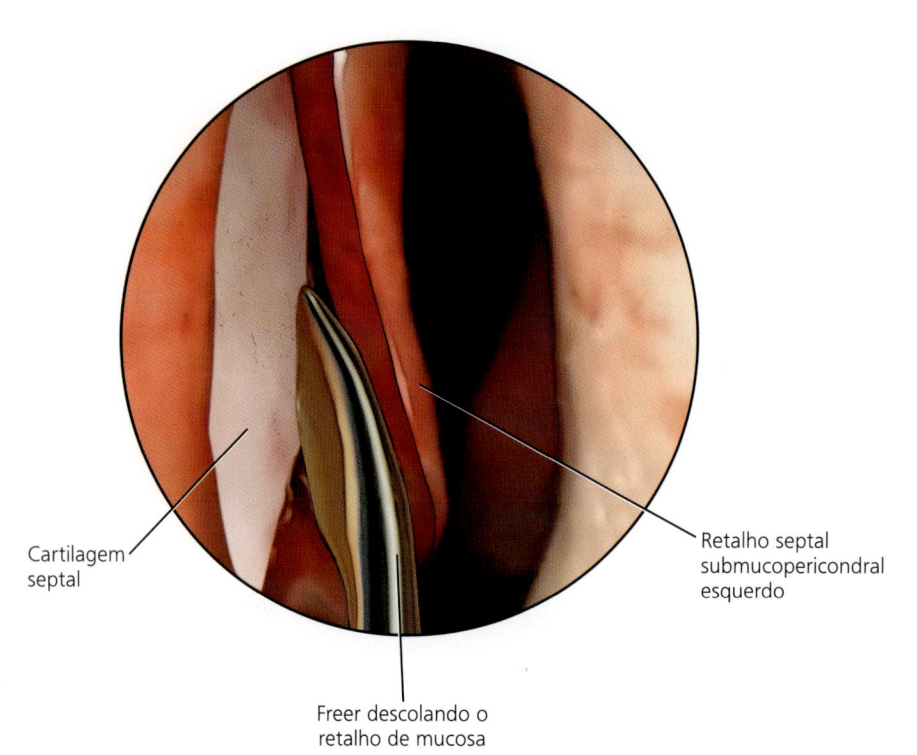

FIGURA 3.2
Descolamento de um retalho septal submucopericondral com um descolador de Freer.

Cartilagem septal

Retalho septal submucopericondral esquerdo

Freer descolando o retalho de mucosa

- Após o descolamento bem-sucedido do retalho, realizo uma incisão vertical na cartilagem septal, anteriormente ao ponto de deflexão septal máxima. Esta incisão é feita em degraus de escada a partir da incisão mucosa a fim de minimizar a probabilidade de uma laceração da mucosa de lado a lado. Além disso, é importante manter pelo menos 1 cm de cartilagem septal caudal, para assegurar suporte adequado para a ponta. Utilizando uma lâmina nº 15 ou um descolador de Freer, a incisão é levada pela espessura total da cartilagem, tomando grande cuidado para não lacerar a mucosa do lado contralateral do septo. O comprimento da incisão na cartilagem deve ser largo o suficiente para possibilitar a manipulação das porções desviadas do septo (Fig. 3.3).
- Um retalho mucoso contralateral é, então, descolado sob direcionamento endoscópico com a mesma técnica descrita anteriormente (Fig. 3.4).
- Com ambos os retalhos descolados, as porções desviadas da cartilagem e do osso septais podem ser removidas de uma maneira precisamente direcionada (Fig. 3.5). Um bisturi de ação giratória é muitas vezes útil, para remoção das porções inferiores do septo cartilaginoso. A junção osteocartilaginosa septal pode então ser desarticulada com um descolador de Freer, permitindo que o septo cartilaginoso remanescente seja inclinado de volta para

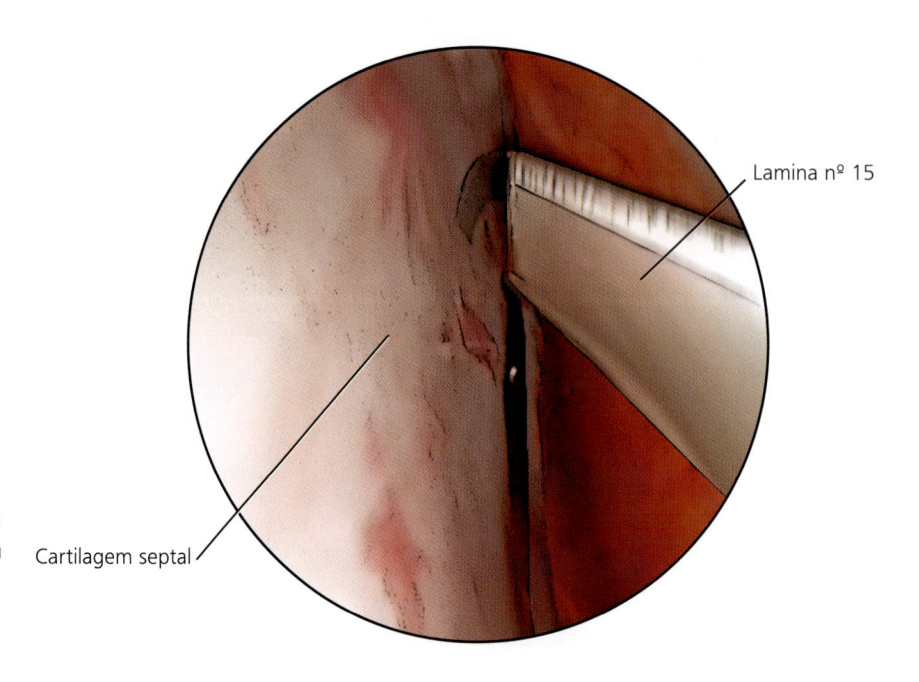

FIGURA 3.3
Utilizando uma lâmina nº 15 para realizar uma incisão na cartilagem septal em degraus de escada, com a incisão de hemitransfixão.

Lamina nº 15

Cartilagem septal

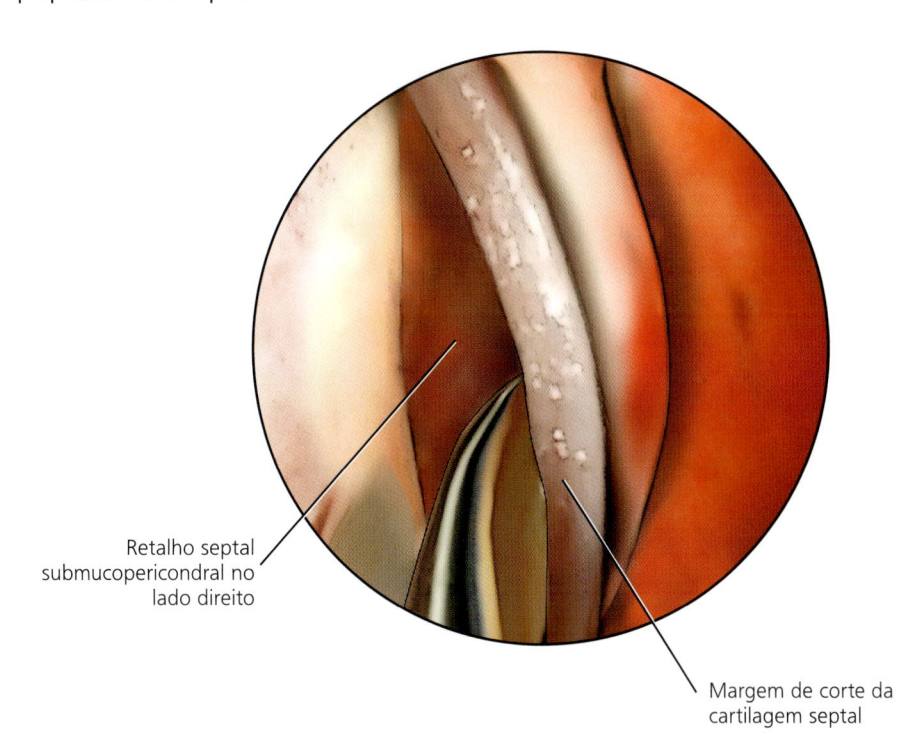

FIGURA 3.4
Descolamento de um retalho septal submucopericondral contralateral no lado direito.

a linha mediana. Uma pinça de Jansen-Middleton pode a seguir ser utilizada para remover de modo cortante as porções desviadas do septo ósseo. Grande cuidado precisa ser tomado para não torcer a lâmina perpendicular do osso etmoide, uma vez que, teoricamente, isto possa resultar em uma fratura da base do crânio.
- Durante todo este processo, o endoscópio é rotineiramente movido para dentro e para fora dos retalhos septais para inspecionar a cavidade nasal e avaliar a adequação da septoplastia (Fig. 3.6). O descolador de Freer é útil para retornar os retalhos à linha mediana e palpar quaisquer áreas de desvio residual (cartilagem, osso ou crista maxilar). Estas áreas podem ser removidas fragmento por fragmento com uma pinça de Jansen-Middleton. É sempre importante preservar pelo menos 1 cm de *strut* cartilaginoso caudal e dorsal, para manter suporte adequado da ponta e do dorso do nariz.
- Fragmentos grandes de cartilagem normal (não desviados) removidos durante a septoplastia podem ser recolocados entre os retalhos de mucosa ao término do procedimento.

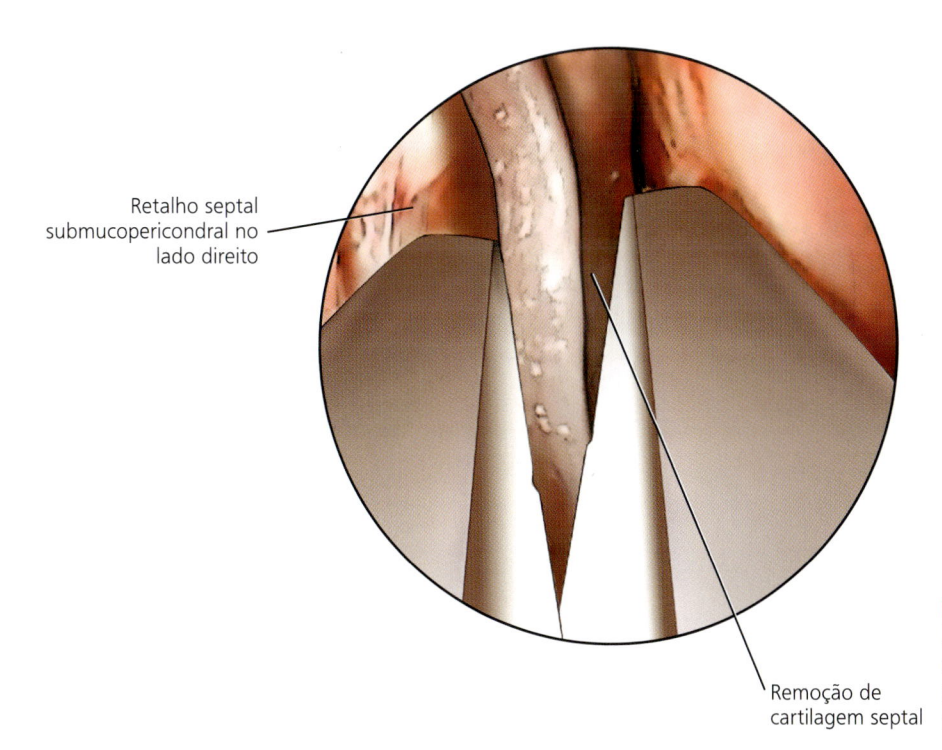

FIGURA 3.5
Uso de uma pinça reta cortante de lado a lado para remover a cartilagem septal desviada.

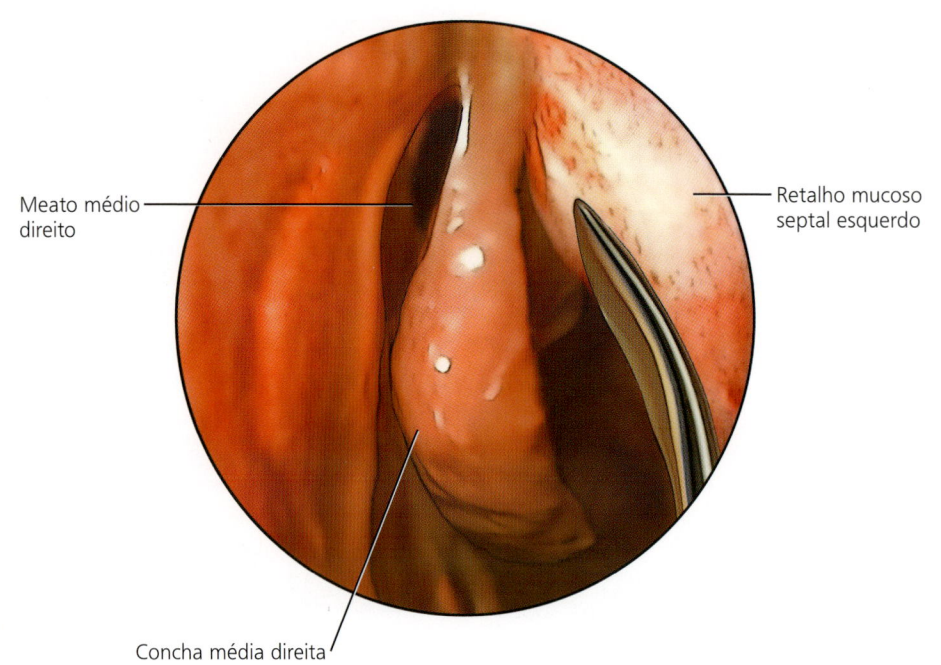

FIGURA 3.6
Uso de um descolador de Freer para demonstrar uma septoplastia adequada. Notar a via aérea melhorada no lado direito com acesso melhorado à região do meato médio direito.

- Uma vez que os retalhos mucosos estejam reaproximados na linha mediana, a incisão de hemitransfixão ou de Killian pode ser fechada com uma sutura absorvível em pontos separados (isto é, cromado 4-0).
- Pontos de *quilting* (colchoeiro transeptais) com uma agulha de Keith e fios de sutura absorvíveis são realizados nos casos em que ocorrem lacerações mucosas importantes, para garantir a reaproximação adequada dos retalhos.
- Eu prefiro colocar e suturar *stents* de Silastic ovais em cada lado do septo ao término da cirurgia. Isto ajuda a aproximar os retalhos de mucosa, a evitar a formação de sinéquias e a manter uma via aérea nasal razoável durante o período pós-operatório. Os *stents* são removidos aproximadamente 5 a 7 dias após a cirurgia. Outras opções poderiam incluir *splints* nasais de Doyle ou a colocação de tamponamento nasal.

Esporão Septal Isolado

Para esporões septais sintomáticos, pode ser empregada uma conduta mais direta, que reduz a um mínimo a extensão do descolamento do retalho de mucosa. Conforme descrito originalmente por Lanza *et al.*, esta técnica cria propositalmente uma incisão na mucosa acima do ápice de um esporão septal. São estes os passos envolvidos nesta técnica.

- Ambas as cavidades nasais são descongestionadas com mechas embebidas com oximetazolina ou epinefrina 1:1.000 tópica.
- Um endoscópio de 0° é utilizado para inspecionar a cavidade nasal e confirmar o esporão previamente documentado (Fig. 3.7).

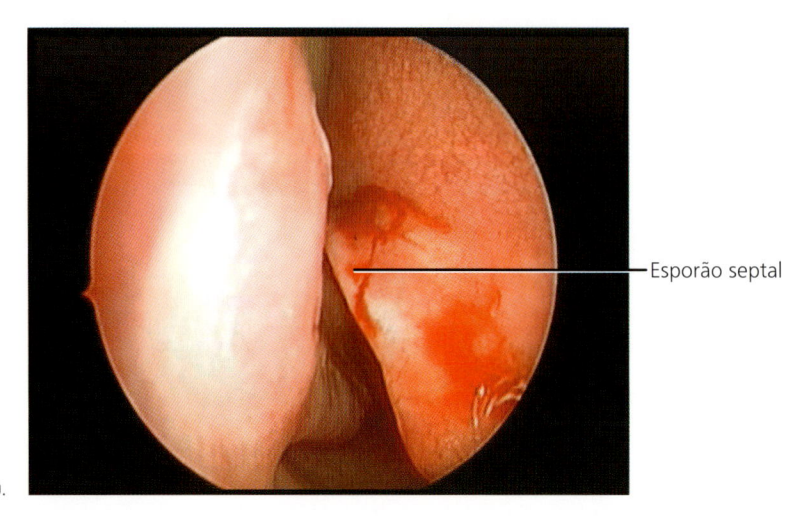

FIGURA 3.7
Visão endoscópica demonstrando um esporão septal isolado no lado direito.

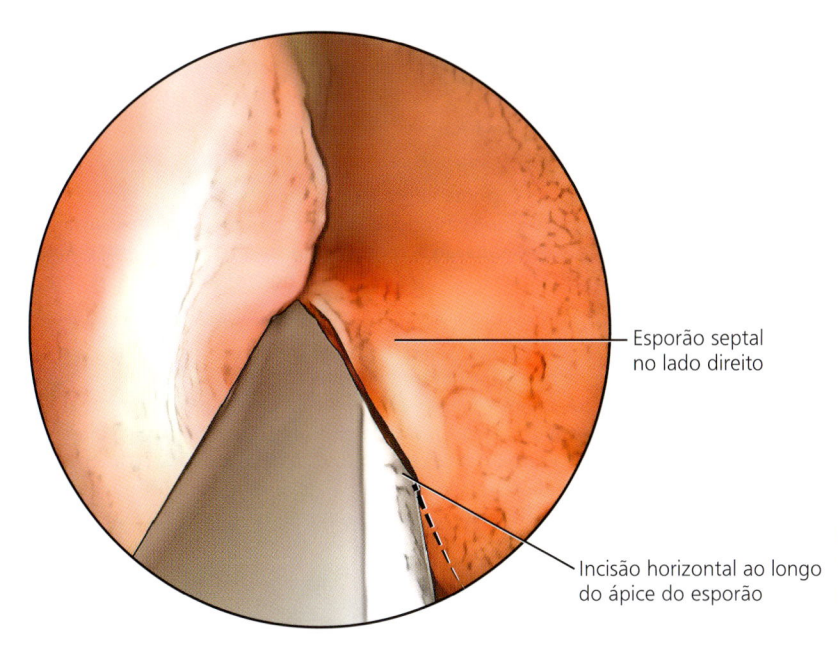

FIGURA 3.8
Uso de uma lâmina nº 15 para realizar uma incisão sobre o ápice do esporão.

(Legendas da figura: Esporão septal no lado direito; Incisão horizontal ao longo do ápice do esporão)

- Lidocaína 1% com epinefrina 1:100.000 é infiltrada no plano submucopericondral apenas no lado do esporão septal. A injeção é realizada superior e inferiormente ao ápice do esporão septal.
- Utilizando uma lâmina nº 15 sob direcionamento endoscópico, uma incisão horizontal é realizada ao longo de todo o ápice do esporão septal (Fig. 3.8).
- Retalhos da mucosa septal superior e inferior são a seguir descolados, utilizando-se um descolador de Freer (Fig. 3.9).
- O mucopericôndrio septal contralateral é dissecado separadamente da porção superior do esporão cartilaginoso ou ósseo exposto com um descolador de Freer. As fixações inferiores restantes são, então, seccionadas, e o esporão é removido do nariz. Alternativamente, esporões ósseos proeminentes na crista maxilar podem ser desbastados com uma broca a motor.
- Uma vez que o esporão tenha sido removido, os retalhos mucosos superior e inferior são repostos e mantidos no lugar, utilizando-se uma sutura de *quilting* com uma agulha de Keith e fio de sutura absorvível.
- *Splints* de Silastic podem ser usadas a critério do cirurgião.

Desvio de Septo na Presença de uma Perfuração Septal

A presença de uma perfuração septal anterior com um desvio septal posterior a ela pode tornar difícil a septoplastia com a técnica tradicional, utilizando um fotóforo. Entretanto, a septoplastia endoscópica permite ao cirurgião evitar a perfuração inteiramente, minimizando a probabilidade de aumentá-la. Em lugar disso, a incisão na mucosa

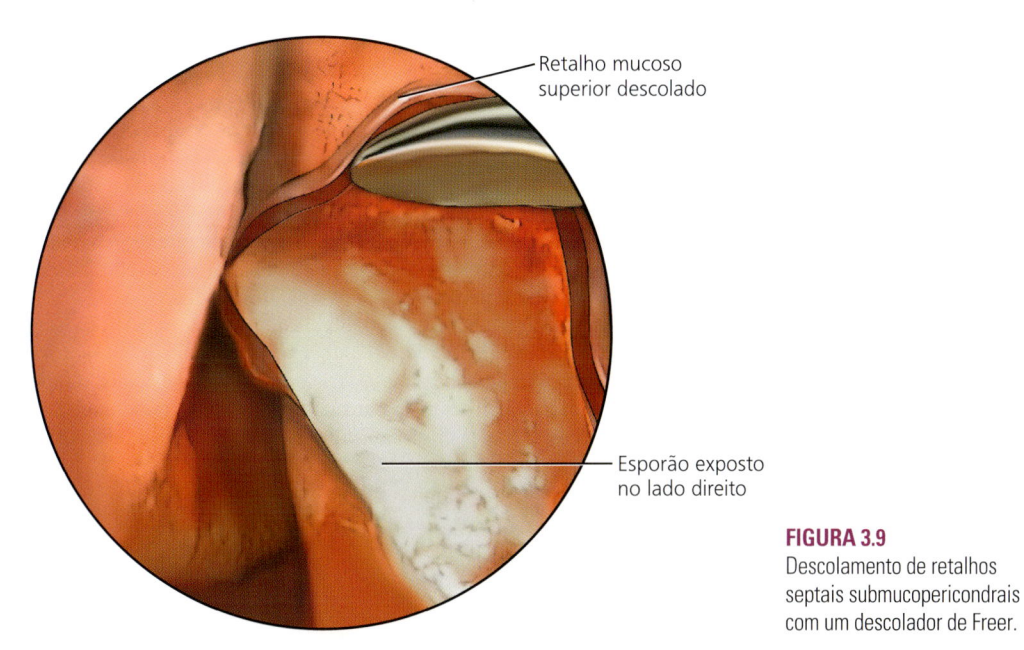

FIGURA 3.9
Descolamento de retalhos septais submucopericondrais com um descolador de Freer.

(Legendas da figura: Retalho mucoso superior descolado; Esporão exposto no lado direito)

septal é feita posteriormente à perfuração, e uma septoplastia bem dirigida é efetuada, conforme descrito previamente. Para estes desvios posteriores, o descolamento do retalho pode frequentemente ser restrito a um lado do septo.

Septoplastia de Revisão

A técnica endoscópica pode ser extremamente útil em casos de revisão em que houve ressecção prévia da cartilagem ou osso septal. Encontrar o plano cirúrgico correto entre ambos os lados da mucosa septal é significativamente melhorado com a ampliação e iluminação aumentadas fornecidas pelo endoscópio. Uma vez que os retalhos estejam descolados, a cartilagem ou osso residual desviados podem ser removidos com segurança.

TRATAMENTO PÓS-OPERATÓRIO

A septoplastia endoscópica é efetuada rotineiramente como um procedimento ambulatorial. Após a cirurgia, os pacientes são instruídos para irrigar sua cavidade nasal com soro fisiológico diariamente, para remover qualquer sangue residual e para evitar a formação de crostas. Antibióticos não são recomendados rotineiramente e são deixados a critério do cirurgião. Se forem colocados *stents* de Silastic, eles geralmente são removidos 5 a 7 dias após a cirurgia. Durante esta visita pós-operatória, um exame endoscópico completo é realizado para assegurar que o septo está cicatrizando apropriadamente, e quaisquer sinéquias são seccionadas.

COMPLICAÇÕES

Complicações subsequentes à septoplastia endoscópica são raras, mas podem incluir as seguintes:

- Sangramento.
- Dor e dormência dentários.
- Desvio septal persistente.
- Infecção pós-operatória.
- Suporte reduzido da ponta nasal.
- Hematoma septal.
- Perfuração septal.
- Sinéquias.

Na série original ($n = 111$) de septoplastias endoscópicas descrita por Hwang *et al.*, a incidência de complicações foi baixa e incluiu apenas formação de sinéquias (4,5%), perfuração (0,9%), e hematoma septal (0,9%). Estudos subsequentes continuaram a demonstrar que esta técnica pode ser executada em segurança, com uma baixa taxa de complicações.

RESULTADOS

A septoplastia endoscópica no paciente apropriadamente selecionado é capaz de fornecer excelentes resultados clínicos. De uma perspectiva de obstrução nasal, Chung *et al.* relataram que 70% dos pacientes apresentaram resolução completa da sua obstrução nasal, enquanto 20% apresentaram melhora parcial ao longo de um acompanhamento de 13 meses. A chave para alcançar bons resultados subjetivos começa com uma boa avaliação pré-operatória, assegurando que o paciente constitui um bom candidato para septoplastia endoscópica. Além disso, é importante aconselhar os pacientes a respeito de expectativas apropriadas subsequentes à cirurgia. Se existirem condições concomitantes, como rinite alérgica/não alérgica, estas condições podem mitigar quaisquer melhoras objetivas na via aérea nasal, e os pacientes podem necessitar de terapia clínica ou tópica nasal para o tratamentto da congestão nasal.

Se uma septoplastia endoscópica for realizada para facilitar uma cirurgia sinusal endoscópica, os benefícios do acesso melhorado ao meato médio são observados imediatamente no período pós-operatório. Durante a cirurgia, a capacidade de manipular a concha média e ter acesso aos seios paranasais frequentemente é maior do que pode ser realizado na clínica com anestesia tópica. Se necessária, uma septoplastia concomitante pode aumentar a capacidade de fornecer tratamento sinusal pós-operatório adequado.

Finalmente, embora passar para a septoplastia endoscópica a partir da técnica tradicional com luz frontal possa inicialmente parecer mais demorado, o tempo operatório rapidamente se torna semelhante, após se ganhar familiaridade com este procedimento. De fato, para esporões septais isolados, a septoplastia endoscópica pode ser feita significativamente mais rapidamente do que qualquer conduta tradicional. Em última análise, a visualização aperfeiçoada é que torna esta técnica tão atraente para tratar desvios do septo nasal.

PÉROLAS

- Assegurar candidatura apropriada para septoplastia endoscópica.
- Encontrar o plano submucopericondral correto durante o descolamento endoscópico do retalho minimizará o sangramento no campo cirúrgico e facilitará a dissecção com o descolador de Freer.
- O descolamento de retalho largo em torno da área do desvio septal minimizará o risco de laceração da mucosa (especialmente próximo à crista maxilar ou ao assoalho do nariz).
- Utilizar o endoscópio para reinspecionar rotineiramente a cavidade nasal, a fim de assegurar que o desvio do septo tenha sido adequadamente tratado.

ARMADILHAS

- Tratar cirurgicamente um desvio de septo assintomático (a não ser que ele esteja prejudicando o acesso para um procedimento endonasal concomitante).
- Tratamento inadequado de rinite alérgica/não alérgica.
- Não tratar problemas concomitantes de colapso de válvula nasal externa/interna ou um nariz gravemente torto.
- Aplicar técnicas de septoplastia endoscópica a deflexões caudais importantes.
- Ressecção excessivamente agressiva de cartilagem septal caudal ou dorsal.

INSTRUMENTOS A TER DISPONÍVEIS

- Descolador de Freer (Freer com aspiração, se disponível).
- Pinça de Jansen-Middleton.
- Endoscópio de 0°.
- Canal de irrigação para o endoscópio (se disponível).

LEITURA SUGERIDA

Lanza DC, Farb Rosin D, Kennedy DW. Endoscopic septal spur resection. *Am J Rhinol* 1993;7:213–216.

Giles WC, Gross CW, Abram AC, et al. Endoscopic septoplasty. *Laryngoscope* 1994;104:1507–1509.

Hwang PH, McLaughlin RB, Lanza DC, et al. Endoscopic septoplasty: indications, technique and results. *Otolaryngol Head Neck Surg* 1999;120:678–682.

Chung BJ, Batra PS, Citardi MJ, et al. Endoscopic septoplasty: revisitation of the technique, indications and outcomes. *Am J Rhinol* 2007;21:307–311.

Sautter NB, Smith TL. Endoscopic septoplasty. *Otolaryngol Clin North Am* 2009;42:253–260.

4 TÉCNICA PARA FECHAMENTO DE PERFURAÇÃO SEPTAL NASAL

Edmund de Azevedo Pribitkin

INTRODUÇÃO

Condições que levam à ruptura bilateral do mucopericôndrio septal nasal oposto frequentemente resultam em necrose da cartilagem septal subjacente e na criação de uma perfuração septal nasal. O tratamento bem-sucedido dessas perfurações permanece um desafio cirúrgico, incluindo o fechamento da perfuração e a restauração da função nasal normal. Não existe uma técnica única padronizada para fechamento de todas as perfurações, mas os reparos bem-sucedidos geralmente incluem retalhos de avanço mucopericondrais e enxertos de interposição de cartilagem ou tecido conjuntivo ou conectivo.

Eu combino uma cirurgia endonasal ou uma rinoplastia aberta com retalhos de avanço do mucoperiósteo do assoalho do nariz e um enxerto interposicional de submucosa intestinal suína (SurgiSIS ES Cook Surgical, Bloomington, Indiana), obtendo uma taxa de sucesso de 90% no fechamento de perfurações septais.

HISTÓRIA

Os sintomas são geralmente relacionados com o tamanho e a localização da perfuração. Pacientes podem-se queixar de congestão e obstrução nasal, formação de crostas nasais e rinorreia, epistaxe recorrente, um som em assobio à inspiração e dor. Perfurações posteriores menores tendem a ser assintomáticas, enquanto as grandes perfurações anteriores podem levar à perda de suporte dorsal, resultando em uma deformidade do nariz externo. Quanto maior a perfuração, maior é a pertrubação do fluxo aéreo laminar, resultando em turbulência e uma sensação de obstrução nasal. A maior turbulência do fluxo causa ressecamento da mucosa nasal, com um aumento compensatório na produção de muco e queixas de rinorreia. Eventualmente, formam-se crostas, e ocorre sangramento, em razão da incapacidade da mucosa em cicatrizar uma cartilagem hiperexposta na margem da perfuração. Dor frequentemente acompanha a formação de crostas e o sangramento, como resultado de uma condrite crônica de baixo grau.

ETIOLOGIA

A etiologia das perfurações septais nasais pode ser dividida em quatro categorias.

Causas Traumáticas

Cirurgia septal prévia é a causa mais comum de perfurações septais. Taxas de perfuração de 17 a 25% foram descritas após ressecção submucosa, e 1 a 5% após septoplastias em que a cartilagem é preservada. Quando uma laceração no mucopericôndrio ocorre em um lado, a cartilagem interveniente é frequentemente capaz de obter seu suprimento sanguíneo da membrana oposta intacta. Entretanto, quando retalhos mucopericondrais opostos foram traumatizados durante cirurgia para remoção de cartilagem interveniente, é provável o desenvolvimento de uma perfuração de lado a lado. O reparo imediato de quaisquer lesões em retalhos opostos, ocorridas durante a cirurgia, seguido pela colocação de enxertos de interposição de cartilagem, cartilagem esmagada, aloenxerto dérmico humano acelular (AlloDerm LifeCell, Branchburg, NJ) ou submucosa intestinal suína (SurgiSIS ES Cook Surgical, Bloomington, Indiana), é recomendado.

Outras formas de trauma iatrogênico, resultando em perfurações, incluem cauterização nasal ou tamponamento para epistaxe precedente, colocação de tubo nasogástrico, intubação endotraqueal nasal e uso crônico de uma cânula nasal. Perfurações traumáticas também podem resultar do ato constante de coçar o nariz, trauma fechado com hematoma septal não tratado, corpos estranhos nasais (especialmente baterias) e fraturas nasais com exposição da cartilagem septal.

Inflamatória/Infecciosa

Etiologias inflamatórias e infecciosas devem sempre ser consideradas e são frequentemente indagadas durante a anamnese.

As doenças infecciosas incluem sífilis, infecção pelo vírus de imunodeficiência humana, mucormicose e difteria. Doenças granulomatosas que causam perfurações incluem sarcoidose, granulomatose de Wegener e tuberculose. Perfurações septais podem estar presentes em condições inflamatórias, como lúpus eritematoso sistêmico, doença de Crohn, dermatomiosite e artrite reumatoide.

Neoplásicas

Carcinomas, linfomas de células T e crioglobulinemias foram descritos como causas de perfurações septais. Muitos pacientes se apresentam com dor espontânea e à palpação associadas. Está indicada biópsia de superfícies mucosas suspeitas.

Substâncias Inaladas/Exposições Tóxicas

Inalar cocaína pode levar à perfuração septal através da ação direta de adulterantes, cujos efeitos tóxicos são intensificados pelos efeitos vasoconstritores da cocaína. Esta vasoconstrição reduz o fluxo sanguíneo nas áreas lesadas do mucopericôndrio septal. O abuso crônico pode danificar permanentemente a mucosa nasal e levar à obstrução crônica, apesar do reparo bem-sucedido das perfurações.

Alterações fisiológicas na mucosa também podem ser observadas com perfurações resultantes do uso crônico de oximetazolina, fenilefrina ou inaladores de mentol. Corticosteroides tópicos também foram incriminados na etiologia de perfurações septais, especialmente quando aplicados incorretamente ou utilizados extensamente após cirurgias septais.

Indivíduos que estão continuamente expostos a substâncias químicas ou aerossolizadas no local de trabalho podem desenvolver uma perfuração septal. As exposições citadas incluem fumaça contendo ácidos crômico e sulfúrico, poeira de vidro, mercuriais e fósforo. Os trabalhadores devem utilizar um filtro durante exposição a irritantes, para prevenir perfurações e outros efeitos respiratórios tóxicos.

EXAME FÍSICO

O exame físico deve focalizar a determinação das dimensões e posição da perfuração, bem como a proporção do septo comprometida pelo defeito. A vasoconstrição nasal e a remoção de todas as crostas possibilitam uma visualização completa do septo através de endoscopia nasal rígida ou flexível. A qualidade e a quantidade da mucosa intacta restante devem ser avaliadas, juntamente com a quantidade de cartilagem persistente e sua relação com as margens da perfuração. A quantidade de tecido doador disponível saudável no assoalho do nariz e o mucopericôndrio em torno da perfuração devem ser determinados. A extensão do desvio do septo nasal remanescente e a presença de esporões septais devem ser avaliadas.

Áreas suspeitas de mucosa devem ser biopsiadas. Culturas nasais para fungos e bactérias podem ser necessárias na presença de um processo inflamatório.

A avaliação do nariz externo inclui palpação, para avaliar a integridade do dorso nasal e mecanismos do suporte da ponta. O cirurgião deve avaliar o potencial para uma deformidade de nariz em sela, bem como a necessidade de redução de uma giba dorsal, a fim de adquirir mucopericôndrio adicional para ajudar a fechar a perfuração.

INDICAÇÕES

Perfurações septais nasais que são sintomáticas e em que a terapia clínica conservadora não foi bem-sucedida devem ser fechadas. Pacientes com uma perfuração septal nasal geralmente se beneficiarão de um esquema de aplicação de irrigação nasal com soluções salinas e umidificação do seu ambiente de casa e do trabalho. Emolientes como vaselina ou muciprocina 2%, podem reduzir ainda mais a formação de crosta nasais. Alguns autores sugeriram o uso de estrogênios tópicos nasais para reduzir a metaplasia escamosa e fortalecer o suprimento vascular da mucosa septal.

CONTRAINDICAÇÕES

O fechamento bem-sucedido de uma perfuração septal nasal depende em grande parte do tamanho da perfuração e da disponibilidade de mucosa nasal nativa para reparo. A falta de mucosa nasal sadia disponível pode tornar o fechamento de defeitos grandes impossível sem que se "tome emprestado" tecido de fora do nariz. A extensão anteroposterior da perfuração não é crítica no fechamento, porque o maior grau de tensão da ferida ocorre tipicamente desde o assoalho do nariz até o dorso. Entretanto, uma perfuração que se estenda ao dorso ou ao assoalho do nariz é quase impossível de reparar, a não ser que haja alguma pequena manga de membrana à qual se possa suturar um retalho de avanço com base inferior.

Pacientes com doenças crônicas ou recorrentes, usuários crônicos de drogas (cocaína) intranasais e aqueles sem um local doador adequado devem ser candidatos à colocação de um obturador septal nasal e não a uma tentativa de reparação da perfuração. Um obturador septal nasal pode ser colocado como um procedimento de consultório sob anestesia local, se o septo em torno da perfuração for retilíneo. As próteses são feitas a partir de vários materiais, incluindo Silastic, silicone e acrílico. A prótese pode, virtualmente, eliminar os sintomas de epistaxe, sibilos e obstrução nasal, mas infelizmente a formação de crostas persiste, podendo até mesmo aumentar, apesar das irrigações locais continuadas.

PLANEJAMENTO PRÉ-OPERATÓRIO

Teste do Soro e Urina

Em pacientes sem uma causa definitiva para a perfuração ou em pacientes com queixas reumatológicas, o clínico deve fazer um teste com Derivado Proteico Purificado (PPD) para tuberculose, e as seguintes avaliações sorológicas devem ser realizadas: velocidade de sedimentação dos eritrócitos, fator reumatoide, antoanticorpos citoplasmáticos antineutrófilos (granulomatose de Wegener), enzima conversora de angiotensina (sarcoidose) e absorção de anticorpo treponêmico fluorescente (sífilis). Um perfil de droga na urina é efetuado em todos os pacientes com uma história de uso de drogas intranasais.

Exames de Imagem

A tomografia computadorizada (TC) dos seios paranasais é recomendada em todos os pacientes, para determinar a presença ou ausência de sinusopatias concomitantes e para assistência no planejamento pré-operatório. Exacerbações agudas de sinusites crônicas podem pôr em risco o sucesso dos enxertos SurgiSIS ES. Na minha experiência, aproximadamente um em cada dez pacientes necessitará de cirurgia sinusal endoscópica funcional. Tipicamente, isto é realizado 6 a 8 semanas antes do reparo da perfuração septal, para permitir a cura completa. Os exames de imagem também permitem avaliações mais detalhadas do mucopericôndrio disponível no local doador. Especificamente, a largura do mucopericôndrio do assoalho do nariz deve ser de 1,5 vez a altura da perfuração nos cortes coronais da TC, para assegurar sucesso (Fig. 4.1).

Estabilização de Doenças Crônicas

O controle adequado de diabetes, vasculites, granulomatose de Wegener, sarcoide, sífilis e rinossinusite crônica deve preceder a intervenção cirúrgica. A cessação do uso de drogas intranasais deve ser confirmada através da triagem urinária para a droga.

Classificação das Perfurações e Determinação da Conduta Cirúrgica

Todas as perfurações podem ser acessadas com sucesso por uma rinoplastia aberta. As seguintes características permitem um reparo endonasal:
- Perfuração pequena (< 2 cm em extensões vertical e horizontal).
- Perfuração localizada a mais de 1 cm do assoalho nasal em TC coronal.

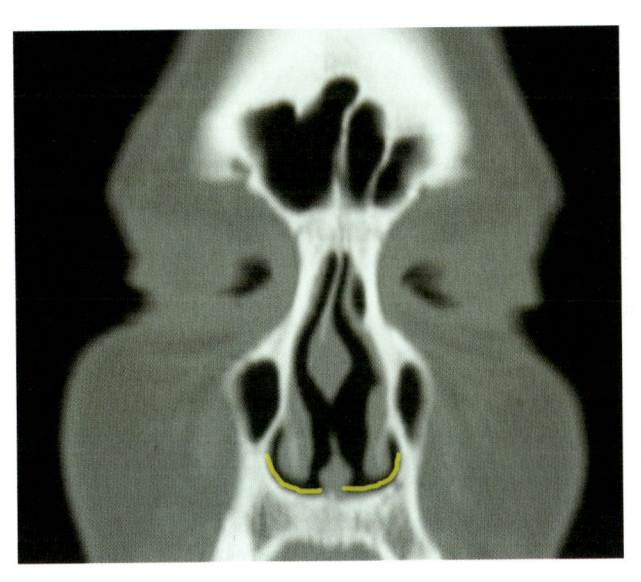

FIGURA 4.1
Corte coronal de TC ilustrando a necessidade de que a largura do retalho desde o assoalho do nariz (*linha amarela*) seja igual ou exceda em 1,5 vez a altura da perfuração septal.

- Perfuração localizada a mais de 1 cm do dorso nasal em TC coronal.
- Perfuração localizada a menos de 2 cm da junção mucocutânea septal.
- Ausência de crista maxilar significativa inferior à perfuração septal.
- Ausência de história pregressa de falha de reparo da perfuração.
- Local doador no assoalho nasal com largura maior que duas vezes a maior dimensão vertical da perfuração na TC coronal.

Mucopericôndrio adicional para fechamento de uma perfuração pode ser obtido, reduzindo-se o dorso nasal ósseo e cartilaginoso por uma via de acesso aberta. Adicionalmente, o reparo de uma deformidade de nariz em sela, quando presente, pode ser tratado no mesmo tempo cirúrgico do fechamento da perfuração.

TÉCNICA CIRÚRGICA

Preparação do Nariz para Cirurgia

A cirurgia é efetuada com o paciente sob anestesia geral e intubação com tubo endotraqueal RAE oral. Mechas embebidas em oximetazolina são introduzidas no nariz. O paciente é preparado, e os campos são posicionados do modo estéril usual. Eu injeto o dorso nasal com uma mistura de 9 mL de lidocaína 1% com epinefrina 1:100.000 e 1 mL de hialuronidase (Vitrase – ISTA Pharmaceuticals, Inc.). A seguir, eu injeto e hidrodisseco o septo nasal, assoalho do nariz e conchas inferiores com 10 mL de lidocaína 1% com epinefrina 1:100.000. A adequada hidrodissecção do mucoperiósteo do assoalho do nariz e o mucopericôndrio do septo resultará em um descolamento mais preciso do retalho.

Eu aguardo 10 minutos para o efeito vasoconstritor da epinefrina. Então meço a perfuração. Se uma biópsia prévia da perfuração não for realizada, quando necessário, eu executo uma biópsia e envio o espécime para corte de congelação. O patologista deve checar o espécime quanto a granulomas ou malignidade.

Descolamento do Retalho Posteriormente e ao Longo do Assoalho Nasal

Eu utilizo um descolador de Cottle para descolar o mucopericôndrio, separando-o do septo, começando na margem posterior da perfuração, posteriormente às coanas e seguindo inferiormente o máximo possível, sem lacerar o retalho. Considerando a perfuração como um relógio, o descolamento é frequentemente mais fácil de 1 às 5 horas. Isto é repetido no lado contralateral (Fig. 4.2).

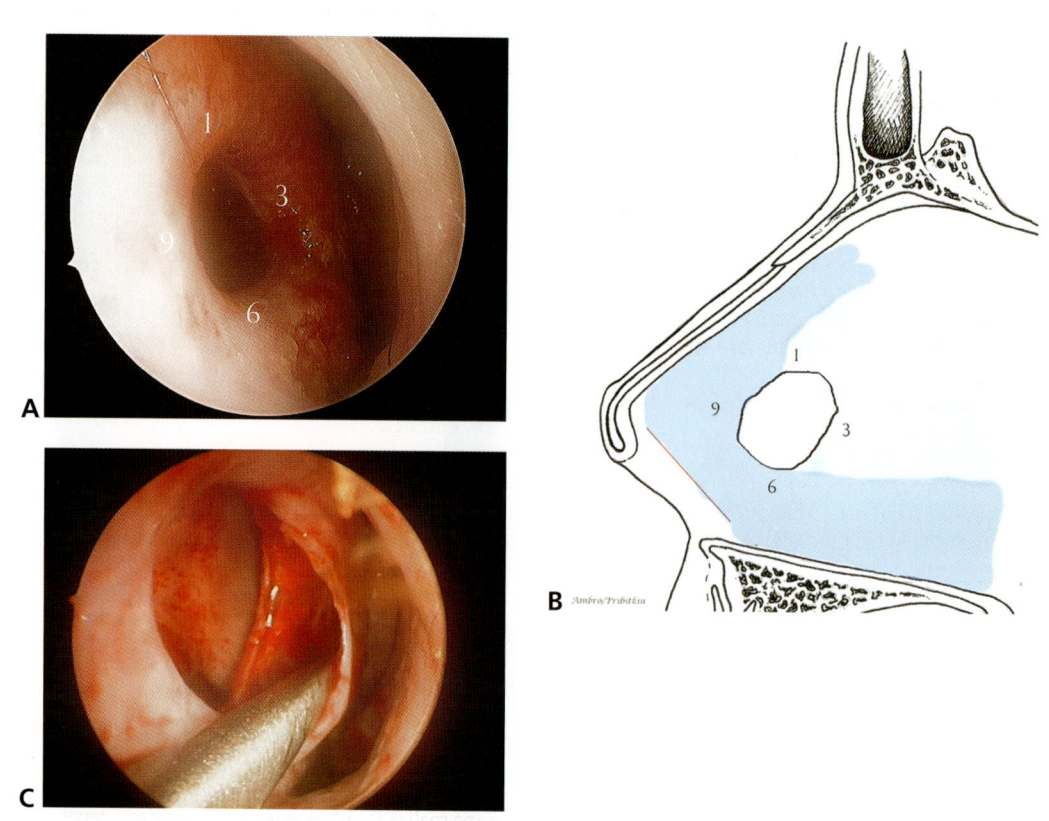

FIGURA 4.2 A: Visão fotográfica da perfuração. **B:** Visão esquemática da perfuração, com as áreas sequenciais de descolamento. Áreas em *azul-claro* descoladas por via endonasal através da perfuração. Áreas em *azul mais escuro* descoladas por transfixão completa ou acesso por rinoplastia aberta. **C:** Visão fotográfica do descolamento posterior do retalho mucoso através da perfuração.

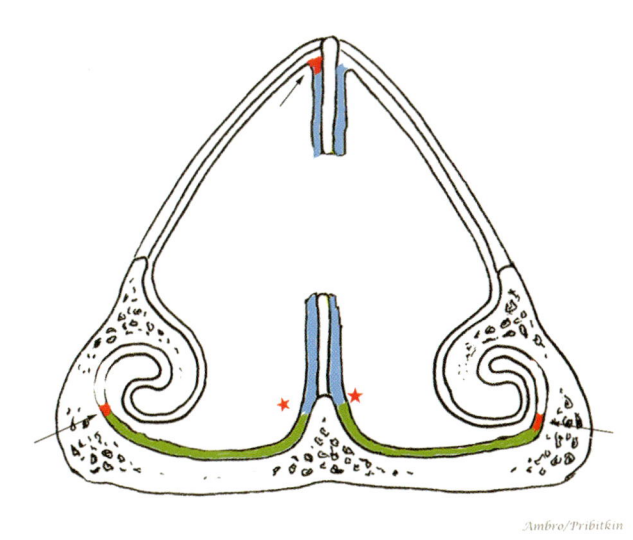

FIGURA 4.3
Visão coronal do mucopericôndrio septal descolado (*azul*) e do periósteo do assoalho do nariz (*verde*). *Setas* marcam retrocortes (*vermelho*) ao longo da mucosa, para permitir a mobilização do retalho. *Estrelas vermelhas* marcam áreas de dissecção difícil, por causa de fibras aderentes.

Eu utilizo um cautério de ponta Colorado (Stryker Instruments, Inc.), ajustado em níveis de coagulação de 12 a 14, para incisar a soleira alar na junção mucocutânea. Estendo a incisão desde o septo até a inserção da concha inferior. A dissecção é continuada até ser alcançada a abertura piriforme. Utilizando um descolador de túnel inferior, eu descolo o mucoperiósteo da espinha nasal e o separo de todo assoalho do nariz e da parede lateral do nariz até a inserção da concha inferior (Fig. 4.3). Utilizo o cautério de ponta Colorado para incisar o mucoperiósteo ao longo da inserção da concha inferior, estendendo esta incisão de relaxamento posteriormente até pelo menos 2 cm além da extensão correspondente da margem posterior da perfuração. Repito estas incisões no lado contralateral.

A esta altura, o diagnóstico do corte de congelação deve ter sido recebido do patologista, possibilitando que se decida quanto a continuar ou não com o procedimento.

Descolamento e Mobilização de Retalho Circunferencial Endonasal

Uma incisão de transfixão total é realizada. Descolo um retalho mucopericondral (não submucoso) abrangendo completamente a perfuração e estendo o descolamento superiormente até as cartilagens laterais superiores (Fig. 4.2). Este descolamento é unido ao descolamento posterior. A porção inferior do retalho será agora fixada firmemente à crista maxilar. Estas fixações devem ser precisamente seccionadas com tesoura de Converse ou cautério de ponta Colorado, para tornar a dissecção contígua com a dissecção do assoalho nasal realizada anteriormente (Fig. 4.3). Repito o procedimento no lado contralateral. Neste ponto, deve ser possível avançar o retalho inferior para fechar a perfuração sem tensão. É melhor mantê-lo como um retalho bipediculado; entretanto, ele pode ser seccionado anteroinferiormente e utilizado como um retalho unipediculado, se necessário. Preparar o enxerto de interposição SurgiSIS ES para fechar a incisão, conforme abaixo.

Descolamento e Mobilização de Retalho Circunferencial por Rinoplastia Aberta

Utilizando um gancho de pele largo de duas pontas, eu inciso o *scroll* na margem interna da columela com uma passagem do bisturi Bayer lâmina 6.700. A pele da columela é descolada e separada dos pilares mediais com tesoura de Converse, tomando cuidado para não lesar o triângulo mole. Uma incisão em "V" transcolumelar é realizada, deixando pelo menos 7 mm do triângulo mole. A pele da columela é afastada com o gancho de dois dentes estreito. A columela é exposta e cauterizada com cautério bipolar. Eu utilizo dissecção romba com aplicador Q-tip e tesoura de Converse para criar uma bolsa sobre as cartilagens laterais inferiores. A margem caudal das cartilagens laterais inferiores é incisada com tesoura de Converse. Utilizando o afastador curvo de dois ramos de Crile para exposição, o pericôndrio sobre o ângulo septal e, em seguida, a cúpula média são descolados por dissecção romba com o aplicador Q-tip e tesoura de Converse. Esta dissecção deve abranger totalmente as cartilagens laterais inferiores e laterais superiores até os ossos nasais. Se uma giba dorsal tiver que ser rebaixada para ganhar mucopericôndrio doador adicional a partir do septo superior à perfuração, o periósteo é descolado sobre os ossos nasais até a glabela.

Os ligamentos crurais intercupulares e mediais são seccionados para ganhar acesso à margem caudal do septo. O retalho mucopericondral (não submucoso) é descolado para abranger completamente a perfuração, e este descolamento é estendido superiormente até as cartilagens laterais superiores (Fig. 4.2). As cartilagens laterais superiores são separadas submucosalmente do septo para maximizar acesso à perfuração. A elevação é unida à elevação posterior (Fig. 4-3). Neste momento, a porção inferior do retalho estará fixada firmemente à crista maxilar. Estas fixações devem ser precisamente seccionadas com uma tesoura de Converse ou cautério de ponta Colorado, para tornar a dissecção contígua com a dissecção do assoalho do nariz realizada anteriormente. Este passo é repetido no lado contralateral. Neste momento, deve ser possível avançar o retalho inferior para fechar a perfuração sem tensão. É melhor que ele seja mantido como um retalho bipediculado; contudo, ele pode ser seccionado anteroinferiormente e utilizado como um retalho unipediculado, se necessário (Fig. 4.4). Preparar o enxerto interposicional SurgiSIS ES e fechar a incisão como abaixo.

FIGURA 4.4
Visão sagital dos retalhos fechados e Surgisis interposto (*amarelo*) **(A)**. *Linhas pontilhadas* representam a margem do defeito da cartilagem. *Linha azul* representa a conversão de retalhos do assoalho do nariz bipediculados para unipediculado, caso necessário para fechamento. Visão coronal dos retalhos fechados e Surgisis interposto (*amarelo*) **(B)**.

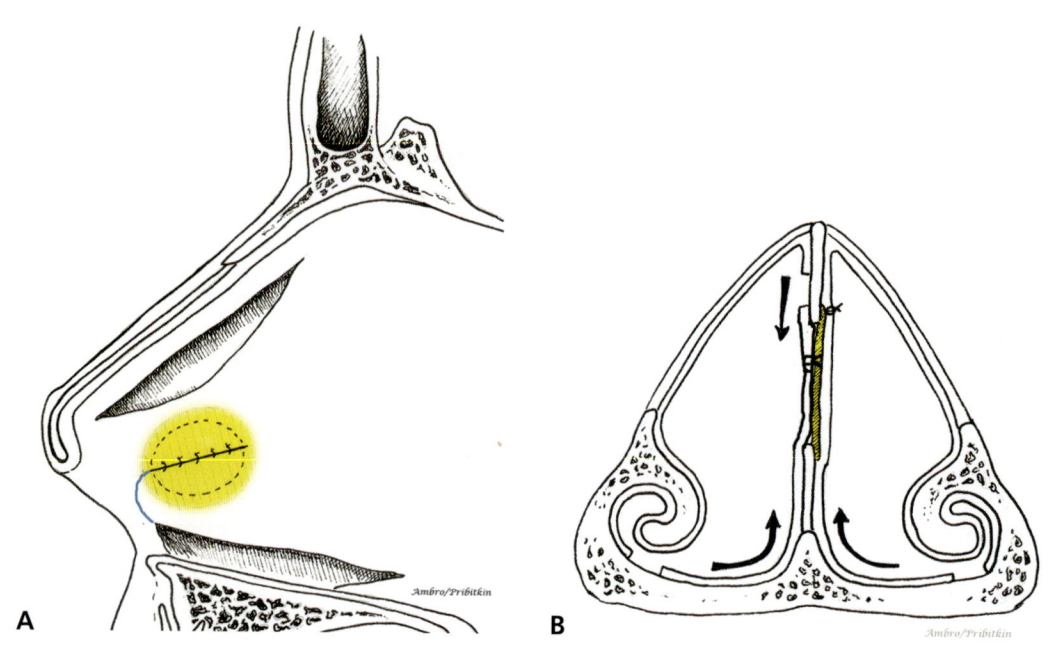

A esta altura, a giba dorsal óssea e cartilaginosa é reduzida, se for necessário mucopericôndrio doador adicional. Osteotomias mediais e laterais, baixas a altas, são realizadas para fechar a deformidade a céu aberto, após o reparo da perfuração.

Fechamento da Perfuração

Corta-se paralelamente ao septo uma folha de plástico azul com cerca de 1 cm, a mais larga do que a perfuração em todas as dimensões, colocando-se a mesma entre os retalhos mucopericondrais. Isto melhorará significativamente a visualização e a orientação. Lubrificar um fio de sutura cromado 4-0 em uma agulha G-2 com pomada de bacitracina. Eu utilizo um porta-agulha de Castroviejo para dar o primeiro ponto simples no ponto médio da perfuração e atá-lo. É mais fácil suturar e atar do retalho inferior para o superior. Eu acho que para um cirurgião destro, é mais fácil suturar e atar na face lateral (lado da concha) do mucopericôndrio no lado esquerdo. Suturar e atar na face medial (lado septal) do mucoperiôndrio no lado direito – é ótimo posicionar o nó no interior dos retalhos recém-fechados (Fig. 4.4B). Eu, então, utilizo uma sutura cromada 4-0 contínua, suturando de posterior a anterior, para unir os retalhos e fechar a perfuração (Fig. 4.5). Se estiver sendo utilizado um retalho unipediculado, os pilares mediais e a columela não devem ser excessivamente recuados. Remover a folha plástica azul, uma vez que ambos os lados estejam fechados.

Enxerto Interposto SurgiSIS ES

Eu modelo o enxerto de tal modo que ele se estenda além do defeito cartilaginoso por pelo menos 5 mm em todas as dimensões e o embebo em uma solução de 80 mg de gentamicina em 100 mL de soro fisiológico por 10 minutos. Então removo o enxerto e o coloco entre as camadas reparadas do septo e o fixo anteriormente com uma sutura de colchoeiro horizontal de categute de absorção rápida 4-0 lubrificado com bacitracina em uma agulha de Keith pequena. Os retalhos são reposicionados.

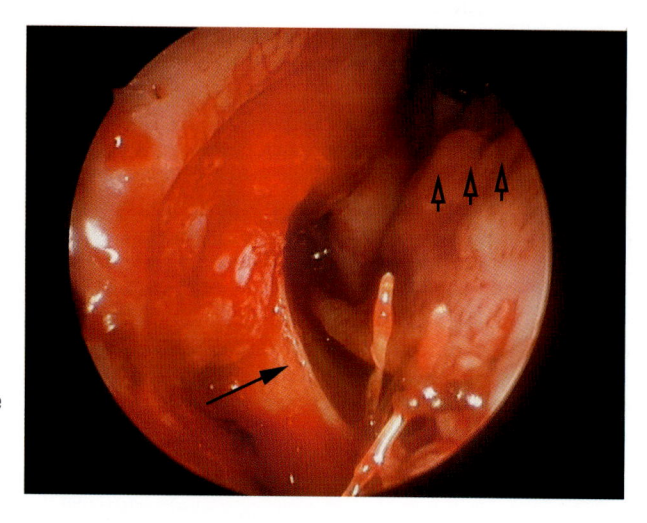

FIGURA 4.5
Visão fotográfica de perfuração septal fechada. Observar a abertura piriforme nua e o osso do assoalho do nariz (*seta preta*) e a linha de fechamento (*setas vazadas*).

Fechamento

Endonasal

Eu fecho a incisão de transfixão com suturas cromadas 4-0 separadas simples, de tal modo que nenhuma parte do septo cartilaginoso ou do enxerto SurgiSIS fique exposta. O osso exposto ao longo do assoalho do nariz se granulará e remucosará em 2 a 3 semanas.

Rinoplastia Aberta

Eu verifico a posição das cartilagens laterais superiores, observando se as mesmas estão sendo puxadas para dentro do nariz pelo fechamento da perfuração. Se for este o caso, a mucosa é seccionada das cartilagens laterais superiores. É preferível fazer isto apenas em um lado do septo, em razão da cartilagem septal exposta que resulta superiormente. Se ambos os lados forem expostos, o septo pode necrosar nesta área. Às vezes, mucopericôndrio adicional pode ser ganho dissecando-o separadamente de baixo da cartilagem lateral superior, antes de cortá-lo e avançá-lo para o reparo. Eu realizo uma sutura de colchoeiro horizontal com categute de absorção rápida 4-0 ao longo da margem superior do retalho, para garantir que ele não migrará pelo septo e exporá a perfuração ou o enxerto SurgiSIS.

Se o dorso ósseo/cartilaginoso tiver sido rebaixado, eu executo osteotomias mediais e laterais baixas a altas e faço infratura dos ossos nasais. Uma fratura em galho verde pode ser realizada em casos em que haja risco de os ossos nasais caírem para dentro do nariz. Eu suturo as cartilagens laterais superiores ao septo com uma sutura horizontal de PDS 5-0 para reconstituir a abóbada nasal. O invólucro de pele e tecidos moles do nariz é reposicionado. Eu fecho as incisões marginais com uma sutura interrompida simples cromada 4-0 e fecho a incisão columelar com cinco suturas Monocryl 6-0. Um *Denver Splint* (Shippert Medical Technologies) apropriado é posicionado.

Eu introduzo um *stent* de Silastic de 0,5 mm em ambos os lados do septo e os fixo com uma sutura de colchoeiro horizontal de Prolene 3-0, colocada pelo septo cartilaginoso anteriormente à perfuração. O nariz é irrigado por completo, e o nariz, nasofaringe e cavidade oral são aspirados para remoção do sangue. O estômago é esvaziado com um tubo nasogástrico e coletor de tamanho apropriado. O paciente, então, é superficializado da anestesia.

TRATAMENTO PÓS-OPERATÓRIO

- Administração de Arnica Montana (Boiron), uma medicação homeopática utilizada para diminuir equimose e edema perioperatórios, durante 7 dias.
- Cefprozil 250 mg 2 ×/dia ou clindamicina 150 mg 3 ×/dia são administrados durante 21 dias, se o paciente for alérgico a penicilinas.
- Tampão nasal Solu-Medrol.
- Analgésicos narcóticos.
- *Spray* nasal de soro fisiológico, conforme necessário.
- Compressas de gelo nos olhos durante as primeiras 24 horas.
- O paciente pode assoar o nariz, mas não com tanta força a ponto de deslocar os *stents*.
- O *Denver Splint* é removido em 1 semana.
- Remover os *stents* de silicone endonasais em 3 semanas.

COMPLICAÇÕES

Sangramentos da mucosa nasal são comuns, porém raramente são importantes e podem tipicamente ser manejados com *spray* de oximetazolina. Tamponamento raramente é necessário. Dor significativa sugere um hematoma e requer avaliação quanto ao possível tratamento com aspiração. Perfurações iniciais são frequentemente decorrentes da tensão excessiva dos tecidos e podem muitas vezes ser preditas a partir do planejamento pré-operatório.

Complicações tardias incluem reperfuração, de modo que, durante o 1º ano, nenhum *spray* intranasal, como oximetazolina, esteroides e anti-histamínicos, é permitido. Perfurações tardias podem também sugerir uso recorrente de drogas intranasais ou trauma.

Uma proliferação excessiva de neocartilagem e espessamento septal podem ocorrer, podendo ser tratados por uma septoplastia conservadora.

RESULTADOS

O fechamento bem-sucedido de perfurações septais permanece um desafio cirúrgico para o otorrinolaringologista. O principal objetivo da cirurgia deve ser não somente reparar a perfuração, mas também restaurar a função e a fisiologia normais do nariz. A fim de realizar um reparo bem-sucedido, o cirurgião deve selecionar o acesso apropriado ao septo. Uma técnica de avanço de mucosa para fechamento de perfuração e um material de enxerto de interposição foram desenvolvidos para satisfazer estas necessidades.

De 1998 a 2010, eu reconstruí 121 perfurações septais em 112 pacientes; Em 98 dos 112 pacientes, houve fechamento das perfurações. Dois pacientes necessitaram de septoplastia de revisão por excessivo crescimento de cartilagem dos seus enxertos SurgiSIS ES. Os sintomas de apresentação mais comuns foram obstrução nasal, seguida por formação de crostas e epistaxe. Uma conduta de rinoplastia aberta foi utilizada em 93 dos 121 procedimentos. O tamanho variou de 0,5 a 4,4 cm, com a maioria medindo entre 1,0 e 2,0 cm.

PÉROLAS

- Aconselhar o paciente a respeito da dificuldade da cirurgia e a taxa de sucesso.
- Maximizar a saúde da mucosa nasal.
- Planejar meticulosamente e realizar avaliações por TC.
- Quando em dúvida, realizar o procedimento utilizando uma técnica de rinoplastia aberta.
- Hidrodissecar a mucosa do assoalho do nariz através de injeções locais.
- Lubrificar todos os fios de sutura com pomada de bacitracina antes de suturar.
- Reduzir uma giba dorsal para obter mais tecido doador.
- Esforçar-se para obter um fechamento livre de tensão.

ARMADILHAS

- Se houver insuficiência de tecido doador para fechamento, fechar preferencialmente a parte anterior da perfuração, uma vez que a parte posterior frequentemente é menos sintomática.
- Em caso de tensão excessiva, converter o retalho bipediculado inferior em unipediculado ou utilizar um retalho superior.
- A não ser que o enxerto SurgiSIS ES seja completamente coberto, existirá um risco de reperfuração.
- Concentrar-se em descolar inteiramente o mucopericôndrio e evitar dissecção submucosa.

INSTRUMENTOS A TER DISPONÍVEIS

- Cautério ponta Colorado.
- Descolador de túnel inferior.
- Tesoura de Converse.
- Q-tips.
- Afastador de Crile.
- Porta-agulhas de Castroviejo – longo e curto.
- Sutura cromada 4-0 em agulha G-2.
- SurgiSIS ES.
- Lâmina de silicone de 0,5 mm.

LEITURA SUGERIDA

Fairbanks DNF. Closure of septal perforations. *Arch Otolaryngol Head Neck Surg* 1980;106:509–513.

Arnstein DP, Berke GS. Surgical considerations in open rhinoplasty approach to closure of septal perforations. *Arch Otolaryngol Head Neck Surg* 1989;115:435–438.

Eviatar A, Mysiorek D. Repair of nasal septal perforations with tragal cartilage and perichondrium grafts. *Otolaryngol Head Neck Surg* 1989;100:300–302.

Kridel RWH, Foda H, Lunde KC. Septal perforation repair with acellular human dermal allograft. *Arch Otolaryngol Head Neck Surg* 1998;124:73–78.

Pribitkin EA, Ambro AT, Bloeden E, *et al*. Rabbit ear cartilage regeneration with a small intestinal submucosa graft. *Laryngoscope* 2004;114(9 Part 2 Supplement No. 102):1–19.

5 TÉCNICA PARA FECHAMENTO PROTÉTICO DE PERFURAÇÕES DE GRANDES DIMENSÕES DO SEPTO NASAL

John F. Pallanch

INTRODUÇÃO

O fechamento protético constituiu uma opção por mais de 60 anos para pacientes com perfurações sintomáticas do septo nasal sintomáticas que não são candidatos ao fechamento com tecido nativo. O refinamento mais recente em dimensionamento e fabricação, utilizando ferramentas de imagem em 3D, aumentou ainda mais o número de indivíduos que podem ser ajudados. A retenção confortável das próteses passou de 75% há 30 anos, para mais de 90% hoje. Este capítulo descreve as técnicas mais recentes para fechamento protético de perfurações do septo nasal de grandes dimensões e formatos irregulares.

HISTÓRIA

Pacientes com perfurações septais de grandes dimensões apresentam sintomas, como formação de crostas, sangramentos, sibilância, obstrução nasal, dor, rinorreia e drenagem pós-nasal. Os pacientes que são candidatos ao fechamento protético têm a mesma variedade de etiologias que aqueles candidatos ao fechamento de perfurações septais com tecido nativo. Uma história de cirurgia nasal prévia, incluindo o septo, revelará muitas vezes que a perfuração foi observada subsequentemente à cirurgia. Alguns pacientes relatam episódios de epistaxe tratados por eletrocauterização antes do desenvolvimento da perfuração. Uma apresentação comum é a de um paciente que refere formação e remoção de crostas há anos, desenvolvendo, finalmente, uma perfuração. Eles podem não admitir qualquer autorremoção de crostas intranasais. O uso de cocaína pode levar a perfurações septais de tamanho significativo. Os pacientes devem ser inquiridos a respeito de quaisquer sintomas sistêmicos que possam sugerir vasculites, como os que ocorrem na granulomatose com poliangiite (GPA).

EXAME FÍSICO

O tamanho e a localização da perfuração devem ser documentados. Um cabo de uma haste flexível com ponta de algodão, marcado com uma caneta de tinta fina em intervalos de 1 mm, pode ser utilizado para medir a dimensão anteroposterior da perfuração. Quaisquer irregularidades pronunciadas da perfuração devem ser anotadas, bem como quaisquer aderências a serem desfeitas. Um fechamento protético bem-sucedido depende da potencial presença de margens anteriormente, posteriormente, superiormente e pelo menos em parte inferiormente. Desvios septais devem ser anotados e descritos no prontuário.

    A quantidade de crostas e sangue ressecado é observada, bem como a presença de tecido de granulação ou outro tecido anormal nas margens da perfuração. A condição das conchas adjacentes é anotada.

INDICAÇÕES

O fechamento de perfurações do septo nasal apenas deve ser considerado em pacientes, cujas perfurações causem um impacto importante na sua qualidade de vida. Além disso, os pacientes devem ou não ser candidatos ou optarem por não realizar o fechamento cirúrgico com tecido nativo.

Os sintomas perturbadores mais comuns são formação de crostas, sangramentos e obstrução nasal. Se a formação persistente, requerendo remoção frequente de crostas, estiver causando um aumento lento, porém persistente da perfuração, em alguns pacientes prossegue-se com a inserção de uma prótese, com o objetivo adicional de proteger as margens da perfuração.

Pacientes que não são considerados candidatos para a anestesia geral requerida para o fechamento tecidual cirúrgico podem ainda ser candidatos ao fechamento através de uma prótese.

CONTRAINDICAÇÕES

Um paciente que apresente um risco demasiado alto para anestesia geral ou que seja demasiado ansioso ou apreensivo para um procedimento de consultório não seria um candidato apropriado para esta técnica. Pacientes com GPA ativa ou outras vasculites, que podem apresentar alterações contínuas no tamanho da sua perfuração, devem ser tratados quando sua condição estiver em remissão.

Pacientes sem margens adequadas de tecido para reter a prótese não seriam candidatos ao fechamento protético. Deve haver margens de tecido presentes circunferencialmente. Eu consegui fechar com sucesso as perfurações em dois pacientes que quase não apresentavam margem ao longo do assoalho do nariz na porção média da parte inferior da perfuração, posicionando os flanges inferiores da prótese em dilatação para a direita e a esquerda ao longo do assoalho do nariz.

PLANEJAMENTO PRÉ-OPERATÓRIO

A perfuração é limpa e um descongestionante aplicado imediatamente antes de se adquirir uma imagem para dimensionamento. Após a realização de uma TC, os dados de imagem são revistos pelo especialista em imagem biomédica, e o bloco de dados a serem impressos é demarcado e enviado para a impressora 3D. Após o a impressão do *template* da perfuração e da anatomia adjacente "em tamanho real", o mesmo pode ser estabilizado (ou "fixado") com cianoacrilato. O *template* vai, então, para o Departamento de Prótese, onde é fabricada uma prótese que terá exatamente o formato em 3D da perfuração e da anatomia adjacente. Se os tecidos não tiverem sido descongestionados antes da TC, ou se houver estreitamento da via aérea desde o início, o *template* pode ser ligeiramente desbastado imediatamente além da margem da perfuração, de tal modo que a prótese resultante terá algum "encaixe", particularmente anteriormente, abraçando, assim, a margem da perfuração.

Se houver aderências entre a margem da perfuração e a concha adjacente, o cirurgião "simula" uma cirurgia, desbastando a aderência no *template* e expondo a margem da perfuração. Quando a TC mostra um invólucro ósseo, que também deve ser aberto para que o flange da prótese se encaixe, o *template* pode ser impresso em duas cores (p. ex., com branco para tecido e azul para osso). Isto permite ao cirurgião identificar estruturas, como base do crânio, ao trabalhar no *template*, para simular a abertura do osso que terá que ser realizada durante a cirurgia real.

TÉCNICA CIRÚRGICA

Inserção no Consultório *versus* Sala de Operações (OR)

A decisão a respeito de realizar a inserção no consultório ou na sala de operações com uma breve anestesia geral é, em grande parte, determinada pelo paciente. Em geral, as próteses de menor tamanho são facilmente inseridas em consultório, mas deve-se oferecer a um paciente muito ansioso e apreensivo a opção de um breve procedimento na sala de operações. Eu prefiro realizar procedimentos na sala de operações em pacientes com perfurações muito grandes (Fig. 5.1), com próteses que demandarão uma manipulação significativa para passarem através de uma narina pequena ou quando é necessário desfazer aderências (Fig. 5.2) ou abrir uma cápsula óssea (Fig. 5.3), a fim de expor as margens da perfuração. Uma anestesia geral também torna muito mais fácil remover e reposicionar uma prótese de grandes dimensões para ser modelada, embora o dimensionamento 3D tenha reduzido acentuadamente a necessidade de quaisquer ajustamentos no tamanho dos flanges no momento da inserção.

Descrição da Técnica

Em consultório, a anestesia aplicada inclui fenilefrina 0,5% misturada à lidocaína 4%, inicialmente sob a forma de *spray* e a seguir através de mechas embebidas em solução anestésica aplicadas sobre a mucosa. Se isto não fornecer uma anestesia adequada, eu utilizo mechas para aplicar uma solução de cocaína* a 4% nas margens da perfuração. Na sala de operações, protocolos incluindo orientações apropriadas, identificação e consentimento do paciente são obedecidos para procedimentos rinológicos sob anestesia geral. Um *spray* de oximetazolina é utilizado para descongestionar os tecidos. Injeções nas margens da perfuração, que poderiam causar sangramentos, não são necessárias e são evitadas. Se crostas ou sangue ressecado estiverem presentes nas margens da perfuração, uma limpeza é realizada, utilizando pequenas mechas com solução de epinefrina 1:2.000, que também fornecem vasoconstrição adicional. Mechas também podem ser embebidas em gentamicina ou outra solução antibiótica e utilizadas para limpar as superfícies intranasais. Irrigações nasais com um antibiótico também podem ser feitas pelo paciente antes da inserção em consultório ou pelo cirurgião, quando o paciente está sob anestesia geral com uma via aérea protegida.

---

*N. do T.: a cocaína não está disponível para uso médico no Brasil.

CAPÍTULO 5 Técnica para Fechamento Protético de Perfurações de Grandes Dimensões do Septo Nasal

Tecido residual da concha média

Concha inferior

Margem inferior da perfuração

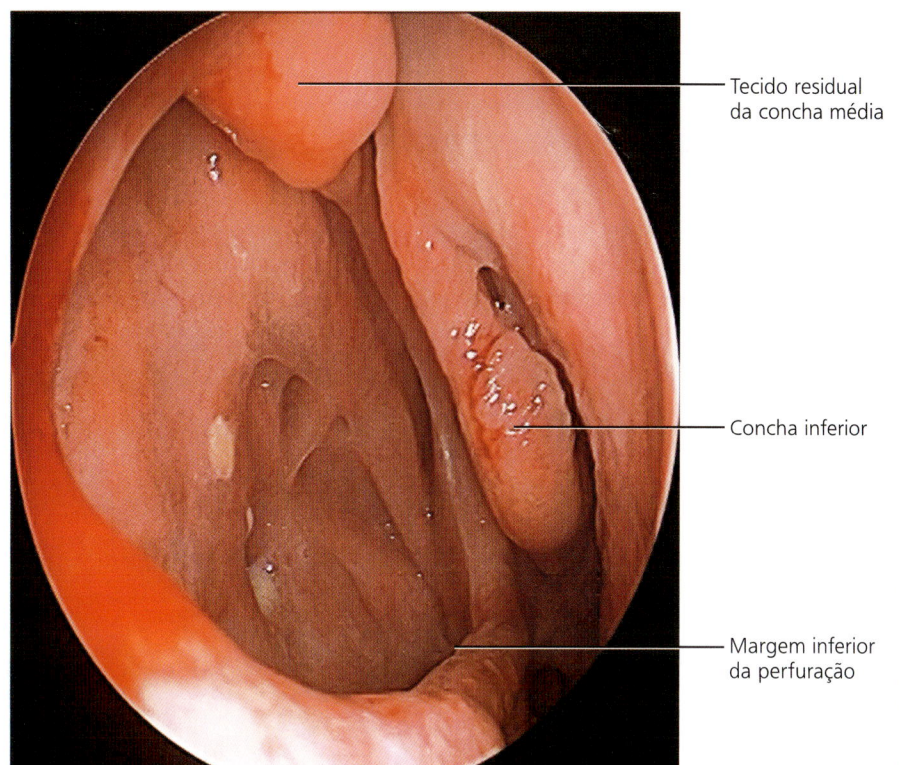

FIGURA 5.1
Grande perfuração, com margens livres de aderências aos tecidos adjacentes. O preenchimento da margem superior é o remanescente de tecido da concha.

Quando aderências estão presentes entre a concha média e o septo, estas são desfeitas, e a concha é fraturada lateralmente, criando uma margem livre na perfuração para posicionamento dos flanges posterior e/ou superior da prótese (Fig. 5.2). Se uma cápsula óssea também estiver presente, esta é aberta o suficiente para gerar espaço para os flanges (Fig. 5.3). Desvios septais que interferem com a inserção da prótese devem ser removidos.

A prótese (Fig. 5.4A e B) é marcada para mostrar orientação correta e, a seguir, embebida em solução de gliconato de clorexidina a 4,0% (Hibiclens). Uma ou duas "suturas de Arbour" são realizadas, trazendo as margens superior e inferior do flange esquerdo da prótese para aproximação, com o objetivo de facilitar a inserção da prótese e o encaixe na margem posterior da perfuração (Figs. 5.5 e 5.6). Quando isto é realizado sem assistência, uma sutura de seda 2-0 com nó de cirurgião apresenta um menor escorregamento das margens da prótese ao se atar o nó. Cuidados devem ser tomados para se evitar qualquer probabilidade de a sutura correr através do flange da prótese.

A prótese é, então, apreendida firmemente pelo seu corpo com uma pinça baioneta. Lubrificantes, não à base de petróleo, como Surgilube ou KY-Jelly aplicados nas margens da prótese (Fig. 5.6), ajudarão a passar as maiores próteses através de uma narina pequena. Apenas 1 paciente em mais de 30 pacientes em que foram inseridas próte-

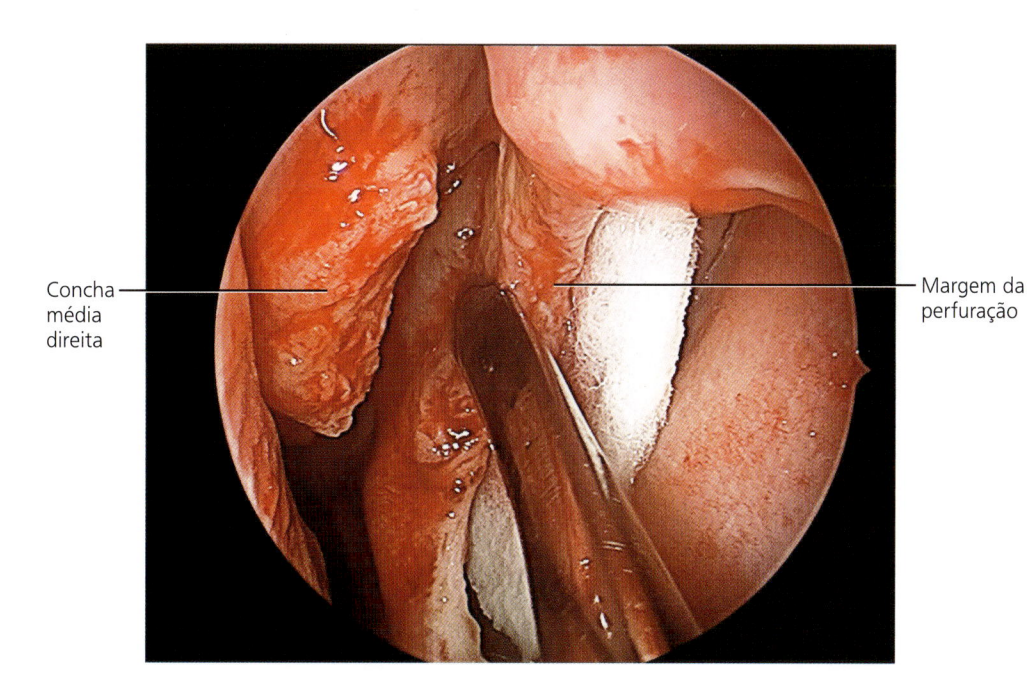

Concha média direita

Margem da perfuração

FIGURA 5.2
Perfuração que apresentava aderência larga entre a margem da perfuração e a concha média direita adjacente. A aderência foi desfeita, criando uma margem livre para inserção da prótese. Uma mecha é visível no lado esquerdo do nariz.

FIGURA 5.3
Margem posterior de uma perfuração, com uma cápsula de osso osteítico fundindo a margem da perfuração com as conchas médias adjacentes. Um *punch* de Kerrison estreito está sendo usado para liberar a margem da perfuração, o que permitirá a inserção da prótese.

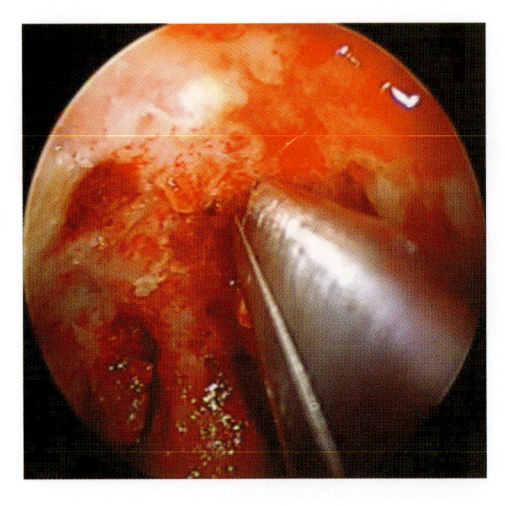

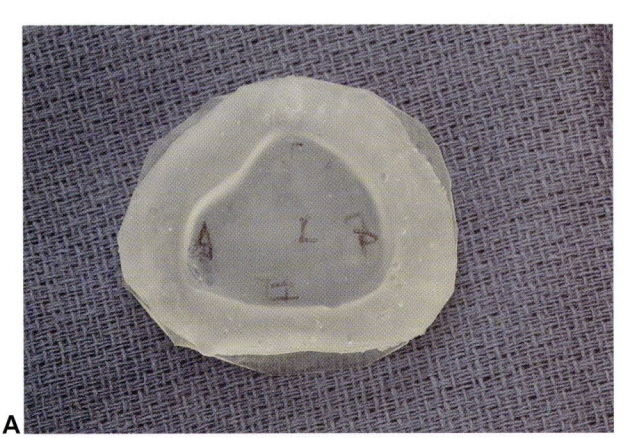

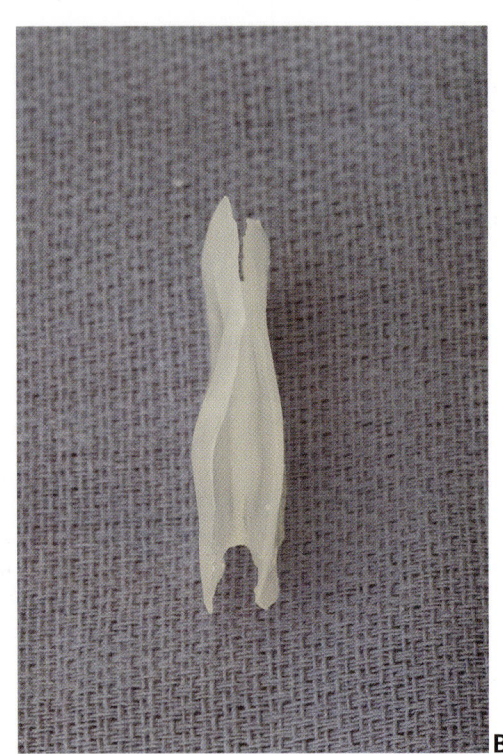

A B

FIGURA 5.4 A: Visão lateral da prótese. O eixo da perfuração é maior que 3 cm de anterior (rotulado com "A") a posterior (rotulado com "P"). **B:** O aspecto superior da prótese. Notar que o dimensionamento 3D permite conformidade exata com as margens irregulares da perfuração.

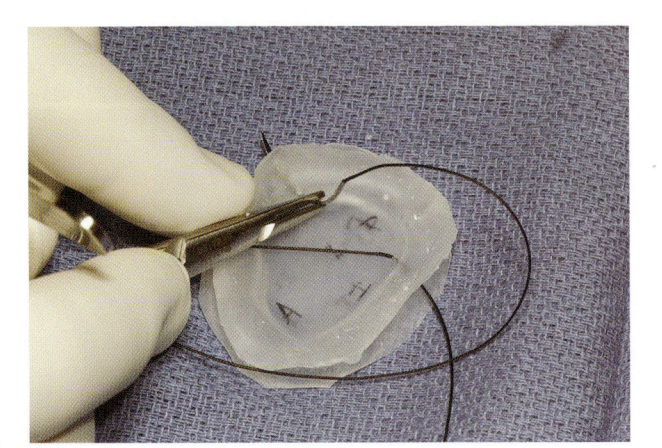

FIGURA 5.5
Realização de uma "sutura de Arbour" para unificar os flanges no lado esquerdo da prótese. Isto melhora a capacidade de encaixar eficientemente os flanges em cada lado da perfuração.

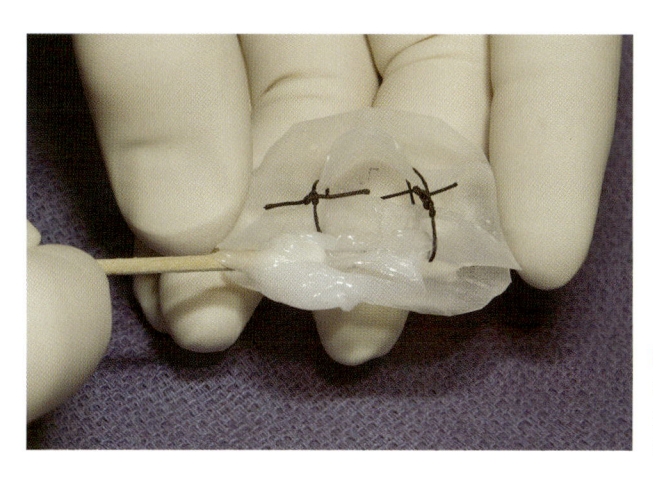

CAPÍTULO 5 Técnica para Fechamento Protético de Perfurações de Grandes Dimensões do Septo Nasal

FIGURA 5.6
Lubrificante é aplicado na prótese para ajudar a passá-la suavemente através da narina direita do paciente.

ses de Silastic macio dimensionadas em 3D necessitou de uma alotomia. Esta foi realizada no lado direito em um local previamente aberto para uma dermoseptoplastia.

Uma vez que a maior parte do volume da prótese tenha passado pelo vestíbulo nasal direito (Figs. 5.7 e 5.8), eu utilizo um endoscópio ou um frontolux e examino para checar o lado esquerdo do nariz, verificando se o flange posterior esquerdo passou para a esquerda do septo (Fig. 5.9) e se o flange posterior direito passou à direita do septo, quando os flanges se encaixaram na margem posterior da perfuração. Uma vez que haja encaixe correto, a prótese é avançada ainda mais posteriormente, de tal modo que o eixo da prótese atinja a margem posterior da perfuração.

A margem anterior do flange esquerdo é passada pela parte anterior da perfuração, de tal modo que ela possa ser vista no lado esquerdo do nariz. Além disso, uma delicada pressão com a ponta de aspiração sobre o lado direito da prótese no nível do seu eixo deve fazer com que todas as partes do flange esquerdo se posicionem no lado esquerdo do septo e todas as partes do flange direito no lado direito do septo (Fig. 5.10).

Sob controle endoscópico, a(s) sutura(s) no lado esquerdo do nariz é (são), então, cortada(s) dentro da curvatura dos flanges da prótese e, por fim, removida(s). A extremidade da cartilagem do descolador de Cottle é, então, utilizada para regularizar o flange esquerdo inferior na sua posição ao longo do assoalho do nariz, do lado esquerdo, e para comprimir a margem superior ao longo do septo medialmente à concha média. O lado direito é, então, checado, para se certificar de que os flanges inferior e superior estão em alinhamento correto (Fig. 5.11). Caso não estejam, o descolador de Cottle é mais uma vez utilizado para mover o flange superior medialmente à concha média. Isto tipicamente resulta em uma excelente adaptação, no que tange ao formato, das próteses dimensionadas em 3D (Fig. 5.12).

Todas as margens da prótese são checadas, para assegurar que não haja quaisquer áreas de contato onde a borda da prótese possa estar exercendo pressão perpendicular direta sobre a mucosa adjacente, o que potencialmente pode causar desconforto no paciente. Se houver uma área assim, ela é anotada, e a prótese pode ser removida, remodelada nesse local, e reposicionada.

Quando a inserção é realizada no contexto de consultório, é possível aparar um segmento como esse sem remover a prótese. Quaisquer cortes na margem de Silastic devem ser realizados com um movimento contínuo, para se evitarem recortes ou irregularidades na margem resultante. Um ângulo oblíquo do corte pode produzir uma margem de conformação afilada.

O eixo pode ser visualizado pela prótese e é checado, para se certificar de que o ajuste das margens da perfuração está em concordância com o eixo. Em um caso, em que imagens mais antigas tinham sido utilizadas para dimensionamento, a perfuração tinha aumentado em comparação ao *template* 3D, e constatou-se, assim, que o eixo da prótese era menor que a perfuração. Este é comumente o caso, quando próteses comerciais são utilizadas para pequenas perfurações. A prótese é mais fixa e não deslizará do seu lugar, se o tamanho do eixo corresponder ao tamanho da perfuração.

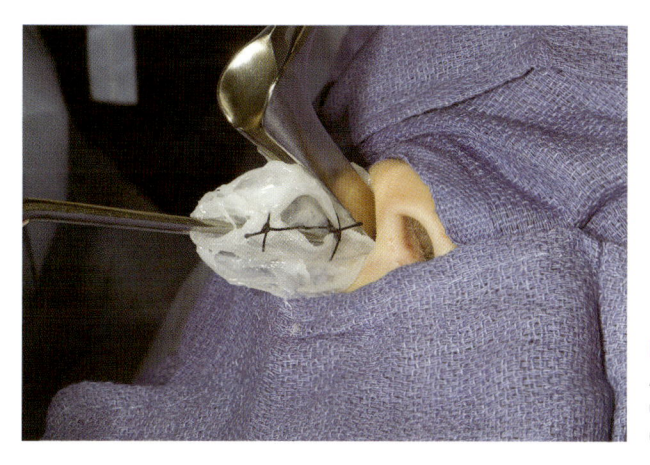

FIGURA 5.7
A prótese é apreendida firme e uniformemente com uma pinça baioneta e introduzida na narina direita do paciente.

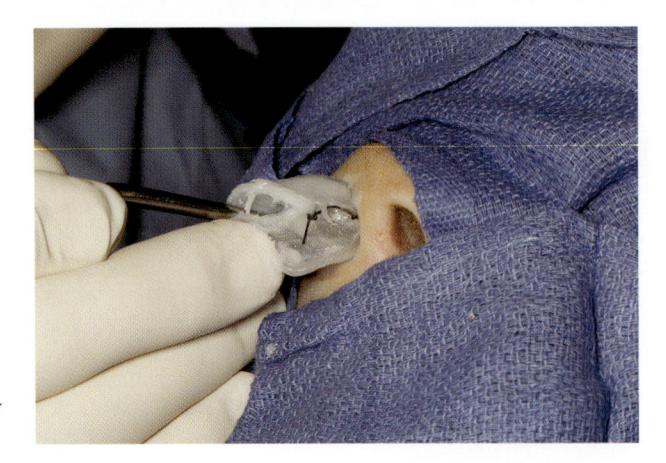

FIGURA 5.8
Resistência é encontrada quando a dimensão mais espessa da prótese de grandes dimensões está na entrada da narina e a seguir na abertura piriforme.

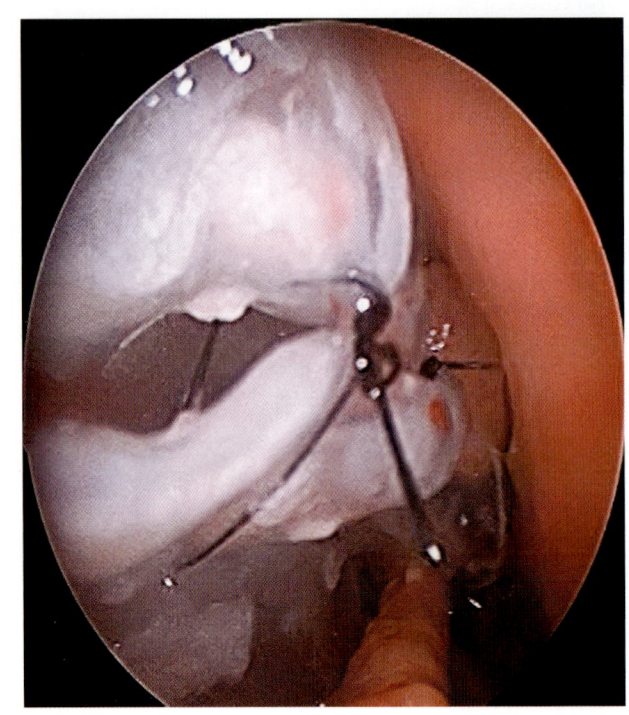

FIGURA 5.9
Visão endoscópica durante a checagem para verificar se os flanges posteriores se encaixaram corretamente na margem posterior da perfuração com o flange posterior esquerdo no lado esquerdo.

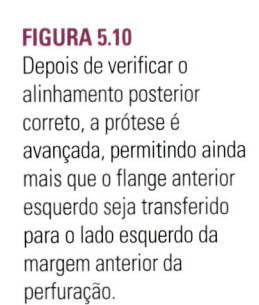

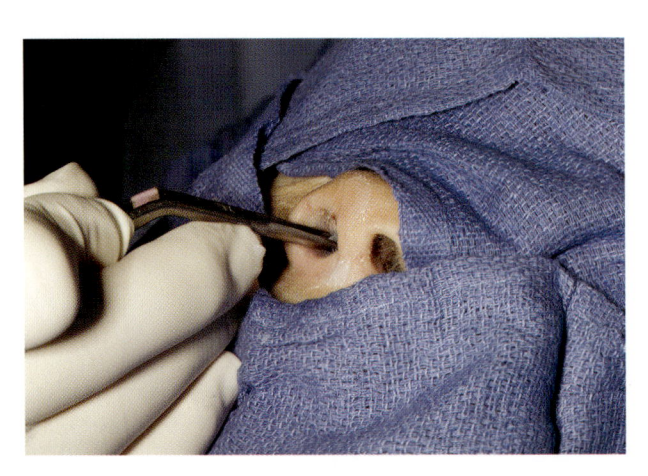

FIGURA 5.10
Depois de verificar o alinhamento posterior correto, a prótese é avançada, permitindo ainda mais que o flange anterior esquerdo seja transferido para o lado esquerdo da margem anterior da perfuração.

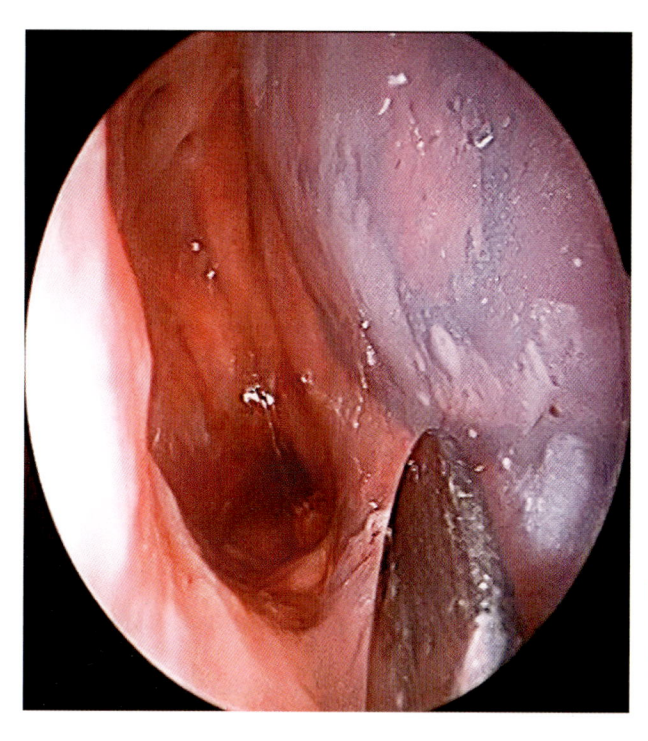

FIGURA 5.11
As margens da prótese são delicadamente palpadas e se observa que encaixam perfeitamente nas margens posterior e inferior direitas da perfuração.

TRATAMENTO PÓS-OPERATÓRIO

Os pacientes são instruídos para entrar em contato, se houver quaisquer sintomas ou problemas atribuídos à prótese.

O paciente é avaliado após 1 mês. A essa altura, se o paciente tiver certeza de que não está confortável com a prótese e se for improvável que remodelar qualquer área específica dos flanges vá aliviar seus sintomas, então eu a removo. Se houver um local focal desconfortável, ele pode ser remodelado. No consultório, eu acho que isto é mais bem-feito utilizando-se o microscópio otológico, de modo que eu possa usar instrumentos com as duas mãos. Se a prótese for inserida no consultório e uma área maior tiver que ser remodelada, então às vezes é melhor remover a

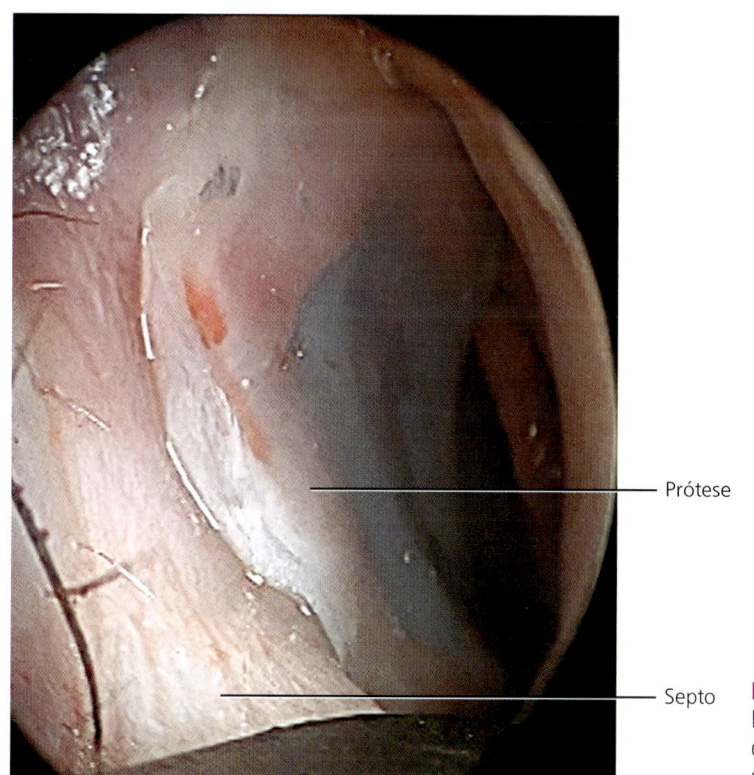

— Prótese

— Septo

FIGURA 5.12
Excelente ajuste de conformação observado anteriormente no lado esquerdo.

prótese para remodelagem e, a seguir, reinseri-la. Com um corte liso e contínuo realizado com tesoura, podem-se evitar ondulações na margem da prótese.

COMPLICAÇÕES

Embora a anestesia seja, tipicamente, muito breve, é possível que algum paciente possa apresentar uma reação adversa ou complicação com anestesia.

Complicações tardias incluem desvio da prótese para fora da posição correta no nariz, pela manipulação digital do próprio paciente. Esses desvios frequentemente causam desconforto, que é aliviado tão logo a prótese seja corretamente reposicionada.

RESULTADOS

Nos primeiros 25 pacientes que foram acompanhados no meu consultório desde o começo da inserção de prótese 3D, só 2 pacientes precisaram remover suas próteses sem substituição. Nossa experiência desde o dimensionamento 3D é que 5 pacientes com perfurações particularmente difíceis, grandes e irregulares, que não tiveram sucesso com próteses esculpidas por artistas, tiveram fechamento bem-sucedido com prótese dimensionada em 3D. Três pacientes que não puderam ser acuradamente dimensionados para uma prótese esculpida decorrente de aderências ou da presença de invólucros de crescimento osteítico nas margens da perfuração foram fechados com sucesso com próteses dimensionadas em 3D e remoção cirúrgica das aderências.

PÉROLAS

- Uma ou duas das suturas de Arbour são essenciais para o posicionamento eficiente de próteses muito grandes.
- A lubrificação da prótese com um lubrificante não à base de petróleo ajudará na sua passagem através da narina. (Produtos à base de petróleo podem conduzir à degradação do Silastic de uso médico.)
- Certificar-se antes da inserção de que existe um espaço de tecido adequado para que todas as margens da perfuração encaixem os flanges da prótese poupará a perda de tempo no remodelamento da prótese e no reposicionamento que se segue.
- Fazer o alinhamento correto da prótese antes da inserção assegurará um ajuste correto e máximo conforto.
- Utilizar uma pinça baioneta capaz de uma preensão larga da prótese facilitará uma inserção eficiente e a passagem através da narina, sem danos à prótese.

ARMADILHAS

- Comparar o tamanho do eixo da prótese com o tamanho da perfuração do paciente para se certificar de que eles são correspondentes. Antes de se realizar o dimensionamento 3D, erros podiam gerar um dimensionamento inexato, que resultaria em uma adaptação menos confortável, quando não detectado e corrigido. A checagem também assegura que a prótese correta seja colocada no paciente correspondente (embora a inserção de uma prótese errada não tenha ocorrido na nossa experiência). Não inserir a prótese em alinhamento incorreto. Próteses 3D dimensionadas possuem somente um alinhamento correto, que propiciará um ajuste de conformação firme, com máximo conforto para o paciente.
- Manipular a prótese cuidadosamente; por exemplo, não a apreender pela borda de um flange, a fim de evitar sua laceração.

INSTRUMENTOS A TER DISPONÍVEIS

- Conjunto padrão de rinosseptoplastia.
- Luz frontal.
- Ganchos.
- Endoscópio de 0°.

LEITURA SUGERIDA

Kern EB, Facer GW, McDonald TJ, et al. Closure of nasal septal perforations with a silastic button: results in 45 patients. *ORL Digest* 1977;39:9–17.

Arbour P. "How I do it"—head and neck: a targeted problem and its solution. Practical suggestion in cases of septal perforation: an easy way to insert the Kern's septal obturator. *Laryngoscope* 1979;89(7 Pt 1):1170–1171.

Facer GW, Kern EB. Nonsurgical closure of nasal septal perforations. *Arch Otolaryngol* 1979;105(1):6–8.

Pallanch JF, Facer GW, Kern EB, et al. Prosthetic closure of nasal septal perforations. *Otolaryngol Head Neck Surg* 1982;90(4):448–452.

Price DL, Sherris DA, Kern EB. Computed tomography for constructing custom nasal septal buttons. *Arch Otolaryngol Head Neck Surg* 2003;129(11):1236–1239.

6 DERMOSSEPTOPLASTIA

Nithin D. Adappa

INTRODUÇÃO

A Telangiectasia hemorrágica hereditária (HHT), também conhecida como síndrome de Osler-Weber-Rendu, é uma doença vascular dominante, com incidência de, aproximadamente, 1 em 5.000. Ela é caracterizada por telangiectasias mucocutâneas e malformações arteriovenosas viscerais (AVMs). Há diversas anormalidades genéticas que causam a doença. A expressão genética da HHT é decorrente de uma maturação inapropriada dos vasos sanguíneos em resposta a estímulos angiogênicos. Os vasos sanguíneos não possuem o tecido muscular ou elástico e tendem, assim, a sangrar por causa de pequenos traumas, inclusive o fluxo de ar entrando sobre um epitélio atenuado. Em última análise, os vasos são incapazes de se contrair ou se retrair, dificultando a cascata fisiológica da coagulação para formar um trombo e controlar o sangramento.

O tratamento é inicialmente conservador, com a intenção de reduzir a frequência e gravidade dos episódios de epistaxe. Foi demonstrado que numerosos agentes tópicos, incluindo irrigações salinas nasais, emolientes e agentes hormonais, como o tamoxifeno, reduzem o número e a gravidade dos episódios de sangramento.

A terapia cirúrgica de primeira linha inclui coagulação a *laser* das telangiectasias individuais. A coagulação a *laser* é preferida à cauterização química ou elétrica, uma vez que se admite que ela produz menor trauma à mucosa nasal sadia circundante. Quando estas modalidades de tratamento falham, muitas vezes entra em consideração a dermosseptoplastia.

A dermosseptoplastia foi descrita pela primeira vez por Saunders, em 1964, com o conceito de substituir a mucosa nasal anterior por um enxerto de pele de espessura parcial (STSG). Ele descreveu a remoção da mucosa ao longo do septo, assoalho do nariz e parede nasal lateral. Desde a sua descrição inicial, o procedimento ainda é efetuado de uma maneira semelhante; entretanto, múltiplas modificações foram descritas. Na escala de tratamento da epistaxe na HHT, a dermosseptoplastia é o procedimento subsequente à cauterização a *laser*. A falha da dermosseptoplastia pode resultar em ainda mais cauterizações a *laser*, revisões de dermosseptoplastia, ou procedimentos de fechamento nasal, como o procedimento de Young (ver Capítulo 21).

Aproximadamente 95% dos indivíduos com HHT eventualmente desenvolverão epistaxe recorrente, com 80 a 90% desenvolvendo-a por volta de 21 anos de idade. A maioria dos pacientes apresentará inicialmente um pequeno número de episódios de sangramento que gradualmente aumentam em frequência e duração, à medida que eles envelhecem. Aproximadamente 20 a 25% dos pacientes desenvolvem sangramentos gastrointestinais (GI), embora este seja tipicamente muito menos grave do que qualquer epistaxe concomitante. AVMs pulmonares presentes em aproximadamente 40% dos pacientes podem resultar em *shuntagem* de ar, trombos e infecções bacterianas, que podem levar a ataques isquêmicos transitórios, acidentes vasculares encefálicos embólicos e abscessos cerebrais ou de outros tipos. Alternativamente, eles podem-se apresentar com hemoptise, hemotórax espontâneo, migrânea, policitemia e hipoxemia. AVMs cerebrais estão presentes em 5 a 20% dos pacientes. Elas são geralmente assintomáticas, mas podem levar a sequelas neurológicas, variando desde convulsões até a hemorragias encefálicas.

HISTÓRIA

Uma história completa, incluindo uma história otorrinolaringológica focalizada, deve ser colhida em qualquer paciente suspeito de apresentar HHT. Deve-se indagar ao paciente especificamente quanto à duração, frequência e lateralidade da epistaxe. A história deve também incluir terapias tópicas atuais e passadas e qualquer história de cirurgia, incluindo cauterizações a *laser* prévias ou outros procedimentos para epistaxe. Por outro lado, níveis atuais de hemoglobina, bem como a necessidade de suplementação oral ou intravenosa de ferro e uma história de quaisquer transfusões, devem ser observados. Finalmente, uma história médica quanto a outras AVMs dos pulmões, encéfalo, fígado e trato GI deve ser colhida. A HHT ocorre em ampla distribuição étnica e geográfica. Na maioria das situações, uma história completa, incluindo o histórico familiar, revela ou um diagnóstico confirmador ou um histórico de algum membro da família com HHT. Portanto, quando do diagnóstico de um novo caso de HHT, é prudente uma avaliação genética completa dos membros da família. Há quatro critérios diagnósticos para o diagnóstico de HHT: (1) epistaxe recorrente e espontânea; (2) múltiplas telangiectasias na pele das mãos, lábios ou face, ou nas fossas nasais e cavidade oral; (3) AVMs ou telangiectasias nos órgãos internos, incluindo os pulmões, encéfalo, fígado, intestinos, estômago e medula espinhal; e (4) uma história familial (um parente em primeiro grau) que satisfaça os critérios ou que tenha sido diagnosticada geneticamente. Um paciente é possivelmente portador de HHT se ele ou ela satisfizer a dois dos critérios, e um diagnóstico definitivo de HHT é realizado, se o paciente satisfizer a pelo menos três. Pacientes com menos de dois critérios são considerados como improvavelmente afetados por HHT.

EXAME FÍSICO

Os pacientes se apresentam com múltiplas telangiectasias ao longo do septo, assoalho do nariz e conchas inferior e média, que podem ser observadas endoscopicamente (Fig. 6.1). Muitas vezes, haverá uma quantidade importante de crostas recobrindo quaisquer locais de sangramento recente. Telangiectasias da face, boca ou mãos são frequentemente visualizadas (Fig. 6.2). As telangiectasias são pequenas manchas eritematosas que desaparecem, quando uma pressão é aplicada sobre elas. Nesta avaliação, particular atenção é dirigida ao nariz.

INDICAÇÕES PARA DERMATOPLASTIA SEPTAL

- Falha do tratamento conservador para epistaxe.
- Ablação a *laser* não mais efetiva.
- Anemia secundária à epistaxe.
- Deterioração importante na qualidade de vida em razão de epistaxes severas recorrentes.

CONTRAINDICAÇÕES

- Comorbidades clínicas impedindo cirurgia. Pacientes com HHT podem apresentar AVMs pulmonares e/ou encefálicas que aumentam os riscos para acidentes vasculares encefálicos, abscessos cerebral e sequelas pulmonares.
- Níveis de hemoglobina baixos ou instáveis devem ser estabilizados com administração de ferro ou transfusão de sangue antes do procedimento, a fim de assegurar ausência de efeitos adversos por perda sanguínea durante a cirurgia.

PLANEJAMENTO PRÉ-OPERATÓRIO

Se houver um histórico de AVMs encefálicas, pulmonares e GIs, o paciente deve passar por uma avaliação completa de HHT e avaliação clínica apropriada antes da anestesia geral. Isto inclui uma avaliação multidisciplinar completa,

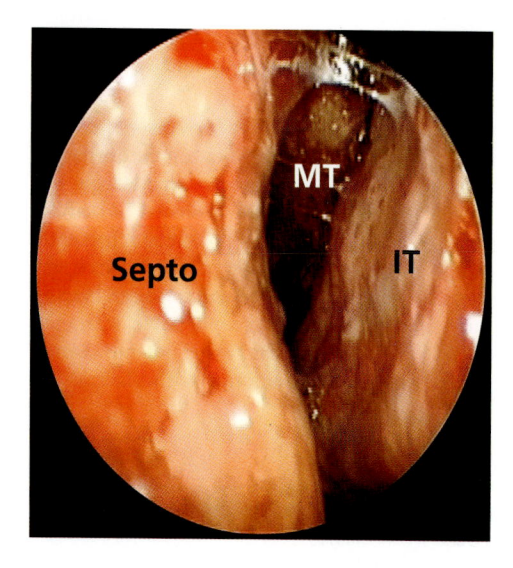

FIGURA 6.1
Visão endoscópica da fossa nasal esquerda demonstrando múltiplas lesões ao longo do septo, concha inferior (IT) e concha média (MT).

CAPÍTULO 6 Dermosseptoplastia

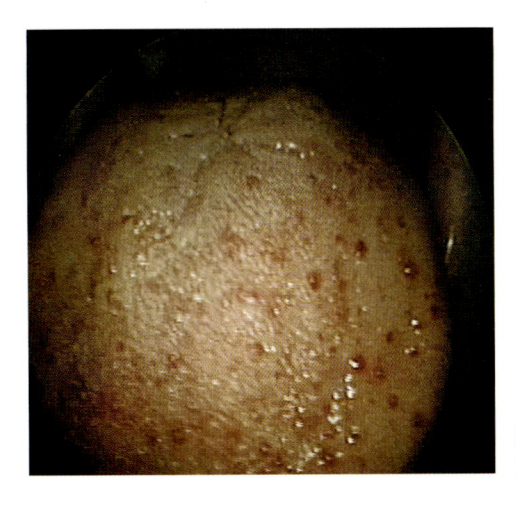

FIGURA 6.2
Paciente com HHT com múltiplas telangiectasias na língua oral.

que frequentemente consiste em uma endoscopia digestiva alta, exame de imagens cerebral, pulmonar e GI, bem como um ecocardiograma contrastado (bolhas). Além disso, dado o risco de perda sanguínea durante o procedimento, os pacientes com hemoglobina inferior a 8 mg/dL devem ser considerados para transfusão de sangue. Os pacientes também devem ser aconselhados pré-operatoriamente sobre os efeitos colaterais do procedimento, incluindo congestão nasal, hiposmia e aumento na formação de crostas. Uma decisão que o cirurgião tem que tomar antes do procedimento é quanto a realizar uma ressecção quase total das conchas inferiores. Isto realiza dois objetivos: (1) se houver um grande número de AVMs ao longo da concha inferior ou do assoalho nasal lateralmente, possibilita-se remoção efetiva; (2) com as conchas ressecadas, é tecnicamente mais fácil revestir os STSGs em posição ao longo do septo, assoalho e parede nasal lateral (Fig. 6.3). Com base na anatomia do paciente bem como no número de AVMs ao longo do assoalho lateral do nariz e concha inferior, uma decisão pode ser tomada quanto a esta parte do procedimento. Alguns autores também advogam estadiar cada lado com um espaço de 3 meses entre os lados para reduzir o risco de perfuração septal, embora eu tipicamente execute o procedimento em um único tempo. Finalmente, os pacientes precisam compreender que isto não é uma cura para as epistaxes relacionadas com a HHT, e os resultados a longo prazo variam largamente entre os pacientes.

TÉCNICA CIRÚRGICA

O paciente é colocado em posição supina sobre a mesa da sala de operações, com o tubo endotraqueal posicionado para a esquerda da boca e preso apenas ao lábio inferior. Oximetazolina é nebulizada na cavidade nasal tão logo a

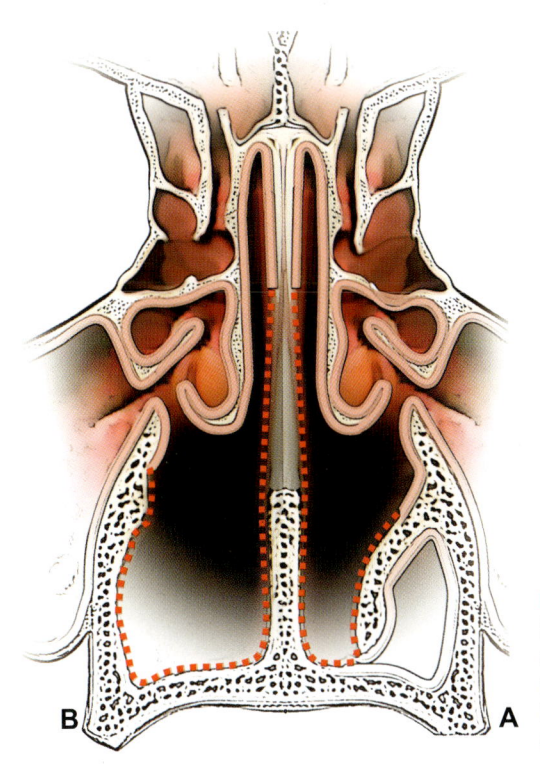

FIGURA 6.3
Figura esquemática coronal, demonstrando a área de mucosa a ser ressecada (*linha tracejada*). **A:** Demonstra a remoção e o revestimento com STSG, quando a concha inferior é mantida intacta. **B:** Demonstra a remoção e revestimento com STSG, quando a concha inferior é ressecada.

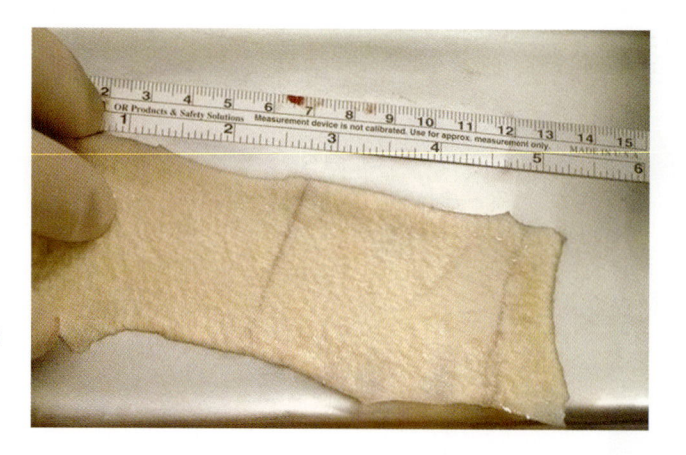

FIGURA 6.4
STSG colhido. Inicialmente um enxerto de 12 cm × 6 cm deve ser colhido e em seguida dividido em dois enxertos de 6 cm × 3 cm.

anestesia geral tenha sido induzida. A face e a coxa direita são antissepsiadas de modo estéril. O procedimento inicial começa com a colheita do STSG com um dermátomo. Primeiramente, obtém-se um enxerto de 12 cm × 6 cm, com um ajuste de espessura de 0,038 cm (Fig. 6.4). Depois de colhido o enxerto, ele é dividido em duas fitas de 12 cm × 3 cm, para uso em cada fossa nasal, que elas são mantidas em soro fisiológico durante o restante da preparação das fossas nasais.

A atenção agora é dirigida para o nariz. Neste ponto, eu realizo incisões marginais bilateralmente ao longo do vestíbulo nasal, na junção escamocolunar, utilizando uma lâmina n° 15. A incisão marginal é, então, estendida ao longo do vestíbulo inferior e unida a uma incisão de transfixação. Anatomicamente, a incisão começa lateralmente à cabeça da concha inferior, atravessando inferiormente ao longo da fossa nasal e finalmente se estendendo superiormente pelo septo nasal caudal, terminando na margem superior do septo (Fig. 6.5). Isto completa o segmento anterior da dissecção da mucosa. Toda mucosa posterior a esta incisão deve ser ressecada, para maximizar a viabilidade do STSG.

O uso de vários instrumentos foi descrito para remoção de AVMs e da mucosa da fossa nasal, mas eu constatei que o microdebridador é o mais efetivo. O objetivo é ressecar a mucosa, enquanto se preserva o pericôndrio do septo nasal, para melhorar a vascularidade do leito receptor e dar sobrevida máxima ao enxerto de pele. Independentemente da instrumentação, esta parte do procedimento é o passo com maior tendência a hemorragias e deve ser feito rapidamente, para limitar a perda sanguínea. Finalmente, antes da inserção do enxerto, quaisquer AVMs restantes ao longo da cabeça anterior da concha média devem ser cauterizadas com cautério bipolar. Se for tomada a decisão de ressecar as conchas inferiores, este passo deve ser dado agora. Isto é feito mais facilmente, fraturando as conchas e ressecando-as com uma tesoura de concha, com subsequente cautério de aspiração da margem livre posterior da concha, para obter hemostasia.

Uma vez que a fossa nasal esteja adequadamente desmucossalizada, é iniciada a inserção do STSG. Primeiramente, suturam-se os STSGs ao septo anterior na linha de incisão anterior inicial. Aqui, deve-se ter certeza de posi-

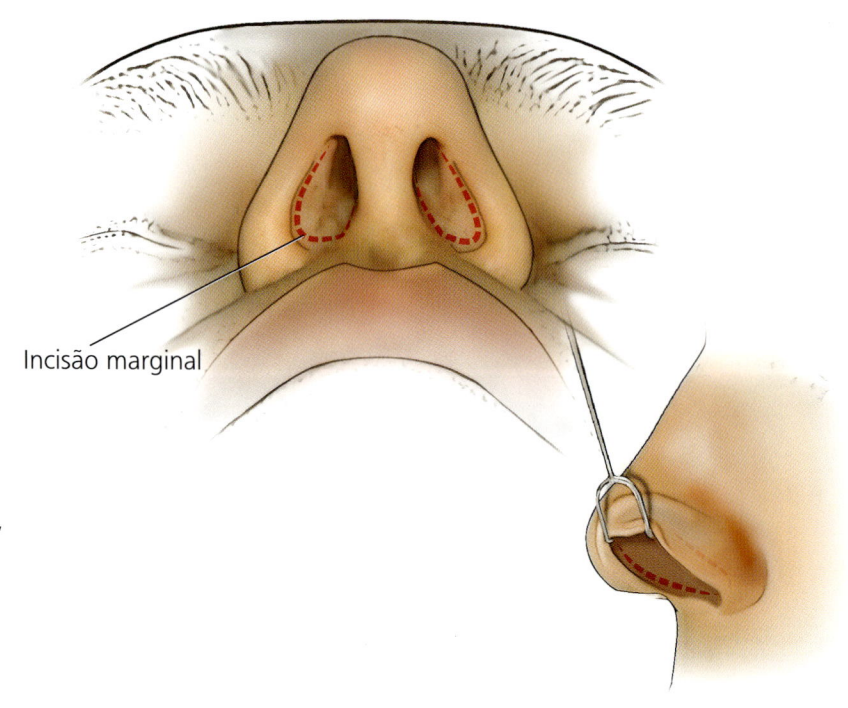

Incisão marginal

FIGURA 6.5
Desenho da incisão marginal, estendendo-se desde a parede nasal lateral, ao longo do assoalho nasal, e superiormente na direção da porção superior do septo nasal bilateralmente.

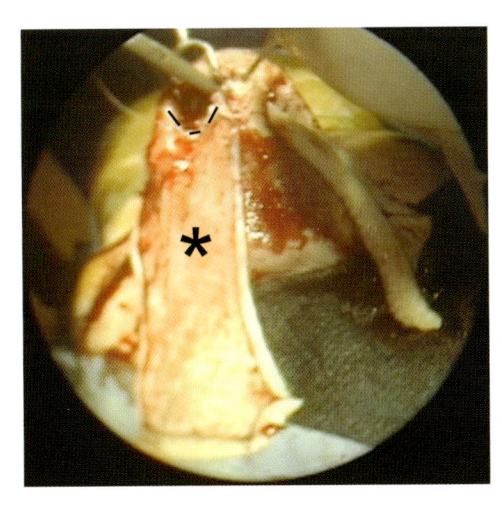

FIGURA 6.6
O STSG é posicionado com o lado da epiderme para baixo na narina direita (*asterisco*), e suturas são realizadas ao longo da margem da linha de incisão anterior, com suturas interrompidas (na *linha tracejada*). Isto é realizado bilateralmente.

cionar os enxertos com o lado da epiderme para baixo, mantendo apenas a margem no local da incisão nasal, e o restante fora do nariz (Fig. 6.6). Inicialmente, começar suturando no ponto mais alto ao longo do septo, com suturas cromadas 5-0. Inicialmente, seguir inferiormente pelo septo e ao longo do assoalho na linha de incisão, com suturas separadas, até que toda a margem livre do STSG esteja fixada. Uma vez que ambos os lados estejam suturados, eu insiro todo o STSG exposto na fossa nasal. Uma vez que o enxerto for inicialmente suturado com a face da epiderme para baixo, ele virará para a posição correta, com o lado da epiderme para fora, à medida em que for inserido na fossa nasal (Fig. 6.7). A chave a esta altura é conseguir uma boa aposição entre o STSG e o leito receptor, para assegurar a máxima pega do enxerto. Eu considero que achatar o enxerto com um espéculo nasal grande é útil para assegurar um enxerto liso ao longo da fossa nasal. Uma vez que ambos os lados estejam em posição, eu realizo uma sutura de ponto de colchoeiro septal corrida, como em uma septoplastia, utilizando uma sutura cromada 4-0 em uma agulha cortante que foi retificada. Em geral, é útil começar com as suturas superiores ao longo do septo, uma vez que os enxertos tenderão a migrar inferiormente na fossa nasal. Se o STSG também for posicionado ao longo da parede lateral, ele também pode ser fixado com uma cola de tecido.

Uma vez que o enxerto esteja no lugar, eu corto um fragmento de elastômero de silicone (Silastic) espesso para se adaptar ao septo nasal ao longo do local do enxerto. Eu suturo esse fragmento no lugar com uma sutura inabsorvível 2-0. Então, tubos nasofaríngeos (*nasal trumpet*) de tamanho e formato apropriados são inseridos em ambas as fossas nasais e mantidos em posição suturados pela columela nasal para fornecer um delicado tamponamento e fixação adicional do STSG, provendo, ao mesmo tempo, uma via aérea nasal patente para o paciente.

TRATAMENTO PÓS-OPERATÓRIO

O paciente permanece no hospital de um dia para o outro e monitorado quanto a qualquer perda sanguínea ativa e com dosagens dos níveis de hemoglobina no pós-operatório. Caso esteja estável na manhã seguinte, o paciente tem alta, com instruções para aplicar spray de soro fisiológico nasal frequentemente (cinco a seis vezes ao dia). Antibióticos são prescritos pelo tempo enquanto forem mantidos os corpos estranhos nasais. Analgésicos são prescritos para controle da dor. O paciente é reavaliado após 14 dias para remoção dos *stents* e tubos nasofaríngeos. Os enxertos levarão várias semanas para pegar completamente nas fossas nasais (Fig. 6.8).

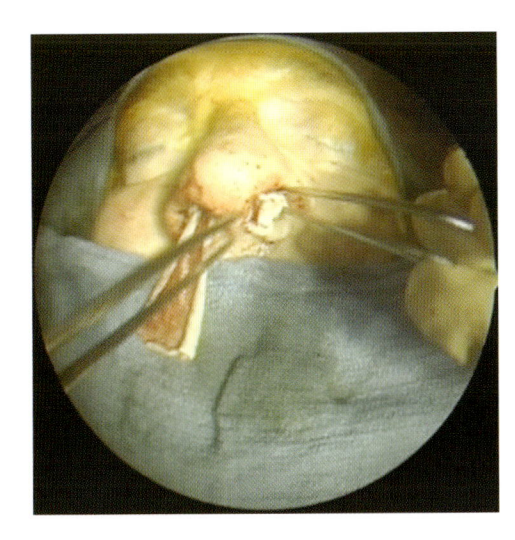

FIGURA 6.7
Uma vez que o STSG esteja suturado anteriormente, ele é inserido na fossa nasal para revestir o pericôndrio exposto ao longo do septo, bem como no assoalho do nariz. À medida que o STSG for introduzido no nariz, o lado da epiderme posicionar-se-á na fossa nasal.

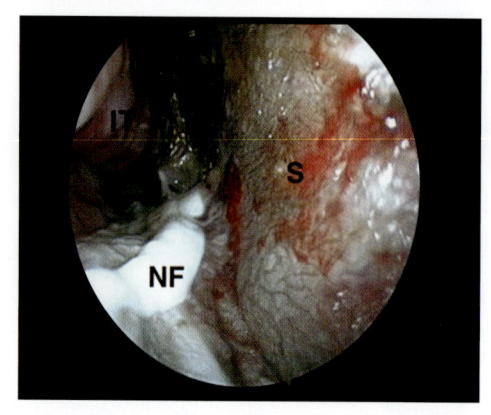

FIGURA 6.8
Visão endoscópica do lado direito de uma dermosseptoplastia adequadamente cicatrizada aproximadamente aos três meses, septo (S), assoalho do nariz (NF), concha inferior (IT).

COMPLICAÇÕES

Há uma variedade de complicações relatadas pela literatura. Essas incluem epistaxe pós-operatória, perfuração septal, cirurgia de revisão em razão da falha na pega do enxerto, formação de crostas e rinite atrófica. A preocupação com rinite atrófica se origina da literatura que discutiu o papel da ressecção subtotal da concha inferior. Mesmo nestes relatos, embora uma maior formação de crostas possa ser observada após a cirurgia, a rinite atrófica é rara. Todos os riscos mencionados devem ser discutidos com o paciente antes da cirurgia.

RESULTADOS

Os principais critérios finais para dermosseptoplastia são a frequência e a duração dos episódios de sangramento nasal. Com esta finalidade, múltiplos estudos demonstraram 1 a 2 anos de redução do sangramento. Isto pode ser comparado favoravelmente à cauterização a *laser*, que relata resultados de melhora, variando de 4,5 a 16 meses de duração.

PÉROLAS

- O planejamento pré-operatório exige discussão com o paciente a respeito do nível de desconforto durante o período pós-operatório imediato, incluindo a duração do tempo com *splints* e tubos nasofaríngeos, bem como objetivos realísticos do paciente quanto ao procedimento.
- Embora nem sempre necessária, a ressecção subtotal das conchas inferiores permite tanto a remoção de AVMs daquele local quanto um melhor posicionamento do STSG, com uma passagem nasal maior para se trabalhar.
- A maior parte da perda sanguínea ocorre durante a remoção da mucosa do septo e assoalho nasal. Esta etapa deve ser realizada rapidamente, para evitar um grande volume de perda sanguínea. Um microdebridador permite a ressecção rápida desta mucosa.
- Começar a remoção da mucosa posteriormente, de tal modo que o sangue não oculte o seu campo cirúrgico quando você se deslocar anteriormente.
- Após a remoção da mucosa, mechas com epinefrina 1:1.000 são inseridas nas fossas nasais por vários minutos, para melhorar a hemostasia.

ARMADILHAS

- Embora a remoção da mucosa seja difícil, considerando-se o sangramento, assegurar que toda ela seja removida (especialmente anteriormente), para uma pega adequada do STSG.
- Sutura meticulosa ao longo do septo é necessária para imobilizar adequadamente o enxerto; caso contrário haverá movimento, e o STSG não pegará bem ao longo do septo.
- Durante o período pós-operatório, o enxerto também deve permanecer imobilizado durante um mínimo de 10 dias, e *stents* de Silastic e tubos nasofaríngeos devem estar adequadamente fixados ao longo do septo, para evitar qualquer movimento do enxerto.

INSTRUMENTOS A TER DISPONÍVEIS

- Dermátomo.
- Cautério monopolar com aspiração.
- Cautério bipolar.
- Microdebridador reto.
- Descolador de Freer com aspiração.

LEITURA SUGERIDA

Lund VJ, Howard DJ. A treatment algorithm for the management of epistaxis in hereditary hemorrhagic telangiectasia. *Am J Rhinol* 1999;13(4):319–322.

Ross DA, Nguyen DB. Inferior turbinectomy in conjunction with septodermoplasty for patients with hereditary hemorrhagic telangiectasia. *Laryngoscope* 2004;114:779–781.

Chiu AG. Septodermoplasty. In: Palmer JN, Chiu AG, eds. *Atlas of Endoscopic Sinus and Skull Base Surgery*. Philadelphia, PA: Elsevier Saunders; 2013:11–16.

Rimmer J, Lund VJ. A modified technique for septodermoplasty in hereditary hemorrhagic telangiectasia. *Laryngoscope* 2014;124:67–69.

7 TRATAMENTO CIRÚRGICO DAS CONCHAS INFERIORES

Steven M. Houser

INTRODUÇÃO

As conchas inferiores são estruturas com um arcabouço ósseo, envolvido por submucosa e mucosa, que desempenham um papel central na fisiologia nasal. A camada submucosa contém a lâmina própria, que inclui elementos-chave histológicos, como fibras nervosas parassimpáticas, glândulas mucosas, células caliciformes e vasculatura abundante. A vasculatura inclui vasos especiais que se tornam ingurgitados com o sangue acumulado e aumentam o volume de toda a estrutura. O revestimento mucoso das conchas inferiores consiste em epitélio colunar pseudoestratificado ciliado, que permite a captura de partículas inaladas maiores (> 4 cm) do que as que poderiam ser apreendidas pelo muco, poupando, desse modo, os pulmões de um insulto potencial. As conchas inferiores oferecem uma ampla área de superfície que permite troca de umidade durante a inalação e exalação de ar. As conchas também parecem desempenhar um papel na sensação do fluxo de ar através do nariz. Apesar da importância das conchas inferiores, há ocasiões em que estas estruturas são problemáticas. Quando as conchas inferiores se tornam volumosas demais, de forma intermitente ou permanente, elas podem obstruir o fluxo aéreo nasal e impactar negativamente a qualidade de vida.

Muitos métodos de redução de conchas foram descritos; estes incluem coagulação térmica ou química, lateralização, redução submucosa, ressecção óssea submucosa e excisão parcial das conchas. A conchectomia inferior total foi proposta nos fins do século XIX, mas foi abandonada por causa de sequelas, apenas para ressurgir nos anos 1970, quando as complicações antecedentes foram superadas. Como é comum em cirurgia, uma conduta judiciosa e ajustada tipicamente proporciona resultados ideais.

HISTÓRIA

A queixa mais comum dos pacientes com aumento das conchas inferiores é obstrução nasal. Uma vez que o nariz tenha um "vocabulário limitado" (isto é, obstrução, dor, sangramento/rinorreia e hiposmia), muitas doenças podem-se apresentar com obstrução nasal. A responsabilidade do clínico é analisar os achados durante a avaliação para melhor planejar um tratamento adaptado a cada paciente. Alguns dos diagnósticos que competem ou são comorbidades com a hipertrofia das conchas incluem rinite alérgica, rinossinusite crônica com ou sem polipose, septo nasal desviado, corpo estranho, colapso de válvula nasal e tumores. Demosntrou-se experimentalmente que ocorrem edema e dor bilaterais das conchas inferiores, quando um balão é inflado no interior do seio maxilar, ou quando o óstio do seio maxilar for estimulado. Ambas, a sinusite maxilar aguda e a crônica, podem exercer um efeito semelhante sobre as conchas. Outros capítulos neste texto exporão estas áreas, de modo que eu admitirei, ao passar adiante, que o clínico determinou que as conchas estão desempenhando um papel direto no complexo sintomático do paciente, e a redução cirúrgica está em consideração.

O paciente pode afirmar que o seu nariz obstrui intermitentemente ou até mesmo continuamente. Por definição, uma obstrução intermitente envolve o edema e retração dinâmicos da concha. Este tipo de obstrução pode ser de natureza postural. Por exemplo, a rinite de decúbito tende a ocorrer à noite, e se desenvolve a partir do ingurgitamento sem oposição, quando as conchas estão em um plano mais uniforme com o coração, em contraste ao que ocorre durante o dia (isto é, o efeito oposto ao do edema dos pés, quando o paciente permanece em pé durante o dia).

Uma obstrução mais fixa pode envolver aumento ósseo ou expansão da submucosa, que não se retrai de volta suficientemente. A rinite medicamentosa ocorre quando o tecido submucoso se torna hiperplásico, e pode estar permanentemente ingurgitado em decorrência do uso excessivo de descongestionantes tópicos.

EXAME FÍSICO

Um fotóforo e um espéculo nasal frequentemente são suficientes para a avaliação das conchas inferiores, embora um endoscópio possa ser necessário para examinar a extensão da obstrução e como parte da avaliação para excluir uma rinossinusite subjacente. As conchas podem ser examinadas antes e após a aplicação de um descongestionante tópico, para estimar o grau de espessura da submucosa. O clínico também pode utilizar um descolador de Freer ou uma cureta de cerume para palpar a espessura da submucosa.

Exames de imagem, como a TC e a RM, não são solicitados rotineiramente para avaliação das conchas, mas, quando obtidos para a investigação de distúrbios sinusais, complementam nossa inspeção visual das fossas nasais. No exame físico, o paciente frequentemente demonstrará o aumento das conchas. Os exames radiológicos documentarão este mesmo achado. O uso da palavra "normalmente" pode parecer estranho, mas isto se refere ao fato de que os pacientes com rinite de decúbito podem apresentar conchas com aparência normal durante uma consulta, mas após várias horas deitados, suas conchas se mostram muito maiores. Testes diagnósticos adicionais que suplementam o exame nasal incluem a rinometria acústica e a rinomanometria, embora estas medidas não focalizem precisamente as conchas.

Uma nota deve ser apresentada a esta altura a respeito da síndrome do nariz vazio (ENS). Esta rara condição resulta da lesão do tecido mucoso ou perda de tecido das conchas e a consequente incapacidade de sentir o fluxo de ar através do nariz. Um paciente com ENS se apresentará com queixas obstrutivas nasais e um histórico de cirurgia nasal prévia, todavia sua via aérea nasal poderá parecer bastante desimpedida (às vezes impressionantemente patente após a ressecção de conchas). Isto é chamado de obstrução nasal paradoxal. Um teste com algodão pode ser efetuado durante o exame no consultório. Algodão embebido em soro fisiológico (aproximadamente metade de uma bola de algodão padrão) é colocado adjacente ao tecido de concha inferior potencialmente danificado ou ausente. A resposta subjetiva do paciente é avaliada imediatamente, e novamente depois de aproximadamente 10 minutos. O algodão deve ser novamente colocado sem qualquer anestesia tópica, uma vez que esta medicação impeça diagnóstico preciso de ENS (decorrente de uma falta de sensibilidade nasal). Se o paciente sofrer de ENS, ele ou ela relatará respirar melhor com o algodão no lugar e uma redução da sensação de sufocação. Um teste com algodão não é válido em pacientes com doença nasal ativa ou rinossinusite crônica (CRS).

INDICAÇÕES

A indicação para a redução de conchas é uma queixa subjetiva de obstrução nasal com achados objetivos que suportem o diagnóstico após falha do tratamento clínico/conservador. Uma vez que a hipertrofia das conchas seja tão frequentemente uma condição que se superpõe a outros diagnósticos, o tratamento de condições comórbidas pode anular a necessidade de redução das conchas. Um exemplo comum é a rinite alérgica: as conchas estão ingurgitadas, mas o tratamento propriamente dito da alergia através de uma abordagem tríplice (isto é, I: evitar exposição a alérgenos/controle ambiental, II: medicações, e III: imunoterapia) pode evitar a necessidade de intervenção cirúrgica nas conchas.

CONTRAINDICAÇÕES

Uma contraindicação à redução de conchas seria a obstrução nasal paradoxal, em que um paciente se sente obstruído, todavia o nariz do paciente se mostra completamente patente para o examinador. Esta entidade se segue a algum tipo de cirurgia das conchas, tipicamente com dano neural à mucosa/superfície, e caracteriza uma ENS. Pacientes que se submeteram à redução prévia de conchas apresentando fossas nasais patentes, porém com queixas obstrutivas devem ser submetidos a um teste de algodão. A melhora da respiração após a colocação do algodão confirma o diagnóstico de ENS, e uma redução tecidual adicional é desaconselhada.

PLANEJAMENTO PRÉ-OPERATÓRIO

Quando o cirurgião e o paciente concordarem conjuntamente com a redução de conchas, o contexto em que irá se realizar o procedimento deve ser escolhido. As conchas podem frequentemente ser reduzidas em consultório, embora isto exija um paciente cooperador. O cirurgião pode também ser mais agressivo na sala de operações, e assim a anatomia do paciente pode requerer este caminho. O alvo da redução também pode predeterminar a técnica a ser empregada. A obstrução majoritariamente óssea requereria uma conduta diferente daquela associada a aumento de tecidos moles. Procedimentos sequenciais também podem ser razoáveis. Na Figura 7.1, o paciente apresenta conchas hipertrofiadas, mas a concha direita possui osso espesso adicionalmente à mucosa espessada; uma conduta judiciosa seria efetuar uma redução bilateral em consultório por radiofrequência e avaliar os sintomas subsequentemente. O paciente pode necessitar de redução adicional de concha direcionada para o osso espesso no lado direito através de uma ressecção submucosa do osso, especialmente se medicações para CRS tiverem falhado, e uma cirurgia sinusal endoscópica funcional (FESS) poderia, então, ser realizada na mesma sessão.

CAPÍTULO 7 Tratamento Cirúrgico das Conchas Inferiores

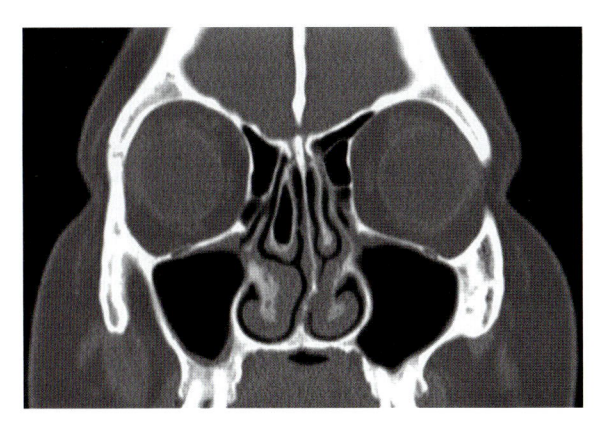

FIGURA 7.1
Hipertrofia da concha comprometendo a submucosa e o osso.

TÉCNICA CIRÚRGICA

Os otorrinolaringologistas dispõem de muitas técnicas para a redução de conchas, incluindo, mas não se limitando à fratura lateral clássica, ressecção submucosa, ablação por radiofrequência, coblação e redução a *laser*. Eu geralmente prefiro a redução por radiofrequência para hipertrofias de tecidos moles, a não ser que o volume seja grande o suficiente para que a redução mais agressiva com microdebridador seja julgada apropriada. Questões ósseas são frequentemente superadas por fratura lateral.

A ablação por radiofrequência (RFA) das conchas inferiores pode ser executada efetivamente no consultório ou na sala de operações. Um fotóforo permite uma visibilidade adequada da porção anterior da concha, o que é extremamente importante, dado a sua proximidade com a válvula nasal, a região mais estreita no interior do nariz. Um endoscópio nos capacita a visualizar e tratar as porções mais posteroinferiores da concha. O tecido é inicialmente infiltrado com 4 mL de lidocaína 1% com epinefrina 1:100.000, o que reduz a dor e permite que a energia de radiofrequência seja espalhada mais efetivamente por todo o tecido. A sonda do aparelho é, então, inserida pela mucosa, de tal modo que a extremidade ativa fique completamente sob a da mucosa. O tratamento é dirigido às porções anterossuperior, anteroinferior e média (meio da concha) da concha inferior. Se aparentemente a concha posteroinferior necessitar de redução, então um endoscópio de 0° é utilizado para posicionar adequadamente a sonda nas regiões posterossuperior e posteroinferior. Um efeito modesto é observado imediatamente, mas alterações na submucosa continuam por aproximadamente 6 semanas, de modo que é preciso ser cuidadoso para não exagerar na redução, procurando resultado imediato.

Em caso de conchas inferiores massivamente hipertrofiadas, como as observadas nos casos de rinite medicamentosa clinicamente refratária, pode ser judiciosa uma redução submucosa mais agressiva com um microdebridador (Fig. 7.2).

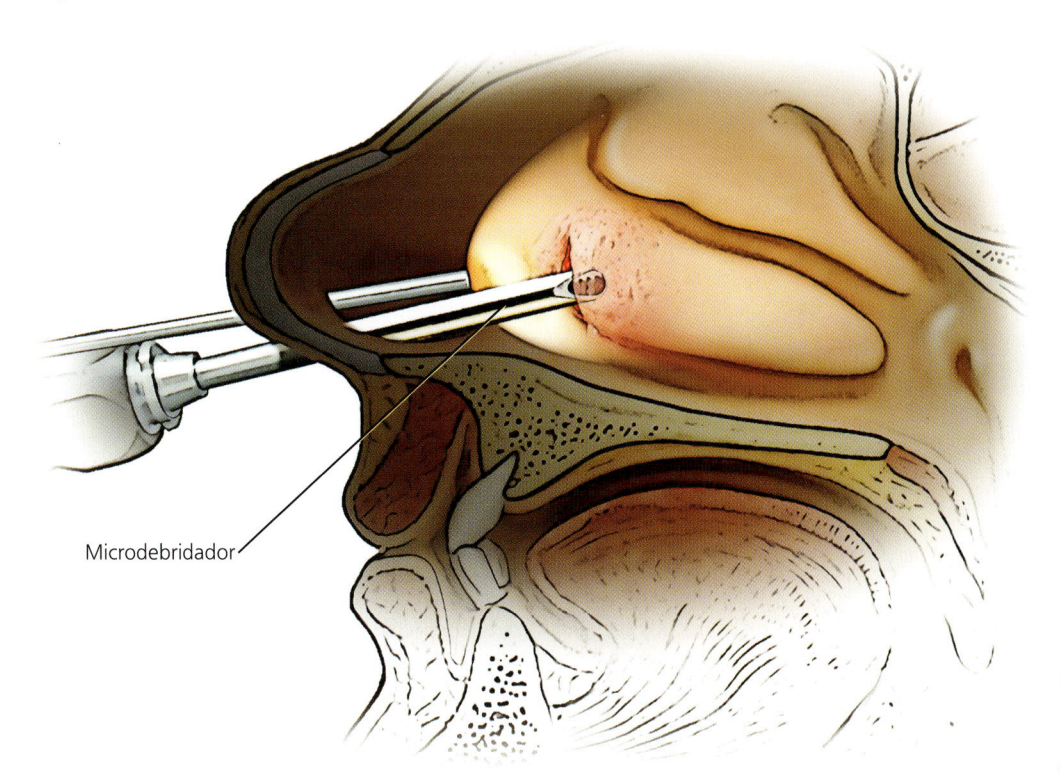

FIGURA 7.2
Redução submucosa utilizando um microdebridador.

As conchas são também infiltradas, conforme supramencionado. As extremidades do microdebridador possuem uma terminação biselada, que teoricamente nos possibilita perfurar diretamente para dentro da concha, mas essa terminação frequentemente tende a não ser suficientemente afiada. Uma lâmina nº 15 pode ser utilizada para realizar uma incisão vertical em lancetada na cabeça da concha inferior, o que permite uma fácil inserção da extremidade do microdebridador. Aproximadamente na região do ducto nasolacrimal, que se localiza oposto e aproximadamente 1,5 cm posteriormente à cabeça da concha, a concha inferior parece ter uma parede fascial no espaço submucoso. Esta alavanca palpável de fáscia deve ser tracionada com o microdebridador, de modo que a ponta "caia dentro" de um plano mais fácil de ser atravessado, posteriormente. A ponta é inserida ao longo do osso, em um trajeto paralelo, para minimizar o risco de puncionar através da mucosa posterior. Um endoscópio pode ajudar no trabalho mais posterior dentro da fossa nasal. A parte cortante do microdebridador é dirigida lateralmente na direção do osso, para proteger a mucosa sobrejacente. As funções de aspiração e debridamento são mantidas desligadas, até que uma bolsa tenha sido estabelecida. O microdebridador será ativado, trabalhando de posteriormente a anteriormente no interior da fossa nasal, aplicando em leque a extremidade para cima e para baixo, enquanto sua face é mantida virada para o osso. Na porção mais anterior da fossa nasal, o debridador pode ser voltado para a mucosa, e breves surtos de debridamento são aplicados para reduzir o espaço submucoso, mas um grande cuidado deve ser tomado para evitar remoção de mucosa sobrejacente no processo.

As técnicas descritas são dirigidas para o componente submucoso das conchas inferiores. O osso pode ser removido diretamente por incisão e extração parcial (Fig. 7.3), mas eu geralmente emprego uma simples fratura lateral da concha para aumentar a via aérea (Fig. 7.4). Um instrumento, como um descolador de Boise, pode ser utilizado, embora qualquer instrumento pesado (p. ex., afastador de Aufricht, tesoura de Mayo forte fechada ou um espéculo nasal longo) possa ser suficiente. Eu começo na extremidade posterior da concha inferior e pressiono o instrumento lateralmente, utilizando a extremidade da ferramenta sob visualização direta através de um espéculo nasal ou um endoscópio. Uma pressão é muitas vezes aplicada na porção superior da concha, quando ela se curva na direção da sua união com a parede nasal lateral, uma vez que uma pressão inferior possa dobrar a concha sem fraturar o osso. O cirurgião opera sistematicamente o instrumento para a frente, sentindo estalidos, quando se desenvolvem múltiplas pequenas fraturas na fixação óssea da concha inferior. Na porção anterior, o osso da concha inferior é frequentemente mais espesso, embora uma fratura medial possa ajudar na fratura lateral subsequente nessa área. Para realizar uma fratura medial, o instrumento é colocado por baixo da concha inferior, dentro do meato inferior, e a seguir dirigido medialmente na direção do septo, sentindo um estalido. A fratura lateral da concha anterior é, a seguir, finalizada.

TRATAMENTO PÓS-OPERATÓRIO

Com técnicas submucosas, deve haver mínima formação de crostas. Os pacientes são reavliados no meu consultório com 1 e 3 semanas pós-operatoriamente para limpeza após FESS, e qualquer pequena formação de crostas nas suas conchas inferiores é extraída. Se uma redução de concha independente for efetuada, por exemplo, RFA no consultório, então os pacientes são solicitados a retornar em 1 mês. A formação de crostas tende a ser extremamen-

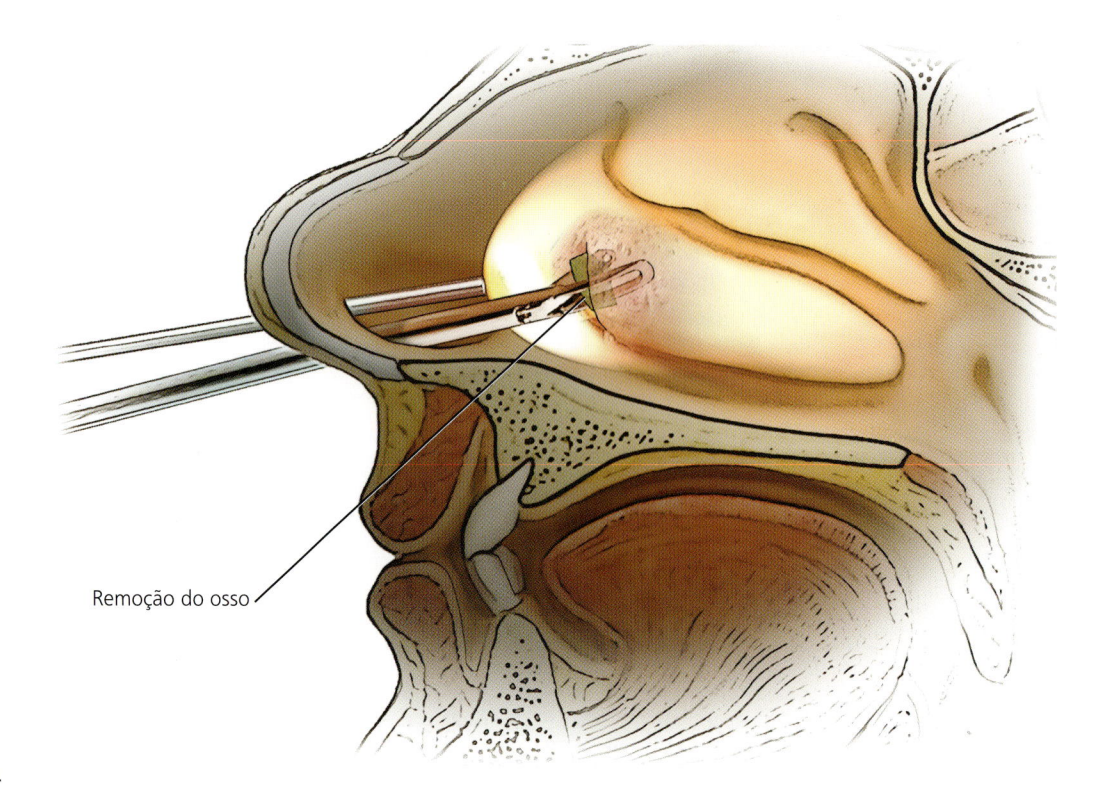

FIGURA 7.3
Redução óssea submucosa.

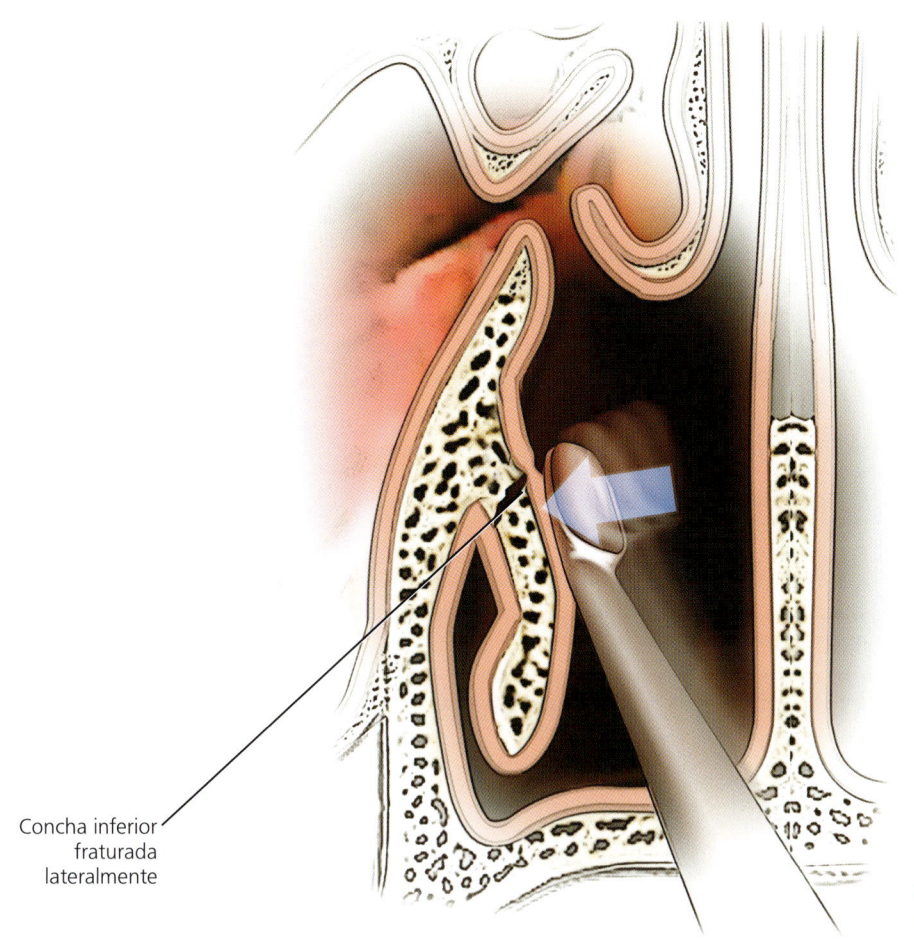

FIGURA 7.4
Fratura lateral da concha inferior.

Concha inferior fraturada lateralmente

te mínima, a não ser que a mucosa tenha sido rompida. Antibióticos não são necessários rotineiramente em pacientes após redução de conchas. Névoa nasal salina é aconselhada para manter um ambiente úmido durante a cicatrização, sendo sugerida a aplicação 6 a 10 vezes ao dia. O paciente é solicitado a se abster de assoar vigorosamente o nariz por 2 semanas, porém sob outros aspectos não há restrições de atividades.

COMPLICAÇÕES

Os pacientes estão em risco de complicações quando a redução de concha envolve danos à mucosa, como através de cautério de superfície ou *laser*, ou perda importante de mucosa em casos de conchectomia radical. Ressecamento, cicatriz, formação prolongada de crostas e ENS podem todos ocorrer após esses procedimentos agressivos.

Técnicas de poupança de mucosa são condutas muito mais seguras. Redução submucosa por radiofrequência ou microdebridador direcionadas para o espaço submucoso pouparão a mucosa sobrejacente, o que promove a continuidade da função normal da concha. Uma mucosa intacta não é capaz de formar cicatrizes e continuará a liberar umidade para o ar inspirado, filtrar partículas e sentir o fluxo de ar. A ressecção óssea submucosa pode ser efetiva "nas mãos do artista", mas as ilustrações omitem os sangramentos vigorosos que podem ocorrer nessa conduta e na subsequente hemostasia com eletrocautério, que pode desgastar a filosofia da poupança da mucosa. Similarmente, o uso de eletrocautério submucoso por agulha espinhal exige muito cuidado, uma vez que alguns cautérios afetem o ponto de entrada; se exagerado, então perda de mucosa ou mesmo necrose de concha podem ocorrer.

Com a redução de concha por microdebridador, há um risco de sangramento, tipicamente por transgressão da mucosa posterior ou violação da artéria conchal inferior na sua inserção posterior. Tampomamento nasal raramente é necessário na sala de operações, mas sangramentos importantes podem necessitar de tamponamento para controle adequado.

RESULTADOS

As conchas frequentemente permanecerão minimizadas com estas técnicas, embora elas possam hipertrofiar novamente com o tempo. A redução por radiofrequência, por exemplo, poderia ter que ser repetida vários anos após o tratamento inicial. A literatura não está clara quanto à eficácia a longo prazo da redução de concha, mas na maioria dos casos, benefícios são observados. Múltiplos trabalhos citam a ressecção óssea submucosa combinada com fratura lateral como a técnica mais benéfica e de benefícios mais prolongados, embora técnicas mais recentes, como a radiofrequência e a redução submucosa com microdebridador ainda sejam novas e, comparativamente, poucos dados estejam disponíveis.

PÉROLAS

- A fratura lateral é mais bem efetuada depois que a submucosa está tratada, uma vez que a fratura lateral (1) mudará o tecido lateralmente, tornando mais difícil a visualização, e (2) criará fragmentos ósseos que limitam o avanço dos instrumentos no compartimento submucoso.
- Para resultados ideais, a preservação de mucosa deve constituir um objetivo em todas as reduções de conchas.
- Outras doenças que produzem obstrução nasal devem ser consideradas e tratadas clinicamente antes de intervenção cirúrgica.

ARMADILHAS

- O sangramento é um risco em qualquer procedimento de concha; estar preparado para realizar hemostasia, inclusive tamponamento, se necessário.
- Quando o exame físico e a análise da obstrução nasal não se encaixarem às queixas (isto é, queixas de obstrução, todavia um nariz saudável e desobstruído), o clínico se sairá melhor não sugerindo qualquer cirurgia.
- Queixas de obstrução com um nariz excessivamente aberto podem representar ENS; não deve ser sugerida nenhuma redução adicional.

INSTRUMENTOS A TER DISPONÍVEIS

Consultório

- Espéculo nasal.
- Endoscópio de 0°.
- Mistura lidocaína tópica/oximetazolina *spray*.
- Injeção de lidocaína 1% com epinefrina 1/100.000, agulha calibre 27 de 3,75 cm, 5 mL.
- Aspiração de ponta Frazier.
- Radiofrequência ou aparelho Coblation.

Sala de Operações

- Os anteriores e os seguintes:
  - Descolador de Boise para fraturar lateralmente as conchas inferiores.
  - Microdebridador com *shaver* intraturbinal.
  - Tampões Merocel.

LEITURA SUGERIDA

Passàli D, Lauriello M, Anselmi M, et al. Treatment of hypertrophy of the inferior turbinate: long-term results in 382 patients randomly assigned to therapy. *Ann Otol Rhinol Laryngol* 1999;108(6):569–575.

Moore EJ, Kern EB. Atrophic rhinitis: a review of 242 cases. *Am J Rhinol* 2001;15(6):355.

Huizing EH, de Groot JAM. *Functional Reconstructive Nasal Surgery*. New York: Thieme; 2003:276–289.

Hytönen ML, Bäck LJ, Malmivaara AV, et al. Radiofrequency thermal ablation for patients with nasal symptoms: a systematic review of effectiveness and complications. *Eur Arch Otorhinolaryngol* 2009;266(8):1257–1266.

Larrabee YC, Kacker A. Which inferior turbinate reduction technique best decreases nasal obstruction? *Laryngoscope* 2014;124(4):814–815.

8 LIGADURA DA ARTÉRIA ESFENOPALATINA

James N. Palmer

INTRODUÇÃO

O tratamento das epistaxes é um problema notavelmente comum e particularmente exasperante para o otorrinolaringogista. A incidência de epistaxe durante a vida de uma pessoa é de 60% de epistaxe, e neste grupo, 6% procurarão atendimento médico. Em um contexto de serviço de emergência, a epistaxe responde por entre 0,5 e 0,9% de todos os casos, tornando esta a condição mais comum pela qual um otorrinolaringologista será solicitado em contexto de emergência. Embora a vasta maioria das epistaxes emane de uma localização identificável na mucosa do septo anterior ou resulte diretamente da manipulação iatrogênica das vias nasais, há perturbadores 5 a 10% de casos com "epistaxe posterior" que não possuem uma fonte de sangramento identificável com fotóforo e espéculo nasal. A epistaxe posterior tem sido tradicionalmente manejada inicialmente por medidas conservadoras, avançando-se o tratamento para técnicas mais invasivas, inclusive cirúrgicas, se falharem as medidas conservadoras. Com a ampla aceitação e disponibilidade da cirurgia sinusal endoscópica, o costume estabelecido foi atualizado. Minha experiência está alinhada com a literatura atual, que suporta o início do tratamento do paciente com epistaxe posterior pela realização de um exame endoscópico e ligadura transnasal dos vasos que fornecem suprimento sanguíneo para a maior parte do septo e parede nasal lateral posteriores.

Considerando que o local variavelmente descrito como mais provável fonte de sangramento nas epistaxes posteriores é o septo posterior ou a parede nasal lateral, o suprimento vascular para esta região constitui o alvo lógico para uma intervenção cirúrgica. A anatomia vascular relevante para esta operação começa com o terceiro segmento da artéria maxilar interna no interior da fossa pterigopalatina. O padrão de ramificação da artéria maxilar interna é altamente variável, e múltiplos estudos não produziram marcos anatômicos confiáveis pelos quais o vaso possa ser localizado dentro deste espaço posterior ao seio maxilar. A artéria maxilar interna viaja dentro do tecido adiposo do compartimento anterior da fossa pterigopalatina, e, após dar origem à artéria palatina descendente, o vaso se ramifica terminalmente, gerando as artérias esfenopalatina e nasal posterior. Estes ramos terminais da artéria maxilar interna podem seguir juntos penetrando na fossa nasal através do forame esfenopalatino, porém, mais comumente, bifurcam-se no interior da fossa pterigopalatina e chegam à parede nasal lateral como vasos distintos, frequentemente através de forames anatomicamente separados. O uso de instrumentos cirúrgicos avançados permite a identificação de todos os vasos que penetram as paredes nasais laterais, e a ligadura seletiva destes vasos constitui o tratamento da epistaxe posterior.

A evolução das intervenções cirúrgicas para epistaxe acompanha estritamente a progressão do equipamento cirúrgico disponível e nossa compreensão mais detalhada da vascularização da parede nasal lateral. Embora vias de acesso transcervicais para ligadura da artéria carótida externa fossem descritas já em 1925, procedimentos cirúrgicos mais direcionados foram desenvolvidos mais tarde, utilizando a técnica de Caldwell-Luc como um corredor que permite a ligadura transantral da artéria maxilar interna. A ligadura transantral, embora não difícil tecnicamente, era propensa a taxas de complicação cirúrgicas tão altas quanto 28% e taxas de insucesso de 10% ou mais. A cirurgia transantral no interior da fossa pterigopalatina teve como complicações descritas cegueira, hipolacrimejamento, oftalmoplegia, dor facial, hemorragia, parestesias facial e dentária, desvitalização dos dentes e fístula oroantral. A falha da ligadura transantral foi considerada resultado de um extenso fluxo sanguíneo colateral suprindo a artéria esfenopalatina distal ao ponto da ligadura, bem como da dificuldade em se ligar todos os múltiplos e variados ramos da vascularização no interior da fossa pterigopalatina. Ligadura microcirúrgica seletiva da artéria esfenopalatina, sem dissecção na fossa pterigopalatina, foi efetuada pela via de acesso transantral durante os anos 1970, e, por volta de 1985, uma via de acesso transnasal suplantou a técnica externa para ligadura da esfenopalatina. Em 1992, o endoscópio foi crescentemente adotado pelos cirurgiões, e uma ligadura seletiva da artéria esfenopalatina (SPA) utilizando este instrumento fundamental da moderna cirurgia sinusal foi descrita. Técnicas cirúrgicas endonasais expandidas, que acessam rotineiramente a fossa pterigopalatina, recesso esfenoidal lateral e fossa infratemporal, melhoraram nossa compreensão da anatomia neurovascular, e, ao assim fazer, aumentaram a *expertise* disponível para tratar agressivamente a epistaxe por via cirúrgica, minimizando, ao mesmo tempo, as complicações.

À medida que a capacidade de efetuar ligadura seletiva das artérias esfenopalatina e nasal posterior se tornou mais generalizada, emergiu um novo paradigma, enfatizando o tratamento cirúrgico da epistaxe posterior. Embora o tamponamento nasal pareça ser menos invasivo do que a cirurgia, ele possui taxas de sucesso menores (50%), mais caro, desconfortável para os pacientes e associado a períodos significativamente mais longos de hospitalização, quando comparado à ligadura vascular endoscópica. A embolização transarterial da artéria maxilar interna há muito tempo tem sido considerada uma alternativa à ligadura vascular cirúrgica; entretanto, com custos mais altos e taxas equivalentes de sucesso, a radiologia intervencionista é tipicamente reservada para situações clínicas que contraindiquem cirurgia e anestesia geral, ou para quando a ligadura vascular não obtém sucesso.

HISTÓRIA

- Rever os fatores que podem predispor o paciente à epistaxe (trauma/intubação intranasal, trauma maxilofacial, situação de anticoagulação).
- Apesar de revisões exaustivas, a relação entre a epistaxe e a gravidade e duração da hipertensão permanece não esclarecida. Melhorar o controle da pressão arterial facilitará a cirurgia e diminuirá o sangramento no período pós-operatório. Uma consulta apropriada com o especialista em medicina interna deve ser realizada para os pacientes com hipertensão não controlada.
- Demosntrou-se que 80% dos pacientes anticoagulados com epistaxe se encontram fora da faixa terapêutica, objetivo da medicação implicada.
- Os pacientes utilizando antiagregantes plaquetários e anticoagulantes, incluindo aspirina em baixa dose, apresentam risco aumentado de epistaxe. A ligadura vascular endoscópica tem sido efetiva em controlar epistaxe nesta população. Similarmente, esta propensão ao sangramento pode resultar em corrimento sanguíneo difuso após a remoção do tamponamento ou durante a instrumentação da cavidade nasal, de modo que precauções apropriadas são necessárias.
- Fatores de risco para telangiectasia hemorrágica hereditária (HHT):
  - Membros da família com epistaxe?
  - Frequência de epistaxe maior que duas vezes por semana?
  - Sangramento gastrointestinal ou outra evidência de comprometimento visceral com telangiectasias?
- Sazonalidade? Associações a níveis de temperatura e umidade podem fornecer indícios para reduzir fatores de risco para epistaxe recorrente em épocas de baixa umidade.
- Aspectos não usuais do ambiente da casa ou do trabalho.
- Tratamento prévio para epistaxe? Tamponamento? Cirurgia? Sucesso da terapia precedente?
- Número de tratamentos prévios?
- Condições coexistentes que podem contraindicar procedimentos seguros de radiologia intervencionista.
- Muitas vezes os pacientes não têm nenhum fator predisponente para epistaxe, e a necessidade de ligadura cirúrgica é a incapacidade de um tamponamento de rotina controlar o sangramento.

EXAME FÍSICO

- Considerar os efeitos da hemorragia e avaliar os sinais vitais do paciente (pressão arterial, frequência cardíaca).
- Rinoscopia anterior: avaliar lesões da mucosa por cauterizações, tamponamento ou cirurgia prévios.
- Evidências de anemia ao exame físico: pele pálida ou fria, perda de irrigação conjuntival.
- Desvios do septo nasal que dificultam a cirurgia endoscópica ou aqueles que são intimamente relacionados com uma área identificada de epistaxe devem ser tratados por técnicas de septoplastia.
- Hemograma e coagulograma.

INDICAÇÕES

- Epistaxes cujo ponto de origem não possa ser identificado e tratado com fotóforo e espéculo nasal devem ser submetidas a um exame endoscópico na sala de operações, com cauterização e possível ligadura vascular.
- Pacientes que não tiveram sucesso no tratamento por outro médico ou experimentam sangramento importante quando o tamponamento é removido devem ser submetidos à ligadura vascular endoscópica.

CAPÍTULO 8 Ligadura da Artéria Esfenopalatina

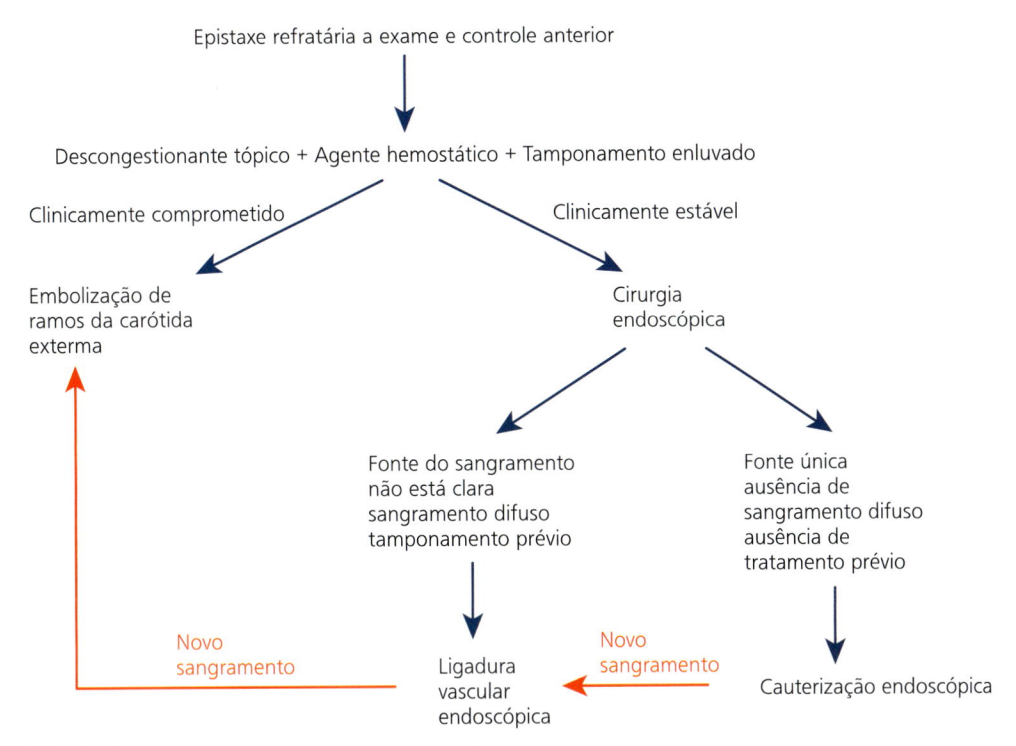

FIGURA 8.1 Algoritmo para tratamento da epistaxe posterior.

- Algoritmos de tratamento mais recentes dão preferência ao tamponamento nasal como uma medida contemporizadora, com cirurgia subsequente tão logo o paciente esteja preparado clinicamente (Fig. 8.1).

A epistaxe originada da artéria etmoidal anterior é uma contraindicação para técnicas de embolização e deve ser tratada por conduta endoscópica ou externa. A revisão de um estudo prospectivo demonstrou ausência de diferença estatística na taxa de sucesso no controle de epistaxe, quando as artérias etmoidais anteriores foram manipuladas rotineiramente. Por essa razão, sem uma indicação pré-operatória de trauma ou lesão cirúrgica da artéria etmoidal anterior, eu efetuo ligadura da SPA no lado afetado apenas e coloco agentes hemostáticos na região suprida pela artéria etmoidal anterior durante a cirurgia. Se houver recidiva da epistaxe, então é sugerida uma conduta endoscópica ou externa, com base na anatomia do teto do etmoide. Pacientes com grandes células etmoidais supraorbitárias e uma configuração do tipo de mesentério da artéria etmoidal anterior são melhores candidatos para ligadura endoscópica (20%), enquanto os restantes devem ser acessados por uma incisão externa (Lynch).

CONTRAINDICAÇÕES

- Contraindicações clínicas à anestesia geral.
- A ligadura vascular endoscópica pode ser realizada sob anestesia local; contudo, a necessidade de proteção da via aérea em um paciente com sangramento torna a anestesia geral obrigatória, na minha opinião.
- Cirurgia em um paciente intensamente anticoagulado constitui uma contraindicação relativa. A maioria dos pacientes com epistaxe está sob tratamento farmacológico com alguma forma de medicação anticoagulante e pode ser manejada com sucesso através da cirurgia. Smith demonstrou que, nos pacientes anticoagulados, o tratamento conservador com tampões nasais falha com maior frequência, sendo necessário o tratamento cirúrgico com maior frequência do que nos pacientes não anticoagulados tratados conservadoramente. Pacientes com mucosa nasal friável e anormalidades na coagulação podem estar em risco aumentado de complicações cirúrgicas, como resultado de má visualização, bem como de novos sangramentos após a cirurgia. Procedimentos de embolização evitam instrumentação da mucosa nasal e apresentam menor tendência para gerar novas lesões da mucosa, resultando em sangramento, no paciente anticoagulado.

PLANEJAMENTO PRÉ-OPERATÓRIO

- TC com protocolo de direcionamento por imagem não é necessária; entretanto, minha prática é solicitar uma TC para revisão padrão, como em todas as cirurgias sinusais endoscópicas.

- A presença de uma neoplasia, embora uma fonte rara de epistaxe, deve ser considerada, especialmente na população masculina mais jovem. Uma deformidade ou erosão óssea em um paciente com opacificação por tecidos moles nos seios paranasais deve ser avaliada por RM, para exclusão de uma neoplasia.
- Evidências de erosão óssea, anormalidades ósseas ou outras evidências de tumor são anotadas antes da cirurgia, de modo que um exame endoscópico e possível biópsia possam ser discutidos com o paciente e considerados no momento da cirurgia.
- Anormalidades anatômicas, como presença de células de Haller, deiscência da parede medial da órbita, assimetria ou deiscência da base do crânio e evidências de cirurgia sinusal prévia devem ser assinaladas, uma vez que possam tornar a cirurgia mais complexa.
- Localização e posição da artéria etmoidal anterior em relação à base do crânio.
- Largura do canal pterigopalatino em cortes axiais, devendo ser solicitada uma RM nos casos de canal ou fossa pterigóidea alargados, para determinar a presença de uma neoplasia ou aneurisma/pseudoaneurisma nos espaços anatômicos associados.
- O estado de coagulação do paciente é corrigido, enquanto o tamponamento está posicionado.

TÉCNICA CIRÚRGICA

Ligadura da Artéria Esfenopalatina Direita

O paciente é deitado em posição supina sobre a mesa da sala de operações, a anestesia é induzida, e o paciente é intubado com um tubo oral padrão, fixado lateralmente pela boca, contralateralmente ao cirurgião. O leito é rodado em 90°, afastado do anestesiologista, e a mesa da instrumentador é posicionada diretamente oposta ao cirurgião. A navegação estereotáxica sem *headframe* é registrada, e a precisão é confirmada com base em marcos anatômicos fixos.

O tampão nasal de contemporização é removido, e coágulos são aspirados da fossa nasal, utilizando-se um espéculo nasal ou direcionamento por endoscópio de 0°. Mechas embebidas em oximetazolina são introduzidas em ambos as fossas nasais e são removidas após vários minutos, e as fossas nasais e nasofaringe são examinadas endoscopicamente. Se uma fonte definitiva de epistaxe compatível com os achados clínicos for localizada, e na ausência de sangramento difuso da mucosa, o local sangrante pode ser tratado com eletrocautério e coberto com pasta de colágeno microfibrilar (AviteneFlour MCII, Davol Inc., Warwick, RI), na proporção de 5 g de Avitene para 9 mL de soro fisiológico, injetado por uma seringa com ponta *angiocath* calibre 14.

É raro identificar um ponto sangrante único em um paciente anteriormente tratado, e, por essa razão, a vasta maioria dos nossos pacientes cirúrgicos são, na sequência, submetidos à ligadura endoscópica da artéria esfenopalatina. Se um desvio do septo nasal que impeça a visualização para procedimento na parede nasal lateral estiver presente, então uma septoplastia padrão, por via aberta ou endoscópica, é efetuada.

Constitui minha prática efetuar uma antrostomia maxilar ampla durante a ligadura esfenopalatina, embora esta conduta permaneça bastante controversa. Muitos autores utilizam uma incisão vertical isolada no mucoperiósteo da parede nasal lateral para expor o forame esfenopalatino sem uma antrostomia maxilar. Embora esta abordagem limite o trauma cirúrgico e crie menos lesão mucosa, a exposição para controle vascular também é limitada. A antrostomia maxilar, com remoção da parede maxilar medial até que esta fique no mesmo nível da parede posterior do seio maxilar fornece exposição e percepção de profundidade superiores para uma dissecção precisa da artéria esfenopalatina. Ademais, a criação de uma antrostomia ampla que se conecta ao óstio natural do seio maxilar evita a criação inadvertida do fenômeno de recirculação no seio maxilar, se a parede medial for perfurada, enquanto se descola o retalho mucoperióstico.

O processo uncinado é afastado anteriormente com um explorador de Lusk, e o óstio natural do seio maxilar é palpado. Uma pinça com retromordida é posicionada no infundíbulo, e o processo uncinado é transeccionado no seu terço inferior. Esta uncinectomia é completada com pinça de Blakesley pediátrica de 90°, com pinça mordendo para cima, cortando de lado a lado, e um microdebridador reto. O óstio natural do seio maxilar é mais bem visto com um endoscópio angulado, e cuidados devem ser tomados para conectar esta via natural de drenagem com a remoção da parede medial do seio maxilar superiormente à inserção da concha inferior. Pinças retas e com mordida para baixo de lado a lado são utilizadas para completar uma antrostomia maxilar ampla, e o osso espesso da porção mais posterior da parede medial do seio maxilar, na inserção da concha média, pode então ser abordado.

A mucosa da parede nasal lateral, tendo sido transseccionada durante a remoção de osso, pode agora ser descolada em tenda medialmente com um descolador de Cottle ou de Freer. A palpação com o descolador revelará uma crista óssea medialmente orientada, a crista etmoidal. Nesta localização, a dissecção superior e inferiormente deve ser realizada com cuidado, uma vez que os vasos esfenopalatino e nasal posterior penetrem no nariz imediatamente superior e posteriormente a este marco anatômico ósseo (Fig. 8.2). Uma pinça de Blakesley reta ou um saca-bocado de Kerrison podem ser utilizados para fraturar e remover a crista etmoidal, expondo o forame esfenopalatino e os vasos sanguíneos. Tipicamente, a artéria esfenopalatina pode ser visualizada ao entrar na parede nasal lateral, e clipes vasculares são aplicados, à medida que a mucosa é descolada em tenda medialmente (Fig. 8.3). A dissecção adicional com um saca-bocado de Kerrison medialmente para o interior da fossa pterigopalatina constitui um método seguro para expor mais lateralmente a artéria esfenopalatina e para examinar quanto a ramificações vasculares adicionais que penetram a parede nasal lateral separadamente. Uma ligadura mais proximal da artéria esfenopalatina, no interior da fossa pterigopalatina (Fig. 8.4), ajudará a diminuir o risco de que as ramificações da artéria nasal posterior ainda possam suprir a porção posterior do septo nasal. A dissecção medial para o interior da

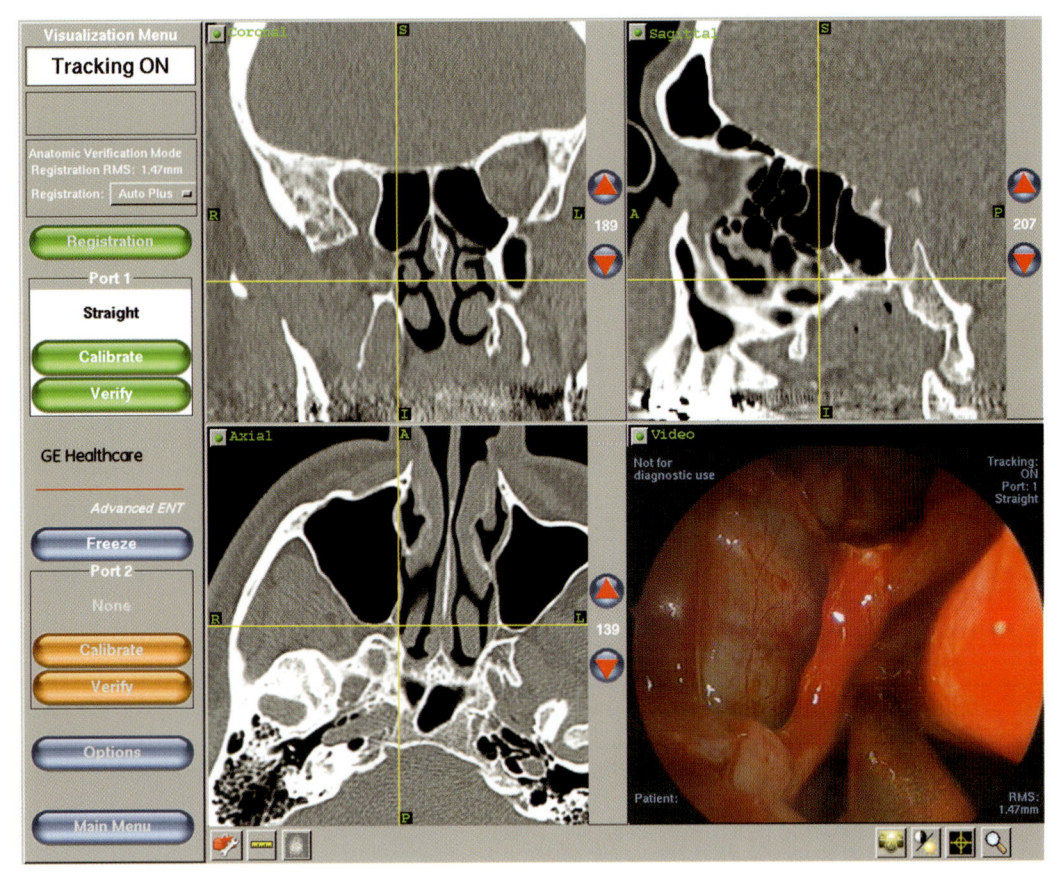

FIGURA 8.2 A localização do forame esfenopalatino pode ser detectada em TC triplanar no ponto em que a concha média desvia para se fixar na parede nasal lateral.

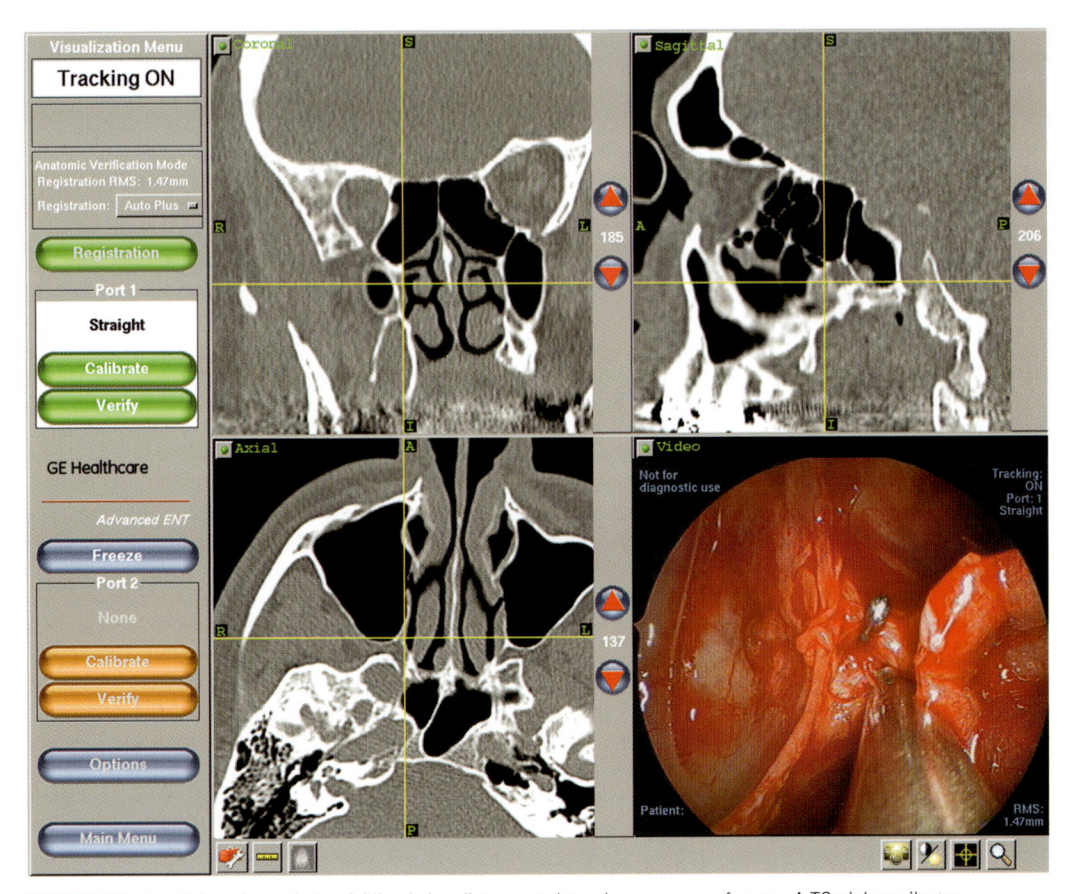

FIGURA 8.3 A artéria esfenopalatina foi ligada imediatamente lateralmente ao seu forame. A TC triplanar ilustra a localização do vaso em relação à concha média e parede maxilar posterior. Clipe cirúrgico identifica o próprio vaso.

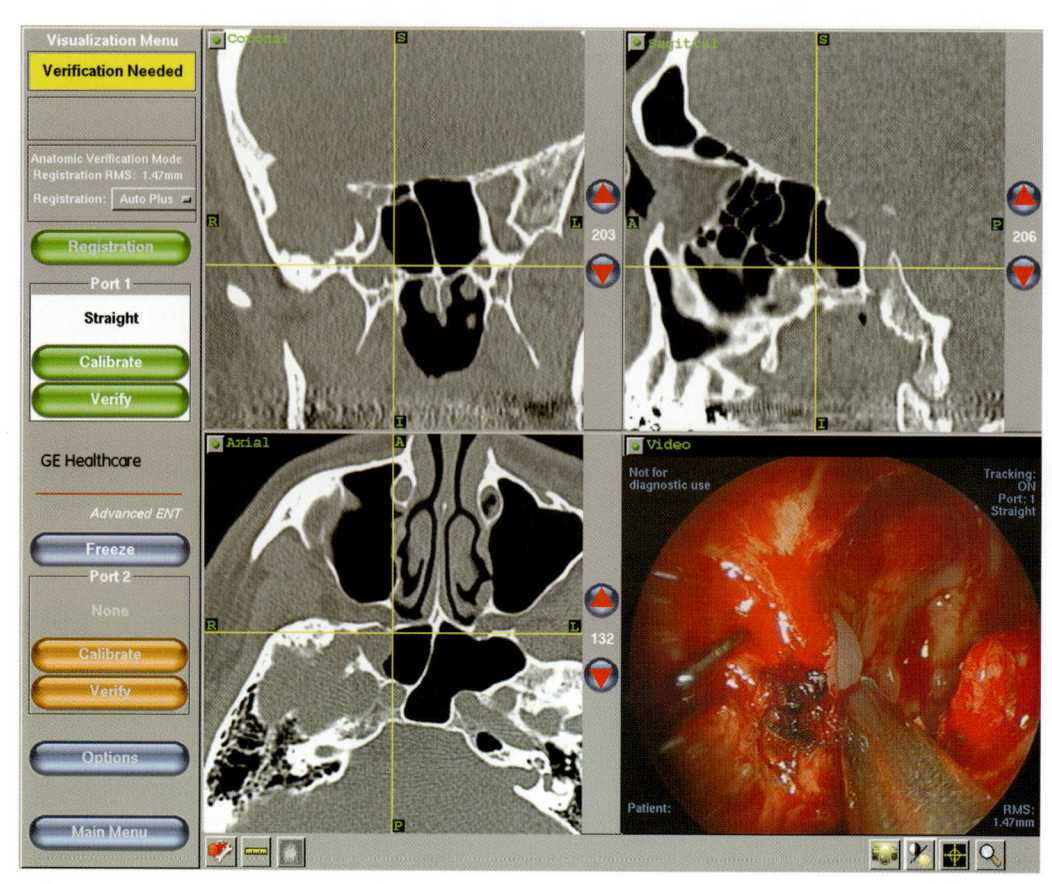

FIGURA 8.4 O mesmo paciente da Figura 8.2, com dissecção lateral para o interior da fossa pterigopalatina direita e ligadura mais proximal da artéria esfenopalatina. Clipe cirúrgico identifica a artéria.

fossa pterigopalatina exige que a mucosa da parede posterior do seio maxilar seja descolada com descolador de Freer ou removida com um microdebridador ou Bovie com aspiração. A remoção progressiva da parede posterior do seio maxilar proporcionará uma visão ampla da fossa pterigopalatina, e um endoscópio de 30° deve ser empregado para maximizar este ângulo de aproximação. Conquanto a eletrocauterização seja uma técnica aceitável para controle vascular, eu prefiro o uso de clipes vasculares de titânio. Se houver uma visão inadequada dos vasos no forame esfenopalatino após a colocação de um clipe, clipes adicionais são colocados, os vasos são seccionados com eletrocautério bipolar, a parede nasal lateral posterior ao forame esfenopalatino é explorada, e quaisquer vasos encontrados são clipados e cauterizados.

Em circunstâncias em que alterações relacionadas com cirurgia prévia ou tumor obstruem o acesso meatal médio direto ao forame esfenopalatino, uma técnica de dissecção "de medial a lateral" é útil para a ligadura da artéria esfenopalatina no interior da fossa pterigopalatina. Uma broca de diamante grosseira de 12.000 rpm é utilizada para adelgaçar a parede posterior do seio maxilar, e, em seguida, um saca-bocado de Kerrison é utilizado para remoção de osso e, eventualmente, do periósteo na porção anterior da fossa pterigopalatina. O exame endoscópico direto do tecido adiposo no interior da fossa quanto a movimento pulsátil é útil, e, se nenhum movimento for detectado, um Bovie aspirador nº 8 French é utilizado, com um ajuste de 10 ou menos, para obliterar o tecido adiposo no interior da fossa e expor o conteúdo vascular. Uma técnica de colocar o dedo sobre a aspiração para dirigir o tecido adiposo para fora da fossa e então liberar a aspiração ao coagular o tecido adiposo fornece um método seguro para localização dos vasos. O vaso é dissecado com uma cureta-J ou um explorador de Lusk e delicadamente afastado para fora da fossa por um assistente (Fig. 8.5), enquanto o cirurgião coloca clipes vasculares endoscópicos por toda a largura do vaso. A dissecção da artéria esfenopalatina lateral ao seu forame proporciona um método de controle proximal quando o forame esfenopalatino sofreu tentativas cirúrgicas prévias de ligadura ou como parte do controle vascular de um tumor durante cirurgia endoscópica da base do crânio.

Em seguida à ligadura do vaso, a mucosa é vestida sobre o local operatório e coberta com uma camada fina de cola de fibrina e a pasta Avitene pré-mencionada. Em uma minoria de pacientes ocorre um considerável sangramento da mucosa após a cirurgia, e um tamponamento de Merocel de 8 cm é cortado no tamanho apropriado para preencher o meato médio ou o assoalho do nariz, colocado dentro do dedo de uma luva que não seja de látex e fixado ao septo ou na bochecha com uma sutura espadrapada. Alguns cirurgiões acharão mais confortável colocar este tamponamento na conclusão de todas as cirurgias para controle de epistaxe, uma vez que a superficialização da anestesia, com contorções e manobras de Valsalva, imponha um risco de novo sangramento. Se um tamponamento for utilizado, ele é removido no primeiro dia de pós-operatório.

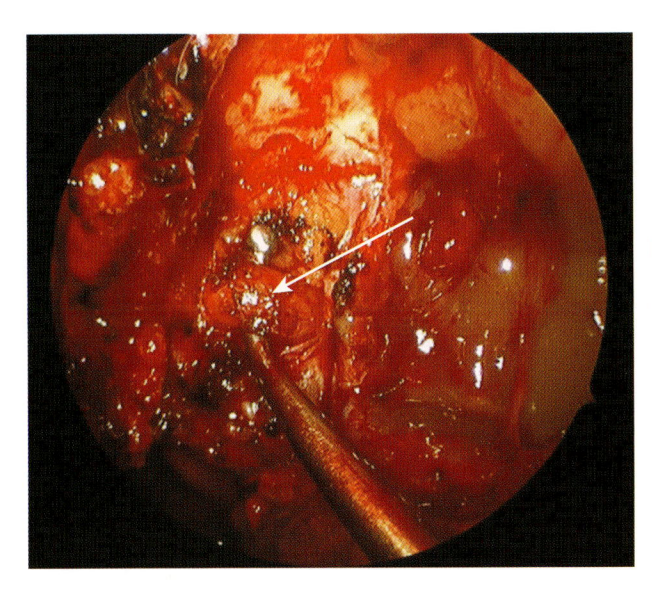

FIGURA 8.5
Cirurgia prévia no meato médio, no forame esfenopalatino, necessitou de um acesso "de medial a lateral" para ligadura da artéria esfenopalatina. O vaso é localizado no interior da fossa pterigopalatina e dissecado por uma curta distância, e, então, um explorador de Lusk é utilizado para afastar a artéria esfenopalatina anteriormente, de modo que um clipe possa ser colocado em toda a largura do vaso. A ponta de bola do explorador de Lusk é visível após passar atrás da artéria (*seta*).

TRATAMENTO PÓS-OPERATÓRIO

- Pacientes com sangramento extenso da mucosa à conclusão da cirurgia ou aqueles sob terapia antiagregante plaquetas/anticoagulante receberão um tamponamento nasal de Merocel inserido dentro de dedo de luva que não seja de látex. Este tampão liso será inserido e ativado com soro fisiológico, para aplicar pressão sobre a cavidade nasal operada. O tampão é mantido por 24 horas, sendo, então, removido no quarto hospitalar do paciente.
- Antibióticos de rotina para cirurgia sinusal endoscópica são prescritos durante 2 semanas.
- Irrigações com soro fisiológico pós-operatórias são iniciadas 24 a 48 horas após cirurgia ou remoção de tampão.
- Os pacientes retornam para exame endoscópico pós-operatório de rotina e debridamento em 7 a 10 dias. Este exame pós-operatório inicial focaliza a via de drenagem natural do seio maxilar operado. A tentação de remover coágulos no interior do meato médio é temperada pelo risco de sangramento recorrente.
- Ocasionalmente, clipes vasculares metálicos são visíveis no meato médio ou na parede maxilar posterior. Estes clipes serão cobertos por mucosa ao longo de um período de 3 a 4 meses e não devem ser perturbados.
- Clipes vasculares modernos são considerados seguros para realização de RNM, embora eu prefira que quaisquer estudos desse tipo sejam retardados por um período de semanas. Ainda que seguro, seria preferível permitir a maturação do tecido cicatricial no campo operatório antes de expor o paciente a um estímulo magnético que poderia alterar a situação dos vasos clampeados.

COMPLICAÇÕES

- Complicações da cirurgia.
  - Formação de crostas nas fossas nasais (34%).
  - Novo sangramento (< 20%).
  - Dormência no palato (12%).
  - Sinusite (< 10%).
- Complicações do tamponamento nasal.
  - Aspiração de tamponamento, com obstrução da via aérea.
  - Hipóxia.
  - Dor exigindo narcóticos.
  - Síncope.
  - Morte súbita.
  - Síndrome de choque tóxico.
- Complicações de embolização são raras, mas potencialmente devastadoras: paralisia de nervo facial, hemiplegia, taxa de novos sangramentos de 20% (*vs.* taxa de novos sangramentos na ligadura da IMAX de 12%).

RESULTADOS

- A ligadura endoscópica da artéria esfenopalatina é comumente descrita como tendo taxa de sucesso, variando de 85 a 100%.
- Pequenos novos sangramentos, exigindo tamponamento, são descritos em 15 a 20% dos casos, e novos sangramentos importantes exigindo novas cirurgias ou embolizações são descritos em menos de 1%.
- Observei na minha clínica que os pacientes podem apresentar uma pequena quantidade de sangramento 12 a 14 dias após a ligadura vascular endoscópica. Acredito que esse tipo de sangramento seja análogo tanto ao tipo de

sangramento observado em cirurgias sinusais endoscópicas, quanto àqueles observados quando uma escara é liberada de uma ferida de tonsilectomia. Frequentemente, pacientes submetidos a ligaduras vasculares estiveram em uso de medicações anticoagulantes, e eles devem receber aconselhamento para esperar um pequeno grau de sangramento pós-operatoriamente. Estabelecer o volume e gravidade de qualquer sangramento pós-operatório e orientar os pacientes a respeito do contexto em que eles devem ser examinados, no departamento de emergência ou no consultório.

PÉROLAS

- A crista etmoidal é um marco anatômico confiável para localizar o forame esfenopalatino.
- A artéria esfenopalatina é mais confiavelmente localizada em seu forame, quando ela passa da fossa pterigopalatina para a parede nasal lateral. A ligadura da artéria esfenopalatina nesta localização mais proximal deterá o fluxo de sangue para seus ramos mais distais.

ARMADILHAS

- Deixar de ligar todos os vasos que entram no nariz pode resultar em novos sangramentos, particularmente quando a artéria nasal posterior se bifurca a partir da artéria esfenopalatina antes que ela passe para a parede nasal lateral.
- Em cirurgias que não se estendam para o interior da fossa pterigopalatina para controle mais proximal da artéria esfenopalatina, deve-se tentar identificar e ligar todos os vasos que entraram no nariz.
- A artéria nasal posterior origina-se por um forame separado em 42% dos casos e pode permanecer oculta a não ser que a artéria esfenopalatina distal seja ligada e seccionada, permitindo uma visão desobstruída da região.
- Quando se utilizar um tamponamento nasal contemporizador ou pós-operatório, devem ser tomadas medidas para evitar trauma da mucosa durante a remoção do tampão.

INSTRUMENTOS A TER DISPONÍVEIS

- Um aplicador de clipes carregado.
- Eletrocautério bipolar (baioneta ou Desai).
- Cotonoides Largos (7,5 × 7,5 cm).
- Saca-bocados de Kerrison mordendo para cima e mordendo para baixo.
- Bovie com aspiração nº 8 French. Um explorador de Lusk ou cureta-J é útil para dissecar, apreender e afastar a artéria maxilar interna do tecido adiposo circundante da fossa pterigopalatina, de modo que um clipe vascular possa ser colocado limpamente.

AGRADECIMENTO

Quero agradecer a Robert T. Adelson, ND, FACS, pelo seu importante trabalho no texto e figuras.

LEITURA SUGERIDA

Strong EB, Bell DA, Johnson LP, *et al.* Intractable epistaxis: transantral ligation versus embolization: efficacy review and cost analysis. *Otolaryngol Head Neck Surg* 1995;113(6):674–678.

Snyderman CH, Carrau RL. Endoscopic ligation of the sphenopalatine artery for epistaxis. *Oper Tech Otolaryngol Head Neck Surg* 1997;8(2):85–89.

Stankiewicz JA. Nasal endoscopy and control of epistaxis. *Curr Opin Otolaryngol Head Neck Surg* 2004;12:43–45.

Von Buchwald C, Tranum-Jensen J. Endoscopic sphenopalatine artery ligation with diathermy. *Oper Tech Otolaryngology* 2006;17:28–30.

Rudnik L, Smith TL. Management of intractable spontaneous epistaxis. *Am J Rhinol* 2012;16:55–60.

9 LIGADURA DA ARTÉRIA ETMOIDAL ANTERIOR

Metin Onerci

INTRODUÇÃO

Com os avanços na tecnologia, cirurgias sinusais endoscópicas são agora realizadas para o tratamento cirúrgico de epistaxe e doenças que comprometem a base do crânio e a órbita. Malformações vasculares complexas e tumores da base anterior do crânio podem receber importante suprimento sanguíneo da artéria etmoidal anterior (AEA). O controle proximal destes vasos nutridores é essencial para minimizar a perda sanguínea. A embolização através da artéria oftálmica põe em risco a visão. Um conhecimento detalhado da anatomia pode ajudar o cirurgião a encontrar a AEA e os melhores pontos para controle proximal do suprimento sanguíneo para estas lesões.

A AEA se origina da artéria oftálmica, cruza na direção da parede orbital medial inferiormente ao músculo oblíquo superior, atinge o forame etmoidal anterior, ponto em que ela deixa a órbita, e se junta à veia e aos nervos homônimos para formar o feixe neurovascular. Este feixe atravessa acima das células aéreas etmoidais, ou entra e passa através do canal etmoidal anterior e, a seguir, volta-se superiormente na lâmina cribriforme para formar a artéria da foice anterior. Entretanto, o trajeto da AEA pode apresentar variações, principalmente relacionadas com a pneumatização das células etmoidais. Se as células supraorbitais forem bem pneumatizadas, o AEC (canal etmoidal anterior) é muitas vezes identificado no interior de um canal separado (Fig. 9.1A e B); se as células etmoidais forem pouco pneumatizadas, o canal frequentemente se encontra incluído no teto do etmoide (Fig. 9.1C).

O canal da artéria etmoidal anterior pode apresentar uma deiscência parcial em 11,4 a 66,7% dos casos, de acordo com a literatura previamente publicada. Estes dados mostram que a proteção da artéria pela parede óssea inferior é fraca, e a artéria é mais acessível quando distante do teto do etmoide. Se não for manipulada cuidadosamente durante cirurgias, a artéria é vulnerável à lesão.

A artéria cruza o seio etmoidal a partir da órbita, em um trajeto diagonalmente anteromedial, para alcançar a lâmina cribriforme em um ângulo que varia de 30 a 45°. A distância entre a artéria e o ângulo formado pela fixação anterior da concha média e a parede nasal lateral tem um valor médio de 20 mm, variando de 17 a 25 mm, e é considerada o mais confiável marco anatômico. A distância média entre a AEA e a parede posterior do recesso frontal tem um valor médio de 11 mm, variando de 6 a 15 mm. O canal etmoidal anterior situa-se entre a segunda e terceira lamelas do seio etmoidal na maioria dos pacientes, e a segunda e terceira lamelas podem ser usadas como referências anatômicas para localizar a artéria durante cirurgia sinusal endoscópica.

HISTÓRIA

Nunca será superestimada a importância de se colher uma história detalhada. A gravidade da epistaxe e quantidade estimada de perda sanguínea devem ser determinadas primeiro. Embora epistaxes volumosas venham rapidamente de ambas as narinas, o lado do sangramento deve ser localizado, se possível. Sinais associados importantes antes do início (equimoses fáceis, fezes sanguíneas ou semelhantes a alcatrão, hemoptise, hematúria, sangramento excessivo após escovar os dentes) ou fatores contribuintes ou incitadores, como trauma e a frequência e duração do sangramento, devem ser estabelecidos, bem como fatores desencadeadores (p. ex., espirros, assoar o nariz, coçar o

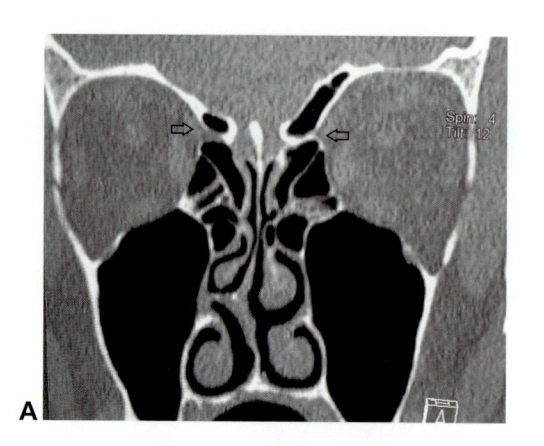

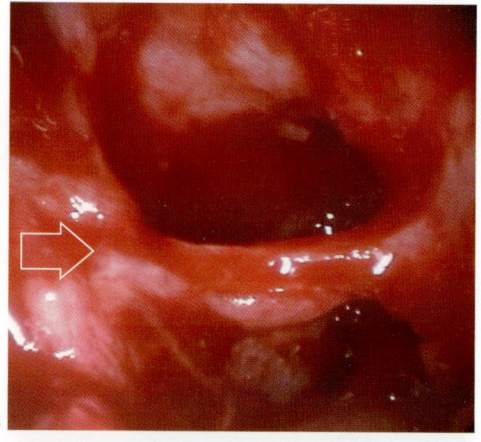

FIGURA 9.1
A: Corte coronal de TC dos seios paranasais. As AEAs estão localizadas abaixo da base do crânio e são identificadas como um canal separado (*setas*). Há um esporão septal incidental para o lado direito.
B: Visão endoscópica da AEA (*seta*).
C: Pneumatização assimétrica do seio frontal; no lado direito, o canal da AEA está incluso no teto etmoidal; no lado esquerdo, a AEA é vista como um canal separado. (Cortesia de TESAV.)

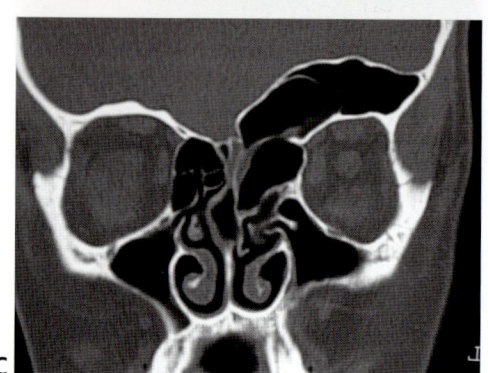

nariz). Quaisquer doenças hemorrágicas (incluindo uma história familiar) e condições associadas a alterações nas plaquetas ou na coagulação, particularmente câncer, cirrose, HIV e gravidez, devem ser anotadas. O uso de drogas que possam promover sangramentos, incluindo aspirina e outros AINHs, outras drogas antiagregantes plaquetárias, heparina e varfarina, deve ser pesquisado. Etanol, vitamina E e medicações alternativas, como os "3Gs" (alho [garlic], ginseng e gingko), também exercem efeitos antiagregantes plaquetários e devem ser discutidos com o paciente.

EXAME FÍSICO

Os sinais vitais devem ser avaliados. A hipertensão arterial deve ser controlada. Taquicardia persistente pode ser um indicador inicial de importante perda sanguínea, requerendo reposição hídrica intravenosa (IV) e, potencialmente, transfusão. A pele deve ser examinada quanto a evidências de equimoses ou petéquias, que podem indicar uma anormalidade hematológica subjacente. Sinais associados, como hipostesia facial e diplopia, podem indicar uma neoplasia nasossinusal.

Localização do Local de Sangramento

Um exame completo e metódico das fossas nasais deve ser realizado. A mucosa das fossas nasais pode ser descongestionada, aplicando-se um vasoconstritor (p. ex., oximetazolina 0,05%) com um anestésico tópico (p. ex., lidocaína aquosa 4%). Coágulos devem, a seguir, ser aspirados, permitindo um exame completo. O exame deve começar pela inspeção da porção anterior das fossas nasais. Aproximadamente 90% dos vasos sangrantes podem ser visualizados na porção anterior das fossas nasais. Tampões-guias nasais também podem ajudar o médico a identificar o possível local de sangramento. Em pacientes sem uma fonte anterior visível de sangramento, caso a hemorragia provenha de ambas as narinas, se o tampão se torna embebido em sangue na porção posterior, ou se um gotejamento constante de sangue for observado na faringe posterior com o tampão anterior em posição, o sangramento é mais provavelmente de um local posterior. Epistaxes massivas podem ser confundidas com hemoptise ou hematêmese. A observação de sangue gotejando da nasofaringe confirma uma fonte nasal.

Uma endoscopia nasal pode ser realizada com um endoscópio rígido ou flexível. O endoscópio rígido é preferido em razão da qualidade superior da sua ótica e da sua capacidade de permitir aspiração e cauterização. A endoscopia pode mostrar sangue vindo superior e lateralmente na direção da concha média. A avaliação visual é crítica em pacientes com trauma da AEA com retração da artéria para o interior da órbita.

INDICAÇÕES

- Controle de sangramento refratário proveniente da porção superior da fossa nasal na área de distribuição da AEA.
  - Sangramento continuado, apesar de tamponamento nasal.
  - Sangramento continuado, apesar de tratamento clínico.
  - Pacientes necessitando de transfusão em decorrência de um hematócrito abaixo de 38%.
- Problemas com tamponamento.
  - Anomalia nasal impedindo tamponamento.
  - Pacientes que estão em risco de complicações pelo tamponamento nasal, por exemplo, doença pulmonar crônica, cardiovascular ou do sistema nervoso central.
  - Recusa/intolerância do paciente ao tamponamento.
- Trauma.
  - Trauma iatrogênico da artéria etmoidal anterior.
  - Trauma nasal.
- Cirurgia da base anterior do crânio.
  - Para remoção de tumor.
  - Para abertura da base anterior do crânio.

CONTRAINDICAÇÕES

- Avulsão da AEA e retração da artéria para o interior da órbita.
- Falha de ligadura cirúrgica prévia, dependendo dos vasos ligados e da técnica cirúrgica.
- Comorbidade clínica que impeça anestesia geral.
- Coagulopatia subjacente. A coagulopatia deve ser tratada primeiramente, mas, se uma ligadura for absolutamente requerida, ela ainda pode ser possível.

PLANEJAMENTO PRÉ-OPERATÓRIO

Existem três localizações possíveis para ligadura da AEA. Uma localização é na lâmina papirácea da parede medial da órbita, no forame etmoidal anterior, que pode ser encontrado ao longo da sutura frontoetmoidal, a uma distância de 22 mm da crista lacrimal. Outro local é na parede lateral do etmoide, quando a AEA atravessa o forame etmoidal anterior e prossegue no canal etmoidal anterior. Uma terceira localização para controle proximal é extraduralmente, na lâmina cribriforme.

Avaliações laboratoriais e eletrocardiograma de rotina devem ser realizados conforme indicado. Se o hemograma e o coagulograma mostrarem quaisquer anormalidades, uma consulta com hematologista deve ser realizada

Exames de Imagem

Uma TC dos seios paranasais pré-operatória, no plano coronal em particular, é muito importante para avaliar a anatomia e variações. A incisura na parede medial da órbita (forame etmoidal anterior) e o afunilamento focal na fossa olfatória (sulco etmoidal anterior) são boas referências para identificar a posição e a orientação da AEA no interior do seio etmoidal. O reconhecimento pré-operatório de pneumatização supraorbital na TC é variável, uma vez que ela forneça um alerta de que o canal da AEA provavelmente se localiza bem abaixo do teto etmoidal, e corre livremente no interior das células etmoidais; isto aumenta significativamente o risco de lesão da AEA durante um procedimento cirúrgico. Entretanto, não é possível identificar se há uma deiscência do canal ósseo da AEA a partir da tomografia, em razão do efeito do *averaging* parcial e discreta perda de informação em uma CT coronal reformatada.

TÉCNICA CIRÚRGICA

Ligadura Endoscópica da AEA

O paciente é colocado na posição supina, e a anestesia endotraqueal geral é realizada. A fossa nasal pode ser descongestionada pela aplicação de um vasoconstritor (p. ex., oximetazolina 0,05%). Como na FESS, a porção superior do processo uncinado é removida para expor adequadamente o recesso frontal, e a segunda lamela é identificada. Utilizando a técnica anteroposterior de Messerklinger, a parede anterior da bolha etmoidal é excisada. A área onde a parede da bolha etmoidal se une ao teto do etmoide é deixada intacta, como um marco anatômico da segunda lamela. A terceira lamela (lamela basal) é identificada continuando-se a etmoidectomia anterior. Na presença de um recesso suprasselar, a parede superior ou posterior da bolha etmoidal é removida completamente. A AEA está mais provavelmente localizada entre as duas lamelas. As características morfológicas ajudam a identificar a artéria, seu trajeto paralelo ao teto do etmoide e uma leve curva posterolateral a anteromedial no seu trajeto, em um ângulo de 20 a 60° com a lâmina papirácea. Após a identificação do canal da AEA, uma pequena

PARTE I Técnicas Intranasais

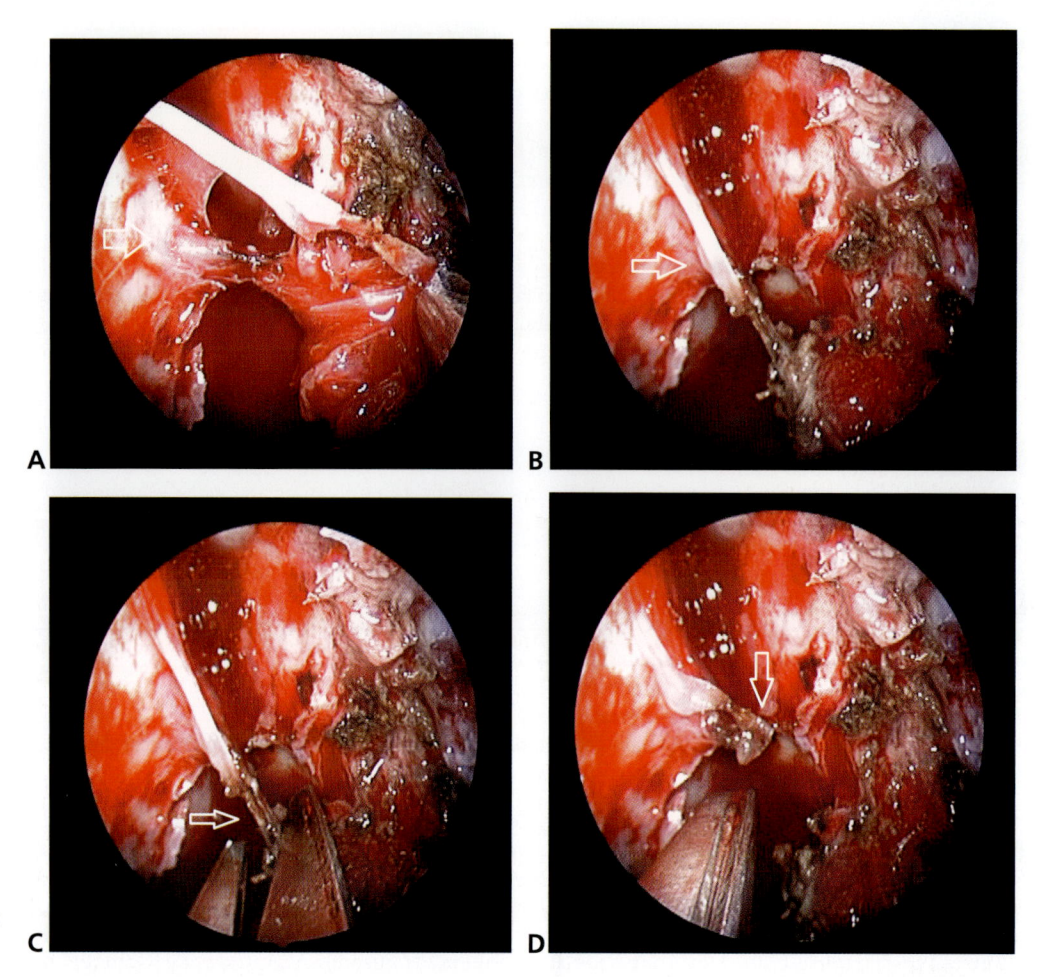

FIGURA 9.2
A: AEA (*seta*) traumatizada, visão endoscópica.
B: Cauterização da AEA (*seta*). **C, D:** Corte da AEA cauterizada (*setas*). (Cortesia de TESAV.)

abertura é realizada pelo delgado osso da lâmina papirácea com uma cureta em J, inferiormente ao canal. A lâmina papirácea anterior, posterior e inferior à AEA é parcialmente descolada e removida na região anterior adjacente à AEA. A área periorbital é identificada e cuidadosamente dissecada para identificar e expor a AEA no interior da órbita. Cuidados são tomados para se evitar lesão da periórbita subjacente, prevenindo o prolapso de tecido adiposo orbital, que pode obscurecer o campo cirúrgico. Depois que a artéria e sua fáscia sobrejacente foram isoladas, o sangramento da artéria pode ser controlado com cautério bipolar, dupla ligadura com material de sutura, ou clipes vasculares.

Se o osso for deiscente, é realizada a cauterização bipolar do vaso (Fig. 9.2A e B). A AEA deve ser manejada delicadamente, tomando cuidado para não a traumatizar. A AEA não deve ser transeccionada (Fig. 9.2C e D), por causa da possibilidade de que a artéria possa se retrair para o interior da órbita, causando um hematoma orbitário (Fig. 9.3A e B). Não deve ser utilizado cautério monopolar. Cautérios monopolares podem transmitir energia térmica diretamente à dura-máter através dos defeitos nas paredes orbitárias (resultando na ruptura da dura ou disseminação intracraniana da corrente) ou disseminação da corrente para o nervo óptico. Defeitos ósseos nesta área podem ser congênitos, relacionados com tumores ou iatrogênicos. O uso de cautério monopolar pode também

FIGURA 9.3
A: Sangramento ativo da AEA (*seta*); ausência de avulsão e retração da AEA para o interior da órbita.
B: Um paciente com avulsão completa da AEA e perda total da visão decorrente da retração da AEA para o interior da órbita. (Cortesia de TESAV.)

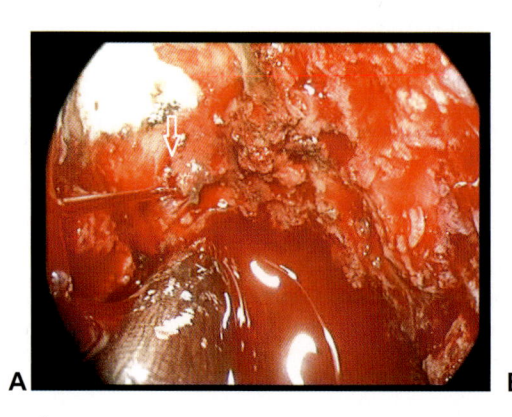

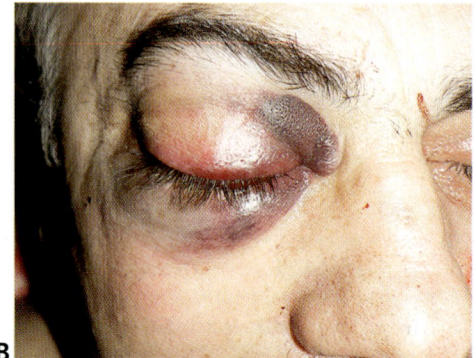

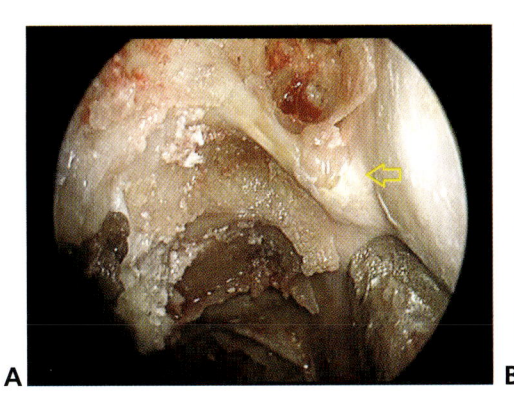

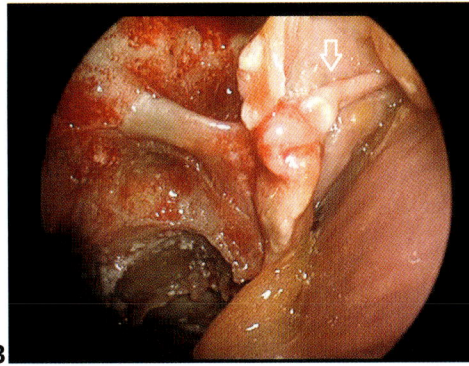

FIGURA 9.4
Mucormicose **(A)** AEA (*seta*). **(B)** Trajeto tortuoso da AEA na órbita (*seta*). Se houver secção completa da AEA e retração da AEA para o interior da órbita, pode ser impossível a identificação e ligadura da AEA. (Cortesia de TESAV.)

levar à avulsão da AEA, que pode então se retrair para o interior do globo, resultando em sangramento continuado e cegueira (Fig. 9.4).

Se o vaso não for cauterizado, um aplicador de clipe angulado é utilizado para ligar o vaso. Após a exposição da artéria na sua margem lateral, a periórbita é descolada do osso acima do plano da base anterior do crânio e posteriormente à AEA. Uma pinça ligaclipe de 30° é utilizada para ligar duplamente a artéria. O ângulo da ligaclipe é importante para visualizar adequadamente a AEA durante este procedimento. Uma pinça ligaclipe reta (clipe aberto) tornaria mais difícil a visualização da artéria com um endoscópio de 0°.

Via de Acesso Externa

Uma tarsorrafia temporária protege a córnea. Uma incisão curvilínea de 1 cm é realizada a meio caminho entre o canto medial e a ponta do dorso nasal, da pele ao periósteo. Hemostasia é obtida com diatermia bipolar, e a dissecção é continuada em um plano subperióstico. O periósteo é descolado do osso nasal na parte inferior da parede medial da órbita. As cristas lacrimais anterior e posterior são identificadas, e o saco lacrimal é afastado lateralmente de forma delicada. A linha de sutura frontonasal é identificada. A AEA é localizada 24 mm atrás da crista lacrimal anterior e é identificada como um afunilamento do periósteo orbital para dentro do osso etmoide, na junção das paredes medial e superior da órbita. A coagulação deste vaso é, então, executada com diatermia bipolar, ou o vaso pode ser duplamente ligado com uma ligaclipe. O uso de cautério monopolar é evitado. A incisão é fechada em duas camadas, Vicryl 4-0 para o tecido subcutâneo e Ethilon/Prolene 4-0 ou Vicryl Rapide subcuticular 4-0 para a pele, com ou sem um dreno a aspiração. A sutura da tarsorrafia é removida. Um curativo é colocado na ferida.

Via de Acesso Externa com Assistência Endoscópica

Depois que o periósteo é identificado e descolado, um endoscópio rígido de 4 mm de 0° é inserido por baixo do periósteo. Sob a direção do endoscópio, o periósteo é descolado sobre a crista lacrimal e a linha de sutura frontoetmoidal, que jaz na porção superior do osso lacrimal. A linha de sutura é, então, acompanhada posteriormente com o auxílio do endoscópio. A AEA é identificada como um afunilamento do periósteo orbital para dentro do osso etmoide localizado 24 mm atrás da crista lacrimal anterior e na junção das paredes medial e superior da órbita. A coagulação deste vaso é, então, realizada com diatermia bipolar, ou o vaso pode ser duplamente ligado com uma ligaclipe.

TRATAMENTO PÓS-OPERATÓRIO

O tratamento pós-operatório dos pacientes após ligadura endoscópica da AEA é quase o mesmo que em outras cirurgias sinusais endoscópicas. A cabeceira do leito fica elevada. Atividades que aumentam a pressão vascular na cabeça devem ser evitadas. O paciente deve ser monitorado quanto à hipertensão e sangramento recorrente. O desenvolvimento de um hematoma orbitário com base na presença de proptose e redução da acuidade visual deve ser avaliado no período pós-operatório inicial. Se o sangramento persistir após a ligadura da AEA, a ligadura da artéria etmoidal posterior ou ligadura transantral da artéria maxilar interna podem ser consideradas. Higiene nasal com *sprays* e irrigações nasais tamponados é realizada até a cicatrização estar completada. Mucosalização completa sobre os hemoclipes ocorre dentro de 1 a 2 meses. Raramente, hemoclipes expostos podem causar formação de crostas persistentes, podendo ser necessária a sua remoção.

COMPLICAÇÕES

As principais complicações da ligadura endoscópica da AEA incluem recidiva do sangramento, lesão orbitária, hematoma orbitário e rinoliquorreia. Trabalhando-se na porção lateral da base do crânio, o risco de uma liquorreia é reduzido. A mucosa do recesso frontal deve ser preservada para evitar retração pós-operatória e obstrução do seio frontal.

PÉROLAS

- A posição da AEA é muito variável, e não é seguro utilizá-la como marco anatômico para qualquer intervenção endoscópica no recesso frontal e vice-versa.
- A AEA é sempre encontrada entre a segunda e terceira lamelas basais, sendo o local mais comum o recesso suprabulbar.
- Se a pneumatização dos seios etmoidais for mais acentuada, então a artéria tende a se situar abaixo da base do crânio e é mais suscetível à lesão cirúrgica.
- O conhecimento pré-operatório da presença de uma célula supraorbital pela TC é útil, uma vez que indica que a AEA tende a ser mais vulnerável à lesão.
- Se uma ligadura da AEA for indicada por causa de uma epistaxe, é necessária uma avaliação completa quanto a etiologias predisponentes e precipitantes de epistaxe. Epinefrina e cocaína podem causar taquicardia e contratilidade miocárdica e demanda de oxigênio aumentadas, que aumentam o risco em pacientes com doença coronariana subjacente.

ARMADILHAS

- A coagulação da AEA deve ser efetuada com diatermia bipolar. Cautérios monopolares não devem ser utilizados em razão do risco de lesão direta a estruturas críticas vizinhas.
- A AEA deve ser manejada delicadamente, tomando-se cuidado para não a traumatizar. Se a AEA for avulsionada, e se ela se retrair para o interior da órbita, a pressão orbitária aumenta, podendo levar à cegueira. Tratamento urgente é necessário e pode exigir uma cantotomia lateral e cantólise, bem como tratamento clínico para reduzir a pressão intraorbitária.
- Após a identificação do canal da AEA e durante a preparação da AEA para clipagem, cuidados devem ser tomados para evitar lesão da periórbita subjacente e para evitar prolapso do tecido adiposo orbitário, que pode obscurecer o campo cirúrgico.

INSTRUMENTOS A TER DISPONÍVEIS

- Bandeja padrão de cirurgia endonasal.
- Ligaclipe.
- Pinça cortante.
- Exploradores.
- Curetas de seio frontal.
- Cautérios bipolares.
- Eletrodo com aspiração bipolar.
- Pinca bipolar Take-Apart.
- Broca de diamante endonasal.
- 4 mm de 0°.
- Endoscópio Storz Hopkins.
- Endoscópio Storz Hopkinsde 4 mm e 45°.
- Sistema de videoendoscopia.

LEITURA SUGERIDA

Lee WC, Ming Ku PK, van Hasselt CA. New guidelines for endoscopic localization of the anterior ethmoidal artery: a cadaveric study. *Laryngoscope* 2000;110:1173–1178.

Moon HJ, Kim HU, Lee JG, et al. Surgical anatomy of the anterior ethmoidal canal in ethmoid roof. *Laryngoscope* 2001;111:900–904.

White DV, Sincoff EH, Abdulrauf SI. Anterior ethmoidal artery: microsurgical anatomy and technical considerations. *Neurosurgery* 2005;56:406–410.

Araujo Filho BC, Weber R, Pinheiro Neto CD, et al. Endoscopic anatomy of the anterior ethmoidal artery: a cadaveric dissection study. *Rev Bras Otorinolaringol* 2006;72:323–328.

Simmen D, Raghavan U, Briner HR, et al. The surgeon's view of the anterior ethmoid artery. *Clin Otolaryngol* 2006;31:187–191.

Pletcher SD, Metson R. Endoscopic transorbital ligation of the anterior ethmoid artery. *Oper Tech Otolaryngol* 2008;19:199–201.

Yang Y, Lu Q, Liao J, et al. Morphological characteristics of the anterior ethmoidal artery in ethmoid roof and endoscopic localization. *Skull Base* 2009;19:311–317.

10 LAVAGEM ANTRAL

Elina M. Toskala

INTRODUÇÃO

O interesse pelas doenças do seio maxilar começou no século XVII, sendo a trepanação do antro para tratamento de supurações o procedimento mais comum no seio maxilar naquele período. Uma das primeiras descrições de uma antrostomia foi feita por Gooch na década de 1770. A punção de rotina do meato inferior se tornou mais comum na década de 1880 após as publicações que descreveram a agulha, trocarte e estilete para punção da parede do meato inferior. Em 1890, Lichwitz inventou a cânula acompanhada com a agulha de perfuração. Procedimentos cirúrgicos subsequentes mantiveram a abertura para o antro através da fossa canina aberta para repetidas lavagens. Caldwell (1893), Seanes Spicer (1894) e Luc (1897) utilizavam a incisão na fossa canina, mas a fechavam após a remoção da mucosa infectada e a criação de uma antrostomia intranasal.

A sinusite maxilar aguda (AMS) é um problema comum de saúde, afetando 2% das pessoas com infecções do trato respiratório superior (URIs). Deve-se suspeitar de AMS em pacientes com uma história de URI viral recente e sintomas de rinorreia purulenta, obstrução nasal e, frequentemente, dor facial, que se mantêm por mais de uma semana após começarem os sintomas iniciais. Os métodos diagnósticos variam, e não existe um método único que possa ser utilizado para diagnosticar definitivamente uma AMS bacteriana não complicada, exceto a aspiração do seio maxilar. Os métodos de imagem não diferenciam infecções bacterianas de virais. A ultrassonografia também é utilizada em alguns países, embora raramente nos Estados Unidos.

A AMS é por definição uma inflamação da mucosa do seio paranasal com retenção de líquido (exsudato purulento) nos seios. Este fluido está contaminado por bactérias na maioria dos casos. O edema da mucosa do complexo ostiomeatal leva ao bloqueio da drenagem do seio maxilar e, em alguns casos, do seio frontal, resultando em uma sensação de pressão aumentada e dor na face.

A punção do seio e a aspiração do líquido para cultura bacteriana são consideradas o padrão ouro no diagnóstico da sinusite maxilar. Também foi comprovado que culturas obtidas por endoscopia nasal rígida são um método confiável para detectar os principais patógenos na AMS, sendo mais fáceis de obter.

Na maioria dos casos, a primeira linha de terapia é com antibióticos e descongestionantes nasais, sem culturas bacterianas. Quando persistem os sintomas, a lavagem antral tem sido usada para aliviar a sensação de pressão nos seios, melhorando também a patência do óstio maxilar. Admite-se que a lavagem com remoção das bactérias melhora a resolução da infecção do seio, sendo o óstio aberto pela pressão da solução salina utilizada para lavagem. A lavagem antral também fornece material para cultura de bactérias causadoras dos sintomas persistentes, o que permite com que se dirija o tratamento antibiótico com base na sensibilidade das bactérias aos antibióticos, em vez dos tratamentos antibióticos empíricos que são frequentemente utilizados no início da AMS (Fig. 10.1).

Embora a lavagem antral tenha saído de moda, ela é um procedimento efetivo, rápido e barato com uma longa história de sucesso. De fato, até agora, não houve estudos controlados que comparassem a lavagem antral com a dilatação por balão do óstio do seio maxilar. Embora a dilatação com balão do óstio esteja atualmente em voga, ainda há uma falta de evidências de eficácia comprovada da conduta mais cara da dilatação com balão.

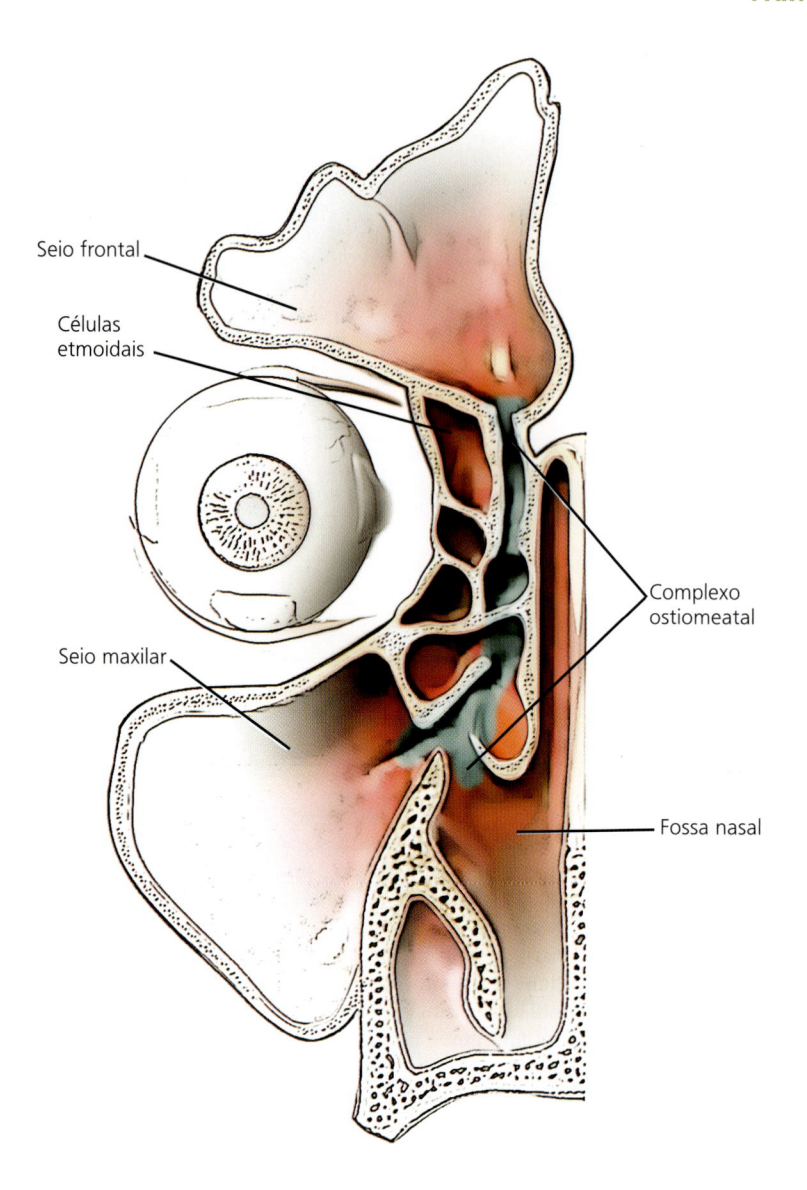

FIGURA 10.1
Esquema do seio maxilar, óstio, unidade osteomeatal e fossa nasal.

HISTÓRIA

O paciente típico encaminhado para lavagem antral apresenta-se com uma história recente de uma URI. Embora os sintomas virais possam ter se resolvido, o paciente se apresenta com dor localizada e pressão na área de um dos seios maxilares. O paciente usualmente iniciou a antibioticoterapia prescrita pelo seu médico de atenção primária, mas continua a apresentar desconforto progressivo localizado na área do seio maxilar comprometido. O desconforto interfere com o sono do paciente e não é aliviado por agentes anti-inflamatórios ou um descongestionante nasal tópico. O paciente sente que a área sobre o seio está edemaciada e relata uma febre de baixo grau. Frequentemente não é descrita cefaleia frontal ou no vértice. Sintomas de dor nos dentes devem ser procurados.

EXAME FÍSICO

O exame da face pode ser normal, embora em alguns casos possam estar presentes edema e equimose. Os movimentos extraoculares devem estar preservados. A rinoscopia anterior mostra secreções na fossa nasal, com edema e eritema da mucosa. Pode haver dor à palpação do seio maxilar afetado, e o paciente relata uma sensação de pressão na área da bochecha, quando a cabeça é inclinada para frente. O exame da faringe e laringe demonstra algum grau de exsudato purulento. A endoscopia nasal frequentemente revela um marcado edema no meato médio com exsudato purulento no lado afetado. Há uma redução à transiluminação sobre o seio maxilar afetado. O seio maxilar contralateral e ambos os seios frontais em geral transiluminam normalmente. A dentição maxilar deve ser examinada, e os dentes, percutidos individualmente com um abaixador de língua. Caso isso desencadeie dor, deve-se suspeitar de um abscesso periapical, gerando dor facial, assemelhando-se à dor da sinusite maxilar.

INDICAÇÕES

- Sinusite maxilar bacteriana aguda, causando sintomas de pressão e dor na face média.
- Uma sensação de dormência nos dentes ou sintomas que não se resolvem com o tratamento clínico sintomático.
- A infecção respiratória superior persistiu por mais de 7 dias, e o paciente concorda com o procedimento.
- Exames de imagem do seio maxilar podem ser feitos por radiografia plana, para identificar o grau de pneumatização, na presença de opacificação do seio maxilar ou nível hidroaéreo. Entretanto, este estudo não fornece informações confiáveis sobre doença etmoidal associada. Crianças pequenas devem ser submetidas a lavagens antrais apenas sob anestesia geral. Isto deve ser realizado, por exemplo, quando um paciente é submetido à adenoidectomia ou timpanotomia, apresentando uma AMS que não se resolveu com antibióticos e descongestionantes, e a radiografia demonstra que a criança possui seios que foram aerados e suficientemente desenvolvidos para efetuar o procedimento.
- Pacientes que estão sob ventilação mecânica podem desenvolver sinusite, e lavagem antral pode ser efetuada à beira do leito, sob anestesia local, para melhorar a remoção sinusal de secreções purulentas que, caso contrário, podem retardar a recuperação global do paciente.

CONTRAINDICAÇÕES

- As principais contraindicações à lavagem sinusal são anatômicas, idade jovem e recusa do paciente. É melhor evitar lavagens do seio maxilar sob anestesia local em pacientes que estão ansiosos, uma vez que eles estejam sujeitos a algum desconforto e um som em estalido, quando o trocarte penetra no seio.
- Em pacientes submetidos a cirurgias sinusais prévias, envolvendo a porção inferior da parede medial do seio maxilar, incluindo Caldwell-Luc, antrostomia inferior ou maxilectomia medial, o trocarte poderia penetrar através da parede posterior do seio maxilar. Os médicos devem sempre indagar quanto à cirurgia sinusal precedente antes de prosseguir com a lavagem. A presença de espessamentos ósseos ou de um seio maxilar pouco desenvolvido nos exames de imagem constitui uma contraindicação à lavagem de seio maxilar.
- Uma fratura orbitária do tipo *blowout* precedente.
- A maioria dos pacientes em idade escolar ou mais velhos tolera o procedimento sob anestesia local; crianças mais jovens necessitam de anestesia geral.
- Se houver uma suspeita de tumor à endoscopia nasal ou exame de imagem, a lavagem maxilar está contraindicada.

PLANEJAMENTO PRÉ-OPERATÓRIO

Os estudos de imagem do paciente devem ser revistos para assegurar que existe pneumatização adequada do seio maxilar e que o osso não está espessado a um ponto em que a punção seria difícil. Uma boa iluminação, uma cadeira que pode ser deitada, caso o paciente apresente uma síncope, e um assistente são necessários para este procedimento. O aspecto crítico do procedimento é aconselhar o paciente sobre o que acontecerá e por quê. O procedimento deve ser explicado ao paciente, passo a passo. É importante explicar que mesmo apesar de a lavagem não causar dor, ele poderia sentir desconforto, quando a cânula com a agulha penetrar no seixo maxilar e que poderia haver um som em estalido, quando a parede meatal medial for puncionada. O paciente deve também saber que pode ocorrer uma sensação de pressão aumentada quando a solução salina for irrigada pela primeira vez no interior do seio, antes que o seio comece a drenar, e a pressão diminua. Os pacientes são também solicitados a dizer ao médico se há uma sensação de dor ou pressão em torno do olho ou dor grave no seio, quando a lavagem com soro é iniciada. Deve-se discutir antes do procedimento a possibilidade de um sangramento no local de punção durante o tratamento. Um avental plástico ou outra veste deve ser colocado sobre o paciente, para, proteger sua roupa de extravasamentos de solução salina, sangue e muco. Um assistente é necessário para ajudar, quando a cânula com a agulha penetrar no seio, e a lavagem salina for iniciada. O médico deve manter a agulha no lugar, enquanto o assistente maneja a seringa para esvaziar seu conteúdo no interior do seio.

TÉCNICA CIRÚRGICA

Anestesia

Obtido consentimento informado, lidocaína 4% é nebulizada na fossa nasal. O médico pode realizar este procedimento, utilizando um fotóforo e espéculo nasal. Um porta-algodão montado embebido em lidocaína 4% com adrenalina 1:1.000 ou solução de cocaína* 4% é introduzido no terço médio do meato inferior. A realização da punção nesta área evita a área do ducto nasolacrimal. Adicionalmente, esta parte do osso maxilar, especialmente na porção superior do meato inferior, é mais delgada do que o osso mais inferior, próximo ao assoalho do nariz anteriormente. Eu utilizo fotóforo e espéculo nasal para esta parte do procedimento. A fim de assegurar que esta área seja adequadamente anestesiada, eu introduzo o porta-algodão montado posterior, lateral e ligeiramente caudalmente, na

---

*N. do T.: a cocaína não está disponível para uso médico no Brasil.

direção do canto do olho, para a parede maxilar medial abaixo da concha inferior. Mechas de algodão com cordões e mesmo creme de lidocaína (EMLA) são efetivos para a anestesia local antes de lavagem antral. Se porta-algodões montados forem utilizados para irrigação antral bilateral, eles devem-se cruzar alguns centímetros à frente do nariz. A fim de assegurar que permaneçam no lugar, é aconselhável esparadrapá-los juntos e também à ponta do nariz até que sejam removidos. Eu frequentemente aguardo 15 minutos para ter certeza de que a anestesia local foi suficiente. O paciente é orientado quanto ao fato de que quando seu lábio superior fica dormente, isto indica que há anestesia suficiente (Figs. 10.2 e 10.3).

Punção Maxilar e Lavagem

A lavagem antral maxilar é tipicamente efetuada pelo meato inferior. Entretanto, a punção da fossa canina também pode ser utilizada. Para as finalidades desta descrição, descrevemos o acesso meatal inferior, mais comumente utilizado. Contudo, se a visualização endoscópica do óstio natural ou uma dilatação com balão transantral do óstio natural for requerida, a via de acesso da fossa canina seria utilizada, e esta área apropriadamente anestesiada, com anestesia tópica e infiltração local.

Quando a anestesia local é suficiente e foi confirmada, movendo-se o aplicador de algodão de encontro à parede maxilar, os porta-algodões são removidos. Eu, então, introduzo o trocarte e cânula abaixo da concha inferior, na junção do terço anterior e os dois terços posteriores do meato inferior e dirigidos para o canto lateral do paciente (Figs. 10.2 a 10.4A). O osso da parede meatal é muito delgado próximo à fixação da concha e fácil de puncionar em comparação ao osso espesso próximo ao assoalho do nariz, que seria difícil de penetrar. Isto fornecerá um ângulo de entrada apropriado. Eu seguro a cânula com a extremidade proximal na palma da minha mão e o dedo indicador posicionado firmemente ao longo da cânula, de tal modo que ela não possa penetrar demasiado profundamente. Minha outra mão é utilizada para suportar delicadamente a cabeça do paciente. Em muitos casos, é preferível usar a mão direita para puncionar o lado direito, e a mão esquerda para puncionar o lado esquerdo, a fim de fornecer o ângulo adequado para a cânula e suficiente suporte da mão para permitir a entrada no seio. Eu insiro o trocarte e cânula com um movimento de perfurar e com pressão constante, de modo a perfurar delicadamente o osso do meato inferior. Uma vez que a cânula tenha sido inserida pela parede óssea (Fig. 10.4B), ela pode tocar delicadamente a parede posterior do seio maxilar e, então, é puxada de volta 1 a 2 cm para se ter certeza de que está no meio do seio, afastada da mucosa, periósteo e do assoalho da órbita. A agulha é retirada da cânula.

A aspiração do seio deve ser realizada após a punção inicial, antes da lavagem do seio, para reduzir o potencial de contaminação nasal e para ter certeza quanto à posição da cânula. A agulha (trocarte) é, então, removida da cânula sem mudar a posição da cânula no seio, e a cânula é conectada ao tubo de irrigação, que já está conectado a uma

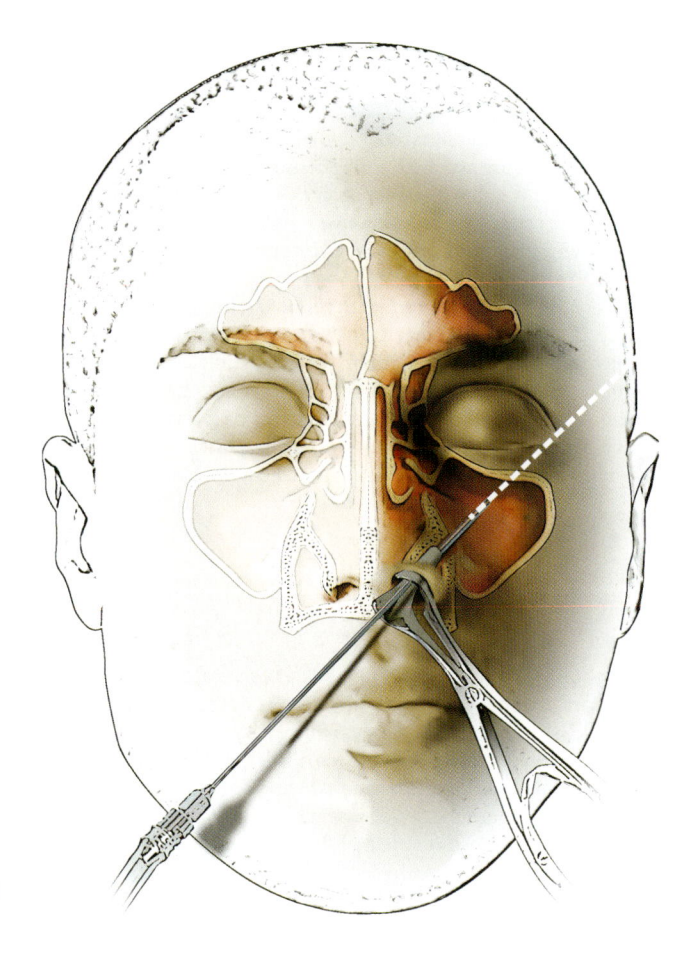

FIGURA 10.2
Visão frontal ilustrando a direção para introdução da cânula.

CAPÍTULO 10 Lavagem Antral

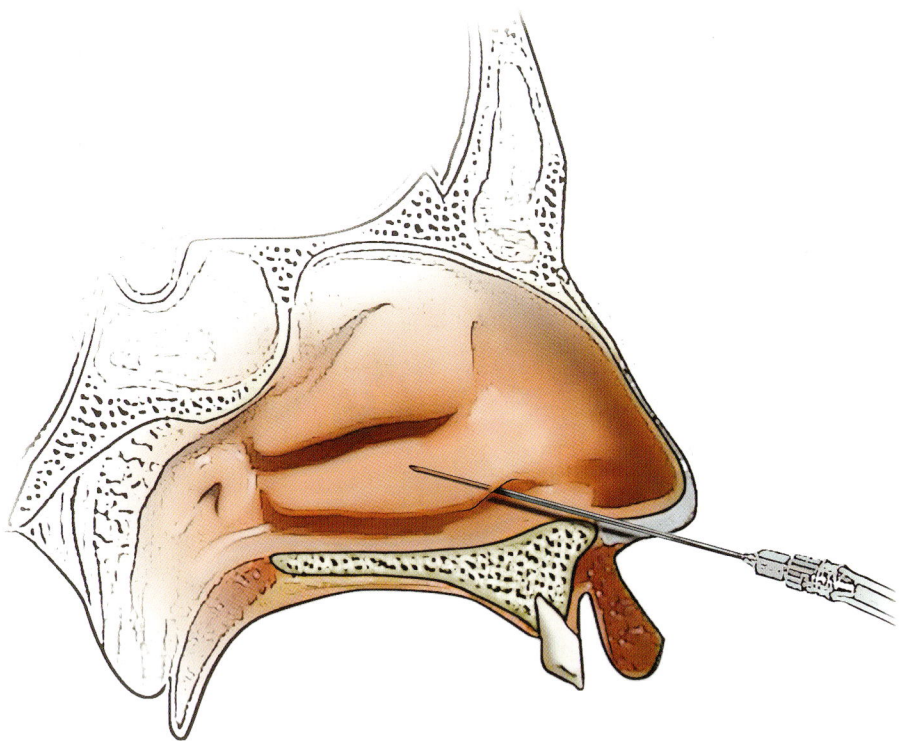

FIGURA 10.3
Visão sagital demonstrando o posicionamento correto da cânula.

seringa de 20 mL cheia com solução de NaCl 0,9% à temperatura corporal. O paciente é solicitado a colocar seu queixo na direção do seu tórax, e o assistente deve segurar uma cuba-rim embaixo do nariz ou do mento para coletar o líquido de lavagem. Eu peço ao assistente para lentamente empurrar o soro fisiológico para dentro do seio, a partir da seringa, enquanto eu seguro a cânula no lugar (Fig. 10.4C). O paciente é cuidadosamente observado quanto a algum intumescimento da órbita. Caso o paciente desenvolva qualquer dor, a lavagem é interrompida, a cânula movida ligeiramente, e a lavagem reiniciada. Se houver dor intensa ou se ocorrer qualquer intumescimento, o pro-

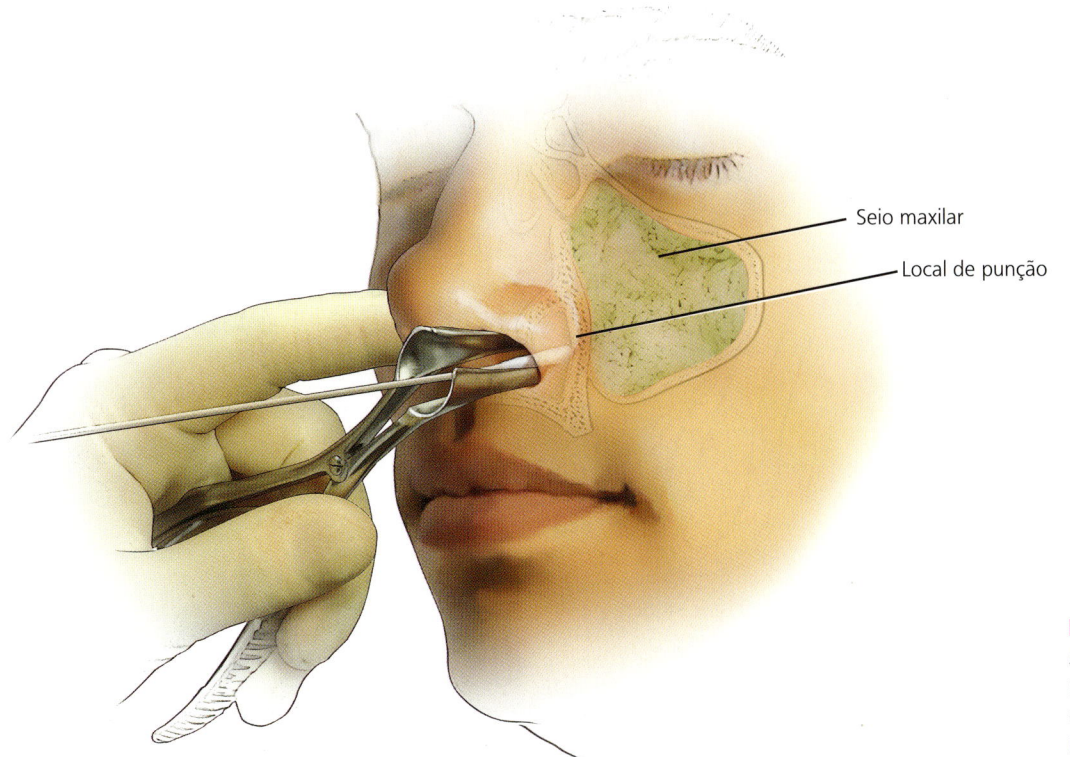

FIGURA 10.4
A–D: Passos do procedimento de punção do seio maxilar. Colocação do porta-algodão montado. (*Continua.*)

A

Local de punção

B

C

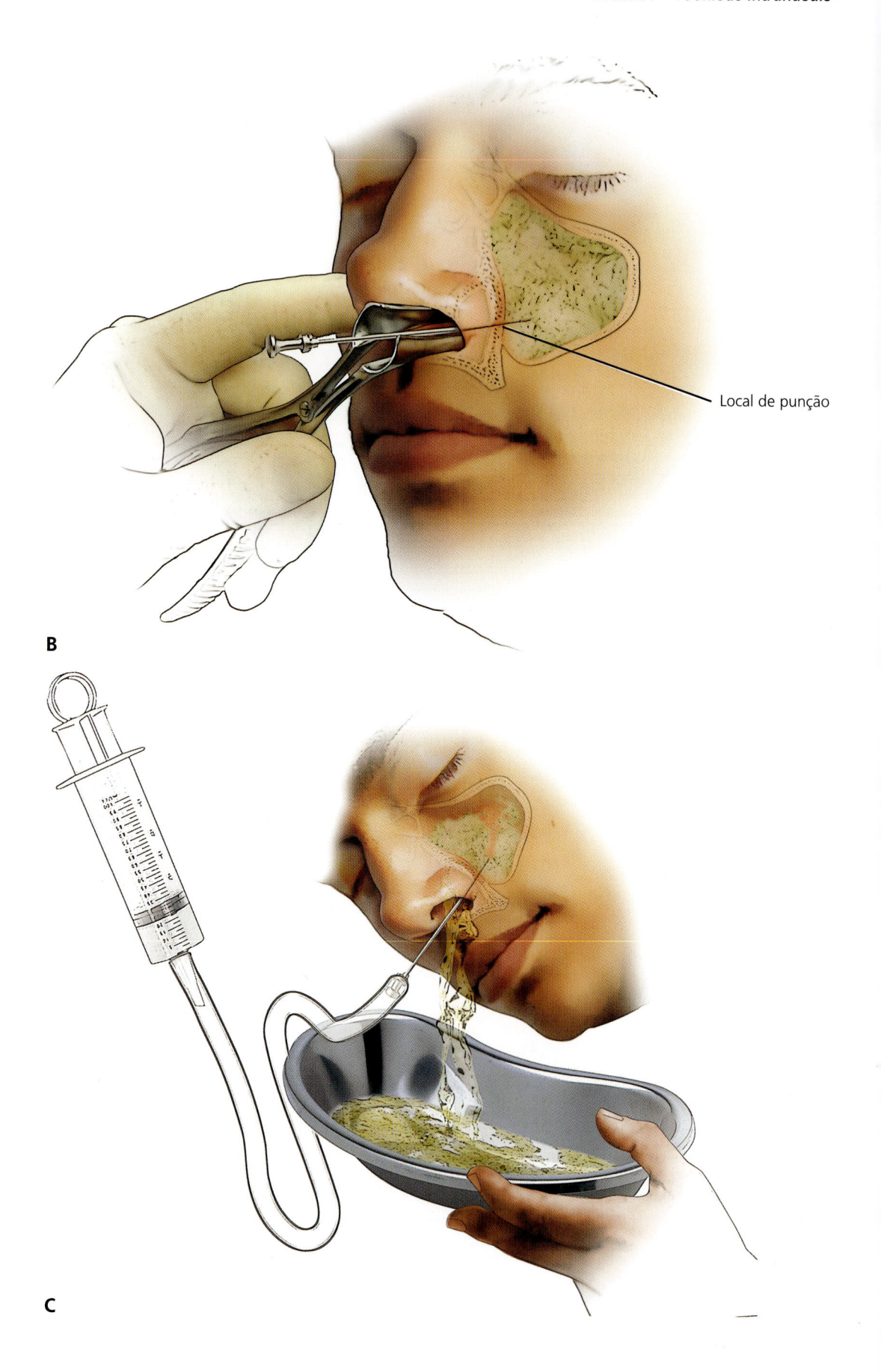

FIGURA 10.4 (*Cont.*)

CAPÍTULO 10 Lavagem Antral

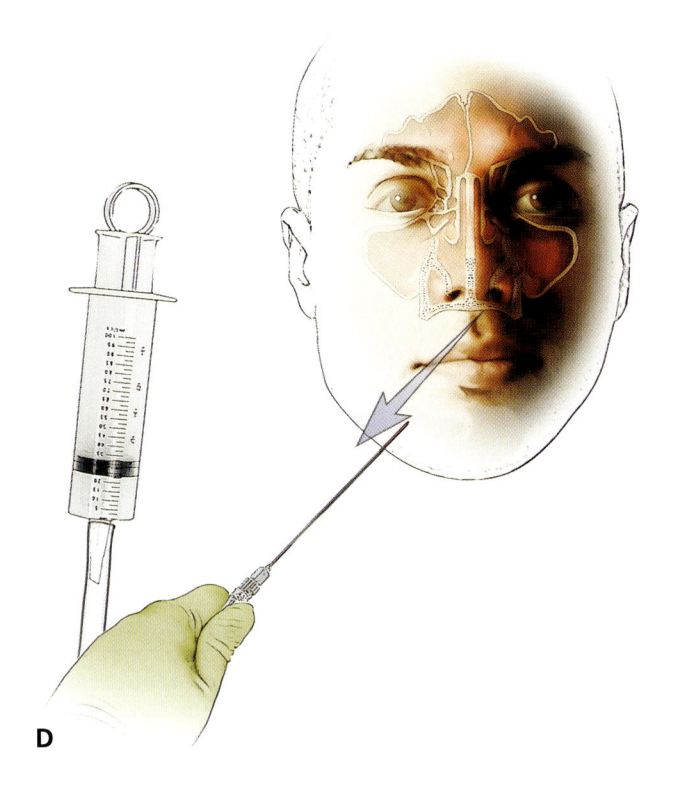

D

FIGURA 10.4 (Cont.)

cedimento é suspenso, e a cânula é removida do seio. Na maioria dos casos, a solução salina fluirá suavemente, depois que o assistente começa a lavagem, e deve ser fácil esvaziar completamente a seringa. Se houver um volume importante de exsudato purulento saindo do seio ao término da primeira lavagem, o procedimento deve ser repetido, até que o líquido retorne claro.

Depois que eu terminei a lavagem, eu removo a cânula delicada, mas firmemente (Fig. 10.4D). O paciente deve, então, ser solicitado a delicadamente assoar o nariz. Se uma lavagem bilateral estiver indicada, ambos os lados devem ser anestesiados ao mesmo tempo, e todos os porta-algodões removidos antes de se iniciar a irrigação no primeiro lado. O líquido da lavagem é coletado e enviado para culturas bacterianas e fúngicas.

TRATAMENTO PÓS-OPERATÓRIO

Os pacientes devem evitar qualquer esforço e atividade física intensa no dia da lavagem. Existe um risco de sangramento no local da punção, se a pressão arterial do paciente aumentar significativamente. Se o paciente estiver em uso de anticoagulantes, deve ser observado cuidadosamente após a punção por 30 minutos a 1 hora antes de ser liberado.

COMPLICAÇÕES

O local da punção pode sangrar durante ou após o procedimento. É aceitável observar o paciente e lhe pedir para se sentar com sua cabeça para trás, respirar tranquilamente através do nariz, e deixar o sangue fluir pela garganta e ser deglutido. Isto frequentemente contém o sangramento. Se o sangramento não parar em 10 a 15 minutos ou se o sangramento for profuso, o meato inferior deve ser aspirado, e um fragmento de Gelfoam embebido em adrenalina 1:1.000 deve ser colocado no local da punção. Pressão local também pode ser aplicada com Gelfoam adicional ou um cotonoide colocado contra o Gelfoam. Um porta-algodão montado embebido em adrenalina pode ser similarmente utilizado para esta finalidade. O Gelfoam pode ser mantido no lugar, sendo reabsorvido em alguns dias. Na vasta maioria dos casos, isto é suficiente para deter o sangramento. Em muitas raras ocasiões, poderia ser necessário colocar um tampão de gaze anterior no meato inferior. Se isto acontecer, deve-se prescrever um antibiótico profilático e reavaliado na clínica no dia seguinte.

Caso a órbita seja penetrada inadvertidamente, e um intumescimento se desenvolva em torno da órbita ao começar a lavagem, o procedimento deve ser interrompido imediatamente, e a complicação discutida com o paciente. Antibióticos são iniciados para profilaxia de infecção. Uma consulta com oftalmologista é essencial, se houver alguma dor, intumescimento persistente, ou hemorragia na órbita. A visão do paciente e os movimentos extraoculares devem ser avaliados, e uma reavaliação marcada para o dia seguinte. O paciente é orientado a relatar qualquer intumescimento adicional ou outros sintomas.

RESULTADOS

Na maioria dos casos, a lavagem antral alivia imediatamente a sensação de pressão e dor no seio afetado. Punção e lavagem também ajudam a identificar as bactérias que estão causando a doença e a detectar a sensibilidade aos antibióticos, eventualmente redirigindo o tratamento antimicrobiano já iniciado. Ela abre o óstio maxilar muitas vezes fechado (fechamento este que prejudica a limpeza mucociliar e a ventilação do seio), bem como proporciona limpeza mecânica. Se necessário, o procedimento pode ser repetido semanalmente, até que a inflamação regrida. Adicionalmente, cânulas de demora estão disponíveis para introdução através de uma punção do meato inferior, para que irrigações contínuas possam ser realizadas, caso necessário.

PÉROLAS

- É importante usar anestesia local suficiente e conceder tempo suficiente para ela funcionar. O procedimento não deve ser doloroso!
- Seja delicado, mas firme quando puncionar a parede do seio, explique o tempo todo o que você está fazendo e por que e pergunte repetidamente ao paciente como ele está se sentindo. Isto ajuda o paciente com a sua tensão e é útil para guiar o cirurgião em uma fase inicial, caso ocorra qualquer problema. Não ignorar as queixas do paciente. O procedimento não deve ser realizado em pacientes ansiosos que tendem a não tolerá-lo.
- Encontrar a parede maxilar posterior com a ponta da cânula primeiramente, e então puxar a cânula 1 cm anterior na cavidade maxilar. Não forçar o líquido de irrigação contra resistência; isto poderia causar dano orbitário ou ruptura da mucosa.
- Se o paciente apresentar sinusites maxilares unilaterais recorrentes que necessitem de punções e lavagem maxilares, é importante considerar uma origem dentária para a infecção. Por conseguinte, uma consulta odontológica deve ser marcada.

ARMADILHAS

- Não rever adequadamente os estudos de imagem do paciente.
- Efetuar o procedimento em um paciente muito ansioso ou muito jovem.
- Deixar de aplicar anestesia adequada.
- Forçar o líquido contra resistência.
- Forçar o líquido para o interior da órbita.

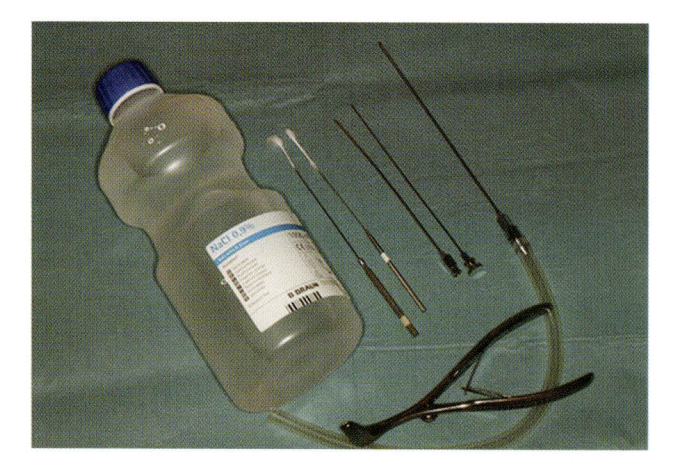

FIGURA 10.5 Equipamento para lavagem maxilar. (Cortesia de T. Kinnari, MD e T. Klockars, MD.)

INSTRUMENTOS A TER DISPONÍVEIS

- Espéculo nasal.
- Trocarte e cânula.
- Tubo plástico com conector à cânula.
- Soro fisiológico (NaCl 0,9%) a 37°C.
- Seringa de 50 mL (Fig. 10.5).

LEITURA SUGERIDA

Gwaltney JM Jr, Jones JG, Kennedy DW. Medical management of sinusitis: educational goals and management guidelines. The International Conference on Sinus Disease. *Ann Otol Rhinol Laryngol Suppl* 1995;104(Suppl 167):22–30.

Ramadan HH, Owens RM, Tiu C, *et al.* Role of antral puncture in the treatment of sinusitis in the intensive care unit. *Otolaryngol Head Neck Surg* 1998;119(4):381–384.

Lund V. The evolution of surgery on the maxillary sinus for chronic rhinosinusitis. *Laryngoscope* 2002;112:415–419.

11 DILATAÇÃO TRANSNASAL POR BALÃO

Michael Setzen

INTRODUÇÃO

Trinta e sete milhões de americanos sofrem de rinossinusite crônica (CRS). O tratamento começa pela terapia clínica e, se isto falhar, a cirurgia sinusal endoscópica (ESS) é o fundamento do tratamento. O tratamento clínico deve ser mantido por 3 a 4 semanas e, por vezes, 12 semanas, incluindo o uso de alguns, ou todos os seguintes: antibióticos, *sprays* nasais de esteroides, esteroides orais, anti-histamínicos, antileucotrienos, soro fisiológico, analgésicos, inalações e hidratação.

Os objetivos da ESS incluem melhorar a aeração, ventilação e drenagem do seio ou seios comprometidos, através da remoção de tecido inflamatório e/ou osso osteítico.

A ESS foi aperfeiçoada desde o seu início, no começo dos anos 1980. Este avanço ocorreu como resultado do aperfeiçoamento dos métodos de imagem dos seios paranasais, como a tomografia computadorizada (TC) multiplanar e a introdução do endoscópio. Com o advento da instrumentação a motor (microdebridador), navegação cirúrgica, e, mais recentemente, tecnologias de cateter balão (BCT), as técnicas e instrumentos utilizados em ESS testemunharam uma importante evolução na última década.

O conceito da preservação das estruturas normais, provendo simultaneamente a drenagem e ventilação dos seios foi promovido nos últimos 35 anos, inicialmente por Messerklinger e Stammberger e depois por Kennedy, que introduziu o conceito nos Estados Unidos, em 1985, e chamou esta conduta conservadora "Cirurgia Sinusal Endoscópica Funcional". A instrumentação utilizada para realizar este objetivo de preservação de tecidos criando simultaneamente uma drenagem de saída incluiu pinças, curetas e microdebridadores.

Stammberger assinalou que a remoção delicada das células obstrutivas no recesso frontal permite a drenagem do ducto de drenagem do seio frontal, preservando assim a mucosa do seio frontal. Kennedy observou que, após a remoção da mucosa patológica de um seio, o tecido regenerado apresentava densidade ciliar notavelmente reduzida e, por essa razão, recomendou que uma técnica que poupe a mucosa seja utilizada, sempre que possível.

Em um esforço para ser ainda mais conservador a respeito da remoção de tecido, a BCT sinusal foi introduzida na Otorrinolaringologia, baseando-se no sucesso recente observado com a sua aplicação em Cardiologia, Urologia, Gastroenterologia e Cirurgia Vascular. O uso de balões foi descrito pela primeira vez, em 2005, quando um estudo em cadáver demonstrou sua segurança e exequibilidade para dilatação dos seios paranasais. Isto foi seguido pelo estudo "o primeiro no homem" de Bolger e Brown, em que a dilatação com cateter balão foi efetuada com sucesso em 10 pacientes com CRS.

A tecnologia de balão forneceu ao cirurgião uma ferramenta adicional para navegar nos óstios dos seios frontais, esfenoidais e maxilares. Dilatação com balão transnasal, ou mais bem chamada agora dilatação ostial sinusal com balão, permite ao cirurgião acessar os óstios sinusais por via endonasal, sendo a dilatação do óstio estreitado realizada pela insuflação de balão. Particularmente em referência ao seio frontal, que historicamente representa o maior desafio técnico de todos os seios paranasais em termos de acesso, aparelhos com balão podem ajudar a localizar o óstio do seio frontal e seu ducto de drenagem com a subsequente dilatação do óstio sinusal comprometido. Se necessário, pode-se então realizar uma cirurgia tradicional no seio frontal, caso o balão isoladamente não propicie uma via adequada de drenagem. O sistema do balão é desenhado para microfraturar e mobilizar os fragmentos ósseos que rodeiam os óstios sinusais, inflando-se o cateter balão a um diâmetro específico sob alta pressão.

A tecnologia foi promovida principalmente por duas companhias: Acelarent, Inc. (Menlo Park, CA, EUA), Relieva Spin device (Fig. 11.1), e Entellus Medical, Inc. (Maple Grove, MN, EUA), Gen2 Xpress device (Fig. 11.2).

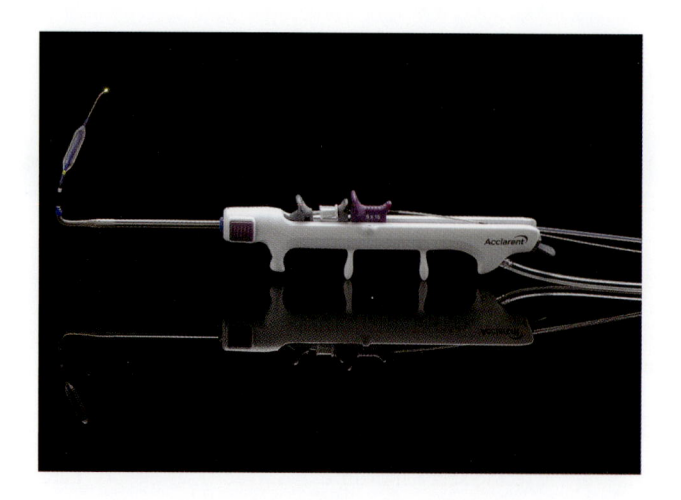

FIGURA 11.1
Aparelho Relieva Spin.
(Cortesia de Acclarent Inc.)

A Acclarent começou investigando a exequibilidade desta tecnologia para os seios paranasais, em 2002. Seu sistema de dilatação com balão foi aprovado pela U.S. Food and Drug Administration (FDA), em 2005, e lançado como sinoplastia com balão. Com este procedimento, um cateter-guia é inserido na fossa nasal sob visualização endoscópica e a seguir um fio-guia flexível é introduzido na luz do cateter até atingir o seio-alvo. Um cateter balão é, então, passado sobre o fio, utilizando-se a técnica de Seldinger, e o óstio sinusal é dilatado. Desde aquela época, mais de 6.500 otorrinolaringologistas foram treinados em sinoplastia com balão, e mais de 300.000 pacientes foram operados até agora, com 30.000 tendo se submetido a este procedimento em um contexto de consultório.

A Entellus Medical reconheceu que havia um problema para ganhar acesso ao óstio do seio maxilar por via transnasal com o BCT original. Uma vez que isto tenha sido essencialmente efetuado como um procedimento cego, óstios de seio maxilar acessórios estavam frequentemente sendo canulizados em vez do óstio natural verdadeiro. Consequentemente, eles desenvolveram uma via de acesso transantral em que acesso direto ao óstio do seio maxilar era realizado via fossa canina, de tal modo que não havia manipulação intranasal. Este aparelho foi chamado Functional INfundibular Endoscopic Sinus System e foi aprovado pela FDA, em 2008. Subsequentemente, a Entellus desenvolveu o XprESS Multi-Sinus Dilation Tool, um aparelho com balão que consiste em um palpador sinusal curvo (*sinus seeker*), com uma extremidade maleável e balão deslizável sobrejacente para canulização endoscópica transnasal dos seios paranasais. Diferentemente do balão Acclarent, nenhum fio ou cateter é necessário.

O uso do balão para o tratamento das sinusopatias é tríplice:

A. Isoladamente: O balão é utilizado para encontrar e dilatar o óstio do seio (p. ex., o seio maxilar) sem remoção de tecido ou qualquer cirurgia sinusal adicional.
B. Procedimento híbrido: (a) O balão é utilizado para identificar o óstio (p. ex., o seio frontal) e dilatá-lo, e se houver necessidade, uma ESS tradicional é, então, realizada em um seio afetado não relacionado. Esta é uma forma de

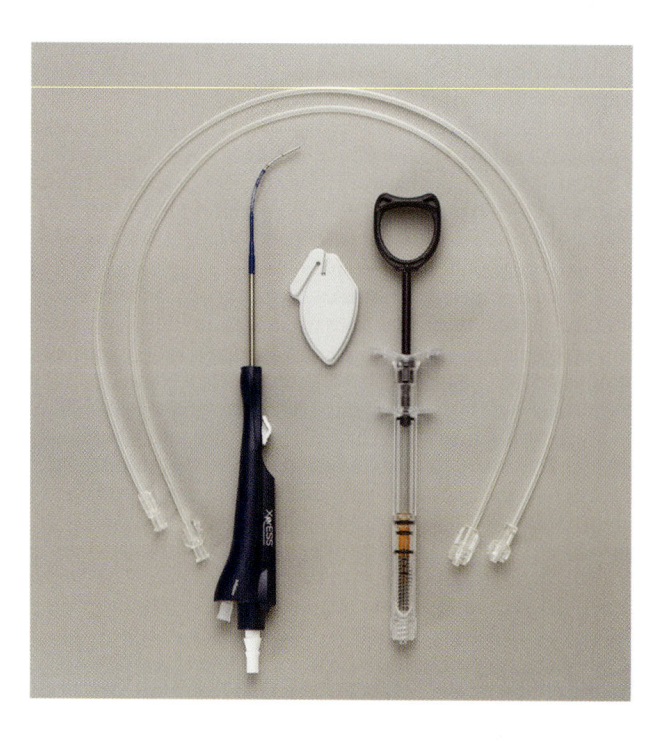

FIGURA 11.2
Aparelho Gen2 Xpress
(Reimpressa com permissão de Entellus Medical, Inc.)

CAPÍTULO 11 Dilatação Transnasal por Balão

cirurgia híbrida, isto é, isolada em um seio e ESS em outro seio. (b) O balão é utilizado como um detector do óstio (p. ex., óstio do seio frontal) e uma ESS tradicional efetuada no mesmo seio, uma vez que o seu óstio tenha sido localizado e dilatado. Esta é outra forma de cirurgia híbrida, isto é, dilatação com balão e ESS no mesmo seio.

HISTÓRIA

- O paciente tipicamente tem doença limitada dos seios paranasais com ou sem comprometimento etmoidal mínimo. Isto pode ser:
  - Um frontal isolado ou ambos os seios frontais.
  - Um maxilar isolado ou ambos os seios maxilares.
  - Esfenoidal isolado ou ambos os seios esfenoidais.
  - Uma combinação de quaisquer dos acima.
- As melhores indicações são em indivíduos debilitados idosos que não são candidatos a um procedimento extenso de ESS, nem a anestesia geral; isto pode ser realizado em um contexto de consultório ou unidade de terapia intensiva (UTI).
- Pacientes com distúrbio hemorrágico, quando nenhum tecido será removdo, e o óstio pode ser dilatado para promover a drenagem.
- Como um guia para ganhar acesso a um seio, em particular o seio frontal (onde ele pode ser utilizado como um palpador [*seeker*] de seio frontal). Ultimamente esta técnica tem sido utilizada por muitos cirurgiões, que durante anos encontraram dificuldade para encontrar e navegar o óstio do seio frontal e o recesso nasofrontal, onde a anatomia pode ser complexa e muito confusa.
- Uma vez que se trate de um procedimento cirúrgico, ainda que conservador, o paciente deve ainda ser tratado inicialmente com terapia clínica apropriada, incluindo as medicações previamente discutidas, durante um mínimo de 3 a 4 semanas.
- Se esta terapia clínica falhar, então o paciente pode ser submetido à ESS, e o balão seria uma primeira escolha razoável como procedimento único ou parte de um procedimento híbrido.
- A história deve incluir congestão nasal, gotejamento pós-nasal, dor facial, cefaleia, febre, anosmia, tosse e mal-estar geral, de acordo com as diretrizes de prática clínica e critérios diagnósticos para CRS adulta, conforme estabelecido pela American Academy of Otolaryngology-Head and Neck Surgery Foundation, em 2007.

EXAME FÍSICO

- Após confirmar uma história compatível com CRS, uma avaliação endoscópica das fossas nasais e seios paranasais é realizada, permitindo ao cirurgião documentar quaisquer anormalidades anatômicas que possam estar presentes (p. ex., desvios septais), avaliar os óstios dos seios e determinar se existe qualquer degeneração polipoide ou exsudato purulento evidente na região do complexo ostiomeatal.
- A endoscopia nasal permite ao cirurgião determinar a extensão da doença e quais seios estão comprometidos, bem como a condição do complexo ostiomeatal e óstios sinusais.
- Uma TC dos seios paranasais está indicada, quando há falha da terapia clínica, devendo ser feita antes de qualquer manipulação cirúrgica, seja ela uma diltação por balão isolada, ESS ou um procedimento híbrido.
- A TC dos seios paranasais deve sempre incluir a capacidade de usar navegação cirúrgica, caso esta seja necessária.
- Para o tratamento isolado com balão, deve-se ser capaz de acessar o seio comprometido. Consequentemente, se houver um desvio septal, ele pode necessitar de correção, excluindo a possibilidade de a dilatação com balão ser realizada em consultório.
- Polipose nasal difusa e rinossinusite extensa podem representar contraindicações ao uso de balão como um procedimento padrão, mas a mesma pode ser utilizada como um procedimento híbrido. Além disso, se houver doença difusa em um seio (p. ex., o seio frontal), o balão pode ser utilizado como um palpador (*seeker*) de seio frontal, permitindo que o cirurgião ganhe acesso ao seio frontal, dilate o mesmo e, então, realize uma ESS no recesso nasofrontal.
- Sinusites etmoidais são uma contraindicação ao uso de balão, uma vez que ele não seja indicado para acesso ou cirurgia no interior dos seios etmoidais.
- A presença de formação cicatricial extensa ou osteoneogênese no recesso frontal, secundárias à cirurgia prévia e infecção de longa duração, pode impedir a canulização do ducto de drenagem do seio frontal e impedir o uso do balão.

INDICAÇÕES

- Pacientes idosos.
- Pacientes debilitados.
- Doença localizada em um ou mais seios.
- Doenças com sangramento.
- Detecção de seio frontal.
- Procedimentos de consultório.

- Procedimentos em UTI.
- Procedimento de revisão, especialmente no consultório.

CONTRAINDICAÇÕES

- Polipose nasal difusa.
- Complicações de sinusite – orbitária ou intracraniana.
- Sinusite etmoidal.
- Possível doença sinusal neoplásica.
- Septo acentuadamente desviado.
- Osteoneogênese.

PLANEJAMENTO PRÉ-OPERATÓRIO

- Deve-se decidir se o procedimento será efetuado em consultório ou na sala de operações.
- Um procedimento em consultório requer um paciente obediente, doença limitada, um septo não desviado a ponto de limitar o acesso aos óstios sinusais e equipe e instrumentação apropriadas.
- Uma história documentada de rinossinusite, recorrente, aguda ou crônica, que não teve sucesso com terapia clínica ideal.
- Avaliação endoscópica confirmando a presença de rinossinusite.
- Avaliação sinusal por TC – cortes coronais, axiais e sagitais.
- Navegação cirúrgica, se necessário.
- Discussão prolongada com o paciente, uma vez que o tratamento clínico tenha falhado – discussão que incluirá os riscos, benefícios e alternativas.
- Uma RNM não é necessária, a não ser que haja suspeitas de uma complicação de rinossinusite, seja orbitária ou intracraniana, ou suspeita de neoplasia.
- Evidências de anatomia complexa dos seios frontais (isto é, células frontoetmoidais tipo III) devem ser anotadas, para se evitar canulização inadvertida de células frontetmoidais ou supraorbitais em vez do óstio do seio frontal.

TÉCNICA CIRÚRGICA

O procedimento pode ser realizado sob anestesia local ou geral em uma sala de operações, consultório ou, raramente, UTI.

O balão pode ser utilizado como um procedimento autônomo, em que nenhum tecido é removido, e o óstio natural do seio é aumentado, promovendo assim ventilação e drenagem do seio. Isto pode ser realizado em um ou ambos os seios frontais, um ou ambos os seios maxilares, um ou ambos os seios esfenoidais, e qualquer combinação das acima como um processo por si só. A dilatação com balão não pode ser realizada nos seios etmoidais. Consequentemente, se for necessária cirurgia etmoidal, então é necessário realizar uma ESS tradicional.

Uma dilatação isolada do seio frontal pode ser efetuada, em que o fio-guia é utilizado para localizar um óstio sinusal, em particular o seio frontal, e o balão é passado sobre o fio-guia para o interior do recesso nasofrontal, sendo então inflado, de modo a ultrapassar quaisquer partições ósseas, aumentando, assim, as vias de drenagem do seio frontal, conforme descrito por Bolger *et al*.

Se a dilatação isoladamente for insuficiente para promover a drenagem, tendo o seio frontal sido localizado e a via de drenagem aumentada, uma ESS tradicional pode ser realizada no recesso nasofrontal, com o objetivo de aumentar ainda mais a via de drenagem do procedimento do seio frontal-híbrido no mesmo seio. O procedimento endoscópico poderia ser realizado, utilizando-se cureta, pinça mordendo para cima, ou um microdebridador (procedimento híbrido). A navegação cirúrgica poderia ser utilizada em conjunto com o procedimento endoscópico do recesso nasofrontal, caso necessário.

Outra forma de procedimento híbrido seria aquele em que um procedimento isolado é realizado em um seio (p. ex., um seio frontal), e uma ESS tradicional é realizada em outro seio (como os seios etmoidais), ou, caso haja necessidade de remoção do processo uncinado, poder-se-iam utilizar procedimentos cirúrgicos endoscópicos para remover o processo uncinado, de tal modo que o balão pudesse ganhar acesso para o interior do seio maxilar.

DESCRIÇÃO DA TÉCNICA

Sala de Operações

Se o procedimento for realizado na sala de operações, o paciente é colocado sobre a mesa de operações na posição supina e é realizada anestesia endotraqueal. Cocaína* 4% é aplicada topicamente no nariz. A mucosa é injetada com Xylocaine 1% e epinefrina 1:200.000. Dependendo da extensão da cirurgia, injetam-se no septo conchas inferiores, conchas médias, complexo ostiomeatal, processo uncinado, bolha etmoidal e área esfenoidal. Frequentemente,

---

*N. do T.: a cocaína não está disponível para uso médico no Brasil.

CAPÍTULO 11   Dilatação Transnasal por Balão

são injetados 10 a 15 mL de Xylocaine com epinefrina 1:200.000. As mechas de cocaína são mantidas por 10 minutos, enquanto o cirurgião realiza a antissepsia e coloca os campos no paciente. Durante este tempo, o cirurgião reverá a imagem da TC mais uma vez. Uma discussão com o anestesiologista ocorre a respeito do posicionamento do tubo endotraqueal, que deve ficar para a esquerda e para baixo, de tal modo que não afete a capacidade do cirurgião operar no interior do nariz. Dez a doze miligramas de dexametasona são adminstrados por via intravenosa. Antibióticos só são administrados, se houver evidências de infecção aguda.

A navegação cirúrgica é utilizada no caso de cirurgia frontal, esfenoidal ou etmoidal posterior, e então um *headframe* apropriado é aplicado à fronte. Registros de superfície são realizados. A precisão dos instrumentos é frequentemente checada e calibrada. A esta altura, outra revisão da TC é realizada durante o registro de superfície.

Dentre os instrumentos a serem utilizados durante todo o procedimento estão incluídos telescópios de 0°, 30°, 45° e 70°. O endoscópio de 0° é o mais utilizado dos endoscópicos. Uma torre de vídeo digital é utilizada, para visualização na tela, obtenção de fotografias e registro do procedimento em DVD ou CD.

Antes de realizar a cirurgia, eu inspeciono as fossas nasais quanto ao seguinte:

1. Presença ou ausência de um desvio de septo.
2. Presença ou ausência de pólipos nasais.
3. Hipertrofia de conchas inferiores.
4. Anatomia dos complexos ostiomeatais bilateralmente, especialmente o processo uncinado e a concha média.
5. Qualquer presença de exsudato purulento saindo dos complexos ostiomeatais.

Se houver um desvio septal que esteja comprometendo a capacidade de utilizar o balão, então eu faço uma septoplastia primeiro. Após isso, avalio os seios frontais a serem operados. Preferivelmente, nenhuma manipulação do complexo ostiomeatal é necessária, a não ser que a concha média seja lateralizada ou ingurgitada, e então manipulação delicada da concha média no sentido medial é realizada com um descolador de Freer. A concha média pode ser delicadamente esmagada com uma pinça reta não cortante, gerando mais espaço para o cateter-guia. O processo uncinado pode ser delicadamente medializado com um palpador (*seeker*) de óstio em sentido superoinferior, caso a via de drenagem do seio frontal seja lateral ao seio frontal. Isto permite que o cateter-guia seja facilmente posicionado abaixo do processo uncinado, permitindo uma manipulação mais fácil do fio-guia para o interior do recesso nasofrontal (Fig. 11.3).

Ao trabalhar no seio frontal, utilizo o aparelho do balão para atuar como um palpador (*seeker*) do seio frontal. O cateter-guia de seio frontal da Acclarent é introduzido lateralmente ao processo uncinado. O fio-guia Luma Light é, então, passado delicadamente para o interior do cateter-guia, e então avançado lentamente para o interior do recesso nasofrontal. O fio é, então, delicadamente passado para cima, na direção do recesso nasofrontal, sob visão endoscópica na tela. As luzes da sala de operações são desligadas, e o cirurgião observa o fio passando para o interior do seio frontal, quando ele transilumina o seio frontal (Fig. 11.4). Eu confirmo isto rolando o fio entre os meus dedos e visualizando a luz se movendo no seio frontal, abaixo da tábua anterior do seio frontal. O fio-guia pode ser inapropriadamente introduzido em uma célula supraorbitária, e a transiluminação será diferente, pois não se verá a

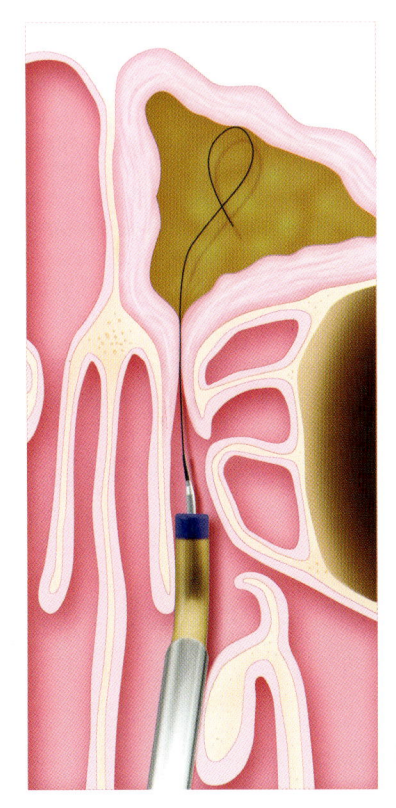

FIGURA 11.3
Colocação do fio-guia no interior do recesso nasofrontal. (Cortesia de Acclarent Inc.)

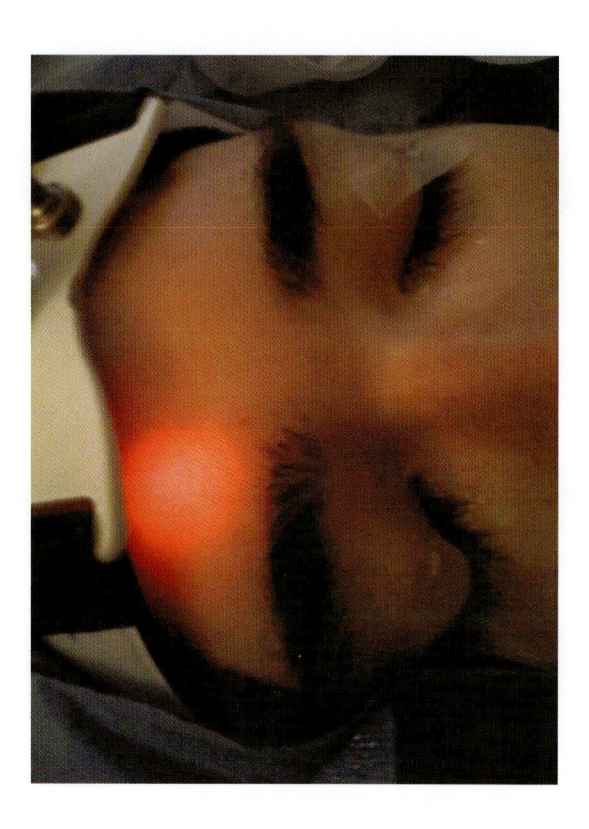

FIGURA 11.4
O fio-guia passando para o interior do seio frontal, transiluminando o seio frontal (minha paciente).

luz se movendo sob a tábua anterior, indicando que o fio não está no seio frontal. Se o fio não passar para o interior do seio frontal na primeira ou segunda tentativa, então o cateter-guia é realinhado mais superior ou lateralmente até que isto ocorra. Ele nem sempre penetra no seio frontal na primeira vez, e, às vezes, absolutamente não penetra, em particular em casos de revisão, em polipose difusa, ou se houver estenose ou tecido cicatricial importantes no recesso nasofrontal. Algumas tentativas devem ser realizadas, e, se isto não tiver sucesso, então um acesso tradicional ao seio frontal, com ou sem direcionamento por imagem, pode ser necessário. O direcionamento por imagem não é necessário quando introduzimos o fio Luma dentro do seio frontal. Uma vez que haja confirmação do posicionamento do fio no seio frontal, então o balão é passado sobre o fio e inflado (Fig. 11.5). Eu prefiro utilizar um balão de

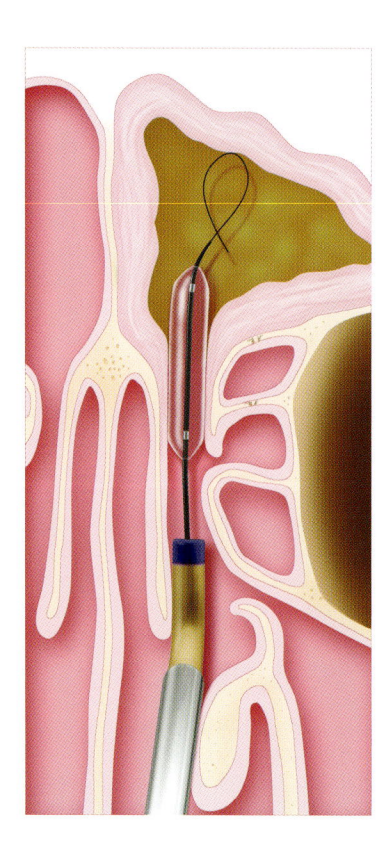

FIGURA 11.5
Passando o balão sobre o fio e inflando-o. (Cortesia de Acclarent Inc.)

5 × 16 mm, mas um balão maior pode ser utilizado, caso necessário. O assistente cirúrgico inflará delicadamente o balão, enquanto o cirurgião observa a dilatação do mesmo. O assistente cirúrgico dirá quando o balão for dilatado, começando com 2 PSI, 4 PSI, 6 PSI, 8 PSI, 10 PSI e, se necessário, até 12 PSI. Este é um processo lento e delicado. O balão é mantido inflado por 10 a 15 segundos. O balão é, então, desinflado, e o cateter-guia, fio e balão são removidos como uma só peça. O balão pode ser manipulado no interior do recesso nasofrontal e avançado ou retirado minimamente e reinflado, se for necessário, particularmente se o recesso nasofrontal for longo. Se for medicamente indicado, o cateter-guia frontal é, então, posicionado abaixo do processo uncinado oposto, para dilatar o segundo recesso nasofrontal, e o processo é repetido da mesma maneira que para o primeiro seio frontal.

O recesso nasofrontal é inspecionado com um endoscópio de 30°, 45° ou 70° para se ter certeza de que haverá uma drenagem adequada do seio frontal (Fig. 11.6). Se a visualização da área de drenagem frontal for tal que ainda haja preocupação com a ventilação e drenagem, então uma cirurgia adicional pode ser necessária para aumentar ainda mais a área nasofrontal, caso isto seja necessário. Uma pinça mordendo para cima, cureta ou microdebridador pode ser utilizado. Se, por outro lado, o cirurgião quiser utilizar o balão como um procedimento autônomo e não remover qualquer tecido, então nenhuma ESS adicional é necessária. Se possível, a visualização do interior do seio frontal deve ser realizada, e manipulações adicionais no interior do seio frontal podem ser realizadas, caso o cirurgião deseje. Eu irrigo e lavo o seio, obtenho culturas e instilo medicações no interior do seio neste momento.

Se o cirurgião utilizar navegação cirúrgica, então não é necessário utilizar o fio para localizar o óstio do seio esfenoidal. Se for preferido utilizar o balão em vez de navegação cirúrgica, então o óstio natural do seio esfenoidal pode ser localizado medialmente à concha superior, e o mesmo pode ser delicadamente penetrado com um fio (Fig. 11.7). A transiluminação do seio esfenoidal pode ser realizada, mas é extremamente difícil confirmar que se está dentro do seio desta maneira. Uma vez no seio, o balão é passado sobre o fio, e o balão é dilatado outra vez para cerca de 10 PSI (Fig. 11.8). O cateter-guia de seio esfenoidal é reto, de modo em que ele possa passar diretamente pelo óstio natural do esfenoide (Fig. 11.9). Se o óstio não for patente, então pode-se manipular delicadamente o óstio com um explorador ou um descolador de Cottle sem danificar ou traumatizar tecido, aumentando, assim, delicadamente o óstio. Uma vez que eu obtenha acesso para o interior do esfenoide, o cateter-guia será introduzido para cima, contra o óstio do seio esfenoidal. Eu então passo o fio-guia para o interior do seio esfenoidal, e então o balão é passado sobre o fio e inflado a 10 PSI, dilatando o óstio.

Cada seio possui um cateter-guia Acclarent diferente, com uma angulação diferente, necessária para penetrar no seio apropriado, enquanto o Entellus possui um único cateter-guia maleável, que pode ser apropriadamente flexionado para se adaptar ao caminho sinusal. Quanto ao seio maxilar, eu não dilato o óstio do seio maxilar ao realizar cirurgia na SO, uma vez que prefiro ganhar acesso ao seio maxilar após ressecar o processo uncinado e aumentar o óstio do seio maxilar com o uso de um microdebridador. Se quisermos utilizar o balão para o seio maxilar, então podemos manipular delicadamente o processo uncinado medialmente ou, preferivelmente, remover o processo uncinado, permitindo uma boa visualização do óstio do seio maxilar ao utilizarmos um endoscópio nasal de 30 ou 45° (Fig. 11.10A-C). Houve muitos estudos documentados demonstrando que se pode penetrar em ou criar um seio acessório e, então, dilatá-lo, em vez do óstio natural, impedindo assim a drenagem adequada do seio maxilar.

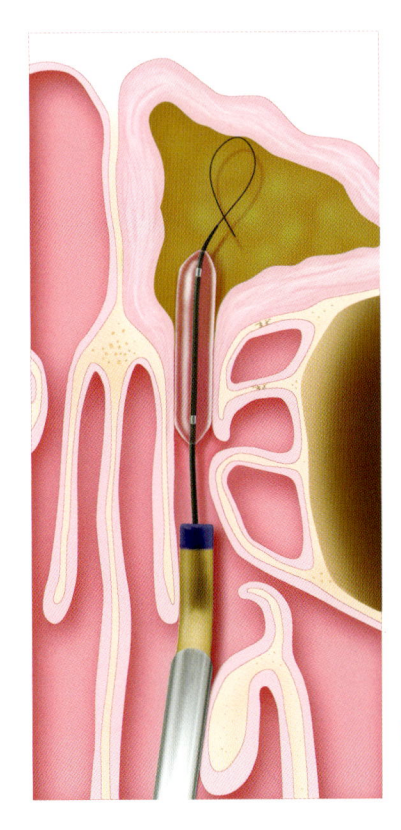

FIGURA 11.6
Inspecionando o recesso nasofrontal após dilatação com balão. (Cortesia de Acclarent Inc.)

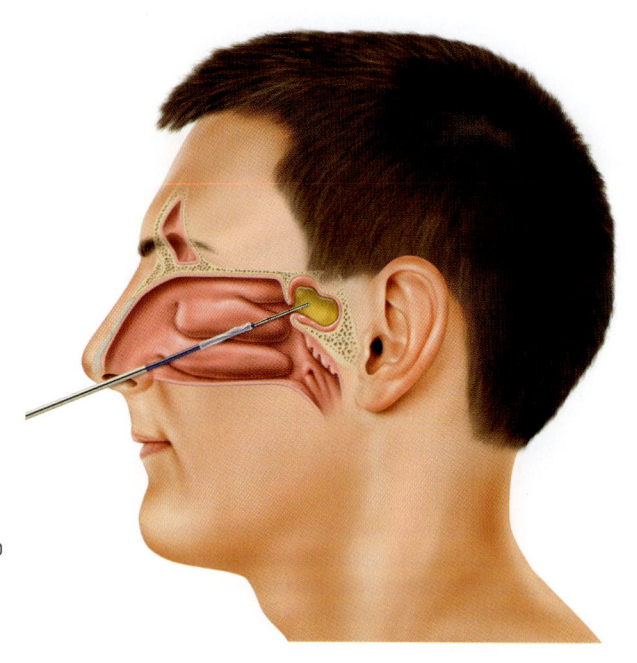

FIGURA 11.7
Penetrando o óstio natural do seio esfenoidal com um fio. (Reimpressa com permissão de Entellus Medical, Inc.)

Por conseguinte, eu sempre removo o processo uncinado ao realizar cirurgia do seio etmoidal ou maxilar, e se desejar penetrar no seio maxilar com um balão, eu removo o processo uncinado, permitindo desse modo uma melhor visualização do óstio do seio maxilar.

Após o procedimento de dilatação com balão, eu então prossigo com ESS tradicional dos seios etmoidais anteriores e/ou posteriores, em um ou ambos os lados, e realizo uma ESS tradicional nos outros seios que não dilatei com o balão. Ademais, posso realizar cirurgia em um seio que pode ter sido dilatado, caso eu ache que um maior aumento da área de drenagem é necessário. Desta maneira, o balão se torna uma ferramenta, uma parte do arsenal cirúrgico do cirurgião, a ser utilizada conforme necessário.

Em seguida ao procedimento cirúrgico, a hemostasia é realizada. Se for realizada uma septoplastia, eu posso considerar imobilizar o septo por 1 semana. Se qualquer manipulação for realizada nas conchas médias, podem-se suportar as conchas médias com um espaçador. Eu utilizo MeroGel (Medtronic Inc.) comprimido ou Gelfoam, posicionando-os abaixo da concha média, sendo mantidos em posição por 1 semana. Nenhum tamponamento é utilizado, mas uma bola de algodão pequena pode ser introduzida em cada narina e deixada no lugar durante a noite, a ser removida no primeiro dia de pós-operatório. Seguindo este procedimento, o paciente é acordado, extubado e levado à sala de recuperação. O paciente é observado na sala de recuperação durante pelo menos 1 hora e, então, recebe alta.

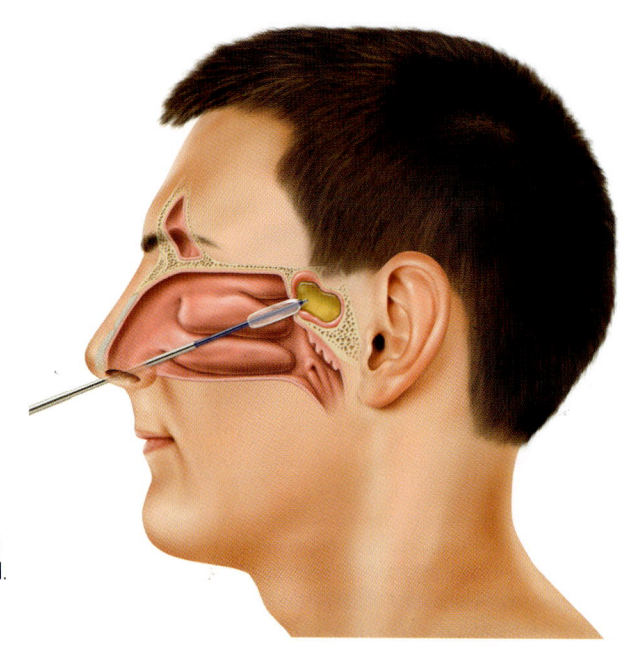

FIGURA 11.8
Passando o balão sobre o fio e dilatando a cerca de 10 PSI. (Reimpressa com permissão de Entellus Medical, Inc.)

CAPÍTULO 11 Dilatação Transnasal por Balão

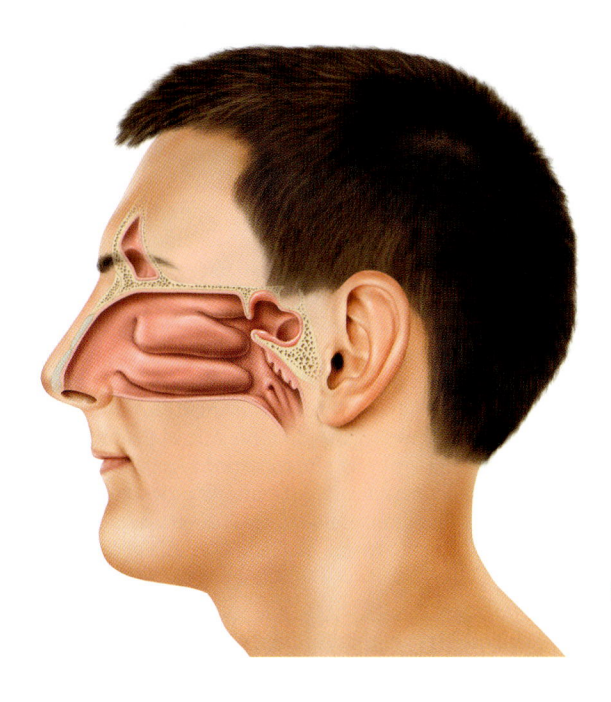

FIGURA 11.9
O óstio natural do esfenoide. (Reimpressa com permissão de Entellus Medical, Inc.)

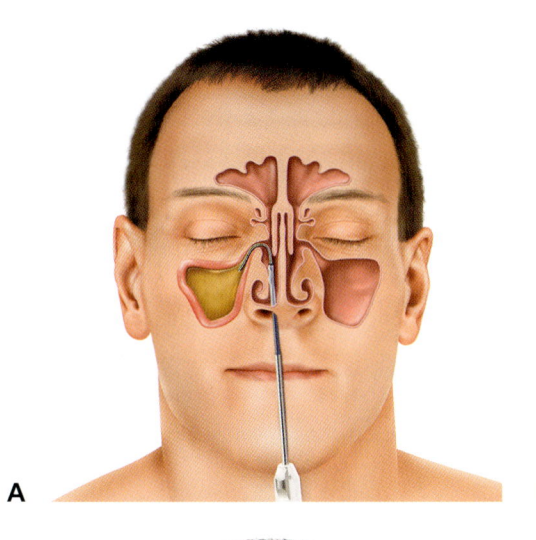

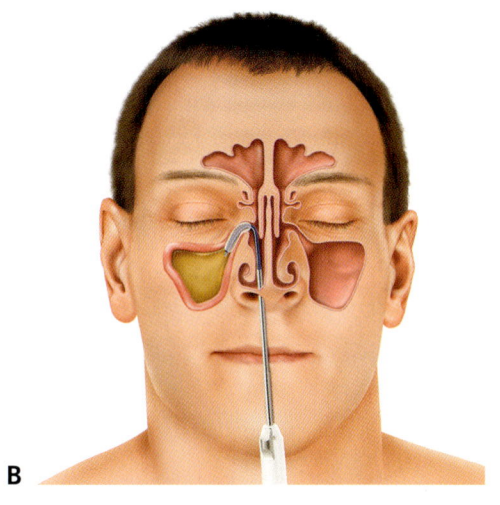

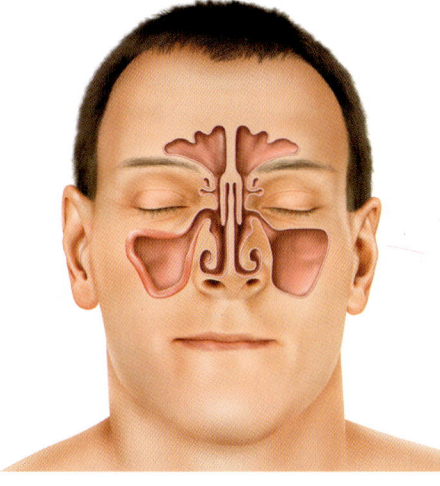

FIGURA 11.10
Dilatação do óstio do seio maxilar. **A:** Colocação do fio-guia, **(B)** dilatação ostial, e **(C)** óstio dilatado do seio maxilar direito. (Reimpressa com permissão de Entellus Medical, Inc.)

PROCEDIMENTO NO CONSULTÓRIO

No contexto do consultório, uma cadeira de operações; uma torre digital; telescópios de 0°, 30° e 45°; uma enfermeira assistente bem treinada e recursos para aplicação de anestesia tópica adequada e injeção de Xylocaine 1% com epinefrina 1:200.000 são necessários. A equipe deve estar preparada para quaisquer reações médicas inesperadas dos materiais injetáveis e/ou do procedimento cirúrgico.

A técnica propriamente dita é a mesma no consultório que na sala de operações. Um procedimento de consultório pode ser bem realizado, a não ser que haja um desvio septal acentuado para o lado afetado. O procedimento pode ser realizado desde um até seis seios, e se pode utilizar o equipamento de dilatação Acclarent ou Entellus, conforme necessário.

Com o Entellus Express, pode-se utilizar um sistema de balão para operar todos os seis seios (a saber, os seios maxilares, esfenoidais e frontais), diferentemente do aparelho Acclarent, que necessita de um cateter-guia diferente para cada seio comprometido. Com o sistema Entellus, o fio-guia é maleável e pode ser manipulado de tal modo que poderia ser reto para o seio esfenoidal, minimamente angulado para o frontal, e mais angulado para o seio maxilar. Ele é o instrumento manual "todos em um", e o balão é delicadamente passado sobre o fio e inflado com seringa até 10 PSI. O aparelho Acclarent Relieva Spin permite ao cirurgião controlar a inserção do fio-guia Luma e do balão com uma das mãos, tornando assim menos importante a dependência de um assistente. O procedimento de consultório é uma medida que poupa custos, uma vez que elimine a taxa da instituição e a taxa de anestesia geral. A recuperação do procedimento no consultório é muito mais rápida, uma vez que não haja anestesia geral e nenhuma cirurgia etmoidal, septoplastia ou turbinectomia.

TRATAMENTO PÓS-OPERATÓRIO

- *Sprays* nasais de soro fisiológico 3 a 10 vezes ao dia durante o 1° mês após a cirurgia.
- Esteroides orais, preferivelmente uma embalagem *dose pack* de esteroide com doses decrescentes por 6 dias.
- Antibióticos por 5 dias, se for notada infecção.
- *Sprays* esteroides nasais por 1 mês, especialmente em quadros alérgicos ou inflamatórios.
- Analgésicos, conforme necessário.
- A primeira avaliação pós-operatória depende da natureza da cirurgia. Se um procedimento híbrido e/ou septoplastia for realizado, veremos o paciente no dia 1 ou 2 e no dia 7. No dia 1 ou 2, as bolas de algodão são removidas. Não há tamponamento. No dia 7, os *splints* são removidos, caso uma septoplastia tenha sido realizada.
- Se for realizada uma cirurgia extensa, especialmente nos seios etmoidais, mesmo apesar de um procedimento com balão ter sido utilizado nos seios, então um debridamento é realizado aos 7 dias, se necessário.
- Se apenas um procedimento por balão autônomo for realizado, e não uma septoplastia ou cirurgia etmoidal, então o paciente é reavaliado no sétimo dia pós-operatório. O nariz é inspecionado via endoscopia, e um delicado debridamento é realizado, se necessário, dependendo de haver ou não crostas, coágulos ou tecido cicatricial. Se nada do descrito anteriormente for observado à endoscopia, então nenhum debridamento é necessário.
- A realização de debridamento é ditada pela natureza do problema médico subjacente (p. ex., polipose nasal difusa, rinossinusite extensa ou cirurgias nasal e sinusal extensas).
- Se a cirurgia realizada for mínima (p. ex., dilatação com balão autônomo somente), nenhum debridamento é necessário.
- Após a 1ª semana, o paciente é reavaliado semanalmente durante 1 mês. Uma endoscopia nasal é realizada durante as 3 visitas no mês.
- O tratamento clínico continuado para o nariz é ditado pelo cenário clínico, em particular alergias nasais importantes.

COMPLICAÇÕES

Complicações da dilatação com balão dos seios são extremamente raras, embora possam ocorrer as mesmas complicações que ocorrem na ESS tradicional. Quando um procedimento híbrido é realizado ao tempo de um procedimento autônomo, há um risco maior de potenciais complicações decorrentes dos riscos potenciais da ESS.

RESULTADOS

Estes têm sido extremamente satisfatórios, como evidenciado pelos numerosos estudos na literatura.

Inicialmente publicado, em 2007, o estudo CLEAR investigou a durabilidade da dilatação ostial sinusal, perfil de segurança e resultados após 6 meses. Estudos de acompanhamento em 1 e 2 anos foram subsequentemente publicados, em 2008. Reduções estatisticamente significativas nos escores SNOT-20 e Lund-MacKay foram descritas após 2 anos, com 85% dos pacientes relatando melhora sintomática. A segurança e a efetividade desta técnica foram também mostradas em um registro em grande escala "do mundo real" de 1.036 pacientes, em que 96% referiram benefício sintomático após um acompanhamento médio de 40 semanas, sem eventos adversos. Deve ser reconhecido, no entanto, que os estudos pré-mencionados foram experiências com um só ramo, não controladas, não randomizadas, patrocinadas pela companhia do aparelho Acclarent Inc. (Menlo Park, CA. EUA.)

CAPÍTULO 11 Dilatação Transnasal por Balão

Minha experiência pessoal até agora foi muito positiva pelas seguintes razões:
- Acesso mais fácil ao seio frontal no consultório e na sala de operações.
- Confirmação por transiluminação do posicionamento da ponta no seio frontal.
- Capacidade de realizar procedimentos limitados em consultório no paciente idoso ou debilitado, em que a anestesia geral e/ou cirurgia tradicional poderiam não ter sido possíveis.

PÉROLAS

- A tecnologia por balão ajuda a localizar a área do caminho da drenagem do seio frontal a ganhar acesso ao frontal e a documentar o posicionamento no interior do seio frontal através da transiluminação do seio frontal.
- O fio-guia Luma facilita confirmação do seio frontal.
- O sistema de balão é uma ferramenta que assiste na identificação do óstio natural do seio frontal com segurança. O fio-guia pode ser utilizado em áreas difíceis e obstrutivas, para promover drenagem do seio frontal pela manipulação de células do seio frontal, células da *agger nasi*, células supraetmoidais e células supraorbitais, tracionando estas partições para os lados.
- Uma revisão da TC em cortes axiais, coronais e sagitais permite avaliar melhor o recesso nasofrontal.
- A exposição à radiação por fluroscopia é evitada com o uso do fio-guia Luma Light.
- Procedimentos de consultório são possíveis e podem ajudar na dilatação de uma sinusotomia estenótica frontal, maxilar ou esfenoidal pós-operatoriamente.
- Associadas a menos dor e desconforto pós-operatoriamente.
- São necessárias menos avaliações pós-operatórias de acompanhamento e/ou consultório.
- É necessário menos debridamento pós-operatório.
- Tratamento clínico prévio antes da dilatação com balão é importante.
- Permite uma recuperação mais rápida.
- Útil no paciente idoso e debilitado.
- Útil no paciente com doença hemorrágica.
- Minimamente invasiva.
- Complicações mínimas, se houver.
- Pode ser realizada em um contexto de UTI.
- Assistente bem treinada é crítica.

ARMADILHAS

- Incapacidade de acessar um seio estenosado e na presença de crescimento polipoide, aderências, ou osteoneogênese.
- Uma equivocada dilatação de um óstio acessório do seio maxilar poderia levar erradamente o cirurgião a acreditar que o óstio natural foi dilatado.
- Direcionamento por imagem pode ser necessário para o seio esfenoidal.
- Não pode ser utilizada para o seio etmoidal.
- Incapacidade de remover osso osteítico em procedimento autônomo.
- Incapacidade de remover tecido polipoide em procedimento autônomo.
- Procedimento autônomo isolado balão não permite um diagnóstico tecidual.
- O procedimento isolado com balão pode não permitir um acesso tão amplo ao seio comprometido quanto à ESS tradicional, e isto pode ser importante na instilação pós-operatória de medicações necessárias.
- Nenhuma confirmação de patologia é possível no procedimento autônomo, uma vez que nenhum tecido seja removido.
- Tecnologia extensa é necessária para procedimentos de consultório.
- Treinamento importante é necessário para procedimentos de consultório.
- Se métodos de imagem forem necessários (p. ex., fluoroscopia com intensificador de imagem), a exposição à radiação resultante pode ser perigosa para o paciente e o cirurgião.
- Algumas seguradoras não reembolsam procedimentos autônomos (*stand-alone*).
- Codificação e reembolso de procedimentos autônomos (*stand-alone*) continuam a ser um problema com seguradoras, apesar do Medicare aprovar o reembolso.

INSTRUMENTOS A TER DISPONÍVEIS

- Espéculo nasal.
- Endoscópios nasais de 0, 30 e 45°.
- Palpador (*seeker*) de óstio.
- Descolador de Cottle ou de Freer.
- Aspiração nasal.
- Pinça de polipectomia nasal.
- Torre de vídeo.
- Monitores de O_2 e pulso, se possível.

- Equipamento de balão.
- Lidocaína 1% com epinefrina 1:200.000.
- Lidocaína tópica 4%.
- Neosynephrine tópica.
- Instituição operatória apropriada.

AGRADECIMENTOS

Jivianne Lee, MD, pelo seu tempo e esforço ajudando-me a conferir provas do capítulo e a acrescentar comentários importantes.

DECLARAÇÃO DE CONFLITO DE INTERESSES

Não tenho nada a revelar referente ao assunto deste capítulo, mas estou no Speaker's Bureau de Meda e Teva.

LEITURA SUGERIDA

Brown C, Bolger W. Safety and feasibility of balloon catheter dilation of paranasal sinus ostia: a preliminary investigation. *Ann Otol Rhinol Laryngol* 2006;115(4):293–299.

Bolger W, Vaughan V. Catheter based dilation of the sinus ostia: initial safety and feasibility analysis in a cadaver model. *Am J Rhinol* 2006;20(3):290–294.

Bolger W, Brown C, Church C, et al. Safety and outcomes of balloon catheter sinusotomy: a multi-center 24 week analysis in 115 patients. *Otolaryngol Head Neck Surg* 2007;137:10–20.

Levine H, Sertich II A, Hoisington D, et al. Multicenter registry of balloon catheter sinusotomy outcomes for 1,036 patients. *Ann Otol Rhinol Laryngol* 2008;117(4):263–270.

Weiss RL, Church CA, Kuhn FA, et al. Long-term outcome analysis of balloon catheter sinusotomy: two-year follow-up. *Otolaryngol Head Neck Surg* 2008;139:S38–S46.

Ahmed J, Pal S, Hopkins C, et al. Functional endoscopic balloon dilation of sinus ostia for chronic rhinosinusitis. *Cochrane Database Syst Rev* 2011;(7):1–16.

12 DILATAÇÃO TRANSANTRAL POR BALÃO

James Stankiewicz

INTRODUÇÃO

O tratamento cirúrgico endoscópico da sinusite maxilar tem múltiplas opções. Estas opções variam desde uma sinusoplastia com balão até uma maxilectomia parcial. A sinusoplastia com balão, permitindo acesso e dilatação do óstio maxilar e do espaço infundibular etmoidal, pode ser realizada por via de acesso transnasal ou transantral. Este capítulo descreverá a dilatação transantral do óstio do seio maxilar e infundíbulo etmoidal. Uma vez que a cirurgia seja transantral, ela pode ser realizada na clínica ou em cirurgia ambulatorial, sob anestesia local ou geral.

HISTÓRIA

O paciente típico mais apropriado para dilatação transantral com balão apresenta sinusite maxilar refratária ao tratamento, com ou sem doença etmoidal anterior limitada. O paciente não teria tido sucesso com antibióticos e esteroides tópicos e pode referir congestão facial grave, rinorreia, anosmia, cefaleias, dor dentária, halitose ou fadiga. Não há história de pólipos, discinesia ciliar primária ou tríade de Samter. O paciente poderia também apresentar uma história de sinusite maxilar aguda recorrente.

EXAME FÍSICO

O exame físico inclui endoscopia nasossinusal, que mostra congestão e edema nasais. Em alguns casos, as conchas médias podem estar um pouco lateralizadas, resultando em desvio lateral dos processos uncinados e, desse modo, estreitamento da região infundibular. O septo é relativamente reto, embora um desvio septal assintomático não contraindique a dilatação transantral com balão.

A imagem da TC no paciente típico revela edema da mucosa, bloqueando o complexo ostiomeatal e estendendo-se ao seio maxilar e seios etmoidais anteriores.

INDICAÇÕES

As indicações para cirurgia incluem sinusites maxilares aguda e crônica recorrentes refratárias à terapia clínica. A doença sinusal deve ser limitada aos seios maxilares e etmoidais anteriores, de modo que as opções cirúrgicas incluem etmoidectomia anterior endoscópica com antrostomia maxilar em SO de pacientes externos, sinusoplastia transantral com balão na SO sob anestesia local com ou sem sedação intravenosa, ou dilatação transantral com balão em consultório sob anestesia local ou na SO sob anestesia local, sedação, ou geral. Neste caso ilustrativo, a dilatação transantral com balão bilateral dos óstios maxilares e infundíbulos etmoidais foi selecionada (Fig. 12.1). Pacientes com hipertrofia de conchas ou um desvio septal assintomático, combinados a estreitamento meatal, são também bons candidatos para dilatação ostial maxilar transantral na clínica ou ambulatorial. Uma vez que ela possa

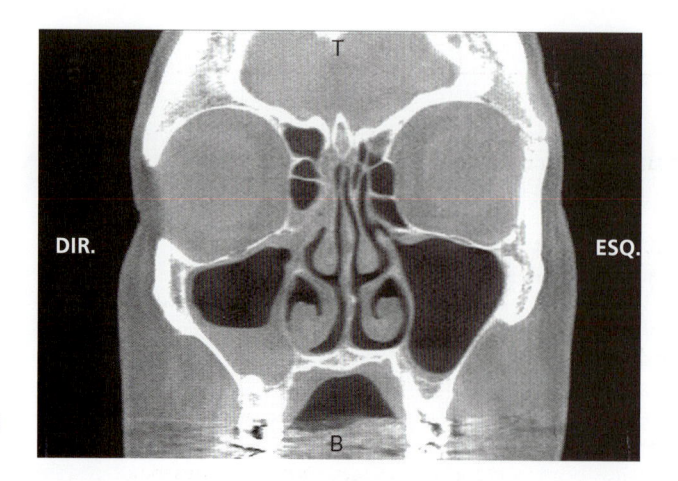

FIGURA 12.1
TC pré-operatória após terapia clínica máxima, demonstrando doença ostiomeatal direita e opacificação parcial do seio maxilar.

ser realizada na clínica, o custo do procedimento com balão é substancialmente mais baixo, quando comparado ao custo da cirurgia na sala de operações. Os riscos e complicações também são reduzidos, quando a anestesia geral é substituída por um protocolo de anestesia local com conforto para o paciente.

CONTRAINDICAÇÕES

Pacientes com mucosa polipoide espessa em suficiente excesso para inibir a visualização do óstio maxilar não devem ser considerados candidatos a um acesso transantral. Cistos de retenção volumosos podem ser drenados, e biópsias podem ser colhidas com o equipamento transantral. A incapacidade de penetrar no seio maxilar decorrente da presença de osso acentuadamente osteítico ou, talvez, de um seio maxilar hipoplásico constitui uma contraindicação.

PLANEJAMENTO PRÉ-OPERATÓRIO

A TC realizada após tratamento clínico ideal revela tipicamente complexos ostiomeatais estreitados bilateralmente, com espessamento mucoso brando em seios etmoidais e maxilares (Fig. 12.1).

Quer a cirurgia seja feita na sala de operações ou na clínica, materiais apropriados para anestesia são necessários. A TC pré-operatória deve ser revisada antes do procedimento, para avaliação quanto a quaisquer dos seguintes: parede nasal arqueada; antro hipoplásico; células de Haller infraorbitárias; óstios acessórios; óstios maxilares ocluídos; posição dos óstios e quantidade de espessamento mucoso/líquido. Esta revisão ajudará a identificar não apenas a localização ideal para o acesso antral, mas também a presença de qualquer dificuldade anatômica que possa limitar o sucesso do acesso transantral. Adicionalmente, a TC deve estar disponível na sala do procedimento, uma vez que ela forneça um mapa do caminho para uma progressão bem-sucedida do cateter balão até a localização desejada. O *kit* do balão transantral (Fig. 12.2), incluindo o microtrocarte, cânula, cateter balão, dispositivo para inflação, endoscópio e tubo de extensão (opcional), deve estar preparado e pronto para uso. A marcação apropriada dos lados cirúrgicos é efetuada.

FIGURA 12.2
Kit balão transantral e endoscópio. (*A*, Telescópio especial e dispositivo de inserção de balão. *B*, Medidor de pressão para dilatar balão. *C*, Instrumento para entrada ostial inicial para dentro do seio. *D*, Balão e alça de enchimento. *E*, Cateter de aspiração.)

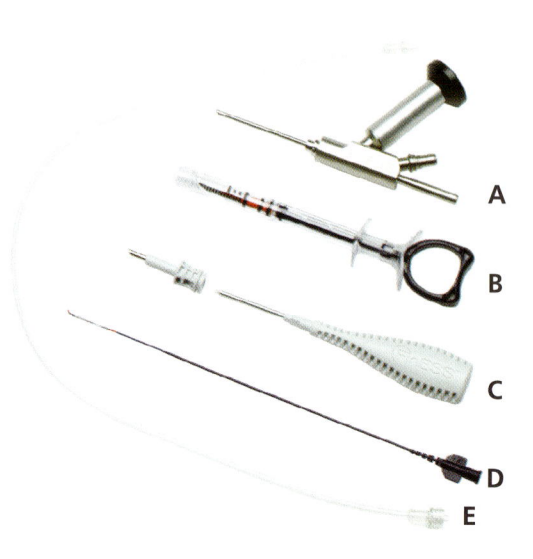

TÉCNICA CIRÚRGICA

O paciente é trazido para a sala de procedimento da clínica, sentado na cadeira de exame e reclinado aproximadamente 45° para conforto do paciente e posicionamento ideal para acesso e orientação do equipamento durante o procedimento. Descongestionante tópico nasal (p. ex., Afrin ou Neo-synephrine) e *spray* anestésico de lidocaína 4% (p. ex., Xylocaine) são administrados. Mechas nasais embebidas em descongestionante tópico ou lidocaína 4% ou tetracaína 2% (p. ex., Pontocaine) são introduzidas no meato médio, entre a concha inferior e o septo nasal. Benzocaine gel (Hurricaine gel) ou mechas embebidas em lidocaína 4% são também posicionadas atrás dos lábios, na localização do acesso planejado para o antro maxilar pela fossa canina. Após aproximadamente 10 minutos de anestesia local, todas as mechas são removidas e 2 a 3 mL em cada lado de lidocaína 1% com epinefrina 1:100.000 é injetado dentro do processo uncinado, na raiz da concha média, na concha média anterior e no local de acesso na fossa canina. Um descoramento completo do tecido deve ser observado. As mechas são substituídas, e um segundo tempo de espera de 10 minutos é recomendado antes de iniciar o procedimento.

Para acesso ao seio maxilar, evitando lesão a quaisquer ramos dos nervos alveolares superiores, o lábio é afastado próximo ao recesso da fossa canina, e o tecido gengival é palpado para localizar a interseção da linha mediana da pupila com o vestíbulo do nariz (Fig. 12.3). O microtrocarte e a cânula são avançados pelos tecidos moles até a superfície do osso. Após reconfirmar a posição da ponta do microtrocarte nesta interseção, uma pressão leve para a frente é aplicada, com simultânea rotação para trás e para frente (± 120°), até se obter a penetração completa pelo osso. A rotação continua, enquanto o cabo do microtrocarte é desencaixado da cânula (Fig. 12.4). Com a cânula ainda no lugar e antes de dilatação do balão, uma ponta de aspiração 7 Fr pode ser introduzida no antro maxilar para remover excesso de líquido e muco. O endoscópio de 0° contendo uma cânula integrada para acomodar o cateter balão é introduzido pela cânula e posicionado de forma que o óstio maxilar se encontre em visão direta (Fig. 12.5). O cateter balão é avançado pela porta do balão endoscópio e posicionado no interior do óstio do seio maxilar e espaço infundibular etmoidal (Fig. 12.6). Uma vez no lugar, o balão é inflado a uma pressão de 12 atm para dilatar o óstio do seio maxilar e infundíbulo etmoidal e defletir o processo uncinado medialmente (Fig. 12.7). O balão é, então, desinflado e removido. Se um cisto do seio maxilar estiver presente, ele pode ser marsupializado, e o líquido, aspirado com um microdebridador pediátrico. Culturas e/ou biópsias também podem ser colhidas. O seio é irrigado, o endoscópio e a cânula são removidos, e a cirurgia é terminada. Não é necessário tamponar ou suturar o tecido gengival no local de acesso ao antro maxilar.

TRATAMENTO PÓS-OPERATÓRIO

Não é necessário tamponamento nasal, e gelo pode ser aplicado na bochecha antes da alta. O paciente recebe alta com prescrição de analgésicos, irrigações salinas, *spray* salino e um descongestionante nasal, conforme indicado. Os pacientes podem retomar sua dieta normal imediatamente após o procedimento e devem-se abster de exercí-

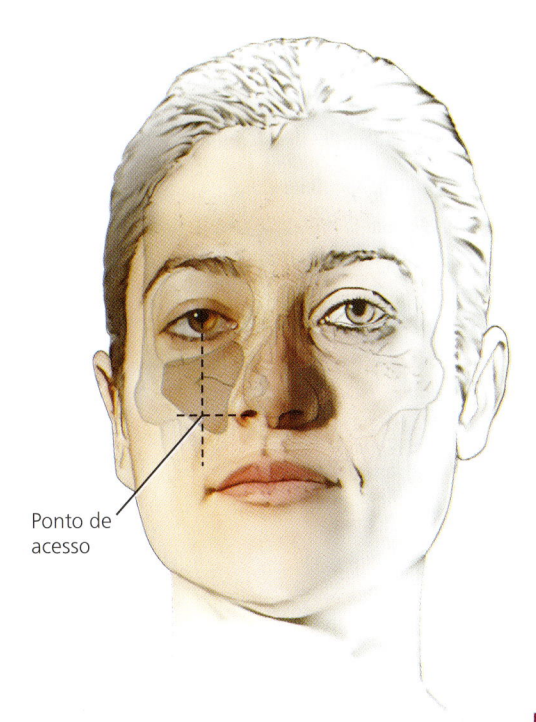

FIGURA 12.3
Marcos anatômicos para acesso transmeatal ao antro maxilar.

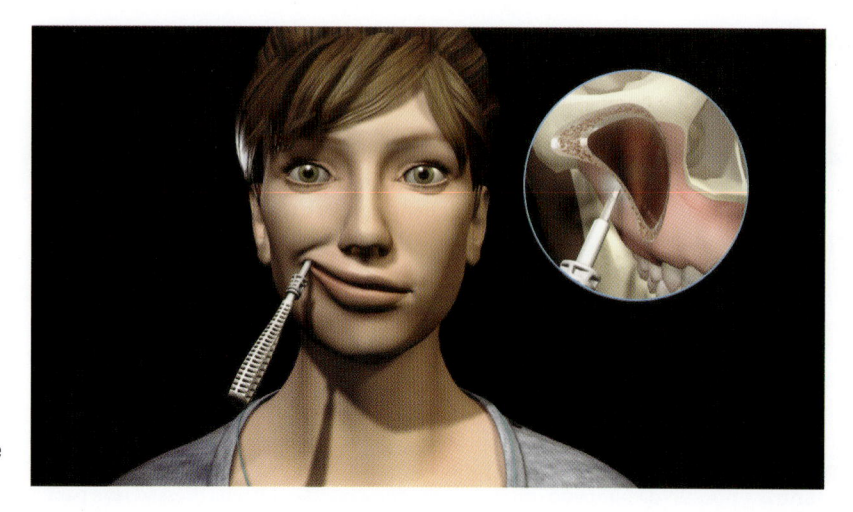

FIGURA 12.4
Orientação pré-tratamento do microtrocarte e bainha de acesso.

cios vigorosos ou esforço físico por 24 horas. A maioria dos pacientes é capaz de retornar ao trabalho ou atividade normal no dia seguinte. Para reduzir a probabilidade de inflamação tecidual, edema ou enfisema subcutâneo, os pacientes devem ser instruídos a evitar inalação extrema, assoar o nariz e espirrar com a boca aberta. Pacientes sob CPAP devem retardar a retomada do uso por, aproximadamente, 7 dias. Para se certificar de que qualquer edema pós-operatório se resolveu, os pacientes são instruídos a evitar voos, mergulho autônomo e esqui ou paraquedismo durante 2 semanas.

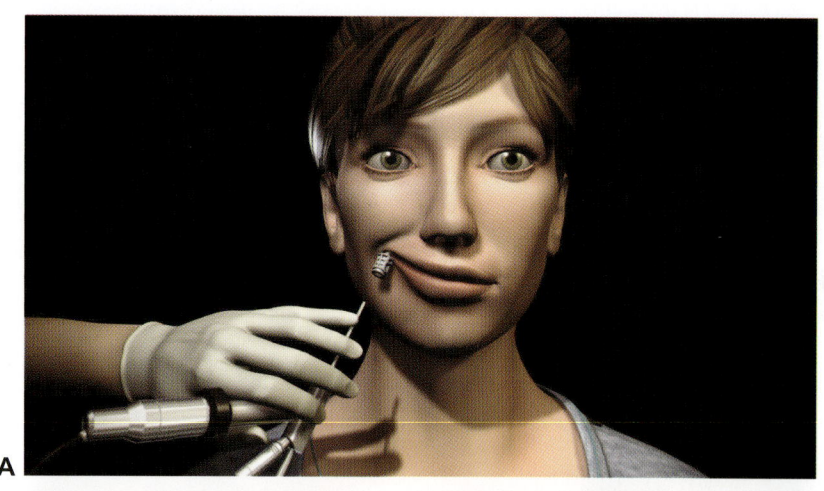

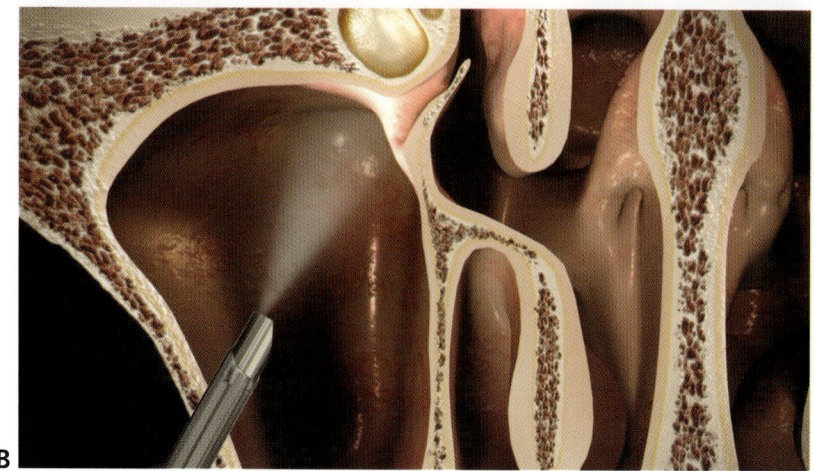

FIGURA 12.5
A: Acesso endoscópico no interior do seio maxilar.
B: Visualização endoscópica do óstio maxilar.

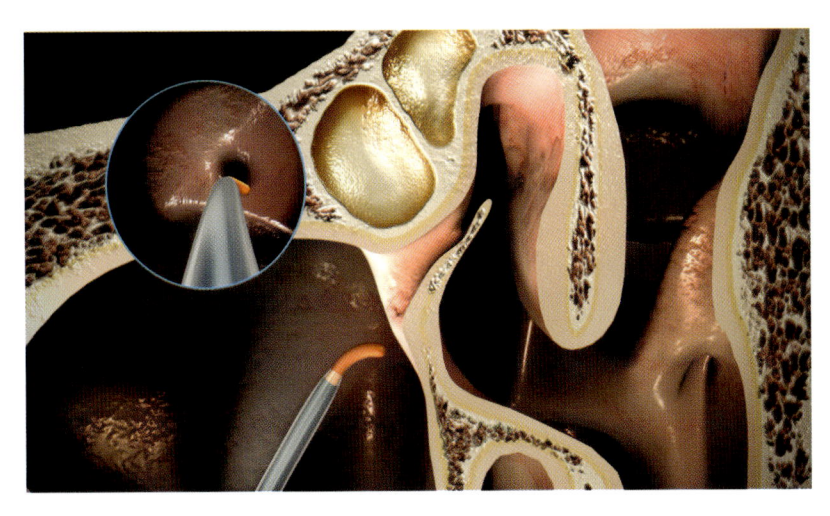

FIGURA 12.6
Avanço da ponta do cateter balão para o ducto de drenagem do seio maxilar.

COMPLICAÇÕES

Possíveis efeitos colaterais podem incluir dor facial pós-operatória, edema do nariz e bochecha, sangramento pelo nariz ou pelo acesso retrolabial e parestesia nas bochechas, lábios ou dentes, em razão de trauma a quaisquer ramos dos nervos alveolares superiores. As únicas complicações que foram descritas incluem inflamação tecidual da face e pescoço causada por um retorno imediato ao uso de CPAP após a cirurgia e dormência das bochechas, lábios ou dentes. Isto ocorreu em apenas alguns casos, e na maioria das vezes, a parestesia é descrita como branda e transitória (isto é, resolveu-se entre 1 semana e 3 meses após a cirurgia).

RESULTADOS

Os resultados peroperatórios e pós-operatórios demonstraram um alto grau de sucesso técnico (isto é, capacidade de visualizar o acesso e dilatar o óstio principal e o espaço infundibular), boa tolerância dos pacientes para os procedimentos de anestesia local, patência ostial sustentada, uma alta taxa de satisfação dos pacientes, melhora duradoura na qualidade de vida (isto é, produtividade e nível de atividade) e resolução da doença sinusal durante 2 anos após a cirurgia. A Tabela 12.1 mostra a melhora nos sintomas sinusais, e a Tabela 12.2 mostra a melhora na qualidade de vida, respectivamente, durante 2 anos de acompanhamento. Adicionalmente, a taxa publicada de revisão de cirurgia sinusal efetuada subsequentemente à dilatação com balão para tratamento de sinusite crônica é relativamente baixa e dentro da faixa aceitável de uma intervenção cirúrgica para tratamento de sinusopatia crônica. TCs realizadas 1 mês após dilatação com balão bilateral dos óstios dos seios maxilares mostram evidências radiográficas objetivas de melhora da doença (Fig. 12.8).

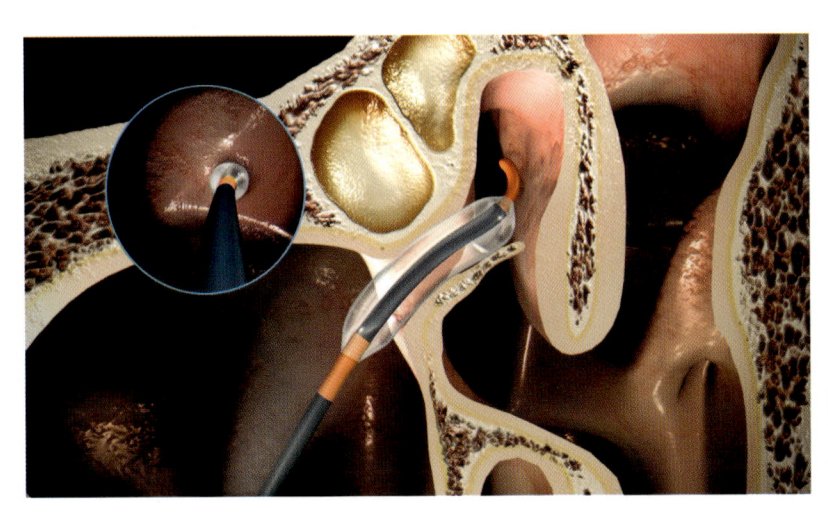

FIGURA 12.7
Dilatação com balão do óstio maxilar e infundíbulo etmoidal.

TABELA 12.1 Melhora Sintomática Sinusal Média pelo Teste de 20 Categorias de Sintomas de Resultado Nasossinusal

Categorias de Sintomas Sinusais	Pré-Op Básico	Acompanhamento Pós-Op 1 Sem	3 Meses	6 Meses	1 Ano	2 Anos Média[a]	Δ[b]	% Melhora	Valor p
Rinológicos	2,89	1,25	1,01	0,91	1,05	1,13	-1,76	61%	< 0,0001
Otológicos/faciais	2,33	0,76	0,57	0,72	0,62	0,54	-1,79	77%	< 0,0001
Função de sono	2,92	0,78	0,72	0,84	0,88	0,80	-2,12	73%	< 0,0001
Questões psicológicas	2,45	0,54	0,56	0,66	0,64	0,60	-1,85	76%	< 0,0001
"5 mais importantes"	3,76	1,27	1,13	1,16	1,23	1,21	-2,55	68%	< 0,0001
Escore global	**2,65**	**0,82**	**0,74**	**0,79**	**0,82**	**0,79**	**-1,86**	**70%**	**< 0,0001**

0 = Ausência de problema
5 = Problema tão ruim quanto poderia ser

[a]A gravidade dos sintomas de cada uma das 20 questões no instrumento de pesquisa SNOT-20 está graduada em uma escala de 0 "ausência de problema" a 5 "problema tão ruim quanto poderia ser".
[b]Uma redução no escore de problema ≥ 0,8 é clinicamente significativa para um paciente.
De Stankiewicz JA, Truit T, Atkins J et al. Two year results: transantral balloon dilation of the ethmoid infundibulum. *Int Forum Allergy Rhinol* 2012;2(3):199-206, com permissão.

TABELA 12.2 Melhora Média na Qualidade de Vida (Produtividade no Trabalho e Prejuízo de Atividade)

Característica de Qualidade de Vida	Pré-Op Básico	Acompanhamento Pós-Op 1 Sem	3 Meses	6 Meses	1 Ano	2 Anos Média	% Melhora	Valor p
Porcentagem de tempo de trabalho perdida por causa de problema de saúde	6,63	10,25	0,42	2,79	0,39	1,75	74%	0,019
Porcentagem de deficiência enquanto trabalhando por causa de problema de saúde	35,85	13,86	6,34	7,69	9,52	6,92	81%	< 0,0001
Porcentagem de deficiência global do trabalho por causa de problema de saúde	37,94	20,89	7,15	7,97	10,00	7,24	81%	< 0,0001
Porcentagem de deficiência de atividade por causa de problema de saúde	38,42	16,72	8,14	11,21	9,66	7,27	81%	< 0,0001

De Stankiewicz JA, Truit T, Atkins J, *et al.* Two year results: Transantral balloon dilation of the ethmoid infundibulum. *Int Forum Allergy Rhinol* 2012;2(3):199-206, com permissão.

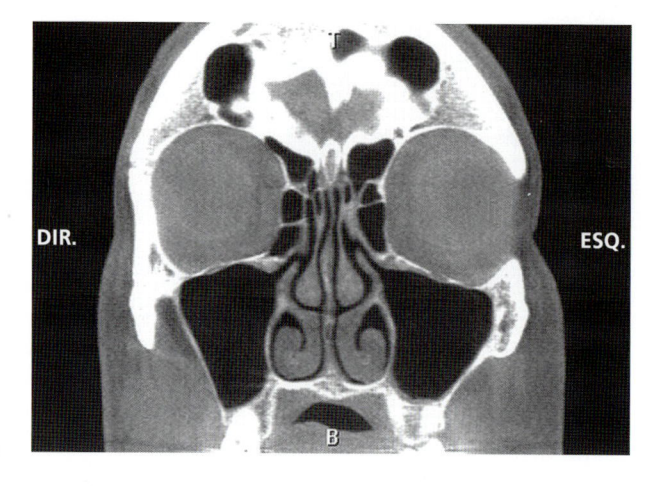

FIGURA 12.8
TC pós-operatória no acompanhamento de 1 mês.

PÉROLAS

- A cirurgia pode ser efetuada na sala de operações ou na clínica.
- Procedimentos na clínica são custo-efetivos.
- Pacientes com sinusites recorrentes candidatos à cirurgia sinusal endoscópica funcional ou que estão motivados para reduzir terapia clínica são bons candidatos a procedimentos na clínica.
- Marcos anatômicos de acesso devem ser identificados e cuidadosamente verificados para se ter certeza de que a punção inicial através da fossa canina evite lesão do nervo infraorbitário e seja suficientemente lateral para reduzir a probabilidade de que a visualização do óstio maxilar seja obstruída pela parede nasal.

ARMADILHAS

- Pacientes com pólipos obstruindo os óstios maxilares não são candidatos à dilatação com balão.
- Pacientes com fobia de agulha ou um alto grau de ansiedade durante procedimentos dentários de rotina, bem como aqueles que necessitam de septoplastia não são bons candidatos a dilatação com balão na clínica.
- Ao efetuar a cirurgia sob anestesia local, se o paciente apresentar desconforto quando o microtrocarte penetra o tecido gengival e faz contato com a face anterior do seio maxilar, o microtrocarte deve ser movido ligeiramente lateralmente e ainda mais afastado dos ramos nervosos antes de se ganhar acesso ao antro.

INSTRUMENTOS A TER DISPONÍVEIS

- Instrumentos-padrão para cirurgia sinusal endoscópica, como endoscópios de 0° e angulados.
- Um sistema de vídeo (isto é, monitor, câmera, fonte de luz, guia de luz).
- Palpadores (*seekers*) sinusais.
- Aspiração deve estar disponível.

LEITURA SUGERIDA

Bolger WE, Brown CL, Church CA, *et al*. Safety and outcomes of balloon catheter sinusotomy: a multicenter 24-week analysis in 115 patients. *Otolaryngol Head Neck Surg* 2007;137(1):10–20.

Stankiewicz J, Tami T, Truitt T, *et al*. Transantral, endoscopically guided balloon dilatation of the ostiomeatal complex for chronic rhinosinusitis under local anesthesia. *Am J Rhinol Allergy* 2009;23(3):321–327.

Cutler J, Truitt T, Atkins J, *et al*. First clinic experience: patient selection and outcomes for ostial dilation for chronic rhino-sinusitis. *Int Forum Allergy Rhinol* 2011;1(6):460–465.

Stankiewicz J, Truitt T, Atkins J, *et al*. Two-year results: transantral balloon dilation of the ethmoid infundibulum. *Int Forum Allergy Rhinol* 2012;2(3):199–206.

13 ETMOIDECTOMIA

David W. Kennedy

INTRODUÇÃO

Embora a importância do complexo ostiomeatal para a persistência de processos inflamatórios, envolvendo os seios maxilares inferiores e frontais, fosse originalmente reconhecida por Naumann, em 1960, somente quando se tornou rotina o uso da endoscopia nasal diagnóstica e quando foram introduzidas as técnicas de TC sinusal, este conceito foi amplamente aceito pelos otorrinolaringologistas. Assim, antes da introdução generalizada destas modalidades diagnósticas, a cirurgia sinusal para rinossinusites crônicas tradicionalmente se dirigia ao seio maxilar ou ao seio frontal.

Quando etmoidectomias eram realizadas antes da introdução das técnicas cirúrgicas endoscópicas, elas eram tipicamente realizadas por uma via de acesso externa ou por um procedimento intranasal com luz frontal. A etmoidectomia intranasal com luz frontal era significativamente dependente do *feedback* tátil, e importantes riscos eram reconhecidos, em razão da anatomia crítica adjacente. De fato, Mosher, no começo do século XX, escreveu, "Se ele fosse colocado em qualquer outra parte do corpo, seria uma coleção insignificante e inofensiva de células ósseas. No lugar onde a natureza o pôs, ele tem relações importantes, de tal modo que as doenças e a cirurgia do labirinto frequentemente levam à tragédia. Qualquer cirurgia nesta região deveria ser simples, mas ela se comprovou uma das maneiras mais fáceis de matar um paciente". Como resultado, muitos cirurgiões advogaram apenas a via de acesso externa, até que a visualização foi melhorada pela introdução do endoscópio.

Como resultado de uma conferência proferida por Hamilton Dixon, MD, a etmoidectomia intranasal microscópica foi introduzida durante os anos 70 em Johns Hopkins. Entretanto, embora a visualização fosse melhorada, era difícil obter visualização estereoscópica através do acesso relativamente estreito, fornecido por um espéculo autoestático, além de que o próprio espéculo não era atraumático. Dixon, em 1983, publicou seus próprios resultados utilizando esta técnica, e relatou ausência de complicações. Entretanto, esta não foi a experiência em Hopkins.

Eu introduzi a etmoidectomia endoscópica nos Estados Unidos, em 1984, com base em trabalho previamente realizado por Messerklinger, Wigand e Draf. Organizei o primeiro curso para ensinar estas técnicas a outros em Johns Hopkins, em 1985. Subsequentemente, outros cursos foram realizados internacionalmente, e a técnica foi amplamente aceita e rapidamente se tornou o procedimento-padrão para realização desta cirurgia. Contudo, a introdução das técnicas endoscópicas certamente não foi isenta de controvérsias.

HISTÓRIA

Os sintomas mais comuns de doença inflamatória etmoidal são congestão nasal, obstrução nasal e corrimento pós-nasal, em conjunto com hiposmia. Em razão da natureza inespecífica destes sintomas, os pacientes frequentemente se submetiam a cirurgias nasais ou septais, até o momento em que a endoscopia nasal ou TC passassem a ser realizadas rotineiramente. Os seios maxilares e frontais são dependentes do complexo ostiomeatal e do etmoide anterior para sua drenagem, e os sintomas da doença do seio maxilar ou do seio frontal frequentemente predominam, de tal modo que pacientes com doença do seio etmoidal podem-se apresentar com dor na região da bochecha ou dentes, ou ainda cefaleia frontal. A hiposmia pode ser um indicador sensível de inflamação da mucosa etmoidal, mas ela também pode comumente resultar de infecção viral ou traumatismo craniano. Etmoidectomias, no entanto, não são realizadas apenas para tratamento de doenças inflamatórias, mas também são frequentemente realizadas para tratamento de tumores, principalmente no etmoide, como uma parte integrante de uma via de acesso intranasal à base do crânio ou como parte de craniectomia endonasal.

EXAME FÍSICO

Evidências de doença etmoidal tipicamente não são observadas no exame físico geral. Entretanto, o paciente pode exibir alguma evidência de hiponasalidade. Ocasionalmente, pode haver alguma evidência de epífora, como resultado de inflamação do ducto nasolacrimal adjacente. Na doença etmoidal extensa, como aquela causada por sinusites fúngicas alérgicas, pode ser observada uma expansão etmoidal ou hipertelorismo, ou ainda um alargamento do teto do nariz, como na síndrome de Woake.

    O exame endoscópico intranasal frequentemente revela edema e eritema da mucosa na região da bolha etmoidal e hiato semilunar ou pólipos no meato médio. Quando presentes, pode-se realizar cultura das secreções sob visualização endoscópica, utilizando um pequeno *swab* de cultura maleável ou um coletor intermediário à aspiração.

    O exame endoscópico também deve incluir uma avaliação da nasofaringe, especialmente em crianças e adolescentes, em que hipertrofias adenóideas podem levar à obstrução nasal e comprometimento secundário dos seios paranasais. A endoscopia nasal também deve ser utilizada para avaliar a anatomia intranasal e inferir se a área etmoidal pode ser adequadamente acessada sem necessidade de uma septoplastia. No adulto, como regra prática, a última sentença significa que deve ser possível visualizar a inserção anterior da concha média com um telescópio de 0° de 4 mm.

INDICAÇÕES

A principal indicação de etmoidectomia é o processo inflamatório crônico do seio etmoidal não adequadamente tratado pela terapia clínica apropriada. Essa terapia clínica tipicamente incluiria controle ambiental e prevenção de alergias ambientais, esteroides nasais tópicos, irrigações nasais, um curso de antibioticoterapia e, frequentemente, um curso de corticoterapia oral. Nos casos de rinossinusites crônicas e, especialmente, polipectomias, a etmoidectomia deve ser considerada como um adjunto à terapia clínica, e não como uma alternativa à terapia clínica. A etmoidectomia pode ser indicada para o tratamento de complicações de rinossinusites agudas, como abscesso periorbitário e infecção intracraniana.

    A etmoidectomia é também indicada como parte de cirurgias para ressecção de tumores nasossinusais, como um passo necessário durante a descompressão orbitária endoscópica e durante a confecção de vias de acesso endonasais endoscópicas à base do crânio. A etmoidectomia também pode ser utilizada como um meio para identificar a base do crânio precedentemente à cirurgia do seio frontal.

CONTRAINDICAÇÕES

Não há contraindicações absolutas à etmoidectomia. Em crianças pequenas, uma conduta muito conservadora é adotada na cirurgia, quando ela é necessária. As contraindicações relativas incluem alterações da coagulação e infecções agudas, na ausência de uma complicação ou ameaça de complicações. Cuidados especiais também são necessários, quando a base do crânio é baixa, quando há erosão da base do crânio, tecido adiposo orbitário ou prolapso de músculo para o interior do complexo etmoidal. É muito importante que essas variações sejam identificadas pré-operatoriamente por uma revisão cuidadosa dos exames de imagem, e que cuidados apropriados sejam tomados intraoperatoriamente.

PLANEJAMENTO PRÉ-OPERATÓRIO

O passo mais importante no planejamento cirúrgico é a avaliação cuidadosa e conceituação da anatomia com base na TC pré-operatória. Isto requer uma revisão sistemática das imagens de TC, de modo a fornecer não apenas uma compreensão da anatomia da base do crânio e da parede medial da órbita, mas também a conceituação pelo cirurgião da via de drenagem do seio frontal e a anatomia relevante da pneumatização etmoidal, incluindo células da *agger nasi*, células esfenoetmoidais (de Onodi) e células infraorbitais (de Haller) (Tabela 13.1). A conceituação adequada da anatomia exige uma revisão dos estudos de imagem em três planos e é claramente melhorada rolando-se dinamicamente através da anatomia em múltiplos planos. Uma vantagem importante desta tecnologia é a capacidade de direcionamento por imagem assistido por computador para permitir que isto seja realizado na sala de operações, de tal modo que o cirurgião pode rever a anatomia, enquanto o paciente está sendo anestesiado.

    A altura vertical do seio etmoidal, bem como a inclinação do teto do etmoide, também, devem ser avaliadas cuidadosamente. A falha em reconhecer uma restrição da altura vertical do seio etmoidal posteriormente pode resultar em entrada inadvertida no interior da cavidade craniana. Em geral, esta área deve ser avaliada em relação à altura vertical do seio maxilar. Uma altura vertical restrita no etmoide posterior também estreita o corredor disponível para acesso transetmoidal ao seio esfenoidal. Em pacientes submetidos a cirurgias prévias, a imagem da TC permite a avaliação da anatomia alterada e também fornece uma avaliação do grau de osteoneogênese, uma questão importante para decisões quanto aos instrumentos necessários e à potencial via de acesso cirúrgica.

CAPÍTULO 13 Etmoidectomia

TABELA 13.1 Revisão Sistemática das Imagens de TC	
Teto etmoidal anterior	Inclinação, altura Feixe neurovascular etmoidal anterior Áreas delgadas e espessas
Parede medial da órbita	Posição relativa do processo uncinado Forma, integridade Relações do nervo óptico
Etmoide posterior	Altura vertical
Seio esfenoidal	Células esfenoetmoidais Pneumatização Septos intersinusais/artérias carótidas
Recesso frontal	Ducto de drenagem do seio frontal Tamanho Osteoneogênese
Seio frontal	Células frontais

As imagem de RNM se tornam importantes quando há uma opacificação adjacente a uma erosão da base do crânio ou quando pode haver um tumor. A RNM permite a identificação de meningoencefaloceles e sua diferenciação das mucoceles, além da diferenciação entre tumores e opacificações secundárias a doenças inflamatórias (Fig. 13.1).

Em pacientes com infecções agudas, a redução do processo inflamatório pelo uso de antibióticos ajudará a reduzir o sangramento intraoperatório. Na presença de mucosa reativa ou polipose, demonstrou-se que o uso pré-operatório de esteroides reduz a perda sanguínea intraoperatória. Em geral, uma posologia de 20 a 40 mg de prednisona oral por 3 a 7 dias antes da cirurgia será usualmente suficiente, dependendo da extensão da doença. Ao ser iniciada a cirurgia, são administrados esteroides e antibióticos IV (p. ex., dexametasona 6 a 10 mg IV e clindamicina 600 mg IV).

O consentimento informado para o procedimento deve incluir todos os problemas comuns em potencial (sangramento, infecção, redução temporária do olfato, necessidade de cirurgia de revisão), os problemas raros (rinoliquorreia, diplopia, perda visual e complicações anestésicas), e, o que é mais importante em doenças crônicas, o fato de que a própria cirurgia não é frequentemente curativa. A instrução-chave a este respeito é a necessidade de tratamento clínico e debridamento pós-operatórios, para resolver a presença frequente de doença assintomática residual após a cirurgia, visando à resolução a longo prazo da doença. Pacientes com polipose grave são orientados no sentido de que podem necessitar de doses lentamente regressivas de esteroides orais durante um período prolongado de tempo e de que devem manter as irrigações nasais com esteroides ou o uso de *sprays* esteroides nasais tópicos por tempo indefinido.

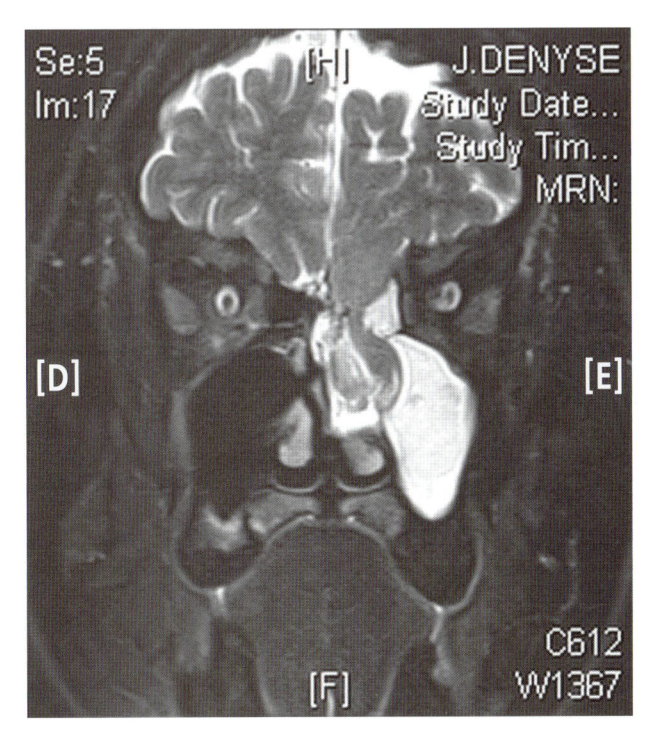

FIGURA 13.1
RNM ponderada em T2 coronal demonstra uma volumosa meningoencefalocele à esquerda, com retenção de secreções no seio maxilar esquerdo e lateralmente no interior do seio etmoidal esquerdo.

TÉCNICA CIRÚRGICA

O paciente é colocado em posição supina sobre a mesa da sala de operações, a anestesia é induzida, e o tubo endotraqueal é posicionado para o lado esquerdo da boca e preso apenas ao lábio inferior. Oximetazolina é aplicada em *spray* no nariz, ou na área de retenção pré-operatória ou tão logo o paciente esteja adormecido. O direcionamento por imagem assistido por computador é fixado à cabeça do paciente, e o aparelho é registrado. Uma vez que a minha preferência pessoal seja sentar em uma cadeira tipo neurocirúrgica com descansos de braços durante a cirurgia, o paciente deve ser posicionado na mesa da sala de operações de tal modo que as minhas pernas fiquem confortáveis embaixo da mesa da sala de operações, e a cabeça do paciente seja elevada a aproximadamente 30°. Campos cirúrgicos são posicionados da maneira usual. Minha preferência pessoal é aplicar pó de cocaína* tópica (150 mg) no lado a ser operado primeiro. Isto é realizado utilizando aplicadores nasais de Farrell pequenos. Entretanto, como alternativa, adrenalina tópica 1:1000 também pode ser utilizada. Uma mecha nasal com oximetazolina é introduzida no lado oposto do nariz, enquanto o primeiro lado é operado. Enquanto a vasoconstrição tópica está fazendo efeito, supondo-se que uma dissecção de seio etmoidal posterior ou esfenoidal irá ser realizada, realiza-se uma injeção transpalatina na artéria esfenopalatina. Isto é realizado dobrando-se uma agulha longa calibre 25 a 2,5 cm da extremidade distal a aproximadamente 90° e conectada a uma seringa de 3 mL cheia de Xylocaine 1% com epinefrina 1:100.000. O forame é, então, palpado intraoralmente, medial ao segundo molar, onde uma depressão é identificada. A agulha é inserida na mucosa palatina e uma pequena quantidade de Xylocaine e adrenalina local introduzida para reduzir o sangramento da mucosa. A ponta da agulha é, então, utilizada para identificar o forame, sendo inserida a uma profundidade de 25 cm. Antes da injeção, e durante a injeção, aspiração é realizada a múltiplos intervalos. Aproximadamente 2 mL de solução são injetados. A injeção mais importante é para o interior da parede nasal lateral adjacente à inserção anterior da concha média. Neste local, eu injeto aproximadamente 1,5 m L de Xylocaine 1% com epinefrina 1:100.000 (Fig. 13.2). Pequenas injeções adicionais são realizadas no interior da porção inferior da concha média e no interior da raiz da concha inferior. Enquanto o paciente está sendo anestesiado, e o anestésico local está fazendo efeito, minha atenção é novamente dirigida para o exame de imagem do paciente, e isto é revisto dinamicamente no sistema de direcionamento por imagem, de tal modo que o cirurgião fique completamente familiarizado com a anatomia a ser encontrada; as vias de drenagem, particularmente do seio frontal e as variações celulares presentes.

A cirurgia é iniciada pela remoção do processo uncinado. Isto pode ser realizado utilizando-se um bisturi-foice na inserção anterior do processo uncinado ou medializando-se o processo uncinado com um palpador com ponta de bola. Se for utilizado um bisturi-foice, ele é introduzido imediatamente lateral à fixação anterior da concha média e trazido inferiormente, com um movimento de serrar, a fim de cortar através do osso do processo uncinado (Fig. 13.3). À medida que a lâmina é trazida inferiormente, ela é dirigida medialmente a fim de se evitar cortar para o interior do teto da concha inferior. O próprio processo uncinado pode ser removido com um microdebridador ou uma pinça de Blakesley. A bolha etmoidal é, então, penetrada, e a parede medial da órbita é identificada. A parede medial da órbita fornece o primeiro marco anatômico para a dissecção. Se ela não puder ser identificada no interior do etmoide anterior, é identificada após a abertura do etmoide posterior. Entretanto, a identificação clara deste marco anatômico é essencial para uma cirurgia segura. A lamela basal é identificada imediatamente superior à sua porção horizontal inferior e penetrada com uma cureta em J ou pinça. A abertura é, então, alargada, utilizando-se uma pinça com mordida para cima ou

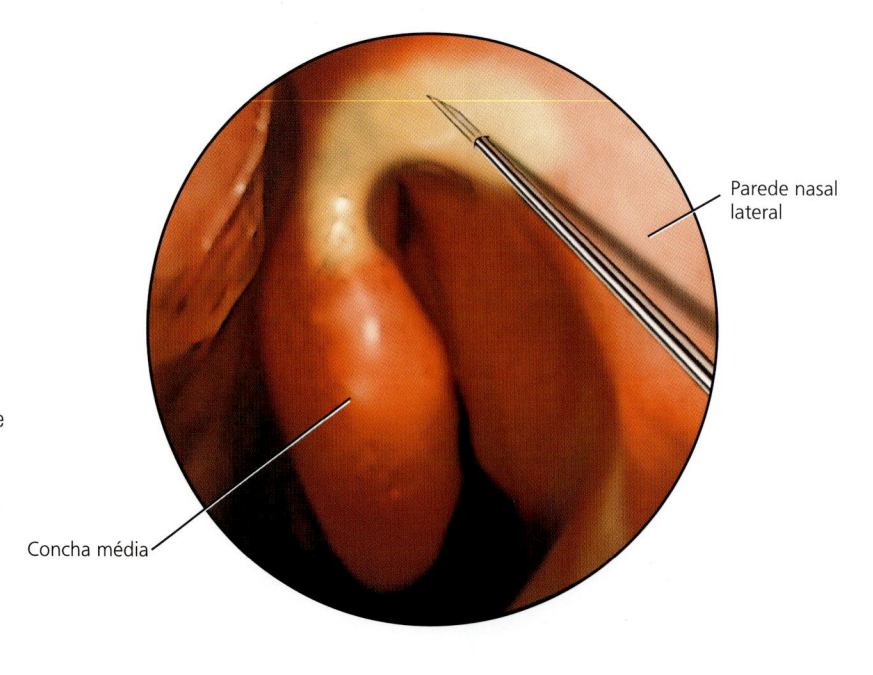

FIGURA 13.2
Injeção é realizada na parede nasal lateral, junto à fixação anterior da concha média. É utilizada uma agulha longa calibre 27, e é injetado aproximadamente 1,5 mL de xilocaína 1% com epinefrina 1:100.000.

---

*N. do T.: a cocaína não está disponível para uso médico no Brasil.

CAPÍTULO 13 Etmoidectomia

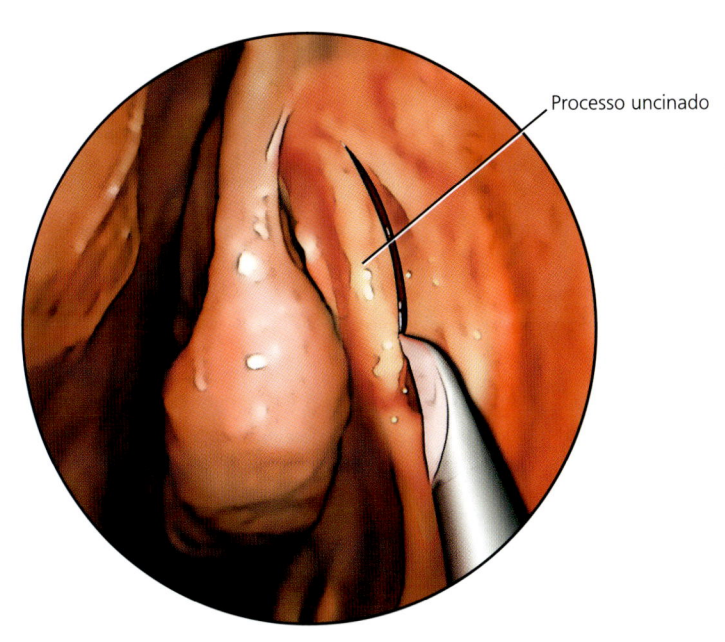

FIGURA 13.3
O bisturi em foice é usado para remover a inserção anterior do processo uncinado com um movimento de serrar. À medida que o bisturi é deslocado inferiormente, ele é angulado medialmente, de modo a não cortar na direção da porção superior da concha inferior.

um microdebridador. Toma-se cuidado para palpar por trás todas as partições ósseas antes que elas sejam removidas, ou ao nível da base do crânio ou da parede medial da órbita. Assim, a etmoidectomia posterior é cuidadosamente alargada até que fique rente à parede medial da órbita e base do crânio. Grandes cuidados devem ser tomados para assegurar que o mucoperiósteo permaneça intacto sobre estas importantes estruturas, e que o osso não seja exposto. A célula etmoidal mais posterior tipicamente tem uma forma piramidal, com o ápice apontando na direção da área do nervo óptico. O teto é formado pela base do crânio, a parede lateral é formada pela parede medial da órbita, e a porção posteroinferior medialmente é formada pela parede anterior do seio esfenoidal. A esta altura, cuidados são tomados para se identificar o meato superior. Este é identificado utilizando-se um palpador com ponta de bola e palpando inferomedialmente o espaço entre a concha superior e a concha média. Em alguns casos, pode ser necessário utilizar uma pinça de retromordida para remover a porção posterior da concha média. Uma vez que o meato superior seja identificado, a porção inferior da concha superior é ressecada com pinça de mordida reta, ação que leva diretamente ao óstio natural do seio esfenoidal (Fig. 13.4). A posição do óstio natural pode ser confirmada com um explorador maleável ou com uma cureta em J. Quando o óstio natural for identificado, ele é alargado com um *punch* cogumelo reto, e um *punch* rotatório de Hajek. Minha preferência é remover todo o osso da parede anterior até que ela fique rente à parede medial da órbita e base do crânio. Isto ajuda a confirmar a localização destas estruturas críticas, mas, o que é mais importante, reduz o risco de estenose pós-operatoria.

A dissecção prossegue levada anteriormente ao longo da base do crânio, palpando-se por trás das partições ósseas antes de as remover com uma pinça cortante com mordida para cima. Cuidados são tomados para permanecer

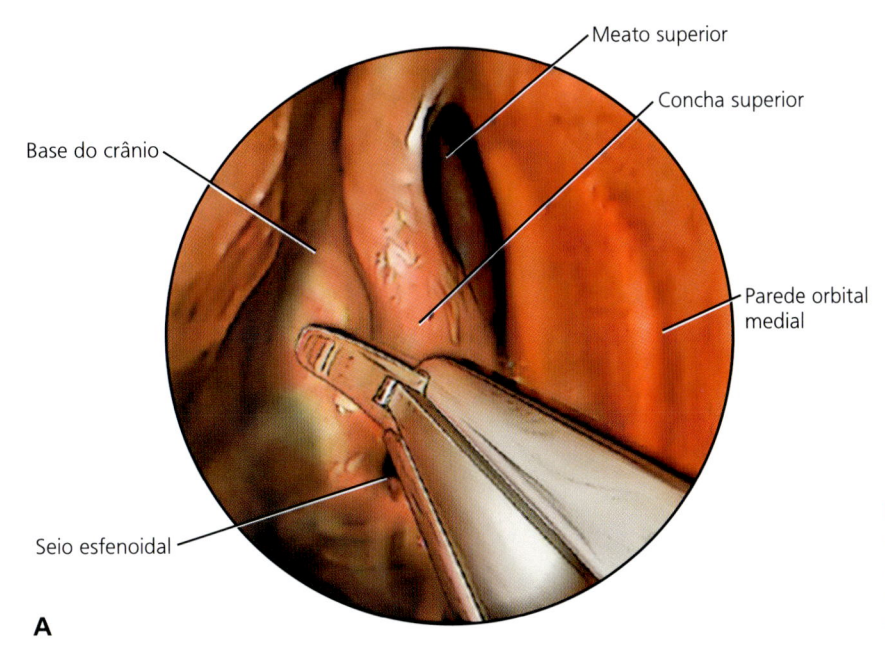

FIGURA 13.4
A: O meato superior é identificado, e a porção inferior da concha superior é ressecada. (*Continua.*)

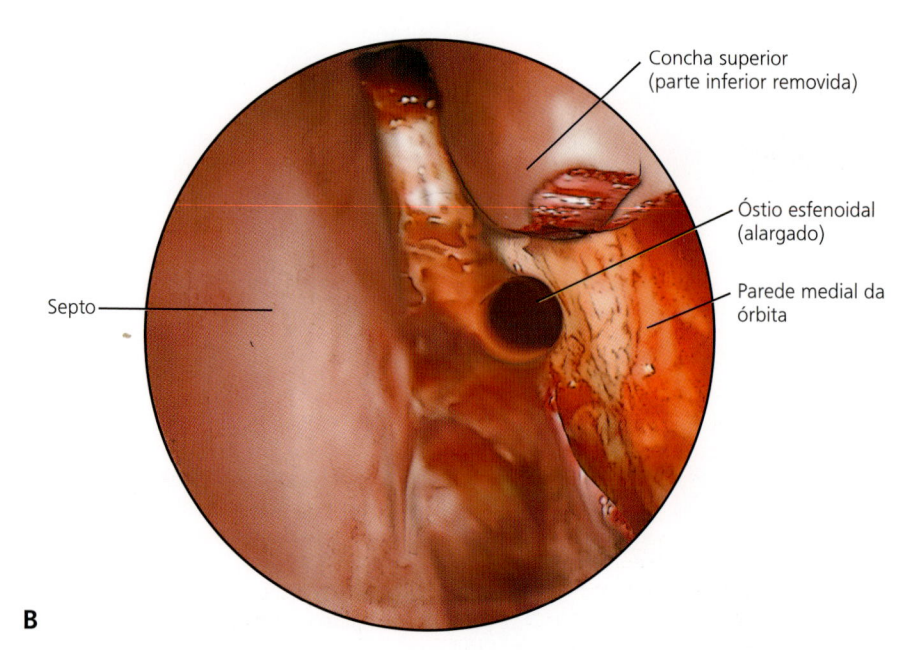

FIGURA 13.4 (*Cont.*)
B: Isto permite a visualização transetmoidal do óstio natural do seio esfenoidal, que pode então ser alargado até a parede orbital medial, lateralmente, e a base do crânio, superiormente.

imediatamente adjacente à parede medial da órbita, sem descolar a mucosa a ela aderida. Ambas a parede medial da órbita e a base do crânio são esqueletizadas. Entretanto, inicialmente, algumas células pequenas podem ser deixadas na área do domo do etmoide. O feixe neurovascular etmoidal anterior situa-se imediatamente posterior a esta área, e a base do crânio é tipicamente mais delgada nesta região (Fig. 13.5).

Neste momento, um telescópio de 45° substitui o telescópio de 0°, e a dissecção prossegue anteriormente para a área do recesso frontal. Durante toda a dissecção, os fragmentos ósseos são fraturados com pinça cortante, e os restos de mucosa e osso são removidos com um microdebridador, de modo a se evitar uma exposição inadvertida do osso. As partições ósseas no interior do recesso frontal são fraturadas com instrumentos sinusais de corte ou fraturando-as com uma cureta de recesso frontal. Novamente, os restos de mucosa são ressecados com o microdebridador, desta vez utilizando uma lâmina curva de 65°. Grandes cuidados são tomados para remover até mesmo as menores partições ósseas, uma vez que as menores partições ósseas, como estes fragmentos de osso osteítico, possam estimular a persistência de inflamação da mucosa.

Uma descrição detalhada de técnicas de sinusotomia frontal é fornecida em outro local neste livro. Com a base do crânio à vista posteriormente, e anteriormente na área dos seios frontal e etmoidal supraorbitais, fragmentos ós-

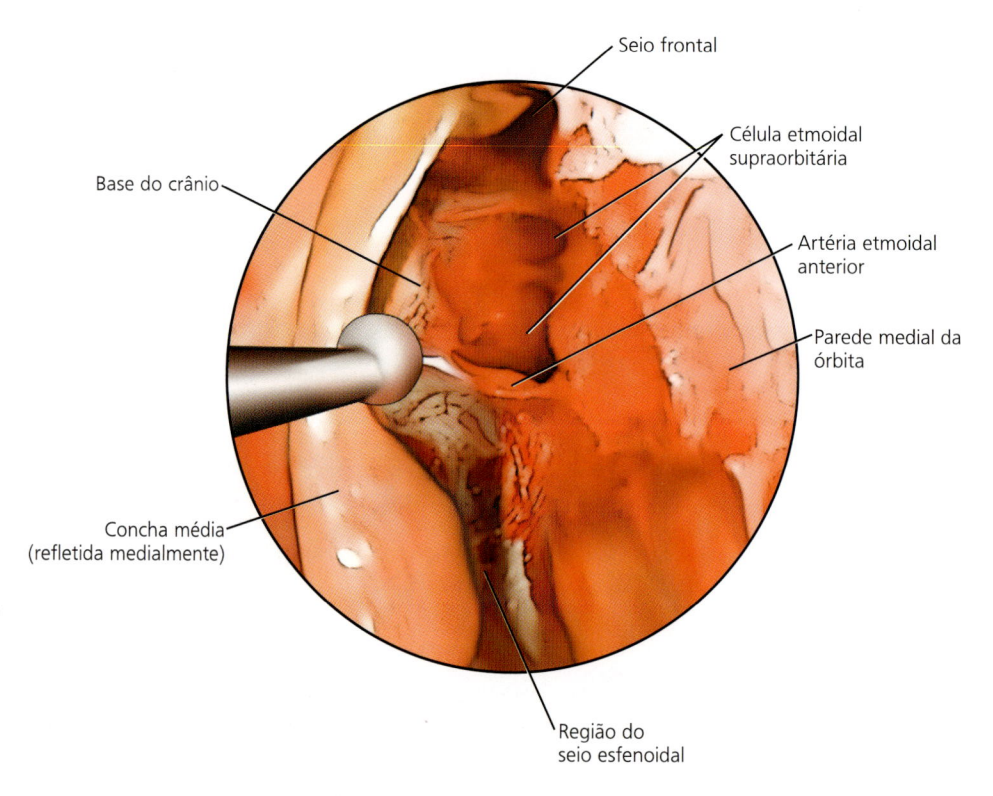

FIGURA 13.5
A esqueletização da base do crânio demonstra a artéria etmoidal anterior e duas pequenas células etmoidais supraorbitárias. O seio frontal jaz anteriormente.

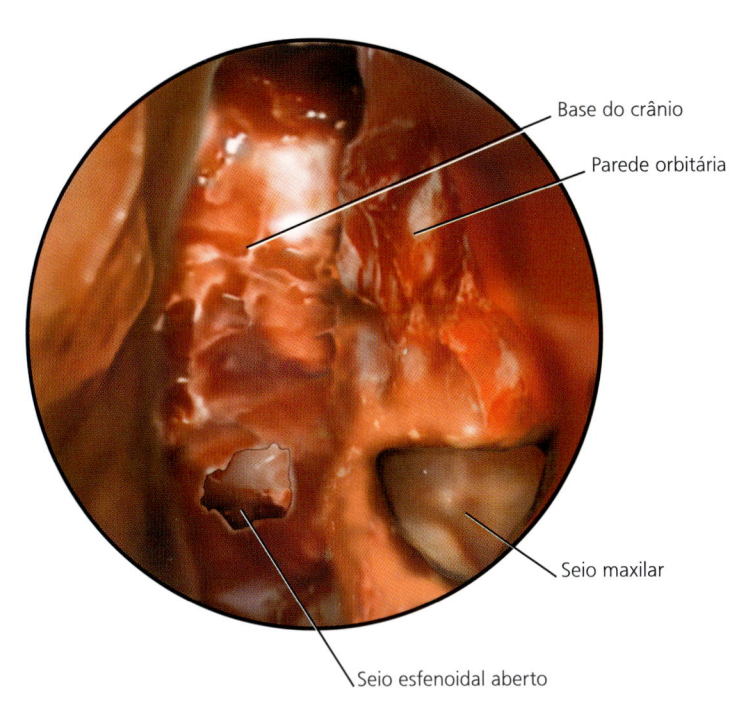

FIGURA 13.6
Um telescópio de 45° ou de 70° é necessário para assegurar que o óstio natural do seio maxilar tenha sido incluído na antrostomia cirúrgica. A antrostomia deve ser realizada em forma de pera, com o ápice anterossuperiormente.

seos residuais podem ser removidos do domo do etmoide e área adjacente ao feixe neurovascular etmoidal. Medialmente, isto deve ser executado com grande cuidado, reconhecendo que pode haver uma área membranosa da base do crânio em aproximadamente 6 a 14% dos pacientes.

Finalmente, mesmo se for efetuada uma antrostomia maxilar formal, o óstio natural do seio maxilar deve ser examinado. No mínimo, é importante certificar-se de que não há margens ósseas expostas, que possam levar à estenose do seio maxilar pós-operatoriamente. Se houver qualquer osso exposto, ele deve ser dissecado com um palpador em ponta de bola (Fig. 13.6).

Ao término do procedimento, toda cavidade é reexaminada, sendo removidos quaisquer fragmentos ósseos remanescentes, particularmente nos locais em que as partições ósseas se unem à parede medial da órbita e à base do crânio. Quaisquer pregas mucosas frouxas ou áreas de osso solto residual são removidas cuidadosamente. A importância desta limpeza final meticulosa de partições ósseas residuais e osso exposto nunca será exagerada. A cavidade é reinspecionada quanto a quaisquer áreas de sangramento, particularmente sangramento adjacente aos feixes neurovasculares esfenopalatinos ou etmoidal anterior. Qualquer sangramento importante é cauterizado com um cautério aspirador monopolar ou, no caso da artéria etmoidal anterior, um cautério bipolar. A colocação de um espaçador no meato médio é baseada na preferência do cirurgião. Entretanto, é importante certificar-se de que a concha média permaneça medializada. Se estiver oscilante, uma pequena aderência pode ser criada entre a concha média e o septo nasal. Minha preferência pessoal é pela introdução de uma esponja Merocel ou implante eluidor de mometasona (Propel, Intersect ENT, Menlo Park, CA) no interior do meato médio.

TRATAMENTO PÓS-OPERATÓRIO

Pós-operatoriamente, eu rotineiramente trato meus pacientes com antibióticos. Sempre que possível, o antibiótico é fundamentado em cultura, mas se culturas não estiverem disponíveis, a cobertura com antibiótico de largo espectro e boa penetração óssea é provida. O uso de esteroides orais depende do tipo de doença presente (polipoide vs. não polipoide), da extensão da inflamação e da utilização ou não de um *stent* eluidor de droga. Se esponjas Merocel forem utilizadas, elas são removidas na manhã seguinte. Em qualquer caso, minha preferência é ver o paciente na manhã seguinte, para aspirar qualquer exsudato mucoso e purulento residual, e, se necessário, remover quaisquer fragmentos frouxos restantes de osso.

Tipicamente, *sprays* nasais de soro fisiológico são iniciados no dia seguinte à cirurgia. Minha preferência pessoal é geralmente não utilizar irrigações nasais de esteroides (0,5 mg de budesonida em aproximadamente 200 mL de soro fisiológico) por até 3 a 4 dias de pós-operatorio, a não ser que o trauma seja mínimo. A preocupação principal com a introdução precoce de irrigações nasais é com a potencial instalação de uma infecção por Gram-negativos, contudo muitos cirurgiões iniciam estas irrigações imediatamente. Os pacientes são então reavaliados e examinados com endoscópio semanalmente até que a cavidade esteja cicatrizada. Com base no exame semanal, a dose de esteroide do paciente é reduzida gradualmente, e a terapia com antibióticos é ajustada e, finalmente, descontinuada. Em geral, constitui minha preferência manter o paciente sob antibióticos orais até o osso estar reepitelizado. O paciente é acompanhado de forma intermitente até estar claro que a cavidade está estável, mesmo com exposição a infecções do trato respiratório superior e alérgenos ambientais. Em alguns casos, especialmente no período pós-operatório inicial, pode ser necessário um curso curto de esteroides orais em doses decrescentes, após essas exposições. Quando a estabilidade mucosa da cavidade é verificada endoscopicamente, os esteroides orais são gradualmente reduzidos e posteriormente descontinuados. Subsequentemente, as medicações tópicas do paciente são mudadas de irrigações nasais com esteroides para apenas um *spray* de esteroide nasal tópico. Entretanto, os pacientes são também avisados de que eles têm que recomeçar com as irrigações nasais com esteroides ou mesmo retomar uma curta série de esteroides orais, caso eles desenvolvam uma infecção importante do trato respiratório superior ou ocorra exposição aguda a alérgenos ambientais.

COMPLICAÇÕES

A complicação mais comum de cirurgias sinusais endoscópicas é a recorrência da doença. De fato, ambos o cirurgião e o paciente devem estar conscientes de que a persistência de doença assintomática é esperada após a cirurgia sinusal endoscópica e de que esta inflamação persistente e frequentemente localizada requererá tratamento clínico continuado. Outras complicações após cirurgia sinusal endoscópica são muito menos comuns.

Embora um sangramento intraoperatório importante possa ocorrer por trauma à mucosa, isto pode frequentemente ser controlado pela aplicação de agentes vasoconstritores tópicos ou pelo uso de um cautério aspirador bipolar ou monopolar. Sangramentos da artéria esfenopalatina são em geral facilmente controlados com um cautério aspirador monopolar. Entretanto, uma maior precaução é necessária quando o sangramento ocorre na área do feixe neurovascular etmoidal anterior. Em razão da proximidade da órbita e base do crânio, o uso de cautério monopolar nesta área não é recomendado, sendo necessária cauterização bipolar. Nesta situação, o olho deve ser examinado, e, subsequentemente, cuidadosamente monitorado, para assegurar que um hematoma intraorbitário não passe despercebido.

No primeiro dia de pós-operatório, quando as esponjas são removidas, o leito cirúrgico é examinado quanto a qualquer evidência de sangramento ativo. Se um sangramento ativo for identificado, ele é tratado no consultório com eletrocautério sob anestesia local ou aplicação de colágeno microfibrilar tópico. Algum sangramento difuso na mucosa é esperado no período pós-operatório inicial, e os pacientes são instruídos a respirar através do nariz, aspirar e deglutir quaisquer coágulos sanguíneos e lhes é assegurado de que este sangramento se resolverá espontaneamente. Diferentemente do que era previamente ensinado sobre comprimir o nariz e aplicar gelo, parece que respirar normalmente de forma relaxada através do nariz fornece uma vasoconstrição suficiente para cessar a vasta maioria das epistaxes não arteriais em pacientes sem alterações da coagulação.

Os pacientes são adicionalmente avaliados quanto à presença de infecção durante a avaliação endoscópica em cada visita pós-operatória. Se houver suspeitas de uma infecção, que pode não ser sensível à antibioticoterapia em curso pelo paciente, material para cultura é colhido, guiado endoscopicamente.

Rinoliquorreias são tipicamente reconhecidas no momento do procedimento cirúrgico e devem ser fechadas o mais precocemente possível. Tipicamente, este fechamento é realizado com um enxerto livre de mucosa no momento do procedimento cirúrgico. Se for identificado um defeito muito grande, poderia ser considerado um retalho esfenoetmoidal. Em casos em que uma artéria intracraniana é identificada intraoperatoriamente e há preocupação com uma lesão intracraniana, a realização de uma TC deve ser considerada. O defeito da base do crânio deve ser fechado tão logo o paciente seja considerado estável, e uma lesão vascular intracraniana tenha sido excluída.

Hematomas intraorbitários ocorrem mais comumente quando o feixe neurovascular etmoidal anterior é violado, e o vaso se retrai para o interior da órbita. Entretanto, ele também pode ocorrer a partir de outros vasos menores ou mesmo de uma violação da periórbita e subsequente tamponamento intranasal. Uma avaliação da pressão intraocular deve ser feita rapidamente. Qualquer tamponamento é removido imediatamente. Esteroides intravenosos em altas doses e um diurético osmótico são administrados, e massagens orbitárias podem ser de algum benefício. Entretanto, se a pressão intraocular estiver significativamente elevada, uma cantotomia lateral e cantólise devem ser realizadas. Rapidez é essencial, uma vez que a elevação persistente da pressão intraocular possa resultar em oclusão de artéria da retina e perda permanente da visão.

Lesões do músculo reto medial tipicamente ocorrem como resultado de penetração intraorbitária com um microdebridador. Uma avaliação oftalmológica deve ser imediatamente realizada e, sempre que possível, deve ser feita remoção de qualquer retenção e reparo, conforme indicado. Dano ao músculo oblíquo superior também é possível, quando se trabalha na área do recesso frontal e etmoide supraorbital.

A formação de cicatrizes é uma sequela esperada de trauma cirúrgico, estando significativamente aumentada na presença de inflamação. No momento da cirurgia, a formação de cicatrizes é minimizada pela remoção de todo o osso osteítico, preservando, ao mesmo tempo, o mucoperiósteo. No período pós-cirúrgico, é manejada controlando-se adequadamente a inflamação, debridando, removendo secreções retidas e seccionando quaisquer aderências que comecem a se formar.

RESULTADOS

Os resultados globais dependem do tipo de doença presente, sua extensão, o tipo de cirurgia realizado, e, especialmente no caso de doença inflamatória, a terapia clínica pós-operatória. Em casos de doença inflamatória crônica, a cirurgia é mais bem pensada como adjuntiva à terapia clínica. Conforme assinalado anteriormente, doença assintomática persistente é comum, se não ubíqua, e exige tratamento no período pós-operatório. A maioria das séries demonstrou uma melhora importante em 85 a 95% dos pacientes. Em um grupo de pacientes em que 85% foram submetidos à cirurgia de revisão, meus resultados previamente publicados demonstraram que 97% dos pacientes relataram melhora, a uma média de 1,5 ano pós-cirurgia. Esses pacientes foram então acompanhados a uma média de 7,8 anos pós-cirurgia. Durante esse período de tempo, 18% dos pacientes submeteram-se a procedimentos cirúrgicos de revisão; entretanto, a melhora global dos sintomas foi mantida ou ligeiramente aumentada, a necessidade de medicação foi reduzida e, em pacientes com asma, uma melhora significativa da asma foi observada. Contudo, em uma parte importante estes resultados refletem os efeitos da terapia clínica agressiva perioperatória e não apenas da intervenção cirúrgica.

PÉROLAS

- Fazer uma concepção da anatomia pertinente a partir das imagens de TC.
- Anestesia intravenosa total hipotensiva e vasoconstrição cuidadosa minimizarão a perda sanguínea.
- Minimizar trauma, especialmente da parte anterior da cavidade nasal.
- Identificar a parede medial da órbita no início do procedimento cirúrgico e manter-se junto a ela durante a dissecção.
- Permanecer em posição inferior no interior do seio etmoidal ao trabalhar de anterior para posterior.
- Palpar por trás das partições ósseas e esqueletizar a base do crânio, do posterior para o anterior.
- Remover meticulosamente as partições ósseas na área com doença.
- Usar acompanhamento endoscópico para modificar apropriadamente a terapia clínica pós-operatória.
- Reconhecer que a cirurgia é adjuntiva ao tratamento clínico prolongado, com base no aspecto endoscópico.

ARMADILHAS

- Continuar a cirurgia quando um sangramento obscurecer a visualização.
- Extirpar mucosa, especialmente na região do recesso frontal.
- Confiar na navegação cirúrgica assistida por computador para identificação de marcos anatômicos.
- Derivar medialmente, afastado da parede medial da órbita, durante a dissecção, antes que a base do crânio tenha sido completamente identificada.
- Deixar osso exposto desnecessário ao término da dissecção cirúrgica.
- Tratamento cirúrgico pós-operatório ou terapia clínica pós-operatória inadequados.

INSTRUMENTOS A TER DISPONÍVEIS

- Telescópios de 4 mm de 0° e 45°.
- Pinças de Blakesley retas de 45° e 90°.
- Pinças cortantes pediátricas médias e pequenas de 0° e de 45°.
- Aspiradores curvos maleáveis.
- Pinças de retromordida pediátricas.
- *Punch* cogumelo reto e virado para cima.
- *Punch* Acufex de 1 mm.
- *Punch* de esfenoide rotatório de Hajek.
- Palpador em ponta de bola de Lusk.
- Pinça de óstio frontal delicada (pinça cobra).
- Pinça girafa cortante verdadeira para frente, para trás e laterolateral.
- Lâminas de microdebridador curvas de 65°.
- Endoscrub (MedtronicaXomed, Jacksonville, Florida).
- Cautério aspirador maleável.
- Palpador de seio frontal fino maleável.

LEITURA SUGERIDA

Stammberger H. *Functional Endoscopic Sinus Surgery*. Philadelphia, PA: BC Decker; 1991:283–321.

Wormald PJ. *Endoscopic Sinus Surgery: Anatomy, Three-dimensional Reconstruction and Surgical Technique*. New York: Thieme; 2007:101–115.

Otori N, Yanagi K, Moriyama H. Maxillary and ethmoid sinuses and skull base surgery. In: Stamm AC. *Transnasal Endoscopic Skull Base and Brain Surgery: Tips and Pearls*. New York: Thieme; 2011:109–114.

Kennedy DW, Ramakrishnan VR. Functional endoscopic sinus surgery: concepts, surgical indications, and techniques. In: Kennedy DW, Hwang PH, eds. *Rhinology: Diseases of the Nose, Sinuses and Skull Base*. New York: Thieme; 2012:306–336.

Saleh H, Nouraei R. Basic surgical techniques in endoscopic sinus surgery. In: Georgalas C, Fokkens W, eds. *Rhinology and Skull Base Surgery*. New York: Thieme; 2013:311–325.

14 ESFENOIDOTOMIA

Richard R. Orlandi

INTRODUÇÃO

A esfenoidotomia endoscópica é tipicamente realizada para tratamento de doenças inflamatórias do seio esfenoidal. O seio esfenoidal localiza-se na base do crânio, e sua adjacência à hipófise, nervo óptico, seio cavernoso e artéria carótida interna torna difícil a cirurgia nesta região. Diversas técnicas foram desenvolvidas para acesso e identificação do seio esfenoidal, incluindo as seguintes:

- Permanecer medial às conchas média e superior.
  - Utilizar uma via de acesso estritamente transnasal, em vez de transetmoidal, pode facilitar a identificação do óstio esfenoidal no recesso esfenoetmoidal. Entretanto, quando combinada a cirurgias laterais à concha média, operar medialmente a concha também pode levar à sua desestabilização.
- Medir a partir da porção anterior do nariz.
  - A face do esfenoide fica tipicamente a 7 cm do silo nasal. Infelizmente, esta técnica tipicamente não permite que se diferencie uma célula esfenoetmoidal (de Onodi) do seio esfenoidal.
- Incapacidade de visualizar o assoalho do seio esfenoidal.
  - O assoalho do seio esfenoidal tipicamente não pode ser observado com um telescópio nasal de zero grau. Este achado diferencia o seio esfenoidal das células etmoidais posteriores, especialmente as células esfenoetmoidais (de Onodi). Hipoplasias significativas do seio esfenoidal, como pode ser visto na fibrose cística, ou edema severo, que pode efetivamente elevar o assoalho mucoso do seio esfenoidal, podem alterar este achado.
- Cirurgia guiada por imagem (IGS).
  - A IGS pode ser muito útil para confirmar a posição dos instrumentos no interior dos seios, especialmente no seio esfenoidal. A IGS confirma a anatomia da face do seio esfenoidal e pode assegurar uma entrada apropriada e a abertura do seio esfenoidal, tornando seguro, desse modo, o tratamento deste seio. Ela, entretanto, não é à prova de erro e deve ser utilizada como uma ferramenta para confirmar a anatomia e não para determiná-la. A IGS não é um substituto do conhecimento anatômico e ensino cirúrgico.
- Uso da concha superior como um marco anatômico.
  - Demonstrou-se que a concha superior é um marco anatômico confiável para localização do óstio natural do seio esfenoidal, seja através de uma via de acesso transetmoidal ou transnasal.

HISTÓRIA

Doenças inflamatórias do seio esfenoidal constituem a principal indicação para cirurgia. Sinusites esfenoidais agudas e crônicas podem-se apresentar com dor nas regiões temporal, occipital ou retro-orbitária. Inflamações crônicas do seio esfenoidal são mais frequentemente observadas em conjunção com inflamações em outros seios, de tal modo que sintomas esfenoidais podem não se salientar. O comprometimento inflamatório do seio esfenoidal é mais bem avaliado por uma TC, após uma tentativa de tratamento clínico.

EXAME FÍSICO

Em razão da localização profunda do seio esfenoidal, achados de doença inflamatória não complicada do seio esfenoidal são limitados àqueles observados durante a endoscopia nasal. Edema, pólipos e secreções anormais no recesso esfenoetmoidal podem todos ser detectados durante uma endoscopia nasal. Complicações de processos inflamatórios esfenoidais afetando o olho ou o seio cavernoso podem-se manifestar como achados orbitários.

INDICAÇÕES

As indicações para esfenoidotomia endoscópica são as seguintes:
- Sinusite esfenoidal aguda que não responde à terapia clínica.
- Sinusite esfenoidal crônica que não responde à terapia clínica.
- Sinusite esfenoidal aguda ou crônica com complicações orbitárias ou intracranianas.
- Mucocele do seio esfenoidal.
- Rinoliquorreia através do seio esfenoidal. Liquorreias envolvendo o recesso pterigóideo lateral de um seio bem pneumatizado podem exigir a adição de uma via de acesso transfossa pterigopalatina.
- Tumores comprometendo o seio esfenoidal ou fossa craniana média medial, especialmente a sela túrcica.

CONTRAINDICAÇÕES

A cirurgia do seio esfenoidal está contraindicada quando houver instrumentação insuficiente ou o cirurgião for inexperiente. A aptidão geral dos pacientes para cirurgia, incluindo considerações cardiovasculares, pulmonares e da coagulação, aplica-se também à cirurgia esfenoidal.

PLANEJAMENTO PRÉ-OPERATÓRIO

A cirurgia deve-se seguir a uma avaliação completa e tentativa de tratamento clínico para doença inflamatória, ou quando outras indicações estiverem presentes. Uma vez tomada a decisão pela cirurgia, a anatomia individual do paciente precisa ser avaliada no estudo pré-operatório por TC. Os itens a serem considerados são os seguintes:

- Tamanho dos seios esfenoidais. O seio pode ser hipoplásico, especialmente em casos de fibrose cística. Esta anomalia deve ser reconhecida pré-operatoriamente a fim de determinar as dimensões da abertura que pode ser criada na face anterior do seio esfenoidal.
- Desvio do septo intersinusal. O septo intersinusal pode-se desviar severamente para um lado, resultando um seio esfenoidal grande e um pequeno. Novamente aqui, o tamanho relativo do seio determina o tamanho da abertura que pode ser feita. Em casos em que o septo intersinusal será removido, como em cirurgia da hipófise, grandes cuidados devem ser tomados com uma partição gravemente desviada, uma vez que ela possa terminar lateralmente na artéria carótida interna. A avulsão desta terminação posterolateral poderia levar a uma lesão da artéria carótida interna.
- Grau de inflamação. Em quase todos os casos de cirurgias do seio esfenoidal, o assoalho do seio não pode ser visualizado com um telescópio nasal de zero grau. Esta é uma chave para determinar o posicionamento correto no interior do seio esfenoidal, em comparação a uma grande célula etmoidal posterior. Em casos em que existe grave edema ou opacificação do seio, a mucosa do assoalho do seio esfenoidal pode-se encontrar tão edemaciada a ponto de tornar o assoalho visível com um telescópio de zero grau. Essas condições devem ser identificadas pré-operatoriamente.
- Variações anatômicas. Pneumatização extensa do seio etmoidal posterior pode resultar em expansão para o interior do osso esfenoide. Isto ocorre durante o desenvolvimento simultâneo dos seios etmoidal e esfenoide. O resultado é que dois seios pneumatizam o osso esfenoide: uma célula esfenoetmoidal (de Onodi) e o seio esfenoidal verdadeiro. Nesta variação, a célula esfenoetmoidal é superior ao seio esfenoidal. Em corte coronal de TC, uma partição óssea horizontal é observada, separando o seio esfenoidal, embaixo, da célula esfenoetmoidal, acima.

TÉCNICA CIRÚRGICA

Medidas de Hemostasia

Para procedimentos que envolvem os seios etmoidal posterior ou esfenoidal, uma injeção na artéria esfenopalatina é realizada no ponto em que ela penetra no nariz, através do forame esfenopalatino. Esta injeção fornece vasoconstrição e também limita estimulação, possibilitando uma redução da anestesia sistêmica. A injeção pode ser realizada por via transpalatina ou transnasal.

A injeção transpalatina é realizada passando-se uma agulha pelo canal palatino maior. O canal pode ser sentido como uma depressão no palato, cerca de 5 a 8 mm medial ao segundo molar, onde a crista alveolar encontra o palato. A agulha é entortada 45 a 90° a 2,5 cm da ponta e inserida até que a dobra esteja na mucosa palatal. Esta manobra posiciona a ponta da agulha imediatamente lateral ao forame esfenopalatino.

Alternativamente, a injeção esfenopalatina pode ser realizada por via transnasal com uma agulha espinhal de 7,5 cm (calibre 20 a 22) flexionada em 20 a 30° a 2,5 cm da ponta. A agulha é, então, passada abaixo da área da bolha etmoidal e inserida no interior da parede nasal lateral, imediatamente posterior à fontanela posterior do seio maxilar. A ponta da agulha é, assim, posicionada imediatamente medial e anterior ao forame esfenopalatino.

Independentemente da via de acesso, após nos assegurarmos que a ponta da agulha não se encontra intravascular, 1,5 mL de anestésico local com vasoconstritor (tipicamente lidocaína 1% com epinefrina 1:100.000) é injetado lentamente.

No início e durante todo o procedimento, vasoconstrição é utilizada para fornecer hemostasia. Cloridrato de oximetazolina 0,05% e epinefrina 1:1.000 são aplicados em mechas de algodão de 1,25 cm por 7,5 cm. A aplicação frequente destas medicações durante as partes mais anteriores da dissecção do seio e durante a esfenoidotomia resulta em excelente hemostasia e foi comprovada como segura na vasta maioria dos pacientes.

A técnica anestésica também pode afetar a perda sanguínea. Para todos os procedimentos sinusais endoscópicos, é preferida anestesia intravenosa à inalatória, com o objetivo de manter baixa a frequência cardíaca. Foi observado objetivamente que esta técnica reduz a perda sanguínea, provavelmente em razão de uma menor vasodilatação periférica.

Via de Acesso Transetmoidal

Uma via de acesso transetmoidal ao seio esfenoidal é utilizada mais comumente, em associação a uma etmoidectomia completa (anterior e posterior) (Fig. 14.1). Um telescópio nasal de 4 mm de zero grau é utilizado para a esfenoidotomia endoscópica. A concha superior é um marco anatômico-chave para se encontrar o óstio natural do seio esfenoidal. A concha superior é mais bem identificada imediatamente ao entrar no espaço etmoidal posterior atra-

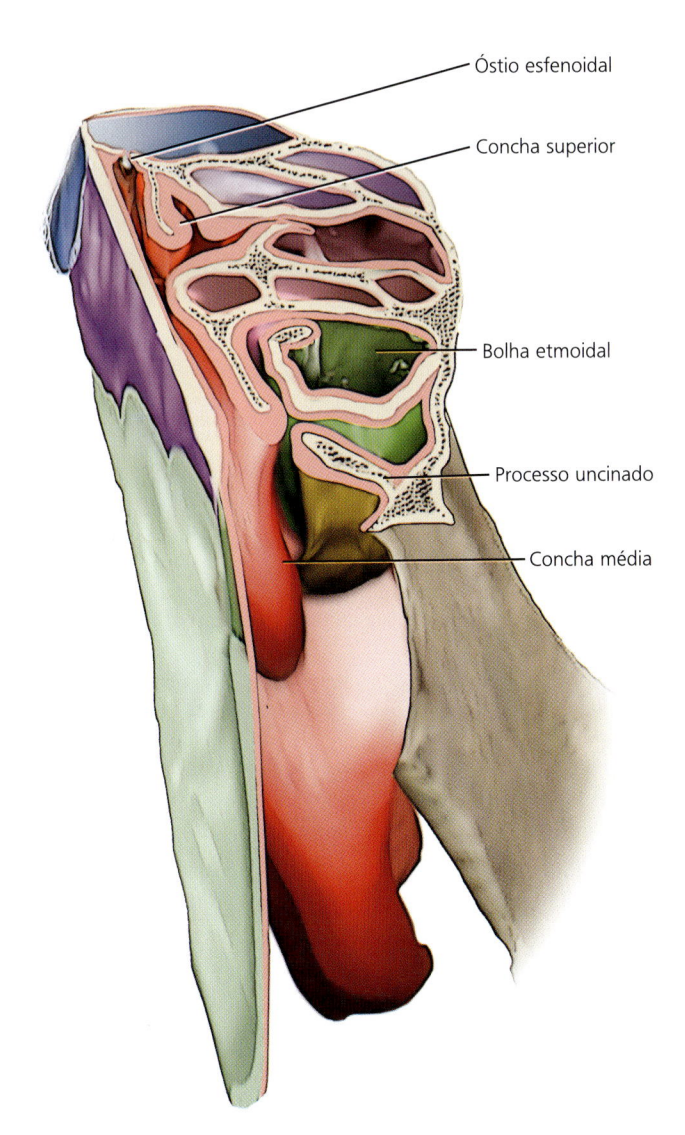

FIGURA 14.1
Esquema da via de acesso transetmoidal ao seio esfenoidal.

vés da lamela basal da concha média. A concha superior é observada na porção mais medial do complexo do seio etmoidal posterior, diretamente posterior à concha média. Os seios etmoidais posteriores são a seguir dissecados, como indicado para a sinusite etmoidal posterior. Após a etmoidectomia posterior ser completada, e a face do seio esfenoidal estar exposta, o óstio natural do seio esfenoidal é localizado no recesso esfenoetmoidal. Os 4 a 6 mm inferiores da concha superior são ressecados de modo cortante. É crítico que sejam utilizados instrumentos cortantes, em oposição a instrumentos de preensão, a fim de evitar avulsão da concha superior da base do crânio, com uma rinoliquorreia resultante. Com a remoção da porção inferior da concha superior, o óstio natural do seio esfenoidal tipicamente é visível pelo interior da cavidade etmoidal. Em pacientes com edema grave do óstio, pode ser necessário identificar o óstio por palpação. Em razão do risco para a artéria carótida interna e nervo óptico, apenas instrumentos rombos são utilizados para sondar o óstio sinusal. Uma cureta etmoidal em forma de colher constitui um instrumento ideal para esta manobra.

Uma vez que o óstio esteja identificado, ele é alargado lateral e superiormente, com cuidados sendo tomados para se evitar uma lesão da concha superior (Fig. 14.2). Um *punch* de corte circular em forma de cogumelo é utilizado para remover a parede anterior esfenoidal, desde o óstio até a parede lateral do seio esfenoidal. Se o óstio natural for pequeno demais para permitir inserção do instrumento, ele pode ser alargado de forma romba, utilizando-se a cureta etmoidal em forma de colher ou de forma cortante, utilizando-se um saca-bocado de Kerrison pequeno. Uma pinça de corte com mordida para cima é, então, utilizada para remover a face esfenoidal restante superiormente. O alargamento do óstio esfenoidal medialmente ou inferiormente em geral não é útil, com riscos de estenose e sangramento (Fig. 14.3). O osso medial ao óstio esfenoidal é consideravelmente mais espesso no ponto onde se encontram os ossos vômer e esfenoide. Como resultado, a dissecção pode tipicamente prosseguir apenas um milímetro ou dois medialmente a partir do óstio esfenoidal. Sacrificar o revestimento mucoso intacto da porção medial do óstio esfenoidal faz com que se corra desnecessariamente o risco de estenose pós-operatória da esfenoidotomia. O corpo do osso esfenoide também é consideravelmente mais espesso inferiormente ao óstio, tornando a dissecção inferior menos efetiva. Além disso, o ramo septal da artéria esfenopalatina cruza alguns milímetros inferior ao óstio na face do osso esfenoide, com risco de sangramento importante, se a dissecção for realizada inferior ao óstio.

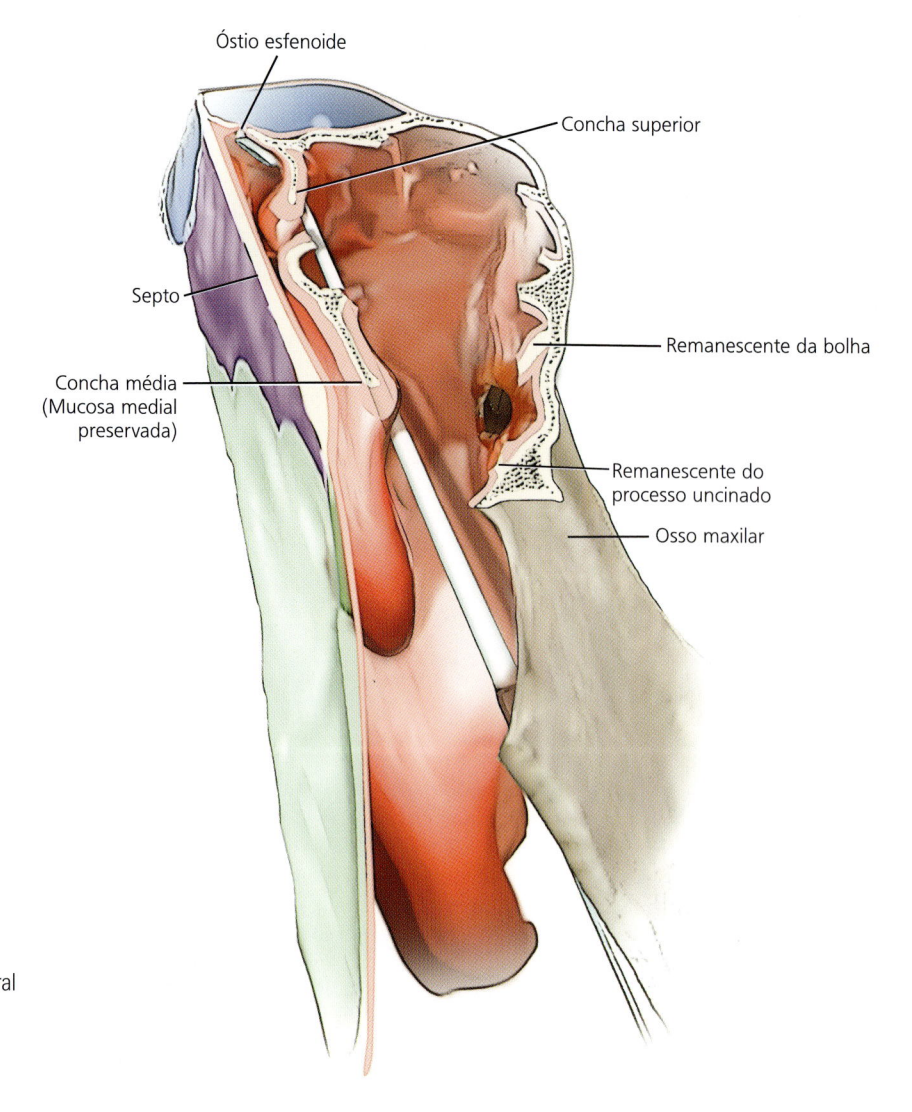

FIGURA 14.2
Alargamento do óstio natural do seio esfenoidal com preservação da concha superior.

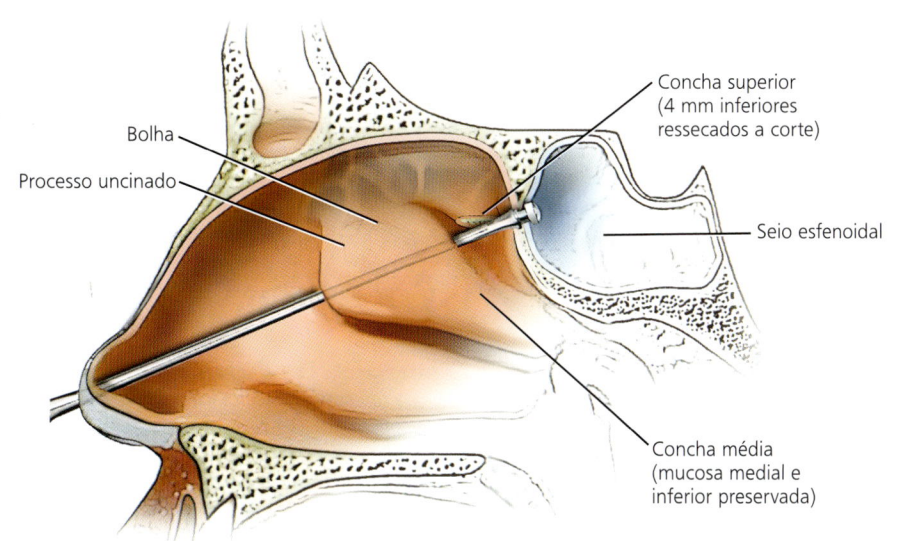

FIGURA 14.3
Alargamento do óstio natural do seio esfenoidal com preservação das mucosas medial e inferior.

Secreções espessas, como mucina eosinofílica/fúngica, são removidas irrigando vigorosamente o seio após a sua abertura máxima. Uma cânula de aspiração curva com ponta de oliva conectada a uma seringa Luer-lock de 30 mL é efetiva para remover secreções que jazem inferiormente no interior do seio esfenoidal.

Via de Acesso Transnasal

Em casos de doença esfenoidal isolada, quando uma etmoidectomia não é necessária, uma via de acesso transnasal medial às conchas média e superior é uma opção. Esta via de acesso, embora mais direta, pode ser mais difícil em razão dos limites estreitos da cavidade nasal nesta região. A concha média é injetada com lidocaína 1% com epinefrina 1:100.000, e a concha média e o septo são tratados com um vasoconstritor tópico. A concha média é, então, lateralizada para permitir a passagem de um telescópio nasal de 4 mm de zero grau até o recesso esfenoetmoidal. Se a lateralização da concha média não fornecer acesso suficiente, a ressecção parcial da concha média com uma pinça cortante reta, tesoura de concha ou um microdebridador de tecidos pode ser necessária.

O óstio do seio esfenoidal é identificado medial à concha superior, no recesso esfenoetmoidal. O alargamento do óstio lateral e superiormente exige a ressecção da porção inferior da concha superior, a fim de ganhar acesso à face do esfenoide lateralmente. Em decorrência das restrições da anatomia do complexo etmoidal posterior lateralmente, o acesso transnasal ao seio esfenoidal não permite uma abertura tão larga do seio esfenoidal quanto o acesso transetmoidal.

A cirurgia hipofisária endoscópica transnasal utiliza esta mesma via de acesso, tipicamente realizada bilateralmente e muitas vezes combinada a uma septectomia nasal posterior, para proporcionar maior acesso. A esfenoidotomia é alargada medialmente, e o septo intersinusal é removido com saca-bocado de Kerrison e/ou uma broca de alta velocidade. Os 5 a 10 mm posteriores do septo nasal podem ser removidos com pinça cortante com retromordida. Esta dissecção central larga permite o acesso por ambas as narinas para telescópios e instrumentos nasais e também facilita uma técnica de dois cirurgiões.

A dilatação com balão do seio esfenoidal é outra opção que pode ser realizada por uma via de acesso transnasal. O balão pode ser introduzido pelo mesmo trajeto, e o óstio, dilatado sob visualização direta, utilizando-se o telescópio nasal de 4 mm de zero grau.

TRATAMENTO PÓS-OPERATÓRIO

O tratamento pós-operatório após uma esfenoidotomia endoscópica focaliza-se na remoção de detritos e redução da inflamação, levando à restauração da função da mucosa. Foi demonstrado que irrigações salinas e *sprays* esteroides nasais tópicos têm um efeito positivo sobre o resultado pós-operatório após cirurgia sinusal endoscópica. Irrigações com pressão positiva usando 120 a 240 mL por lado são iniciadas no primeiro dia pós-operatório. Irrigações corticosteroides nasais tópicas são frequentemente iniciadas dentro da primeira semana pós-operatória. Corticosteroides nasais tópicos são usualmente iniciados dentro da primeira semana pós-operatória. Exames endoscópicos regulares da cavidade cirúrgica são necessários para assegurar remoção dos detritos, prevenir ou tratar estenose inicial e dirigir tratamento clínico. A primeira visita pós-operatória tipicamente ocorre 1 a 2 semanas pós-operatoriamente, com a frequência das visitas subsequentes determinada pelas necessidades individuais do paciente. O objetivo deste tratamento é obter uma cavidade esfenoidal macroscopicamente curada, completamente funcional, que está drenando e aerada com 4 a 6 semanas de pós-operatório.

COMPLICAÇÕES

A anatomia da parede lateral do seio esfenoidal se presta ao risco de complicações catastróficas. A artéria carótida interna e o nervo óptico são ambos localizados na parede lateral e podem não estar cobertos por osso. Dissecção cortante no interior do seio esfenoidal lateral pode levar a graves lesões hemorrágicas e visuais, inclusive cegueira. Sangramentos da artéria carótida interna são tratados agudamente por tamponamento apertado das cavidades esfenoidal e nasal, seguido por angiografia da artéria para avaliar a lesão. O tratamento da lesão tipicamente exige consultoria experiente de radiologia intervencionista e neurocirurgia. A lesão do nervo óptico é mais bem tratada com auxílio de um oftalmologista experiente e pode requerer altas doses de esteroides para minimizar o edema no período inicial pós-lesão.

RESULTADOS

Os resultados das cirurgias sinusais endoscópicas são tipicamente relatados coletivamente, com a exceção de cirurgia do seio frontal. Poucos relatos focalizaram o resultado de cirurgia do seio esfenoidal isoladamente. Metson e Gliklich acompanharam prospectivamente 26 pacientes submetidos a esfenoidotomias endoscópicas e encontraram uma redução importante na dor facial, rinorreia e congestão. Uma análise retrospectiva por Rosen *et al.* encontrou satisfação do clínico com o resultado pós-operatório em 78% dos casos e satisfação do paciente em 85% dos casos. Em um estudo medindo diretamente o tamanho do óstio após cirurgia esfenoidal endoscópica, o grau natural de estenose foi constatado como sendo uma média de 53% [com um desvio padrão de 5%] em comparação a medidas intraoperatórias. Este achado sublinha a importância de se criar uma esfenoidotomia ampla.

A dilatação com balão do seio esfenoidal cria uma abertura ostial menor, mas parece gerar menos trauma da mucosa. Estudos iniciais encontraram taxas de patência ostial de 80 a 90% após dilatação com balão, similares àquelas da esfenoidotomia endoscópica mais tradicional.

PÉROLAS E ARMADILHAS

Pérolas

- A via de acesso transetmoidal tipicamente permite uma esfenoidotomia mais ampla decorrente de maior acesso lateral.
- A concha superior é um excelente e constante marco anatômico para identificação do óstio natural do esfenoide.
- A remoção cortante da porção inferior da concha superior facilita a visualização do óstio natural do esfenoidal. Evitar a avulsão da concha superior da base do crânio. Esta manobra pode levar a uma rinoliquorreia.
- O seio esfenoidal pode tipicamente ser diferenciado de um grande seio etmoidal posterior pela incapacidade de visualizar o assoalho do seio esfenoidal com um telescópio nasal de zero grau.

Armadilhas

- É preciso ter em mente que o óstio cirúrgico se estreitará a cerca da metade do seu tamanho pós-operatoriamente. A criação de uma abertura extensa facilita a patência pós-operatória.
- Alargar o óstio esfenoidal inferior e medialmente ganha pouco em área de secção transversa ostial ao mesmo tempo em que cria uma ferida mucosa circunferencial, o que promove estenose. O alargamento da esfenoidotomia cirúrgica deve prosseguir superior e lateralmente.
- Deixar de reconhecer a concha superior pode fazer o cirurgião ter dificuldade para encontrar o óstio esfenoidal e também pode levar à ressecção inadvertida da concha superior, com subsequentes consequências olfatórias. Embora os poucos milímetros inferiores da concha superior possam ser ressecados para facilitar acesso ao recesso esfenoetmoidal, cuidados devem ser tomados para preservar a maior parte da concha superior.

INSTRUMENTOS A TER DISPONÍVEIS

- Telescópio nasal de 4 mm de zero grau.
- Pinça cortante, de mordida reta, para remover a corte a porção inferior da concha superior.
- Um microdebridador pode também ser efetivo para esta manobra.
- Cureta etmoidal em forma de colher para identificação e dilatação inicial do óstio natural do seio esfenoidal.
- Pinça "cogumelo" de corte circular para alargar a esfenoidotomia lateralmente.
- Pinça cortante com mordida para cima, para remoção da porção superior do seio esfenoidal.
- Um saca-bocado de Kerrison de 2 mm pode ajudar na remoção de osso mais espesso.

LEITURA SUGERIDA

Orlandi RR, Lanza DC, Bolger WE, *et al.* The forgotten turbinate: the role of the superior turbinate in endoscopic sinus surgery. *Am J Rhinol* 1999;13(4):251–259.

Wormald PJ, van Renen G, Perks J, *et al.* The effect of the total intravenous anesthesia compared with inhalational anesthesia on the surgical field during endoscopic sinus surgery. *Am J Rhinol* 2005;19(5):514–520.

Douglas R, Wormald PJ. Pterygopalatine fossa infiltration through the greater palatine foramen: where to bend the needle. *Laryngoscope* 2006;116(7):1255–1257.

Millar DA, Orlandi RR. The sphenoid sinus natural ostium is consistently medial to the superior turbinate. *Am J Rhinol* 2006;20(2):180–181.

Rudmik L, Soler ZM, Orlandi RR, *et al.* Early postoperative care following endoscopic sinus surgery: an evidence-based review with recommendations. *Int Forum Allergy Rhinol* 2011;1(6):417–430.

15 ESFENOIDOTOMIA TRANSETMOIDAL ENDOSCÓPICA

Peter H. Hwang

INTRODUÇÃO

Antes da era da cirurgia sinusal endoscópica, as vias de acesso ao seio esfenoidal frequentemente exigiam incisões acessórias para visualizar e dissecar a porção posterior das fossas nasais. Remoção colateral de tecidos era requerida para estes acessos externos, incluindo uma técnica transmaxilar através de um acesso transantral e uma técnica transetmoidal através de uma incisão de Lynch externa ou uma incisão nasal lateral "em buraco de fechadura". Vias de acesso medianas ao esfenoide incluíam rinoplastia aberta, técnicas microscópicas sublabiais ou transnasais. Apesar de as vias de acesso microscópicas transnasais serem relativamente poupadoras de tecido, todas as vias de acesso medianas ainda exigiam luxação ou manipulação do septo, a fim de ganhar acesso ao esfenoide. O tratamento contemporâneo de doença no seio esfenoidal utiliza uma via de acesso transetmoidal endoscópica ao seio esfenoidal com preservação de tecidos e função, que é segura e eficaz.

HISTÓRIA

Pacientes com doença do seio esfenoidal podem-se apresentar com cefaleia debilitante e prostração. A sinusite esfenoidal aguda pode ser uma emergência médica, com os pacientes se mostrando em estado tóxico e classicamente se queixando de cefaleia intensa, no vértice ou retro-orbitária. Os pacientes com sinusite esfenoidal crônica podem-se apresentar com sintomas mais sutis de pressão retro-orbitária, plenitude nasal ou auricular, hiposmia e rinorreia posterior. Bolas fúngicas nos seios esfenoidais podem ser assintomáticas, apresentando-se como achados radiológicos em exames de imagens da cabeça para indicações não sinusais. Tumores benignos, quando limitados aos seios esfenoidais, podem, do mesmo modo, ser assintomáticos. Entretanto, tumores malignos comprometendo o seio esfenoidal podem-se apresentar com neuropatias cranianas, se os limites esfenoidais tiverem sido transgredidos. Especificamente, os nervos cranianos II, III, IV, V e VI podem ser afetados, apresentando-se como acuidade visual comprometida, diplopia ou dormência facial.

EXAME FÍSICO

Pacientes com doença não complicada no esfenoide não devem ter achados físicos anormais no exame externo. Anormalidades no exame físico devem, portanto, alertar o clínico para a possibilidade de uma complicação de doença esfenoidal. Pacientes com sinusite esfenoidal aguda, com ou sem meningite, podem-se apresentar com sinais vitais sugestivos de sepse. Em pacientes neutropênicos ou outros tipos de imunocomprometimento, um exame detalhado dos nervos cranianos é essencial para excluir um processo infeccioso invasivo, como uma sinusite fúngica invasiva aguda. A avaliação da função dos nervos cranianos é também importante em pacientes com suspeita de neoplasias envolvendo o esfenoide. Neoplasias originadas nas regiões selar e parasselar podem ser associadas à acuidade visual reduzida ou alterações nos campos visuais. Anormalidades dos nervos cranianos III a VI sugerem comprometimento do seio cavernoso ou do ápice da órbita.

A endoscopia nasal diagnóstica é imperativa para avaliação de todos os pacientes com suspeita de doença do seio esfenoidal. Em pacientes com suspeita de sinusite esfenoidal, o recesso esfenoetmoidal (SE) e o meato superior devem ser examinados quanto a edema e secreções purulentas, que podem ser coletadas e cultivadas para guiar a terapia antimicrobiana. A mucosa nasal deve também ser examinada quanto à formação de crostas ou necrose, que podem indicar uma etiologia granulomatosa ou isquêmica subjacente. Pólipos ou neoplasias nasais salientando-se do seio esfenoidal podem ser visíveis no recesso SE. A biópsia de massas nasais em consultório pode ser considerada caso a caso e ser realizada com precaução, após revisão cuidadosa dos achados radiológicos e endoscópicos.

INDICAÇÕES

Há duas vias de acesso endoscópicas principais ao seio esfenoidal: transnasal, via cavidade nasal medial até o recesso esfenoetmoidal e transetmoidal, via seio etmoidal anterior e meato superior até o recesso esfenoetmoidal. Ambas as vias de acesso atingem o óstio natural do seio esfenoidal, mas as técnicas diferem na quantidade de remoção de tecido e subsequente exposição e visualização obtidas.

A esfenoidotomia transnasal fornece um acesso mais rápido ao óstio esfenoidal do que uma via de acesso transetmoidal em razão da sua natureza mais direta, mas pode não oferecer acesso suficiente ao esfenoidal quando é necessária remoção de tecido ou acesso à porção lateral do seio esfenoidal. Em contraposição, a via de acesso transetmoidal é indicada quando se deseja uma esfenoidotomia mais alargada; a cavidade de etmoidectomia posterior pode acomodar um alargamento lateral da esfenoidotomia, na direção da parede medial da órbita. A via de acesso transetmoidal é também indicada quando existe doença do seio etmoidal concomitante à doença do seio esfenoidal, e uma via de acesso cirúrgica para ambos os locais é indicada. Uma vantagem importante da via de acesso transetmoidal em relação à via de acesso transnasal é que ela envolve mínima mobilização da concha média, mobilização que, quando acentuada, pode desestabilizar a concha e torná-la propensa à lateralização.

CONTRAINDICAÇÕES

Existem relativamente poucas contraindicações à esfenoidotomia transetmoidal endoscópica. Em casos de cirurgia de revisão, uma contração do seio etmoidal por osteoneogênese ou pela lateralização da concha média pode tornar mais complexa a via de acesso transetmoidal. Prolapso de conteúdo orbitário ou intracraniano através de deiscências na lâmina papirácea ou base do crânio etmoidal, respectivamente, podem impedir o acesso transetmoidal ao seio esfenoidal e colocar o paciente em maior risco de complicações cirúrgicas. Deiscências ósseas não reconhecidas dos canais ópticos ou carotídeos no interior do seio esfenoidal podem predispor à lesão inadvertida destas estruturas vitais.

Comorbidades clínicas raramente servem como contraindicações absolutas à cirurgia, exceto em casos com comprometimento cardiopulmonar grave, mas diáteses hemorrágicas ou discrasias sanguíneas, como a trombocitopenia, podem afetar adversamente a visualização endoscópica e potencialmente aumentar a dificuldade de realização da esfenoidotomia. Nesses casos, o cirurgião deve prever a necessidade de transfusão de hemocomponentes a fim de manter um campo cirúrgico ideal.

PLANEJAMENTO PRÉ-OPERATÓRIO

Métodos de Imagem Pré-Operatórios

A revisão pré-operatória de tomografia computadorizada (TC) não contrastada em cortes finos dos seios etmoidal e esfenoidal é essencial antes de se iniciar a cirurgia. Uma lista de checagem de marcos anatômicos e variações deve ser revista, incluindo a presença de células de Onodi (esfenoetmoidais), integridade da parede orbitária óssea medial e ápice orbital; integridade da base do crânio etmoidal e esfenoidal e dos canais ópticos e carotídeos ósseos; tamanho e padrão de pneumatização do seio esfenoidal e patência do recesso esfenoetmoidal. Embora a maioria destes marcos anatômicos possa ser reconhecida em cortes coronais, os cortes axiais e sagitais podem fornecer importantes perspectivas anatômicas suplementares. Por exemplo, o óstio do seio esfenoidal é mais bem visto em cortes axiais (Fig. 15.1) e o conhecimento de uma posição mais medial ou lateral do óstio, conforme notada nos cortes axiais, pode facilitar a identificação do óstio esfenoidal. Ademais, cortes sagitais do esfenoide podem facilmente demonstrar células de Onodi ao revelarem um "empilhamento" da célula de Onodi por cima do seio esfenoidal no interior do osso esfenoide pneumatizado.

TÉCNICA CIRÚRGICA

O paciente é colocado em posição supina com a cabeça elevada em 15 a 30°, o que ajuda a reduzir o sangramento no campo operatório. A anestesia intravenosa total facilita um campo cirúrgico otimizado, no que se refere ao controle do sangramento. Os olhos recebem fita adesiva ou são cobertos com curativo oclusivo, tomando-se cuidado para ainda possibilitar palpação e inspeção das órbitas, conforme necessário durante o caso. A mucosa da cavidade nasal é descongestionada com descongestionante tópico. Para reduzir sangramentos oriundos da circulação arterial

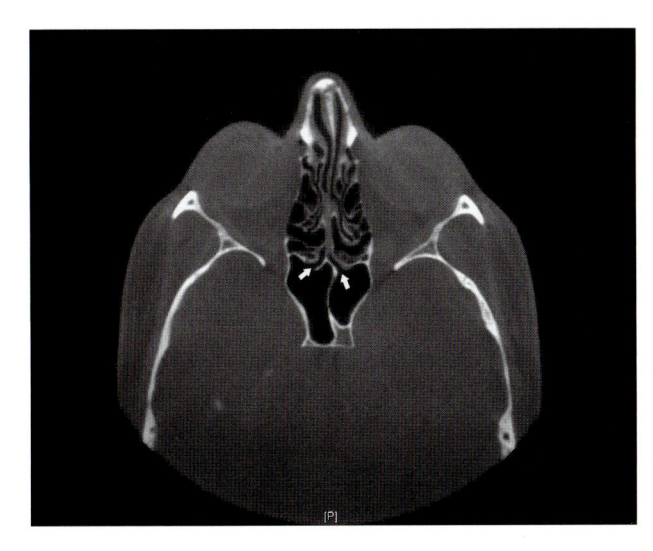

CAPÍTULO 15   Esfenoidotomia Transetmoidal Endoscópica

FIGURA 15.1
Os óstios dos seios esfenoidais são facilmente demonstrados em corte axial de TC (*setas*). A anotação da sua posição em relação ao septo nasal na TC pode ser útil ao se localizar os óstios nos recessos esfenoetmoidais *in situ*.

nasal posterior, uma injeção na área da artéria esfenopalatina de lidocaína 1% com epinefrina 1:100.000 pode ser realizada (1) por via transoral, pelo forame palatino maior ou (2) por via transnasal, através do forame esfenopalatino, acessado na lamela basal da concha média.

Um endoscópio rígido de zero grau é utilizado durante todo o procedimento. Primeiramente, a concha média é medializada com um descolador de Freer para alargar o acesso ao meato médio. Se desejado, uma incisão de relaxamento vertical pode ser realizada pela lamela basal da concha média para medialização adicional; quando realizada medialmente à bolha etmoidal, a incisão pode servir como uma conveniente porta de entrada para o meato superior. De fato, a concha superior pode frequentemente ser visualizada pela incisão de relaxamento.

O processo uncinado é ressecado com pinça de retromordida. Embora o procedimento possa ser efetuado com preservação do uncinado, a dissecção da bolha etmoidal pode ser prejudicada por um uncinado intacto, e, por essa razão, o procedimento é facilitado pela uncinectomia. O óstio natural do seio maxilar pode estar visível após completada a uncinectomia. Nenhum aumento do óstio maxilar é necessário, se o seio maxilar estiver livre de doença inflamatória.

A bolha etmoidal é ressecada. A bolha etmoidal é penetrada no seu trato de saída, localizado ao longo da porção medial da bolha, utilizando-se um palpador ou cureta, e a bolha é, a seguir, curetada para frente e lateralmente, para everter a célula e expor o espaço retrobulbar (Fig. 15.2). A seguir, a bolha etmoidal pode ser ressecada utilizando-se pinça cortante ou microdebridador. O limite lateral da dissecção da bolha é a parede orbital medial. A porção mais superior da bolha é tipicamente mantida intacta, a não ser que seja planejada uma dissecção do recesso frontal.

A remoção do processo uncinado e da bolha etmoidal completa a etmoidectomia anterior e revela a lamela basal da concha média, que separa o seio etmoidal anterior e o meato médio do seio etmoidal posterior e meato superior. Uma ressecção cuidadosa da lamela basal é necessária, a fim de ganhar acesso ao meato superior e recesso esfenoetmoidal onde está situado o óstio esfenoidal.

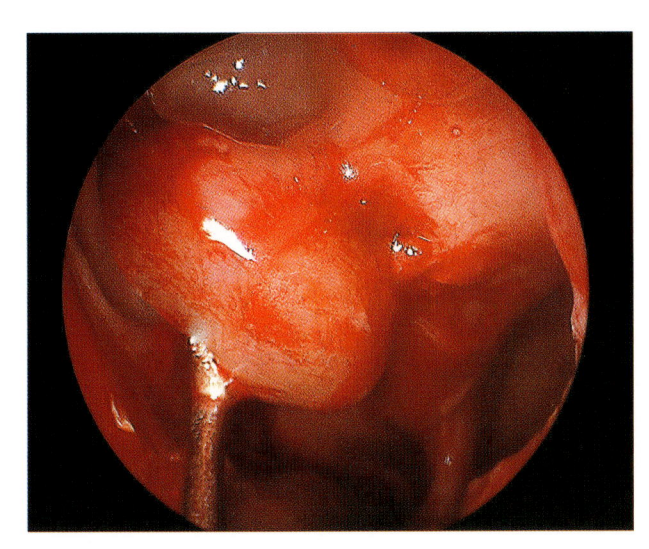

FIGURA 15.2
Uma cureta posicionada no espaço retrobulbar é usada para afastar a bolha etmoidal esquerda para frente, em preparação para a ressecção da bolha. A remoção da bolha etmoidal revelará a lamela basal da concha média esquerda.

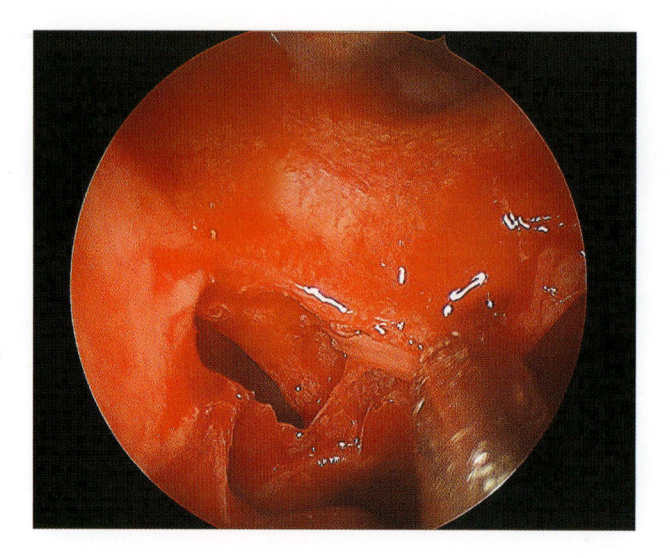

FIGURA 15.3
Uma incisão vertical através da porção medial da lamela basal da concha média esquerda revela o espaço meatal superior, e a concha superior esquerda é visível através da incisão.

Se uma incisão de relaxamento através da lamela basal tiver sido realizada no início do procedimento, este é um bom lugar para se iniciar a ressecção da lamela basal (Fig. 15.3). Tanto uma pinça cortante quanto um microdebridador podem ser utilizados para ressecar a lamela basal da concha média (Fig. 15.4). Ênfase deve ser dada à ressecção da porção mais medial da lamela basal: uma quantidade suficiente de lamela basal deve ser ressecada medialmente, a fim de revelar a concha superior e o recesso esfenoetmoidal (Fig. 15.5).

A ressecção adequada da lamela basal da concha média deve propiciar uma visão endoscópica de quatro marcos anatômicos críticos:

1. O **meato superior**, que é o espaço entre a lamela basal da concha média e a lamela basal da concha superior. O meato superior drena medialmente na direção da fossa nasal posterior, através do hiato entre a concha média e a concha superior.
2. O **seio etmoidal posterior**, limitado lateralmente pela parede orbital medial, superiormente pela base do crânio etmoidal e medialmente pela concha superior. Uma etmoidectomia posterior é realizada como parte da esfenoidotomia transetmoidal, se for esperado realizar uma esfenoidotomia maximamente alargada, caso em que a esfenoidotomia é estendida para o interior do seio etmoidal posterior.
3. A **concha superior**, que define ambos o limite medial do seio etmoidal posterior e o limite lateral do recesso esfenoetmoidal. Uma vez que se trate de um marco anatômico-chave, a concha superior deve ser identificada precocemente ao entrar no meato superior e manejada cuidadosamente, a fim de minimizar trauma à mucosa e osso da concha.
4. O **recesso esfenoetmoidal**, que é limitado lateralmente pela concha superior e medialmente pelo septo nasal. O óstio esfenoidal drena para o recesso esfenoetmoidal, que é confluente com o meato superior e a fossa nasal posterior.

Após a identificação destes marcos anatômicos críticos, a dissecção prossegue do seio etmoidal anterior (lateral à concha média) até o recesso esfenoetmoidal SE (medial à concha superior), "cruzando por cima" da concha

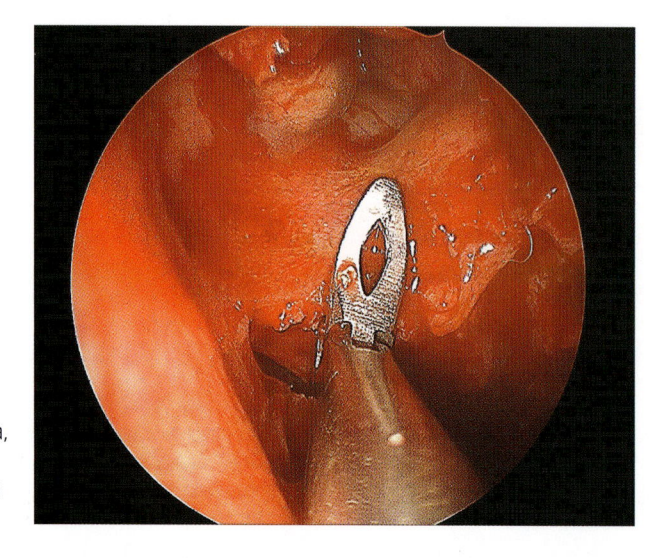

FIGURA 15.4
Utilizando a incisão lamelar basal como ponto de partida, a lamela basal é ressecada com instrumentos cirúrgicos cortantes.

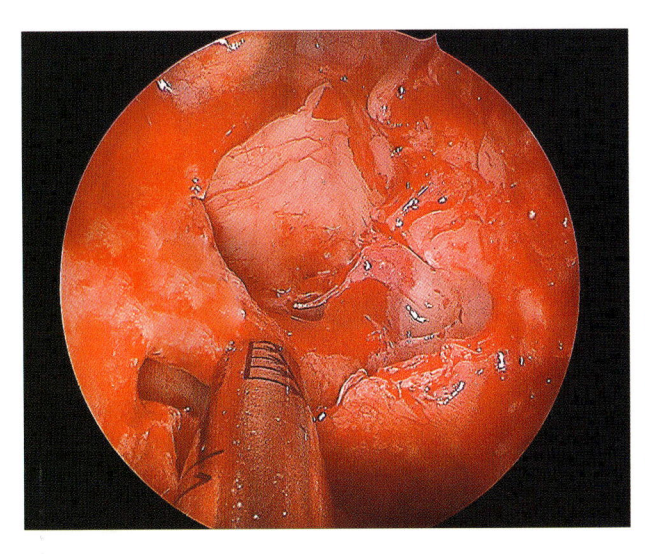

FIGURA 15.5
Após remoção da lamela basal, a concha superior esquerda é facilmente visível (como indicado pela ponta de aspiração). Lateralmente à concha superior situa-se a cavidade etmoidal posterior. Medialmente à concha superior situa-se o recesso esfenoetmoidal, para o qual drena o seio esfenoidal.

superior. O objetivo desta parte da dissecção é identificar o óstio natural do seio esfenoidal no interior do recesso esfenoetmoidal (Fig. 15.6). A visualização direta do óstio, sempre preferível à exploração cega, pode ser facilitada pela lateralização delicada da concha superior com um descolador de Freer ou aspirador de Frazier. Reconhecendo-se que a concha superior se fixa à base do crânio superiormente, cuidados devem ser tomados para evitar uma lateralização exagerada da concha superior; uma fratura inadvertida da delicada base do crânio pode levar à rinoliquorreia.

Se não for facilmente visualizado diretamente por endoscopia, o óstio esfenoidal pode ser localizado com a assistência de marcos anatômicos relacionados. Primeiramente, a posição do óstio em relação ao septo pode ser estimada com base no estudo dos cortes axiais da TC do seio esfenoidal. Óstios posicionados mais medialmente serão em geral facilmente visualizados com mínimo afastamento da concha superior, mas os óstios posicionados lateralmente podem exigir uma dissecção mais trabalhosa da concha superior ou até mesmo uma ressecção do terço inferior da concha superior. Em segundo lugar, a altura vertical da posição do óstio no recesso esfenoetmoidal é relativamente previsível em relação à coana. O óstio tipicamente está situado a aproximadamente 10 a 15 mm superior ao topo da coana óssea. Um terceiro marco anatômico que pode dirigir a localização do óstio esfenoidal é o teto do seio maxilar. Conforme validado por estudos em cadáver, a altura do teto do seio maxilar será previsivelmente mais baixa que a altura de ambos a lâmina cribriforme e o *planum* esfenoidal. Assim, exploração do recesso esfenoetmoidal ao nível ou abaixo do teto do seio maxilar pode ser realizada com baixo risco de ruptura da base do crânio etmoidal ou esfenoidal. A identificação do óstio esfenoidal também pode ser facilitada por navegação cirúrgica intraoperatória.

Uma vez que o óstio do seio esfenoidal tenha sido identificado com sucesso e canulizado, o óstio é aumentado, frequentemente com um aspirador estreito ou explorador reto, para criar uma esfenoidotomia cirúrgica. Um óstio estreito deve ser manejado com técnica delicada. Instrumentos cirúrgicos não devem penetrar no seio esfenoidal com força incontrolada ou "apontando para mais longe", uma vez que isto possa levar a lesões da base do crânio, canal carotídeo ou canal óptico. A dilatação de um óstio esfenoidal estreito pode ser realizada com uma cureta em J ou, alternativamente, com um cateter balão. Aumentos adicionais podem ser realizados com o *punch* esfenoidal

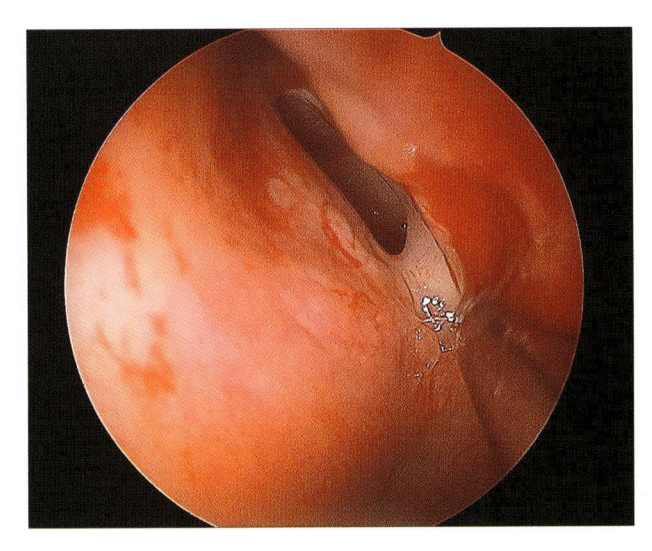

FIGURA 15.6
Depois de "cruzar por cima" do etmoidal anterior (lateralmente à concha média) para o recesso esfenoetmoidal (medialmente à concha superior), o óstio do seio esfenoidal pode ser visualizado entre o septo e a concha superior.

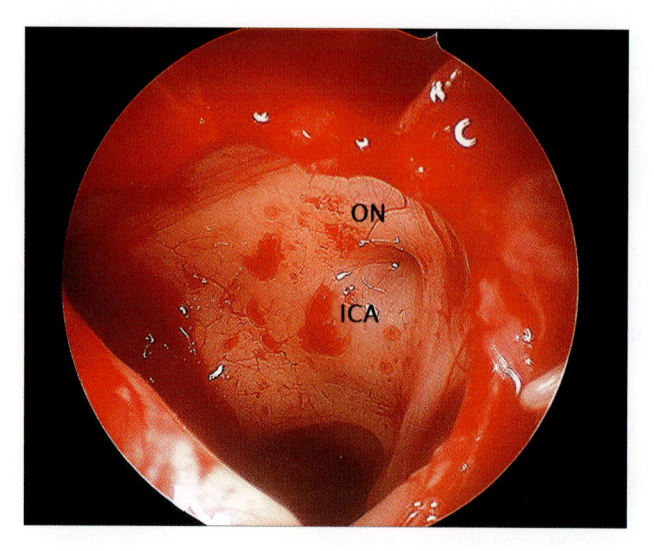

FIGURA 15.7
A porção mais inferior da concha superior é ressecada, permitindo o aumento lateral da esfenoidotomia para a região do seio etmoidal posterior. Uma esfenoidotomia ampla é realizada desse modo (ICA, artéria carótida interna; ON, nervo óptico).

"em cogumelo", um instrumento ideal para esfenoidotomia que permite remoção multidirecional de osso e mucosa. Um saca-bocado de Kerrison é uma alternativa satisfatória. Cuidados devem ser tomados ao se estender a esfenoidotomia inferiormente, para evitar lesão do ramo septal posterior da artéria esfenopalatina, que corre transversalmente cruzando o rostro esfenoidal. A ruptura desta artéria exige controle do sangramento com cautério unipolar ou aspiração bipolar.

Uma vez que a esfenoidotomia tenha sido alargada na maior extensão possível no interior do recesso esfenoetmoidal, o cirurgião deve decidir quanto à extensão ainda mais lateral da esfenoidotomia. Se o recesso esfenoetmoidal for suficientemente largo, e nenhuma remoção de tecido do antro esfenoidal for necessária, uma esfenoidotomia limitada ao recesso esfenoetmoidal pode ser suficiente. Entretanto, se for necessário acesso cirúrgico à extensão lateral do seio esfenoidal, ou se tumores, bolas fúngicas ou pólipos tiverem que ser removidos do seio, a esfenoidotomia deve ser aumentada lateralmente pelo interior do seio etmoidal posterior.

A fim de aumentar a esfenoidotomia lateralmente além dos limites do recesso esfenoetmoidal, uma parte da concha superior deve ser ressecada, uma vez que a concha superior sirva, como uma estrutura interveniente entre o recesso esfenoetmoidal e o seio etmoidal posterior. A ressecção da concha superior deve ser realizada de modo cortante apenas na porção mais inferior, com a intenção de preservar o máximo possível de tecido da concha. Uma ressecção excessiva pode levar não apenas ao rompimento, mas também à destruição do neuroepitélio olfatório, que é mais densamente concentrado na porção superior da concha superior. Em geral, a ressecção da concha superior com instrumento cortante ao nível ou abaixo do nível do óstio esfenoidal pode ser realizada com segurança sem sequelas adversas.

Após a ressecção da concha superior, a esfenoidotomia pode então ser aumentada lateralmente, removendo-se a partição óssea entre a célula aérea etmoidal mais posterior e o seio esfenoidal. Para um aumento máximo da esfenoidotomia, esta partição pode ser excisada até o seu limite lateral na parede orbital medial e superiormente até o *planum sphenoidale* (Fig. 15.7). Uma esfenoidotomia de tamanho intermediário também pode ser realizada, de acordo com a indicação cirúrgica. À conclusão do procedimento, não é necessário nenhum tamponamento do seio ou da fossa nasal.

TRATAMENTO PÓS-OPERATÓRIO

A maioria dos pacientes submetidos a esfenoidotomias transetmoidais endoscópicas não complicada para rinossinusite crônica pode ter alta no dia da cirurgia. Hospitalizações mais longas podem ser necessárias para pacientes com tumores do seio esfenoidal, se for necessária uma dissecção extensa. Antibióticos pós-operatórios e/ou esteroides orais podem ser prescritos a critério do cirurgião. Irrigações duas vezes ao dia com enxágues salinos em grandes volumes são iniciadas no dia 1º pós-operatório. Irrigações copiosas facilitam a remoção de secreções e crostas retidas no leito cirúrgico. Os pacientes retornam ao consultório após 1 semana para inspeção endoscópica, com debridamento conforme necessário, para assegurar a patência do seio esfenoidal. Uma segunda visita é marcada para 2 a 3 semanas mais tarde, com visitas subsequentes, conforme necessário, para assegurar a cicatrização completa da esfenoidotomia.

COMPLICAÇÕES

Complicações de esfenoidotomia são raras, mas potencialmente importantes. Lesões da base do crânio e rinoliquorreia podem ocorrer na lâmina cribriforme (fixação da concha superior), teto do etmoide, ou no teto do esfenoide. Trauma inadvertido à parede lateral do seio esfenoidal pode levar a lesões da artéria carótida interna ou do nervo óptico, especialmente na pequena porcentagem de pacientes que apresentam deiscências ósseas naturais ao longo destes canais. Em pacientes com grandes células de Onodi, o nervo óptico e artéria carótida podem estar expostos no interior do seio etmoidal posterior e, por essa razão, podem ser suscetíveis a lesões mesmo antes que a esfenoidotomia tenha sido efetuada. Em geral, o risco de grandes complicações pode ser mitigado pela revisão pré-operatória cuidadosa das imagens de TC e manipulação delicada de instrumentos cirúrgicos no campo operatório.

RESULTADOS

Com técnica cirúrgica cuidadosa e um meticuloso tratamento pós-operatório, os pacientes com sinusite esfenoidal crônica devem apresentar uma cavidade do seio esfenoidal amplamente patente, bem cicatrizada, dentro de 3 a 6 semanas após cirurgia. Os pacientes submetidos à remoção da mucosa esfenoidal para excisão de tumor necessitarão de tempos de cura mais longos para possibilitar uma completa remucosalização da cavidade esfenoidal. A vigilância do seio esfenoidal pode ser realizada facilmente no contexto de consultório, utilizando-se endoscópios rígidos ou fibroscópicos flexíveis.

PÉROLAS

- Uma incisão de relaxamento da lamela basal da concha média efetuada ao início do procedimento ajuda na medialização da concha média e também proporciona uma porta de entrada segura para o meato superior para dissecção dos seios etmoidal posterior e esfenoidal.
- A concha superior serve como um marco anatômico importante na identificação do óstio esfenoidal. Ela deve ser identificada precocemente na dissecção do meato superior e recesso esfenoetmoidal, e deve ser manejada delicadamente para evitar trauma e manipulação desnecessários.
- Se o recesso esfenoetmoidal for suficientemente amplo, a esfenoidotomia pode ser realizada dentro dos limites do recesso esfenoetmoidal, preservando a concha superior.
- Em casos em que for requerida uma exposição máxima, a esfenoidotomia pode ser alargada até o septo nasal medialmente, a órbita lateralmente, e o *planum sphenoidale* superiormente.

ARMADILHAS

- A presença de células de Onodi deve ser reconhecida antes do início do procedimento. Com grandes células de Onodi, o nervo óptico e/ou a artéria carótida interna podem estar potencialmente sujeitos a lesões no interior do seio etmoidal posterior.
- Cuidados devem ser tomados ao se prolongar a esfenoidotomia inferiormente, uma vez que o ramo septal posterior da artéria esfenopalatina possa sofrer ruptura no seu trajeto através do rostro esfenoidal.
- Uma entrada cuidadosa no seio esfenoidal é crucial; Instrumentos colocados com força incontrolada podem lesar o nervo óptico, a artéria carótida ou a base do crânio.

INSTRUMENTOS A TER DISPONÍVEIS

- Endoscópio nasal rígido de zero grau.
- Pinça de Weil-Blakesley cortantes reta e de 45°.
- Cureta em J.
- *Punch* cogumelo para esfenoide.
- Saca-bocado de Kerrison.
- Microdebridador (opcional).
- Sistema de navegação estereotático.

LEITURA SUGERIDA

Bolger WE, Keyes AS, Lanza DC. Use of the superior meatus and superior turbinate in the endoscopic approach to the sphenoid sinus. *Otolaryngol Head Neck Surg* 1999;120(3):308–313.

Orlandi RR, Lanza DC, Bolger WE, et al. The forgotten turbinate: the role of the superior turbinate in endoscopic sinus surgery. *Am J Rhinol* 1999;13(4):251–259.

Say P, Leopold D, Cochran G, et al. Resection of the inferior superior turbinate: does it affect olfactory ability or contain olfactory neuronal tissue? *Am J Rhinol* 2004;18(3):157–160.

Harvey RJ, Shelton W, Timperley D, et al. Using fixed anatomical landmarks in endoscopic skull base surgery. *Am J Rhinol Allergy* 2010;24(4):301–305.

Hidir Y, Battal B, Durmaz A, et al. Optimum height from the roof of the choana for seeking the sphenoid ostium. *J Craniofac Surg* 2011;22(3):1077–1079.

Getz AE, Hwang PH. Basal lamella relaxing incision improves endoscopic middle meatal access. *Int Forum Allergy Rhinol* 2013;3(3):231–235.

16 SEPTECTOMIA E ESFENOIDOTOMIAS PARCIAIS

Richard J. Harvey

INTRODUÇÃO

O acesso endonasal endoscópico ao seio esfenoidal é uma manobra comum em uma variedade de doenças inflamatórias e neoplásicas. Existem três variações de acesso esfenoidal amplo que eu emprego em minhas cirurgias, e serão discutidas adiante. Este capítulo focaliza a técnica cirúrgica para acesso amplo ao esfenoide, de tal modo que toda a largura da cavidade esfenoidal é exposta, de parede lateral à parede lateral. Este capítulo é sobre o procedimento, não a doença, de modo que eu discutirei os elementos-chave da história, exame físico e exames complementares que são importantes para o desenvolvimento deste corredor de acesso ao seio esfenoidal. A variedade de doenças sinusais inflamatórias, hipofisárias e da base do crânio abordadas por uma via de acesso transesfenoidal é muito grande, e eu escolhi discutir as nuances da via de acesso para possibilitar a reconstrução, como uma parte da conduta em algumas doenças da base do crânio.

HISTÓRIA

A história pré-operatória essencial deve focalizar fatores que afetarão a recuperação, reconstrução e o potencial da cirurgia para tornar piores as condições preexistentes. Condições inflamatórias das vias aéreas, como rinite e asma, predispõem ao desenvolvimento de uma acentuada resposta inflamatória pós-operatória. A cirurgia pode atuar como um importante gatilho inflamatório, e corticosteroides peroperatórios devem ser considerados, para assegurar que a mucosa responda bem no pós-operatorio. O tabagismo (cigarros e outros) afeta negativamente a recuperação da mucosa. Ao realizar um acesso endonasal para condições não sinusais (como lesões hipofisárias e intracranianas), o paciente deve-se abster fumar por 6 semanas antes e 6 semanas após a cirurgia.

A destreza dos pacientes e sua capacidade para efetuar tarefas relacionadas com o tratamento pós-operatório, como irrigações nasais, deve ser avaliada. Formação importante de crostas pode ocorrer após procedimentos extensos para remoção de tumores da área esfenoclival. A força nas mãos necessária para utilizar um aparelho de irrigação de pressão positiva de alto volume, tais como frascos de espremer, é crítica para uma boa recuperação. Alternativas, como os *neti pots,* exigem boa mobilidade do pescoço e cabeça. Aparelhos de irrigação com motor poderiam ser fornecidos àqueles que não são capazes de executar estas tarefas.

É importante que se tenha conhecimento de septoplastias e cirurgias nas conchas nasais e esfenoides prévias, a fim de definir as opções de reconstrução disponíveis, se uma cirurgia transdural for realizada. Uma esfenoidotomia unilateral ampla precedente pode já ter sacrificado o ramo ipsolateral da artéria septal. Uma ligadura prévia da artéria esfenopalatina terá comprometido um retalho pediculado septal corrente acima, e um procedimento prévio de concha pode tornar inaproveitável o retalho conchal inferior. Embora uma septoplastia ou reconstrução septal precedente possa não impedir a colheita de um bom retalho septal, especialmente se o cirurgião original operou no plano subperióstico correto, é bom ter uma opção de reserva, caso o retalho não possa ser descolado com sucesso. Radioterapia prévia frequentemente tornará a cura mais lenta e a necessidade de um retalho vascular ainda mais importante.

É crítico estabelecer a preexistência de uma disfunção olfatória. Quase todos os pacientes submetidos a uma via de acesso esfenoidal bilateral ampla perderão temporariamente o olfato. A ressecção da metade inferior da concha superior poderia comprometer a olfação, risco que é ainda maior em uma ressecção quase completa da concha superior, como ocorre em um acesso *transplanum*. Pesquisas clínicas demonstraram que os pacientes recuperam o olfato, uma vez que a perda seja temporária e associada a alterações inflamatórias pós-operatórias e não a uma redução crítica da mucosa olfatória. Os pacientes devem, no entanto, ser avisados quanto a esta possibilidade, e aqueles com distúrbios olfatórios podem ser mais bem tratados por uma via alternativa, caso a via de acesso possa deteriorar ainda mais a função. Meningiomas do *planum* do esfenoide são um bom exemplo. Se uma via transnasal for utilizada e o paciente apresentar um excelente resultado, mas com uma hiposmia significativa ou anosmia, então uma via de acesso por craniotomia supraorbitária em buraco de fechadura poderia ter sido uma escolha mais adequada.

EXAME FÍSICO

O exame endoscópico pré-operatório pode identificar desvios septais e possibilitar o planejamento cirúrgico. Na minha instituição, a maioria dos desvios septais é corrigida no mesmo tempo cirúrgico da esfenoidectomia. Isto ajuda a assegurar um bom acesso pós-operatório para tratamento imediato da ferida, mas também ajuda na vigilância a longo prazo da cavidade final. O retalho septal é em geral mais facilmente desenvolvido no lado côncavo. Esporões septais podem limitar o lado em que pode ser realizado um retalho septal e muitas vezes limitam o tamanho do retalho, uma vez que o retalho seja frequentemente lacerado durante o descolamento. Conchas médias bolhosas podem tornar um acesso transetmoidal mais praticável no lado ipsolateral ou serem reduzidas para possibilitar uma via transnasal. Procurar por evidências de cirurgias prévias septais, sinusais ou conchais. Doenças incidentais do nariz ou seios paranasais devem ser excluídas.

INDICAÇÕES

- Doença inflamatória sinusal: cirurgia de salvamento, quando procedimentos unilaterais prévios limitados tiverem falhado e houver necessidade de obter uma cavidade ideal, para permitir tratamento tópico e reabilitação sinusal a longo prazo. Via de acesso bilateral ao esfenoide com septectomia é o equivalente ao Draf 3 no seio frontal, utilizando-se ambos os lados para assegurar acesso e patência a longo prazo (Fig. 16.1A).
- Tumores hipofisários: esta é a indicação mais frequente. Vias de acesso nasais unilaterais para tratamento de doença hipofisária não são mais praticadas na minha instituição. Embora seja reconhecido que uma via de aces-

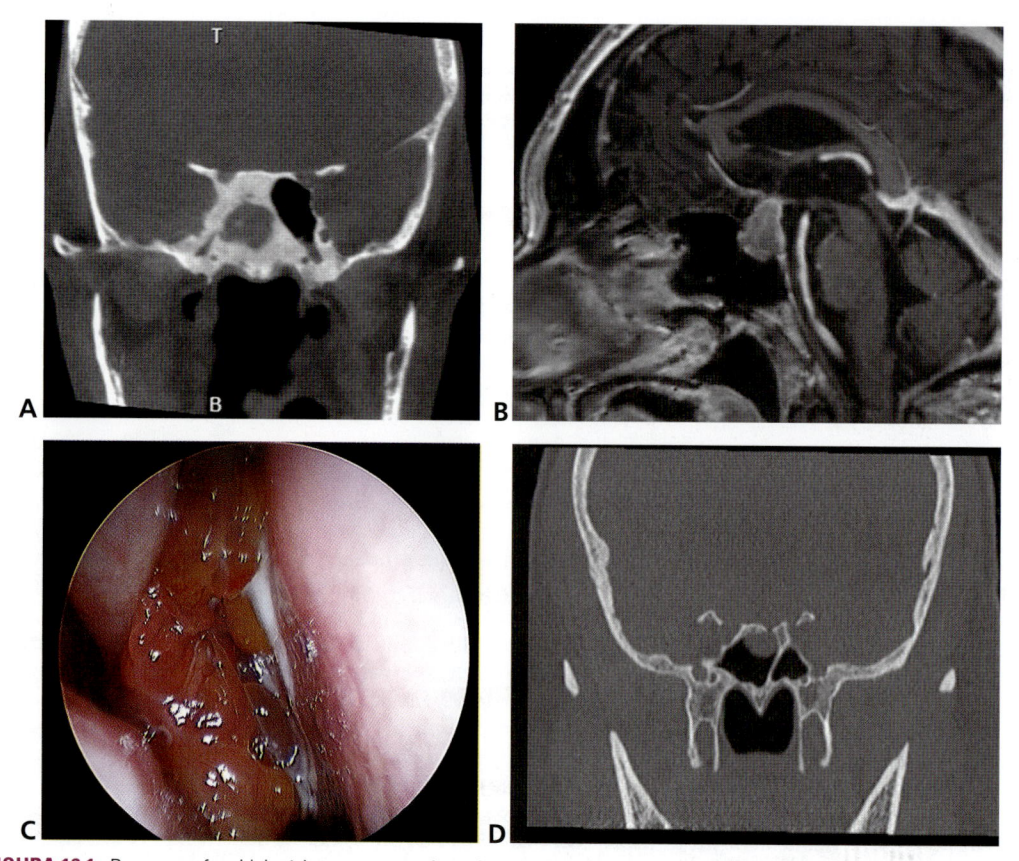

FIGURA 16.1 Doenças esfenoidais típicas que necessitam de uma via de acesso bilateral e septectomia. **A:** Uma bola fúngica extensa: é improvável que funcione e permita um adequado acesso pós-operatório com esse espessamento do osso. **B:** Adenomas hipofisários. **C:** Neoplasia benigna, como o papiloma invertido esfenoidal. **D:** Uma meningocele pós-traumática do teto do esfenoide.

CAPÍTULO 16 Septectomia e Esfenoidotomias Parciais

so unilateral, por uma só narina, pode permitir que alguns adenomas da hipófise sejam controlados, ela é extremamente restritiva e limita quaisquer manobras alargadas (Fig. 16.1B).
- Doenças da base do crânio: fornecer uma exposição ampla da anatomia paraesfenoidal constitui o fundamento para quaisquer acessos expandidos (*transplanum*, transclival, subpetroso) (Fig. 16.1C).
- Encefaloceles e rinoliquorreias: um acesso amplo é frequentemente necessário ± via de acesso transmaxilar (pterigóidea) para localizações muito laterais (Fig. 16.1D).

CONTRAINDICAÇÕES

O princípio geral do acesso cirúrgico é de importância crítica. Se a via de acesso cirúrgica cruzar o eixo de uma estrutura crítica neural ou vascular, então uma via alternativa deve ser considerada. Por exemplo, um tumor lateral à bifurcação da carótida interna (ICA) deve ser operado por uma craniotomia anterolateral (supraorbital, orbitozigomática ou pterional). Similarmente, quanto a doenças laterais e superolaterais ao nervo óptico, uma via alternativa deve ser utilizada.

Sinusites ativas devem ser contraindicações relativas quando se utiliza esta técnica para doenças da base do crânio. Antibioticoterapia pré-operatória deve ser administrada em casos em que colonização bacteriana é associada à doença. O comprometimento severo da mucosa local por condições como sarcoidose, granulomatose de Wegener e amiloidose justifica a consideração de uma via alternativa.

Finalmente, existem muito poucas variações anatômicas locais que constituam uma contraindicação. A maioria das variações da pneumatização do esfenoide e disposições de septos intersinusais pode ser manejada cirurgicamente. Entretanto, uma ICA na linha mediana, seja como variação anatômica, seja por ectasia, em condições como acromegalia, pode tornar difícil esta via de acesso. Um ramo aberrante da ICA também pode justificar uma via de acesso cirúrgica alternativa.

PLANEJAMENTO PRÉ-OPERATÓRIO

O uso de tomografia computadorizada (TC) sem contraste e ressonância nuclear magnética (RNM) com contraste de gadolínio é útil. A TC ajudará a definir marcos anatômicos cirúrgicos, concha bolhosa, pneumatização esfenoidal pré-selar (Fig. 16.2), e células de Onodi, que podem limitar a exposição. A RNM permite a avaliação da doença em relação à ICA, a posição da ICA e a localização tumoral em relação à sela, seio cavernoso e nervo óptico.

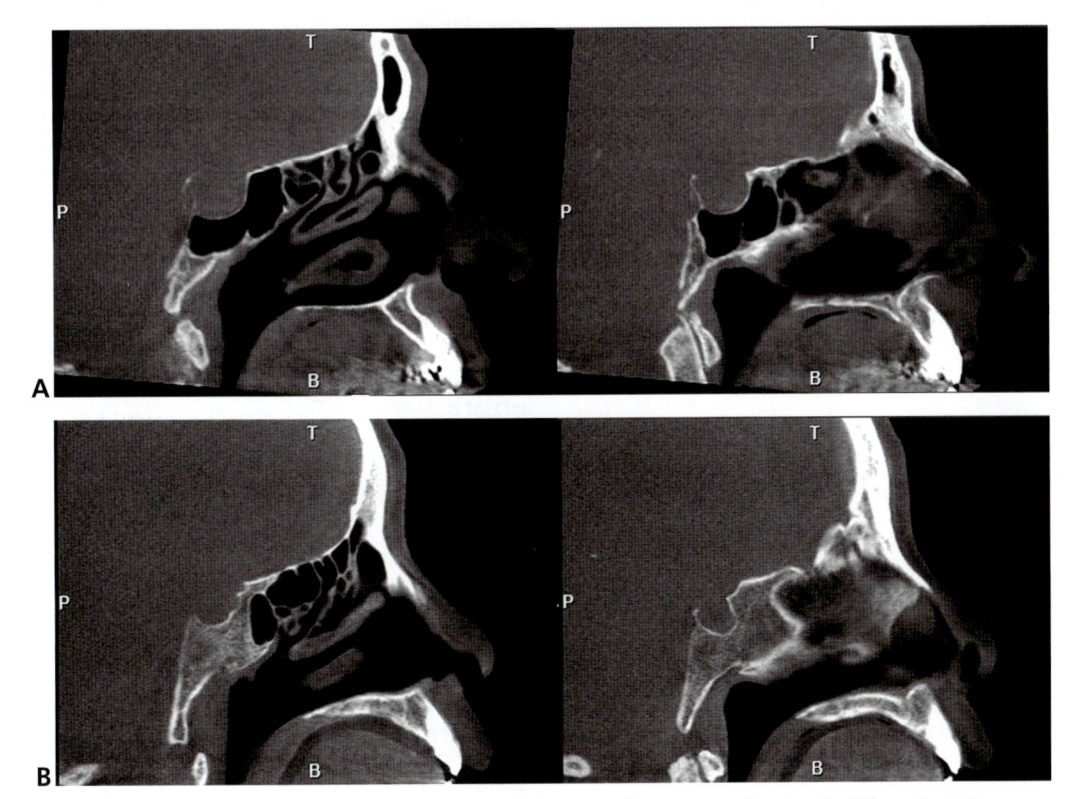

FIGURA 16.2 A pneumatização do esfenoide é crítica no planejamento. A pneumatização pós-selar **(A)** permite fácil identificação da anatomia do esfenoide e da sela; em contraste, o desenvolvimento conchal **(B)** significa que uma perfuração será necessária para alcançar a sela, uma vez que o esfenoide seja pequeno e não característico.

Uma angiografia formal deve ser considerada em casos de displasia ou ectasia da ICA. Os méritos dos testes pré-operatórios com oclusão por balão são muito limitados e devem ser aplicados quando sacrifício e *bypass* da carótida estiverem sendo considerados e não simplesmente em razão do risco de sangramento da artéria carótida.

A cirurgia endoscópica é dependente do equipamento. A cirurgia do esfenoide muitas vezes não é possível sem brocas apropriadas e aparelhos de diatermia bipolar. Instrumentos que são essenciais em algumas cirurgias esfenoidais podem ser encontrados na seção intitulada Instrumentos a Ter Disponíveis.

TÉCNICA CIRÚRGICA

1. Preparação (com o paciente sob anestesia geral intravenosa total).
   a. Mechas de algodão de 1,25 cm × 7,5 cm embebidas em adrenalina 1:2.000 + ropivacaína 1%.
      i. Dez mechas embebidas em 10 mL de solução.
      ii. Três mechas introduzidas em cada lado do nariz imediatamente após a intubação endotraqueal.
      iii. As mechas restantes são guardadas para uso intraoperatório durante a via de acesso extradural.
   b. Remover as mechas de algodão e efetuar as injeções imediatamente, quando o endoscópio estiver pronto, utilizando uma mistura de ropivacaína 1% e adrenalina 1:100.000.
      i. Solução de 10 mL composta por 9 mL de ropivacaína 1% e 1 mL de adrenalina 1:10.000.
      ii. Aproximadamente 6 a 8 mL são injetados por uma agulha espinhal 22 g em seringa de 10 mL.
         1. Os 6 mm distais da agulha são dobrados em ângulo de 45°, com o bisel para cima, para facilitar injeção. A haste é feita em forma de baioneta, para melhorar a posição da mão.
      iii. Iniciar posterior e inferiormente, para evitar sangramentos no campo cirúrgico.
      iv. Injeção: rostro do esfenoide, coana inferiormente, septo, assoalho do nariz e raiz da concha média.
   c. Substituir as mechas de algodão sob controle endoscópico após injetar e completar a montagem do campo cirúrgico, isto é, microdebridadores, pinça bipolar, checar a funcionalidade dos aparelhos e verificar os instrumentos necessários – tanto tempo quanto possível.
   d. Aguardar a regressão dos efeitos sistêmicos da injeção antes de começar a cirurgia. Usualmente, considerar a frequência cardíaca abaixo de 70, em vez de uma medida da pressão arterial média.
2. Via de acesso transnasal inicial.
   a. Cuidadosamente procurar o meato superior e criar microfraturas na junção das conchas superior e média superiormente. Isto é preferível à lateralização ao acaso da concha média, uma vez que isso assegura que a mobilização ocorra na localização mecanicamente importante. Isto também evita sangramentos anteriores.
   b. Remover a metade inferior ou 8 mm da concha superior (e suprema, se necessário).
   c. O óstio natural do esfenoide é posterior à concha superior. O óstio não reside "lateralmente" à concha superior. Erros de publicação foram cometidos a respeito desta disposição e há diversos artigos que discutem corretamente a relação. A concha superior é parte do osso etmoide e é assim embriologicamente separada do e anterior ao osso esfenoide.
   d. Uma cureta pequena é introduzida no óstio esfenoide, e uma tração inferior intensa é empregada para estirar o óstio inferiormente, permitindo a introdução do saca-bocado de Kerrison.
   e. A abertura é alargada *lateralmente*. Isto é contrário ao treinamento neurocirúrgico "tradicional", em que tudo era focalizado em uma via de acesso pela linha mediana. Se o óstio natural for corretamente localizado, a direção ideal para remoção de osso é lateral ou inferolateralmente. Há apenas os espessos espinha e rostro do esfenoide medialmente. O óstio situa-se na junção do terço superior com os dois terços inferiores, e assim há menos face do esfenoide a remover superiormente.
   f. Não estender a abertura diretamente em direção inferior neste momento, até que seja tomada uma decisão quanto ao descolamento de um retalho septal.
3. Opção de incluir uma via de acesso transetmoidal (especialmente para trabalho transclival).
   a. Utilizar uma via de acesso transetmoidal quando:
      i. O retalho septal tenha que ser realocado no seio maxilar para procedimentos transclivais ou nasofaríngeos.
      ii. O eixo orbital deva ser claramente definido quanto à orientação.
      iii. A doença ocupa a totalidade do seio esfenoidal, e marcos anatômicos locais estão ausentes. A identificação do assoalho da órbita é um guia confiável para uma entrada segura no seio esfenoidal.
4. Descolar um retalho septal durante a via de acesso (Fig. 16.3).
   a. Uma diatermia monopolar em ponta de agulha de comprimento médio (Megadyne E-Z Clean 0016 AM, Draper. UH. EUA) é utilizada em ajustes de corte 12 e coagulação 12 (Fotce FX 8CS, Valleylab, Boulder, CO, EUA) para definir o retalho.
   b. Uma incisão de relaxamento é realizada a partir de coana sobre o osso palatino vertical, abaixo da artéria esfenopalatina (Fig. 16.3A). A coana é contornada, e a incisão continuada no septo, afastada em 2 a 3 mm da sua margem posterior, para assegurar que a incisão toque o osso em toda a sua extensão. A incisão no assoalho do nariz é trazida para frente a uma distância variável lateralmente, para o meato inferior. Então, a incisão superior começa no limite superior do óstio esfenoidal, e um mínimo de 1 cm de margem superior é preservada. A mucosa septal superior é delgada; portanto, não é adequada para finalidades reconstrutivas, além de conter o epitélio olfatório.

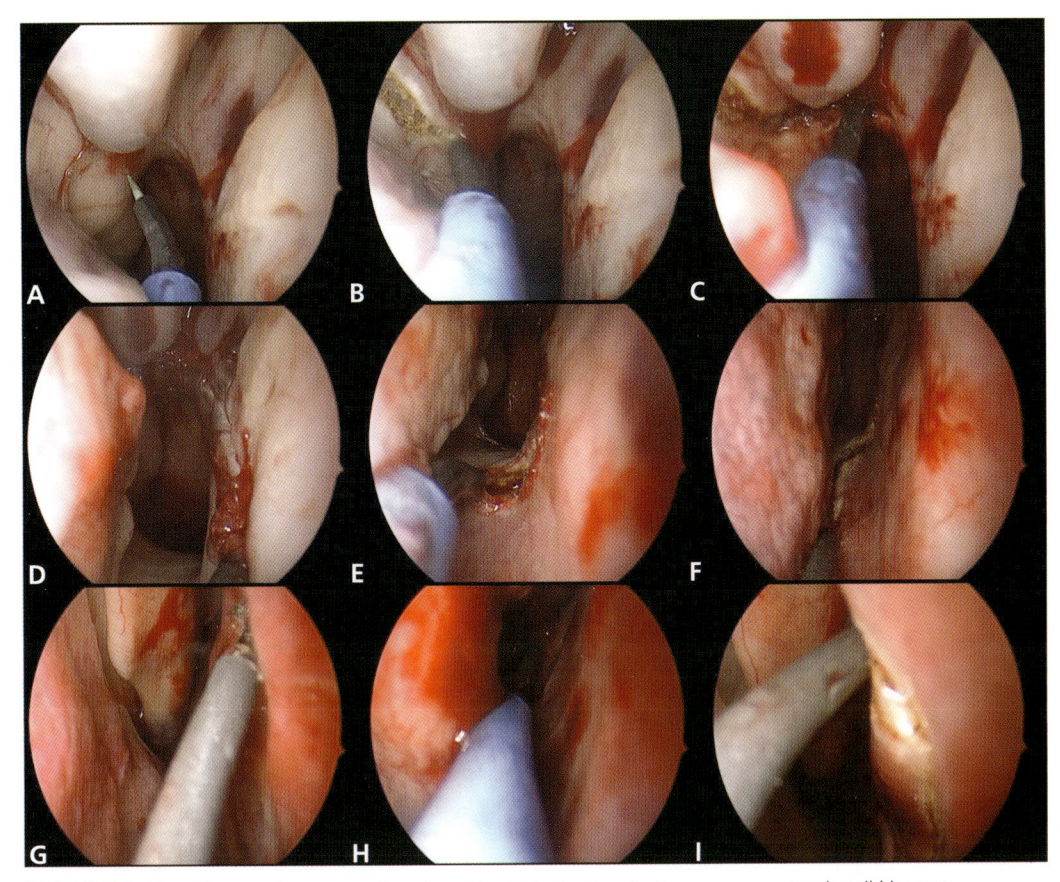

CAPÍTULO 16 Septectomia e Esfenoidotomias Parciais

FIGURA 16.3 O retalho septal para procedimentos esfenoidais simples não é o mesmo que aquele colhido para procedimentos extensos na base do crânio. A diatermia de ponta de agulha **(A)** faz um retrocorte ou incisão de relaxamento **(B)**; a incisão deve ser feita até o osso sobre a coana **(C)** e, a seguir, 2 a 3 mm afastada da margem livre posterior; caso contrário ela não estará sobre o osso **(D)**; a transição para o assoalho deve ser feita sobre o palato duro **(E)** e corre para frente englobando tanto assoalho quanto necessário **(F)**; o limite anterior é apenas na cabeça da concha média **(G)** e se conecta a uma linha superior traçada não mais alta do que o óstio **(H)** e termina não mais alto que metade da altura da concha média **(I)**. Isto evita que mucosa olfatória seja incluída no retalho.

   c. Mobilizar o retalho em todos os lados, exceto superiormente. Realizar a incisão na margem superior por último. Guardar o retalho na nasofaringe ou no seio maxilar para uso posterior, durante a reconstrução.
5. Opções para exposição cirúrgica:
   a. **A porta contralateral (cirurgia hipofisária bimanual) (Fig. 16.4)**.
      i. Este é o acesso mais comum para procedimentos simples na hipófise. Com este acesso, a mucosa contralateral é quase totalmente preservada.
      ii. Depois de criar o retalho septal, o osso do septo é removido em 2 cm anteriormente à face do esfenoide ou no ponto em que o osso septal se adelgaça. A mucosa contralateral é preservada.
      iii. A mucosa contralateral é varrida lateralmente da face contralateral do esfenoide.
      iv. O óstio é penetrado como descrito anteriormente, mas em um plano submucoso.
      v. Um canal vertical inferior de osso esfenoide é removido em cada um dos dois lados da linha mediana.
      vi. Uma tesoura de Mayo reta grande ou instrumento de dupla ação ou uma pinça cortante é utilizado para separar o septo intersinusal do teto do esfenoide.
      vii. Uma pinça de preensão grande é utilizada para remover o rostro esfenoidal, que, muitas vezes, é removido em bloco, mas, caso não seja possível, uma broca pode ser utilizada.
      viii. A face restante do esfenoide é removida lateral e superiormente para expor o teto e recesso optocarotídeo (OCR).
      ix. Uma pequena abertura é realizada na mucosa descolada no lado contralateral incorporando o óstio natural, para possibilitar que um instrumento passe através dele, tornando possível uma cirurgia bilateral.
   b. **A janela septal posterior é utilizada em cirurgia de salvamento para doenças inflamatórias e para hipófise alargada (Fig. 16.5)**.
      i. Se o acesso não puder ser comprometido, então uma janela septal posterior de padrão mais "tradicional" é criada. Isto é tipicamente utilizado em doença esfenoidal, cirurgia de salvamento para doença inflamatória e procedimentos alargados na sela.

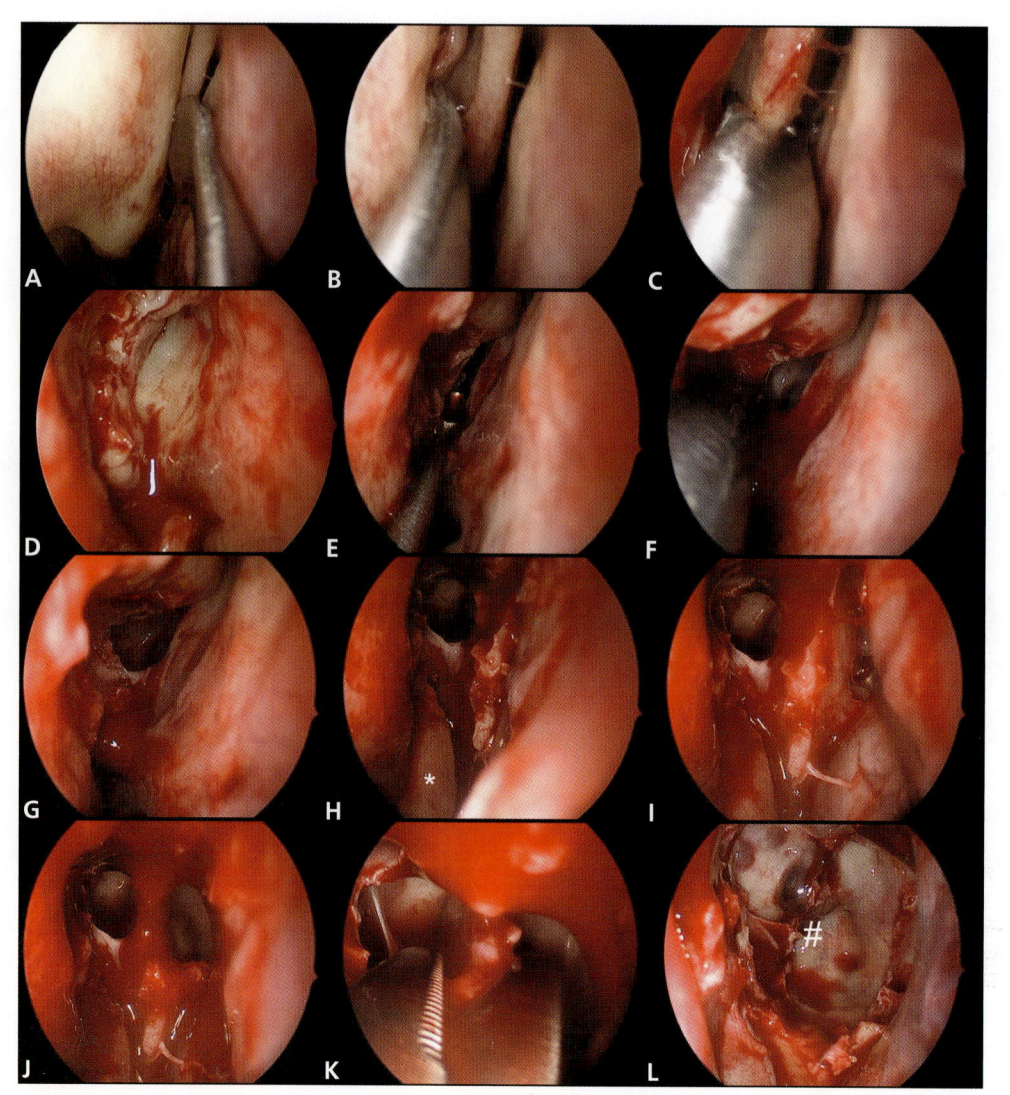

FIGURA 16.4 Via de acesso simples padrão à hipófise com identificação do meato superior **(A)**; fratura cuidadosa neste local, para liberar as conchas **(B)**; ressecção da metade inferior da concha superior **(C)**, identificação e estiramento do orifício **(D, E)**; alargamento com um saca-bocado de Kerrison **(F, G)**; retalho septal (*) descolado **(H)**; dissecção subperióstica até o orifício contralateral **(I)** com alargamento bilateralmente **(J)**; o septo superior e septo intersinusal da base do crânio removidos com tesoura de dupla ação **(K)**; e, assim, a porção inferior mediana é removida **(L)** e o recesso clival é acessível (#). O septo contralateral ainda está intacto, e apenas uma pequena porta em torno do orifício é realizada.

ii. O óstio esfenoidal é alargado superiormente de tal modo que o nível do *planum*/teto possa ser visualizado.

iii. O septo é incisado completamente por cerca de 2 cm anterior à face do esfenoide ou onde o osso septal posterior se adelgaça. Verticalmente, esta incisão corre do assoalho do esfenoide ao nível do teto, que pode, então, ser visualizado.

iv. O microdebridador pode ser utilizado para remover alguma mucosa da janela septal.

v. A concha superior contralateral deve estar visível, e a metade inferior, excisada, e o óstio natural aberto como anteriormente.

vi. Um canal vertical inferior de seio esfenoidal é removido em cada lado da linha mediana.

vii. Uma tesoura de Mayo reta grande ou instrumento de dupla ação ou pinça cortante é utilizado para definir a incisão superior no restante do septo e continuada para o septo intersinusal. O teto do esfenoide, que está visível, é o marco anatômico-chave.

viii. Uma pinça de preensão grande é utilizada para remover o rostro esfenoidal, que, muitas vezes, pode ser removido em bloco único, mas uma broca pode ser utilizada.

ix. A face restante do esfenoide é removida lateral e superiormente para expor o teto e OCR lateral.

x. A abertura final é essencialmente uma imagem em espelho de cada lado com uma janela de 2 cm de cartilagem septal faltando no nível do seio.

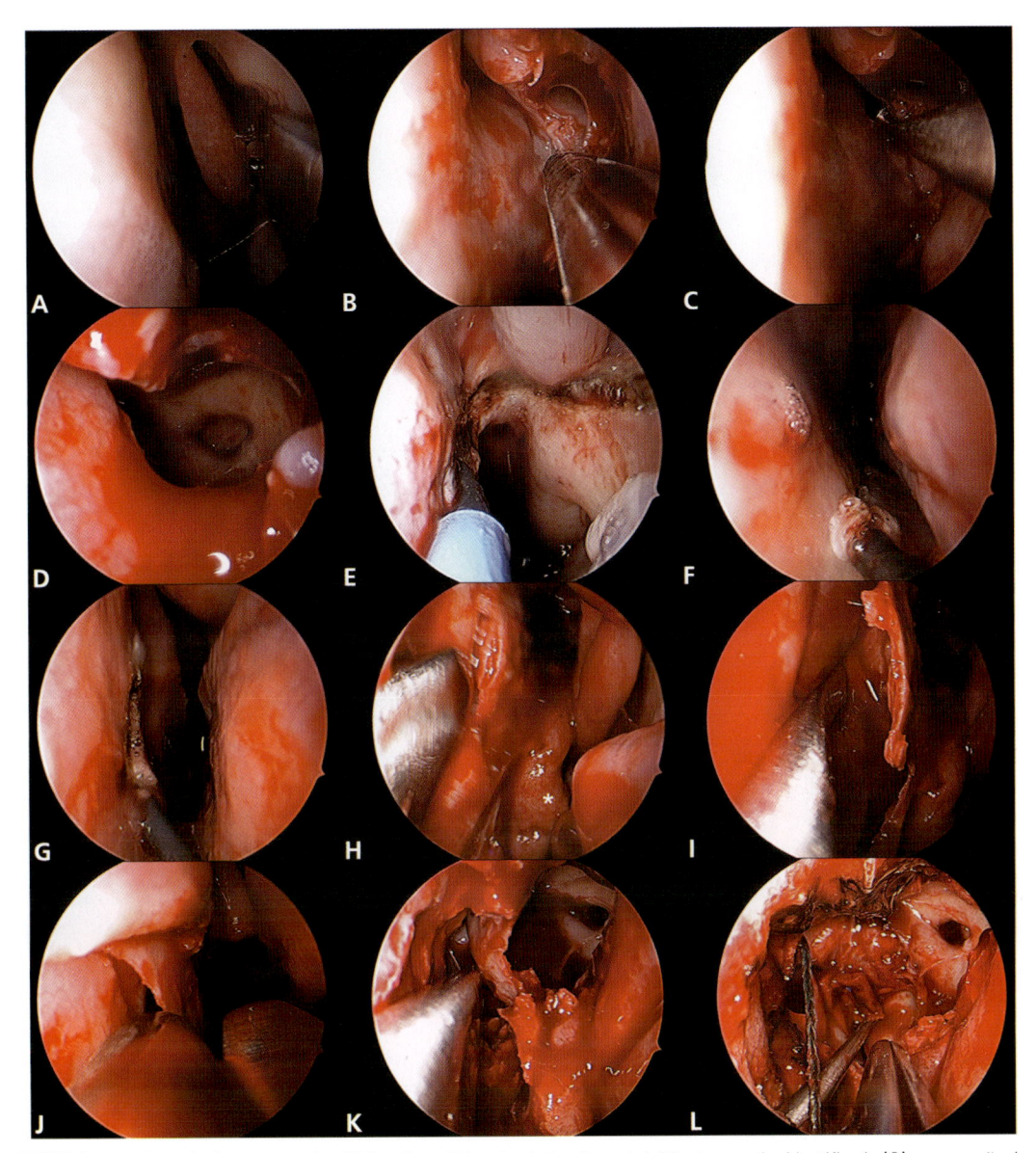

CAPÍTULO 16   Septectomia e Esfenoidotomias Parciais

FIGURA 16.5 Uma via de acesso esfenoidal mais tradicional e de janela septal. Meato superior identificado (**A**) e ressecção da metade inferior da concha superior (**B**), estiramento do orifício (**C**) e alargamento em uma direção lateral, para visualização da parede lateral (**D**), incisões do retalho septal (**E–G**) e o septo mais fino anterior seccionado (**H**) com um acesso transmucoso ou submucoso ao orifício contralateral (**I**), o septo removido (**J**), e partições intersinusais (**K**), e a mucosa septal posterior removida bilateralmente para criar uma janela verdadeira (**L**).

c. **A septectomia posterior é utilizada para procedimento em tumores transclivais, provendo uma cavidade ampla para fácil ressecção e vigilância (Fig. 16.6).**
   i. Uma septectomia posterior completa é utilizada ao lidarmos com tumores na região nasofaríngea/esfenoidal, procedimentos transclivais e cirurgias *transplanum* alargadas.
   ii. O óstio esfenoidal é alargado superiormente, de tal modo que o nível do *planum*/teto possa ser visualizado.
   iii. Uma pinça em retromordida grande é utilizada para engajar a margem posterior do septo, tão próximo quanto possível ao assoalho do nariz.
   iv. Esta incisão vem anteriormente até o nível necessário.
   v. O saca-bocado de Kerrison de 2 mm é, então, encaixado no limite anterior, e um canal vertical é produzido no septo, ao nível do teto do esfenoide (agora visualizado).
   vi. O microdebridador pode ser utilizado para remover alguma mucosa da janela septal.
   vii. A concha superior contralateral deve estar visível, e a metade inferior excisada, e o óstio natural aberto como anteriormente.
   viii. Um canal vertical inferior de esfenoide é removido em cada lado da linha mediana.
   ix. Uma tesoura de Mayo reta grande ou instrumento de dupla ação ou pinça-cortante é utilizado para definir a incisão superior no restante do septo restante, que é continuada no septo intersinusal. O teto do esfenoide, agora visível, é o marco anatômico-chave.

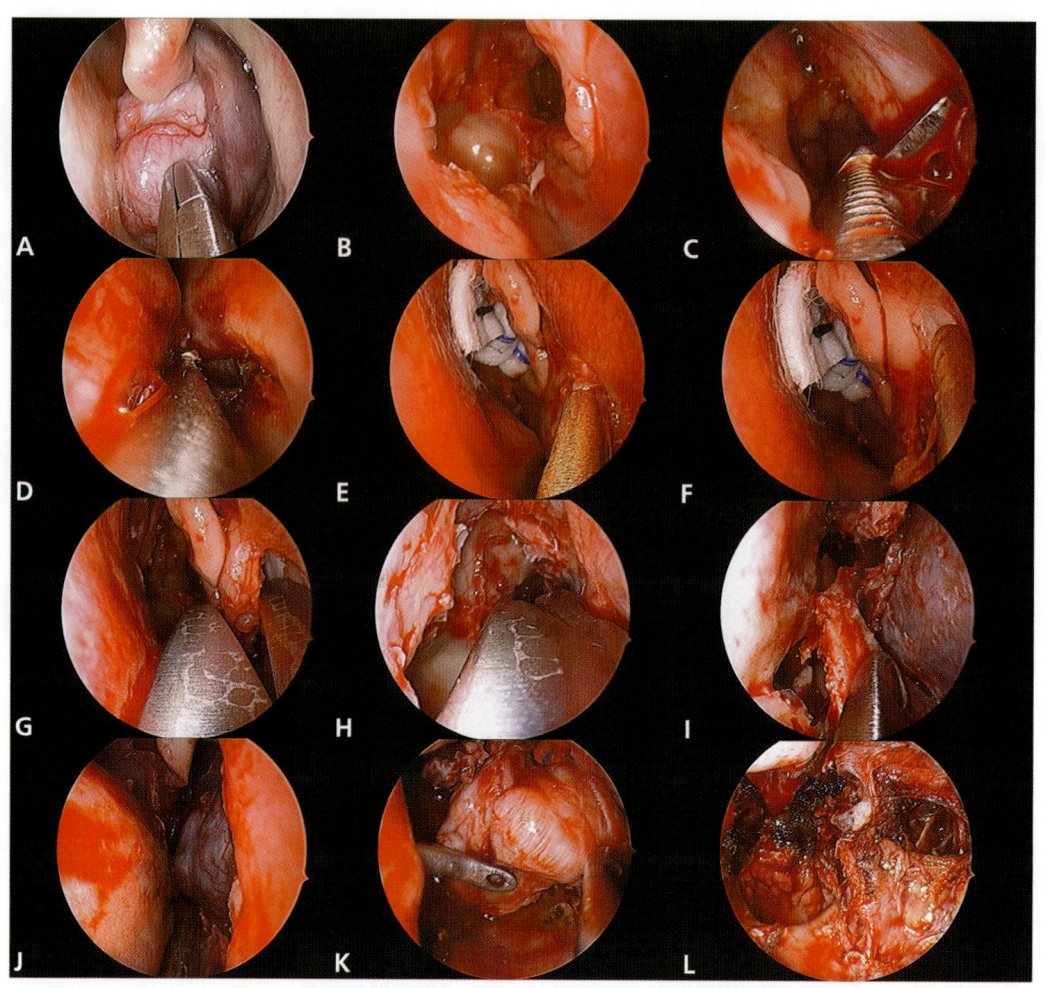

FIGURA 16.6 Uma septectomia posterior verdadeira é utilizada para acesso em um grande angiofibroma nasofaríngeo juvenil (JNA) à esquerda (**A**), a via de acesso transetmoidal ao esfenoide contralateral é realizada (**B**), um retromordedor pesado é utilizado para liberar o septo do assoalho (**C, D**), o saca-bocado de Kerrison é utilizado para realizar o corte anterior da janela septal, atravessando o osso e a cartilagem (**E, F**), a tesoura forte é capaz de remover o septo (**G**) quando a altura da base do crânio pode ser julgada a partir do esfenoide aberto (**H**) o septo é removido (**I**) revelando o volumoso JNA (**J**) e permitindo a dissecção bimanual (**K**) para a remoção final com preservação da concha média direita e alargamento da exposição do esfenoide (**L**).

  x. Uma pinça de preensão grande é utilizada para remover o septo e rostro esfenoidal.
  xi. A face restante do esfenoide é removida lateral e superiormente para expor o teto e OCR lateral.
  xii. Isto cria uma septectomia posterior verdadeira, com um limite anterior vertical até o assoalho do nariz, ideal para acesso dos instrumentos.
6. Fechamentto
   a. Para as primeiras duas opções cirúrgicas:
      i. Lâminas de Silastic de 0,5 mm são utilizadas para cobrir o septo e estendidas para cima até a fenda olfatória. Isto recobre o local doador exposto do septo e evita aderências na fenda olfatória.
      ii. Prender com uma sutura de Prolene 2-0 ou seda 4-0 anteriormente de lado a lado ao septo. O nó deve ser atado à esquerda, uma vez que isto facilita a secção e remoção da alça direita em consultório.
      iii. Posicionar o retalho septal sobre o defeito esfenoidal. Eu raramente o reposiciono sobre o septo, uma vez que ele se cure extremamente bem sem ele, e a remucosalização do osso esfenoide exposto é rápida com o retalho.
      iv. Nasopore é utilizado para tamponar a cavidade esfenoidal, assegurando o posicionamento do retalho.
      v. Nenhum outro curativo é utilizado.
   b. Para uma septectomia posterior verdadeira:
      i. Lâminas de Silastic de 0,5 mm (Medtronic, Jacksonville, FL. EUA) são utilizadas para cobrir o septo, sendo estendidas para cima na fenda olfatória. Isto cobre o local doador exposto do septo e evita aderências na fenda olfatória.
      ii. Prender com uma sutura de Prolene 2-0 ou seda 4-0 anteriormente de lado a lado ao septo. O nó deve ser atado no lado esquerdo, uma vez que isto facilite a secção e remoção da alça direita em consultório.

CAPÍTULO 16 Septectomia e Esfenoidotomias Parciais

     iii. Posicionar o retalho septal sobre o defeito esfenoidal, se necessário.
     iv. Colocar Gelfoam contra o retalho. Se não houver retalho, então algum Surgicel ou Surgiflo pode ser utilizado.
     v. Rinoliquorreias simples exigem o posicionamento do retalho ou de um enxerto livre de mucosa, além de um tampão esfenoidal absorvível simples (Gelfoam, Spongostan, Nasopore). Considerar utilizar um cateter de Foley (30 mL calibre 16) para comprimir o tamponamento de Gelfoam contra o retalho, se houver vazamento de alto fluxo.
     vi. O balão é utilizado para reter o Gelfoam no lugar. Não há pressão direta uniforme aplicada ou requerida sobre o retalho pelo balão.
     vii. Nenhum cateter balão é requerido, se não houver rinoliquorreia de alto fluxo. Somente lâminas de Silastic e tampão esfenoidal absorvível simples (Gelfoam, Spongostan, Nasopore) são requeridos.

TRATAMENTO PÓS-OPERATÓRIO

O fundamento da recuperação bem-sucedida após a realização de uma via de acesso esfenoidal ampla, mesmo quando ocorra perda extensa de mucosa, é a irrigação nasal com soro fisiológico. Se não houver nenhuma solução de continuidade para a órbita ou na dura-máter, então a irrigação é iniciada no 1° dia pós-operatório ou imediatamente após a remoção de um balão, caso este tenha sido colocado. Se tiver havido reconstrução da dura-máter ou da órbita, então os pacientes iniciam as irrigações no 7° dia. Não há nenhuma indicação para o uso de *sprays* nasais simples, exceto para umidificar crostas nos primeiros 7 dias, nos casos transdurais. A recuperação pós-operatória é dependente de irrigações salinas isotônicas com pressão positiva em altos volumes. Eu não utilizo misturas especiais, como Ringer-lactato, soluções hipertônicas ou hipotônicas, uma vez que haja poucas evidências clínicas de que elas ofereçam qualquer benefício adicional em relação às soluções isotônicas, que se demonstrou serem as mais bem toleradas. Os pacientes devem fazer as irrigações duas vezes ao dia. Esquemas extensos de tratamento de 6+ vezes ao dia não são necessários e não resultam em maior aderência dos pacientes ao tratamento. A recuperação da mucosa e o retorno da função mucociliar levam 6 a 8 semanas e, assim, uma conduta firme fornecendo debridamento mecânico de rotina (substituindo a função mucociliar perdida) tende a ser bem-sucedida, em vez de 2 a 3 semanas de uso intenso. Bactroban 2% pomada (na sua versão solúvel de polietilenoglicol) é utilizada topicamente no vestíbulo após as irrigações duas vezes ao dia para minimizar a formação de crostas e reduzir a colonização por *Staphylococcus aureus*. Antibióticos são administrados durante 10 dias em cirurgias simples ou 20 dias em cirurgias complexa, em que ocorre perda extensa de mucosa. Minha filosofia de uso de antibióticos a longo prazo não é com o objetivo de evitar complicações peroperatórias, mas sim para reduzir a colonização bacteriana que ocorre em um seio submetido a uma cirurgia extensa e disfuncional. O ato de assoar nariz é evitado por 3 semanas quando tiver havido reconstrução da dura-máter ou da órbita. Lâminas de Silastic de 0,5 mm são utilizadas para recobrir qualquer local doador de retalho de mucosa durante 3 semanas.

Pacientes com doenças sinusais simples são tratados como pacientes externos. Para pacientes submetidos a cirurgias transdurais, o balão é removido durante a permanência no hospital. A alta do paciente é muitas vezes ditada por outros fatores, como tratamento endocrinológico. Eu mantenho os pacientes submetidos a cirurgias transdurais no hospital por 5 a 7 dias. O balão é removido nos dias 3 a 4, e os pacientes são observados por mais 48 horas. Isto pode ser conservador para alguns centros, mas eu acho que se uma rinoliquorreia não ocorreu nas primeiras 72 horas, então a probabilidade de destruição da reconstrução após este ponto é muito rara. O risco de meningite é também significativamente reduzido após o 5° dia pós-operatório. Os pacientes são reavaliados com 3 semanas de pós-operatório na clínica, e os Silastics são removidos, se necessário. Também não há necessidade de reavaliar os pacientes mais precocemente com a rotina discutida anteriormente. O paciente normalmente é outra vez reavaliado aos 3 meses de pós-operatório.

COMPLICAÇÕES

As complicações imediatas mais comuns são sangramento, rinoliquorreia (± pneumocefalia) e meningite. Sangramentos usualmente ocorrem a partir do ramo septal, quando este é transeccionado, mas não diatermizado com bipolar, durante o alargamento do esfenoide inferiormente, frequentemente no lado contralateral ao retalho septal. Rinoliquorreia e pneumocefalia são quase sempre causadas por erro de técnica quando ocorrem precocemente (< 48 horas), e um retalho mucoso foi usado. Recomendam-se reexploração e revisão precoces.

Complicações intermediárias são formação de crostas e recuperação lenta da olfação. Reeducação da técnica de irrigação nasal do paciente e debridamento na clínica são úteis. Irrigações esteroides tópicas também ajudam na recuperação mucosa e olfatória. Estenoses são muito raras ao utilizarmos uma via de acesso ampla, e quando um retalho septal é posicionado no interior da cavidade. A cavidade deve permanecer fácil de examinar durante muitos anos (Fig. 16.7). Se tiver havido perda de mucosa e broqueamento de osso nas porções laterais, então uma auto-obliteração da cavidade é comum e não representa uma cura inadequada (Fig. 16.8). Cavidades parcialmente obliteradas frequentemente evitam as complicações a longo prazo de um "ralo" funcionando mal. Este fenômeno ocorre quando há uma bolsa inferior ou inferolateral de seio esfenoidal que nunca reobteve uma boa função mucociliar. Ela frequentemente aparece como um acúmulo de secreção purulenta, mas sua fisiopatologia raramente é de natureza infecciosa, mas sim o reflexo de uma falta de recuperação funcional. Se a parede anterior for deixada alta e intacta, então a irrigação nasal será inadequada, e a função mucociliar não se recuperará. Intervenções isoladas, como irrigações e aspiração, durante visitas ao consultório raramente corrigirão isto. Os pacientes têm que ser capazes de remover os detritos mecanicamente durante um certo tempo, até que a cavidade funcione autonomamente. Fenômenos semelhantes ocorrem no seio maxilar. A reeducação do paciente quanto aos cuidados e/ou reconfiguração da cavidade é necessária.

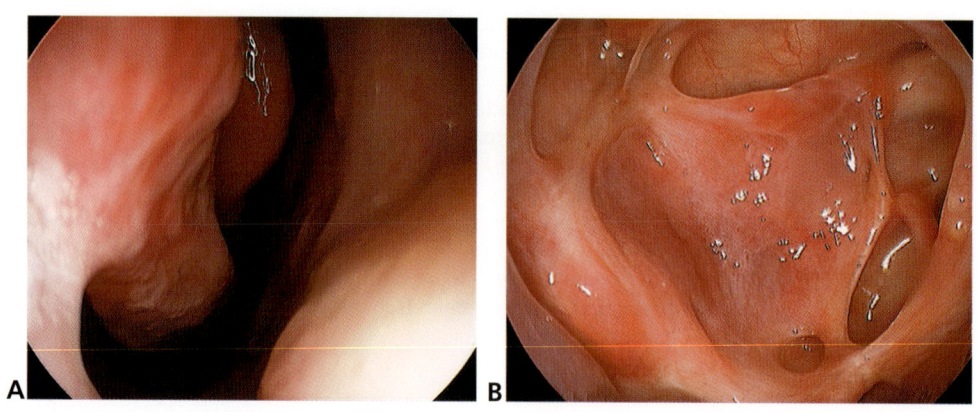

FIGURA 16.7 A cavidade examinável aos 3 meses não é observável anteriormente (**A**), mas o retalho e o seio esfenoide funcional são facilmente avaliados (**B**).

RESULTADOS

O retorno da olfação e da função nasossinusal são os pontos finais importantes após cirurgias esfenoidais. A utilização de pequenos retalhos septais para reconstrução da base do crânio ou para auxiliar na cicatrização da esfenoidotomia tem o potencial de aumentar morbidade, sendo controversa. Uma coorte de 98 pacientes submetidos a cirurgias hipofisárias e ressecções endoscópicas de tumores nasossinusais, para as quais um acesso esfenoidal tinha sido realizado, foi avaliada em um estudo precedente. Os resultados relatados pelos pacientes (Sinonasal Outcome Test 22 (SNOT22) e um escore de sintomas nasais (NSS)) foram registrados. Um escore global da função nasossinusal e do impacto sobre olfato e paladar foi obtido. Testes olfativos objetivos foram realizados no grupo de cirurgias hipofisárias com um Smell Identification Test 40 (SIT40). Os resultados dos valores basais e aos 6 meses foram avaliados. Neste grupo de 98 pacientes, n = 40 pacientes com doenças hipofisárias (50,95 ± 15,31 anos, 47,5% mulheres) e n = 58 pacientes com tumores nasossinusais (52,35 ± 18,51 anos, 52,5% mulheres) foram avaliados. Nos pacientes com doença hipofisária, os escores do NSS não foram significativamente diferentes antes e após a cirurgia (2,75 ± 3,40 vs. 3,05 ± 3,03, $p = 0,53$). Os escores SNOT22 melhoraram após a cirurgia (1,02 ± 0,80 vs. 0,83 ± 0,70, $p = 0,046$). Os escores objetivos de discriminação olfativa basais e após 6 meses foram semelhantes (31,63 ± 3,49 vs. 31,35 ± 4,61, $p = 0,68$). Nenhuma diferença quanto a alterações olfativas foi observada em comparação a controles (Kendall tau-b $p = 0,46$). Com a preservação cuidadosa da "fita olfatória", modificações extensas podem ser realizadas em torno da face esfenoidal, permitindo uma conduta de baixa morbidade, sem afetar adversamente a olfação, enquanto mantém as opções de reconstrução.

PÉROLAS

- Utilizar o septo intersinusal a partir das informações radiológicas como um guia para realizar a abertura no maior dos dois seios esfenoidais.
- Iniciar pelo lado contralateral à doença esfenoidal, para encontrar marcos anatômicos cirúrgicos normais.
- Se todo o seio esfenoidal estiver doente, utilizar, então, uma via de acesso transetmoidal no lado menos afetado e utilizar o assoalho da órbita como um marco anatômico para localizar o esfenoidal a um nível seguro, inferior à base do crânio.

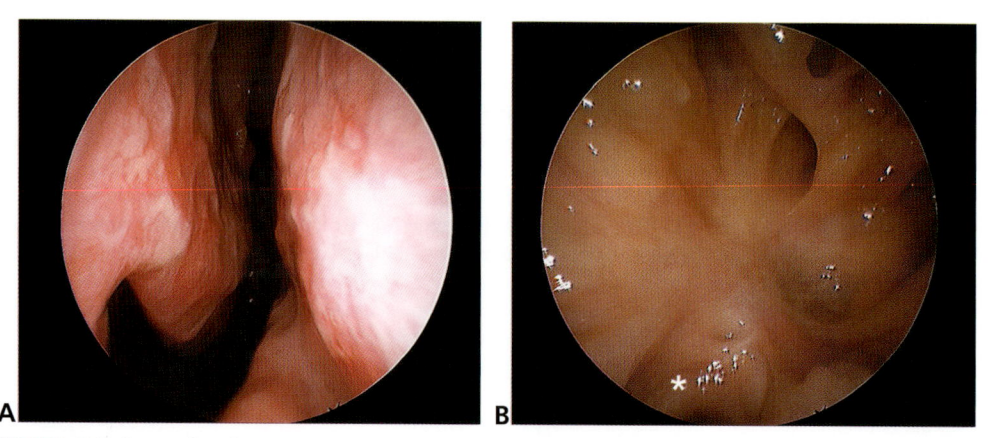

FIGURA 16.8 Com perfurações extensas do osso, como no caso deste grande papiloma esfenoclival, a cavidade pode auto-obliterar. Embora uma recuperação normal tenha ocorrido anteriormente (**A**), o esfenoidal é agora uma cavidade sem características, porém funcional (**B**) com a coana posterior como o único marco anatômico (*).

- Criar o seu acesso cirúrgico de tal modo que o procedimento prossiga com um endoscópio de 0 grau e instrumentos retos. Evitar endoscópios angulados, uma vez que, embora a visão possa ser boa, a destreza, manipulação e acesso com instrumentos frequentemente são limitados.
- Cobrir todas as regiões nasais demucosalizadas com um curativo oclusivo (usualmente lâminas de Silastic de 0,5 mm) para prevenir a formação de crostas e permitir que granulações ocorram nos primeiros 21 dias. A reepitelização ocorre rapidamente sob granulação, mas lentamente sob crostas.

ARMADILHAS

- Técnicas para encontrar o seio esfenoidal que não sejam com base em marcos anatômicos fixos conduzem a cirurgias lentas e vacilantes.
- Deixar de remover o rostro do esfenoide tornará a cirurgia no esfenoide difícil e restritiva.
- Ao remover a face anterior do esfenoide, pelo menos alguns dos ramos septais da esfenopalatina serão seccionados. Eles raramente sangram, por causa do vasospasmo intraoperatório, mas devem ser cauterizados por diatermia bipolar para evitar sangramentos no pós-operatório.
- Evitar descolar um retalho nasosseptal semelhante ao realizado em cirurgias da base do crânio. É desnecessário e pode violar a mucosa olfatória. Um retalho pequeno, não mais alto do que a porção média da concha média e utilizando o assoalho nasal, será suficiente.
- Ao perfurar no assoalho/corpo esfenoidal, tenha em mente a presença da artéria carótida paraclival/vertical acima do nível do nervo vidiano.

INSTRUMENTOS A TER DISPONÍVEIS

- Bandeja padrão de cirurgia endonasal endoscópica.
- Saca-bocado de Kerrison: mordendo para cima 60° 2 mm (Karl Storz, Tuttlingen, Alemanha).
- Pinça de retromordida forte.
- Tesouras Mayo grandes ou tesoura de dupla ação.
- Motor: 5 mm 15° broca diamante grosseiro.
- Coblação (ArthroCare, Suécia).

AGRADECIMENTO

Declaração de Conflito de Interesse: O autor não tem conflito de interesse relevante a declarar com relação ao conteúdo do capítulo.

LEITURA SUGERIDA

Bolger WE, Keyes AS, Lanza DC. Use of the superior meatus and superior turbinate in the endoscopic approach to the sphenoid sinus. *Otolaryngol Head Neck Surg* 1999;120(3):308–313.

Orlandi RR, Lanza DC, Bolger WE, *et al.* The forgotten turbinate: the role of the superior turbinate in endoscopic sinus surgery. *Am J Rhinol* 1999;13(4):251–259.

Millar DA, Orlandi RR. The sphenoid sinus natural ostium is consistently medial to the superior turbinate. *Am J Rhinol* 2006;20(2):180–181.

Harvey RJ, Shelton BS, Timperley D, *et al.* Using fixed anatomical landmarks in endoscopic skull base surgery. *Am J Rhinol Allergy* 2010;24(4):301–305.

Leight WD, Leopold DA. Sphenoid "drill-out" for chronic sphenoid rhinosinusitis. *Int Forum Allergy Rhinol* 2011;1(1):64–69.

Harvey RJ, Winder M, Davidson A, *et al.* The olfactory strip and its preservation with a modified nasoseptal flap in endoscopic pituitary surgery maintains smell and sinonasal function. *J Neurol Surg Part B, Skull Base.* 2015;in press.

17 SINUSOTOMIA FRONTAL ENDOSCÓPICA (PROCEDIMENTO DRAF 2A)

David W. Kennedy

INTRODUÇÃO

A cirurgia do seio frontal permanece sendo o procedimento mais difícil para tratamento da rinossinusite crônica (CRS). Isto é evidenciado pela variedade de condutas para o problema, que foram propostas ao longo dos anos. Vias de acesso endonasais foram originalmente propostas por Schaeffer, Halle, Moser e outros no início do século XX. Entretanto, estes procedimentos constituíam, em grande parte, acessos cegos e associados a complicações importantes. Por conseguinte, durante grande parte do século XX, o foco foi direcionado para as vias de acesso externas para tratamento de doenças do seio frontal, tendo como exemplos o colapso do seio frontal (procedimento de Riedel), sinusotomia frontal osteoplástica e obliteração do seio frontal. Com o advento de técnicas endoscópicas no final do século XX, o interesse pelas vias de acesso endonasais a doenças e mucoceles do seio frontal foi renovado. As primeiras tentativas de se estabelecer vias de acesso tendiam a ser associadas a trauma importante no recesso frontal, perda de mucosa e uma incidência significativa de estenose. Entretanto, com o advento de delicada instrumentação angulada cortante, microdebridadores curvos, métodos de imagem triplanares, navegação assistida por computador e delicados exploradores maleáveis para a identificação intraoperatória do ducto de drenagem do seio frontal, uma drenagem muito delicada, atraumática e efetiva do seio frontal pode agora ser realizada endoscopicamente por um procedimento minimamente invasivo (Draf 2a) e com baixo risco de estenose do seio frontal. Stammberger chamou, bastante adequadamente, este procedimento de "descascar o ovo". O conceito aqui é que um infundíbulo etmoidal, célula etmoidal ou célula de *agger nasi* patológicos e hipertrofiados, bloqueando a via de drenagem do seio frontal podem ser comparados a uma casca de ovo dentro de uma xícara para ovo quente invertida (recesso frontal). A fim de restabelecer a drenagem, é necessário fraturar e remover o osso da célula expandida (casca de ovo), removendo-o do osso recoberto por mucosa (xícara de ovo quente) de uma maneira minimamente traumática (Fig. 17.1).

Embora os tumores do seio frontal tipicamente requeiram um procedimento alargado no seio frontal, a vasta maioria dos pacientes com CRS comprometendo o seio frontal e mucoceles do seio frontal, mesmo com comprometimento extenso intraorbitário e intracraniano, pode ser operada por um procedimento Draf 2a (Fig. 17.2). Embora quando eu inicialmente propus abordar mucoceles endoscopicamente através desta via de acesso essa proposta tenha sido recebida com importante ceticismo e controvérsia, o sucesso a longo prazo agora está bem documentado. Pacientes com CRS candidatos a sinusotomias frontais endoscópicas tipicamente apresentam doença associada em outros seios, em particular no seio etmoidal, sendo, por essa razão, mais frequentemente bem tratados por uma via de acesso cirúrgica do que por um procedimento de dilatação com balão isolado. Adicionalmente, a remoção de fragmentos de osso osteítico é um objetivo importante na prevenção da persistência de doença inflamatória e da renovação da estenose.

O sucesso do conduta Draf 2a depende significativamente da experiência do cirurgião, da disponibilidade de instrumentação apropriada minimamente invasiva e da capacidade de o cirurgião conceituar adequadamente a anatomia 3-D da via de drenagem do seio frontal antes da intervenção cirúrgica. Também se faz necessário o acompanhamento endoscópico uma vez que, se ocorrer estenose, a formação de uma mucocele frequentemente se mantenha assintomática por 15 a 20 anos. Adicionalmente, como em outras cirurgias para tratamento de CRS, a própria cirurgia é principalmente adjuntiva para o tratamento clínico, e o acompanhamento endoscópico proporciona a base necessária para essa terapia, que, em alguns casos, será prolongada.

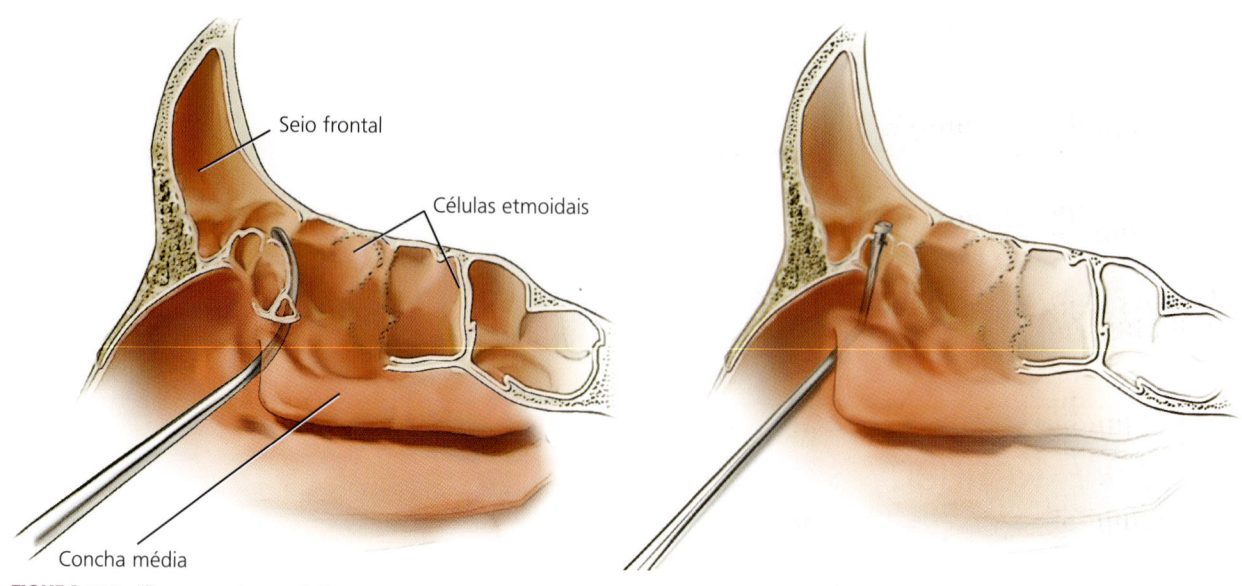

FIGURA 17.1 "Descascando o ovo". Neste caso, uma cureta curva é utilizada para fraturar a célula de *agger nasi*, removendo-a da base do crânio, e um *punch* cogumelo é a seguir utilizado para remover a casca da célula.

HISTÓRIA

Pacientes com CRS e comprometimento do seio frontal tipicamente se apresentarão com pressão ou desconforto na fronte, sobre o seio afetado. Cefaleias graves não são típicas de CRS, mas podem ocorrer em sinusites agudas, nas fases iniciais de obstrução do seio frontal ou em uma situação de ameaça de complicação intracraniana. Embora os pacientes com obstrução inicial do seio frontal possam desenvolver barossinusites com dor intensa em descidas de avião ou durante mergulho autônomo, na minha experiência as queixas de cefaleia ou pressão associadas a mudanças de tempo são mais provavelmente associadas a cefaleias vasculares. Pacientes com sinusite frontal inflamatória

FIGURA 17.2
Imagem de TC em um paciente com uma história pregressa de trauma frontal.
A: A imagem de TC coronal demonstra uma massa no seio frontal estendendo-se inferiormente para o interior da órbita anterior e tecido subcutâneo (*setas*).
A imagem de TC axial demonstra a erosão na parede anterior do seio frontal (*seta*) **(B)**. Bem como uma segunda mucocele supraorbital, com erosão da base do crânio (*setas*) **(C)**. As lesões foram tratadas endoscopicamente, e o paciente permaneceu livre de doença.

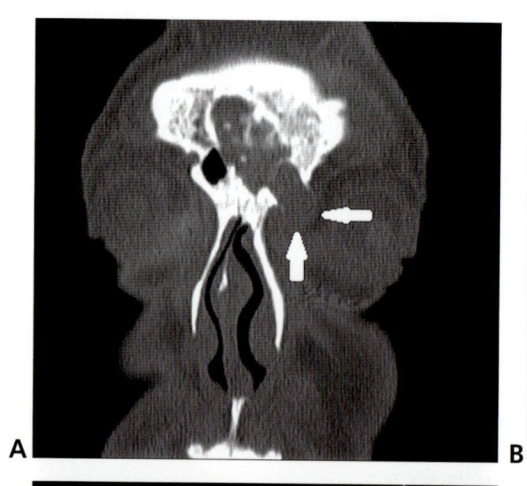

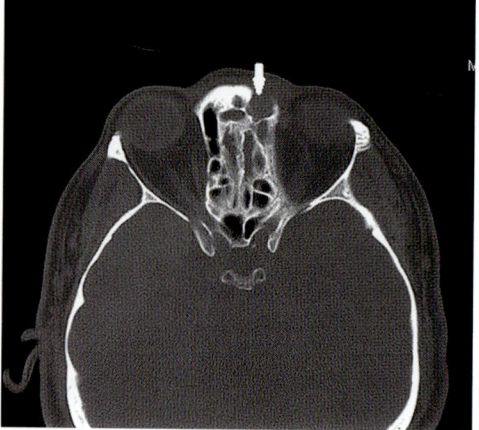

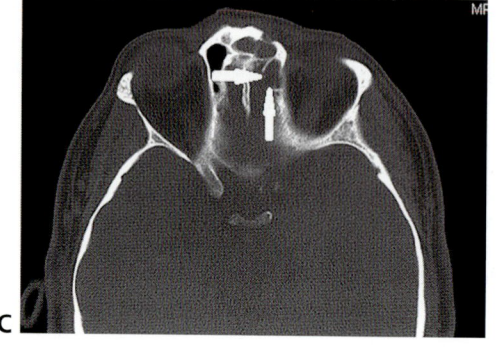

CAPÍTULO 17 Sinusotomia Frontal Endoscópica (Procedimento Draf 2a)

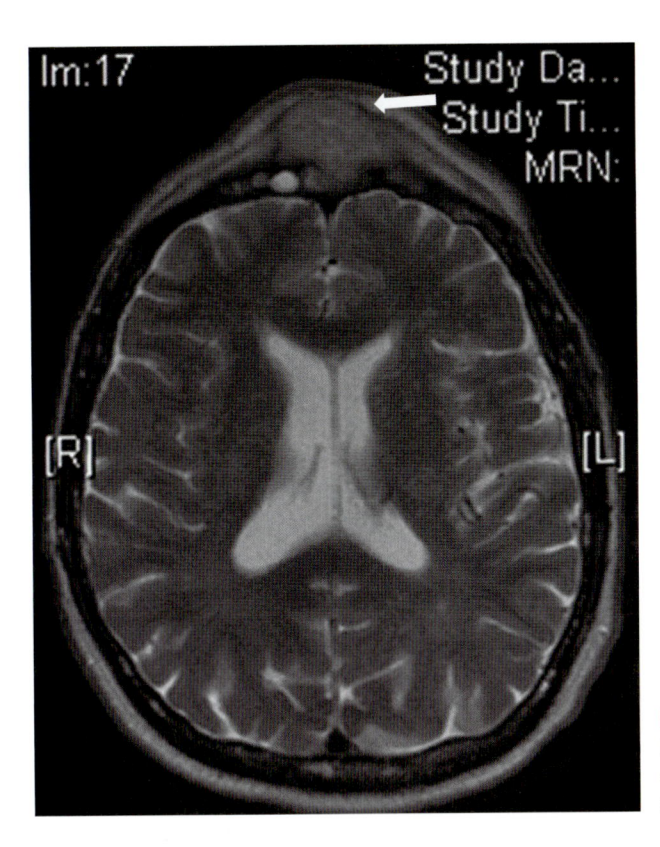

FIGURA 17.3
Imagem de TC axial em um paciente com um tumor estufado de Pott. Observar a tumefação na testa e a erosão da tábua anterior do seio frontal.

também podem-se apresentar com edema frontal (tumor estufado de Pott), proptose, desvio do globo ou diplopia (Fig. 17.3). Embora pacientes com CRS não tendam a desenvolver complicações intracranianas, os pacientes com sinusite frontal aguda grave, particularmente homens adolescentes jovens, estão em risco significativamente maior de desenvolvimento de meningite ou outras complicações intracranianas. Pacientes que são candidatos a um procedimento Draf 2a podem ou não ter realizado etmoidectomia ou sinusotomia frontal prévia. Em muitos casos, mesmo quando uma sinusotomia frontal prévia foi realizada, há fragmentos residuais de osso osteítico, e a remoção meticulosa destes pode resolver a doença do seio frontal sem a necessidade de um procedimento mais alargado no seio frontal.

Ao tomar a história do paciente, particular atenção deve ser dada à história pregressa de rinossinusite, se ela foi adequadamente tratada clinicamente e à presença de potenciais gatilhos ambientais e alérgicos. O caráter de qualquer desconforto deve ser identificado, juntamente com fatores precipitantes e terapias que fornecem alívio. Em todos os casos, exceto aqueles com ameaça ou presença de complicações, a terapia clínica é indicada antes da intervenção cirúrgica.

EXAME FÍSICO

No exame físico das regiões da cabeça e pescoço, a fronte é examinada quanto a qualquer evidência de desvio de globo ou de qualquer limitação dos movimentos extraoculares. O seio frontal deve ser palpado e percutido, anotando-se qualquer evidência de dor espontânea ou à palpação. Em particular, na sinusite frontal uma dor aguda à palpação pode ser notada na área supraorbitária medial. Embora na ausência de conhecimento a respeito da pneumatização do seio frontal, a transiluminação não seja diagnóstica para doenças do seio frontal, a redução da transiluminação no lado do desconforto do seio frontal pode fornecer um guia útil para avaliação adicional. Adicionalmente, quando se sabe previamente que o paciente apresenta uma boa pneumatização do seio frontal, a ausência de transiluminação é diagnóstica para doença sinusal frontal. Além disso, uma boa transiluminação do seio frontal exclui a possibilidade de doença difusa da mucosa do seio frontal. Entretanto, uma boa transiluminação não exclui sintomas com origem no seio frontal, uma vez que processos inflamatórios e obstrução parcial do recesso frontal não podem ser excluídos.

Exame endoscópico intranasal com telescópio angulado é de importância crítica. Um desvio medial do processo uncinado pode ser observado, com obstrução subsequente da via de drenagem do seio frontal. Na presença de polipose, pequenos pólipos podem ser observados superiormente no meato médio, adjacentes ao ducto de drenagem do seio frontal. Após descongestão, exsudatos purulentos podem ser observados na região do recesso frontal, podendo ser colhidos para cultura sob visualização endoscópica direta. Lesões de massa por vezes também podem ser identificadas, com desvio medial da fixação anterior da concha média. Durante a avaliação endoscópica, a posição do septo nasal, especialmente na região da junção osteocartilaginosa, é notada. Um desvio nesta área

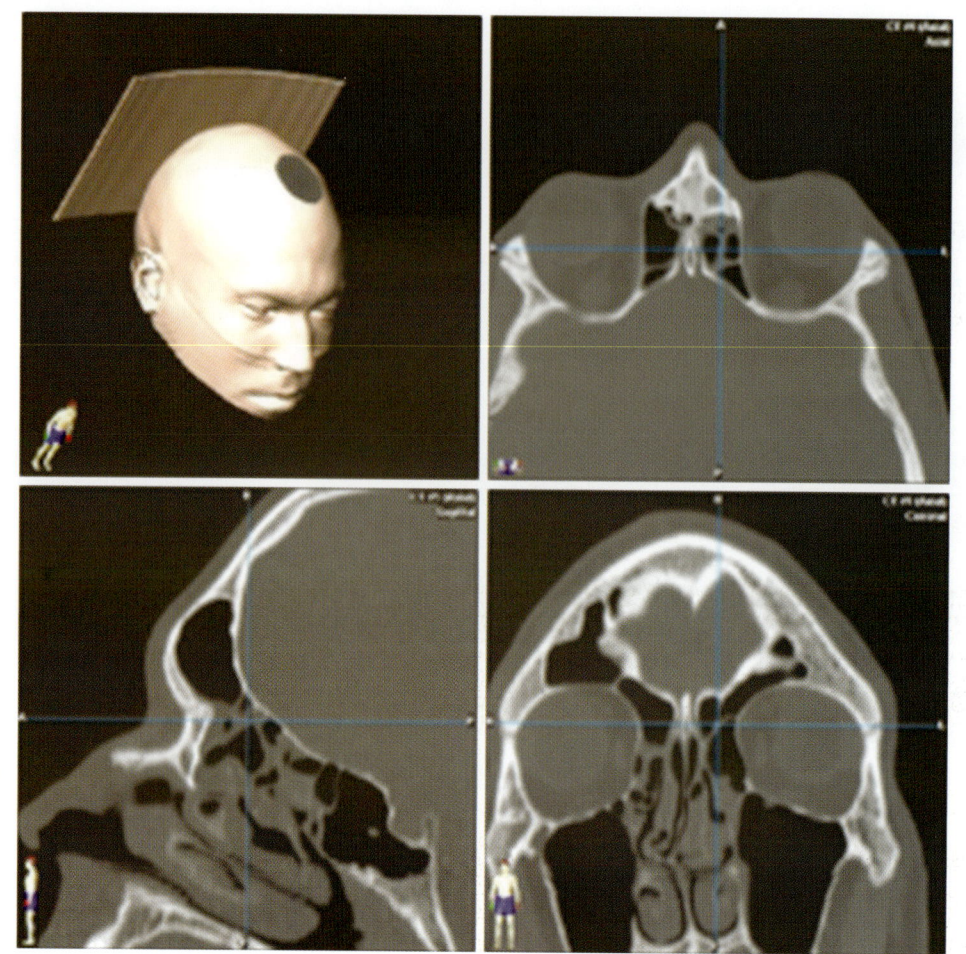

FIGURA 17.4
Esta imagem de TC triplanar demonstra o uso da imagem triplanar para identificar a via de drenagem do seio frontal. Pode ser necessário rolar através das imagens em múltiplos planos antes que a via de drenagem possa ser completamente identificada.

pode exigir uma septoplastia no mesmo tempo da intervenção cirúrgica para o seio frontal. Em geral, deve ser possível introduzir facilmente um telescópio de 4 mm de zero grau até a fixação anterior da concha média, se uma septoplastia não for requerida.

Uma tomografia computadorizada com imagens multiplanares é necessária antes de intervenção cirúrgica, devendo tipicamente ser realizada com uma técnica adequada para direcionamento cirúrgico intraoperatório assistido por computador (Fig. 17.4). Particular atenção deve ser dedicada à anatomia do recesso frontal, ao grau de pneumatização do próprio seio frontal, ao feixe neurovascular etmoidal anterior, à base do crânio e à parede orbital medial.

INDICAÇÕES

- Sinusite frontal aguda, quando refratária ao tratamento clínico ou na presença de complicações iminentes ou atuais. Em alguns destes casos, uma trepanação do seio frontal em conjunto com uma drenagem endoscópica pode também estar indicada.
- CRS com comprometimento do recesso frontal, com sintomas refratários à terapia clínica apropriada.
- Mucoceles do seio frontal, com ou sem erosão intracranial ou intraorbitária.
- Sinusites fúngicas alérgicas. Mesmo na ausência de comprometimento acentuado do seio frontal, estes pacientes tipicamente necessitam de uma remoção muito completa das partições ósseas etmoidais, incluindo aquelas no interior da área do recesso frontal.
- Neoplasias. Embora na maioria dos casos de tumores comprometendo o seio frontal uma sinusotomia frontal alargada, como um procedimento de drenagem na linha mediana ou procedimento Draf 3, seja necessária para assegurar a remoção completa de um tumor comprometendo o seio frontal, em alguns casos pode ser possível remover a lesão estendendo para o seio frontal através de um procedimento Draf 2a. Um procedimento Draf 2a é também realizado quando cirurgia da base do crânio na área etmoidal poderia resultar em cicatriz e obstrução do seio frontal.

CONTRAINDICAÇÕES

- Pneumatização muito limitada do seio frontal ou um recesso frontal extremamente pequeno visualizados na TC. Nestes casos, o trauma sobre a área tende mais a resultar em estenose e sintomatologia adicional do seio frontal.
- A presença de osso osteítico espesso na área do recesso frontal constitui tipicamente uma contraindicação a um procedimento Draf 2a. Na maioria destes casos, um procedimento alargado no seio frontal utilizando uma broca curva de irrigação/aspiração será necessário.
- Experiência cirúrgica limitada em procedimentos no seio frontal ou instrumentação cortante sinusal inadequada para procedimentos no seio frontal. Cirurgias no interior do recesso frontal nesta situação tendem mais a resultar em extirpação de mucosa e estenose. Uma dilatação com balão deve ser considerada como um primeiro procedimento potencialmente viável.
- Impossibilidade do paciente em retornar para acompanhamento e debridamento adequados ou ausência de instrumentação apropriada para debridamento de seio frontal no consultório do médico.
- Neoplasias com fixação no interior do seio frontal ou defeitos na base do crânio e rinoliquorreia originada do interior do seio frontal quase certamente exigem uma conduta mais extensa.

PLANEJAMENTO PRÉ-OPERATÓRIO

O planejamento pré-operatório exige atenção cuidadosa às imagens da TC multiplanar. Seja utilizando *software* que possibilite ao cirurgião rolar pelas imagens de uma maneira multiplanar ou seja avaliando cuidadosamente as imagens multiplanares estáticas, o cirurgião deve conceituar a via de drenagem do seio frontal e as células adjacentes do modo como elas serão encontradas intraoperatoriamente. Em alguns casos, na realidade, pode ser útil o cirurgião desenhar a anatomia observada nas imagens, identificando, assim, a via de drenagem do seio frontal em relação à concha média, as células de *agger nasi*, a bolha etmoidal, as células etmoidais supraorbitais e o processo uncinado. A presença de qualquer deformidade septal deve ser notada, de tal modo que a necessidade de septoplastia seja discutida pré-operatoriamente. À medida que a imagem de TC for revisada, atenção cuidadosa também é prestada à posição do feixe neurovascular etmoidal anterior, à base do crânio e à parede medial da órbita, bem como à espessura relativa do osso nestas áreas (Fig. 17.5). A presença de quaisquer células frontais é identificada pré-operatoriamente, e uma decisão é tomada sobre a exequibilidade da sua remoção. Outra vez, as questões de importância-chave são a relação com a via de drenagem do seio frontal (isto é, se elas constituem células etmoidais supraorbitais ou células de *agger nasi* que se pneumatizaram para o interior do seio frontal) e o grau de osso espessado.

Uma RNM é necessária se houver uma área de opacificação do seio adjacente a uma erosão na base do crânio. Nesta situação, a presença de uma meningocele ou uma meningoencefalocele deve ser excluída. Se uma sinusotomia frontal for considerada na presença de um tumor sinusal ou da base do crânio, a RNM também deve ser revisada, para avaliar o grau de extensão tumoral para o interior do seio frontal. Na presença de uma extensão importante no seio frontal, uma sinusotomia frontal mais extensa do que um procedimento Draf 2a provavelmente será necessária.

Na avaliação endoscópica, se houver evidências de uma exacerbação de CRS, isto é mais bem tratado com antibióticos no pré-operatório, de modo a minimizar o sangramento durante o procedimento cirúrgico. Além disso, uma vez que uma excelente hemostasia seja crítica para uma intervenção endoscópica bem-sucedida na área do recesso frontal, cuidados particulares devem ser tomados para assegurar que quaisquer medicações que possam aumentar sangramento, incluindo de prescrição médica e livres de prescrição médica e suplementos herbáceos, sejam descontinuadas a um tempo apropriado no pré-operatório, possibilitando uma coagulação sanguínea normal.

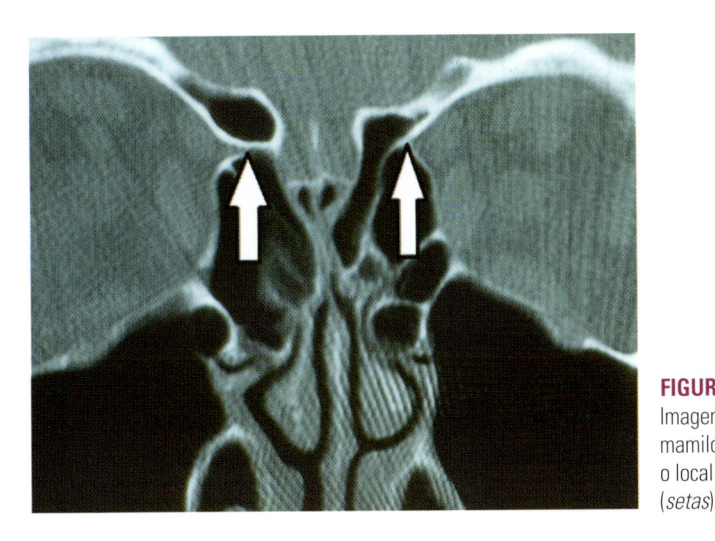

FIGURA 17.5
Imagem de TC sinusal coronal demonstrando o mamilo típico na parede orbital medial, que denota o local do feixe neurovascular etmoidal anterior (*setas*).

TÉCNICA CIRÚRGICA

Uma excelente hemostasia é essencial para a cirurgia endoscópica do recesso frontal. Antes da indução da anestesia, a cavidade nasal do paciente é nebulizada com oximetazolina. A anestesia é realizada com técnica anestésica intravenosa total hipotensiva, e o tubo endotraqueal é fixado ao canto esquerdo da boca, com o esparadrapo só fixado na pele sobre a mandíbula se for ser usado *registro* de superfície. Isto evita deformações da pele na face superior e dificuldades no *registro* do aparelho cirúrgico assistido por computador. Com o tubo endotraqueal fixado, o aparelho cirúrgico assistido por computador é, então, registrado. Um antibiótico intravenoso profilático é administrado ao início da cirurgia e, se houver significativa doença polipoide ou asma, o paciente recebe também 6 a 10 mg de Decadron intravenosamente. Descongestionante tópico, sejam corticoides neurocirúrgicos umidificados com adrenalina 1:1.000 ou aplicadores de ponta de algodão com cocaína* em pó são aplicados delicadamente à mucosa nasal no lado a ser operado primeiro, tomando cuidado para evitar traumatizar a mucosa. Durante a indução da anestesia, e enquanto a hemostasia tópica está fazendo efeito, é bom rever outra vez a anatomia do aparelho de navegação assistida por computador. Isto permite ao cirurgião garantir que a conceituação 3-D da anatomia, que ele desenvolveu previamente, é precisa e rever as estruturas regionais importantes, como a base do crânio e o feixe neurovascular etmoidal anterior. A via de drenagem do seio frontal é muito variável. Entretanto, a variedade mais comum é a drenagem entre o processo uncinado e a concha média medialmente. A via de drenagem torna-se comprometida, quando as células circundantes estão doentes e expandidas, assim ocluindo efetivamente a abertura.

O anestésico tópico é, então, removido, e a parede nasal lateral é injetada com Xylocaine 1% com adrenalina 1:100.000. O local principal de injeção é na parede nasal lateral adjacente à fixação anterior da concha média, e, aqui, aproximadamente 1 a 1,5 mL de Xylocaine 1% com adrenalina 1:100.000 é injetada de modo a criar um descoramento de ambas a parede nasal lateral e a concha média. Se cirurgia etmoidal e cirurgia sinusal maxilar adicionais estiverem planejadas, injeções adicionais podem ser realizadas mais posteriormente, na porção inferior da concha média e na raiz da concha inferior.

O processo uncinado é, então, removido. Minha preferência é incisar a sua fixação anterior com um bisturi foice. A incisão é iniciada na inserção da concha média e trazida medial e inferiormente, ao mesmo tempo subluxando o uncinado medialmente e evitando trauma à raiz da concha inferior. Entretanto, o uncinado também pode ser removido subluxando-se medialmente a margem posterior com um palpador em ponta de bola, incisando sua margem livre posterior com um retromordedor, e removendo-o com um microdebridador. Antes de efetuar a sinusotomia frontal, é importante identificar a parede medial da órbita e a base do crânio. Isto é realizado mais convenientemente por uma etmoidectomia anterior alargando-a, se necessário, através da lamela basal. A parede medial da órbita é sempre identificada como o primeiro marco anatômico constante, e a base do crânio é identificada a seguir, acompanhando-se a parede orbital medial, superiormente. Se a base do crânio for de difícil identificação no interior do etmoide anterior, ela é vista mais facilmente posteriormente, onde as células são maiores, e a base do crânio é mais horizontal. A etmoidectomia endoscópica encontra-se descrita em detalhes no Capítulo 13. Embora seja possível realizar uma sinusotomia frontal permanecendo-se anterior à parede anterior da bolha e não identificando a base do crânio, a doença sinusal frontal frequentemente é associada a processos inflamatórios no recesso suprabular e células etmoidais supraorbitais. Deixar de abrir estas áreas pode resultar em inflamação persistente, e, assim, a identificação cuidadosa da base do crânio constitui uma conduta preferível (Fig. 17.6).

Após a identificação da base do crânio posteriormente, a dissecção prossegue anteriormente na direção da área do recesso frontal, palpando-se por trás das partições ósseas e removendo-as da base do crânio e parede medial da órbita em seguida. À medida que a dissecção prossegue anteriormente, o cirurgião permanece ciente da posição do feixe neurovascular etmoidal anterior, conforme identificado previamente na imagem de TC. Antes de dissecar

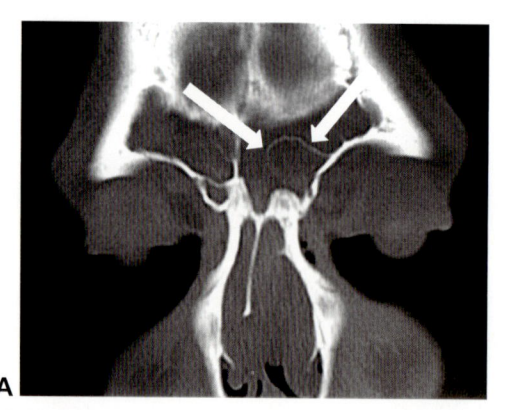

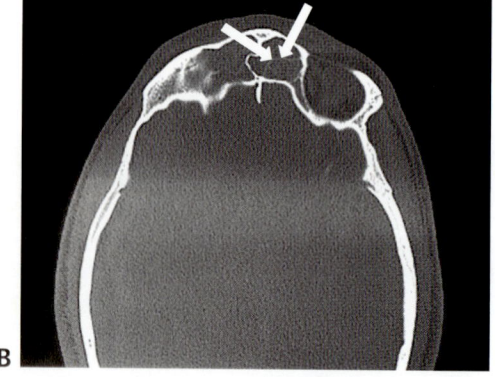

FIGURA 17.6 A: Imagem de TC sinusal coronal demonstrando opacificação bilateral do seio frontal e pólipos nasais. Há uma partição óssea no seio frontal esquerdo, que inicialmente parece representar uma célula frontal (*setas*). **B:** A imagem axial demonstra que a aparente célula frontal representa na realidade uma célula etmoidal supraorbital, estendendo-se anteriormente para o interior do seio frontal (*setas*).

---

*N. do T.: a cocaína não está disponível para uso comercial no Brasil.

CAPÍTULO 17 Sinusotomia Frontal Endoscópica (Procedimento Draf 2a)

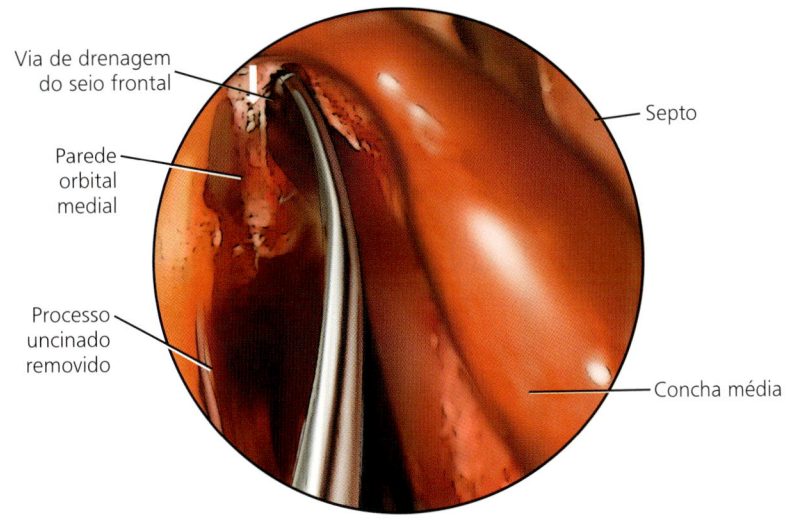

FIGURA 17.7
Utilizando o explorador maleável fino para definir a via de drenagem sinusal frontal direita. A parede medial de uma grande célula da nasi foi ligeiramente desviada levemente ao explorador (*seta*).

o recesso frontal, o telescópio de zero grau é trocado por um telescópio de 45°, aspirador curvo e lâmina de microdebridador de 65°. O cirurgião já deve estar ciente da provável posição da via de drenagem do seio frontal e suas células adjacentes a partir da imagem de TC pré-operatória. Entretanto, neste momento a posição do seio frontal e da sua via de drenagem é confirmada com um explorador maleável bastante delgado (Fig. 17.7). Uma vez ela tenha sido identificada, as partições ósseas circundantes são fraturadas e removidas da via de drenagem do seio frontal, utilizando-se uma cureta de seio frontal, pinça cortante de seio frontal anteroposterior e laterolateral, ou, caso o osso seja mais espesso, uma pinça girafa, para fraturar o osso (Fig. 17.8). Contudo, se esta última for utilizada, cuidados precisam ser tomados para não tentar remover o osso com uma pinça saca-bocado, uma vez que isto tende a resultar em descolamento da mucosa. A pinça saca-bocado somente é utilizada para criar uma fratura óssea, após a remoção das margens mucosas frouxas com um microdebridador curvo e o destrinchamento subsequente dos fragmentos ósseos com um estilete maleável, cureta de seio frontal ou aspiração curva maleável fina. Cuidados são tomados para remover o osso entre o seio frontal anteriormente e os seios etmoidais supraorbitais posteriormente (Fig. 17.9). O objetivo é criar uma base do crânio lisa, mas recoberta por mucosa posteriormente, com todas as células amplamente abertas. Se houver exsudatos purulentos no seio frontal, material para cultura é colhido com um *swab* de cultura maleável pequeno. O sistema de direcionamento por imagem pode ser utilizado para confirmar que todo o seio frontal foi aberto; entretanto, em geral, a visualização direta é mais precisa. Finalmente, se necessário, um *punch* cobra curvo de mordida anterior pode ser utilizado para abrir o seio frontal mais anteriormente, ao nível do bico do seio frontal. Cuidados devem ser tomados para não remover tecido com o *punch*, utilizando-o, em vez disso, para fraturar o osso, de modo a evitar extirpação de mucosa. Antes do fim do procedimento, removem-se meticulosamente todos os pequenos fragmentos ósseos, destrinchando-os com exploradores maleáveis pequenos, uma cureta curva ou uma aspiração curva maleável. Antes do final da cirurgia, uma inspeção adicional é realizada

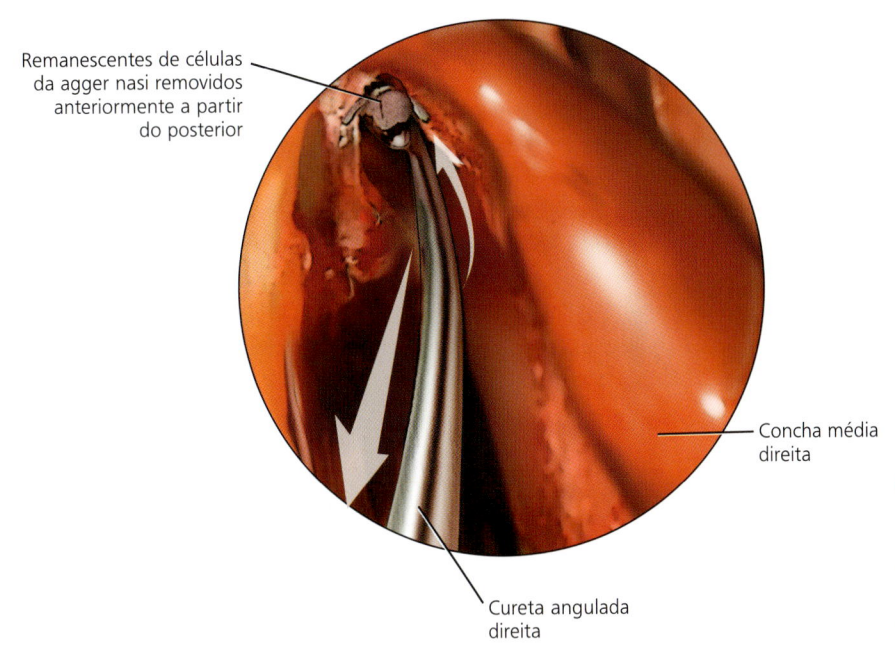

FIGURA 17.8
Ilustração do uso de uma cureta para remover uma tampa óssea (*recessus terminalis*) abaixo do recesso frontal.

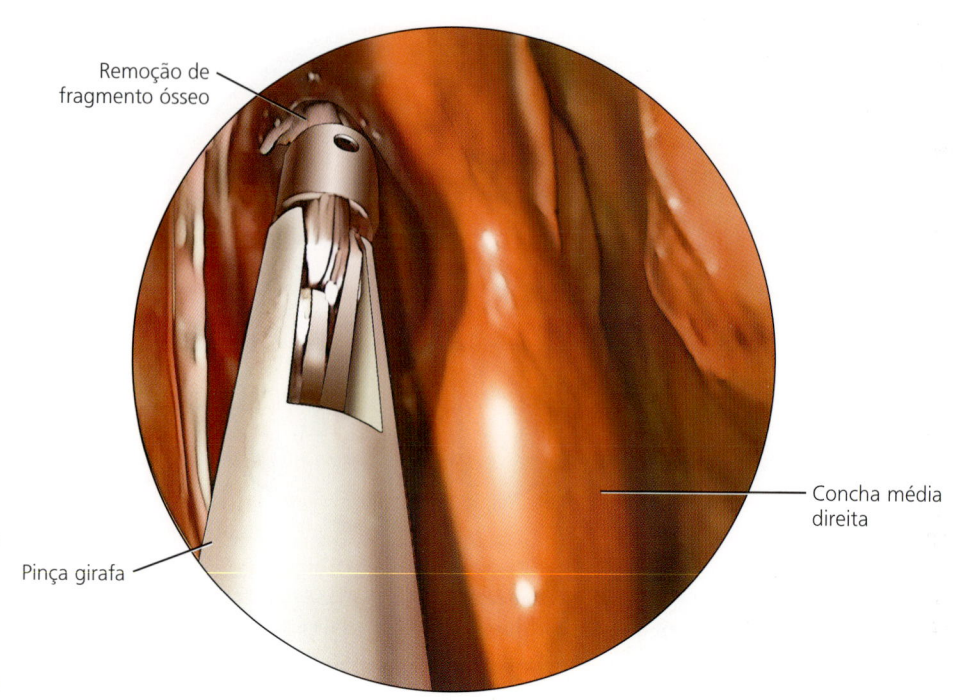

FIGURA 17.9
Uso de pinça girafa para fraturar uma partição óssea no recesso frontal. A partição óssea é apenas fraturada com a pinça girafa e a seguir é destrinchada com um estilete maleável para evitar o risco de descolar a mucosa.

com telescópio de zero e 45°, para assegurar que não há osso exposto ou partículas ósseas. Se possível, todas estas devem ser completamente removidas. Se a mucosa for demasiadamente hiperplásica ou qualquer mucosa foi inadvertidamente descolada, ela é reposicionada. Um pequeno implante eluidor de mometasona (Mini-Propel, Intersect ENT, Menlo Park, CA) também pode ser introduzido pelo óstio do seio frontal (Fig. 17.10). Minha prática típica é introduzir uma pequena esponja Merocel (Medtronic-Xomed, Jacksonville, FL) embebida em pomada hidrossolúvel de mupirocina no meato médio, para evitar qualquer sangramento no período pós-operatório inicial e para escorar a concha média medialmente. O paciente é, então, extubado, retornando à sala de recuperação.

TRATAMENTO PÓS-OPERATÓRIO

Na minha clínica, o paciente é reavaliado no dia seguinte à cirurgia, quando a esponja Merocel é removida, e uma avaliação endoscópica inicial é realizada. Se houver sangue ou muco no interior do seio frontal, ele é aspirado utilizando-se uma ponta de aspiração curva pequena e um telescópio de 30° ou 45°. Se pequenos fragmentos ósseos ainda forem identificados, estes são removidos. Quando colocado, não se toca no implante de mometasona, que é deixado no lugar por 3 a 4 semanas. O paciente recebe antibióticos orais durante um período mínimo de 10 dias. Entretanto, na presença de osteíte óssea grave ou exposição óssea importante, o curso de antibióticos pode ser prolongado por várias semanas adicionais; por conseguinte, um probiótico é prescrito. A decisão sobre usar ou não esteroides orais depende do grau de hipertrofia da mucosa, mas uma série decrescente de esteroide oral, com dose

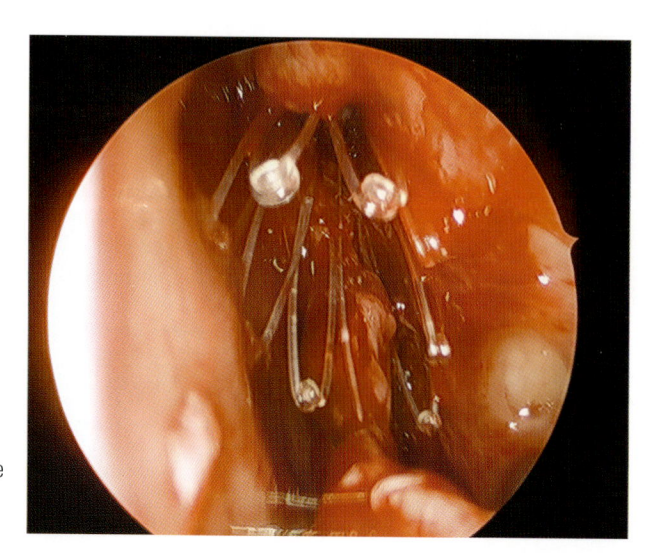

FIGURA 17.10
Stent biodegradável eluidor de esteroide (Propel, Intersect ENT, Menlo Park, CA) no seio frontal esquerdo após um procedimento Draf 2a. O *stent* libera mometasona na área durante um período de 30 dias para reduzir edema.

inicial na faixa de 20 a 30 mg de prednisona, ao dia, pode ser iniciada. A velocidade da redução da dose é determinada baseando-se inteiramente nos achados endoscópicos durante o acompanhamento. O paciente começa a utilizar um *spray* aerossol umidificador de soro fisiológico a cada hora enquanto ele estiver acordado no período pós-operatório inicial. A não ser que uma cultura precedente tenha demonstrado Pseudomonas, os pacientes em geral recebem inicialmente uma dose relativamente baixa de clindamicina (150 mg via oral 4 ×/d) e Bactrim F (sulfametoxazol 800 mg + trimetoprima 160 mg) (um comprimido VO 2 ×/d), juntamente com um probiótico, e este esquema é mantido, a não ser que as culturas intraoperatórias demonstrem que as bactérias presentes não sejam sensíveis. Irrigações nasais esteroides com altos volumes (240 mL soro fisiológico, 0,5 mg budesonida) são tipicamente iniciadas entre o 4º e o 7º dia do pós-operatório. Exames endoscópicos pós-operatórios semanais são realizados durante as primeiras 3 a 4 semanas e a seguir com frequência decrescente, até que a doença da mucosa esteja estável com a terapia clínica.

Durante as visitas pós-operatórias iniciais, um debridamento endoscópico pode ser realizado, e, por essa razão, o paciente recebe um narcótico/analgésico oral antes das visitas (p. ex., Percocet – acetaminofeno + oxicodona). Em cada visita, a fossa nasal é anestesiada com *spray* de lidocaína tópica/oximetazolina e cocaína* tópica 4% pode ser aplicada com aplicadores nasais de Farrell. O recesso frontal é examinado para garantir a patência e, caso haja secreções no interior do seio frontal, ela é aspirada. Se qualquer exsudato purulento estiver presente, ele é novamente colhido para cultura. Quaisquer fragmentos ósseos residuais são removidos com pinça cortante. Se um debridamento significativo for necessário, a área a ser debridada é injetada com Xylocaine (lidocaína) 1% com epinefrina 1:100.000, utilizando uma seringa de 1 mL com agulha longa 27 G flexionada no ângulo apropriado. É importante manter uma variedade de instrumentos de seio frontal no consultório, para tratar qualquer estenose e remover osso subjacente em áreas que demonstrem inflamação residual. Se necessário, a imagem da TC pré-operatória é revista antes do debridamento, para visualização da posição do feixe neurovascular etmoidal anterior e da anatomia pré-operatória do recesso frontal. Uma vez que a inflamação se resolva, a mucosa do seio frontal deve ser facilmente visível, e uma TC pós-operatória raramente é necessária.

Se o paciente recebeu esteroides orais no pós-operatório, sua dose é inicialmente reduzida, com base na resolução da hipertrofia da mucosa. A antibioticoterapia é descontinuada quando qualquer osso exposto estiver remucosalizado, e a inflamação residual tenha regredido. Irrigações tópicas com esteroide/soro fisiológico são continuadas até que se observe que a mucosa tenha retornado a uma aparência endoscopicamente normal e permaneça estável, sendo, então, lentamente substituídas por *sprays* esteroides nasais tópicos.

COMPLICAÇÕES

A complicação intraoperatória mais comum da sinusotomia frontal endoscópica é o sangramento intraoperatória obscurecendo a visualização adequada da área do recesso frontal. Isto é controlado por vasoconstrição tópica apropriada utilizando epinefrina 1:1.000 com ou sem trombina ou através do uso local de um cautério bipolar ou monopolar. Ocasionalmente, sangramentos podem ter sua origem no feixe neurovascular etmoidal anterior. Isto deve ser controlado com cautério bipolar, a não ser que o vaso etmoidal anterior esteja localizado bem abaixo da base do crânio e o local sangrante não esteja próximo à dura ou à parede orbital medial, casos em que um cautério/aspirador monopolar pode ser usado. Se o sangramento for oriundo da artéria etmoidal anterior, o olho deve ser cuidadosamente observado quanto ao desenvolvimento de um hematoma intraorbital. Caso se desenvolva proptose, ela pode ocorrer rapidamente, e o paciente é imediatamente tratado de forma agressiva. Esteroides intravenosos em altas doses e um diurético osmótico são administrados. Massagens na órbita podem ser de algum benefício; entretanto, se a pressão intraocular for significativamente elevada, uma cantotomia lateral e cantólise devem ser executadas emergencialmente. Velocidade é essencial, uma vez que o aumento da pressão intraocular possa resultar em oclusão da artéria da retina e perda visual permanente.

Rinoliquorreia também é uma complicação potencial e deve ser identificada intraoperatoriamente. A menos que haja alguma sugestão de trauma intracraniano ou sangramento intracraniano, uma fístula intraoperatória deve ser fechada no momento da cirurgia, tipicamente com um enxerto livre de mucosa. Nesta situação, é preciso tomar cuidado para não obstruir o seio frontal quando colágeno microfibrilar for colocado para prender o enxerto em posição. Se houver qualquer dúvida de lesão intracraniana, o defeito na base do crânio deve ser fechado tão logo seja possível, após avaliação por TC e estabilização do paciente.

Outras complicações pós-operatórias incluem doença persistente e estenose do recesso frontal. Na vasta maioria dos pacientes, isto pode ser tratado por debridamento pós-operatório e tratamento clínico apropriado. Entretanto, é importante que o paciente compreenda que pode ser necessária vigilância endoscópica e terapia clínica a longo prazo.

RESULTADOS

A grande maioria das doenças do seio frontal pode ser tratada por um procedimento Draf 2a cuidadosamente executado e com um cuidadoso tratamento endoscópico pós-operatório. Caso uma estenose do seio frontal seja observada endoscopicamente, ela deve ser manejada no contexto de paciente externo ou por debridamento ou ainda, menos comumente, por dilatação com balão. É importante que a patência endoscópica seja mantida, uma vez

---

*N. do T.: a cocaína não está disponível para uso médico no Brasil.

que uma recorrência sintomática possa levar muitos anos para se apresentar: de fato, a formação de mucocele pós-operatória tipicamente se apresenta 15 a 20 anos após a cirurgia. Nesses casos em que o seio frontal se torne ocluído e a oclusão do seio frontal não possa ser manejada no contexto de consultório, mas o paciente permanece assintomático ou minimamente sintomático, uma decisão deve ser tomada quanto a acompanhar o paciente com TC em intervalos ou prosseguir para um procedimento sinusal frontal alargado.

PÉROLAS

- Compreender e conceituar a anatomia do recesso do seio frontal e da via de drenagem do seio frontal antes da cirurgia.
- Identificar a parede medial da órbita e base do crânio antes da dissecção do recesso frontal.
- Confirmar a via de drenagem do seio frontal com um pequeno explorador maleável.
- Fraturar delicadamente as partições ósseas, removendo-as da via de drenagem do seio frontal com uma cureta, pinça de seio frontal ou instrumento de corte.
- Remover dobras mucosas redundantes com um microdebridador curvo.
- Cortar fixações das partições ósseas à base do crânio com uma pinça de corte.
- Extrair fragmentos ósseos da mucosa com um estilete maleável pequeno ou cureta de recesso frontal.
- Assegurar que a mucosa na base do crânio posteriormente e a parede medial das órbitas não sejam rompidas.
- Se o osso da concha média anterior tiver sido exposto, ou for osteítico, o osso exposto deve ser removido.
- Se necessário, o óstio pode ser alargado anteriormente com um *punch* de mordida para frente (cobra).
- É essencial possuir a instrumentação apropriada para visualização e debridamento do recesso frontal no consultório, para tratamento pós-operatório.

ARMADILHAS

- Identificação inadequada da base do crânio ou parede medial da órbita.
- Instrumentar e traumatizar a mucosa do recesso frontal sem ter previamente identificado a via de drenagem do seio frontal.
- Tentar remover osso osteítico espesso que não pode ser removido com a instrumentação disponível (resulta em trauma da mucosa e exposição óssea).
- Acessar cirurgicamente o orifício interno de um seio frontal muito pouco pneumatizado, com osso espesso e um pequeno diâmetro A-P.
- Tentar remover partições ósseas com pinça saca-bocado ou instrumentos cortantes não completamente afiados sem ter separado completamente os fragmentos ósseos da sua mucosa circundante (corre-se o risco de descolar e arrancar a mucosa).
- Não realizar uma adequada visualização pós-operatória, aspiração do seio frontal e remoção no consultório de quaisquer fragmentos ósseos residuais.
- Terapia clínica pós-operatória inadequada.

INSTRUMENTOS A TER DISPONÍVEIS

- Telescópio de 45° e telescópio de 70°.
- Lâmina de microdebridador curva de 65°.
- Exploradores curvos maleáveis finos.
- Curetas de seio frontal.
- Instrumentação cortante de seio frontal.
- *Punch* cobra de corte para frente.
- *Punch* cogumelo angulado ou *punch* de Hosemann.

LEITURA SUGERIDA

Stammberger H. *Functional Endoscopic Sinus Surgery*. Philadelphia, PA: BC Decker; 1991:283–319.

Simmen D, Jones N. *Manual of Endoscopic Sinus Surgery*. Stuttgart, Germany: Thieme; 2005:69–87.

Chan Y, Melroy CT, Kuhn F. Endoscopic frontal sinusotomy. In: Kennedy DW, Hwang PH, eds. *Rhinology: Disease of Nose, Sinuses and Skull Base*. New York: Thieme; 2012:347–358.

Kennedy DW, Ramakrishnan VJ. Functional endoscopic sinus surgery; concepts, surgical indications and techniques. In: Kennedy DW, Hwang PH, eds. *Rhinology: Disease of Nose Sinuses and Skull Base*. New York: Thieme; 2012:306–334.

Georgalas C, Fokkens W. Approaches to the frontal sinus. In: Georgalas C, Fokkens W, eds. *Rhinology and Skull Base Surgery*. Stuttgart, Germany: Thieme; 2013:376–409.

18 SINUSOTOMIA FRONTAL ALARGADA – PROCEDIMENTO DRAF III OU DRENAGEM MEDIANA (MDP)

Daniel B. Simmen

INTRODUÇÃO

A via de acesso endoscópica ao recesso frontal constitui a principal técnica para tratamento de doenças dos seios frontais. A preservação da mucosa do recesso frontal ajudará a reduzir os problemas cicatriciais na via de drenagem. Infelizmente, isto nem sempre é possível. O seio frontal é especialmente propenso a formar cicatrizes e estenose após cirurgia, e, se isto ocorrer, então condutas mais alargadas serão necessárias para resolver esses problemas.

A cirurgia bem-sucedida começa pela seleção adequada de pacientes e pelo tratamento clínico antes da cirurgia. Tão importante quanto a técnica cirúrgica é o tratamento clínico pós-operatório a longo prazo, incluindo debridamento endoscópico, se necessário. A cirurgia sinusal endoscópica de revisão para tratamento de doença recidivante do seio frontal é um dos procedimentos mais difíceis nesta região. As dificuldades da anatomia juntamente à presença de algumas comorbidades clínicas específicas tornam um desafio para o cirurgião a escolha da melhor conduta para tratar a doença.

Durante as últimas duas décadas, houve uma evolução das técnicas externas e obliterativas na direção de técnicas mais extensas de sinusotomia frontal endoscópica, procurando reduzir a morbidade associada aos procedimentos externos. O procedimento de drenagem sinusal frontal mediano envolve a ressecção endonasal do septo intersinusal frontal, bem como do assoalho do seio frontal, com o adjacente septo nasal ósseo anterior à lâmina cribriforme. A principal diferença entre os procedimentos externos clássicos (Jansen, Lothrop, Ritter, Lynch e Howarth) é que as margens ósseas em torno das vias de drenagem são preservadas e uma remoção circunferencial de mucosa é reduzida no procedimento de drenagem mediana (MDP), o que torna mais provável a permanência da patência da via de drenagem do seio frontal a longo prazo.

Procedimento de Drenagem Mediana do Seio Frontal – MDP (Procedimento de Lothrop Modificado Endoscópico [EMLP] ou Draf III)

Este procedimento consiste na abertura dos recessos frontais e remoção do osso entre eles aumentando o canal central de drenagem. Com esta extensão sobre a linha mediana, o cirurgião pode realizar a via mais extensa possível para ambos os seios frontais ao mesmo tempo. Para melhor atingir este objetivo, o cirurgião também deve remover a porção posterior da parede anterior do osso frontal, que é muito espessa e é conhecida como "o bico" – a porção posterior do processo nasal do osso frontal. Finalmente, a mesma porção superior do septo, anterior à concha média, é removida para permitir a drenagem simultânea de ambos os seios. Esta é a sinusotomia frontal mais extensa possível, um procedimento de drenagem mediana do seio frontal, *MDP ou Draf III.*

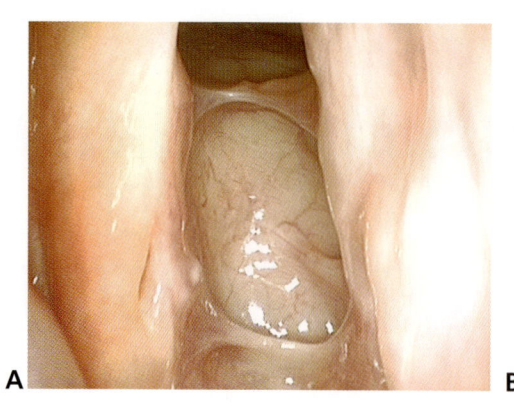

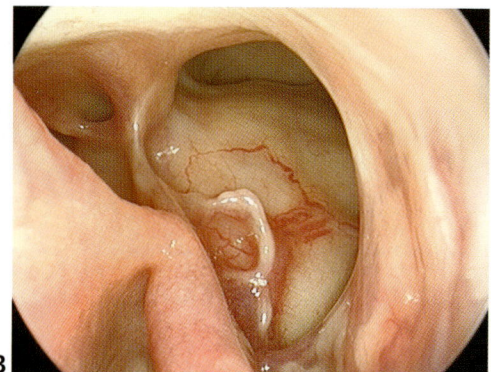

FIGURA 18.1
A, B: Visão endoscópica de uma MDB Draf IIb **(A)** e uma Draf III **(B)**, lado esquerdo.

Modificações – Sinusotomia Alargada

Draf IIa é um procedimento de drenagem alargado que envolve a abertura do recesso frontal ("descascar o ovo", ver Capítulo 17) entre a lâmina papirácea e a concha média ou mesmo de forma mais alargada, até o septo nasal e septo intersinusal.

Draft IIb. A porção anterior e a fixação à região da parede nasal lateral (*agger nasi*) são, portanto, ressecadas possibilitando uma via de drenagem unilateral larga para o seio frontal (Fig. 18.1A e B).

HISTÓRIA

Estes pacientes usualmente apresentam um histórico de cirurgia sinusal prévia que levou à obstrução do recesso frontonasal. Sinusites frontais agudas primária, crônicas ou recorrentes são muito comuns, e um diagnóstico de sinusite frontal deve ser feito com cautela. Com muita frequência, a conclusão que se chega a partir da revisão da história e dos métodos de imagem pré-operatórios é que a cirurgia realizada no seio frontal foi feita pelas razões erradas e que os pacientes apresentavam cefaleia tensional, migrânea ou variantes de cefaleia vascular. A cirurgia pode ter sido realizada para tratamento de polipose nasal idiopática que não tinha respondido ao tratamento clínico, e o procedimento pode ter inadvertidamente danificado a mucosa do recesso frontonasal e causado estenose. É interessante que a maioria dos pacientes com pólipos nasais idiopáticos apresenta pólipos que não se originam do interior do próprio seio frontal, e quando eles ocorrem no infundíbulo do seio frontal, eles expandem e alargam o recesso frontal. Uma redução ou perda do olfato é um sinal importante de doença residual e constitui um forte indicador de que a cirurgia prévia não lidou adequadamente com a doença sinusal frontal ou etmoidal. O mesmo é verdade para pacientes que se queixam de sensação de pressão frontal, especialmente quando deitados ou ao mergulhar. Se o paciente relatar dor facial grave sem sintomas adicionais de doença sinusal inflamatória, é preciso que sejamos muito cautelosos com a indicação de uma sinusotomia alargada. Com demasiada frequência, dores nos seios frontais ou em torno deles são atribuídas a sinusites, quando, na verdade, isto é raro. Os pacientes devem ter uma associação clara entre os seus sintomas, sinais endoscópicos e alterações radiológicas, bem como uma falta de resposta ao tratamento clínico, antes que um instrumento chegue perto do seu recesso frontal. Se o tratamento tópico e sistêmico, incluindo uso de esteroides, não for bem-sucedido quanto ao controle dos sintomas, então a cirurgia sinusal está indicada.

A MDP é muito útil em demarcar o limite anterior dos tumores da base anterior do crânio e é parte integrante da cirurgia endonasal da base do crânio para acessar estas doenças, a fim de otimizar a exposição antes da ressecção de um tumor da base do crânio.

EXAME FÍSICO

Endoscopicamente, em geral definimos se há sinais de cirurgia sinusal prévia ou se há evidências de doença sinusal persistente na área do recesso frontal. Um achado típico é uma concha média operada que se lateralizou e cicatrizou a via de drenagem do seio frontal. Em pacientes com rinossinusite crônica (CRS) sem pólipos nasais, a área está usualmente coberta com crostas, e uma secreção mucopurulenta pode ser identificada. É preferível inspecionar a cavidade nasal com um endoscópio de 45°. É de máxima importância avaliar as alterações endoscópicas após o tratamento clínico e definir a cronologia ótima para a solicitação de exames de imagem. Para a cirurgia que se seguirá, deve-se não apenas investigar a anatomia intranasal, mas também avaliar quanto a um desvio septal anterior alto, que tornará o acesso muito difícil e que exigirá correção durante a cirurgia.

CAPÍTULO 18 Sinusotomia Frontal Alargada – Procedimento Draf III ou Drenagem Mediana (MDP)

Alguns problemas nos seios frontais são secundários a intervenções precedentes, quando houve um diagnóstico incorreto de sinusite frontal, e o recesso frontal foi operado desnecessariamente. Se houver alguma dúvida quanto ao diagnóstico e não houver achados endoscópicos anormais, é muito útil examinar os pacientes quando sintomáticos e então avaliá-los endoscopicamente. Frequentemente, observa-se que eles não têm quaisquer secreções purulentas, de tal modo que um diagnóstico de migrânea ou uma das suas variantes pode ser feito com precisão.

INDICAÇÕES

Indicações de uma MDP (Draf III)
- Estenose do recesso frontal secundária à cirurgia prévia.
- Formação importante de novo osso – "osteíte" – após cirurgia sinusal endoscópica funcional.
- Em polipose grave associada a sensibilidade à aspirina após recorrência acentuada (Fig. 18.2A-D).
- Colapso da parede lateral do recesso frontal. Isto usualmente é secundário a uma frontoetmoidectomia externa, mas pode ocorrer devido à erosão óssea causada por uma mucocele ou outra doença.
- Doenças específicas do seio frontal, tais como neoplasias e sinusite fúngica alérgica.

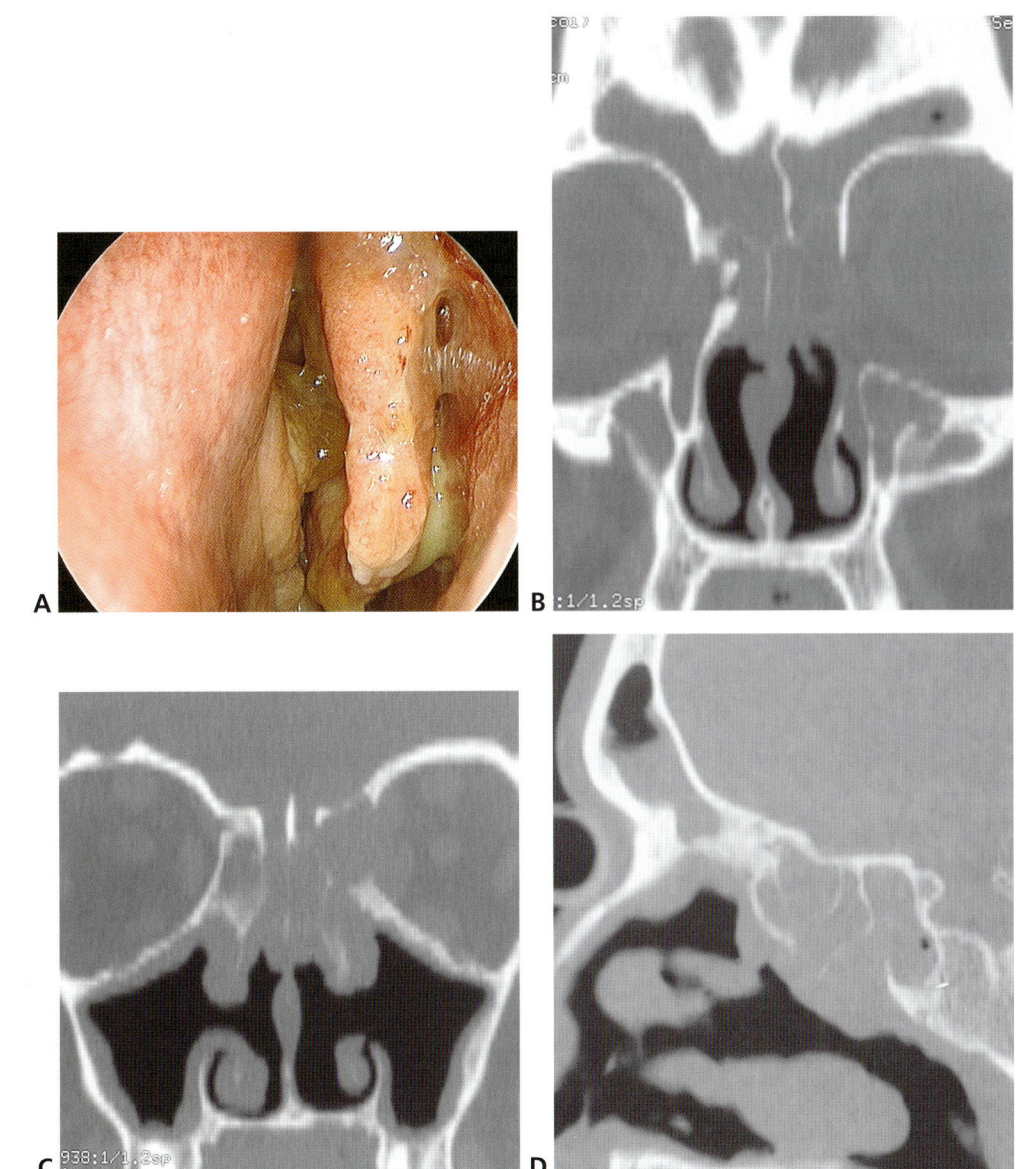

FIGURA 18.2
(A-D): Visão endoscópica (A) e imagem de TC (B-D) de uma polipose nasal grave e osteíte em um caso típico de revisão, que se qualifica para uma cirurgia incluindo um procedimento MDP Draf III.

- O acesso pode ser realizado mais lateralmente no seio frontal, utilizando-se um endoscópio angulado e inserindo-o em uma cânula nasal, para permitir que ele cruze a linha mediana, acima dos restos do septo, para o interior do seio frontal no outro lado.
- Uma MDP permite o controle anterior durante a ressecção de tumores da base do crânio que jazem mediais à linha pupilar.

Seleção de Pacientes e Indicações para uma Draf IIb

Globalmente, é difícil afirmar em que situação uma Draf IIb está indicada e em que situação uma Draf III é a melhor opção de primeira linha. Se analisarmos as indicações de uma Draf III, a maioria delas se qualificaria também para uma Draf IIb – é da máxima importância avaliar a anatomia primeiro – se houver uma situação anatômica com um calibre muito estreito nos plano coronal e plano sagital, devemos considerar uma Draf III como a melhor opção. Também se deve levar em consideração a doença, e, frequentemente, as maiores abertura e via de drenagem são as mais adequadas para prosseguir com a cirurgia. Somente se a anatomia for favorável e a doença não for grave podemos considerar inicialmente a execução de uma Draf IIb.

Indicação de uma Draf IIb

Em casos muito selecionados, com doença moderada e parâmetros anatomicamente ideais, especialmente a distância entre a parede posterior e o bico possibilita uma drenagem adequada.

Contraindicações a uma MDP (Draf III)

- Se houver uma via de acesso externa prévia, então a presença de tecido cicatricial pode causar uma loculação lateral, que pode não ser acessível através de uma MDP ou apresentar grande probabilidade de recidivas. Isto tende particularmente a ocorrer, se a estrutura óssea tiver sido perdida.
- Se o diâmetro anteroposterior do seio frontal for pequeno ou se houver osteíte acentuada, então, embora possa ser possível abrir o seio frontal na cirurgia, outros fatores podem levar à estenose.
- Um seio frontal pouco pneumatizado em ambos os lados.
- Uma fístula liquórica situado lateralmente à linha pupilar.
- Cuidado com dor frontal, particularmente após o paciente ter sido submetido à cirurgia, que é muitas vezes atribuída à sinusite. Com demasiada frequência, ela é decorrente da cefaleia tipo tensão ou dor neuropática subsequente à cirurgia prévia.
- Falta de experiência e/ou instrumentação adequada.

PLANEJAMENTO PRÉ-OPERATÓRIO

Antes de mais nada, a doença subjacente deve ser tratada clinicamente antes da realização do exame de imagem de planejamento. Após o tratamento clínico, uma tomografia computadorizada (TC) é realizada em todos os casos, e só em indicações específicas uma RNM é acrescentada à investigação. Estas incluem pacientes com tumores, quando ela ajuda a determinar se a opacificação lateral do seio é decorrente de secreções retidas ou do tumor, uma vez que isto influenciará na decisão quanto à possibilidade de remoção endoscópica. Avanços importantes recentes em TC tornaram mais fácil a demonstração desta anatomia complexa. Este aperfeiçoamento na nitidez da imagem e visão multiplanar do seio frontal permite a definição da anatomia individual em detalhe. O objetivo principal do cirurgião é compreender e planejar a cirurgia com estas variações em mente antes da cirurgia.

Anatomia Cirúrgica

O processo nasal do osso frontal é espesso e forma um "bico", que restringe ambos o acesso anterior e a drenagem do seio frontal. O septo intersinusal frontal varia grandemente na sua posição. A extensão e a direção da pneumatização variam mais que em qualquer outra área dos seios paranasais. O seio frontal frequentemente possui mais de um canal de drenagem, se houver uma célula septal intrassinusal ou outras variações da pneumatização celular no interior do seio frontal. Células pneumatizadas podem-se deslocar na direção do osso frontal em todas as direções; anteriormente, elas formam células aéreas altas da *agger nasi*, conhecidas de outro modo como bolha frontal; se elas se estenderem acima do septo, são chamadas células septais intersinusais: se a extensão for posterior ao recesso frontal, elas formam uma célula supraorbital – ou um recesso sobre o teto da órbita em toda a extensão posteriormente, até o seio esfenoidal. A distância anteroposterior em visão sagital – a distância entre o bico nasal ósseo e a parede posterior do seio frontal e base do crânio – varia muito e é a chave para compreender a anatomia para este tipo de cirurgia (Fig. 18.3).

A principal preocupação neste procedimento é a lâmina cribriforme, que se encontra posicionada posteriormente ao plano coronal que conecta os recessos frontais. Lateralmente ao recesso frontal situam-se a lâmina papirácea do osso etmoide, as células aéreas etmoidais anteriores e parte do componente orbital do osso frontal.

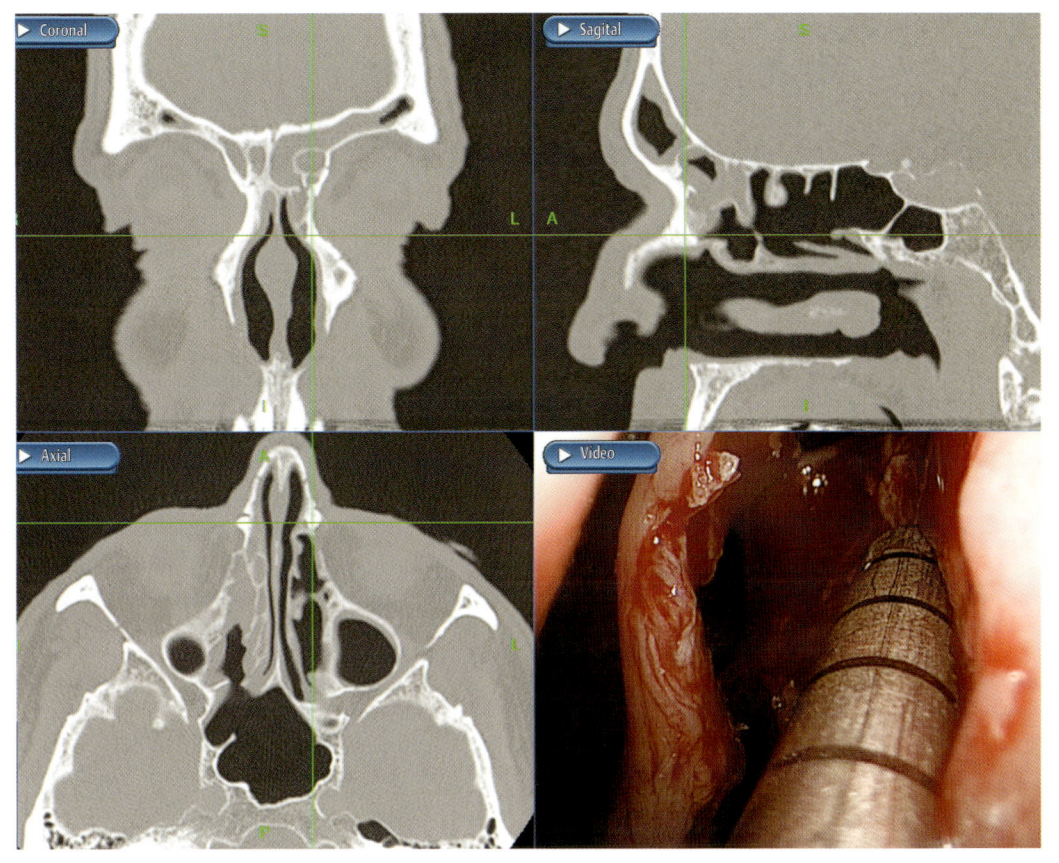

CAPÍTULO 18   Sinusotomia Frontal Alargada – Procedimento Draf III ou Drenagem Mediana (MDP)

FIGURA 18.3
Imagem da tela de navegação mostrando a microanatomia cirúrgica em três dimensões na TC da área do recesso frontal.

Dicas Práticas sobre Anatomia para o Cirurgião
- Crista lacrimal e fundo do saco – ajudam a localizar um recesso frontal estenosado (Fig. 18.4).
- Artéria etmoidal anterior com seu ramo terminal – artéria nasal anterior ajuda a definir o limite anterior da lâmina cribriforme (Fig. 18.5).
- Primeiro neurônio olfatório – ajuda a definir o limite anterior da lâmina cribriforme, mas pode haver uma extensão dural em torno dele.
- Processo nasal do osso frontal – "bico nasal", um segmento de osso seguro, porém espesso.
- O "T" frontal (junção das conchas médias e o septo) – anterior ao recesso frontal e lâmina cribriforme e, portanto, seguro para ressecção anterossuperior a este plano coronal (Fig. 18.6).

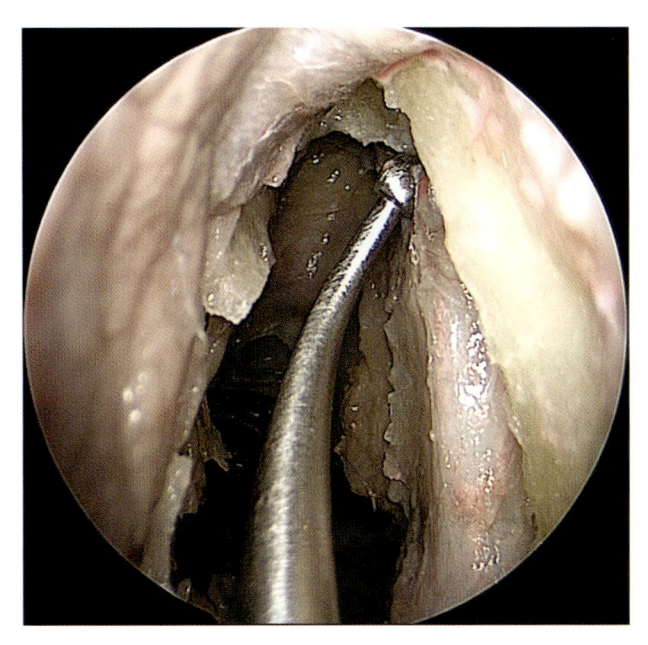

FIGURA 18.4
A sonda com ponta de bola apontando atrás da crista lacrimal para o fundo do saco lacrimal em uma peça anatômica (lado esquerdo).

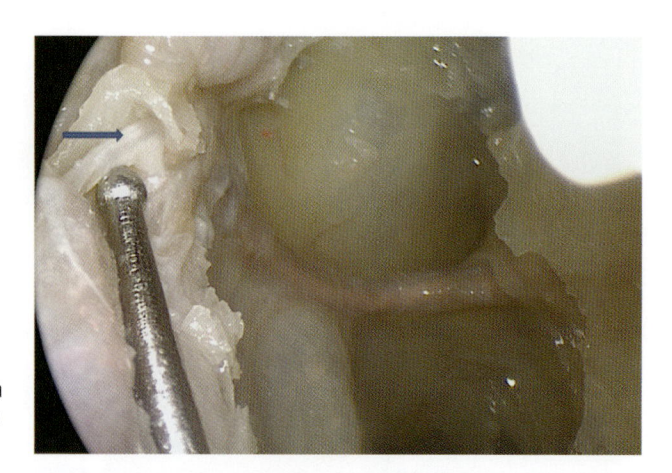

FIGURA 18.5
A sonda com ponta de bola apontando a artéria nasal anterior (*seta*) saindo da base do crânio para a mucosa septal em uma peça anatômica injetada (lado esquerdo).

TÉCNICA CIRÚRGICA

Sob anestesia geral, o paciente é posicionado com o pescoço estendido, e um tubo endotraqueal é fixado de modo a manter o caminho livre para os instrumentos, quase fazendo contato com os lábios e o mento. Utilizar um endoscópio de zero grau durante a maior parte do tempo. Uma fita de gaze embebida em adrenalina 1:1.000 é colocada na área do recesso frontal e colo da concha média. Navegação é utilizada como uma rotina na MDP frontal, sendo este o momento de ser checada quanto à precisão antes de começar o procedimento.

Uma Septoplastia é Necessária para Melhorar o Acesso e a Avaliação?

Antes de se iniciar o procedimento, deve-se decidir se há necessidade de uma septoplastia ou revisão de uma esfenoetnoidectomia prévia.

Se a exposição do colo da concha média e da base do crânio não for adequada decorrente de um desvio septal posterior alto, deve-se considerar a realização de uma septoplastia nesta fase (Fig. 18.7A e B). Na septoplastia, as porções superior e anterior do septo ósseo podem ser removidas, o que agilizará o procedimento mais tarde. Eu sugiro não abrir o mucoperiósteo, exceto na incisão de hemitransfixão, nesta fase (janela septal), uma vez que tal procedimento cause bastante sangramento, o que reduzirá a visibilidade no recesso frontal mais tarde. Antes de prosseguir para o recesso frontal, pergunte a você mesmo.

Está Indicada uma Revisão de uma Esfenoetmoidectomia?

O objetivo aqui é, antes de mais nada, remover qualquer doença residual e também identificar marcos anatômicos importantes ao longo da base do crânio, o que ajudarão durante a MDP. Os marcos anatômicos importantes podem ser de grande utilidade para o cirurgião e são mais bem identificados antes de se acessar a área do recesso frontal. Na maioria dos casos, portanto, uma esfenoetmoidectomia antes da MDP é aconselhada.

FIGURA 18.6
O "T" frontal ósseo (*asterisco*) formado pela lâmina perpendicular do septo e o assoalho do seio frontal com as duas artérias (*setas*) em cada lado. Sonda com ponta de bola na artéria nasal anterior direita dentro da mucosa septal.

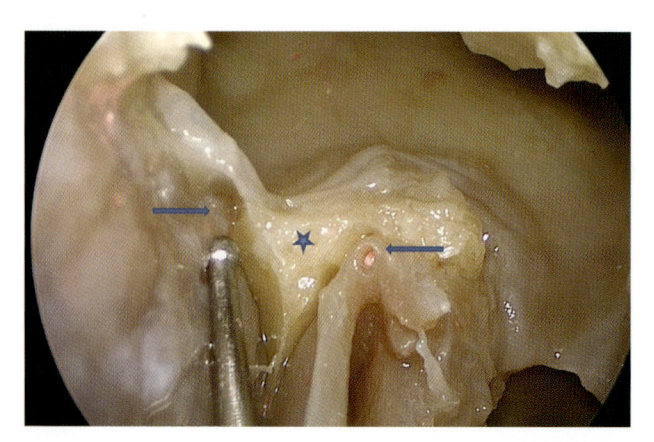

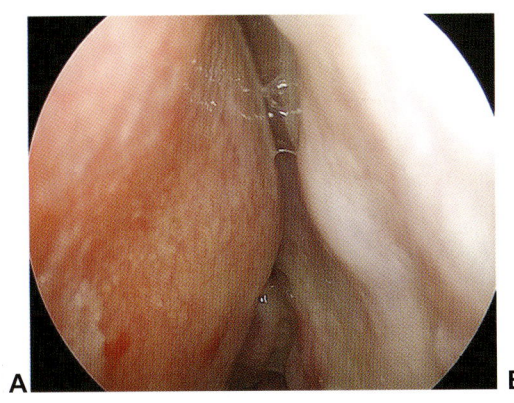

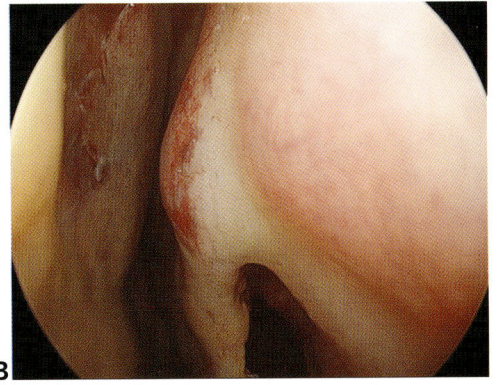

FIGURA 18.7
A, B: Visão endoscópica de um desvio septal posterior alto obstrutivo, antes da cirurgia **(A)** e após cirurgia septal **(B)** (lado esquerdo).

Antes de Começar o Procedimento Mediano – Considerar Por Que Lado Começar!

Poder-se-ia começar pelo lado com menos doença ou com características anatômicas mais claras, que tornam o acesso mais fácil de ser realizado.

Em razão da presença de doença significativa na área do recesso frontal, a via de acesso endoscópica clássica não é possível. Por essa razão, um retalho mucoperióstico é criado sobre o colo da concha média, retalho este que é e frequentemente removido (este retalho mucoso livre pode ser preservado para cobrir alguma exposição óssea ao término do procedimento). Se houver quaisquer células aéreas pneumatizadas da *agger nasi* restantes, estas são mais bem removidas com um *punch* de Hajek, até que se possa sentir o osso espesso do processo frontal da maxila e a crista lacrimal (Fig. 18.8A e B). Utilizando uma broca de diamante calibrosa, identifica-se o saco lacrimal, que é acompanhado superiormente até o seu fundo. Isto dará acesso a quaisquer células aéreas etmoidais remanescentes e ao interior do recesso frontal. Desbastar o osso, removendo-o desta área, permitirá um acesso mais amplo no interior da área cicatricial, com ótima visualização. Para se obter uma melhor visão geral da anatomia, pode-se também estender o retalho mucoperióstico sobre o dorso nasal ósseo para a área do septo nasal ósseo e deslocar o retalho para a fenda olfatória. Com este retalho mucoperióstico alargado, obtém-se uma ótima visão geral do assoalho do seio frontal com o septo adjacente e qualquer janela septal que tenha sido criada de antemão (Fig. 18.9A e B).

É melhor operar primeiramente o lado com menos doença ou estenose primeiro, de tal modo que a posição do seio frontal possa ser identificada mais facilmente. Posteriormente, passa-se para o lado com mais doença e expõe-se a anatomia da mesma maneira descrita anteriormente. É de máxima importância perfurar anteriormente em ambos os lados antes de perfurar medialmente, de modo a evitar uma lesão da base do crânio na área crítica.

Dissecção Medial – Septo Intersinusal

É fácil demais perfurar a base do crânio em cirurgias nesta área, especialmente no ponto em que a lamela lateral se junta à lâmina cribriforme, na região da artéria etmoidal anterior. Nenhuma pressão para localizar o recesso frontal deve ser utilizada em qualquer explorador ou palpador nesta área. Se tiver havido cirurgia prévia ou se houver cicatrização com muita estenose, então uma trepanação do seio frontal com corante (fluoresceína), colocado no interior do seio frontal, pode ajudar a localizar o recesso frontal. O equipamento assistido por imagem também pode ajudar a localizar sua posição, mas a precisão não é suficientemente boa para ser de confiança, sendo a sua principal utilidade ajudar o cirurgião na *confirmação* da posição.

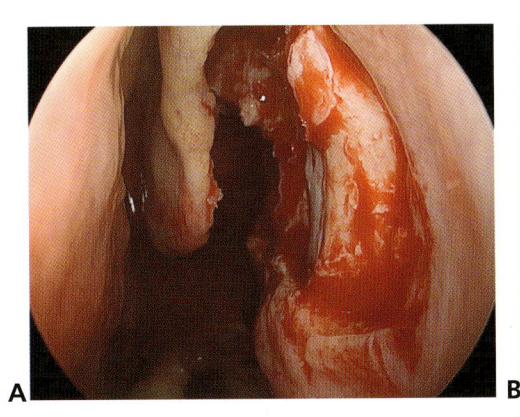

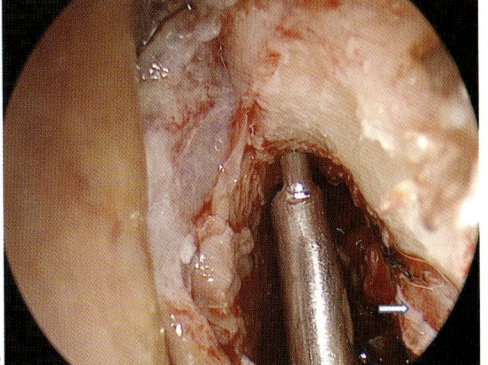

FIGURA 18.8
A, B: Visão endoscópica após uma ressecção de retalho mucoperióstico para expor a crista lacrimal **(A)**; e **(B)** após desbastar o osso para expor o fundo lacrimal (*seta*) e a posição do bico nasal do seio frontal (ponta de aspiração) (lado esquerdo).

FIGURA 18.9
A, B: Ilustrações que mostram os movimentos da broca ao longo do sistema lacrimal na direção do recesso frontal **(A)**, e após um descolamento mucoperióstico alargado a partir do dorso ósseo nasal sobre o septo, para exposição da área para remoção óssea adicional **(B)**.

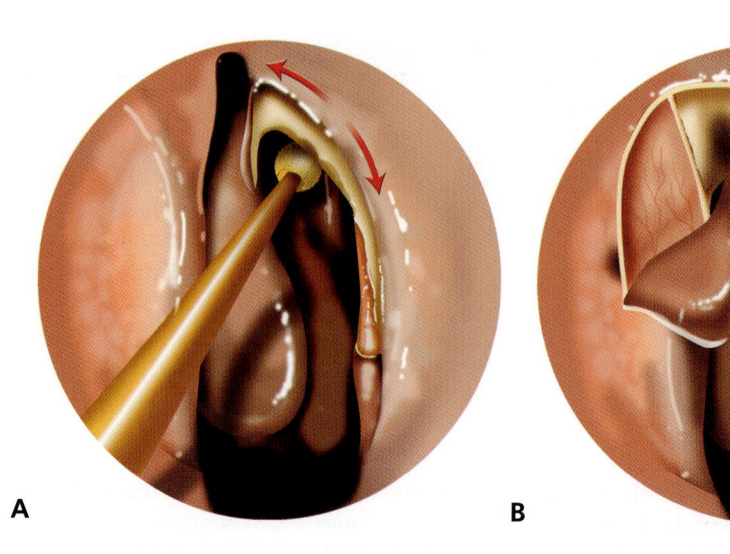

Tendo localizado o recesso frontal, então é seguro remover tecidos e ossos medial e anteriormente utilizando o *punch* de Hajek ou um *shaver*. Este procedimento somente permite remover uma certa quantidade de osso antes que o bico do osso frontal seja tão espesso que tenha que ser adelgaçado com uma broca. É necessário remover muito mais osso do que inicialmente imaginado, a fim de criar espaço suficiente para que esta área permaneça patente. A remoção do bico nasofrontal do lateral para o medial levará ao septo intersinusal. É vital instrumentar e desbastar acima e anteriormente à inserção anterior da concha média na base do crânio. Há que se tomar cuidado para não brocar sem irrigação contínua com soro fisiológico, para prevenir aquecimento e ressecamento do osso, o que impactará negativamente a cura pós-operatória. Também é vital não brocar e remover osso acima do fundo na

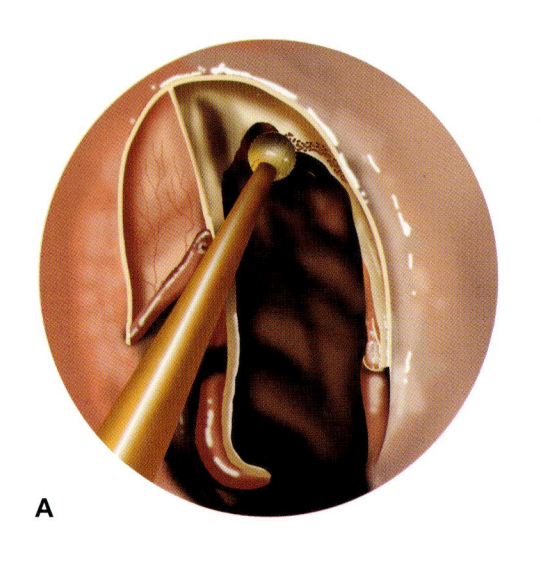

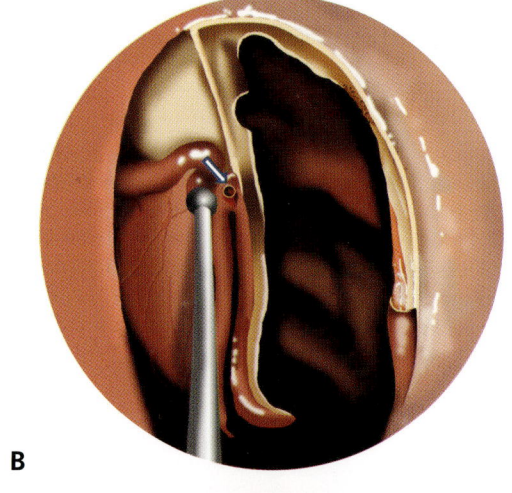

FIGURA 18.10
A-C: Ilustrações que mostram a ponta da broca no recesso frontal esquerdo **(A)** e **(B)** descolando a mucosa septal oposta, lado direito afastado do dorso nasal ósseo e identificação da artéria nasal anterior direita (*seta*). Então, remoção adicional de osso acima da lâmina cribriforme, da esquerda para a direita sobre a linha mediana **(C)**, acima destas artérias e fibras olfatórias.

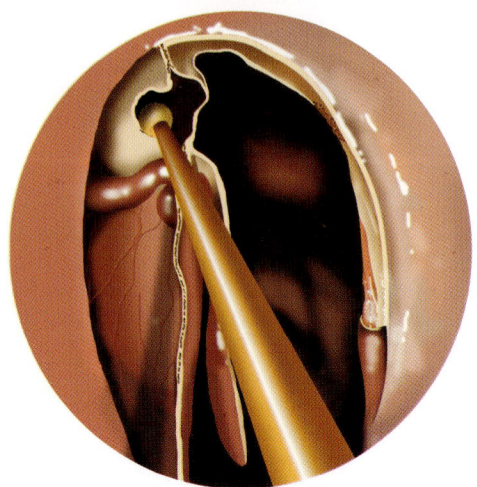

CAPÍTULO 18   Sinusotomia Frontal Alargada – Procedimento Draf III ou Drenagem Mediana (MDP)

parede nasal lateral, uma vez que, neste caso, a pele subjacente será exposta, podendo colapsar para o interior do acesso em forma de funil para o seio frontal. O objetivo é desenhar uma saída em forma de funil para as duas vias sinusais em direção às fossas nasais. O intersinusal da cirurgia septal é removido tão alto quanto possível juntamente com quaisquer loculações ou partições ósseas que estreitem a passagem para o seio frontal. Deve-se permanecer anterior à lâmina cribriforme, que pode ser identificada pelo declive posterior da base do crânio, bem como pelas fibras olfatórias mais anteriores ou a artéria nasal anterior. A MDP é completada pela janela septal alta, possibilitando um acabamento biportal do procedimento, atingindo áreas anatômicas que estão fora do alcance por uma via de acesso uniportal (Fig. 18.10A-C).

Janela Septal para Acabamento do Procedimento (Septectomia Alta Anterossuperior Parcial)

Uma grande janela septal óssea superior alta deve ser criada, mas é importante fazê-lo muito anteriormente no septo cartilaginoso, para que não haja colapso do dorso nasal. É seguro remover o bico ou o osso espesso que forma o limite anterior, o que é mais facilmente realizado após a remoção do septo intersinusal. Neste momento, esta abertura deve apresentar os maiores diâmetros possíveis anterossuperior e lateralmente à via de drenagem sinusal frontal. O passo final é desenhar a passagem de saída final removendo restos do assoalho do seio na direção do septo ósseo, junto à lâmina cribriforme. O assoalho do seio frontal e a lâmina cribriforme adjacente formam um "T frontal", constituído pelos dois remanescentes das conchas médias e pelo septo ósseo no intervalo. Nesta área, a fossa olfatória se projeta para frente a partir da base do crânio, e grandes cuidados devem ser tomados para não abrir a base do crânio nesta área crítica (Fig. 18.11A-C).

Pelo menos 2 horas devem ser reservadas para este procedimento. Após a remoção da maior parte do bico, deve ser possível examinar o seio frontal mais lateralmente. Outra grande vantagem deste procedimento é que o cirurgião pode agora trabalhar com um acesso binasal, cruzando sobre a linha mediana para o seio contralateral, sendo assim capaz de atingir áreas que não são possíveis acessar com um acesso uninasal. O trabalho final é remover todas as cristas ósseas para criar a maior sinusotomia frontal possível, preservando ao mesmo tempo a camada posterior da mucosa da via de drenagem, otimizando o processo de cicatrização pós-operatória. A abertura criada tem a forma de uma ferradura, acima da janela septal e restos das conchas médias. O osso exposto, especialmente abaixo

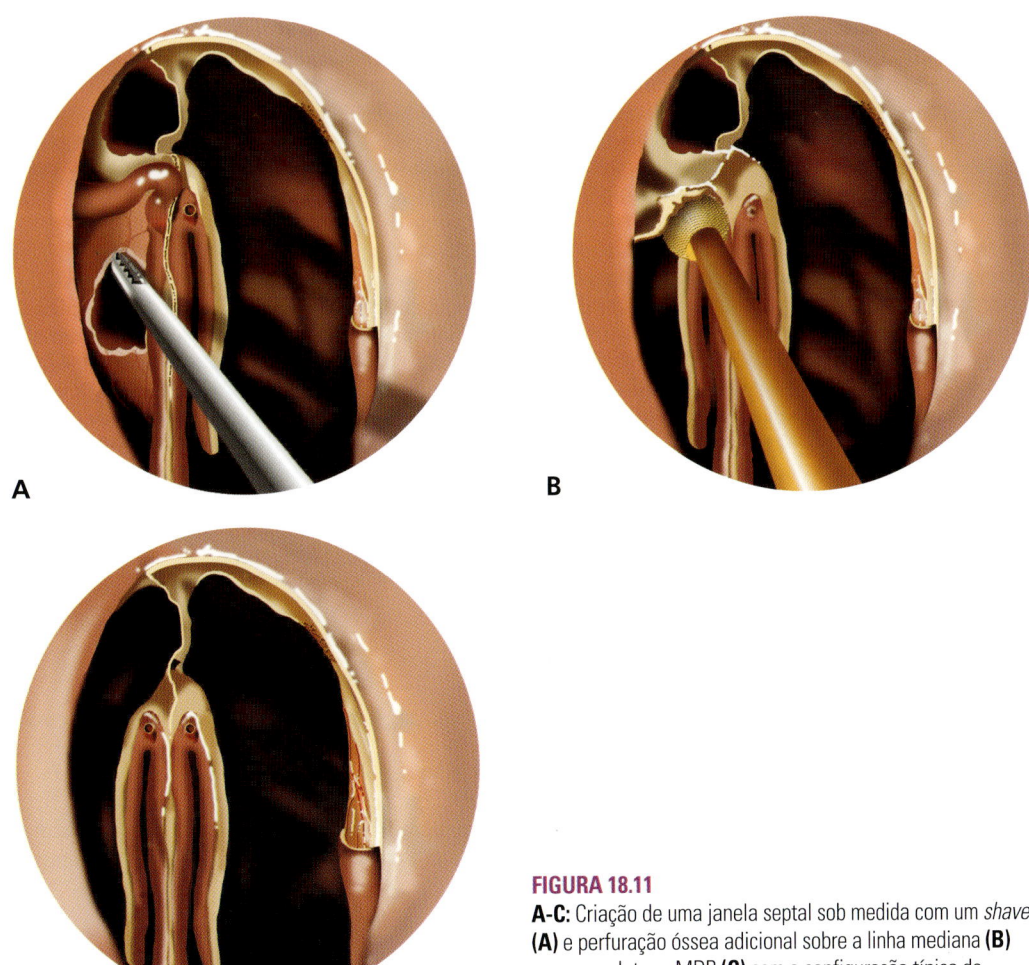

FIGURA 18.11
A-C: Criação de uma janela septal sob medida com um *shaver* **(A)** e perfuração óssea adicional sobre a linha mediana **(B)** para completar a MDP **(C)** com a configuração típica de ferradura ao fim da cirurgia.

do dorso nasal ósseo e na área do bico nasal, pode agora ser recoberto com os enxertos mucosos livres que foram colhidos no início do procedimento.

Esta é a maior sinusotomia frontal possível, sendo vital criar uma extensão máxima de abertura, para que este procedimento tenha sucesso. Não há necessidade de um *stent*. Criar uma grande via de drenagem e instruindo o paciente a irrigar as fossas nasais com grandes volumes de solução é a melhor maneira de minimizar a formação de estenose. *Stents* parecem causar uma necrose por pressão, caso eles pressionem as paredes laterais, e são depósitos de microrganismos, facilitando assim a formação de biofilmes.

Modificação – Sinusotomia Frontal Transeptal

O septo ósseo e o assoalho adjacente do seio frontal estão em estreita relação. Uma conduta alternativa de MDP é, portanto, iniciar este acesso mediano com uma septoplastia clássica, criando retalhos mucoperiósticos em ambos os lados. Endoscopicamente, pode-se identificar o dorso nasal ósseo e descolar ainda mais os retalhos mucosos na direção do assoalho do seio frontal. Muito frequentemente, a artéria etmoidal anterior pode ser identificada como um marco anatômico importante para a entrada no assoalho do seio frontal. Em um septo significativamente desviado, eu sugiro efetuar uma condrotomia posterior e ressecar o desvio posterior alto cartilaginoso e ósseo antes de prosseguir com a dissecção. Abaixo da área do seio frontal, uma perfuração septal alta é, então, criada. A seguir, uma ressecção da mucosa septal é realizada para identificar os remanescentes da concha média e a lâmina cribriforme, permitindo a localização do assoalho do seio frontal. A navegação também pode ajudar a checar os marcos intraoperatórios antes de se entrar no seio. Utilizar uma broca de diamante para penetrar no seio frontal é o mais seguro, uma vez que você possa remover o osso desbastando e identificar mucosa ou dura sem danificar o tecido. Uma vez identificada a cavidade do seio frontal, o procedimento é completado de uma maneira semelhante a uma MDP.

Dicas Práticas sobre Técnica Cirúrgica

- Endoscópio de 0°.
- Retalho perióstico-mucoso sobre a crista lacrimal estendido ao dorso nasal ósseo, anterior à concha média.
- Checar a TC quanto a células pneumatizadas de *agger nasi* – utilizar inicialmente *punches* de Hajek e ressecá-las.
- Cogite sobre se uma septoplastia seja requerida antes de começar o procedimento.
- Decido qual o lado a ser operado primeiro.
- Checar a TC quanto ao bico nasal e utilizar uma broca para remover esse osso.
- Checar a TC quanto à distância entre tábuas anterior e posterior – sempre estar preparado para uma via de acesso externa (obter consentimento informado).
- CRS com osteíte envolvida é uma das situações mais desafiadoras! Pensar em tratamento clínico sistêmico antes e ao longo da cirurgia.
- Colher enxertos mucosos livres para cobrir o osso exposto ao término do procedimento.

TRATAMENTO PÓS-OPERATÓRIO

Debridamentos ativos no recesso frontal devem ser evitados a todo custo, como também o deve ser a introdução de *stent* na via. Estas ações resultam em uma ativação fibroblástica, com reestenose e falha. Sugiro apenas limpar a área com aspiração sob anestesia local, sem instrumentação. Tratamento clínico continuado, sistêmico e local, é essencial até que o osso exposto esteja completamente reepitelizado. Edema polipoide e sinais de infecção são mais bem tratados com esteroides sistêmicos e antibióticos com boa penetração óssea. As visitas e debridamento de pacientes externos devem ser continuados em uma base semanal até que a mucosa esteja perfeitamente curada e não haja osso exposto nesta área. O tratamento local com *sprays* e gotas esteroides, bem como pomadas antibióticas, pode ser prolongado até que o cirurgião sinta que a via de drenagem permanecerá patente. A reestenose é um processo que continua durante pelo menos o primeiro ano pós-operatoriamente, e por essa razão, o paciente deve ser acompanhado durante este período de tempo, no mínimo.

COMPLICAÇÕES

Complicações importantes com a MDP são infrequentes, e a cirurgia guiada por imagem tem ajudado significativamente a aumentar a precisão dos cirurgiões. Lesões da órbita e dura podem ocorrer como em qualquer cirurgia sinusal endoscópica. O uso de dissectores e brocas motorizados pede cuidado particular. Lesões da dura com fístula liquórica são as complicações mais frequentes. Isto ocorre em até 8% dos procedimentos, o que é de fato significativamente mais do que em cirurgias sinusais endoscópicas padrão. Outras complicações incluem reestenose sinusal frontal secundária a aderências em até 8% e anosmia pós-operatória em até 15%. Sangramentos importantes podem ocorrer intraoperatoriamente, quando a artéria etmoidal anterior é comprometida, com, ocasionalmente, um hematoma intraorbitário que exige uma cantotomia lateral e cantólise. Sangramentos pós-operatórios frequentemente ocorrem a partir dos ramos da artéria nasal anterior na mucosa septal, ao nível da septectomia alta anterior.

RESULTADOS

A definição de sucesso na MDP (Draf III) não é de fácil definição. Em pacientes com mucoceles e tumores, a taxa de sucesso é muito alta, enquanto em pacientes com CRS, o sucesso em resolver os sintomas do paciente é mais importante do que as medidas da via de drenagem alcançadas. Globalmente, a taxa de sucesso a longo prazo para este grupo de pacientes de aproximadamente 85% é bastante alta, embora alguns ainda permaneçam sintomáticos, mesmo com uma via aberta. Caso a dor facial fosse o sintoma número um, temos que ser muito cuidadosos, pois este grupo de pacientes claramente apresenta uma taxa mais alta de falha. A taxa de cirurgia de revisão após uma MDP é bem alta e pode ser de até 35%. A reestenose da via da MDP pode ocorrer a qualquer tempo pós-operatoriamente, e, por essa razão, os pacientes submetidos a este procedimento devem ser acompanhados cuidadosamente durante um longo período de tempo.

Fatores Preditivos de Reestenose

Há evidências de que alergia, asma e pacientes com comprovada doença respiratória exacerbada por aspirina (AERD) apresentam taxas mais altas de obstrução sintomática do óstio. Pacientes com CRS e polipose saem-se melhor globalmente em comparação a pacientes com CRS sem pólipos, especialmente quando formação de osso osteítico está presente antes de uma operação de MDP. Condições específicas, como fibrose cística ou síndrome de Kartagener, apresentam o risco mais alto de reestenose. A mucina eosinofílica também pode desempenhar um papel importante na determinação do resultado a longo prazo.

PÉROLAS

- Antes da cirurgia, avaliação e tratamento rigorosos e planejamento, incluindo estudos de imagem, são essenciais.
- Orientar o paciente quanto à importância dos tratamentos local e sistêmico antes e depois da cirurgia.
- Conhecimento adequado da anatomia e técnica cirúrgica é obrigatório, do mesmo modo que instrumentação adequada.
- Começar a cirurgia pelo lado com menos doença.
- Para alcançar preservação de mucosa a todo custo, especialmente na parede posterior do seio frontal, considerar um enxerto de mucosa para cobrir osso exposto.
- Septectomia anterossuperior adequada e remoção do septo intersinusal.

ARMADILHAS

- Avaliar problemas anatômico-mecânicos *versus* inflamação da mucosa subjacente.
- Dispor de tempo suficiente para efetuar o procedimento.
- Falta de exposição adequada aumenta significativamente o risco de trauma à dura-máter e dano aos neurônios olfatórios.
- Condições comórbidas: asma, sensibilidade à aspirina e pólipos nasais podem aumentar o risco de falha.
- Tratamento clínico inadequado levará à inflamação continuada e processo de cicatrização prolongado com uma incidência mais alta de reestenose.

INSTRUMENTOS A TER DISPONÍVEIS

- Em um procedimento de drenagem mediana, um endoscópio de zero grau, exploradores em bola e curetas de seio frontal de Kuhn-Bolger são extremamente úteis.
- Uma caneta de corpo longo com uma broca de diamante grosseira ajuda a reduzir o "bico nasal" do osso frontal. A irrigação com soro fisiológico é obrigatória enquanto estiver brocando.
- Instrumentos a motor combinados, como um aparelho *shaver*, incluindo lâminas de *shaver* anguladas, bem como um espectro de aparelhos de perfuração retos e curvos.
- *Punches* de Hajek-Kerrison de 2 mm e 3 mm.
- Sistema de direcionamento por imagem.
- Aparelhos de eletrocautério unipolar (melhor para sangramentos do osso), bem como eletrocautério bipolar.

LEITURA SUGERIDA

Draf W. Endonasal frontal sinus drainage. Chapter 24. In: Kountakis S, Brent S, Draf W, eds. *The Frontal Sinus*. Berlin-Hiedelberg, Germany: Springer; 2005:220–232.

Kountakis SE. Endoscopic modified lothrop procedure. Chapter 25. In: Kountakis S, Brent S, Draf W, eds. *The Frontal Sinus*. Berlin-Hiedelberg, Germany: Springer; 2005:233–241.

Simmen DB, Jones N. Frontoethmoidectomy. In: *Manual of Endoscopic Sinus Surgery and its Extended Applications*. Stuttgart, Germany: Thieme; 2005;5:69–87.

Wormald P-J. Extended approaches to the frontal sinus. In: Wormald P-J, ed. *Endoscopic Sinus Surgery*. Stuttgart, Germany: Thieme; 2008;9:115–132.

Bednarski KA, Senior BA. Advanced frontal sinus surgery techniques. In: Kennedy DW, Hwang PH, eds. *Rhinology, Diseases of the Nose, Sinuses and Skull Base*. New York: Thieme; 2012:359–369.

19 TRATAMENTO DA ATRESIA DE COANAS

Ken Kazahaya

INTRODUÇÃO

Atresia coanal é uma anomalia congênita relativamente rara que ocorre em 1 em 5.000 a 10.000 nascidos vivos. A incidência em mulheres é o dobro daquela em homens. Aproximadamente 50% das atresias coanais são bilaterais, 29% dos casos são puramente ósseos, e 71% são de tipo misto osteomembranoso.

A atresia coanal ocorre comumente associada a outras anormalidades congênitas em 50 a 70% dos casos. Associações comuns incluem síndrome CHARGE, síndrome de Apert, síndrome de Treacher Collins e má rotação do tubo digestivo. Os pacientes com atresia coanal devem ser avaliados quanto a doenças congênitas associadas.

Embriogênese

O desenvolvimento facial tem lugar entre a 4ª e a 8ª semana de gestação. Durante a 4ª semana de gestação, proeminências se desenvolvem na face do feto. A migração de células da crista neural a partir das pregas neurais dorsais inicia o desenvolvimento do nariz. Células da crista neural são os principais precursores dos tecidos faciais, incluindo osso, cartilagem e ligamentos. A migração prossegue lateralmente em torno dos olhos e cruzando o processo frontonasal. A parte nasal da proeminência se desenvolve para gerar o placoide nasal bilateralmente. As margens dos placoides nasais formam as proeminências nasais medial e lateral. A fosseta nasal é uma depressão central entre as proeminências nasais. As fossas nasais se aprofundam para se tornarem as narinas e a cavidade nasal.

A membrana oronasal separa a porção posterior da cavidade nasal primitiva da faringe. Tipicamente, durante a 6ª semana de gestação, a membrana oronasal se rompe, criando as coanas. Com o desenvolvimento do palato secundário, as coanas passam a se localizar entre a cavidade nasal e a nasofaringe. Células que revestem a cavidade nasal proliferam para formar um plugue que subsequentemente é reabsorvido.

A atresia coanal óssea é o resultado da falha do rompimento da membrana oronasal. A atresia coanal membranosa é causada pela reabsorção incompleta do plugue epitelial. Pacientes que foram diagnosticados com atresia coanal unilateral ou bilateral devem também ser avaliados quanto a outros sinais de síndrome CHARGE.

Outra etiologia potencial da atresia coanal é a associação ao metabolismo da vitamina A. Dupe publicou um estudo, em 2003, mostrando malformações no olho e regiões nasais em camundongos em que houve uma supressão da síntese de ácido retinoico (camundongos *knockout*/com inativação para retinaldeído desidrogenase). Notavelmente, estes camundongos apresentaram atresia coanal. Também foi demonstrado que a atresia coanal poderia ser evitada pelo tratamento da mãe com ácido retinoico.

HISTÓRIA

A apresentação da atresia coanal pode variar em decorrência do grau de obstrução nasal de um bebê ao nascimento. A atresia coanal, especialmente a atresia coanal bilateral, causa angústia respiratória em recém-nascidos, uma vez que eles sejam respiradores nasais obrigatórios. Se um bebê nascer com atresia coanal unilateral, mas apresentar patência adequada do lado contralateral, então uma intervenção de emergência frequentemente não é necessária. Bebês com obstrução nasal importante ou completa se apresentam tipicamente com angústia respiratória e cianose que melhora com choro. Às vezes, uma cânula oral ou tubo de Montgomery é utilizado para manter a respiração oral. Em alguns casos, intubação pode ser necessária a fim de manter ventilação. Também há suspeitas de atresia coanal, quando o médico não consegue passar um cateter de aspiração nasal ou um tubo nasogástrico.

Os pacientes com atresia coanal unilateral tipicamente são diagnosticados entre 2 e 5 anos de idade, apresentando obstrução nasal unilateral e rinorreia unilateral persistente. Em virtude da patência de um lado da cavidade nasal, recém-nascidos com atresia coanal unilateral tipicamente não se apresentam com angústia respiratória, a menos que a cavidade nasal contralateral seja estreitada ou obstruída por outras razões. A atresia coanal unilateral é por vezes diagnosticada erradamente como um corpo estranho intranasal unilateral ou adenoidite crônica, em razão da rinorreia persistente.

EXAME FÍSICO

Ao examinar um bebê com suspeitas de atresia coanal bilateral, a cavidade nasal anterior deve ser inspecionada para excluir estenose da abertura piriforme. As fossas nasais tipicamente se encontram repletas de secreções, e um cateter 8 French não pode ser passado a mais de 35 mm além do vestíbulo nasal anterior. Um espelho pode ser sustentado embaixo das narinas para análise do embaçamento. Um fiapo de lã de algodão também pode ser utilizado para procurar por movimentos do ar através das narinas. Um timpanômetro pode, às vezes, ser utilizado para diagnóstico de aumento de volume ou pela incapacidade de obter uma vedação. Uma endoscopia flexível da cavidade nasal também pode ser tentada, para confirmar visualmente a presença de atresia coanal. A fossa nasal deve ser aspirada delicadamente, para remover secreções espessadas, e uma pequena quantidade de descongestionante tópico (p. ex., oximetazolina) pode ser útil para melhorar a visualização.

INDICAÇÕES

- Falha em sustentar ventilação e alimentação adequadas com tratamento conservador.
- Reparo urgente deve ser empreendido, se o bebê for incapaz de manter ventilação sem intubação.
- Se for possível manter ventilação e alimentação, retardar o reparo para permitir que o bebê cresça é ideal para reduzir os riscos da anestesia e de estenose.
- Considerar punção coanal e dilatação em recém-nascidos com placas atrésicas membranosas ou ósseas finas.
- Reparo transnasal endoscópico é favorecido em casos de estenose recorrente após punção coanal e dilatação, atresia unilateral em pacientes mais velhos e pacientes com placas de atresia óssea espessa.

CONTRAINDICAÇÕES

- Um paciente clinicamente instável para anestesia geral.
- A presença de um defeito da base do crânio ou anormalidade afetando a altura da nasofaringe; a altura da nasofaringe pode ser inadequada para ser perfurada a partir da fossa nasal; se este for o caso, pode ser necessário um tratamento alternativo da via aérea.
- Uma lesão obstrutiva da fossa nasal, como estenose grave da abertura piriforme, estenose da cavidade nasal ou uma massa intranasal, impedirá a capacidade de abrir as coanas, mesmo através de punção e dilatação.
- Agenesia do nariz.
- Via de acesso transnasal endoscópica é excluída, se a fossa nasal for demasiado estreita.

PLANEJAMENTO PRÉ-OPERATÓRIO

Tomografia computadorizada (TC) é a modalidade de imagem de escolha para avaliação da atresia coanal (Fig. 19.1A e B). A fossa nasal deve ser aspirada imediatamente antes do escaneamento para maximizar as margens ar-tecido mole no interior do nariz. A TC permitirá a avaliação da espessura da placa atrésica óssea, do septo membranoso e do grau de comprometimento da placa pterigóidea lateral e do vômer. A TC também possibilitará uma estimativa do tamanho da atresia e da nasofaringe. Ademais, a TC pode ajudar a diferenciar entre diferentes causas de obstrução nasal, tais como estenose da abertura piriforme, cistos de ductos nasolacrimais, corpos estranhos, massas ou tumores nasais e desvios septais.

A TC também é importante para o planejamento da intervenção cirúrgica. Achados da TC podem revelar a quantidade de osso ou tecido mole estendendo-se pelas coanas. O arqueamento para dentro da parede lateral da maxila posterior e parede nasal lateral, bem como a placa pterigóidea lateral, pode ser avaliado. Além disso, o palato

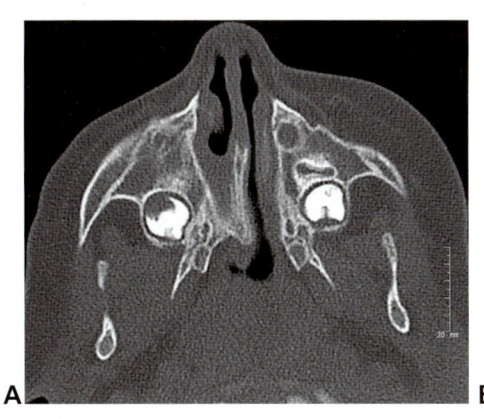

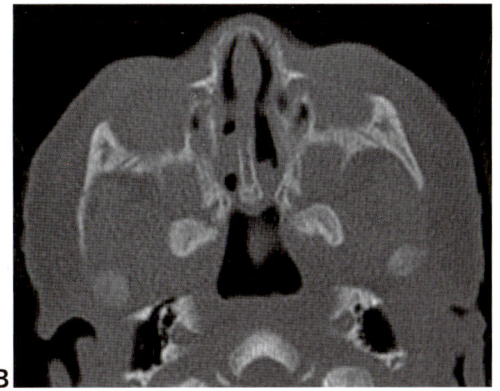

FIGURA 19.1 Imagem de tomografia computadorizada (TC) axial — o lado de atresia pode-se encontrar repleto de muco, resultando em opacificação da fossa nasal posterior. **A:** Atresia coanal unilateral (*à direita*). **B:** Atresia coanal bilateral.

duro pode ser arqueado para o alto e acentuado. Também pode haver encurtamento do espaço nasofaríngeo e a forma da base do crânio e região clival também deve ser avaliada. A TC também pode ser útil para determinar a quantidade de osso que deverá ser desbastada e a quantidade que poderá na realidade ser removida para abrir as coanas. A forma da base do crânio e região clival, bem como a espessura do vômer e qualquer fusão associada ao osso lateralmente, também podem ser avaliadas a partir da TC.

Direcionamento por Imagem

Uma vez que uma TC seja realizada antes da cirurgia para atresia coanal, a imagem pode ser obtida utilizando um protocolo de direcionamento por imagem, para permitir o uso de direcionamento por imagem assistido por computador. A maioria dos casos de atresia coanal pode ser tratada sem o uso de direcionamento por imagem; contudo, ele pode ser útil nos casos com outras anormalidades craniofaciais ou da base do crânio. Dado o tamanho relativamente pequeno da cabeça neonatal, *headframes* e postes de referência aparafusáveis são difíceis de posicionar. Por outro lado dadas as tolerâncias do sistema e as imprecisões, um milímetro de erro poderia potencialmente ser desastroso em um recém-nascido. Em casos em que a imagem assistida por computador pode ser necessária, e os *headframes* de referência convencionais não puderem ser utilizadas, um *headframe* de referência montado em um *headframe* de Mayfield, tipicamente utilizado em procedimentos neurocirúrgicos, pode ser considerado.

A aquisição intraoperatória de imagem, como com a TC de feixe cônico ou braço-O (Medtronic), pode ser considerada em alguns casos, caso disponível, para se obter imagens em tempo real pré-operatoriamente ou após a realização de um reparo de atresia, com o objetivo de visualizar eventual osso adicional que possa ser ressecado, no caso de uma fossa nasal posterior muito estreita.

TÉCNICA CIRÚRGICA

Atresia Coanal Bilateral

Uma variedade de técnicas está disponível para correção de atresias coanais. Antes do desenvolvimento das técnicas transnasais, uma via transpalatina era frequentemente utilizada. Recém-nascidos podem-se submeter a reparo de atresia bilateral na primeira semana de vida.

Punção e Dilatação Coanal

Uma técnica relativamente simples algumas vezes utilizada é a perfuração da placa e/ou membrana de atresia seguida por dilatação com dilatadores de Fearon, curetas de mastoide, dilatadores ureterais ou exploradores. Esta técnica é particularmente útil em recém-nascidos, uma vez que sua cavidade nasal seja muito pequena, e, por essa razão, haja pouco espaço para instrumentação. A punção com técnica de dilatação é de realização simples, rápida e efetivamente, especialmente em casos de atresia membranosa e placas atrésicas ósseas delgadas.

Após a anestesia do recém-nascido, a cavidade nasal pode ser descongestionada com um agente vasoconstritor tópico, como, por exemplo, oximetazolina ou cocaína*. Uma ponta de aspiração de Frazier ou sonda ureteral curva fina é introduzida na fossa nasal apontando para baixo, ao longo do assoalho da fossa nasal. O instrumento deve ser mantido medial ao longo do assoalho da fossa nasal, para evitar penetração na base do crânio. Um ponto fraco na junção entre o septo nasal e o assoalho do nariz é o local preferido para realização de uma delicada perfuração para o interior da nasofaringe. Uma vez que a placa tenha sido perfurada, a posição do explorador na nasofaringe pode ser verificada pela palpação, com um dedo passado retrogradamente da orofaringe para a nasofaringe, ou

---

*N. do T.: a cocaína não está disponível para uso médico no Brasil.

visualmente, com um endoscópio ou espelho dentário, para examinar retrogradamente a nasofaringe a partir da orofaringe. Exploradores cada vez maiores podem, então, ser utilizados para dilatar a abertura na placa atrésica. Tipicamente, o tamanho das narinas é o fator limitador para determinação do explorador de maior diâmetro a ser utilizado.

A punção com dilatação sem colocação de um *stent* apresenta uma taxa relativa alta de estenose. Por essa razão, tubos endotraqueais de Silastic cortados são utilizados como *stents* na fossa nasal e coana. Tubos endotraqueais de Silastic padrão com diâmetro interno de 2,5 ou 3,0 mm podem ser cortados para se ajustar com precisão ao vestíbulo nasal, fossa nasal, através das coanas e para o interior da nasofaringe. O comprimento e posição podem ser checados com um espelho ou endoscópio olhando para cima (nasofaringe) a partir da orofaringe. Os *stents* são presos ao septo nasal com uma sutura de Prolene 4-0 posicionando o nó entre o *stent* e o septo nasal (fora da luz do *stent*). Os *stents* são tipicamente mantidos por 3 a 6 semanas. O recém-nascido é trazido de volta à sala de operações para remoção dos *stents* e exame da fossa nasal com endoscópios rígidos. A fossa nasal posterior é debridada, removendo-se crostas, tecido de granulação e sinéquias. Dilatações seriadas com *stents* ureterais ou balões sinusais podem ser consideradas, se houver evidências de estenose inicial.

Método Transnasal Endoscópico

Stankiewcz descreveu o uso de endoscópios, em 1990. O desenvolvimento de endoscópios e técnicas endoscópicas pediátricas proporcionou uma via de acesso que se tornou preferível ao acesso transpalatal e assistido por microscópio. Um endoscópio pode ser utilizado para visualizar a placa atrésica e permitir que a correção da atresia coanal seja realizada sob visualização direta e amplificação.

A técnica é bastante simples e pode ser realizada em recém-nascidos, a não ser que eles apresentem uma fossa nasal muito estreita ou anatomicamente anormal, como por estenose da abertura piriforme ou outro tipo de malformação nasal congênita. A mucosa da fossa nasal é descongestionada com um agente vasoconstritor, como oximetazolina ou cocaína*. Uma injeção esfenopalatina com um anestésico contendo epinefrina (p. ex., lidocaína 1% com epinefrina 1:100.000) é realizada pelo forame palatino maior, utilizando uma agulha fletida calibre 25. Utilizando a imagem da TC pré-operatória, a distância desde a superfície mucosa oral até a fossa esfenopalatina pode ser estimada, e a agulha flexionada para esta distância. Cuidados devem ser tomados para não exceder a dose máxima limitada pelo peso de anestésico injetado (p. ex., 0,7 mL/kg/dose de lidocaína 1% com epinefrina 1:100.000), tendo em mente a necessidade de um volume suficiente a ser injetado em cada fossa esfenopalatina, sendo capaz de injetar intranasalmente em ambos os lados.

Após a descongestão da fossa nasal, um endoscópio com diâmetro de 2,7 mm de zero grau ou mesmo, às vezes, um de 4 mm, pode ser utilizado por via transnasal para visualizar a placa atrésica. A mucosa septal e a mucosa da cavidade posterior são injetadas com o anestésico tópico contendo epinefrina. Depois de se aguardar o tempo adequado para a vasoconstrição ocorrer, um bisturi em foice ou bisturi curvo (p. ex., bisturi crescente oftálmico) pode ser utilizado para realizar uma incisão vertical através da mucosa septal nasal posterior. A incisão é feita a aproximadamente 1 cm anteriormente à placa atrésica. Em um lado do septo, a incisão é continuada inferiormente até sobre o assoalho da fossa nasal. No outro lado, a incisão começa no assoalho do nariz e segue superiormente até o septo e o teto da fossa nasal posterior. Retalhos mucosos nasais posteriores são, então, descolados com descoladores de Cottle ou de Freer. Um descolador aspirador também pode ser útil, considerando o calibre estreito da fossa nasal e o potencial sangramento que podem ser encontrados.

Os retalhos mucosos são descolados do septo posterior e, a seguir, das placas ósseas na fossa nasal posterior. Se não houver placa óssea, a membrana atrésica é incisada, permitindo a penetração na nasofaringe, na junção do septo posterior e atresia membranosa. Se houver uma placa óssea espessa, uma broca de diamante com haste longa protegida é utilizada para perfurar através da placa óssea, permanecendo medial e inferior. A nasofaringe é penetrada. Uma esponja de tonsila pode ser posicionada na nasofaringe, para ajudar a identificar quando se penetrou na nasofaringe. Um dilatador é, então, passado pelo nariz e pela atresia para o interior da nasofaringe, confirmando a posição com um dedo, endoscópio de 120° ou espelho dentário. Os retalhos de mucosa são amplamente descolados e preservados na fossa nasal posterior.

Brocas com haste longa, brocas endonasais/microdebridadores, curetas de osso sinusais, *punches* de Kerrison ou *punches* cogumelos podem ser utilizados para alargar a abertura na fossa nasal posterior. Pode ser necessário intervir na parede óssea lateral. Muitas vezes, a parede lateral tende a ser mais medial na região da placa atrésica, de modo que deve ser tomado cuidado para desbastar a porção lateral do osso nesta região, com o objetivo de alargar apropriadamente a neocoana. A porção posterior do vômer/septo é ressecada, com o objetivo de criar uma grande neocoana (Fig. 19.2). Tipicamente, um retromordedor de tamanho pediátrico ou pinça cortante podem ser utilizados para remover o septo posterior. Com um endoscópio em uma narina, o retromordedor pode ser passado pela narina contralateral e a seguir diretamente visualizado quando o septo ósseo posterior for removido. Se o osso for demasiado espesso, ele também pode ser desbastado com uma broca de diamante. O septo posterior é removido para aumentar o espaço na nasofaringe e para reduzir o risco de estenose da atresia. A crista óssea na fixação do septo ósseo posterior à superfície nasal do palato duro é desgastada, ficando ao nível do assoalho do nariz. Ressecando o septo posterior, a abertura neocoanal deixa de ser uma abertura circular bidimensional, que pode apresentar um risco aumentado de estenose, e passa a ser uma abertura tridimensional, que teoricamente deve ser menos suscetível a contraturas cicatriciais e estenose (Fig. 19.3).

---

*N. do T.: a cocaína não está disponível para uso médico no Brasil.

CAPÍTULO 19 Tratamento da Atresia de Coanas

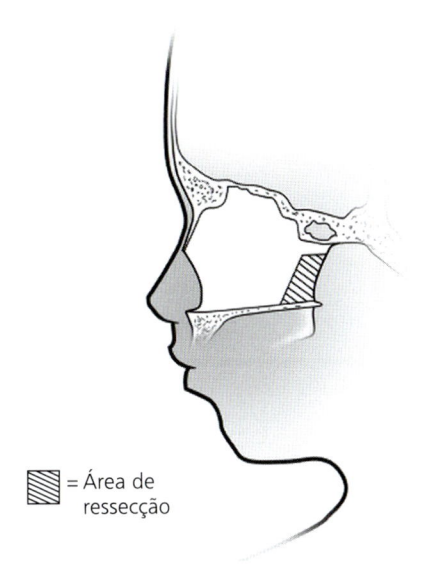

⊠ = Área de ressecção

FIGURA 19.2 Após puncionar/abrir as coanas, a porção posterior do septo pode ser ressecada, para ajudar a criar uma neocoana e reduzir o risco de reestenose.

Uma vez que a fossa nasal posterior esteja maximizada, uma tesoura endoscópica pode ser utilizada para incisar a mucosa ao longo do assoalho do nariz em um lado e do teto no outro. Isto criará dois retalhos de mucosa na região da atresia, um com base superior e o outro com base inferior. Estes retalhos podem ser rodados para cobrir uma parte do osso exposto (Fig. 19.4).

Na fossa nasal neonatal, pode ser difícil descolar e preservar os retalhos mucosos. Também não há evidências suficientes que provem que a preservação dos retalhos reduza a taxa de estenose. Em razão do calibre estreito da fossa nasal de um recém-nascido, cuidados devem ser tomados durante o procedimento para evitar trauma da pele das cartilagens alar e columelar, mucosa septal anterior e mucosa da concha inferior.

O uso de *stents* em reparos endoscópicos de atresias coanais é controverso. Alguns cirurgiões não utilizam nenhum *stent*, enquanto outros os utilizam por períodos variáveis de tempo. Os estudos relatados não apresentam grande número de casos, especialmente de recém-nascidos com atresia bilateral. Muitos foram submetidos a um segundo procedimento para ressecção de tecido de granulação e formação incipiente de escaras. Não está claro em recém-nascidos com atresia bilateral, se a via de acesso endoscópica é muito superior à simples dilatação e colocação de *stents*. Se a neocoana parecer estreita, eu considerarei introduzir um *stent* cortado de um tubo endotraqueal através de uma narina e fixá-lo ao septo. Utilizando um único *stent*, o risco para o septo e columela é reduzido, enquanto é mantida uma via aérea patente posteriormente. O *stent* pode ser mantido por 6 a 8 semanas e removido sob anestesia, com debridamento nesse momento, se necessário.

Palato após ressecção   Palato antes de ressecção

Tecido a ser ressecado

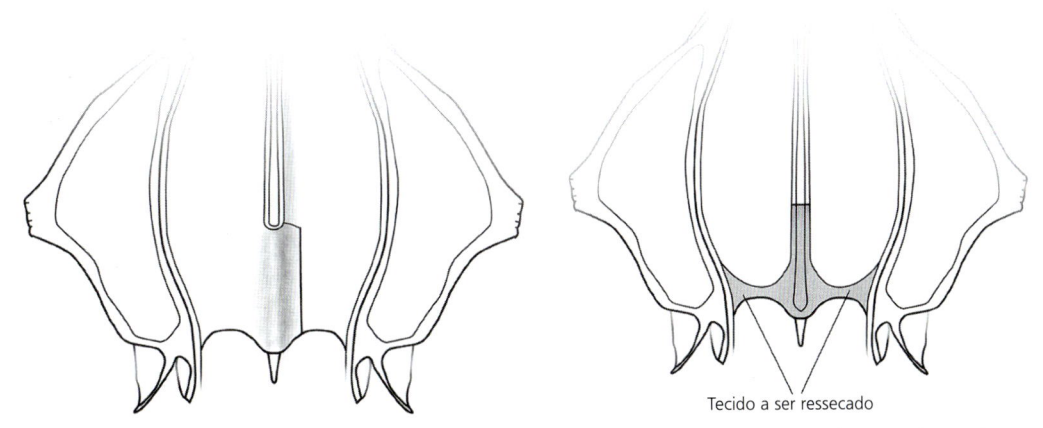

FIGURA 19.3 Para o reparo de atresias coanais bilaterais, o tecido mole e o osso são removidos na fossa nasal posterior. O osso lateral pode ser broqueado para alargar ainda mais a neocoana posterior. Com a adição da ressecção do septo posterior, uma grande neocoana pode ser criada — em vez de termos uma área circunferencial bidimensional de cura de ferida e com potencial para reestenose, a adição da ressecção do septo posterior não apenas cria um espaço maior, mas também constitui a área de cura de um volume tridimensional, que pode não requerer *stents* e pode apresentar um risco reduzido de estenose.

Cortes Transversais Coronais

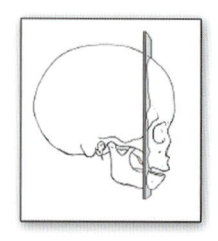

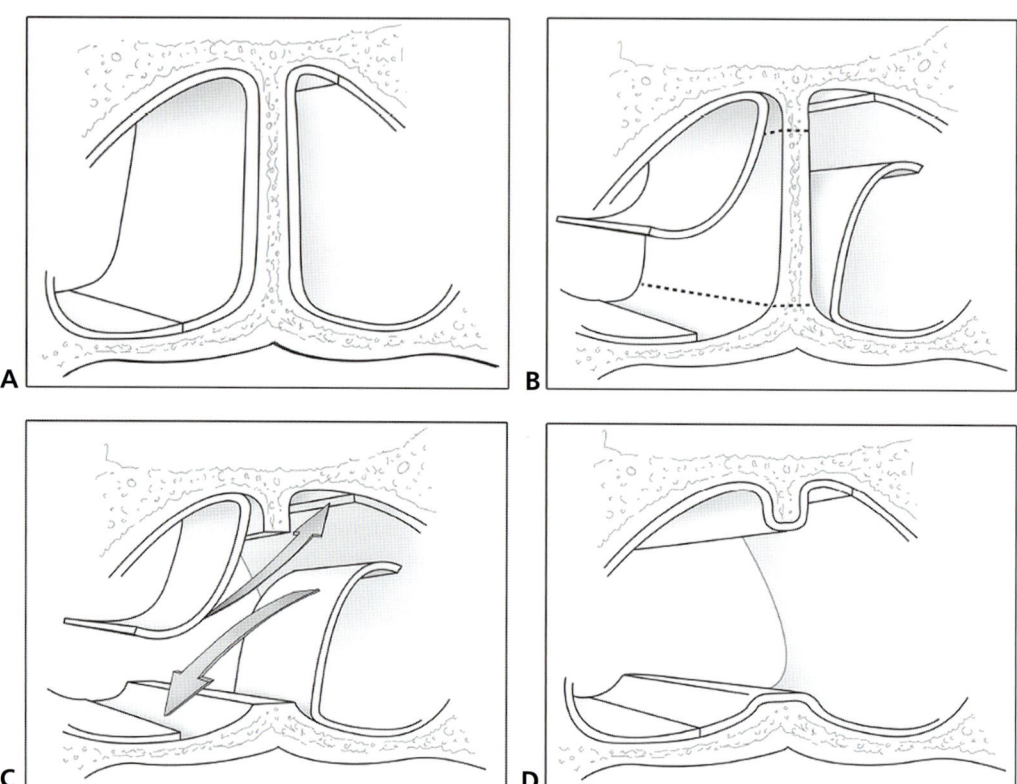

FIGURA 19.4 Demonstração diagramática da criação de retalhos mucosos antes da ressecção do septo posterior e uso dos retalhos para ressuperficialização da fossa nasal posterior. **A:** Uma incisão mucosa é realizada ao longo do assoalho de um lado da fossa, e, no lado contralateral, uma incisão na mucosa é realizada no topo da fossa nasal posterior ou no topo da região da ressecção septal. Incisões mucosas verticais devem ser realizadas na margem anterior do retalho mucoso (no limite anterior da ressecção septal posterior) e posteriormente ao longo da placa atrésica. **B:** Retalhos mucosos são descolados e destacados do septo posterior e protegidos. Um pequeno cotonoide pode ser colocado sobre o retalho mucoso para ajudar a evitar lesão do retalho, enquanto a placa atrésica é ressecada, e a parede lateral da neocoana é desgastada ou curetada. **C:** A porção posterior do septo é ressecada com pinça cortante de retromordida. Com um septo ósseo espesso, uma broca pode ser necessária para assistir na ressecção do osso septal posterior. Se houver espaço insuficiente na fossa nasal para a pinça retromordedora cortante e um endoscópio juntos no mesmo lado do septo, um endoscópio pode ser colocado pela narina oposta a partir da pinça de retromordida cortante, para melhor visualização do septo posterior, área de interesse e a posição do braço de corte da pinça a partir do outro lado. Um endoscópio de 120° também pode ser utilizado pela cavidade oral para visualizar a nasofaringe a partir da porção posterior, para ajudar com punção através da placa atrésica e/ou tecido mole e também utilizado para ajudar a colocar a pinça retromordedor. Após ressecar uma parte do septo posterior, os retalhos de mucosa podem ser rodados até jazerem sobre as superfícies expostas. **D:** *Stents* não são tipicamente necessários. A porção posterior da crista maxilar pode ter que ser ressecada, para permitir que o retalho mucoso repouse de um modo mais plano. Uma broca curva e/ou cureta de osso pode ser necessária para ressecar esta parte do septo, uma vez que o osso pode ser muito espesso.

Acesso Transpalatino

A via de acesso transpalatina era uma técnica comumente utilizada para reparo de atresias coanais até o advento das técnicas endoscópicas.

A técnica é comumente adaptada de Owens. A via de acesso transpalatina pode fornecer uma boa exposição da placa atrésica.

Um abridor de boca, como o de Dingman, pode ser utilizado e suspenso para fornecer boa exposição do palato. Uma incisão em forma de U é realizada na mucosa, medialmente à crista alveolar, e um retalho é criado no palato, tomando cuidado para preservar os feixes neurovasculares palatinos maiores em cada lado. O osso palatino anteromedial aos feixes neurovasculares palatinos maiores é broqueado sob visualização direta. As placas atrésicas e uma parte do vômer são removidas. Adicionalmente, pode ser necessário tratar uma medialização óssea das paredes laterais ao nível das lâminas pterigóideas anteriores. A mucosa é preservada e incisada para abrir as coanas e a seguir usada para revestir a neocoana óssea. *Stents* podem, então, ser posicionados, e o retalho palatal retornado e suturado na sua posição normal.

Esta técnica fornece excelente exposição direta e remoção das placas atrésicas. Utilizando os retalhos mucosos a partir da atresia para revestir a neocoana óssea, a duração da permanência dos *stents* pode ser reduzida.

Método Transnasal Assistido por Microscopia

Com as complicações a longo prazo do método transpalatino, foram desenvolvidas técnicas de desbastamento assistidas por microscópio transnasal. Richardson e Osuthorrpe relataram sucesso utilizando brocas de haste longa inseridas por via transnasal sob visão por microscópio. Instrumentos otológicos foram utilizados para descolar retalhos mucosos e, a seguir, as brocas de haste longa foram utilizadas para perfurar a placa atrésica e as paredes nasais ósseas lateralizadas. O vômer posterior também foi ressecado, criando uma grande neocoana. Os retalhos mucosos foram, então, utilizados para cobrir superfícies ósseas expostas, e *stents* foram mantidos por 6 a 8 semanas.

Uso de *Stents*

Foi descrito o uso de *stents* de vários materiais – lâminas de Silastic, espuma, xerofórmio e tubos endotraqueais cortados. Park *et al.*, em 2000, relataram que apenas 3 de 95 pessoas que responderam a uma pesquisa dos membros da *American Society of Pediatric Otolaryngology* não utilizavam *stents* rotineiramente. Há mais relatos sugerindo que *stents* nem sempre são necessários após reparo endoscópico. Há outros estudos que mostram ausência de evidências claras de que os *stents* evitam estenose após sua remoção. Uma revisão Cochrane de 2012 demonstrou não haver diferenças entre as taxas de patência com ou sem colocação de *stents*. Entretanto, a colocação de *stents* em pacientes com riscos mais altos de falha, como os recém-nascidos, provavelmente é justificada. Além disso, os *stents* podem permitir a passagem de ar através deles, especialmente quando são utilizados tubos endotraqueais.

Ao utilizar *stents*, é preciso ser cauteloso para evitar pressão sobre a asa nasal, a columela e o septo. Uma boa regra prática é não exceder o tamanho das narinas. Tubos endotraqueais cortados são o material de *stent* mais comumente utilizado; entretanto, o seu uso varia. Dois tubos endotraqueais cortados separados podem ser utilizados, um para cada lado do nariz. Alguns dos cirurgiões na nossa instituição utilizam tubos RAE orais cortados imediatamente proximais à flexão, e o tubo endotraqueal é, então, introduzido na fossa nasal com a dobra anterior à abertura, dando face inferiormente. Isto fornece uma curva extra no tubo, evitando pressão sobre a cartilagem alar e o triângulo de tecido mole. Outro método envolve a utilização de um tubo endotraqueal único, que pode ser dobrado, e uma fenestração é criada na dobra. Então o tubo dobrado e fenestrado é trazido pela boca e colocado retrogradamente na fossa nasal, com o extremo dobrado, cavalgando o septo posterior/vômer. O posicionamento dos *stents* pode ser verificado por um exame com espelho da nasofaringe ou com um endoscópio de 120°. Se os *stents* extrusarem pelas narinas, um espaçador da largura da columela deve ser colocado entre os dois lados para ajudar a evitar o desenvolvimento de uma úlcera de pressão sobre a columela.

Os *stents* podem ser presos ao septo ou por uma sutura circum-alveolar, frequentemente Prolene 4-0. A sutura circum-alveolar é, às vezes, de difícil realização; entretanto, ela traciona o *stent* para longe das cartilagens alares e também evita pressão sobre o septo. Se uma sutura através do septo for utilizada, cuidados devem ser tomados para evitar atar o nó muito apertado, causando necrose por pressão do septo. Os nós das suturas devem ser feitos no lado de fora do *stent*, para evitar bloqueio da luz do *stent* e também para reduzir o acúmulo de secreções e a resultante obstrução do *stent*.

Outro método de fixar *stents* inclui passar uma sutura através de um lado do nariz, em torno do dorso do septo, e então de volta para fora pela outra narina. Cada ramo da sutura é introduzido em um *stent* de tubo endotraqueal cortado e a seguir cada *stent* é posicionado no interior da fossa nasal e das aberturas coanais recém-criadas. A sutura é fixada anteriormente pelo septo ou trazendo as extremidades do *stent* para fora pelas narinas, atando a sutura fora do nariz com um espaçador entre os dois *stents*, de modo a evitar pressão sobre a columela.

Um *stent* de tubo endotraqueal cortado pode não ser justificado em casos em que a fossa nasal pode ser estreita anteriormente, predispondo a lesões da mucosa septal e da mucosa da concha oposta, com risco de formação de sinéquias. Nestes casos, uma lâmina fina de Silastic pode ser modelada para ser encaixada no interior da fossa nasal ao longo do septo e fixada com Prolene 4-0. Isto reduzirá o risco de formação de sinéquias entre o septo e a concha. Esta lâmina pode ser mantida até que a criança retorne para reavaliação.

Atresia Coanal Unilateral

Uma vez que a atresia coanal unilateral não se apresente usualmente com angústia respiratória aguda no recém-nascido, não é incomum que uma criança se apresente com este diagnóstico mais tardiamente, na primeira década de vida, com base em uma longa história de obstrução nasal e rinorreia crônica unilaterais. Nessa época, a fossa nasal é maior, e o reparo endoscópico é realizado facilmente. O septo posterior é muitas vezes desviado na direção do lado da atresia, criando um espaço mais largo no lado não atrésico.

Sob anestesia geral, a mucosa nasal é descongestionada com um agente vasoconstritor tópico, e uma infiltração esfenopalatina com um anestésico injetável com epinefrina (p. ex., lidocaína 1% com epinefrina 1:100.000) é realizada. A mucosa septal posterior no lado não afetado é infiltrada, bem como a mucosa nasal posterior no lado afetado.

Incisões são realizadas na mucosa a aproximadamente 1 cm anterior à margem posterior do septo/vômer no lado não afetado, continuando inferiormente sobre o assoalho do nariz. O retalho mucoso é descolado e desconectado do septo posterior, e uma transsecção é efetuada superiormente, para criar um retalho mucoso de base inferior. Este retalho pode ser rodado e colocado sob a concha inferior para protegê-la.

No lado atrésico, uma incisão mucosa semelhante é realizada verticalmente a cerca de um centímetro anterior à placa atrésica e continuada superiormente. A mucosa é descolada, trazendo-se a mucosa para fora da placa atrésica, e uma incisão mucosa anteroposterior é realizada ao longo da crista maxilar, para criar um retalho mucoso de base superior. Este retalho pode ser deslocado para cima na direção da fossa nasal superior para protegê-la. A placa atrésica pode ser removida, utilizando-se uma broca de diamante protegida de haste longa, brocas endonasais/microdebridador, *punches* de Kerrison, *punches* cogumelos ou curetas de osso. Como no reparo endoscópico de atresia bilateral, o septo posterior/vômer é ressecado para criar uma abertura tridimensional. Isto pode ser realizado com uma pinça de retromordida, e, se o osso for particularmente espesso, um motor pode ser utilizado para ajudar a ressecar este osso. A porção posterior da crista maxilar é desbastada e aplanada, para ficar no nível do assoalho da fossa nasal posterior. O osso da porção lateral da placa atrésica é broqueado, gerando uma neocoana mais larga.

Uma vez a que neocoana tenha sido estabelecida, os retalhos mucosos são rodados para ajudar a cobrir parte das superfícies ósseas expostas. O retalho mucoso com base inferior do lado não afetado é assentado sobre o assoalho da neocoana, sendo esta a razão pela qual a crista maxilar teve que ser aplanada até o nível do assoalho da fossa nasal posterior. O retalho mucoso do lado atrésico é rodado ao longo da neocoana para ajudar a revestir esta área. Se o reparo for largo, um *stent* de tubo endotraqueal frequentemente não é necessário.

TRATAMENTO PÓS-OPERATÓRIO

Se *stents* tiverem sido colocados, eles devem ser mantidos limpos com frequente aspiração e gotas/irrigação de soro fisiológico. A documentação do comprimento dos *stents* utilizados pode ajudar cuidadores a saber a profundidade à que os *stents* devem ser aspirados, sem penetrar até o nível da orofaringe e laringe, o que causaria ânsia ou sufocação. Por vezes, peróxido de hidrogênio deve ser utilizado para ajudar a debridar um *stent*, caso ele seja demasiadamente recoberto por crostas por causa do ressecamento das secreções. Ar umidificado pode ajudar a reduzir o risco de secreções ressecadas no interior dos *stents*. Antes que uma criança tenha alta do hospital com os *stents* no lugar, os cuidadores devem demonstrar proficiência em aspiração e cuidado dos *stents*, bem como ressuscitação cardiopulmonar (CPR). Cuidados domiciliares, com equipamento de aspiração já montado, devem estar preparados em casa antes de a criança ir para casa com *stents*.

Se um *stent* não foi utilizado, gotas/*sprays* de soro fisiológico nasais devem ser utilizados para ajudar a debridar a fossa nasal quanto a sangue e secreções. Não há estudos com base em evidência que demonstrem a utilidade de antibióticos no pós-operatorio, mas se um *stent* estiver presente, antibióticos devem ser considerados, já que se trata de um corpo estranho na via aérea.

A avaliação do reparo é usualmente realizada 6 a 8 semanas após a cirurgia, coincidindo com a remoção dos *stents* (quando presentes). Tipicamente, os *stents* são removidos sob anestesia geral, e a fossa nasal posterior e o local de reparo de atresia coanal podem ser então ser examinados com um endoscópio. O local do reparo pode ser debridado e/ou revisado, conforme necessário. No caso de crianças mais velhas ou nos casos em que *stents* não foram colocados, a avaliação do reparo pode ser realizada no consultório, e um procedimento pode ser marcado sob anestesia geral, caso uma revisão ou debridamento sejam necessários.

Se uma abertura óssea e cartilaginosa larga for criada, a revisão do local do reparo frequentemente se limita a debridar a neocoana quanto a crostas, granulações e sinéquias. Isto é frequentemente realizado utilizando instrumentos sinusais endoscópicos pediátricos. O debridamento a motor pode reduzir o tempo cirúrgico e permitir uma remoção mais precisa de sinéquias, granulação e mucosa polipoide.

COMPLICAÇÕES

A oclusão de *stents* em um bebê submetido a um reparo de atresia bilateral pode levar à angústia respiratória aguda e comprometimento da respiração. É imperativo que os *stents* sejam mantidos limpos e irrigados frequentemente. Os pais devem ser educados quanto ao cuidado com os *stents*.

Complicações precoces do método transpalatino incluem potencial perda sanguínea, que pode exigir transfusão em um recém-nascido, necrose ou perda do retalho palatal e fístula oronasal. Mais importantes são as complicações tardias decorrentes do efeito do procedimento sobre o palato em crescimento. Há uma alta taxa de anormalidade em mordida cruzada, palato ogival e eventual necessidade de tratamento ortodôntico.

RESULTADOS

Globalmente, as taxas de sucesso do reparo de atresia coanal são de difícil quantificação, em razão da variabilidade das técnicas, incluindo a utilização ou não de *stents* e o tamanho relativamente pequeno das coortes em cada estudo. Adicionalmente, não existe um formato uniforme de relatório, de modo que os dados são de difícil comparação. Taxas de revisão variando de 0 a 75% foram descritas na literatura (Tabela 19.1); entretanto, isto é descrito de

TABELA 19.1 Doze Estudos que Analisaram Reparos de Atresia Coanal com e sem Stents e Taxas de Revisão

Estudo	Ano	Pacientes com Atresia Bilateral/Unilateral	Número de Pacientes com Stents	Duração de Permanência do Stent	Taxa de Revisão (Atresia Bilateral, Unilateral)
Wiatrak	1998	-/13	10	1-6 sem	N/A, 7%
Forer	2001	3/7	3	6-12 sem	0%, 29%
Gujrathi	2004	52/-	52	12 sem	9,6%, N/A
Cedin	2006	3/7	0	N/A	0%, 0%
Yaniv	2007	6/11	6/11	6 sem	33%, 0%
Eladl	2010	10/-	7	1-4 sem	28%, N/A
Ibrahim	2010	11/-	0	N/A	27%, N/A
De Freitas	2012	23/-	23	5-158 d	30%, N/A
El-Ahl	2012	7/-	0	N/A	0%
Uzomefuna	2012	12/19	12/0	4-14 sem	75%, 37%
Newman	2013	12/23	Não pôde ser determinado	1-28 d	22% com stents 14% sem stents
Safaan	2013	20/0	10	4 sem	40%, N/A

modo inconstante e pode variar desde a lise de sinéquias intranasais ou necessidade de dilatação, até uma revisão completa do procedimento.

Pacientes mais jovens (< 10-12 meses de idade) e com comorbidades associadas, como a associação CHARGE, apresentam riscos maiores de estenose e de necessidade de um procedimento de revisão. A atresia bilateral frequentemente é associada a taxas mais altas de revisão, o que também pode ser um motivo para que os pacientes mais jovens apresentem taxas mais altas de revisão, uma vez que os pacientes de atresia coanal bilateral sejam tipicamente operados quando bebês, enquanto os pacientes com atresia unilateral são frequentemente mais velhos ao tempo do reparo.

Há vários estudos e uma revisão Cochrane que relatam ausência de diferença na patência com ou sem o uso de *stents* nasais, mas isto pode ser afetado por um viés de seleção, já que os *stents* são utilizados em casos mais complexos ou com maior gravidade de doença.

PÉROLAS

- Atresia coanal bilateral é tipicamente diagnosticada no recém-nascido/neonatal, uma vez que eles são respiradores nasais obrigatórios. O choro tipicamente resolve os episódios cianóticos, e uso de uma cânula oral pode frequentemente dar suporte temporário para um recém-nascido com atresia coanal bilateral. A incapacidade em se passar um cateter de aspiração através do nariz por mais de 35 mm deve levantar suspeita de atresia coanal. Muitas vezes um endoscópio flexível pediátrico pode ser utilizado para ajudar a diagnosticar atresia à beira do leito.
- A atresia coanal unilateral é muitas vezes diagnosticada mais tardiamente, frequentemente se apresentando com rinorreia unilateral crônica.
- A TC avalia a relação anatômica entre a fossa nasal, nasofaringe e base do crânio. Também permite a avaliação da atresia coanal e da quantidade de partes membranosas *versus* óssea, bem como avalia a anatomia das paredes laterais da fossa nasal.
- Atresias coanais membranosas podem ser reparadas por punção e dilatação. *Stents* podem ser necessários para prevenir estenose.
- Ao puncionar através da placa atrésica, o cirurgião deve-se manter inferior e medial na fossa nasal posterior. Utilizar um dedo na nasofaringe ou visualização direta da nasofaringe com um endoscópio de 120° e um afastador palatal para identificar o instrumento utilizado para puncionar a placa atrésica.
- Mesmo em um recém-nascido, o reparo endoscópico de atresias coanais é tipicamente possível.
- A placa atrésica óssea pode ser ressecada com *punch* cogumelo, *punches* de Kerrison, curetas de osso ou instrumentação motorizada. O uso de instrumentação motorizada, brocas protegidas e motor e *shavers* pode facilitar o reparo, especialmente em casos com um septo posterior ósseo espesso ou com invasão das paredes nasais laterais posteriormente.
- A remoção da porção posterior do septo é importante, especialmente em casos de revisão, para ajudar a reduzir o risco de estenose do reparo de atresia.
- *Stents* muitas vezes não são necessários se houver um espaço adequado na fossa nasal posterior após a ressecção da parte posterior do septo.
- A criação de retalhos mucosos pode reduzir o potencial de reestenose do reparo.
- O direcionamento assistido por imagem de computador pode ser utilizado em bebês. Se o *headframe* padrão não encaixar ou não puder ser adequadamente fixado, o frame de referência pode ser fixado a um *headframe* de Mayfield.

ARMADILHAS

- Risco de lesão intracraniana/violação da base do crânio – ao puncionar através da placa atrésica, o cirurgião deve-se manter inferior e medial na fossa nasal posterior. Utilizar um dedo na nasofaringe ou visualização direta da nasofaringe com um endoscópio de 120° e afastador palatal para identificar o instrumento utilizado para puncionar a placa atrésica.
- A fossa nasal estreita impede o uso de um limpador de endoscópio para ajudar a manter limpa a ponta do endoscópio. Assim, para limpar a extremidade do endoscópio, ele tem que ser removido da fossa nasal, limpado, desembaçado e recolocado. Cuidados devem ser tomados para que com cada reinserção lesões mucosas sejam minimizadas, evitando sangramentos na fossa nasal, que poderiam obscurecer a visibilidade e aumentar o risco de formação de sinéquias mais tarde.
- Se instrumentação motorizada for utilizada para broquear o septo posterior ou as paredes nasais laterais posteriormente, muitas vezes é difícil preservar os retalhos de mucosa. A broca pode apreender o retalho mucoso e traumatizar ou mesmo arrancar a mucosa; portanto, utilizar brocas de diamante pode reduzir o trauma aos retalhos mucosos.
- Cuidados devem ser tomados para prevenir dano às aberturas das tubas auditivas ao se trabalhar posterior e lateralmente.
- A lesão dos tecidos moles alares é um risco ao utilizar *stents*. A posição dos *stents* é crucial, especialmente ao considerarmos a duração do seu uso.
- *Stents* podem facilmente se ocluir com secreções ressecadas, resultando potencialmente em angústia respiratória aguda e comprometimento. Os *stents* devem ser limpos regularmente, umidificação deve ser administrada e os pais/cuidadores treinados em CPR e tratamento agudo de via respiratória.

INSTRUMENTOS A TER DISPONÍVEIS

- Telescópios de haste Hopkins de 2,7 mm – de zero grau, outros ângulos podem ser úteis.
- Endoscópio rígido de 120° de 4,0 mm.
- Sondas ureterais pediátricas ou dilatadores de Fearon.
- Pinça de retromordida cortante de cirurgia sinusal endoscópica pediátrica.
- Broca de diamante de comprimento estendido/base do crânio – como com um sistema de motor ou *shaver* sinusal motorizado.
- Pinça cortante pediátrica.
- *Punch* cogumelo endoscópico pediátrico.
- *Punches* de Kerrison pediátricos.
- Bisturi em foice/bisturi crescente oftálmico.
- Tesoura endoscópica.
- *Punch* – Abridor de boca – McIvor, Dingman, Crowe-Davis modificado.
- Espelho dentário.
- *Driver* de agulha fina.
- Pinça baioneta.
- Curetas de osso endossinusais.

LEITURA SUGERIDA

Park AH, Brockenbrough J, Stankiewicz J. Endoscopic versus traditional approaches to choanal atresia. *Otolaryngol Clin North Am* 2000;33(1):77–90.

Ramsden JD, Campisi P, Forte V. Choanal atresia and choanal stenosis. *Otolaryngol Clin North Am* 2009;42(2):339–352.

De Freitas RP, Berkowitz RG. Bilateral choanal atresia repair in neonates—a single surgeon experience. *Int J Pediatr Otorhinolaryngol* 2012;76(6):873–878.

EL-Ahl MA, El-Anwar MW. Stentless endoscopic transnasal repair of bilateral choanal atresia starting with resection of vomer. *Int J Pediatr Otorhinolaryngol* 2012;76(7):1002–1006.

Newman JR, Harmon P, Shirley WP, et al. Operative management of choanal atresia: a 15-year experience. *JAMA Otolaryngol Head Neck Surg* 2013;139(1):71–75.

20 FECHAMENTO DE DEFEITOS DA BASE DO CRÂNIO E ENCEFALOCELES

Bradford A. Woodworth

INTRODUÇÃO

A saída de líquido cerebrospinal (CSF) pelos seios paranasais e fossas nasais significa que existe um conduto aberto para o espaço intracraniano. Encefaloceles (cérebro), meningoceles (dura) e meningoencefaloceles (dura + cérebro) são protrusões de conteúdo intracraniano através de um defeito na base do crânio, muitas vezes associadas a fístulas liquóricas. Por causa de potenciais sequelas, como meningite e outras complicações cerebrais, o fechamento do defeito associado na base do crânio é considerado parte integrante do tratamento destas condições. O aumento da experiência, proporcionado pelo advento da instrumentação endoscópica nasal durante os últimos 25 anos, permitiu a realização de procedimentos minimamente invasivos na base do crânio por via endonasal, com morbidade reduzida quando comparada à morbidade associada a procedimentos externos, como as craniotomias. Em razão do alto índice de sucesso (tipicamente acima de 90%), o fechamento endoscópico transnasal se tornou, na verdade, o padrão de tratamento para a maioria dos defeitos na base do crânio e encefaloceles (terminologia utilizada em todo o capítulo por questão de simplicidade) no interior dos seios paranasais e fossas nasais.

Fístulas liquóricas e encefaloceles se desenvolvem como uma consequência de várias doenças subjacentes vastamente diferentes, incluindo trauma prévio, ressecção de tumores da base do crânio, doenças congênitas e hipertensão intracraniana. Tipicamente, todas as fístulas liquóricas, exceto aquelas relacionados com trauma fechado, são consideradas apropriadas para intervenção cirúrgica. Entretanto, o tratamento bem-sucedido dos defeitos da base do crânio depende de vários fatores críticos, incluindo avaliação pré-operatória e testes diagnósticos, etiologia, tamanho e estrutura dos defeitos ósseos, grau e natureza da interrupção dural, pressão intracraniana e formação de encefalocele e localização. O planejamento completo e conhecimento exaustivo destes aspectos subjacentes cruciais, juntamente com um apropriado tratamento clínico e cirúrgico, melhorarão os resultados a longo prazo.

HISTÓRIA

A avaliação pré-operatória de todos os pacientes deve consistir em uma história e exame físico completos, exame endoscópico nasal e imagem radiográfica. As apresentações variarão e dependerão da etiologia subjacente. Rinorreia clara constante ou intermitente é um sinal comum, mas não é típica em encefaloceles congênitas ou ressecções planejadas de tumores da base do crânio. Os pacientes frequentemente descrevem um gosto salgado ou metálico e podem sofrer de cefaleias causadas por baixa (p. ex., traumática) ou alta (p. ex., espontânea) pressão intracraniana. Cefaleias de baixa pressão são piores ao se sentar e melhoram com decúbito. Cefaleias associadas à hipertensão intracraniana tipicamente se originam atrás dos olhos, acordam as pessoas do sono, pioram com os movimentos oculares e apresentam zumbido pulsátil concomitante, síncrono à frequência cardíaca. Outros sintomas associados à rinoliquorreia e/ou encefalocele incluem obstrução nasal unilateral ou bilateral, náusea e rigidez de nuca. Perguntas sobre história pregressa de trauma cefálico, cirurgia sinusal ou neurológica prévia, anormalidades congênitas (p. ex., fenda craniofacial mediana/síndrome de *morning glory*), episódios prévios de meningite (ou outro evento intracraniano) e obesidade são fundamentais para se completar uma história completa.

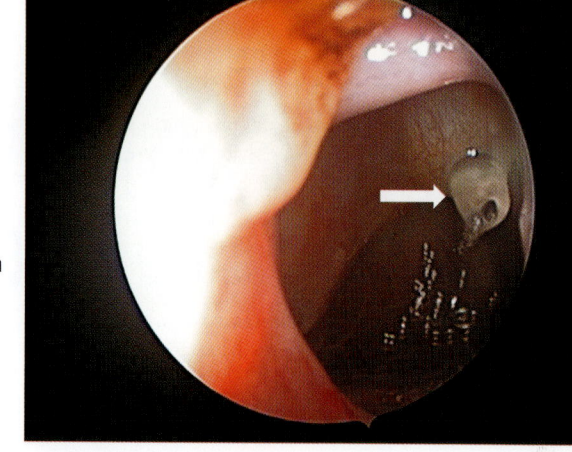

FIGURA 20.1
Visão endoscópica transnasal de uma fístula liquórica ativa de CSF (*seta*) a partir do *planum sphenoidale*. Solicitou-se ao paciente que realizasse uma manobra de Valsalva para provocar a liquorreia durante o exame clínico.

EXAME FÍSICO

Um exame completo de cabeça e pescoço deve ser realizado em todos os casos. Anormalidades congênitas (p. ex., fenda palatina, fenda nasal, alargamento da ponte nasal) podem estar presentes no contexto de uma encefalocele basal congênita. Lesões traumáticas precedentes devem ser avaliadas e, no caso de trauma recente, a presença de sangue misturado à rinoliquorreia pode produzir um "sinal do anel" (sangue central com anel claro em torno dele). Entretanto, isto é notoriamente inconfiável e não deve ser utilizado como critério diagnóstico sem testes complementares que suportem esse diagnóstico. Mulheres obesas de meia-idade apresentam maior probabilidade de desenvolver fístulas liquóricas espontâneas em decorrência da hipertensão intracraniana (70 a 80%), mas alguns pacientes com defeitos na base do crânio por outras etiologias podem apresentar pressão elevada, o que pode influenciar um fechamento bem-sucedido. Assim um cálculo do índice de massa corporal deve ser feito para todos os indivíduos. Todos os pacientes apresentando rinorreia suspeita podem ser avaliados quanto à drenagem aquosa em posição de cabeça baixa, com realização de Valsalva, caso necessário. A drenagem é tipicamente unilateral, sendo mais bem avaliada por visualização endoscópica (Fig. 20.1). Durante a nasoendoscopia, o recesso esfenoidal, fenda olfatória, meato médio e base do crânio (no caso de cirurgia prévia) devem ser visualizados com endoscópios angulados (endoscópios de 30, 45 ou 70°, dependendo da situação clínica). Uma massa lisa medial à concha média deve ser altamente suspeita de uma encefalocele, que protrai através da lâmina cribriforme.

INDICAÇÕES

O reparo cirúrgico é geralmente recomendado para todos os pacientes com fístulas liquóricas ativas por causa de lesões traumáticas iatrogênicas e ressecção de tumor, a fim de prevenir meningite ascendente. Entretanto, fístulas liquóricas secundárias a trauma craniano fechado frequentemente passam inicialmente por uma tentativa de derivação liquórica, uso de emolientes fecais e repouso no leito, uma vez que essas interrupções durais podem vedar espontaneamente na ausência de reparo cirúrgico. Contudo, eu acredito que é razoável efetuar o reparo de uma base do crânio severamente cominutiva, se o paciente não necessitar de uma intervenção neurocirúrgica aberta para fraturas ou lesão cerebral (quando o compartimento craniano está fechado por cima), e os defeitos são acessíveis endoscopicamente. Estes indivíduos tendem a apresentar um risco aumentado de meningite a longo prazo, mesmo quando a vedação com medidas conservadoras. Pacientes com encefaloceles congênitas frequentemente não apresentam liquorreia e os sintomas tipicamente se apresentam precocemente na infância, com obstrução nasal. Nesses casos, a intervenção frequentemente é realizada mais para aliviar a dificuldade respiratória do que por um risco aumentado de meningite ascendente.

CONTRAINDICAÇÕES

As principais contraindicações ao reparo da base do crânio incluem pacientes em risco aumentado de sangramentos pelo uso de anticoagulantes (p. ex., ticlopidina e varfarina) e pacientes com comorbidades graves que não estão suficientemente estáveis para se submeterem a uma anestesia geral ou obedecer ao tratamento pós-operatório. Plaquetas baixas, decorrentes de discrasias sanguíneas ou outras doenças, também apresentam riscos inaceitáveis de sangramento intracraniano, devendo haver reposição peroperatória (preferivelmente até que se atinja uma contagem > 100.000 plaquetas/iL). Essa reposição é discutível no caso de indivíduos com doenças destrutivas das plaquetas, como a púrpura trombocitopênica idiopática. Eu prefiro que não haja nenhuma infecção sinusal ativa durante o fechamento endoscópico de defeitos da base do crânio, mas se o benefício for considerado como superior aos riscos da cirurgia (p. ex., grande defeito aberto, com pneumocefalia), então o reparo pode ser efetuado com prescrição de antibióticos peroperatórios e pós-operatórios por períodos prolongados.

PLANEJAMENTO PRÉ-OPERATÓRIO

Diagnóstico e Exames Pré-Operatórios

Os estudos diagnósticos atuais e os exames de imagem pré-operatórios disponíveis para a localização de fístulas liquóricas permitem uma identificação precisa, com mínima morbidade operatória. Testes pré-operatórios devem ser individualizados para cada paciente e adaptados ao quadro clínico. Além disso, a invasividade do teste diagnóstico e os riscos para o paciente devem ser levados em consideração.

Beta-2 Transferrina

O método mais comumente aceito para diferenciar o liquor das secreções nasais é o teste sérico de beta-2 transferrina. Eu considero este o teste de primeira linha por causa de sua alta especificidade. Os pacientes comparecem à clínica para coleta de secreções nasais, que são acondicionadas em um tubo de ensaio puro, sem conservantes. Se nenhum ou uma quantidade mínima de secreção for produzida, eles são instruídos a retornar para casa com o tubo de colheita e coletar tanto líquido quanto possível (tipicamente 1 mL), trazendo a amostra de volta para análise laboratorial. Os tubos devem ser mantidos no refrigerador entre as colheitas de amostras, se esta durar durante mais do que vários dias, a fim de evitar degradação da proteína.

Tomografia Computadorizada

Uma tomografia computadorizada (TC) dos seios paranasais deve ser realizada em cada caso, para planejamento pré-operatório e avaliação de defeitos ósseos na base do crânio. Ela também é necessária para direcionamento de imagem intraoperatória, o que eu utilizo em praticamente todos os procedimentos. É crítico fazer uma revisão das imagens coronais e axiais (e, às vezes, sagitais), uma vez que a base do crânio seja visível em múltiplos planos.

Imagem de Ressonância Magnética

A imagem por ressonância magnética (RNM) é particularmente útil para identificar encefaloceles e, em alguns casos, rinoliquorreias intermitentes e de baixo fluxo (sequência *fast spin-echo*, com supressão de tecido adiposo e reversão de imagem). A RNM também é capaz de detectar a presença de sela vazia (hérnia de liquor comprimindo a hipófise) em razão de hipertensão intracraniana em pacientes com fístulas liquóricas espontâneas. Eu solicito uma RNM de acordo com o caso, mas ela frequentemente está indicada para avaliação de encefaloceles volumosas, tumores/ressecções tumoral prévias e fístulas liquóricas espontâneas.

Fluoresceína Intratecal

A punção lombar/dreno com administração de fluoresceína intratecal é o teste final que eu utilizo para o diagnóstico e localização de defeitos da base do crânio. Nossas indicações para realização de uma punção lombar/dreno com fluoresceína intratecal incluem: (1) fístulas liquóricas espontâneas ou indivíduos com suspeita de ICP elevada, (2) beta-2 transferrina positiva, sem uma localização clara na imagem pré-operatória, e (3) ressecção planejada de um tumor da base do crânio. Embora o teste seja invasivo, a punção lombar ou o dreno causa mínimo desconforto, uma vez que ela possa ser realizada em seguida à indução de anestesia geral e antes da cirurgia endoscópica. A fluoresceína não está aprovada para uso intratecal pelo FDA, de modo que nós obtemos consentimento informado para utilizá-la. Eu administro pessoalmente a droga, de acordo com um protocolo estrito, a fim de evitar altas concentrações ou infusões rápidas, que poderiam resultar em vários distúrbios neurológicos. Este método de administração de fluoresceína intratecal tem estado em uso por muitos rinologistas na clínica há aproximadamente 20 anos, com mínimas complicações. Após a punção lombar ou colocação de dreno, 0,1 mL de fluoresceína sem conservantes é aspirada por uma seringa de tuberculina. Isto é misturado a 10 mL de liquor do próprio paciente aspirado durante a punção ou a 10 mL de soro fisiológico sem conservantes (no caso de uma punção com sangue ou meningite recente) e administrado gradualmente pela agulha ou dreno durante pelo menos 10 minutos. A fluoresceína intratecal é útil para localizar defeitos, identificar fístulas liquóricas múltiplas e para inspecionar um fechamento hermético à conclusão do caso (Fig. 20.2).

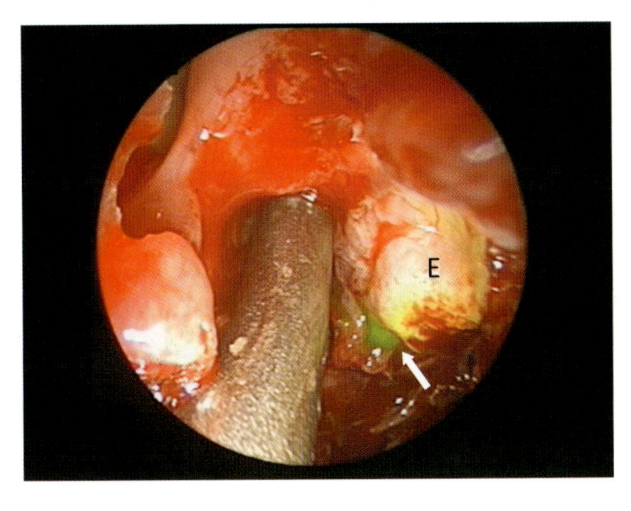

FIGURA 20.2
Encefalocele (E) e liquor (*seta*) corados com fluoresceína identificados durante reparo cirúrgico.

Outros Estudos

As outras ferramentas utilizadas principalmente para o diagnóstico de uma fístula liquórica incluem TC e cisternogramas radionuclídicos. Eu raramente solicito uma TC com cisternograma, por se tratar de um exame invasivo que eu não acredito que ofereça qualquer informação adicional acima e além dos estudos já mencionados para o quadro diagnóstico. O principal uso do cisternograma radionuclídico tem sido para a detecção de rinoliquorreias intermitentes, de baixo fluxo. Este estudo é principalmente solicitado para pacientes que se apresentam com rinoliquorreia questionável que são incapazes de coletar secreções nasais para testes de beta-2 transferrina e não apresentam evidências de um defeito na base do crânio em exames de imagem exaustivos. Entretanto, eu acho que a alta taxa de falso-positivos desta técnica leva a uma taxa inaceitavelmente alta de cirurgias desnecessárias em pacientes com um diagnóstico já questionável. Por esta razão, eu não solicito este exame e prefiro confiar nos testes para beta-2 transferrina, nos exames de imagem e em um grau muito alto de suspeita clínica antes de uma avaliação intraoperatória com fluoresceína intratecal.

TÉCNICA CIRÚRGICA

Embora a via de acesso cirúrgica difira com base na localização do defeito na base do crânio, a filosofia subjacente e os princípios por trás do reparo endoscópico permanecem os mesmos – ampla exposição endoscópica, hemostasia meticulosa durante a remoção de uma encefalocele associada, fechamento hermético ao nível da base do crânio com reparo em multicamadas (se possível), colocação de tamponamento suportivo apertado e tratamento apropriado de qualquer hipertensão intracraniana relacionada.

Descrição da Técnica

Evitar ventilação com pressão positiva, para prevenir a introdução de ar no compartimento craniano após discussão com o anestesiologista, antes da intubação. Após a indução de anestesia geral endotraqueal, o tubo endotraqueal é fixado à comissura oral esquerda sem nenhum esparadrapo no lábio superior, e os olhos são protegidos com fita transparente. Ceftriaxona (2 g) é administrada por via intravenosa. A colocação de um dreno lombar com mensuração da pressão de abertura é realizada por um neurocirurgião, com o paciente na posição de decúbito lateral direito. A fluoresceína intratecal é infundida ao longo de 10 minutos, de acordo com o protocolo. O paciente é colocado em posição supina e em posição de Trendelenburg, para possibilitar a circulação da fluoresceína. Mechas de algodão com descongestionante (p. ex., oximetazolina) são introduzidas em ambas as fossas nasais. O direcionamento por imagem é registrado e calibrado apropriadamente. O paciente é preparado, e campos cirúrgicos são posicionados da maneira usual, mantendo o nariz e os olhos expostos.

A fluoresceína pode ser identificada na endoscopia inicial ou, no caso de uma liquorreia de pequeno volume, uma vez que a exposição completa seja obtida no lado afetado. Uma vez que o corante seja identificado, a cabeça do paciente é elevada para auxiliar a hemostasia durante a cirurgia. Uma cirurgia sinusal endoscópica completa é tipicamente realizada no lado afetado, para evitar doença sinusal iatrogênica. Injeções com lidocaína 1% com epinefrina 1:100.000 são realizadas na raiz da concha média, podendo também ser infundidas pelo forame palatino maior, para vasoconstrição adicional. Utilizando um endoscópio nasal de 30 ou 45° embainhado com o aparelho Endoscrub (Medtronic-Xomed Inc., Jacksonville, FL) (limpa o sangue das lentes), o seio maxilar é aberto amplamente com um explorador em ponta de bola e pinças de retromordida, de corte reto e de mordida lateral. A seguir, utilizando um endoscópio de 0°, a cavidade etmoidal é dissecada no sentido anteroposterior, removendo-se o processo uncinado, bolha etmoidal e a parte vertical da lamela basal da concha média, até a face do esfenoide. A parte inferior da concha superior é removida, o óstio do seio esfenoidal é identificado e canulizado com uma cureta em J, e a face do esfenoide é aberta largamente com saca-bocados de Kerrison. Com a base do crânio identificada no seio esfenoidal, as partições remanescentes da base do crânio são removidas no sentido posteroanterior até o recesso frontal. O seio frontal é aberto, utilizando-se um endoscópio de 70°, aspiração a 90° e instrumentos para dissecção do recesso frontal. Para liquorreias no seio frontal (Fig. 20.3), assegurar que toda a mucosa em torno do recesso seja poupada e

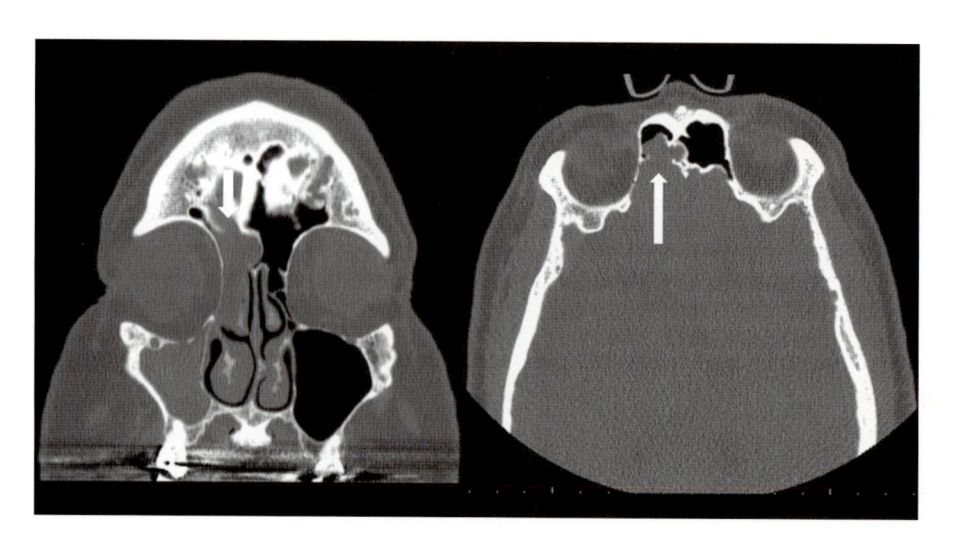

FIGURA 20.3
Imagens de TC coronal e axial de um defeito na base do crânio (*seta*) e uma encefalocele originando-se da tábua posterior do seio frontal em um paciente com obesidade mórbida.

CAPÍTULO 20 Fechamento de Defeitos da Base do Crânio e Encefaloceles

remover apenas a mucosa imediatamente em torno do defeito. Exposição adicional pode ser atingida, conforme necessário, incluindo a via de acesso transesfenoidal endoscópica (tumores hipofisários ou liquorreias do seio esfenoidal central, reparados com um retalho nasosseptal), via de acesso transpterigóidea endoscópica (defeitos do recesso esfenoidal lateral, descritos a seguir), ressecção da concha média (defeitos olfatórios), procedimento Draf III (defeitos bilaterais da tábua posterior dos seios frontais) e remoção completa do septo e cirurgia sinusal contralateral (exposição para remoção de um tumor da base anterior do crânio).

Uma vez que uma exposição endoscópica adequada seja obtida para isolar a encefalocele e o defeito associado na base do crânio, a encefalocele é reduzida com meticuloso cautério bipolar, e o leito receptor é preparado – embora algumas encefaloceles possam exigir uma modesta redução antes da dissecção completa dos seios associados. Eu observei que a coblação (ArthroCare ENT, Sunnyvale, CA) é uma ferramenta útil para reduzir encefaloceles, uma vez que o uso combinado de ablação por radiofrequência e cautério bipolar permita uma redução mais rápida sem aumento no sangramento, quando comparados ao cautério bipolar endoscópico (Fig. 20.4). O aparelho também possui aspiração e irrigação constantes – a falta destas características constitui um importante inconveniente dos bipolares (ver Smith *et al.*, 2010). Independentemente dos instrumentos utilizados, a hemostasia completa durante a redução é crítica para evitar retração de vasos sangrantes (localizados no interior da encefalocele ou da dura)

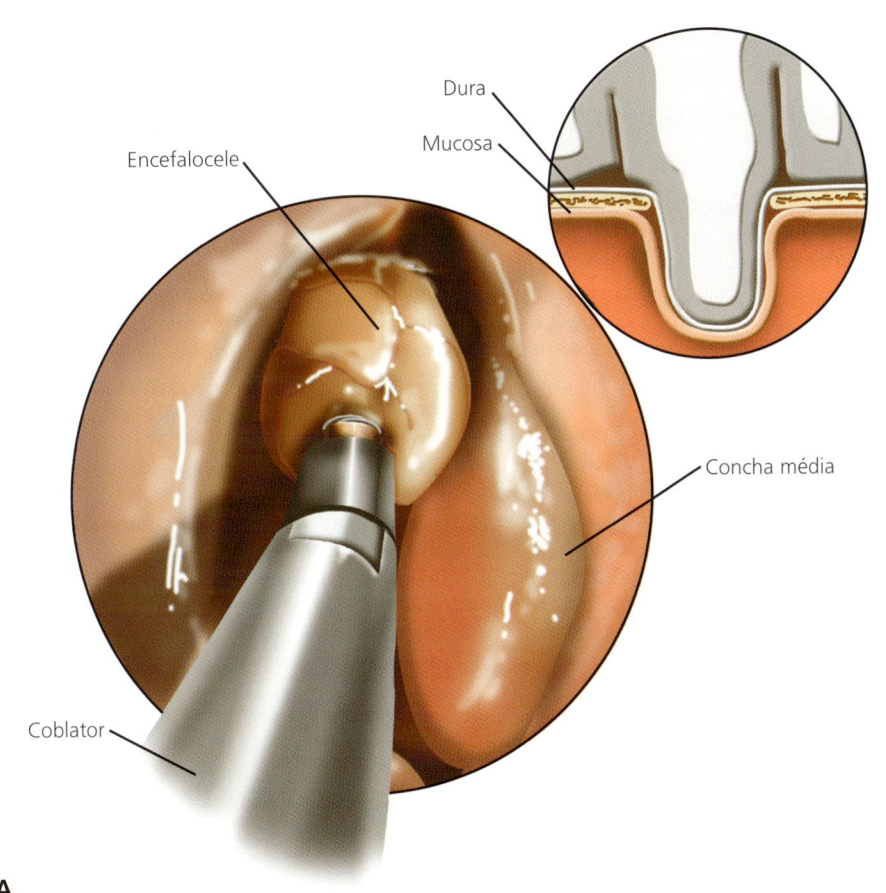

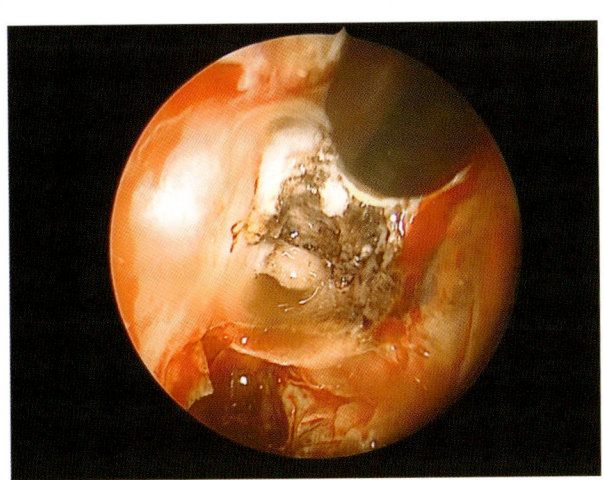

FIGURA 20.4
Ilustração **(A)** e visão endoscópica **(B)** de redução de uma encefalocele através de coblação.

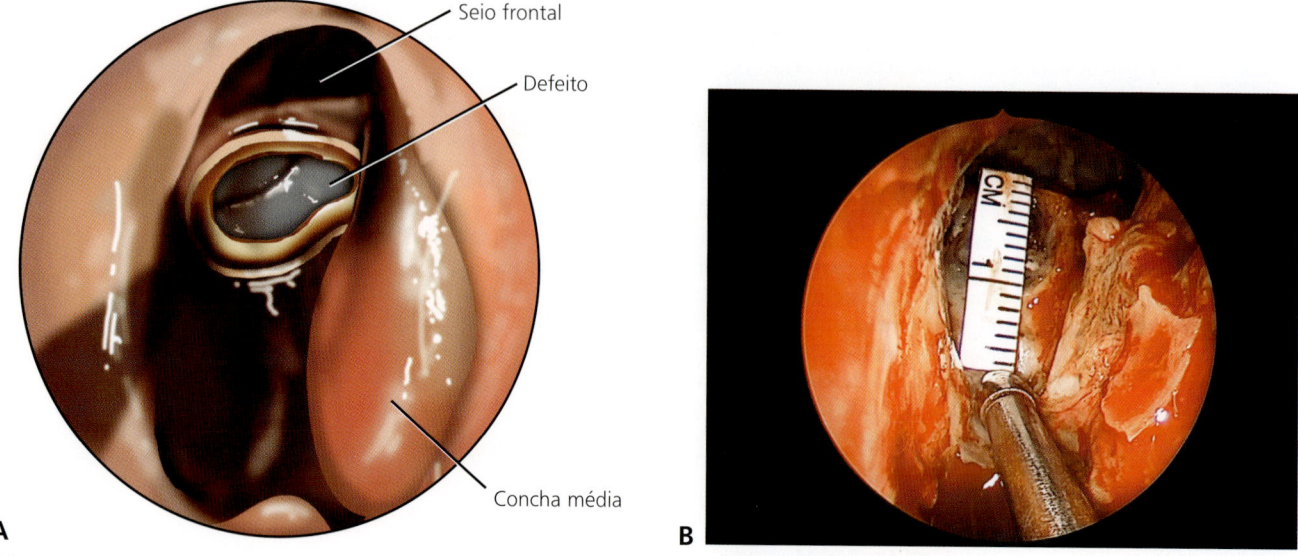

FIGURA 20.5 Ilustração do defeito na base do crânio **(A)** e visão cirúrgica a 70°, após remoção da encefalocele **(B)**.

para o interior da cavidade craniana (Fig. 20.5). No caso de liquorreias de alta pressão, derivações liquóricas a aproximadamente 10 mL/h ajudam na redução da encefalocele e posicionamento de enxertos subposicionados (*underlay*). A mucosa é, então, removida da área em torno do defeito, para evitar secreção de muco abaixo do local reparado, prevenir aprisionamento de mucosa intracranialmente e contribuir para a força do reparo através do desenvolvimento de osteoneogênese. Instrumentos otológicos semelhantes a espátulas e/ou exploradores sinusais permitem o descolamento da dura no interior do espaço epidural e colocação de um substituto dural +/− enxerto ósseo. Para um substituto dural, atualmente eu utilizo quase exclusivamente o Biodesign Dural Graft (Cook Medical, Bloomington, IN), em razão da facilidade de manuseio (p. ex., sem aumento de volume com hidratação). Eu também coloco um enxerto ósseo colhido do septo ou concha, se o defeito for suficientemente grande (geralmente > 5 mm), se houver suficiente espaço epidural (difícil na cribriforme, decorrente dos filamentos olfatórios) e se houver suspeitas de pressão intracraniana elevada (Fig. 20.6). Eu não utilizo enxertos ósseos após ressecções tumorais, uma vez que estes defeitos sejam geralmente grandes (até 5 mm) e podem necessitar de radioterapia adjuvante. A seguir, um enxerto *overlay* (mucosa/fáscia/cadavérico/xenoenxerto) ou retalho nasosseptal é posicionado, para cobrir completamente o defeito e a área circundante (Fig. 20.7). O retalho nasosseptal é também útil para reparar defeitos na base do crânio que comprometem o seio frontal, podendo cobrir até 3 cm da tábua posterior, dependendo da orientação e localização do defeito (ver Jones *et al.*, 2012). O retalho nasosseptal é soberbo para cobrir defei-

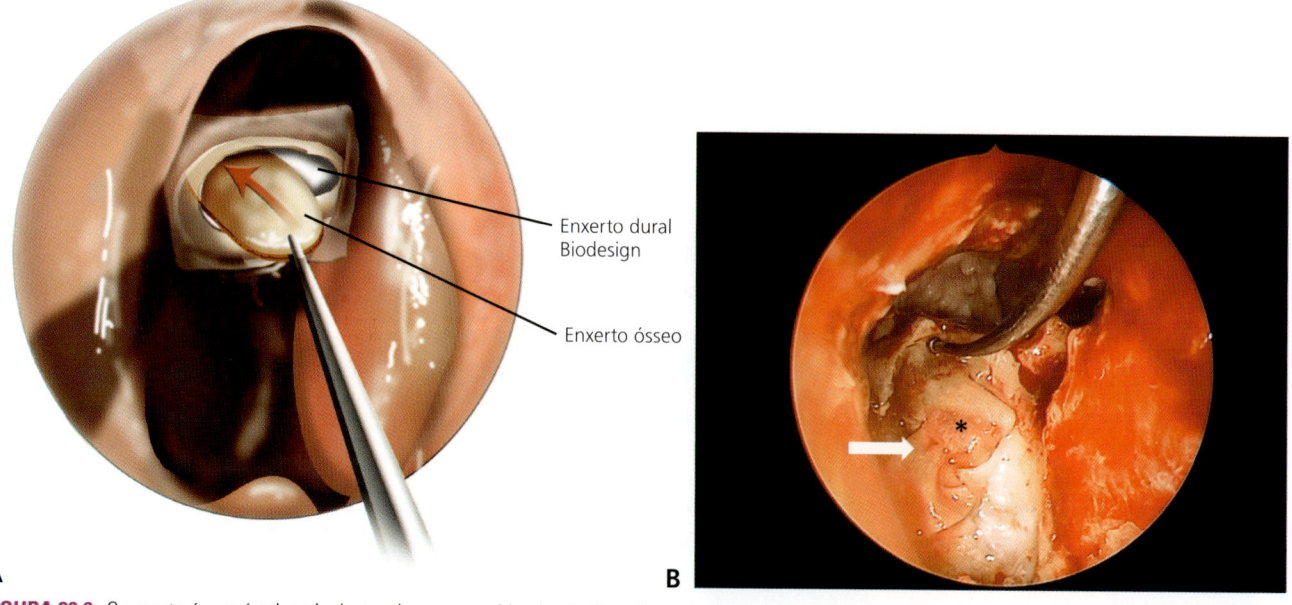

FIGURA 20.6 O enxerto ósseo é colocado dentro do espaço epidural após descolamento da dura circundante e colocação de um enxerto de reparo epidural, como o Biodesign **(A)**. Ponto de vista cirúrgico após colocação de enxerto de reparo dural (*seta*) e enxerto ósseo (*asterisco*) **(B)**.

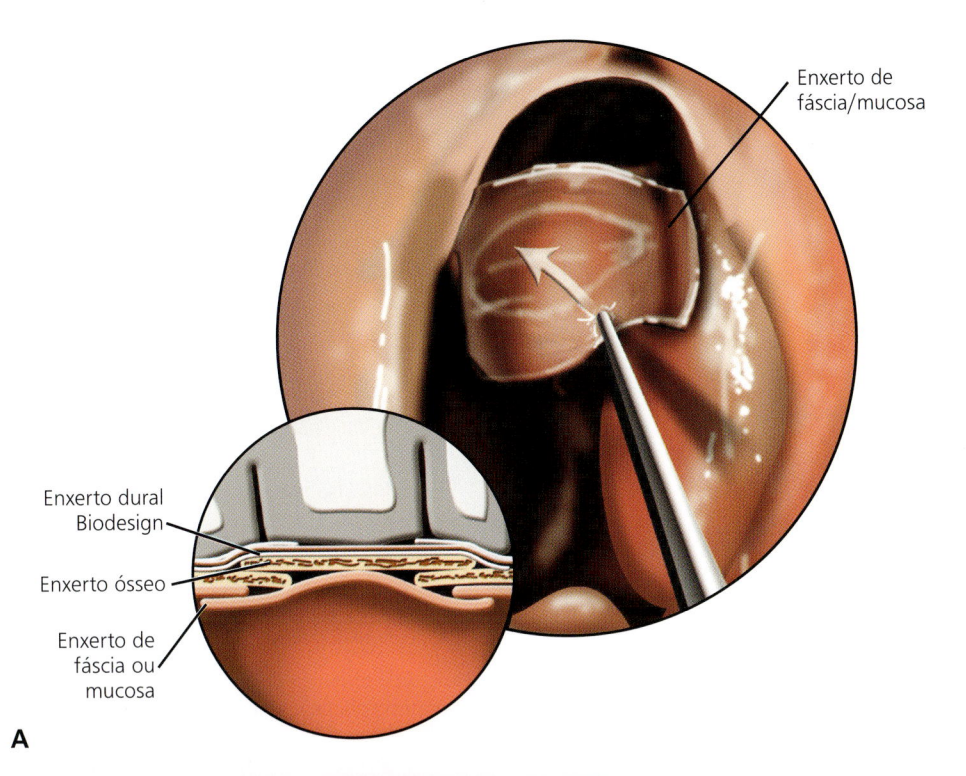

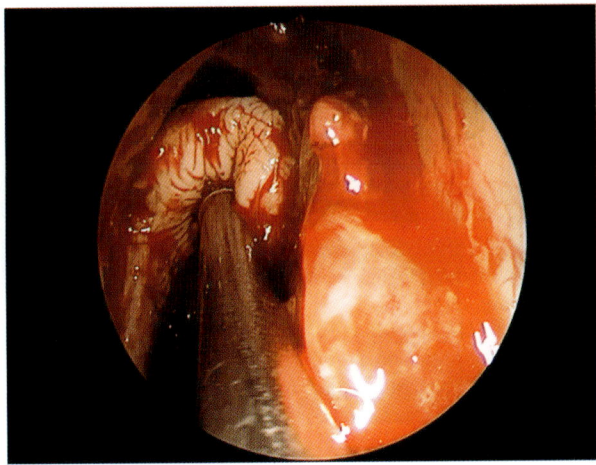

CAPÍTULO 20 Fechamento de Defeitos da Base do Crânio e Encefaloceles

FIGURA 20.7
Um enxerto *overlay* é colocado sobre o defeito **(A)**. Embora um enxerto mucoso livre seja demonstrado na ilustração, a visão cirúrgica mostra a cobertura do defeito com um retalho nasosseptal **(B)**.

tos maiores após a remoção de tumores (Fig. 20.8). Eu utilizo selante de fibrina Evicel (Johnson Evicel (Johnson Evicel (Johnson & Johnson, Sommerville, NJ) para colar o enxerto de superposição ou o retalho na posição, seguido por gelfoam. Um *stent* de rolo apertado de Silastic 0,5 mm é introduzido no seio frontal, possibilitando um debridamento mais fácil na primeira visita pós-operatória. Um espaçador de esponja de algodão Merocel (Medtronic, Jacksonville, FL) é inserido em um dedo de luva que não seja de látex e suturado com Prolene 2-0. A base do espaçador é introduzida na frente do seio esfenoidal, e a sua porção anterior é delicadamente empurrada superiormente para o interior da base do recesso frontal, de tal modo que toda a cavidade etmoidal fica preenchida. A esponja é, então, inflada com soro fisiológico a partir de uma seringa e ancorada com um Prolene 2-0, suturado pelo septo.

Se um dreno lombar for utilizado, ele é desclampeado durante a extubação para transmitir e reduzir picos de pressão intracraniana causados por tosse. A anestesia laringotraqueal tópica aplicada antes da extubação também reduz a tosse. Um coquetel de antieméticos é administrado antes de o paciente despertar, para reduzir a propensão para náuseas e vômitos no pós-operatório.

Via de Acesso Transpterigóidea Endoscópica

Esta via de acesso merece menção especial, uma vez que ela se situe frequentemente fora da "zona de conforto" dos otorrinolaringologistas que executam cirurgia sinusal endoscópica. Todavia, ela fornece um acesso definitivo para fechamento de defeitos da base do crânio na fossa média lateral ao segundo ramo do nervo craniano V (ver Alexander *et al.*, 2012) (Fig. 20.9). Eu tratei com sucesso vários pacientes que desenvolveram liquorreias recorrentes e outras complicações, em que cirurgiões precedentes tinham tentado vedar o recesso lateral através de uma esfenoidotomia em vez de remover a encefalocele associada e reparar o defeito na base do crânio. Após uma etmoidecto-

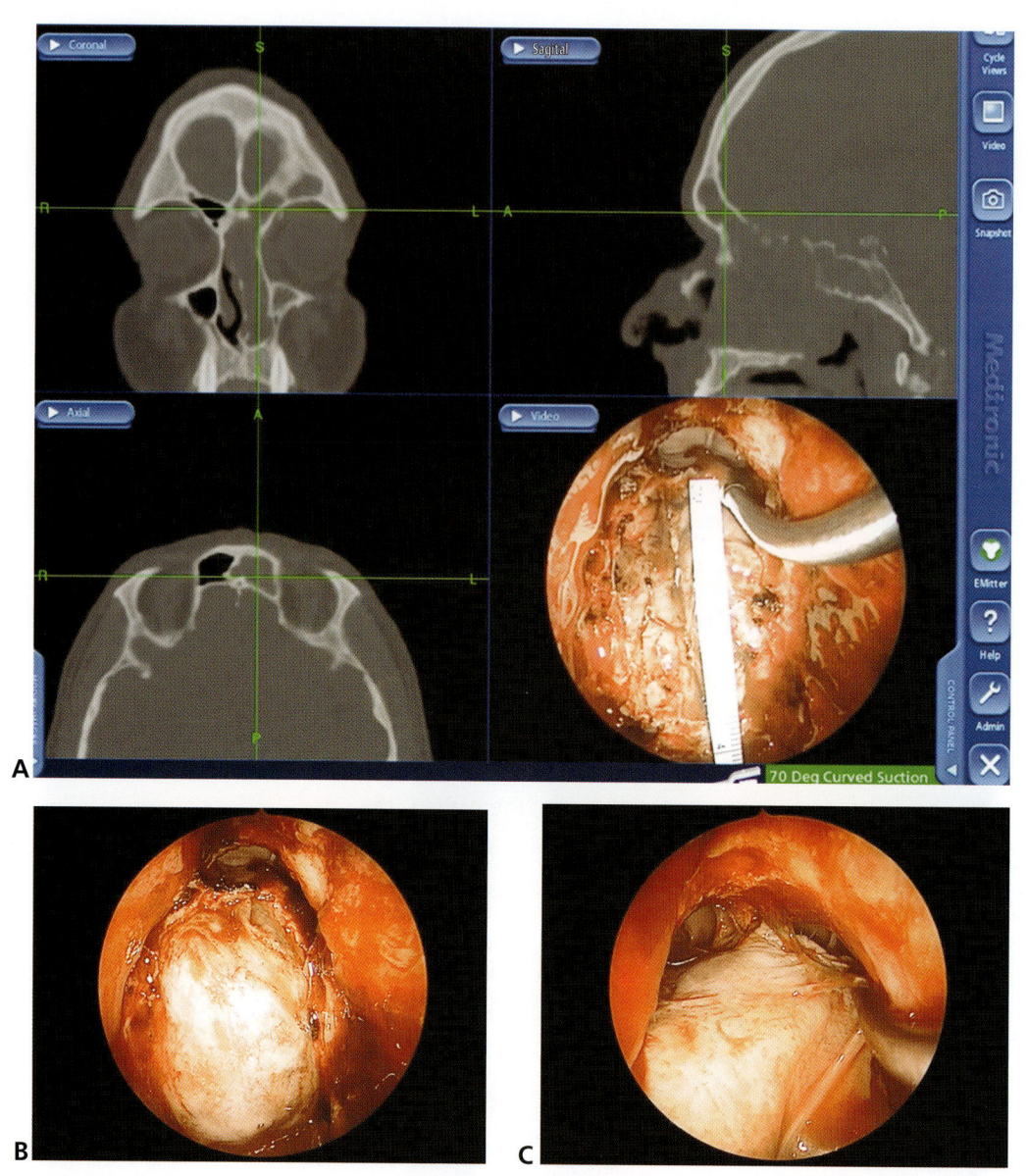

FIGURA 20.8 Defeitos na base do crânio após ressecção de tumor são frequentemente muito grandes, como aqui mostrado em imagem triplanar com visão endoscópica a 70° **(A)**. Eu geralmente reparo estes defeitos em multicamadas, sem enxertos ósseos, utilizando enxerto *underlay* no espaço epidural **(B)** e enxerto nasosseptal *overlay* **(C)**.

mia completa, uma antrostomia maxilar ampla e uma esfenoidotomia ampla, conforme descrito previamente, a mucosa é removida da parede posterior do seio maxilar. O osso da parede posterior é, então, desbastado até a fáscia da fossa pterigopalatina com uma broca de diamante de 15°. A artéria maxilar interna e seus ramos são identificados e clipados, seccionados, e transpostos inferiormente. Nas áreas mais profundas da fossa pterigopalatina, o nervo palatino maior, gânglio esfenopalatino, nervo vidiano e nervo infraorbitário são meticulosamente evitados, para diminuir a morbidade. A face anterior do seio esfenoidal, que pneumatizou para as lâminas pterigóideas, é desgastada e removida, para se ganhar acesso completo ao recesso lateral do seio esfenoidal. Uma exposição completa é possível através desta via de acesso, e o reparo do defeito é efetuado conforme descrito anteriormente, com osso e enxertos de tecido livre. Quando a extirpação completa da mucosa do recesso lateral é possível, eu prefiro obliterar o recesso (tipicamente com tecido adiposo abdominal).

Tratamento Pós-Operatório

Os pacientes são mantidos em monitorização estrita durante a primeira noite do pós-operatório – frequentemente na unidade de tratamento intensivo neurocirúrgica. O estado mental do paciente é avaliado frequentemente. Eu solicito uma TC de crânio pós-operatória na manhã do dia pós-operatório 1, para checar quanto a hematoma ou edema cerebral subsequente à ressecção tumoral, após remoção de encefaloceles volumosas, ou se houver alguma alteração ou deterioração do estado mental. Antibióticos intravenosos (ceftriaxona +/− vancomicina) são admi-

CAPÍTULO 20   Fechamento de Defeitos da Base do Crânio e Encefaloceles

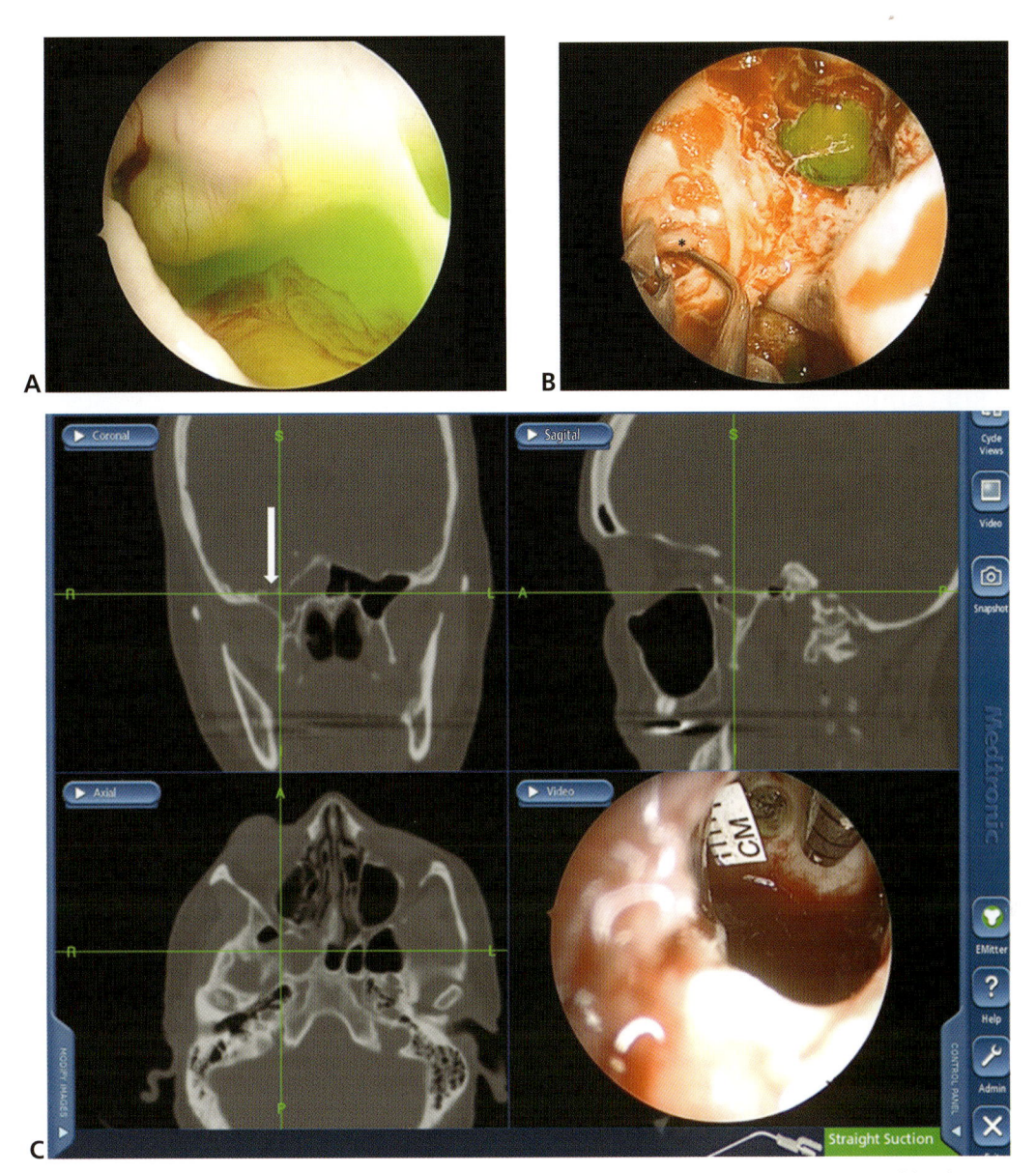

FIGURA 20.9 Uma visão endoscópica de 70° através de uma esfenoidotomia direita revela fluoresceína e encefalocele no recesso lateral **(A)**. Uma vez que o defeito se situa em torno de um canto com um corredor estreito, eu utilizei uma via de acesso transpterigóidea para o recesso. A fossa pterigopalatina é dissecada, e a artéria maxilar interna (*asterisco*) é clipada **(B)**. Notar a relação inferior com a esfenoidotomia padrão, que está corada em verde pela fluoresceína. A face anterior do recesso pterigóideo foi removida com acesso completo ao recesso esfenoidal lateral pneumatizado, demonstrado em imagem triplanar com visão endoscópica **(C)**. A encefalocele foi extirpada, e o defeito é mostrado lateralmente ao segundo ramo do nervo trigêmeo (aspiração).

nistrados pós-operatoriamente durante 24 a 48 horas, juntamente com antieméticos e emolientes fecais. A maioria dos pacientes tem alta dentro de 48 horas, mas podem permanecer mais tempo, com base na destinação. Indivíduos com hipertensão intracraniana têm uma evolução hospitalar mais longa, uma vez que eles sejam submetidos a derivações liquóricas via dreno lombar por vários dias e mensuração da pressão intracraniana, de acordo com protocolos previamente descritos (ver Chaaban *et al.*, 2014). Os pacientes recebem 500 mg de acetazolamida de liberação sustentada, para reduzir a pressão ou, no caso de elevações graves, pode ser necessária a colocação de um *shunt* ventriculoperitoneal. Eles são instruídos quanto a técnicas de movimento para evitar prender a respiração e manobras de Valsalva. Um emoliente fecal é prescrito, para cada paciente, e atividades leves são mantidas por 6 semanas após a cirurgia. Um antibiótico antiestafilocócico é prescrito, até que o tamponamento seja removido na primeira visita pós-operatória. Embora a maioria dos cirurgiões remova o tamponamento dentro de uma semana, eu prefiro realizar o primeiro debridamento em torno de 9 a 13 dias, uma vez que tenho encontrado episodicamente menos sangramento e desconforto do paciente durante a remoção. Os pacientes são reavaliados entre 1 a 4 semanas após a primeira visita, dependendo da extensão da cirurgia e da nossa preocupação com a patência ostial.

COMPLICAÇÕES

As complicações da reconstrução da base do crânio podem incluir importantes lesões intracranianas ou orbitárias. A manutenção de uma técnica segura durante a exposição e redução da encefalocele ajudará a reduzir os riscos associados ao reparo. A redução do sangramento durante o procedimento, através de uma cuidadosa vasoconstrição tópica e infiltrativa no início do procedimento, e minimização do trauma à mucosa anterior otimizam a visualização. Eu limito a dissecção na região da artéria esfenopalatina e evito trauma à artéria etmoidal anterior, a não ser que a remoção seja necessária como parte da ressecção do tumor. Embora meningites sejam raras, antibióticos peroperatórios, juntamente com um fechamento hermético adequado, reduzem este risco. Liquorreias recorrentes têm maior probabilidade de ocorrer na presença de hipertensão intracraniana inadequadamente controlada, de modo que o tratamento apropriado com acetazolamida ou *shunt* ventriuloperitoneal pode ser necessário. Anosmia/hiposmia podem ocorrer em razão da intervenção cirúrgica e devem ser discutidas com o paciente no pré-operatório ao se arrolar os riscos potenciais do procedimento.

RESULTADOS

As taxas de sucesso do reparo de defeitos da base do crânio são geralmente superiores a 90% na maioria das séries descritas. Conforme mencionado previamente, os pacientes com hipertensão intracraniana apresentam a taxa mais alta de recorrência. O tratamento da ICP elevada em rinoliquorreias espontâneas com o uso de acetazolamida e *shunts* VP é crítico para um tratamento bem-sucedido. Terapias para perda de peso devem ser iniciadas, incluindo cirurgia bariátrica para pacientes com obesidade mórbida. Entretanto, é necessária uma perda de peso significativa para que esta terapia se torne um tratamento efetivo para ICP elevada. Utilizando-se estas estratégias em pacientes com fístulas liquóricas espontâneas e hipertensão intracraniana, as taxas de sucesso são semelhantes aos reparos para outras etiologias.

PÉROLAS

- Uma história pré-operatória e exame físico abrangentes investigando trauma craniano prévio, cirurgia sinusal ou neurológica, anormalidades congênitas (p. ex., síndrome de fenda craniofacial mediana/*morning glory*), episódios de meningite e IMC elevado revelarão indícios importantes sobre a etiologia subjacente.
- O teste de beta-2 transferrina confirma a presença de uma fístula liquórica, e um exame detalhado completo de uma TC ou RNM muitas vezes revelará o local do defeito na avaliação pré-operatória. A utilização intraoperatória de fluoresceína intratecal também fornece excelente localização, mas deve ser utilizada com cautela, em baixa concentração e através de infusão lenta.
- Vasoconstrição tópica e infiltrativa é importante para hemostasia e boa visualização.
- Exposição endoscópica completa em torno da encefalocele é útil antes da redução com cautério bipolar, uma vez que ela permite um maior espaço de trabalho para controle de qualquer sangramento encontrado durante a redução.
- Um reparo em multicamadas ajuda com fechamento hermético, mas para pequenos defeitos ou quebras, tentar colocar um enxerto *underlay* não é necessário, uma vez que ele possa aumentar o tamanho do defeito.
- Tamponamento no local do defeito é crítico para suporte contra picos de pressão intracraniana durante o período pós-operatório.
- Usar quaisquer meios necessários para reduzir a hipertensão intracraniana.

ARMADILHAS

- Colocar um enxerto para "bloquear" a liquorreia no interior de uma parte de um seio (p. ex., recesso lateral do esfenoidal) sem remover a encefalocele resultará em uma alta taxa de recorrência, possível formação de mucocele (ou mucopiocele), e potencialmente infecção intracraniana ascendente. Sempre fazer o reparo ao nível do defeito na base do crânio.
- Ser pessoalmente responsável pela injeção de fluoresceína, a fim de evitar infusão inadvertida de altas concentrações.
- Infecções ativas aumentarão o risco de meningite. Tratar antes da cirurgia ou cobrir com antibióticos intravenosos peroperatórios e solicitar uma consulta com um especialista em doenças infecciosas, se possível.

LEITURA SUGERIDA

Woodworth BA, Schlosser RJ, Faust RA, Bolger WE. Evolutions in the management of congenital intranasal skull base defects. *Arch Otolaryngol Head Neck Surg* 2004;130(11):1283–1288.

Smith N, Riley KO, Woodworth BA. Endoscopic Coblator™-assisted management of encephaloceles. *Laryngoscope* 2010;120(12):2535–2539.

Jones V, Virgin F, Riley K, Woodworth BA. Changing paradigms in frontal sinus cerebrospinal fluid leak repair. *Int Forum Allergy Rhinol* 2012;2(3):227–232. doi: 10.1002/alr.21019

Alexander NS, Chaaban MR, Riley KO, Woodworth BA. Treatment strategies for lateral sphenoid sinus recess cerebrospinal fluid leaks. *Arch Otolaryngol Head Neck Surg* 2012;138(5):471–478.

Chaaban MR, Illing E, Riley KO, Woodworth BA. Spontaneous cerebrospinal fluid leak repair: a five-year prospective evaluation. *Laryngoscope* 2014;124(1):70–75.

21 FECHAMENTO NASAL PARA TELANGIECTASIA HEMORRÁGICA HEREDITÁRIA (HHT): (MODIFICAÇÃO DE LUND DO PROCEDIMENTO DE YOUNG)

Valerie J. Lund

INTRODUÇÃO

A telangiectasia hemorrágica hereditária (HHT) é uma doença herdada, caracterizada pela presença de telangiectasias com endotélio deficiente em tecido muscular ou elástico. Ela foi descrita pela primeira vez nos anos 1860 por Sutton (1864) e Babington (1865), embora os nomes de Osler, Rendu e Weber (1901, 1896 e 1907) sejam mais comumente associados à condição, que é dominante autossômica e não ligada ao sexo. Mutações genéticas em Cr 9, 12 e 5, com fator de crescimento transformador de sinal (TGF-beta), causam o desenvolvimento anormal dos vasos sanguíneos.

A HHT é encontrada em todo o mundo com uma incidência de 12,5 a 15,6 por 1.000 na população, mas há importantes variações geográficas. A condição pode afetar qualquer parte do corpo, em particular superfícies cutâneas e mucosas, em que as pequenas telangiectasias podem facilmente ser observadas. Entretanto, em órgãos, como o fígado, pulmão e cérebro, podem ser encontradas malformações arteriovenosas maiores, que, nos pulmões, podem levar à importante formação de *shunts*.

HISTÓRIA

Telangiectasias podem potencialmente causar problemas onde quer que elas ocorram, mas o sintoma mais comum e perturbador é a epistaxe, que é encontrada em mais de 80% dos pacientes. Isto pode variar desde manchas leves de sangue até hemorragias repetidas, que ameaçam a vida. Os sangramentos frequentemente começam na infância ou no início da adolescência, e há uma tendência a se agravarem com a idade, embora isto possa ser decorrente de outras comorbidades relacionadas com a idade. Em alguns pacientes, os sintomas também podem-se apresentar mais tarde na vida; por exemplo na minha coorte pessoal de 344 pacientes, a idade à apresentação clínica variou de 2 a 70 anos.

Pouco mais da metade dos meus pacientes apresentam epistaxes diariamente, e aproximadamente dois terços apresentam mais de três episódios ao dia na maioria dos dias. O sangramento pode ser precipitado por pequenos eventos, como beber uma xícara de chá, vestir um avental ou empreender qualquer forma de exercício físico. Extremos de temperatura e umidade são também associados ao aumento dos sangramentos, e muitos pacientes citam o estresse como um fator precipitante.

EXAME FÍSICO

Em muitos pacientes, as telangiectasias são óbvias na pele da face, lábios, orelha e mãos, particularmente nas pontas dos dedos e leitos ungueais. Na cavidade oral, elas são frequentemente observadas na língua e no palato duro, muitas vezes anteriores ao canal incisivo. O exame do nariz pode facilmente precipitar sangramentos, devendo, assim, ser realizado com grande cuidado e uma técnica "sem tocar". O exame muitas vezes revelará coágulos e crostas sanguíneos, mas as lesões podem ser visíveis na porção anterior das conchas inferior e média e no septo anterior. A aparência da telangiectasia não se correlaciona necessariamente com a gravidade de sangramento e é importante avaliar se o septo está perfurado (usualmente por causa de cauterizações precedentes), se for cogitado o fechamento do nariz.

INDICAÇÕES

O fechamento do nariz deve ser considerado quando outras opções, como coagulação com *laser*, dermosseptoplastia ou manipulação hormonal, falharam, ou ainda em indivíduos em que o sangramento é tão grande a ponto de exigir repetidas transfusões sanguíneas (Fig. 21.1).

O fundamento lógico do fechamento nasal é impedir o fluxo de ar através do nariz. Isto é dependente da incapacidade das telangiectasias se contrair em resposta a traumas, ainda que leves, incluindo o efeito ressecante do fluxo de ar. Na minha experiência, para que a operação seja bem-sucedida, o fechamento precisa ser completamente hermético ao ar. Ele é, portanto, reservado aos pacientes mais gravemente afetados, cuja qualidade de vida já é precária, e cujo nariz já está permanentemente bloqueado por coágulos sanguíneos.

A cirurgia é geralmente realizada em ambos os lados do nariz, embora possa ser limitada ao lado mais afetado. Entretanto, se houver uma perfuração do septo, então ambos os lados devem ser fechados para que se obtenha um fechamento hermético ao ar.

CONTRAINDICAÇÕES

O ser humano não é um respirador nasal obrigatório após os primeiros meses de vida, e, por essa razão, não existe nenhuma contraindicação específica para o fechamento do nariz, a não ser os temores do paciente (*ver* Planejamento pré-operatório). Contudo, pode haver uma preocupação teórica naqueles que são morbidamente obesos ou que sofrem de apneia de sono.

PLANEJAMENTO PRÉ-OPERATÓRIO

Não há nenhum planejamento pré-operatório específico a não ser assegurar que o paciente esteja apto a ser submetido a uma anestesia geral. Os pacientes com HHT são, de fato, cronicamente anêmicos, mas podem necessitar de uma transfusão antes da cirurgia, dependendo da opinião do anestesiologista. Além disso, recomenda-se que todos os pacientes com HHT passem por alguma forma de triagem, como, por exemplo, uma TC o tórax, para excluir a possibilidade de grandes malformações arteriovenosas pulmonares, que estão presentes em entre 30 e 40% dos pacientes com HHT e podem estar associadas à presença de *shunts*, acidente vascular encefálico isquêmico e abscessos cerebrais.

Os pacientes devem ver o fechamento nasal como permanente e, embora o fechamento possa ser reaberto, tal ato resultará em reinício de sangramento e, frequentemente, em uma ligeira estenose vestibular. Suas preocupações com respeito à respiração oral permanente podem ser abrandadas tamponando-se o nariz por um período de tempo antes da cirurgia, o que já pode ter sido necessário, de qualquer modo, na presença de sangramentos graves. Há também vários grupos nacionais de apoio a pacientes que muitas vezes são úteis para um paciente que esteja considerando o procedimento, permitindo que ele discuta o procedimento com alguém que já tenha sido submetido à cirurgia. A maioria está mais do que disposta a enaltecer suas virtudes.

FIGURA 21.1
Visão endoscópica de HHT na fossa nasal. O paciente apresentava sangramentos nasais graves, com lesões excessivamente grandes para serem tratadas com sucesso com *laser*, além de uma grande perfuração septal decorrente de cauterizações repetidas em outras instituições, que impedia a realização de um enxerto septal. Assim, o fechamento bilateral foi oferecido e foi realizado com sucesso.

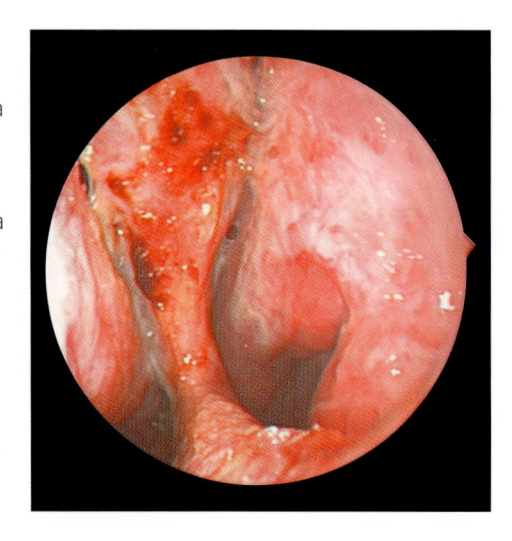

Descolamento retrógrado de retalhos

Incisão circunferencial na junção mucocutânea

Incisões nas 12, 4 e 8 horas

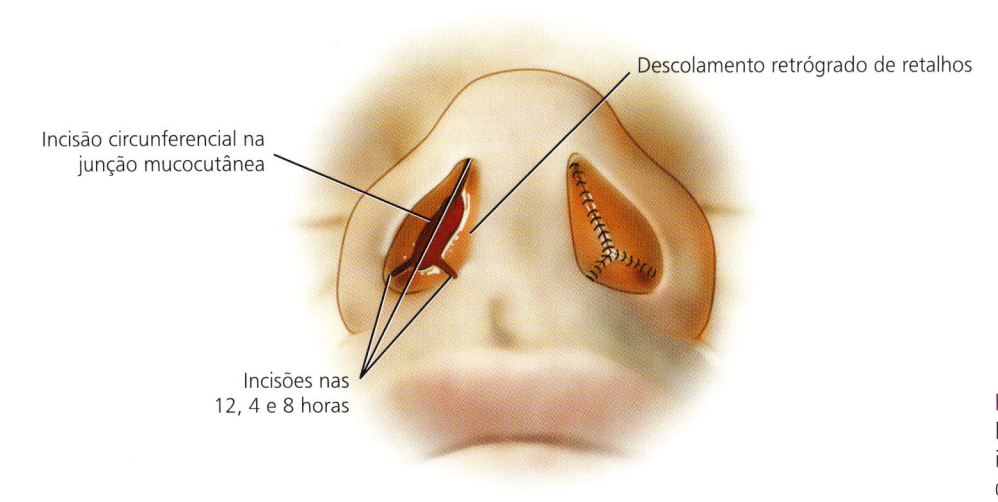

FIGURA 21.2
Diagrama mostrando as incisões vestibulares no lado direito e o fechamento das incisões no lado esquerdo.

TÉCNICA CIRÚRGICA

A cirurgia é uma modificação do procedimento original de Young descrito nos 1960 para rinite atrófica, tendo sido inicialmente aplicado em três pacientes com HHT pelo Dr. Jack Gluckman, em 1993. A descrição original do fechamento nasal envolvia o descolamento de dois retalhos de pele vestibular que, quando fechados, deixavam uma pequena abertura em ambas as porções superior e inferior do vestíbulo. Isto, por sua vez, permitia o fluxo de ar e um sangramento nasal continuado. Como consequência, eu modifiquei o procedimento, incluindo um retalho inferior. Com o fechamento meticuloso, pode ser obtida uma completa oclusão do vestíbulo.

- O paciente é colocado na posição supina sobre a mesa de operações, e a anestesia orotraqueal geral é induzida.
- Nenhuma tentativa deve ser feita para limpar o nariz ou remover coágulos sanguíneos e crostas das fossas nasais, uma vez que qualquer manobra que produza sangramentos impedirá o prosseguimento da cirurgia.
- Soluções descongestionantes/vasoconstritoras não devem ser instiladas nas fossas nasais pelas mesmas razões.
- A pele vestibular é infiltrada com uma pequena quantidade de anestésico local (2 mL de lidocaína à proporção de 1 para 80.000 + adrenalina 1 para 1.000 em cada lado), uma vez que o paciente esteja anestesiado.
- Eu realizo uma incisão circunferencial na junção mucocutânea do vestíbulo nasal, seguida por três incisões.
- Os três retalhos desde a incisão até a margem alar nas 12 horas, 4 horas e 8 horas (Fig. 21.2) são descolados na direção da abertura nasal, tomando cuidado para não fazer uma "casa de botão" na pele e deixando para trás as cartilagens nasais. Eu tomo grande cuidado para não manipular o nariz excessivamente enquanto executo esta manobra, a fim de evitar precipitar sangramentos, o que obscureceria o campo cirúrgico. Os retalhos devem ser suficientemente descolados para permitir um fechamento completamente livre de tensão e são suportados por pequenas peças de esponja de gelatina embebidas em adrenalina, posicionadas na fossa nasal anterior.
- As incisões são, então, meticulosamente fechadas com suturas interrompidas de material de sutura 4-0, por exemplo, polioxanona ou poliglecaprona 25 (Monocryl). Eu tomo grande cuidado no fechamento de três pontas e superiormente, onde um processo de clipagem e corte pode ajudar a completar a linha de sutura. A aparência final lembra altamente o emblema de um bem conhecido fabricante de automóveis (Fig. 21.2). Uma pequena quantidade de vaselina ou pomada de cloromicetina é aplicada na área, e toda a equipe e pacientes são aconselhados a evitar qualquer trauma à área no período pós-operatório.
- O paciente deve ser recuperado da anestesia tão delicadamente quanto possível, uma vez que qualquer tosse ou esforço nesta fase possa resultar em hemorragia nasal, que é extremamente difícil de controlar. A equipe de recuperação precisa ser cuidadosamente instruída para não tocar no nariz, particularmente com máscaras de oxigênio, nem tentar usar cateteres nasais de oxigênio!

TRATAMENTO PÓS-OPERATÓRIO

O paciente pode ter alta no mesmo dia da cirurgia e antibióticos de amplo especto, como, por exemplo, amoxicilina e ácido clavulânico, 375 mg 3 vezes ao dia, são prescritos por 1 a 2 semanas. O paciente é orientado no sentido de que as crostas parecerão desagradáveis, mas devem ser deixadas imperturbadas até que se destaquem naturalmente, cerca de 2 a 3 semanas mais tarde, de que as suturas não necessitam ser removidas e de que pode haver um gosto desagradável na boca, à medida que os coágulos sanguíneos na fossa nasal se dissolvam.

O paciente deve ser avisado de que o fechamento é visível imediatamente após a operação, mas pode ser tranquilizado de que durante as semanas e meses seguintes o fechamento se retrairá para o vestíbulo, tornando-se, afinal, impossível de ser visto.

Se um fechamento completo for realizado, não há necessidade de o paciente ser reavaliado em acompanhamento. O acompanhamento a longo prazo pode ser feito por telefone ou e-mail.

COMPLICAÇÕES

Falha em fechar completamente o vestíbulo e a única complição importante, sendo um evento raro, se os passos precedentes tiverem sido obedecidos. Pacientes que relatam qualquer sangramento do vestíbulo quase certamente apresentarão uma pequena abertura em buraco de alfinete, que deverá ser fechada. Isto pode frequentemente ser realizado primariamente, mas se houver uma deiscência maior, então pode ser necessário um retalho nasolabial.

Ocasionalmente, alguns pacientes relatarão um pequeno aumento no sangramento pela boca, por causa do ressecamento. Isto pode ser manejado com ingestão regular de água, aplicando um lubrificante na língua à noite e, se necessário, coagulando com *laser* quaisquer lesões no palato ou na língua.

RESULTADOS

Eu realizei esta operação em 65 pacientes (58 bilaterais, 7 unilaterais). A cessação completa do sangramento foi obtida em 97%. Dos sete casos unilaterais, três pacientes solicitaram o fechamento bilateral subsequente. Sete pacientes necessitaram de um fechamento secundário para pequenas deiscências, quatro fecharam primariamente e três utilizando retalhos nasolabiais. Estes procedimentos foram bem-sucedidos, exceto em um homem de 84 anos de idade que tinha sido submetido à cirurgia prévia e radioterapia no nariz externo para um grande carcinoma basocelular; não foi possível obter o fechamento, quando a cura foi gravemente comprometida, apesar de retalhos nasolabiais.

Só um paciente solicitou a reabertura do nariz quando ele se casou e queria beijar sua nova mulher! A reabertura foi inevitavelmente associada a sangramentos nasais adicionais, e, 6 meses mais tarde, sua mulher o trouxe de volta pedindo que o nariz fosse fechado novamente! Se a reabertura for realizada, o paciente deve ser avisado de que não somente o sangramento recomeçará, mas poderá ainda ocorrer com uma leve estenose vestibular.

Esse é o mais bem-sucedido tratamento para epistaxe grave em HHT, não apenas cessando os sangramentos que ameaçam a vida, mas curando a anemia e, como consequência, resultando em uma melhora profunda na qualidade de vida, capacitando os pacientes a retornarem às atividades normais. Para citar vários pacientes, genuinamente devolvemos o paciente à sua vida.

PÉROLAS

- Fechamento do nariz é reservado para os pacientes mais gravemente afetados pela HHT. Uma regra prática simples é a necessidade de transfusão de sangue regularmente decorrente de epistaxes (Fig. 21.3).
- É o mais efetivo tratamento para sangramento nasal em HHT, resultando na cessação completa de epistaxes em quase todos os pacientes, se for alcançado um fechamento completo.
- Tecnicamente é um procedimento simples, mas deve ser feito meticulosamente, para se obter um fechamento completo.
- O procedimento tem o efeito mais dramático em melhorar a qualidade de vida dos pacientes dentre todos os tratamentos de HHT até esta data.

ARMADILHAS

- Fechamento unilateral não pode ser tentado na presença de uma perfuração septal.

INSTRUMENTOS A TER DISPONÍVEIS

- Endoscópio rígido de quatro milímetros.
- Conjunto de plástica/rinoplastia: bisturi, porta-agulha, clipes de artéria curvos pequenos, pinça de curativo de Tilleym, pinças pequenas dente de rato e anatômicas, conjunto de afastadores de asas, tesoura curva pequena.

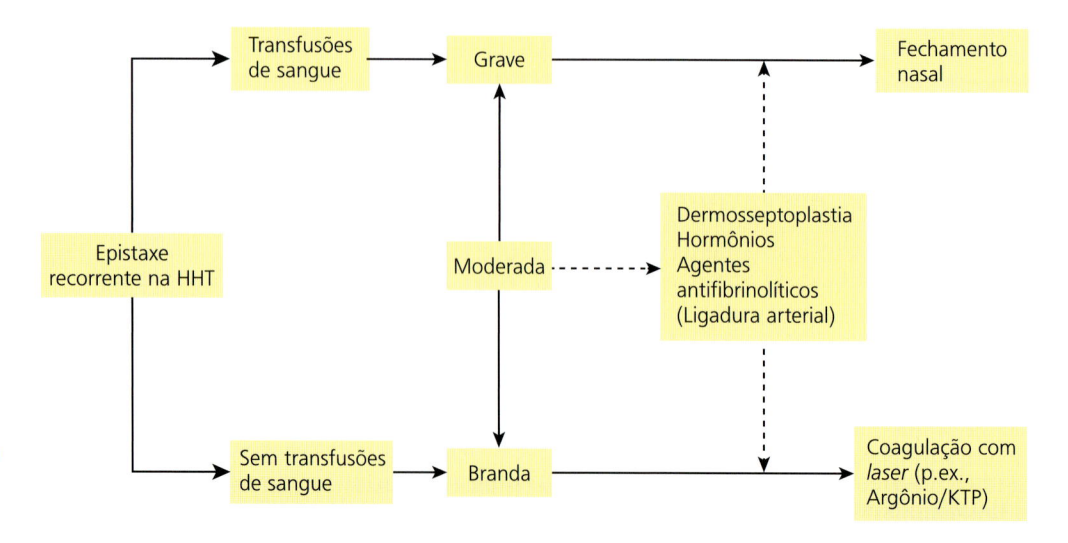

FIGURA 21.3 Algoritmo que mostra o papel do fechamento nasal em relação aos outros tratamentos.

LEITURA SUGERIDA

Young A. Closure of the nostrils in atrophic rhinitis. *J Laryngol Otol* 1967;81:515–524.

Lund VJ, Howard DJ. Closure of the nasal cavities in the treatment of refractory hereditary haemorrhagic telangiectasia. *J Laryngol Otol* 1997;111:30–33.

Lund VJ, Howard DJ. A treatment algorithm for the management of epistaxis and hereditary haemorrhagic telangiectasia. *Am J Rhinol* 1999;13:319–322.

Hitchings A, Lennox P, Lund VJ, *et al.* The effect of treatment of epistaxis secondary to hereditary haemorrhagic telangiectasia. *Am J Rhinol* 2005;19:75–78.

Shovlin C. Hereditary haemorrhagic telangiectasia: pathophysiology, diagnosis and treatment. *Blood Rev* 2010;24:203–219.

PARTE II: TÉCNICAS DE RINOPLASTIA FUNCIONAL

22 CIRURGIA FUNCIONAL DA PIRÂMIDE ÓSSEA

Gerhard Rettinger

INTRODUÇÃO

A função nasal inclui o condicionamento do ar (aquecimento, umidificação), filtração e olfação. Os diferentes segmentos das vias aéreas, desde as narinas até a nasofaringe, contribuem de modos específicos para a tarefa global. A pirâmide óssea é parte do nariz externo e possui relações estreitas com a cartilagem septodorsal (cartilagem septal e cartilagens laterais superiores) e a lâmina perpendicular. Embora a maioria das funções nasais seja relacionada com a infraestrutura da fossa e, especialmente com a mucosa, a pirâmide possui tarefas específicas na inspiração e expiração. O ar inspirado é dirigido de uma maneira adequada para a fossa nasal e a corrente de ar é dividida em dois volumes bilaterais mais ou menos iguais. Áreas funcionais importantes são o vestíbulo nasal e a área da válvula nasal, com a cabeça das conchas inferiores. Uma vez que as cartilagens laterais superiores sejam apenas as extensões cartilaginosas dos ossos nasais, elas contribuem para a área de seção transversa ("osso domina cartilagem"). A lâmina perpendicular é fixada à superfície inferior dos ossos nasais e determina a direção da cartilagem septal. Em razão das inter-relações complexas entre osso e cartilagem do nariz externo, a pirâmide óssea é conjuntamente responsável pela distribuição adequada de ar.

Conquanto a área da válvula nasal atue como um difusor à inspiração e cause um retardo na velocidade do ar após a válvula, ela também é responsável por acelerar o ar expirado. Desta maneira, o ar rico em CO_2 é transportado para fora pelas narinas, a fim de não ser novamente inalado na inspiração seguinte.

HISTÓRIA

A história é de especial importância, se estiverem presentes desvios do dorso nasal da linha mediana. Em caso de um trauma em adulto, devemos esperar linhas de fratura, e a deformidade pode ser corrigida, reabrindo-se estas fraturas. Se o nariz estiver desviado por crescimento assimétrico (trauma ao nascimento ou na infância), confrontamo-nos com uma extensão desigual de ambas as paredes nasais laterais. Esta diferença tem que ser reconhecida e ajustada com técnicas cirúrgicas específicas (ver a seguir).

EXAME FÍSICO

A avaliação da pirâmide óssea baseia-se principalmente na observação e palpação. Exames de imagem (radiografia planar, TC, ultrassonografia) estão indicados apenas em situações específicas (p. ex., fraturas complicadas do terço médio da face ou neoplasias). Tipicamente, o nariz externo é analisado em três planos: plano frontal (desvio, largura, ou deformidades do dorso nasal), visão lateral (forma, projeção, irregularidades do dorso nasal e relação com outras estruturas faciais) e visão da base (largura da abertura piriforme, que é o principal determinante da largura das paredes nasais laterais).

A palpação detecta deformidades invisíveis, cicatrizes e aderências entre pele e osso.

TABELA 22.1 Indicações para Cirurgia Funcional da Pirâmide Óssea
• Dorso nasal: giba, pirâmide proeminente, irregularidades
• Desvio: torto, assimétrico (trauma adulto/criança)
• Outras deformidades: malformações (fenda nasal, fístula, cisto, dermoide)
• Via de acesso pela pirâmide: base do crânio (fístula nasal), *degloving* mediofacial

INDICAÇÕES (TABELA 22.1)

Na maioria dos casos, as indicações para cirurgia da pirâmide óssea são com base em anormalidades das abóbadas óssea e cartilaginosa (p. ex., perfil nasal). Com uma posição (projeção) regular da ponta nasal, proeminências do dorso são chamadas de "giba nasal" e podem ser ressecadas por razões estéticas. Entretanto, se o dorso for muito alto e associado a uma ponta proeminente e uma abóbada estreita, ele faz parte de um "nariz de tensão" (síndrome do nariz proeminente), o que pode levar a perturbações funcionais (resistência aumentada à inspiração, colapso alar). Após trauma ou cirurgia prévia, irregularidades também podem constituir indicações para cirurgia.

O dorso nasal pode ser reto ou desviado da linha mediana/torto em muitas variações (p. ex., em forma de C, em forma de S). Por causa da unidade anatômica dos ossos nasais, cartilagens laterais superiores e septo ósseo, bem como cartilaginoso, todas estas estruturas têm que acompanhar os ossos nasais, se eles forem desviados da linha mediana. Os achados típicos são um desvio do septo, com uma crista ascendente, a partir da pré-maxila até o vômer contralateral ao desvio do dorso. A extremidade do septo caudal está, na maioria dos casos, fixada na posição mediana na espinha nasal anterior. Sua margem caudal, no entanto, é desviada na mesma direção que o dorso (subluxação). É óbvio que em pacientes com um desvio importante dos ossos nasais, a correção da sua sequela, o desvio septal, não é suficiente. A causa subjacente também tem que ser corrigida por osteotomias.

Outra indicação cirúrgica é a presença de uma pirâmide nasal larga. Em alguns casos, isto pode fazer parte de malformações maiores, como fendas nasais ou fístulas nasais. Fístulas estendem-se profundamente em relação aos ossos nasais; por essa razão, uma remoção temporária dos ossos nasais fornece acesso à base do crânio. A ressecção transoral parcial da abertura piriforme pode fazer parte de uma via de acesso para *degloving* mediofacial.

CONTRAINDICAÇÕES (TABELA 22.2)

Há apenas poucas contraindicações a osteotomias ou ressecções ósseas. Uma delas é a possibilidade de perturbações significativas do processo de cicatrização, como, por exemplo, em pacientes imunocomprometidos. Em um nariz em crescimento, as osteotomias podem afetar o desenvolvimento normal. Entretanto, perturbações do crescimento são mais temidas nas cirurgias da infraestrutura cartilaginosa.

Alguns pacientes reclamam de dor na área da abertura piriforme após rinoplastia ou trauma. Muito frequentemente, o nervo nasal externo está comprometido. Ele é o ramo terminal do nervo etmoidal anterior e deixa a fossa nasal entre os ossos nasais e as cartilagens laterais superiores. O nervo pode estar incluso em cicatrizes e um trauma cirúrgico adicional pode aumentar os problemas. Por essas razões, cirurgias de revisão para alívio de dor normalmente não estão indicadas.

PLANEJAMENTO PRÉ-OPERATÓRIO

O exame clínico e o planejamento pré-operatório são essenciais, uma vez que deformidades menores, ou mesmo desvios do dorso, não sejam mais visíveis, tão logo a pele esteja descolada e edemaciada. A quantidade de ressecção do dorso em gibas ou narizes proeminentes depende principalmente da projeção definitiva da ponta nasal. Em situações específicas, é melhor aumentar a projeção da ponta ou aumentar o násio do que ressecar uma quantidade excessiva dos dorsos ósseo e cartilaginoso. Muito frequentemente, procedimentos combinados, incluindo aumento, descolamento e ressecção, constituem a melhor solução. O planejamento em computador pode ser muito útil, mas o cirurgião deve estar ciente de que um bom resultado cirúrgico é muito mais difícil de alcançar do que gerar

TABELA 22.2 Contraindicações à Cirurgia Funcional da Pirâmide Óssea
• Idade ("nariz crescendo")
• História de anormalidades importantes da cicatrização tecidual
• Neuralgia (após trauma/rinoplastia prévia)

imagens digitais. O aspecto mais crítico no planejamento é prever a dinâmica do processo de cicatrização. Pode ser razoável prever uma redução da projeção da ponta de 2 ou 3 mm dentro de 6 meses e ajustar de acordo a quantidade de ressecção do dorso (prevenção de "deformidade de polibico").

Se um dorso nasal proeminente em um nariz de tensão tiver que ser rebaixado, podem-se planejar ressecções de cunhas ósseas na base do nariz, em vez de ressecções do dorso. Nestes pacientes, a pele é extremamente fina, e mesmo irregularidades diminutas são visíveis. Nestes casos, intervenções no dorso podem ser limitadas a osteotomias paramediais, deixando superfícies ósseas que são, de outro modo, lisas.

No raro caso de uma pirâmide óssea e abertura piriforme largas (p. ex., fenda nasal mediana), uma osteotomia intermediária, ou mesmo múltiplas osteotomias podem estar indicadas. A decisão é também mais bem tomada no pré-operatório, uma vez que o edema intraoperatório possa simular um estreitamento adequado.

TÉCNICA CIRÚRGICA

Instrumentos

Manipulações da pirâmide óssea são com base principalmente em osteotomias e raspagem. Para irregularidades ou reduções de proeminências menores, uma raspa pode ser utilizada. Enquanto a raspa só opera no movimento de retorno, a lima é efetiva em ambas as direções. Seu efeito é principalmente sobre o osso, e pouco sobre a cartilagem. O alisamento é mais bem avaliado por palpação do que por visão direta. O periósteo deve ser descolado antes que estes instrumentos sejam inseridos.

Instrumentos para osteotomias são osteótomos e cinzéis (escopros). Os osteótomos possuem biséis bilaterais e tendem a causar cortes retos no osso. Escopros são biselados e tendem a resultar em osteotomias curvas. O termo "incisão óssea" é um eufemismo. Este procedimento não é como um corte com um bisturi, mas se assemelha mais ao ato de tirar lascas de madeira com um machado. O resultado é que o fio cortante do osteótomo não apenas deixa um corte nítido no osso, mas também causa imperfeições anteriores ao instrumento. Para evitar este efeito, além do máximo controle possível, a lâmina deve ser tão delgada e afiada quanto possível. Com uma pedra de amolar na mesa, ela pode ser afiada antes de cada uso.

Incisão e Via de Acesso

O dorso nasal pode ser exposto por meio de incisões endonasais ou externas. A melhor visão direta sem distorção é obtida por rinoplastia aberta através de uma incisão cutânea na columela. Uma via de acesso endonasal é produzida por hemitransfixão ou transfixão, com ou sem incisões intercartilaginosas. Em ambos os casos o plano de dissecção ("descolamento") é junto ao pericôndrio das cartilagens laterais superiores e profundamente ao periósteo dos ossos nasais. A preparação subperióstica é essencial para uma remoção atraumática de gibas, uma vez que as fibras do músculo frontal no násio se insiram no periósteo e sejam destacadas com o seu descolamento. A via de acesso é também um requisito para utilizar uma raspa e o osteótomo para osteotomias paramediais. Osteotomias laterais e transversas podem ser realizadas por via endonasal ou percutânea. Para o acesso endonasal, uma incisão na pele vestibular imediatamente lateral à cabeça da concha inferior é realizada. Quando se utiliza um osteótomo protegido, é recomendado um descolamento subperióstico ao longo das osteotomias planejadas na superfície externa do osso. Desta maneira, os instrumentos podem ser posicionados nestas bolsas, deixando intacto o envoltório externo perióstico. Se for planejada uma ressecção em cunha, o periósteo ao longo da porção medial também deve ser descolado. O uso de um osteótomo protegido permite um melhor controle da posição da osteotomia, sendo especialmente útil no caso de osso espesso e revisões. Quando se utiliza um osteótomo de 2 ou 3 mm, ele pode ser aplicado diretamente pela pele vestibular e avançado sem descolamento periósteo. Estes osteótomos também podem ser posicionados diretamente sobre o osso pela pele sobrejacente, a partir do lado de fora. Não é tão fácil conseguir uma linha contínua de "cortes ósseos", porém acaba por se obter uma fileira de perfurações, que são tornadas contínuas por fraturas manuais. A osteotomia percutânea possui vantagens especiais para a osteotomia transversa, uma vez que a força seja aplicada diretamente ao osso e não oblíqua, como no caso de um acesso endonasal com um osteótomo curvo. Uma vez que pele e periósteo não sejam descolados, as osteotomias percutâneas diretas normalmente causam menos edema e hematoma. A pequena incisão cutânea não necessita de sutura e se cura com cicatrizes invisíveis.

Osteotomias

As osteotomias típicas são a paramediana, a lateral e a transversa (Fig. 22.1). Osteotomias paramedianas começam na abertura piriforme e correm paralelas à linha mediana. Elas visam ao nível do canto medial (Fig. 22.2). Para facilitar a conexão com as osteotomias laterais, elas divergem ligeiramente lateralmente. Do ponto de vista estético, a pirâmide é composta de três planos: o plano dorsal e os dois planos laterais. Suas junções normalmente criam reflexos suaves à luz (linha superciliar–nasal). Isso faz um dorso nasal parecer mais normal e agradável ao olhar. A fim de criar esse plano dorsal, as osteotomias paramedianas não devem ser realizadas muito próximas entre si.

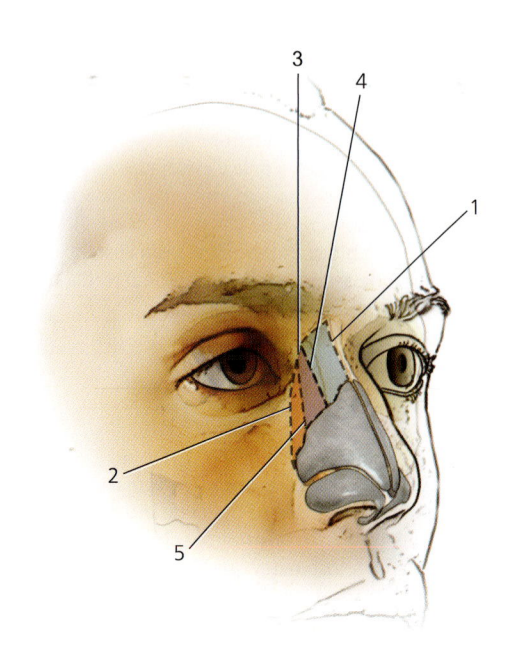

FIGURA 22.1
Visão geral das osteotomias.
(1, osteotomia paramediana;
2, osteotomia lateral;
3, osteotomia transversa;
4, osteotomia intermediária;
5, osteotomia suplementar para ressecção em cunha).

FIGURA 22.2
Osteotomia paramediana.
A: Visão lateral (1, começar em posição com cabo baixo; 2, continuada com o cabo elevado). **B:** Osteotomia transseptal submucosa após descolamento do mucopericôndrio. **C:** Visão frontal: osteotomias (*linhas tracejadas*) divergem cranialmente.

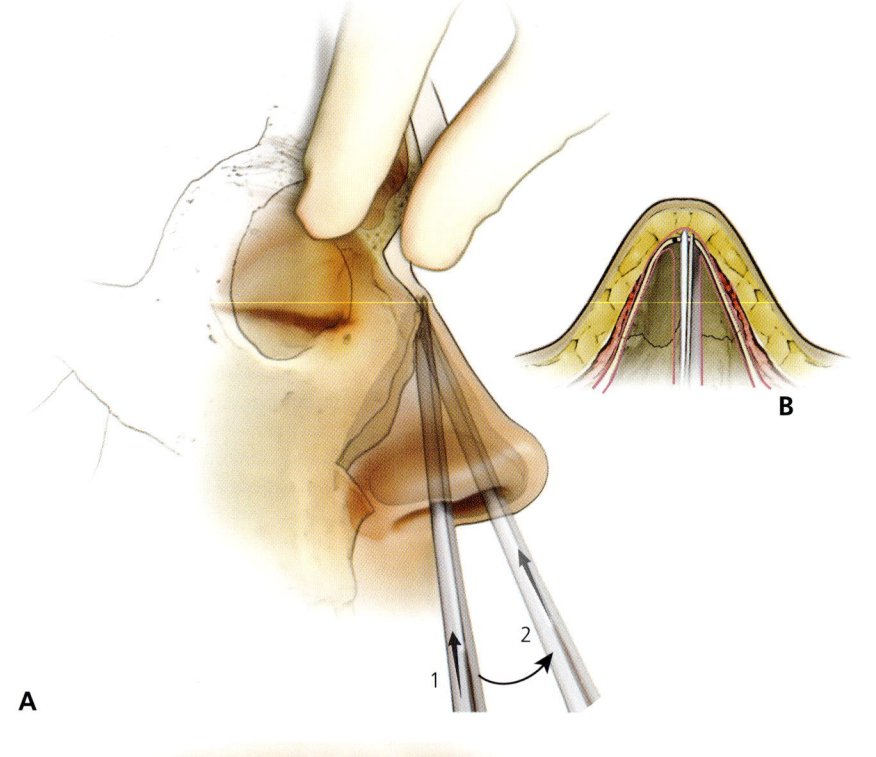

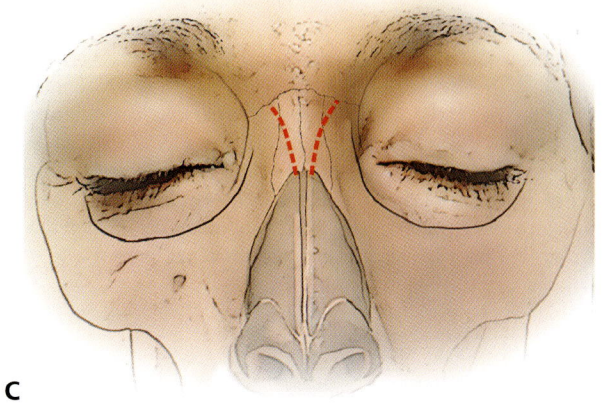

CAPÍTULO 22   Cirurgia Funcional da Pirâmide Óssea

A osteotomia lateral segue uma linha desde a junção alar-bochecha até o canto medial. Ela deve começar alguns milímetros acima desta linha na abertura piriforme. Com uma via de acesso endonasal, a execução destas osteotomias é controlada de duas maneiras:

- O progresso do osteótomo, pela palpação da extremidade do instrumento.
- A direção observada, baseando-se no cabo do instrumento.

Por causa da superfície convexa do processo frontal do osso maxilar, o cabo é movido de uma maneira semelhante a um quadrante: ele começa medial superior e termina lateral inferior. No seu caminho, a lâmina passa através de osso espesso (som baixo), osso delgado (som alto) e, novamente, osso espesso no canto medial. O nível da osteotomia lateral deve ser o mais próximo possível da linha alar-cantal, a fim de evitar degraus visíveis (Fig. 22.3).

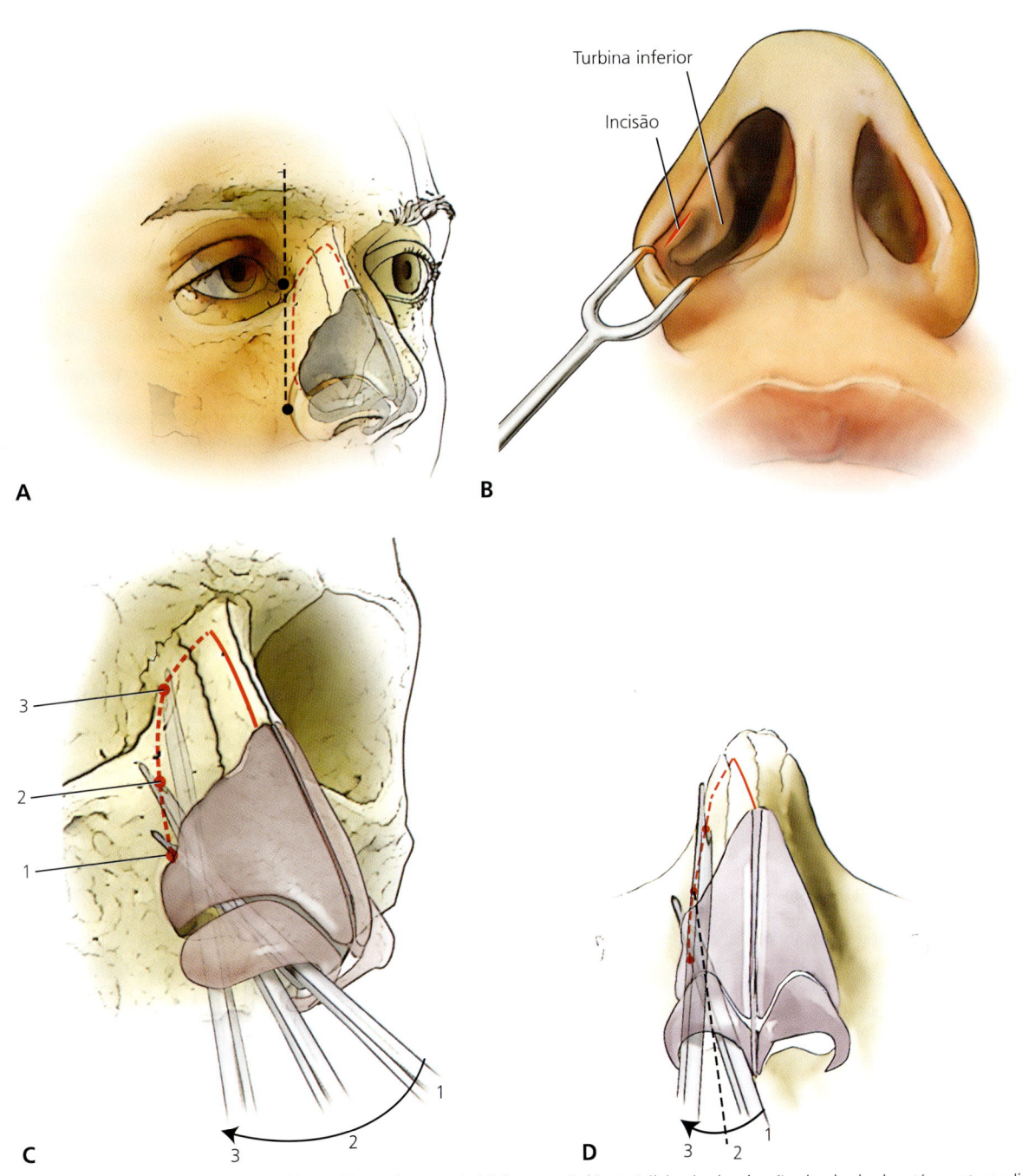

FIGURA 22.3 Osteotomia lateral. **A:** Visão oblíqua: Osteotomia (*linha vermelha*) junto à linha desde a junção alar–bochecha até o canto medial (*linha preta*). **B:** Incisão vestibular na pele lateral à cabeça da concha inferior. **C:** Cabo muda de posição de superior para inferior. As posições da extremidade do instrumento (1, 2, 3) correspondem às posições do cabo. O cabo muda de posição durante o avanço de 1 (superior) para 3 (inferior). **D:** Visão frontal: O cabo é também movido de medial (1) a lateral (3). **(C)** e **(D)** são um movimento curvo combinado.

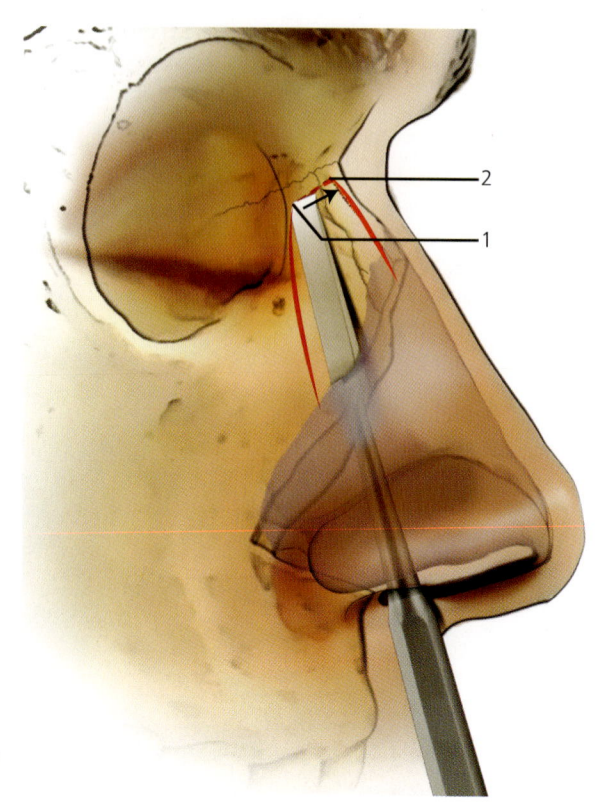

FIGURA 22.4
Osteotomia transversa (via de acesso endonasal). (1, Osteótomo curvo começa a osteotomia ao nível do canto medial e prossegue anteriormente (*seta*); 2, no caso de uma laterorrinia, o osso espesso na raiz deve ser transeccionado).

A osteotomia transversa conecta as osteotomias paramedial e lateral. Elas não são necessárias, se as osteotomias laterais oblíquas se conectarem diretamente com as osteotomias paramediais. Esta modificação é aplicável em alguns casos, por exemplo, após remoção de giba, para evitar deformidade de teto aberto. Em um dorso desviado, no entanto, toda a pirâmide óssea deve ser mobilizada, incluindo a área do násio. Esta área consiste em uma junção apertada entre ossos nasais bilaterais e a espinha nasal do osso frontal. Somente após este bloco ser separado por osteotomia é que a pirâmide óssea pode ser posicionada na linha mediana (Fig. 22.4).

Remoção de giba significa uma ressecção de uma parte óssea e cartilaginosa do dorso. A peça removida normalmente compreende parte das cartilagens superiores e a cartilagem septal, bem como partes dos ossos nasais e a lâmina perpendicular. Embora a parte cartilaginosa possa ser incisada com um bisturi, a parte óssea deve ser removida com um osteótomo. O osteótomo deve ser suficientemente largo (12 ou 14 mm) para permitir a mobilização da giba em uma só peça. A parte crítica é uma remoção simétrica, sem excesso de ressecção. Para controlar uma posição horizontal exata do osteótomo, um cabo adequado é essencial, de tal modo que qualquer torção do osteótomo possa ser evitada. A quantidade de remoção de giba é mais bem controlada pela visão lateral, de acordo com a posição do cabo. Normalmente, o limite cranial da linha de ressecção não é ao nível do canto medial, de modo que osteotomias oblíquas paramediais devem ser acrescentadas. O teto aberto resultante deve ser fechado por mobilização das paredes laterais ósseas.

Ressecções em cunha podem estar indicadas no nariz de tensão (ressecções bilaterais) e no nariz com desvio (ressecção unilateral). No nariz de tensão, o dorso nasal e a ponta devem ser rebaixados. Tipicamente, estes pacientes apresentam uma pele muito fina, e intervenções diretas no dorso nasal podem causar irregularidades visíveis. Essas irregularidades podem ser evitadas por ressecções na base do nariz, e não no dorso. Entretanto, elas só são indicadas, se o dorso for mais ou menos reto à visão lateral. Outra indicação é no caso de um dorso nasal desviado após trauma na infância. Neste caso, em que ocorreram perturbações do crescimento, os pacientes se apresentam com uma parede nasal lateral relativamente longa, e outra relativamente curta. Para se obter comprimentos iguais em ambos os lados, uma cunha de osso é removida no lado longo. Após uma cirurgia septal adequada, a abertura piriforme é exposta por uma incisão vestibular lateral. O periósteo é destacado medial e lateralmente, e um espéculo é inserido. Uma osteotomia lateral anterior é seguida por uma osteotomia lateral regular, e a cunha óssea mobilizada é removida (predominantemente em fragmentos) (Fig. 22.5).

TRATAMENTO PÓS-OPERATÓRIO

Após a mobilização da pirâmide óssea, uma imobilização externa é realizada. Há diferentes materiais e formas, mas todas elas têm um objetivo principal: proteger o nariz de forças externas durante o período pós-operatório imediato (1 a 2 semanas). As talas e as fitas subjacentes não manterão um dorso nasal na linha mediana, uma vez que ainda haja uma tendência a que ele se desvie para um lado. Por conseguinte, é importante reconhecer que fitas e talas não

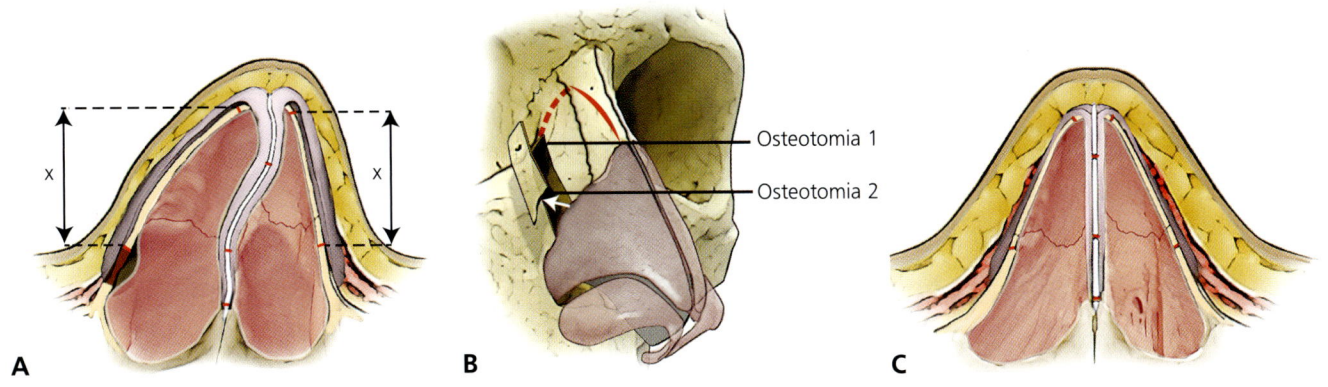

FIGURA 22.5 Ressecção em cunha no nariz desviado com importante assimetria. **A:** O comprimento desigual entre os lados deve ser corrigido, resultando em lados iguais x. Uma cunha óssea (marcada em *vermelho*) é ressecada na porção ascendente do osso maxilar do lado direito (o mais longo), neste caso com um desvio do dorso para a esquerda. **B:** Osteotomia 1 deve ser executada antes da osteotomia 2, após descolamento bilateral do periósteo, antes que o fragmento ósseo possa ser mobilizado (*seta*) e tracionado para fora pela incisão vestibular. **C:** Dorso nasal na linha mediana, após todas as osteotomias serem completadas.

são capazes de corrigir um procedimento cirúrgico inadequado. Por outro lado, talas aplicadas inadequadamente podem comprometer um bom resultado cirúrgico.

A fim de reduzir hematoma e edema, fitas fixam a pele mobilizada à infraestrutura subjacente, cirurgicamente corrigida. A fim de facilitar a remoção das fitas, o dorso pode ser protegido com algum material de acolchoamento antes que as fitas sejam fixadas. O edema também pode ser reduzido, resfriando-se a pele por 24 horas após o procedimento. Esteroides locais ou sistêmicos também podem ser considerados.

COMPLICAÇÕES (TABELA 22.3)

Embora algumas complicações estejam além daquelas relacionadas com a influência do cirurgião, sendo o resultado de reações individuais dos pacientes, outras resultam de erros cirúrgicos. Entretanto, o cirurgião deve aprender com qualquer resultado adverso, qualquer que seja sua causa.

As complicações podem ser divididas em alterações da pele e tecidos moles e alterações relacionadas com o dano às estruturas adjacentes (Tabela 22.3). Embora hematoma e edema sejam decorrentes do trauma cirúrgico, infecções locais são possíveis, em princípio, porque a cirurgia não é executada em um campo estéril. Inobstante, estas são raras e se localizam sobre a pirâmide óssea, sendo frequentemente causadas pela formação de sequestro de um pequeno fragmento de osso. Epistaxes são mais comuns, quando a cirurgia é combinada a uma septoplastia, e hematoma ou abscesso septais são associados a essa parte do procedimento cirúrgico. Quando um tamponamento lubrificado com uma pomada de base oleosa é utilizado, material subcutâneo desviado pode formar lipogranulomas. Cistos locais surgem a partir de mucosa desviada.

Dano a estruturas adjacentes, como resultado de osteotomias, é muito raro. Contudo, podem-se encontrar relatos de casos na literatura sobre todos os problemas (Tabela 22.3). Muito frequentemente, deformidades novas ou residuais são designadas como complicações. Na maioria dos casos, no entanto, elas são o resultado de planejamento ou técnica inadequados e serão mencionadas a seguir (Tabela 22.4).

TABELA 22.3 Complicações das Osteotomias

Lesão de Estruturas Adjacentes
- Órbita (sistema lacrimal, amaurose)
- Base do crânio (fístulas liquóricas, meningite, pneumoencefalia)
- Vasos (ruptura, aneurisma, fístula AV)

Complicações da Pele e Tecidos Moles
- Infecções (p. ex., formação de abscesso, sequestro, celulite orbitária)
- Dor, dormência (lesão do nervo nasal externo)
- Cicatrizes (p. ex., membrana vestibular)
- Atrofia da pele, rubeose, alteração de cor
- Cisto subcutâneo, enfisema, lipogranuloma

TABELA 22.4 Armadilhas da Cirurgia da Pirâmide Óssea
• Irregularidades (degraus visíveis/palpáveis, deformidade em cadeira de balanço) • Desvios/Assimetrias • Deformidade em "teto aberto" • Colapso da abóbada ("deformidade em V invertido") • Excesso de ressecção ("nariz em sela")

RESULTADOS

A cirurgia na pirâmide óssea deve resultar em uma superfície lisa, com altura adequada e retidão do dorso, bem como uma largura fisiológica da abóbada óssea. Em cirurgias de revisão, os achados mais frequentes na pirâmide óssea foram assimetrias, seguidas por irregularidades e hiper-ressecção. Deformidades de teto aberto e uma abóbada estreita foram raras. Deformidades ósseas são uma causa mais frequente de revisão do que deformidades da base nasal. Em geral, uma taxa de revisão entre 5 e 10% para todas as rinoplastias primárias deve ser esperada. Entretanto, não há dados exatos sobre deformidades residuais, uma vez que nem todas as deformidades persistentes sejam revistas cirurgicamente. Por conseguinte, o número de cirurgias de revisão não identifica a frequência real de deformidades pós-operatórias.

PÉROLAS

- Ossos nasais determinam a direção das cartilagens laterais superiores e do septo caudal.
- Comprimento desigual das paredes nasais laterais deve ser corrigido por ressecções ósseas assimétricas.
- O trajeto das osteotomias é mais bem controlado pela palpação da ponta e a posição do cabo do instrumento cirúrgico.
- Talas externas não são capazes de melhorar um resultado cirúrgico inadequado, mas podem resultar em assimetrias se aplicadas com força.
- Em ressecções de giba, a quantidade de osso e cartilagem removidos deve-se conformar com a projeção definitiva da ponta.

ARMADILHAS

- Ressecção excessiva do dorso, se tiver havido controle inadequado da osteotomia à visão lateral.
- Mobilização incompleta em narizes tortos, especialmente por osteotomias transversas insuficientes.
- Formação de degrau, se as osteotomias forem altas demais.

INSTRUMENTOS A TER DISPONÍVEIS

- Bandeja de rinosseptoplastia de rotina.
- Osteótomos – vários tamanhos.
- Escopros – vários tamanhos.

LEITURA SUGERIDA

Vuyk HD, Watts SJ, Vindayak B. Revision rhinoplasty: review of deformities, etiology and treatment strategies. *Clin Otolaryngol Allied Sci* 2000;25(6):476–481.

Foda HM. External rhinoplasty: a critical analysis of 500 cases. *J Laryngol Otol* 2003;117(6):473–477.

Gryskiewicz JM, Gryskiewicz KM. Nasal osteotomies: a clinical comparison of the perforating methods versus the continuous technique. *Plast Reconstr Surg* 2004;113(5):1445–1456.

Rettinger G. Risks and complications in rhinoplasty. In: Berghaus A, ed. *Current Topics in Otorhinolaryngology Head and Neck Surgery*. Mönchengladbach: Rheinware Verlag; 2008:73–96.

Rettinger G. *ENT-Head and Neck Surgery: Essential Procedures*. Stuttgart, Germany: Thieme; 2011:9–109, 317–349.

23 CIRURGIA DA VÁLVULA NASAL

Oren Friedman

INTRODUÇÃO

Obstruções da via aérea nasal podem ser causadas por uma variedade de etiologias, incluindo causas anatômicas estruturais e causas fisiológicas não anatômicas. Deformidades do septo nasal e hipertrofia de conchas frequentemente levam à obstrução nasal e, por essa razão, são os alvos mais comuns de intervenções cirúrgicas. Quando aplicadas ao contexto clínico apropriado, a septoplastia e a redução das conchas podem restaurar o fluxo aéreo nasal. Entretanto, alguns pacientes podem não melhorar, apesar de um septo retificado e conchas retraídas. Nestes indivíduos, a resistência aumentada ao fluxo aéreo pode estar sendo causada pelo estreitamento do ângulo da válvula nasal ou por uma parede lateral nasal enfraquecida, que colapsa sob as forças dinâmicas da inspiração nasal. Uma história e exame físico pré-operatório detalhado frequentemente revelarão o colapso da válvula nasal como uma contribuição importante para queixas obstrutivas nasais. O reconhecimento pré-operatório de possíveis contribuições da válvula nasal ajudará a dirigir o paciente e o cirurgião através de comunicação pré-operatória bem-sucedida, estabelecimento de expectativas e resultados cirúrgicos. Nos últimos anos, a cirurgia da válvula nasal se tornou um componente integrante do tratamento da obstrução nasal, frequentemente sendo o elemento mais importante no plano cirúrgico. O termo "colapso de válvula nasal" não se refere a uma entidade única, e, como tal, a correção cirúrgica da válvula nasal não se refere a um procedimento único. Uma variedade de condutas cirúrgicas está disponível para cada tipo de colapso de válvula nasal.

Definições

Colapso de válvula nasal é um termo geral aplicado a doenças obstrutivas nasais associadas a um estreitamento da área da válvula nasal e do vestíbulo nasal. Há uma válvula nasal interna e uma externa em cada lado do nariz. A "válvula nasal interna" é a parte mais estreita da via aérea nasal, e constitui, por essa razão, o principal regulador do fluxo aéreo nasal. O termo "válvula nasal interna" se refere à área limitada pelo septo nasal medialmente, a margem caudal da cartilagem lateral superior lateralmente, o assoalho do nariz inferiormente e a cabeça da concha inferior inferolateralmente (Fig. 23.1). O ângulo normal entre a cartilagem lateral superior e o septo nasal é de 10 a 15°, e a área de secção transversa desta região é aproximadamente de 55 a 64 mm². Uma área de secção transversa menor na válvula nasal interna contribui para resistência aumentada da via aérea e obstrução associada da via aérea nasal.

O colapso da válvula nasal interna é classificado como estático ou dinâmico. O colapso estático da válvula nasal interna refere-se a um estreitamento do terço médio do nariz em repouso – isto é, o ângulo entre a cartilagem lateral superior e o septo nasal em repouso, na ausência de forças inspiratórias negativas que possam causar medialização da cartilagem lateral superior, é estreito. A cartilagem lateral superior é desviada medialmente e posicionada junto ao septo nasal, com resultante redução na área da válvula nasal interna. O colapso estático da válvula nasal interna também pode resultar de uma deformidade em nariz de tensão, em que o excessivo crescimento do septo leva a uma abóbada nasal "em tenda" com um ângulo estreitado da válvula, uma área menor da válvula nasal e maior resistência ao fluxo aéreo.

O colapso dinâmico da válvula nasal interna é um estreitamento da cartilagem lateral superior e do terço médio do nariz que ocorre somente durante a inspiração nasal ativa, através de uma válvula que, em repouso, parece de tamanho normal. O colapso dinâmico de válvula nasal é frequentemente causado por uma fraqueza inerente das paredes laterais nasais cartilaginosa, muscular e cutânea. Cartilagens laterais superiores fracas, destacadas ou

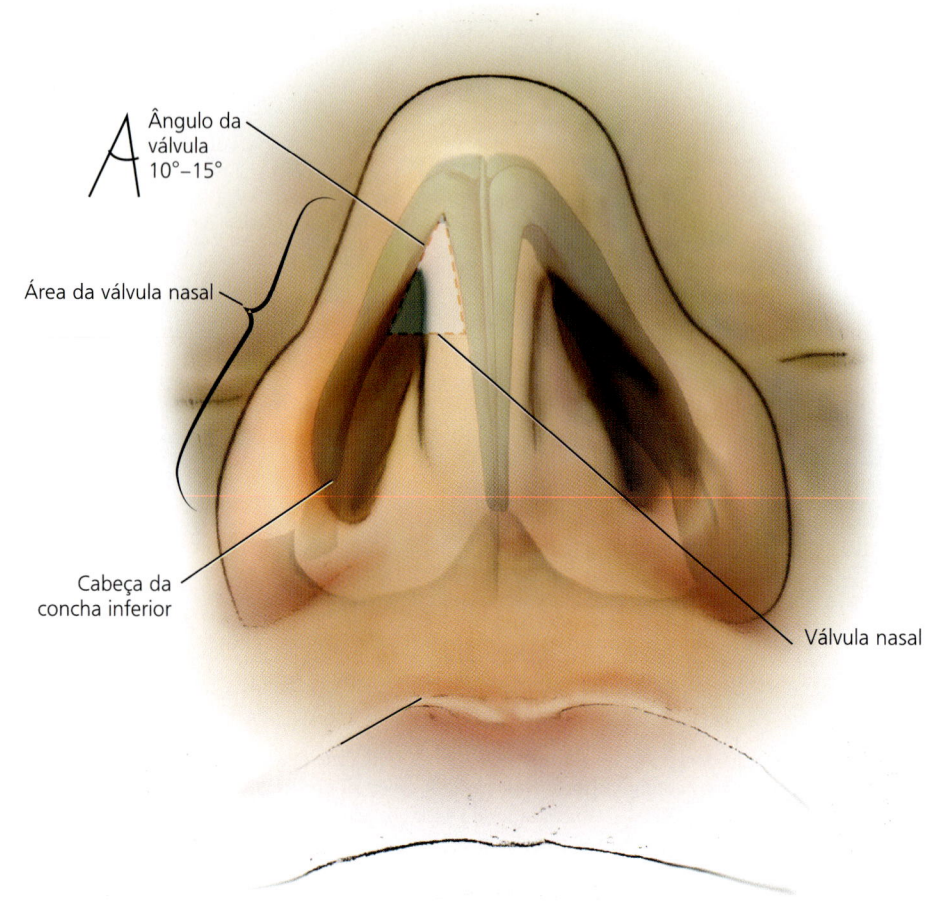

FIGURA 23.1
Válvula nasal interna. A área limitada pela cartilagem lateral superior, septo nasal e a cabeça da concha inferior.

ausentes, paralisia dos músculos dilatadores nasais ou pele excessivamente delgada não são capazes de fornecer a força necessária da parede lateral nasal para resistir às pressões negativas criadas pelo fluxo de entrada nasal inspiratório – as paredes laterais colapsam, quando a pressão negativa inspiratória as traciona para dentro. Rinoplastias prévias, em que as cartilagens laterais superiores foram enfraquecidas ou destacadas do septo nasal, também podem contribuir para fraquezas estruturais da parede lateral nasal, que não é capaz de resistir às forças inspiratórias negativas. Nesses casos, o paciente pode não apresentar achados óbvios que sugiram um colapso da válvula nasal à inspeção em repouso, como uma deformidade em V invertido ou um terço médio pinçado em repouso, mas quando pede-se ao paciente para inspirar delicadamente através do nariz há um estreitamento do terço médio que se torna óbvio para o médico examinador.

A válvula nasal externa é localizada no vestíbulo nasal, sendo uma área limitada pela margem alar e pela columela. Como acontece com a válvula nasal interna, a válvula externa pode-se apresentar estreitada em repouso ou apresentar um componente lateral flexível, que se estreita sob a influência da pressão negativa associada à inspiração nasal (Fig. 23.2). A válvula nasal externa é suportada pelas cartilagens laterais inferiores e sua cobertura de pele e

FIGURA 23.2
Colapso dinâmico da válvula nasal externa. Em repouso, as narinas parecem patentes **(A)**, mas com inspiração, a pressão negativa fecha o vestíbulo nasal, impedindo o fluxo adequado do ar através das narinas **(B)**.

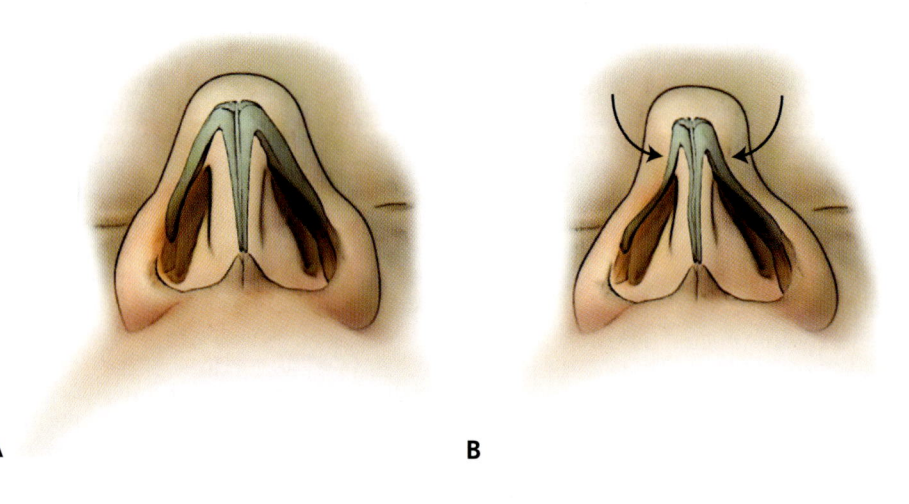

tecido mole sobrejacentes. Estreitamentos estáticos desta região (estenose vestibular, colapso da margem alar) podem ser observados após trauma, lesão do triângulo de tecido mole, reconstrução de defeitos causados por um câncer da pele alar, reparo de fenda labial ou procedimentos de estreitamento da base alar; com deformidades septais caudais importantes; ou secundariamente a uma variedade de outras causas. Ele também pode-se originar primariamente, como no caso de uma deformidade nasal do tipo tensão, em que a abertura vestibular ao nível da margem nasal esteja estreitada. O colapso dinâmico da válvula nasal externa ocorre quando a válvula parece normal em repouso, mas com a inspiração através do nariz ocorre um colapso das paredes da margem alar. Fraqueza primária e mau posicionamento cefálico das cartilagens laterais inferiores são muitas vezes encontrados, com colapso dinâmico de válvula externa – em ambas as situações, a cartilagem lateral inferior e os tecidos moles sobrejacentes não fornecem suporte adequado à margem nasal.

HISTÓRIA

Como na maioria das questões médicas, o diagnóstico dos colapsos da válvula nasal depende em grande parte da história básica e do exame físico do paciente. Uma história e exame físico completos e revisão de medicações e alergias devem ser realizados, para assegurar que o paciente esteja em boa saúde geral, sendo um candidato adequado para a cirurgia. Anotações devem ser feitas quanto a qualquer terapia anticoagulante que possa estar em curso, de tal modo que o planejamento adequado para cirurgia seja facilitado. No caso de obstrução nasal associada ao colapso da válvula nasal, as principais queixas mais frequentemente realçadas pelos pacientes incluem obstrução nasal, respiração oral, sensação matinal de boca seca, sonolência diurna, limitações para exercícios físicos e ronco. Muitos indícios na história levarão o médico a procurar por achados comuns de colapso de válvula nasal no exame físico. Os pacientes podem relatar cirurgia nasal prévia, incluindo septoplastia e redução de conchas, e apresentar obstrução nasal persistente. Outros podem relatar uma história de trauma nasal ou rinoplastia prévia, que com o tempo levaram à piora da respiração. Alguns pacientes podem ter sido submetidos a testes alérgicos e tratamentos clínicos, mas continuaram a apresentar queixas de obstrução nasal. É necessário esclarecer que a queixa de obstrução nasal do paciente seja exatamente isso, e não na realidade congestão nasal, que pode ser associada à sinusite ou rinite alérgica/não alérgica. Em muitos casos, quando perguntado o que eles fazem para aliviar os sintomas de obstrução nasal, os pacientes demonstram ao médico que com uma tração lateral na bochecha ou na parede nasal lateral, ou com a elevação da ponta nasal, eles são capazes de melhorar o fluxo aéreo nasal. Alguns pacientes também relatam o uso de dilatadores nasais à noite ou ao se exercitarem, para ajudar a melhorar o fluxo aéreo nasal.

EXAME FÍSICO

Informações valiosas podem ser obtidas desde o momento em que começa a interação com o paciente. O estreitamento do terço médio em repouso é observado desde a simples inspeção do nariz externo. Deformidade em V invertido, um terço médio pinçado e uma linha estética supercílio–ponta interrompida podem ser observados em pacientes com colapso estático da válvula nasal interna. Similarmente, ao observar o paciente respirando durante a anamnese, o médico pode notar um estreitamento dinâmico da parede lateral nasal, indicando um colapso dinâmico da válvula nasal interna. Colapsos dinâmicos ou estáticos do terço inferior/asa também podem ser observados quando analisamos o terço inferior do nariz, indicando distúrbio da válvula nasal externa. Para apreciar o colapso dinâmico de válvula nasal e seus efeitos sobre a respiração nasal, frequentemente é útil aplicar uma delicada tração na bochecha adjacente ao nariz (isto é, manobra de Cottle), observando se há uma melhora na respiração nasal, com enrijecimento da parede nasal lateral, durante a inspiração. Para localizar com precisão o ponto de colapso, é útil o examinador introduzir um aplicador de ponta de algodão ou cureta de orelha nas áreas suspeitas e pedir ao paciente para identificar a máxima melhora dos sintomas obstrutivos nasais, quando o local de obstrução é suportado. Estes locais são os alvos de intervenção cirúrgica. A endoscopia nasal ajuda a identificar áreas não visíveis pela rinoscopia anterior, como deflexões septais posteriores, pólipos nasais, conchas bolhosas, tumores e várias outras alterações que podem contribuir para os sintomas de obstrução nasal.

Uma vez completada a inspeção, é realizada palpação do nariz. É importante avaliar a resistência da parede lateral nasal e da margem nasal, o comprimento dos ossos nasais e a integridade das cartilagens laterais superiores e inferiores. A palpação pode revelar cartilagens flácidas, áreas com ausência ou deformações da cartilagem ou regiões com desvios septais que podem estar colidindo com a área da válvula nasal, todas as quais ajudarão a confirmar a suspeita de estreitamento de válvula nasal. A manobra de Cottle ou a aplicação de um aplicador de ponta de algodão nestas regiões de deficiência cartilaginosa confirmará ainda mais a localização precisa e a gravidade do colapso de válvula nasal. A inspeção interna da fossa nasal anterior, com e sem o espéculo nasal, pode revelar anormalidades anatômicas compatíveis com estreitamento de válvula nasal. Deformidades septais nas áreas 1 ou 2 de Cottle, hipertrofia da cabeça da concha inferior, formação membranosa ou cicatriz no ângulo da válvula nasal, cartilagens laterais superiores ou inferiores côncavas, orientação cefálica da cartilagem lateral inferior, que deixa a margem da narina desprovida de suporte estrutural, e um contato da chamada área de *scroll* na região da válvula nasal podem todos ser observados. Pacientes com uma deformidade nasal do tipo tensão superprojetada, em que um excessivo crescimento do septo nasal faz com que o ângulo entre a cartilagem lateral superior e o septo nasal fique excessivamente estreitado, também são frequentemente encontrados com estruturas cartilaginosas fracas, com resultantes colapsos estático e dinâmico de ambas as válvulas nasais, interna e externa.

Ao examinar um paciente com colapso de válvula externa, é melhor simplesmente observar o nariz durante a respiração tranquila e ficar atento ao vestíbulo nasal quanto a estreitamento da margem alar à inspiração nasal delicada. O uso de um espéculo nasal ou um endoscópio frequentemente ocultará o colapso da válvula nasal, uma vez que o instrumento possa fornecer suporte para a parede lateral nasal ou guiar o examinador para além do local de obstrução. Como no caso do colapso de válvula interna, a aplicação de uma tração lateral com a mão do examinador, um porta-algodão montado, uma cureta de cerume ou um dilatador nasal externo, identificará a área precisa de fraqueza, podendo ainda ajudar a demonstrar ao paciente o que pode ser alcançado com a correção cirúrgica da fraqueza da válvula nasal externa.

Sabemos que o nariz em envelhecimento sofre alterações estruturais que resultam em colapso da válvula nasal e obstrução nasal. O envelhecimento pode estar associado a uma perda importante do suporte nasal, que pode ocorrer em razão do adelgaçamento dos ossos nasais, adelgaçamento e enfraquecimento das cartilagens laterais inferiores, frouxidão nas fixações de suporte entre as cartilagens laterais superiores e inferiores, enfraquecimento das cartilagens laterais inferiores e frouxidão nas fixações fibrosas de suporte entre as cartilagens laterais inferiores, o septo nasal e a pré-maxila. Adicionalmente, os músculos nasais provavelmente sofrem atrofia com a idade, o que pode aumentar a colapsibilidade da parede lateral nasal. As alterações estruturais associadas ao envelhecimento contribuem para a queda da ponta nasal (ptose da ponta), estreitamento e enfraquecimento da válvula interna e estreitamento e enfraquecimento da parede nasal externa – todos os quais contribuem para problemas funcionais da respiração, bem como para as alterações estéticas que são típicas do nariz em envelhecimento.

INDICAÇÕES

Uma vez o estado de saúde geral do paciente tenha sido confirmado e ele ou ela esteja apto a se submeter à cirurgia sem contraindicações médicas, as decisões cirúrgicas são tomadas. Os pacientes são considerados bons candidatos cirúrgicos para cirurgia de válvula nasal quando referem uma sensação subjetiva de obstrução nasal, que está comprometendo sua qualidade de vida, e os achados na história e exame físico sugerem que as alterações nas válvulas nasais estão contribuindo significativamente para os sintomas obstrutivos nasais. Eu frequentemente faço com que os pacientes utilizem dilatadores nasais em casa, o que ajuda a simular os efeitos benéficos da cirurgia de válvulas nasais, de tal modo que o paciente possa ter uma ideia melhor do que esperar da intervenção cirúrgica. Eu acho que esta prática melhora a comunicação com o paciente e ajuda a estabelecer expectativas cirúrgicas apropriadas. Na minha casuística, os pacientes que fazem o esforço de utilizar os dilatadores e que sentem um benefício sustentado com eles durante esse tempo serão os pacientes mais satisfeitos com a cirurgia.

CONTRAINDICAÇÕES

Dependendo da natureza da disfunção, o grau de invasividade cirúrgica varia amplamente, desde procedimentos minimamente invasivos em consultório até a cirurgia nasal, com reconstrução com cartilagem auricular ou costal. Condições comórbidas que tornam o paciente um mau candidato para a anestesia ou que colocam o paciente em risco aumentado de sangramento seriam uma contraindicação à cirurgia. Adicionalmente, os pacientes devem ser psicologicamente estáveis e dispostos a aceitar um possível aumento das dimensões externas do nariz como pode ocorrer com a colocação de certos enxertos no nariz, a fim de serem considerados bons candidatos cirúrgicos.

PLANEJAMENTO PRÉ-OPERATÓRIO

O maior reconhecimento recente da válvula nasal como um contribuinte para obstrução da via aérea nasal resultou na aplicação de uma multiplicidade de tratamentos cirúrgicos e não cirúrgicos para corrigir a obstrução causada por alterações da válvula nasal. Mais comumente, o colapso de válvula nasal foi descrito como uma complicação de rinoplastia. Por essa razão, muitas das técnicas descritas focalizaram uma cirurgia nasal funcional secundária. Entretanto, com uma completa avaliação pré-operatória, particularmente em pacientes com histórico de trauma, um nariz de tensão hiperprojetado e no idoso, achados de colapso de válvula nasal interna e/ou externa podem muitas vezes ser identificados em indivíduos não operados previamente. Esses pacientes frequentemente referem melhora na respiração nasal com a manobra de Cottle ou com o uso de dilatadores nasais externos e seriam bons candidatos à correção primária do colapso da válvula nasal. Foi demonstrado que a cirurgia nasal primária e secundária, com correção da válvula nasal disfuncional, melhora significativamente a qualidade de vida em pacientes com queixa de obstrução nasal e achados pré-operatórios compatíveis com colapso de válvula nasal. Um método confiável para comunicar ao paciente os possíveis resultados da cirurgia da válvula nasal consiste em aplicar um dilatador nasal no nariz do paciente – isto é capaz de simular para o paciente o possível resultado cirúrgico subjetivo.

TÉCNICAS CIRÚRGICAS

Vias de acesso endonasais e externas podem ser utilizadas para vários procedimentos para tratamento de problemas da válvula nasal. De acordo com uma seleção adequada de pacientes, anestesia geral ou anestesia local com sedação podem ser utilizadas para quase todas as cirurgias, envolvendo a válvula nasal. O paciente é trazido para a sala de operações, e a anestesia é induzida. O paciente é preparado, e os campos são posicionados da maneira estéril

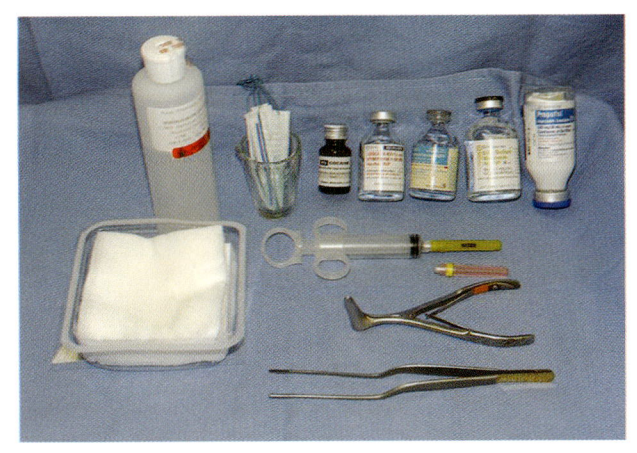

CAPÍTULO 23 Cirurgia da Válvula Nasal

FIGURA 23.3
Mesa de preparação anestésica. A anestesia tópica e infiltrativa local é uma chave para uma boa hemostasia e tolerância do paciente ao procedimento. Sedação fornecida por propofol, infiltração local com lidocaína, bupivacaína e bicarbonato. Anestesia tópica aplicada com cocaína* local.

usual. Pomada é aplicada em ambos os olhos para proteção da córnea. O olho pode ser fechado com fita para proteção adicional ou pode não ser coberto. O protocolo universal é obedecido, e a pausa cirúrgica ("*time* out") é realizada, confirmando se o paciente é o correto, plano cirúrgico e medicações planejadas (Fig. 23.3). Uma combinação de lidocaína com epinefrina 1:100.000, combinada em partes iguais com bupivacaína 0,25% com epinefrina 1:200.000, é utilizada para infiltração local. Se a cirurgia for realizada sob sedação, 1 mL de bicarbonato de sódio para cada 10 mL da mistura combinada de lidocaína/bupivacaína é adicionado, para tamponar a solução anestésica infiltrativa, o que ajuda a reduzir o desconforto associado à injeção do agente anestésico. Aproximadamente 10 mL da solução são injetados no septo e aproximadamente 5 mL são injetados dentro do plano do subsistema musculoaponeurótico superficial (SMAS) do nariz.

Enxertos "Spreader grafts"

Colapsos estáticos e dinâmicos da válvula nasal interna podem ser tratados com esta técnica. *Spreader grafts* são utilizados para alargar o ângulo estreitado da válvula, aumentando, desse modo, a área da válvula nasal no colapso valvular estático e dinâmico (Fig. 23.4). Em casos de colapso estático, o alargamento do terço médio do nariz também resulta em uma suavização da linha estética supercílio-ponta. Idealmente, os *spreader grafts* são feitos de cartilagem septal, mas, em casos de cirurgias prévias em que resta uma cartilagem septal inadequada, cartilagem conchal ou cartilagem costal podem ser utilizadas. Alternativamente, em pacientes com um dorso proeminente que serão submetidos à redução do dorso, o excesso de cartilagem lateral superior pode ser dobrado sobre si próprio para ser posicionado

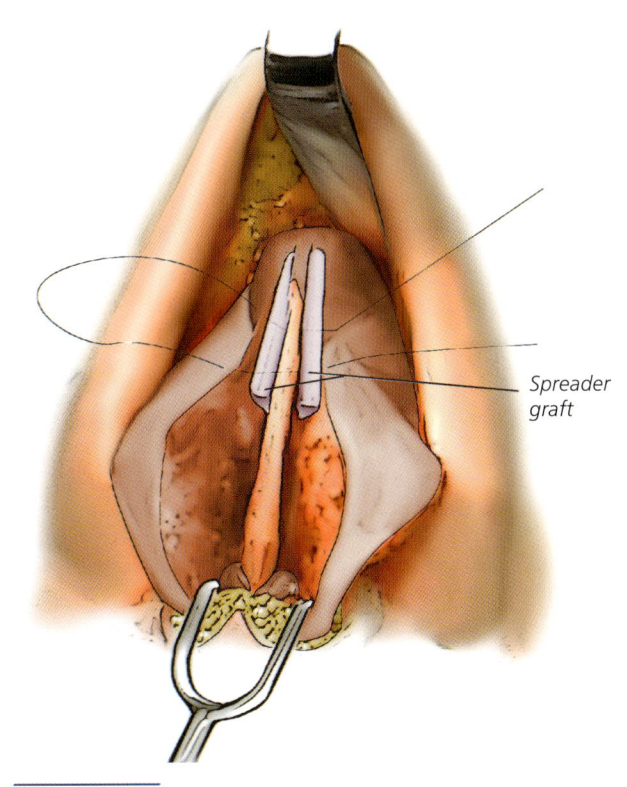

FIGURA 23.4
Spreader grafts são idealmente feitos de cartilagem septal, mas também podem ser utilizados, em certos casos, cartilagem de concha auricular ou cartilagem costal. Os *spreader grafts* são presos ao septo dorsal no terço médio do nariz e são suturados ao septo e às cartilagens laterais superiores em um ou ambos os lados do nariz. Eles ajudam a estabilizar e alargar a abóbada média e são mais comumente colocados pela via de acesso externa.

---

*N. do T.: a cocaína não está disponível para uso médico no Brasil.

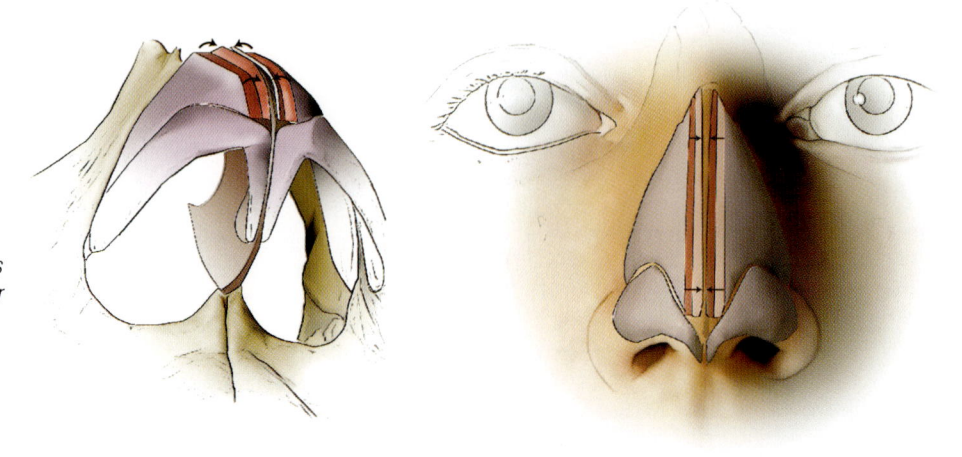

FIGURA 23.5
Enxertos *autospreader grafts* (retalhos *spreader*). *Spreader grafts* que são feitos de excesso de altura das cartilagens laterais superiores em casos de redução dorsal do nariz (*setas*).

entre o septo e a cartilagem lateral superior, servindo como um "*autospreader graft*" (Fig. 23.5). Eu utilizo uma incisão de hemitransfixão esquerda padrão para acessar a cartilagem septal. Retalhos mucopericondrais são descolados em um ou ambos os lados do septo, dependendo da alteração septal. Uma septoplastia é realizada do modo padrão, e cartilagem septal é colhida para ser utilizada como um *spreader graft*. Eu separo as cartilagens laterais superiores do septo dorsal, para criar espaço para os *spreader grafts*. Os *spreader grafts* devem ser suficientemente longos para se estenderem desde abaixo dos ossos nasais até a margem caudal da cartilagem lateral superior. Eles medem aproximadamente 3 a 5 mm em altura, e sua espessura é igual à da cartilagem septal. Ocasionalmente, enxertos mais largos podem ser necessários, casos em que camadas de múltiplas peças de cartilagem septal podem ser empilhadas em conjunto para fornecer uma espessura adequada. Os *spreader grafts* são fixados ao septo dorsal com múltiplas suturas interrompidas de categute simples 4-0 ou polidioxanona (PDS) 5-0. As cartilagens laterais superiores são, então, refixadas ao septo dorsal ou ao próprio *spreader graft* com sutura de categute simples 4-0 ou PDS 5-0. Sutura de ponto de colchoeiro ("*quilting*") cromada 4-0 é aplicada aos retalhos mucopericondrais, seguida pela aplicação de um *stent* de silicone, que é fixado à cartilagem septal com uma sutura de lado a lado de Prolene 4-0.

Enxertos de Reforço ("Batten") Alar

Os enxertos de reforço alar são enxertos versáteis que podem ser utilizados para colapsos das válvulas nasais interna e externa, dependendo de onde forem posicionados (Fig. 23-6). A região de colapso é identificada. Se o colapso for observado na válvula nasal externa, ao longo da margem alar, o enxerto pode ser posicionado ao longo da margem do nariz, para fornecer maior resistência e uma curvatura para fora da margem nasal. Eu realizo uma incisão ao longo da margem inferior da cartilagem lateral inferior com uma lâmina nº 15, enquanto um gancho de pele com duas pontas é utilizado para contratração. Uma tesoura afiada é utilizada para dissecar uma bolsa precisa ao longo da margem nasal até o sulco alar-facial. Um enxerto de cartilagem medindo 3 a 10 mm de largura por aproximadamente 7 a 10 mm de comprimento é colhido do septo ou da cavidade da concha auricular e aplicado na bolsa que foi criada. O enxerto deve-se estender desde o sulco alar-facial até a cúpula ou a área imediatamente lateral ao triângulo de tecido mole, a fim de evitar que uma margem afiada possa ser vista pela pele do triângulo de tecido mole. Ele pode-se superpor ao pilar lateral superiormente. Se menos suporte for necessário, um enxerto menor pode ser utilizado, o que tem sido chamado de enxerto de rebordo alar (*alar rim graft*). Eu, então, fecho a incisão com sutura cromada 5-0 interrompida simples.

Se o colapso for notado no terço médio do nariz, o enxerto de reforço alar é posicionado no terço médio do nariz. Uma incisão intercartilaginosa é realizada com lâmina nº 15, e uma bolsa precisa é criada, superficialmente à cartilagem lateral superior, até a abertura piriforme. O enxerto é posicionado na bolsa, diretamente sobre a cartilagem lateral superior. À medida em que a pele se torna mais delgada, estes enxertos podem-se tornar visíveis. Uma técnica alternativa envolve o posicionamento do enxerto profundamente à cartilagem lateral superior, mais frequentemente na região do rolo (a junção das cartilagens lateral superior e inferior), que é comumente a região de maior colapso. Os enxertos são, a seguir, suturados à cartilagem sobrejacente, com duas ou três fileiras de sutura cromada 5-0 ou PDS, para evitar movimento do enxerto. Estes enxertos *underlay* (similares a enxertos crurais laterais – *strut grafts*) muitas vezes se ocultam melhor do que os enxertos de reforço alar. A seguir, eu fecho a incisão intercartilaginosa com sutura cromada em pontos separados de 5-0.

Enxerto Borboleta

O "enxerto borboleta (*butterfly graft*)" é um procedimento altamente efetivo para correção de obstruções da válvula nasal. Ele se baseia na natureza elástica da cartilagem da concha auricular para atuar abrindo a válvula nasal interna (Fig. 23-7).

A cartilagem da concha auricular é colhida por uma incisão na margem anterior da hélix ou por via pós-auricular. Eu faço uma incisão na pele, seguida por dissecção romba e cortante para liberar a cartilagem conchal. Um

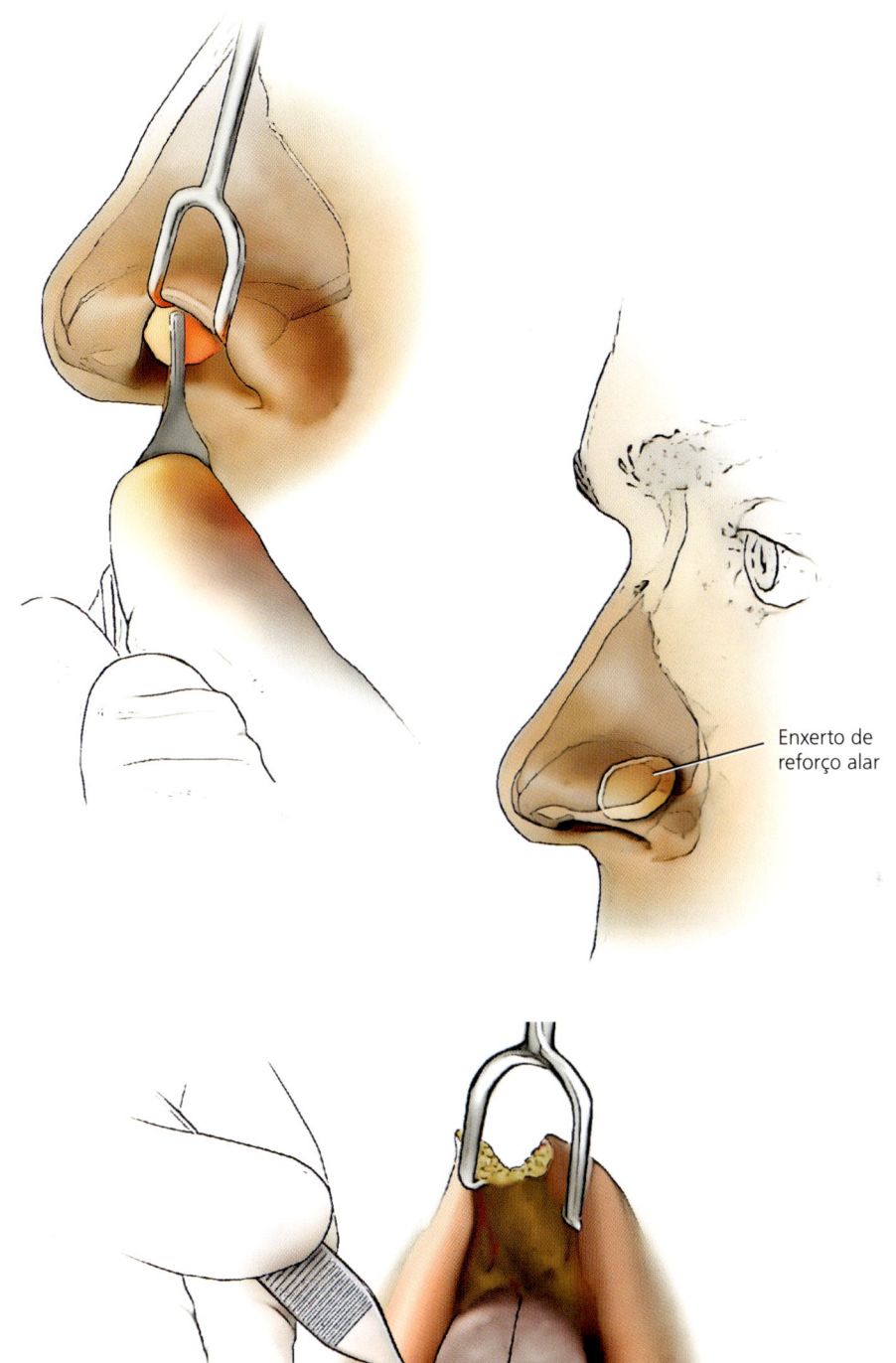

FIGURA 23.6
Enxerto de reforço alar. Enxertos de reforço alar. Posicionados no ponto de maior colapso da parede lateral nasal, sendo, por essa razão, efetivos para colapsos interno e externo de válvula nasal, dependendo da localização do seu posicionamento.

FIGURA 23.7
Enxerto borboleta conchal. Enxerto borboleta. Mais comumente posicionado pela via de acesso, mas aqui mostrado pela vista externa para demonstração. Melhores resultados são obtidos se for utilizada cartilagem conchal plástica. Dilatações do terço médio do nariz se abrem com elasticidade e fixação do enxerto de cartilagem na lateral superior.

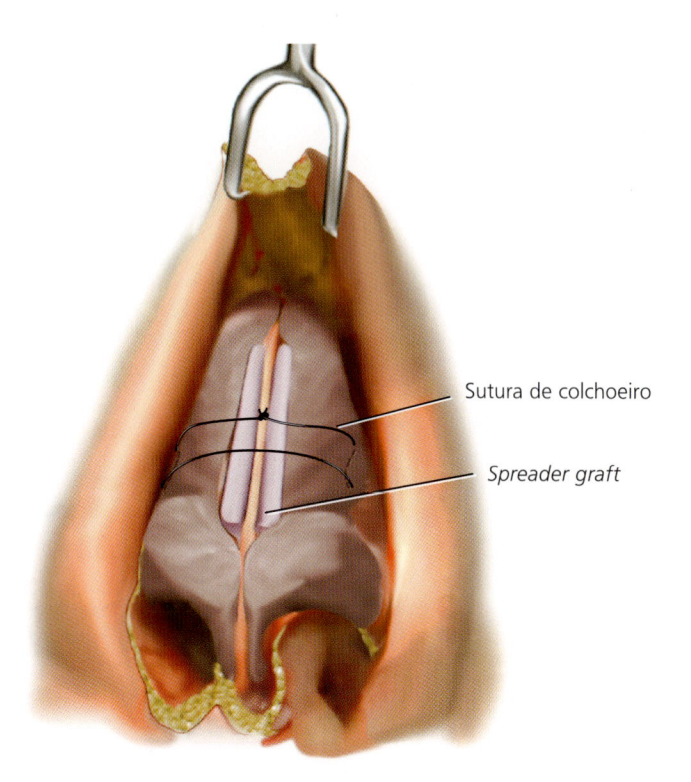

FIGURA 23.8
Sutura dilatadora da válvula nasal com *spreader grafts* em posição. Sutura PDS aplicada na cartilagem lateral superior em um lado e a seguir no lado oposto. A sutura é atada de modo colchoeiro horizontal sobre o dorso nasal, para fornecer um efeito de fulcro sobre as cartilagens laterais superiores, alargando, assim, o terço médio.

Sutura de colchoeiro

Spreader graft

enxerto de cartilagem de 1 cm de largura por 2 cm de comprimento é colhido. O uso do cautério assegura a hemostasia no local de colheita na orelha. Suturas corridas com categute de absorção rápida 6-0 são utilizadas para o fechamento da incisão na pele, e um curativo compressivo é colocado sobre o local doador, para prevenir a formação de hematomas. O curativo da orelha é removido no 1° dia pós-operatório.

Incisões intercartilaginosas são realizadas em ambos os lados do nariz e conectadas a uma incisão de transfixão completa. O descolamento da pele e tecidos moles é realizado ao longo do dorso nasal em um plano sub-SMAS padrão até o rínio e um plano subperióstico desde o rínio até o násio, possibilitando uma adequada cobertura com pele. Se uma depressão supraponta importante ou exagerada estiver presente, o enxerto é simplesmente posicionado na depressão supraponta, e suas extremidades são presas à porção mais caudal das cartilagens laterais superiores com uma fileira simples de sutura PDS 5-0 em cada lado. Uma vez que o enxerto esteja fixado em posição, a pele é reposicionada, e o dorso é inspecionado e palpado, buscando-se irregularidades. Se irregularidades forem notadas, o dorso é reduzido ainda, até que um contorno liso seja criado. Frequentemente, especialmente em pacientes com pele fina, enxertos de cartilagem esmagada são colocados no dorso nasal, cefálicos à margem superior do enxerto borboleta, para camuflar as margens do enxerto e criar um contorno dorsal liso. As incisões em mucosas são fechadas com sutura cromada 5-0.

Sutura Dilatadora da Válvula Nasal

Um invólucro de pele e tecido mole é descolado da infraestrutura osteocartilaginosa do nariz, conforme previamente descrito (Fig. 23.8). Uma vez que as incisões tenham sido realizadas e os tecidos tenham sido descolados, um afastador é colocado sob o retalho de pele para expor as cartilagens laterais superiores. Eu prefiro uma sutura de colchoeiro horizontal de PDS 5-0, lançada de uma cartilagem lateral superior para a outra e atada apertadamente sobre o dorso nasal. À medida que a sutura é atada, observa-se que as cartilagens laterais superiores se elevam para fora, alargando, assim, o ângulo e a área da válvula nasal. Suturas dilatadoras de válvula nasal podem ser utilizadas isoladamente ou em combinação com várias outras técnicas, a fim de maximizar o alargamento da via aérea valvular. As incisões são fechadas, conforme descrito previamente.

TRATAMENTO PÓS-OPERATÓRIO

Dependendo das intervenções cirúrgicas, os pacientes muitas vezes necessitarão de uma imobilização (gesso) externa e talas de silicone internas, aplicadas ao nariz para promover uma cicatrização adequada e para estabilizar as áreas tratadas em uma posição adequada durante o processo de cicatrização. Bactroban (mupirocina) pomada é aplicada em todas as incisões externas, *sprays* nasais de soro fisiológico são utilizados no interior do nariz durante todo o dia (seis *sprays* em cada narina seis vezes ao dia) e solicita-se ao paciente que retorne ao consultório 5 a 7 dias após a cirurgia. Gesso e talas são removidos na visita de 1 semana pós-operatória, após o que as instruções são revistas com o paciente. A pomada deve ser aplicada ao nariz por mais 6 semanas, e irrigações com soro fisiológico

CAPÍTULO 23   Cirurgia da Válvula Nasal

devem ser aplicadas duas a três vezes ao dia, uma vez que a mucosa nasal não seja funcional no período pós-operatório inicial, e a limpeza mecânica do nariz é essencial para boa cicatrização. Os pacientes são instruídos para dormir em posição reclinada, em um ângulo de 30 a 45°, durante as primeiras 1 a 2 semanas, para reduzir a quantidade de edema postural; são instruídos a não utilizar óculos durante as primeiras 6 semanas pós-operatórias, para reduzir a formação de endentações ao longo da parede lateral nasal e devem limitar as atividades físicas vigorosas por 6 semanas. A cura é considerada completa às 6 semanas após a cirurgia, de modo que é com esse tempo que os pacientes podem retomar todas as suas atividades normais.

COMPLICAÇÕES

Como em todos os procedimentos, o paciente deve ser aconselhado quanto às possibilidades de complicações relacionadas com a anestesia e com as medicações, sangramento e infecção. Complicações específicas relacionadas com a cirurgia de válvula nasal se referem principalmente às alterações estéticas que podem acompanhar a construção de um suporte estrutural ao longo da parede lateral nasal. Os pacientes devem estar cientes de que a adição de cartilagem volumosa em várias regiões em torno do nariz pode levar a alterações estéticas no nariz. Selecionar pacientes que não estão preocupados com um possível alargamento do nariz, mas simplesmente estão ansiosos por maximizar a sua respiração nasal, ajuda a assegurar um resultado satisfatório.

RESULTADOS

A percepção da válvula nasal como um contribuinte importante para a obstrução nasal permitiu o desenvolvimento de uma multiplicidade de novas técnicas para tratar este difícil problema clínico. Quando um paciente se apresenta com queixas de obstrução nasal, não é mais aceitável oferecer simplesmente uma septoplastia e redução de concha inferior. De fato, a redução de concha inferior, que inclui remoção de mucosa ou osso, pode resultar em importantes problemas a longo prazo para o paciente (síndrome do nariz vazio), podendo ser proposto que a redução de concha inferior não seja incluída no algoritmo das opções cirúrgicas para obstrução nasal. O reparo do colapso de válvula nasal oferece um meio de alargar a via aérea nasal através de trabalho nas paredes laterais nasais, sendo um modo poderoso para melhorar a respiração nasal através do aumento, e não ressecção, de tecidos nasais. O tratamento cirúrgico das válvulas nasais estreitadas constitui um componente integrante da cirurgia de obstrução nasal, sendo, em muitos casos, o componente mais importante. O reconhecimento deste fato por um número maior de cirurgiões em todo o mundo resultará na evolução das técnicas cirúrgicas e no aparecimento de técnicas cirúrgicas novas, com resultados mais refinados e aperfeiçoados para os pacientes.

PÉROLAS

- Há uma válvula nasal interna e uma externa em cada lado do nariz.
- Reconhecer a válvula nasal como um componente importante da avaliação de obstrução nasal.
- Embora um septo possa ser desviado, ele não está necessariamente causando obstrução e por essa razão pode não ser um componente importante da correção em cirurgia nasal funcional.
- Poupar as conchas e alargar as válvulas para obter o resultado ideal de respiração com a menor probabilidade de complicações.
- O reparo das disfunções das válvulas nasais está associado à melhora na qualidade de vida.

ARMADILHAS

- Reconhecer a possibilidade de consequências estéticas negativas associadas à adição de cartilagem para reforçar as paredes laterais e margem nasal.
- Seja precavido com pacientes com expectativas não realísticas e pacientes que desejam se submeter a cirurgias estéticas sob o disfarce de queixas funcionais.
- Não tenha receio em utilizar múltiplas técnicas e enxertos para assegurar um excelente resultado quanto à respiração.
- Não despreze o septo como um componente central para a respiração nasal.
- Não despreze as válvulas nasais, uma vez que muitos casos de desvio do septo não contribuam para a obstrução nasal, sendo, em vez disso, as válvulas nasais a causa principal da obstrução.

INSTRUMENTOS A TER DISPONÍVEIS

- Afastador de Converse.
- Gancho de pele duplo largo.
- Porta-agulha de Castroviejo.

LEITURA SUGERIDA

Kern EB. Surgical approaches to abnormalities of the nasal valve. *Rhinology* 1978;16:165–189.

Sheen JH. Spreader Graft: a method of reconstructing the roof of the middle nasal vault following rhinoplasty. *Plast Reconstr Surg* 1984;73:230–239.

Constantian M. The incompetent external nasal valve: pathophysiology and treatment in primary and secondary rhinoplasty. *Plast Reconstr Surg* 1994;93(5):919–931.

Stucker FJ, Hoasjoe DK. Nasal reconstruction with conchal cartilage: correcting valve and lateral nasal collapse. *Arch Otolaryngol Head Neck Surg* 1994;120(6):653–658.

Constantian M, Clardy RB. The relative importance of septal and nasal valvular surgery in correcting airway obstruction in primary and secondary rhinoplasty. *Plast Reconstr Surg* 1996;98(1):38–54.

Rhee J, Poetker D, Smith T, *et al.* Nasal valve surgery improves disease specific quality of life. *Laryngoscope* 2005;115:437–440.

PARTE III: TÉCNICAS PARA REMOÇÃO DE NEOPLASIAS

24 MAXILECTOMIA MEDIAL ENDOSCÓPICA

Noam A. Cohen

INTRODUÇÃO

A introdução das técnicas de cirurgia sinusal endoscópica com navegação cirúrgica intraoperatória revolucionou o tratamento das doenças nasossinusais. Massas neoplásicas da parede nasal lateral e do seio maxilar eram acessadas por uma incisão de rinotomia lateral e/ou uma via de acesso de Caldwell-Luc até o advento da cirurgia sinusal endoscópica. A maxilectomia medial endoscópica oferece uma alternativa a procedimentos abertos, com taxas de cura semelhantes às indicações apropriadas e preservação do ducto nasolacrimal. Adicionalmente, a maxilectomia medial endoscópica pode ser utilizada em pacientes em que a limpeza mucociliar no seio maxilar é disfuncional, exigindo lavagens com drenagem por gravidade. A conduta endoscópica oferece uma importante redução da morbidade quando comparada às cirúrgicas abertas.

HISTÓRIA

O termo maxilectomia medial foi utilizado pela primeira vez, em 1977, por Sessions e Larson para descrever uma técnica para remoção em bloco de tumores da região nasoetmoidal. Com o advento de endoscópios nasais para o tratamento cirúrgico das doenças dos seios paranasais em meados dos 1980, os endoscópios começaram a ser utilizados para o tratamento de doenças não inflamatórias das cavidades nasossinusais. A maxilectomia medial endoscópica foi descrita pela primeira vez, em 1990, por Waitz e Wigand para remoção de lesões da parede nasal lateral e do seio maxilar medial. Esta técnica mais nova ofereceu melhorias na visualização e estética, com taxas de recorrência comparáveis aos procedimentos externos já estabelecidos.

EXAME FÍSICO

- Obstrução nasal unilateral.
- Cefaleia.
- Epistaxe/rinorreia.
- Edema periorbitário.
- Hiposmia.

INDICAÇÕES

- Neoplasias da parede nasal lateral.
- Neoplasias do seio maxilar com base medial.

- Doença inflamatória persistente do seio maxilar.
- Sinusite maxilar crônica resultando de prolapso de tecido adiposo orbital, originado a partir de cirurgia prévia para descompressão orbitária.

CONTRAINDICAÇÕES

- Qualquer extensão de uma neoplasia para além das cavidades nasossinusais.
- Doença do seio maxilar anterolateral ou do seio frontal propriamente dito.

PLANEJAMENTO PRÉ-OPERATÓRIO

- Tomografia computadorizada (TC) – fornecendo uma percepção da localização do pedículo de uma neoplasia.
  - A ressonância magnética pode ser útil para diferenciação entre secreções e tecido moles.
- Os métodos de imagem estereotáticos com TC permitem direcionamento navegacional complementar.

TÉCNICA CIRÚRGICA

Anestesia intravenosa total deve ser usada para minimizar perdas sanguíneas. O paciente deve ser colocado na posição supina e, uma vez intubado, deve ser rodado em 180°, e os campos cirúrgicos são posicionados da maneira estéril normal. A cabeceira do leito é elevada em 15 a 30° para minimizar perdas sanguíneas. Para cirurgiões destros, o tubo deve ser fixado na comissura oral esquerda (e na comissura direita para cirurgiões canhotos), independentemente do lado da cirurgia.

O nariz é descongestionado com mechas neurocirúrgicas que foram embebidas em epinefrina 1:1.000 e espremidas antes de serem inseridas dentro do nariz. Estas mechas devem permanecer no nariz durante um mínimo de 10 minutos. Uma injeção pterigopalatina transoral através do forame palatino maior de lidocaína 1% com epinefrina 1:100.000 ajuda na hemostasia. O forame pode ser encontrado aproximadamente 1 cm medial ao segundo molar maxilar, e a injeção deve ser aplicada com uma agulha calibre 25 dobrada a 90° a 20 mm da ponta, a fim de se evitar uma injeção demasiadamente profunda. É crítico aspirar durante este passo, para se evitar injetar diretamente na artéria palatina maior.

Uma inspeção inicial do interior da fossa nasal é realizada com um telescópio de zero grau, com o objetivo de visualizar o campo cirúrgico. Uma injeção submucosa de lidocaína 1% com epinefrina 1:100.000 na face inferior do colo da concha média é realizada, evidenciando-se uma vasoconstrição maior, com descoramento da parede nasal lateral, bem como da concha média. A concha média é, a seguir, medializada, para exposição do meato médio e alargamento do campo operatório. É crítico durante esta fase, bem como durante todo o procedimento, efetuar um exame completo durante a ressecção de um papiloma invertido, a fim de isolar o pedículo da massa.

O óstio maxilar é um marco anatômico crítico utilizado para iniciar a dissecção da maxilectomia medial. A fim de expor o óstio, o processo uncinado é refletido medialmente, utilizando-se várias técnicas com um explorador em ponta de bola ou incisando sua inserção com um bisturi foice. A seguir, uma antrostomia maxilar é realizada com um instrumento retromordedor, aplicando-se tensão inferior–anterior. Durante este passo, cuidados devem ser tomados para assegurar que não haja violação do osso lacrimal. É importante ter certeza de que todo o processo uncinado inteiro foi removido, uma vez que a manutenção da parte superior possa influenciar a drenagem do seio frontal.

Utilizando uma pinça cortante, a porção posterior da antrostomia é posteriorizada, até no mesmo plano das lâminas pterigóideas. Uma vez que se inicie a dissecção, a hemostasia é obtida, utilizando-se mechas neurocirúrgicas que foram embebidas em epinefrina 1:1.000 com 1.000 unidades de trombina/mL e bem espremidas.

Após a exposição completa da parede nasal lateral, é crítico examinar a fossa nasal e o seio maxilar exposto, para tentar identificar o local de origem durante a ressecção de uma massa. Os limites da maxilectomia medial endoscópica clássica incluem a parede posterior do seio maxilar posteriormente, o assoalho da órbita superiormente, meato inferior/assoalho nasal inferiormente e o ducto nasolacrimal anteriormente.

A esta altura, toda a extensão da concha inferior no lado do procedimento também deve ser infiltrada com lidocaína 1%/epinefrina 1:100.000. A remoção da concha inferior pode ser dividida em duas partes: ressecção do terço médio da concha inferior e remoção da parede medial do seio maxilar, para que este fique no mesmo nível do assoalho da fossa nasal. A ressecção da porção média da concha inferior é facilitada pelo clampeamento desta parte da concha com uma pinça hemostática curva durante pelo menos 30 segundos, reduzindo o suprimento sanguíneo para a parte que está sendo ressecada. Em seguida uma tesoura de concha é utilizada para incisar o terço médio da concha inferior (Fig. 24.1). A incisão anterior é executada, angulando-se o corte posteriormente à extremidade do ducto nasolacrimal (válvula de Hasner) (Fig. 24.2). O terço anterior da concha inferior deve ser preservado, o que ajuda a prevenir o aparecimento de rinite atrófica, da mesma forma que o terço posterior, neste caso para ajudar a evitar epistaxes durante o debridamento pós-operatório. O terço médio seccionado da concha inferior pode ser

CAPÍTULO 24 Maxilectomia Medial Endoscópica

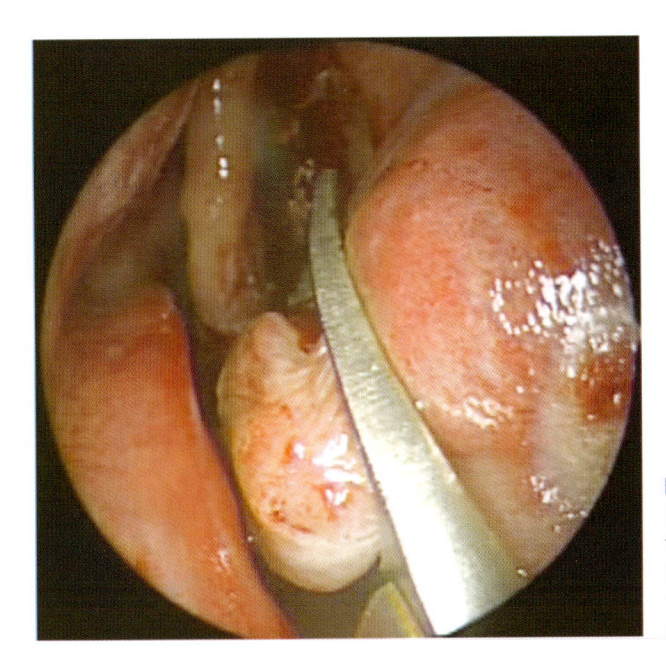

FIGURA 24.1
Ressecção do terço médio da concha inferior. Uma tesoura endoscópica curva é utilizada para ressecar o terço médio da concha inferior após clampeamento desta parte com uma hemostática curva.

mantido afixado à parede nasal lateral, se uma ressecção em bloco for necessária. Entretanto, se o procedimento for realizado para doença inflamatória, a concha pode ser removida ao longo da porção lateral da inserção horizontal na parede nasal. Cortes na mucosa anterior e posterior ao longo da parede nasal lateral exposta são realizados com uma lâmina Beaver curva (Fig. 24.3), e a mucosa do meato inferior é a, seguir, refletida inferomedialmente ao longo do assoalho do nariz, para expor o osso subjacente (Fig. 24.4). Uma vez que o retalho seja descolado em direção ao assoalho do nariz, uma combinação de brocas de corte, bem como saca-bocados de Kerrison e pinça cortante de mordida lateral é utilizada para remover o osso da parede nasal lateral, de tal modo que ele fique no mesmo plano com o assoalho do nariz (Fig. 24.5). Isto melhorará a visualização e o acesso ao assoalho do seio maxilar e cavidade pós-operatória reduzindo o *pool* de irrigações na porção inferior do seio. O retalho mucoso é assentado sobre o osso exposto (Fig. 24.6). Se uma exposição anterior adicional for necessária, uma dacriocistorrinostomia deve ser realizada.

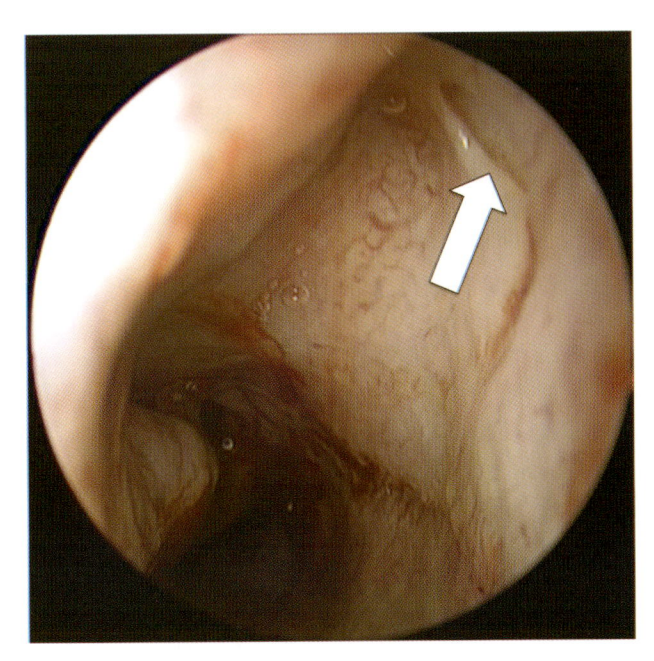

FIGURA 24.2
Válvula de Hasner no meato inferior. A válvula de Hasner (*seta*) é o marco anatômico anterior para a ressecção da concha inferior, a não ser que o sistema lacrimal seja sacrificado.

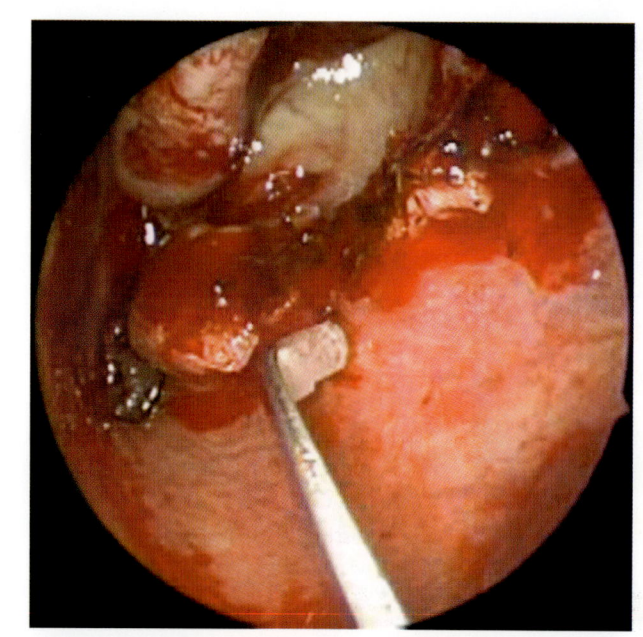

FIGURA 24.3
Cortes na mucosa da parede nasal lateral. Após a ressecção do terço médio da concha inferior, um retalho de mucosa com base medial é criado, utilizando-se uma lâmina beaver curva.

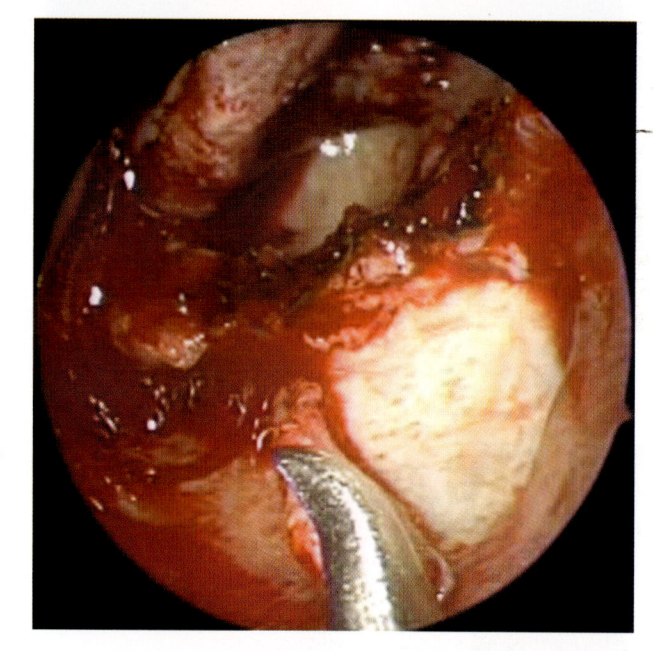

FIGURA 24.4
Descolamento do retalho mucoso. O retalho mucoso é descolado da parede nasal lateral e levado sobre o assoalho do nariz com um descolador de Cottle, e, então, refletido medialmente.

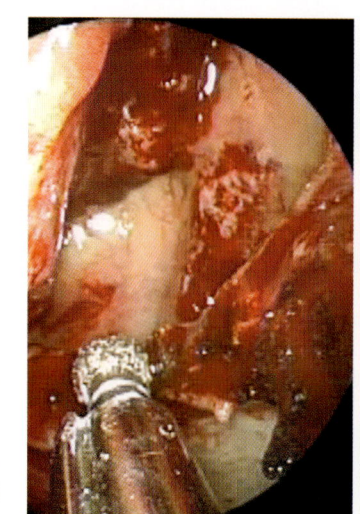

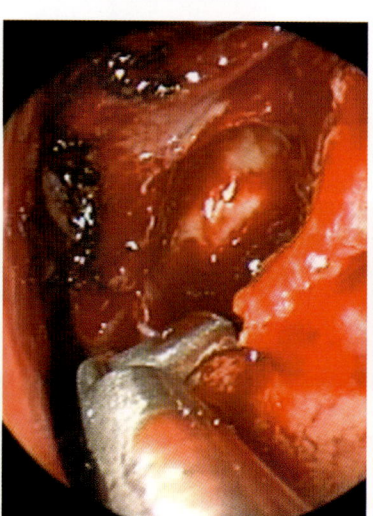

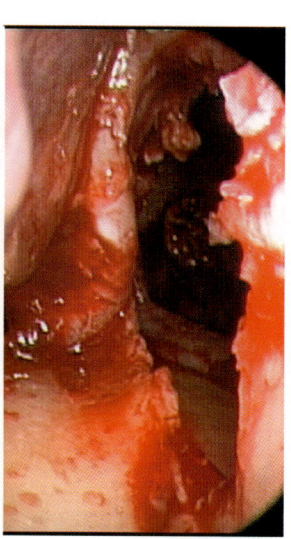

FIGURA 24.5
Remoção da parede nasal lateral. Utilizando-se brocas e saca-bocado de Kerrison, o osso exposto da parede nasal lateral é removido até que fique no mesmo nível do assoalho do nariz.

CAPÍTULO 24 Maxilectomia Medial Endoscópica

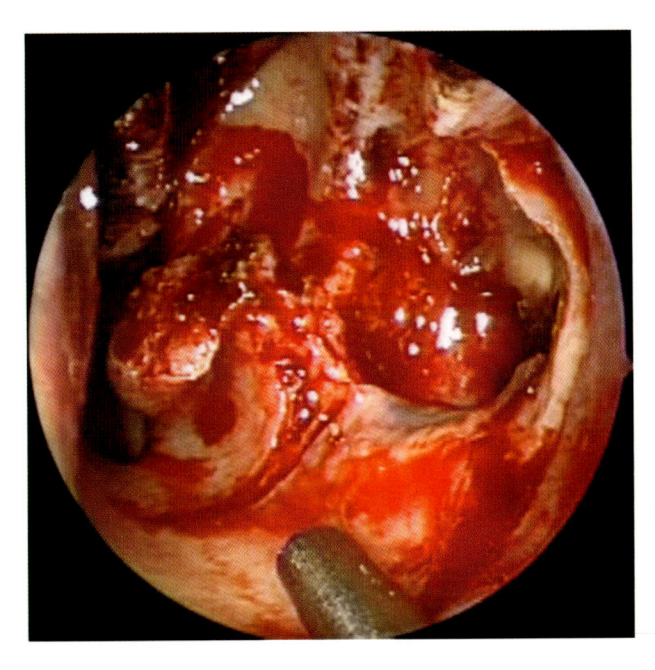

FIGURA 24.6
Cobrindo o osso exposto com o retalho de mucosa. Uma vez que a mega-antrostomia tenha sido regularizada com a broca, o retalho mucoso é assentado no interior do seio maxilar.

TRATAMENTO PÓS-OPERATÓRIO

- Irrigações nasais com soro fisiológico associado à mupirocina (um terço de um tubo de 22,5 g diluído em um litro de soro fisiológico). Isto ajudará o transporte mucociliar e evitará osteíte.
- Antibióticos com cobretura para a flora nasossinual por 7 a 10 dias.
- Meticuloso debridamento pós-operatório e vigilância na clínica. Cuidados devem ser tomados para não debridar agressivamente as regiões com crostas, que se formam sobre o remanescente do terço posterior da concha.

COMPLICAÇÕES

- Sangramento.
- Fístula liquórica.
- Epífora, exigindo uma futura dacriocistorrinostomia.
- Infecção/inflamação persistentes na porção inferior do seio.

RESULTADOS

A comparação da maxilectomia aberta *versus* endoscópica para ressecção de neoplasias benignas não mostrou diferença estatisticamente significativa quanto à taxa de recorrência. A ressecção endoscópica apresenta o benefício adicional de evitar cicatrizes faciais, preservar os ligamentos palpebrais mediais, manter a estrutura do arcabouço nasossinual e minimizar a quantidade de lesões à mucosa nasossinual. Adicionalmente, foi observado que as hospitalizações são significativamente mais curtas quando comparadas às dos procedimentos abertos.

PÉROLAS

Dissecções mais extensas podem ser necessárias, caso a doença comprometa as seguintes estruturas:
- *Seio frontal* pode ser necessário desbastar o seio frontal ou realizar uma trepanação para remoção da massa.
- *Seios etmoidal e esfenoidal* pode ser necessária uma maxilectomia medial alargada, incluindo ressecção da concha média.
- *Ducto nasolacrimal* pode ter que ser sacrificado, sendo, então, realizada uma dacriocistorrinostomia. Se esse for o caso, assegurar que o ducto seja seccionado obliquamente, para evitar estenose ductal.
- Regularizar a porção inferior da mega-antrostomia com uma broca antes de assentar o retalho mucoso.

ARMADILHAS

- Extirpação mucosa extensa do seio maxilar pode levar à inflamação prolongada, osteíte e obliteração/contração da cavidade.
- Remanescentes da concha inferior devem ser completamente cauterizados, para se evitar epistaxe no pós-operatório.
  - No debridamento pós-operatório, não debridar as crostas na margem de corte da concha inferior; tratá-la como um curativo biológico e deixar que se reabsorva/elimine por si própria.

INSTRUMENTOS A TER DISPONÍVEIS

- Telescópios endoscópicos.
  - Zero grau, 30°, 70°.
- Debridador microscópico e motores de alta velocidade.
- Saca-bocados de Kerrison.

LEITURA SUGERIDA

Waitz G, Wigand ME. Endoscopic, endonasal removal of inverted papillomas of the nose and paranasal sinuses. *HNO* 1990;28:242–246.

Sessions RB, Larson DL. En bloc ethmoidectomy and medial maxillectomy. *Arch Otolaryngol* 1997;103:195–202.

Wormald PJ, Ooi E, van Hasselt CA, *et al.* Endoscopic removal of sinonasal inverted papilloma including endoscopic medial maxillectomy. *Laryngoscope* 2003;113:867–973.

Tanna N, Edwards JD, Aqhdam H, *et al.* Transnasal endoscopic medial maxillectomy as the initial oncologic approach to sinonasal neoplasms: the anatomic basis. *Arch Otolaryngol Head Neck Surg* 2007;133:1139–1142.

Woodworth BA, Bhargave GA, Palmer JN, *et al.* Clinical outcomes of endoscopic and endoscopic-assisted resection of inverted papillomas: a 15-year experience. *Am J Rhinol* 2007;21:591–600.

Parida P, Gupta A. Medial maxillectomy: a comparative study as a surgical procedure. *Otolaryngol Head Neck Surg* 2008;138:192–199.

Lim SC, Lee JK, Yoon TM. Extended endoscopic medial maxillectomy for sinonasal neoplasms. *Otolaryngol Head Neck Surg* 2008;139:310–312.

25 VIA DE ACESSO TRANSMAXILAR ENDOSCÓPICA À FOSSA PTERIGOPALATINA

Paolo Castelnuovo

INTRODUÇÃO

A fossa pterigopalatina (PPF) é uma área crítica localizada posteriormente à parede posterior do seio maxilar, sendo limitada pelas lâminas pterigóideas posteriormente, osso palatino medialmente e fossa média do crânio superiormente. A PPF se conecta com a fossa infratemporal lateralmente através da fissura pterigomaxilar, a cavidade nasal posterior e medialmente através do forame esfenopalatino (SPF), a órbita superiormente através da fissura orbital inferior, e o palato inferiormente através dos forames palatinos. Dado este fato, a PPF representa o principal caminho para a disseminação de doenças inflamatórias ou neoplásicas da cabeça e pescoço para a base do crânio.

O tratamento de lesões originadas de ou com extensão para a PPF apresenta problemas anatômicos e cirúrgicos relacionados com a dificuldade de acesso. Diversas técnicas externas tradicionais (vias de acesso laterais e anteriores) foram realizadas para obtenção de acesso direto à PPF, acompanhadas por morbidade não desprezível, como edema facial e dor, lesão do nervo infraorbital (ION), fístula oroantral e sinusite maxilar crônica. Recentemente, o uso muito difundido de técnicas endonasais endoscópicas progressivamente permitiu o tratamento de lesões selecionadas, envolvendo esta área crítica através de uma conduta minimamente invasiva, reduzindo, assim, potencialmente estes riscos.

Tumores originados especificamente na PPF são incomuns, sendo os mais comuns tumores com origem em bainha nervosa, enquanto tumores benignos e malignos nasossinusais são os tumores mais comuns que se estendem para esta região. Uma vez que uma ampla variedade de tumores comprometa esta região, um diagnóstico preciso é muitas vezes de difícil realização. Por esta razão, uma história detalhada, exame clínico e estudos de imagem são essenciais para definir a natureza e extensão destes tumores.

HISTÓRIA

A maioria dos pacientes com tumores comprometendo a PPF é assintomática nos estádios iniciais, de tal modo que um retardo no diagnóstico constitui a regra e não a exceção. Quando o paciente se queixa de alguma forma de desconforto, ele frequentemente é relacionado com sintomas nasossinusais, tais como obstrução nasal unilateral, rinorreia, epistaxe e dor facial. Os dados epidemiológicos podem ser notavelmente úteis para o diagnóstico nestes casos: em homens jovens, as suspeitas recaem sobre o angiofriboma nasofaríngeo juvenil (JNA), enquanto que nos pacientes mais velhos com uma história ocupacional no campo de beneficiamento de madeira ou couro há a possibilidade de tumores malignos nasossinusais, como o adenocarcinoma. Ademais, parestesias faciais unilaterais, localizadas principalmente no lábio superior ou palato duro, devem sempre ser avaliadas quanto à compressão (tumor benigno) ou infiltração (lesão maligna) do nervo maxilar (V2).

EXAME FÍSICO

Uma inspeção detalhada das fossas nasais, olhos, cavidade oral e perfil facial é obrigatória nestes pacientes. A endoscopia nasal é atualmente considerada o melhor método diagnóstico para a avaliação das doenças nasossinusais e da base do crânio. A exploração endoscópica da fossa nasal, nasofaringe e base do crânio permite a detecção de qualquer anormalidade tecidual ou lesões nestes compartimentos. Um exame tradicional dos nervos cranianos deve ser realizado na avaliação de tumores da base do crânio, com particular atenção para a função do nervo maxilar, que pode ser comprometida por doenças, envolvendo a PPF. A mobilidade e morfologia oculares também devem ser investigadas, a fim de excluir proptose ou paresia ocular relacionada com a disseminação do tumor através da fissura orbital inferior na direção do olho. A avaliação por um oftalmologista é necessária nesses casos. Além disso, a inspeção da cavidade oral é importante, para se excluirem erosões ou deformidades do palato duro como resultado de disseminação da doença inferiormente através dos forames palatinos. Em alguns casos, particularmente em lesões muito grandes, comprometendo estruturas vizinhas, como o olho e a maxila, a massa pode ser visível, com deformidade do perfil facial. Finalmente, o exame do pescoço é necessário para se excluir a possibilidade de metástases para linfonodos cervicais, especialmente nos casos de tumores malignos da base do crânio.

INDICAÇÕES

O tratamento cirúrgico está indicado em todos os casos de tumores que comprometem a PPF. A via de acesso transantral endonasal pode ser utilizada, dependendo de fatores, como a extensão da doença e a experiência do cirurgião. O objetivo da cirurgia pode ser a colheita de amostras da lesão para diagnóstico histopatológico ou o tratamento com intenção de uma ressecção radical. Quando há suspeitas de doenças linfoproliferativas, tumores mesenquimais (p. ex., sarcoma) ou câncer pouco diferenciado, a cirurgia é realizada apenas para uma biópsia, para obtenção de um diagnóstico preciso, essencial para orientação adequada de tratamentos clínicos (diversos protocolos de radioterapia e quimioterapia). Por outro lado, doenças fibro-ósseas, JNA, schwannomas, papilomas invertidos, hemangiomas cavernosos e casos selecionados de doenças malignas (p. ex., carcinoma de células escamosas, adenocarcinoma, carcinoma cístico adenoide) são alguns exemplos dos tumores que se originam ou que se estendem à PPF e que podem ser ressecados radicalmente com intenção curativa.

CONTRAINDICAÇÕES

As contraindicações a uma conduta endonasal endoscópica exclusiva são relacionadas com a extensão do tumor a compartimentos anatômicos selecionados, circundando a PPF não operáveis através do corredor transnasal e que exigem acessos externos ou quando a extensão do tumor envolve estruturas vitais que impedem a ressecção radical do tumor.

As áreas críticas que não se prestam à ressecção endoscópica transnasal incluem os espaços parafaríngeos, com encarceramento da artéria carótida interna (ICA), o palato duro/mole, o seio cavernoso e infiltração orbitária massiva pelo tumor.

Obviamente, a contraindicação mais importante ao se escolher um tipo específico de via de acesso permanece sendo a experiência inadequada do cirurgião no tratamento endoscópico desta região anatômica e, globalmente, no manejo de possíveis complicações. Finalmente, comorbidades como doença cardiovascular grave, pacientes marcadamente debilitados ou demenciados ou pacientes com doença renal ou pulmonar terminal provavelmente não se beneficiarão da excisão destes tumores.

PLANEJAMENTO PRÉ-OPERATÓRIO

Exames endoscópicos e radiológicos permitem uma avaliação precisa da localização, tamanho e extensão das lesões, podendo ainda, em alguns casos, fornecer um diagnóstico pré-operatório. Os exames de imagem fornecem informações quanto a detalhes anatômicos (p. ex., esporões septais, conchas bolhosas, pneumatização do rostro esfenoidal, pneumatização da concha superior) que podem influenciar a cirurgia. Além disso, a identificação de marcos anatômicos radiológicos, como o nervo vidiano, V2 (com seu ramo terminal denominado ION), SPF e a pneumatização das lâminas pterigóideas, poderia ser útil para assegurar um corredor cirúrgico adequado e reduzir os riscos durante a cirurgia. Além disso, imagens multiplanares são extremamente úteis para delinear a integridade do osso. Os achados de remodelação ou erosão óssea requerem uma avaliação cuidadosa de detalhes dos tecidos moles complementados pela RNM. Uma RNM com contraste em sequências ponderadas para T1 e T2 é particularmente importante para revelar o comportamento e a consistência da lesão, diferenciando, assim, entre tumores benignos e malignos. Em geral, imagens de TC e RNM são necessárias para estudar adequadamente as lesões de PPF. As informações complementares fornecidas por estes dois exames devem ser integradas para investigação de cada aumento ou assimetria da fissura pterigomaxilar. Além disso, imagens de PET-CT ou outras avaliações sistêmicas radiológicas são necessárias para finalidades de estadiamento em lesões malignas propensas a metástases a distância.

Claramente, o conhecimento da biologia do tumor é essencial para desenvolvimento de um plano cirúrgico apropriado. A grande maioria das doenças pode ser diagnosticada apenas com avaliações clínica e radiológica, alinhando a biópsia com a ressecção radical da lesão durante o mesmo procedimento cirúrgico. Nesta perspectiva, obviamente a biópsia é fortemente contraindicada no caso de lesões altamente vasculares, como o JNA. Nestes últimos casos, pelo contrário, uma angiografia intra-arterial pré-operatória, com embolização do componente hipervascular, é recomendada. Uma biópsia de tecido poderia, entretanto, ser útil para a avaliação pré-tratamento em casos selecionados de diagnóstico incerto, especialmente quando houver suspeitas de um tumor maligno e for necessário definir o tipo histológico da lesão.

Antes da cirurgia, o paciente deve descontinuar drogas anticoagulantes e drogas anti-inflamatórias não esteroides, a fim de evitar sangramento excessivo durante a cirurgia.

TÉCNICA CIRÚRGICA

Todos os procedimentos são realizados sob anestesia geral, após descongestão das cavidades nasais. Um esquema antibiótico profilático peroperatório é administrado intravenosamente. O procedimento passo a passo é ajustado à extensão e histologia tumorais do seguinte modo:

1. *Exposição do corredor nasossinusal.* Quando os tumores comprometendo a PPF são de origem nasossinusal, a massa volumosa que ocupa a fossa nasal deve ser removida com uma ressecção orientada em fragmentos, para se obter mais espaço de trabalho. Em casos selecionados, uma septectomia posterior também pode ser realizada, permitindo o trabalho simultâneo de dois cirurgiões com quatro mãos através das duas narinas.
2. *Identificação dos marcos anatômicos cirúrgicos.* As porções inferiores das conchas média e superior são removidas, preservando-se a mucosa olfatória. Etmoidectomia anteroposterior, antrostomia maxilar larga e esfenoidotomia são realizadas. Imediatamente posterior à crista etmoidal do osso palatino, a artéria esfenopalatina (SPA) é visualizada, cauterizada e seccionada para exposição do SPF. O SPF e a proeminência do ION, visualizados ao longo do teto do seio maxilar, servem como marcos anatômicos constantes para localização das principais estruturas neurais da PPF (Fig. 25.1). O gânglio esfenopalatino, juntamente com o nervo vidiano (VN) e o nervo maxilar (V2), são localizados superiormente ao plano horizontal que passa através do SPF, enquanto os nervos palatinos maior e menor são localizados inferiormente; todos os elementos neurais da PPF podem ser encontrados medialmente ao plano sagital virtual que passa através do ION.
3. *Abertura da janela cirúrgica para acesso à PPF.* O acesso cirúrgico pode ser ajustado de acordo com a localização e extensão da lesão a ser acessada no interior da PPF. Quando a lesão é limitada superiormente ao plano horizontal virtual que passa através do SPF, os processos orbital e esfenoidal do osso palatino são desbastados e removidos. Neste caso, uma grande antrostomia maxilar (preservando a integridade da concha inferior) pode ser suficiente para remover a porção superior da parede posterior do seio maxilar (medial ao ION). Por outro lado, para lesões localizadas em ou estendendo-se a regiões inferiores a este plano horizontal, a janela cirúrgica deve ser expandida, desbastando-se também a lâmina vertical do osso palatino e removendo-se a metade posterior da concha inferior, juntamente com a parte posterior da parede medial do seio maxilar (Fig. 25.2). Também neste caso, a parede posterior do seio maxilar pode ser removida o tanto quanto necessário, utilizando-se saca-bocado de Kerrison, da direção medial para lateral, geralmente até tão longe quanto o plano sagital que passa através do ION. Durante este passo cirúrgico, o periósteo posterior a este osso deve ser preservado cuidadosamente. Desta maneira, o nervo vidiano (medialmente) e o V2 (superolateralmente) podem ser facilmente identificados desviando-se o conteúdo da PPF, envolto na "bolsa perióstica", em uma direção superolateral, de tal modo que a base das lâminas pterigóideas seja exposta.

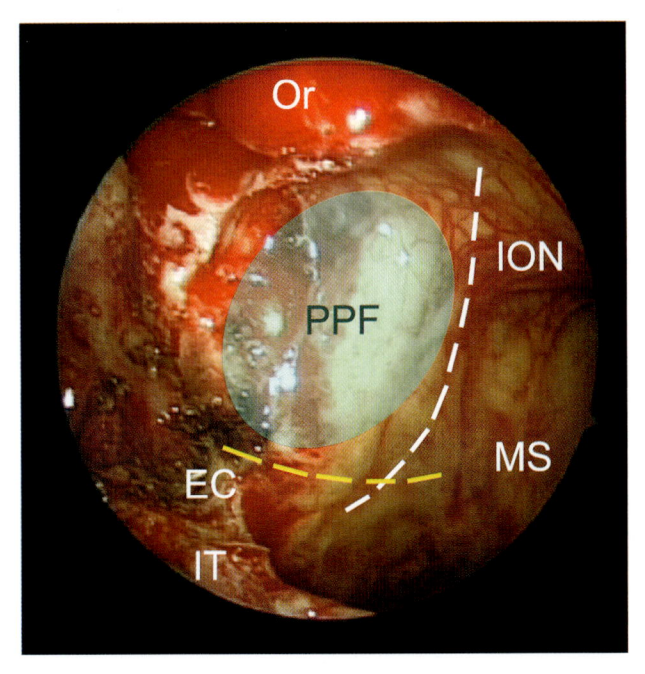

FIGURA 25.1
Visão endoscópica da fossa pterigopalatina (PPF) esquerda. A *linha tracejada vertical branca* passando através do forame infraorbital e a *linha tracejada horizontal amarela* passando através do SPF são marcos anatômicos úteis para localização das principais estruturas neurais contidas na PPF (*área elipsoidal azul claro*). EC, crista etmoidal; ION, nervo infraorbital; IT, concha inferior; MS, seio maxilar; Or, órbita; PPF, fossa pterigopalatina.

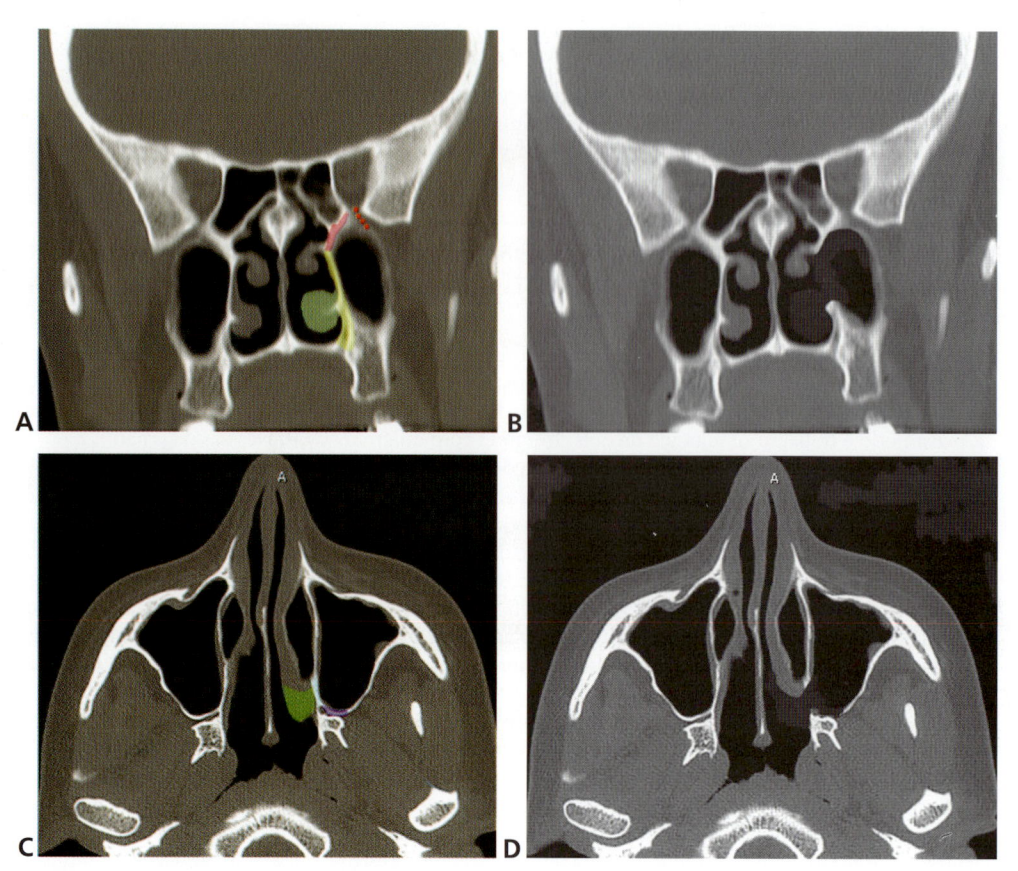

FIGURA 25.2 A via de acesso endonasal endoscópica à PPF inclui a remoção da metade posterior da concha inferior (área *verde* em **A** e **C**), a lâmina vertical do osso palatino (área *amarela* em **A**), o processo orbital do osso palatino (área *rosa* em **A**), a porção medial da parede maxilar posterior (área *púrpura* em **C**) e a porção posterior da parede maxilar medial (área *azul claro* em **C**). *Linha tracejada vermelha* em (**A**) mostra o segundo ramo do nervo trigêmeo. Figura (**B, D**) simula o corredor cirúrgico requerido para acessar a PPF por via endonasal.

4. *Dissecção do tumor no interior da PPF.* Uma vez que a camada perióstica contendo a PPF seja incisada, o tecido fibroadiposo que envolve a artéria maxilar interna e seus ramos é exposto. As artérias palatina descendente, vidiana e palatovaginal são identificadas e cauterizadas, se necessário. Um clipe vascular de tamanho médio é posicionado na porção lateral da artéria maxilar interna, para evitar sangramentos no campo cirúrgico. Posteriormente à rede vascular, as estruturas neurais são expostas. Uma dissecção romba do tumor é realizada para destacá-lo da rede neural da PPF, composta pelo VN, V2 com o ION, e os nervos palatinos maior e menor. Sempre que possível, durante a dissecção cirúrgica, estes nervos devem ser preservados caso macroscopicamente livres de doença, para minimizar a morbidade do procedimento cirúrgico. Após a remoção do coxim de tecido adiposo, as duas cabeças do músculo pterigóideo lateral (LPM) que se inserem na lâmina pterigóidea lateral são visualizadas. Se necessário, o LPM pode ser destacado da sua inserção medial, para facilitar a dissecção do tumor. Durante estes passos, um sistema de direcionamento por imagem de navegação magnética (Medtronic Navigation, Inc., Louisville, CO) é empregado para reconhecer estruturas neurovasculares e definir os limites do tumor. O ultrassom Doppler acústico é frequentemente utilizado para localizar e preservar grandes estruturas vasculares. Em todos os casos, as margens cirúrgicas são cuidadosamente examinadas com corte de congelação, e o procedimento cirúrgico é continuado até que as margens de tecido estejam livres de tumor ou até que uma ressecção adicional seja impossível em razão da invasão de estruturas críticas.

5. *Desbastamento do osso limitante.* Em casos selecionados, a ressecção radical do tumor somente é possível após o desbastamento do osso limitador. A este respeito, o que parece ser importante para prevenção de recorrências de JNA é a extirpação do osso esponjoso da base pterigóidea e do basisfenoide, particularmente em torno do canal vidiano, para remoção de qualquer doença residual que possa não ser imediatamente evidente (Fig. 25.3). Esta nota técnica também é relevante nos casos de doenças malignas, quando a base pterigóidea e/ou lâminas pterigóideas são frequentemente desgastadas, seguindo-se o canal vidiano até tão longe quanto o joelho medial da ICA.

O procedimento cirúrgico por etapas aqui apresentado está ilustrado na Figura 25.4 por meio de imagens de dissecção anatômica.

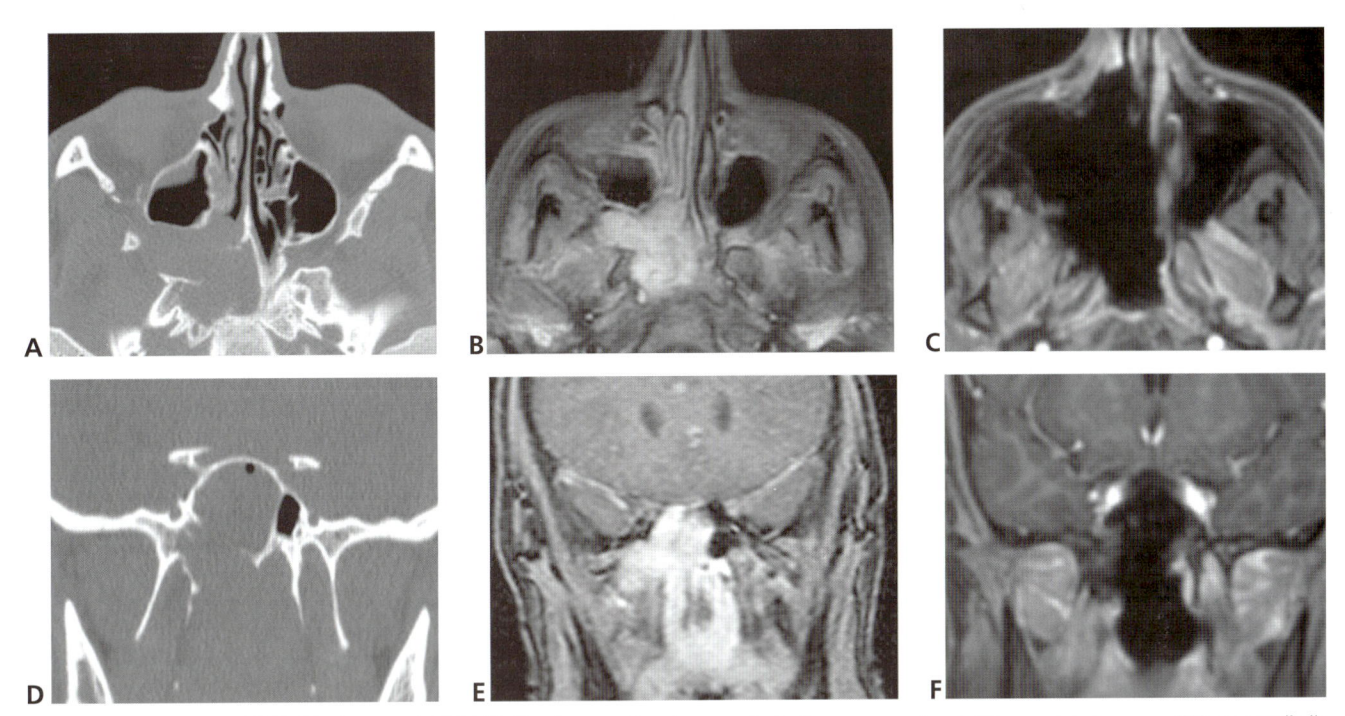

CAPÍTULO 25 Via de Acesso Transmaxilar Endoscópica à Fossa Pterigopalatina

FIGURA 25.3 Imagem de TC **(A, D)** e imagem de RNM **(B, E)** pré-operatórias de um paciente do sexo masculino de 16 anos afetado por um JNA em estádio II de Andrews. Imagem de RNM pós-operatória **(C, F)**, após a remoção endonasal endoscópica da lesão.

TRATAMENTO PÓS-OPERATÓRIO

O tamponamento nasal é normalmente removido sob visão endoscópica no primeiro ou segundo dia de pós-operatório. Durante a hospitalização, TCs ou RNMs usualmente são realizadas apenas quando há suspeitas de complicações. Em casos selecionados, como no JNA, uma RNM é realizada rotineiramente 24 horas após a cirurgia, para triagem de qualquer doença residual. Os exames de imagem no pós-operatório inicial não mostram qualquer das alterações inflamatórias que, após 3 a 4 meses, frequentemente fazem a diferenciação entre pequenas lesões residuais e tecido cicatricial ativo. Durante o período pós-operatório inicial, irrigações nasais com mucolíticos e soro fisiológico são sugeridas ao paciente, para otimizar a limpeza das fossas nasais e para acelerar o processo de cicatrização. Os pacientes devem ser inscritos em um programa de acompanhamento regular de acordo com a patologia. Lesões malignas requerem uma triagem clínica e radiológica estrita, com base em exame endoscópico mensal e RNMs a cada 4 meses durante o 1º ano e exame endoscópico e RNM em intervalos de 2 e 6 meses, respectivamente, durante o 2º ano. Subsequentemente, ambos os exames são realizados em intervalos de 6 meses.

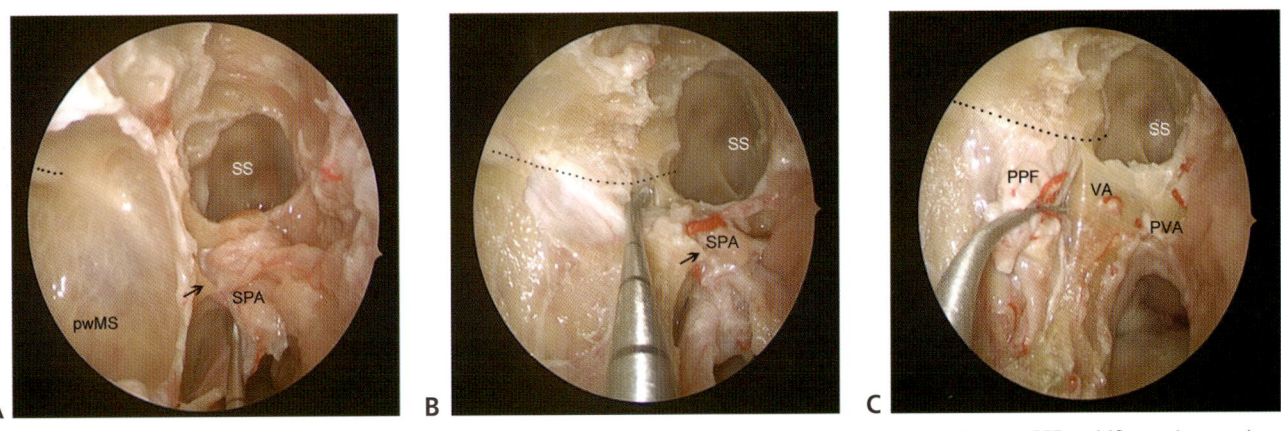

FIGURA 25.4 A-C: Imagens de dissecção anatômica mostrando a via de acesso endonasal endoscópica em tempos cirúrgicos à PPF. pwMS, parede posterior do seio maxilar; SS, seio esfenoidal; SPA, artéria esfenopalatina; PPF, fossa pterigopalatina; VA, artéria vidiana; PVA, artéria palatovaginal; a *linha tracejada preta* mostra o curso do ION e o segundo ramo do nervo trigêmeo; a *seta preta* indica a crista óssea etmoidal.

COMPLICAÇÕES

Um aspecto-chave da prevenção de complicações é a aquisição de conhecimento anatômico tridimensional, que permite ao cirurgião obter orientação intraoperatória, baseando-se na integração de percepção macroscópica, radiológica e tátil. Neste sentido, os sistemas de neuronavegação oferecem uma vantagem adicional para evitar complicações, mas seu uso não deve nunca substituir o necessário conhecimento anatômico e cirúrgico. Dado este fato, os principais marcos anatômicos devem ser constantemente mantidos sob controle durante a cirurgia, para garantia de um acesso seguro às estruturas profundas. Além disso, as complicações podem ser minimizadas por uma excelente exposição do campo cirúrgico e dissecção meticulosa das estruturas neurovasculares contidas na PPF. Sangramentos oriundos da SPA frequentemente não representam uma complicação particularmente assustadora, uma vez que a dissecção, cauterização e ressecção do vaso possam controlá-lo facilmente. Em casos selecionados, a identificação e cauterização da artéria vidiana e da artéria palatovaginal devem ser realizadas, a fim de reduzir o sangramento no campo cirúrgico, melhorando, assim, a dissecção e remoção tumoral. Por outro lado, hemorragias da artéria maxilar interna podem representar o problema mais desafiador durante a cirurgia, em razão da dificuldade do acesso cirúrgico entre os músculos pterigóideos e do importante fluxo sanguíneo. Por esta razão, a dissecção cuidadosa do vaso e posicionamento do clipe são recomendados em todos os casos antes da dissecção e ressecção do tumor.

Além disso, nervos podem ser danificados, diretamente ou por lesão dos vasos que os suprem. Déficits temporários ou permanentes são possíveis. Parestesias faciais e no palato duro ipsolaterais à lesão podem resultar de lesões do V2 ou do seu ramo terminal (ION) e nervos palatinos. A síndrome de olho seco é uma possível complicação, quando o nervo vidiano é seccionado. Outras complicações que podem ocorrer raramente são meningite bacteriana ascendente, infecções dos seios paranasais ou conteúdos orbitais e obstrução da via aérea nasal, por causa da retração cicatricial do corredor cirúrgico. Vale notar que a maioria dos tumores encontrados pela via de acesso transmaxilar endonasal endoscópica à PPF é extradural, e, sendo assim, uma fístula liquórica não constitui um problema importante relacionado com esta via de acesso.

RESULTADOS

Apesar da valiosa contribuição das informações clínicas e radiológicas, a única maneira de caracterizar estas massas é através da excisão e avaliação histopatológica. Por esta razão, a cirurgia representa o suporte principal do tratamento das lesões pterigopalatinas, podendo ser realizada com intenção diagnóstica ou curativa. Os procedimentos endonasais endoscópicos têm a vantagem de eliminar incisões externas e orais, reduzindo, assim, a possibilidade de lesões das estruturas nasossinusais e faciais. Além disso, o uso dos endoscópios melhora a visualização de áreas de difícil acesso, como a PPF, quando comparada aos acessos abertos convencionais, reduzindo o risco de lesão neurovascular.

Presentemente, há apenas algumas experiências clínicas na literatura envolvendo o uso da técnica endonasal endoscópica para acesso às lesões da PPF. Diversos relatos de biópsias endoscópicas transnasais de massas na PPF confirmam a exequibilidade e segurança deste procedimento. Recentemente, várias séries de casos sugeriram que a via de acesso transmaxilar endonasal endoscópica também é capaz de fornecer um trajeto de mínimo acesso a tratamento radical de doenças selecionadas da PPF, como schwannoma. Outro tipo histológico que frequentemente afeta esta área é o JNA, que frequentemente compromete a PPF, mesmo nos estágios iniciais, de acordo com os sistemas de estadiamento de Ömerci e Andrews. A este respeito, estudos recentes relataram grandes séries de JNAs com o epicentro de crescimento ao nível da PPF, tratados com sucesso por uma embolização pré-operatória seguida por uma ressecção endoscópica pura.

No momento em que escrevemos, os aperfeiçoamentos na instrumentação cirúrgica e a experiência adquirida durante a última década contribuíram para expandir as indicações da cirurgia endoscópica, até mesmo no tratamento de doenças malignas originadas de ou estendendo-se para a PPF, com resultados oncológicos encorajadores. Como um todo, não foram descritas complicações sérias na literatura recente para estes procedimentos. Em geral as estruturas neurais na PPF foram identificadas endoscopicamente e preservadas, evitando-se lesões desnecessárias.

PÉROLAS

- Antes do tratamento cirúrgico, uma avaliação rigorosa através de estudos por imagem é essencial para determinar a natureza da lesão e sua relação com as estruturas neurovasculares circunvizinhas.
- A parede posterior do seio maxilar pode ser removida tanto quanto necessário, da direção medial para lateral, geralmente até o plano sagital que passa através do ION. Nesta fase, a camada perióstica que envolve a PPF deve ser preservada.
- Os nervos vidiano (medialmente) e V2 (superolateralmente) poderiam ser facilmente identificados desviando-se o conteúdo da PPF, envelopado na "bolsa perióstica", em uma direção superolateral, com exposição da base das lâminas pterigóideas.
- Com base na biologia e na extensão do tumor, é possível identificar, cauterizar e seccionar as artérias palatovaginal, palatina descendente e vidiana, para reduzir o sangramento durante a dissecção do tumor.
- Uma abordagem por trabalho de equipe é essencial. Decisões de tratamento devem ser aprovadas por um grupo multidisciplinar, de tal modo que seja fornecido ao paciente o benefício máximo de uma larga *expertise*.

ARMADILHAS

- Falta de exposição do campo cirúrgico geralmente torna muito difícil este tipo de acesso. Planejamento pré-operatório incorreto para uma janela cirúrgica apropriada poderia influenciar negativamente o resultado desta cirurgia.
- Lesão da artéria maxilar interna durante a dissecção de tumor poderia produzir um sangramento massivo, de difícil controle a partir do corredor transnasal endoscópico.
- Lesões do ION e/ou do V2 sempre devem ser evitadas, pela identificação precisa e preservação deste nervo antes do início da dissecção do tumor.
- O feixe dos nervos palatinos e vidiano pode ser sacrificado em casos selecionados, quando comprometido pelo tumor ou, se necessário, para ganhar acesso à lesão. Em outros casos, a lesão destes nervos não é justificável. Em geral, é possível determinar a necessidade de sacrifício durante o planejamento pré-operatório da janela cirúrgica.

INSTRUMENTOS A TER DISPONÍVEIS

- Telescópios rígidos de zero grau e 45° (4 mm de diâmetro) são ambos essenciais para esta técnica cirúrgica.
- Brocas de diamante retas e curvas são úteis para obter acesso à parede óssea da PPF.
- Pinça cautério bipolar nasal reta e curva facilitam visualização ideal e acesso durante o procedimento cirúrgico, a fim de controlar sangramento.
- Clipes vasculares de tamanho médio e um aplicador de clipe apropriado têm que estar sempre disponíveis para ligadura de artéria maxilar interna.
- Instrumentos de corte, preensão, estabilização e dissecção angulados e/ou de dupla curvatura são obrigatórios para acessar estruturas localizadas lateralmente.
- O Neuronavigation System magnético com imagens de fusão de TC/RNM ou imagem de angio-TC é útil para melhor ilustração das estruturas ao redor.
- Ultrassom Doppler intraoperatório é um aparelho útil para detecção de vasos principais.

AGRADECIMENTO

O autor agradece ao Dr. Paolo Battaglia, MD. Dr. Andrea Pistochini, MD e Dr. Mario Turri-Zanoni, MD, pelo seu apoio ao planejar o original, bem como pelas suas contribuições clínicas e científicas.

LEITURA SUGERIDA

Isaacs SJ, Goyal P. Endoscopic anatomy of the pterygopalatine fossa. *Am J Rhinol* 2007;21(5):644–647.

Solari D, Magro F, Cappabianca P, et al. Anatomical study of the pterygopalatine fossa using an endoscopic endonasal approach: spatial relations and distances between surgical landmarks. *J Neurosurg* 2007;106(1):157–163.

Abuzayed B, Tanriover N, Gazioglu N, et al. Extended endoscopic endonasal approach to the pterygopalatine fossa: anatomic study. *J Neurosurg Sci* 2009;53(2):37–44.

Castelnuovo P, Turri-Zanoni M, Battaglia P, et al. Endoscopic endonasal approaches for malignant tumours involving the skull base. *Curr Otorhinolaryngol Rep* 2013;1(4):197–205.

Battaglia P, Turri-Zanoni M, Dallan I, et al. Endoscopic endonasal transpterygoid transmaxillary approach to the infratemporal and upper parapharyngeal tumors. *Otolaryngol Head Neck Surg* 2014;150(4):696–702.

26 VIA DE ACESSO TRANSMAXILAR ENDOSCÓPICA À FOSSA INFRATEMPORAL (PROCEDIMENTO DE ZENKER ENDOSCÓPICO)

Piero Nicolai

INTRODUÇÃO

A fossa infratemporal (ITF) é uma área anatômica complexa localizada profundamente ao ramo da mandíbula e inferiormente ao arco zigomático. O limite anterior é formado pela superfície posterior da maxila, o lateral pelo ramo da mandíbula, o posterior pelo tubérculo articular do osso temporal e o processo estiloide e o medial pela lâmina pterigóidea lateral e o músculo constritor superior. A fissura pterigomaxilar, localizada entre a parede posterior da maxila e o processo pterigoide, cria uma conexão entre a ITF e a fossa pterigopalatina (PPF) e, mais medialmente, através do forame pterigopalatino, com a fossa nasal. O limite superior da ITF é formado medialmente pela superfície infratemporal da asa maior do esfenoide e o osso temporal escamoso, enquanto lateralmente há livre comunicação com a fossa pterigóidea. O músculo pterigóideo medial é comumente identificado como o limite inferior da ITF, embora posteriormente a este músculo haja comunicação com espaços teciduais no pescoço.

Se pensarmos na ITF como uma caixa de forma irregular que contém músculos (pterigóideos, porção distal do temporal), artérias (maxilar interna e seus ramos), veias (plexo pterigóideo) e nervos (segunda e terceira divisões do nervo trigêmeo com alguns dos seus ramos, nervo auriculotemporal) e é conectada a várias áreas anatômicas adjacentes, é intuitivo imaginar que uma variedade de processos inflamatórios e neoplásicos possam aí se originar ou, mais frequentemente, disseminar a partir de regiões, como o trato nasossinusal, nasofaringe, mandíbula, glândula parótida e cavidade craniana. A possibilidade de metástases hematogênicas, embora extremamente rara, não deve ser desprezada.

O tratamento das lesões originadas na ITF tem sido tradicionalmente considerado um desafio para o cirurgião de cabeça e pescoço, e muitas vias de acesso, isoladas (transmaxilar, transmandibular, translocação facial, via de acesso de balanço maxilar, orbitozigomática, infratemporal) ou combinadas foram propostas. Entretanto, todos estes procedimentos estão associados à substancial morbidade estética e funcional, que não parece razoável, particularmente ao se lidar com tumores benignos.

Durante as últimas décadas, a rápida evolução da cirurgia sinusal endoscópica, refinamentos nos métodos morfológicos de imagem, aperfeiçoamentos na instrumentação e equipamento cirúrgicos (isto é, sistemas de navegação, TC ou RNM intraoperatórias) e uma melhor compreensão das doenças que estão sendo tratadas levaram as indicações para bem além dos meros limites do complexo nasossinusal.

Brors e Draf devem ser reconhecidos como os primeiros cirurgiões que descreveram o uso de uma técnica microendoscópica que eles definiram como "cirurgia endonasal aumentada do seio maxilar" ou, subsequentemente, "Denker endonasal" para obter uma exposição completa do seio maxilar interior em casos de papiloma invertido. Entretanto, os autores afirmaram claramente que a técnica tinha sido descrita bem antes do advento da cirurgia endoscópica por Sturmann e Canfield, em 1908.

As indicações para este procedimento, que incluiu na sua versão original uma maxilectomia medial e uma maxilotomia anteromedial ipsolateral, foram expandidas com a finalidade de ganhar acesso a estruturas anatômicas localizadas posteriormente ao seio maxilar para ressecar lesões expansivas da ITF ou, posteriormente ao processo pterigoide, lesões malignas selecionadas da nasofaringe.

Ao mesmo tempo, várias técnicas alternativas com o objetivo de melhorar a exposição da ITF e minimizar a morbidade da via de acesso foram descritas. Estas incluem uma via de acesso endoscópica nasal unilateral, suplementada por um acesso de Caldwell-Luc transoral; uma combinação de um acesso pelas duas narinas, que pode ser obtido por uma septectomia posterior alargada ou uma janela septal, que é fechada após a dissecção por retalhos nasoseptais bilaterais preventivamente desenvolvidos; e luxação septal, com acesso a partir da fossa ipsolateral.

Como um último comentário introdutório, um estudo comparativo recente, realizado na Ohio State University sobre a análise volumétrica do acesso de Denker endoscópico e o acesso pré-auricular à ITF, demonstrou que os volumes de cada via de acesso foram notavelmente semelhantes, sugerindo, assim, que os campos da instrumentação e visualização são também análogos.

HISTÓRIA

A maioria das lesões que ocupam o espaço da ITF é benigna e de crescimento lento, podendo alcançar um tamanho considerável antes de se tornarem sintomáticas e alertarem o paciente e o clínico, ou podem, até mesmo, ser diagnosticadas incidentalmente em estudos de imagem realizados por diferentes razões. A lesão que mais frequentemente invade secundariamente a ITF é o angiofibroma nasofaríngeo juvenil (JNA), um tumor associado a sintomas clássicos, como obstrução nasal e epistaxe. A presença de uma tumoração na bochecha é comumente indicadora de crescimento lateral extenso da lesão para o interior da ITF; o desvio superior do globo ocular pode indicar um crescimento concomitante através da fissura orbital inferior para o interior da órbita. A ocorrência de disfunção unilateral da tuba auditiva, com uma sensação de plenitude e secreção na orelha média constitui uma situação adicional causada pela compressão da porção cartilaginosa da tuba auditiva pelo tumor. A queixa de dormência facial ou parestesias na distribuição de V1, V2 e V3; disfunção mastigatória; cefaleia branda ou dor facial pode sugerir a presença de um schwannoma, mas a preocupação mais importante do clínico deve ser excluir a presença de uma doença maligna com disseminação perineural, como o carcinoma cístico adenoide. Trismo e dor são observados mais comumente em tumores malignos do seio maxilar com invasão da ITF e, especificamente, dos músculos da mastigação.

EXAME FÍSICO

Como já foi mencionado, dois cenários principais podem ser encontrados: um paciente assintomático sob outros aspectos com um diagnóstico de uma lesão expansiva da ITF como um achado incidental ou um paciente que se apresenta com sintomas variáveis, frequentemente brandos e vagos, que não podem ser menosprezados. O exame clínico começa pela inspeção da face e do pescoço, que pode revelar uma tumoração na bochecha, desvio do globo ocular, alterações funcionais dos músculos extraoculares ou mesmo trismo de grau variável. A palpação do pescoço pode revelar linfonodos suspeitos aumentados. Atenção especial deve ser dedicada a avaliar qualquer possível alteração de sensibilidade no território de inervação dos ramos do nervo trigêmeo.

O exame endoscópico das fossas cavidades nasais e nasofaringe tem como objetivo identificar qualquer achado patológico. Isto pode variar desde uma massa ocupando a fossa nasal (Fig. 26.1) e nasofaringe, o que em um adolescente do sexo masculino é altamente sugestivo de um diagnóstico de JNA, até a medialização da porção pos-

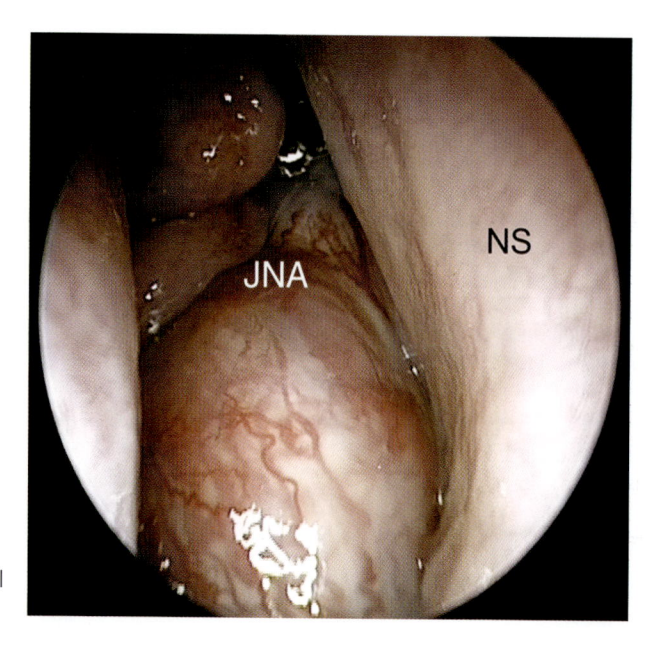

FIGURA 26.1
Visão endoscópica de um JNA obstruindo completamente a fossa nasal direita. NS, septo nasal.

terior da parede nasal lateral coberta por mucosa intacta, o que pode indicar a presença de uma lesão ocupadora de espaço na ITF-pterigopalatina. Em um paciente com trismo, a endoscopia pode identificar a presença de tecido patológico na fossa nasal, confirmando, assim, a hipótese de um câncer em estágio avançado do seio maxilar.

A avaliação do paciente com queixas otológicas deve incluir otoscopia com microscópio, audiometria de tons puros e timpanometria.

INDICAÇÕES

Na minha clínica, o procedimento de Denker endonasal é mais frequentemente realizado para papilomas invertidos, que comprometem extensamente o seio maxilar. Em uma série de 92 pacientes com tumores originados no seio maxilar publicada pelo nosso grupo, nunca tivemos que recorrer a uma via de acesso externa para obter uma visualização completa das paredes ou utilizar broca (reta ou angulada) para remover o osso subjacente à mucosa doente. Entretanto, o foco principal do presente capítulo é nas indicações para o uso do Denker endonasal para remoção de tumores localizados na ITF.

Em decorrência de sua tendência típica de alastramento através de fissuras e forames da base do crânio, o JNA se expande medialmente, desde o seu epicentro no interior da PPF para o interior da fossa nasal/nasofaringe e, na direção oposta, lateralmente, através da fissura pterigomaxilar para o interior da ITF. A lesão não infrequentemente desloca anteriormente e adelgaça a parede posterior do seio maxilar, a ponto de, em alguns casos, o seio ser completamente preenchido pelo tumor. Digitações mínimas para o interior da ITF podem ser facilmente acessadas por uma maxilectomia medial padrão, com ressecção parcial da parede posterior do seio maxilar. Contudo, JNAs de grande volume, que se estendem bem lateralmente, preenchendo toda a ITF e fazendo contato com a mandíbula e/ou invadindo o assoalho da fossa média do crânio, são indicações ideais para um Denker endonasal.

Nos últimos anos, muito interesse foi dedicado à possibilidade de remover schwannomas da ITF, que mais frequentemente se originam do ramo maxilar e se estendem posteriormente ao nível do cavo de Meckel, ocupando mais extensamente até mesmo a fossa média do crânio, através de um acesso puramente endoscópico. Obedecendo ao conceito de acesso modular, o Denker endonasal pode também ser considerado um excelente corredor para acesso à área retropterigóidea, o espaço peritubário e o seio esfenoidal, em casos de meningoencefaloceles de localização lateralmente distantes.

CONTRAINDICAÇÕES

Considerando a evolução constante das indicações para cirurgia endoscópica nasal e da base do crânio, ainda existem situações relacionadas com a natureza (benigna *vs.* maligna) e à relação da lesão com estruturas anatômicas específicas (isto é, ICA [artéria carótida interna], seio cavernoso, nervo óptico) que desafiam o processo de tomada de decisão de acessar uma lesão específica através de uma via de acesso endoscópica pura, com questionamentos quanto ao fato de uma técnica aberta ou possivelmente combinada poder oferecer a possibilidade de uma ressecção mais radical e menos perigosa.

O Denker endonasal é uma excelente via de acesso para exposição e ressecção de qualquer JNA que se estenda a ponto de comprometer a ITF. De fato, na minha experiência, eu nunca tive que recorrer a uma via de acesso adicional para esta extensão específica. Entretanto, é bem sabido que o enclausuramento da ICA, suprimento vascular massivo a partir da própria ICA e extensão intradural podem ser situações em que é aconselhável planejar um procedimento externo ou, alternativamente, decompor o procedimento em partes. Esta última orientação pode ser bem adotada na situação de sangramento intraoperatório massivo, que pode colocar em risco a sobrevida do paciente.

Schwannomas trigeminais que se estendem desde o seu local de origem na ITF e fossa média até a fossa posterior requerem uma combinação de uma via de acesso endoscópica com uma craniectomia retrossigmoidea, conforme mostrado pela experiência do grupo de Pittsburgh.

No presente, a experiência no tratamento de doenças malignas da ITF é tão episódica que elas devem ser excluídas das indicações de rotina, a não ser que uma ressecção paliativa seja a única alternativa.

PLANEJAMENTO PRÉ-TRATAMENTO

A recomendação geral em um paciente cujos sintomas e exame físico são suspeitos de uma lesão expansiva que compromete a ITF é realizar inicialmente estudos de imagem, que comumente fornecem detalhes suficientes para sugerir o diagnóstico. Tanto a tomografia computadorizada de multidetectores (MSCT) quanto à ressonância magnética (RNM) com contraste são comumente solicitadas para obter melhor delineamento da extensão no osso e tecidos moles, respectivamente. Na minha experiência, a RNM isoladamente, após administração de gadolínio e com a aquisição de todas as sequências requeridas (turbo spin-echo T2, *spin-echo* T1 pré- e pós-agente de contraste, *gradient-echo* ponderada para T1 pós-contraste), é suficientemente precisa para se obterem informações suficientes sobre a lesão com o objetivo de planejar o tratamento:

- Tamanho, natureza e grau de vascularização.
- Comprometimento primário ou secundário da ITF.

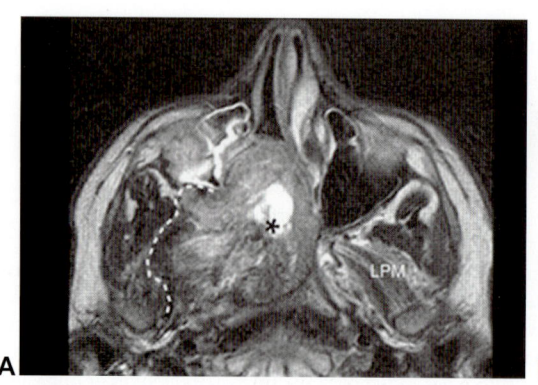

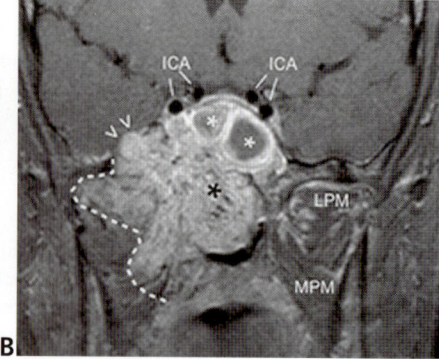

FIGURA 26.2 RNM contrastada axial **(A)** e coronal **(B)** mostra um JNA extenso (*asterisco preto*) centrado na raiz do processo pterigoide direito. A *linha tracejada branca* marca os limites laterais da massa dentro do espaço mastigatório. Em visão coronal, a lesão é vista erodindo a asa maior do osso esfenoide direito e salientando-se no interior da fossa média do crânio (*pontas de seta brancas*). O seio cavernoso direito aparece comprimido e remodelado, e a artéria carótida interna está desviada cranialmente. ICA, artéria carótida interna; LPM, músculo pterigóideo lateral; MPM, músculo pterigóideo medial; *asteriscos brancos*, mucoceles dos seios esfenoidais.

- Padrão de crescimento expansivo ou invasivo.
- Relações da lesão com os músculos mastigatórios, seio maxilar e base do crânio.
- Sinais de disseminação perineural.

A RNM é altamente acurada em sugerir a natureza histológica do tumor com base em características específicas. Por exemplo, o JNA aparece como uma lesão com seu epicentro de crescimento ao nível da PPF que se contrasta vividamente após administração de agente de contraste paramagnético e frequentemente apresenta, tanto em sequências T1 quanto T2, diversos vazios de sinal, indicando vasos intralesionais importantes. Como uma característica adicional, o comprometimento ósseo por JNA consiste em erosão óssea e/ou remodelação de osso, tipicamente ao nível da raiz pterigóidea e assoalho adjacente da fossa média do crânio (Fig. 26.2). Com base nestes achados específicos, uma biópsia é desnecessária.

Schwannomas aparecem como lesões expansivas, com margens bem definidas, heterogeneamente hiperintenso em sequências de T2, com graus variáveis de contraste, e a possível presença de áreas císticas (Fig. 26.3). A localização ao longo do nervo trigêmeo é variável: a lesão mais comumente compromete um ramo periférico, mas pode-se estender posteriormente para o cavo de Meckel e mesmo intraduralmente até a fossa posterior do crânio. No seu crescimento, a lesão acompanha o ramo de origem, alarga os forames e fissuras ósseos (p. ex., forame redondo ou oval, fissura orbital inferior ou superior) e causa remodelação/reabsorção das estruturas ósseas adjacentes. Estes achados são altamente específicos de schwannoma do nervo trigêmeo.

Biópsias pré-operatórias não são, portanto, necessárias quando os exames de imagem sugerem um JNA ou um schwannoma. Em contraposição, se os aspectos do exame de imagem forem inespecíficos ou se sinais de malignidade forem evidentes, uma biópsia larga, direcionada pela TC, é recomendada.

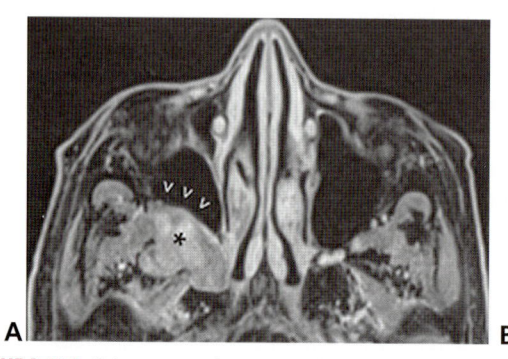

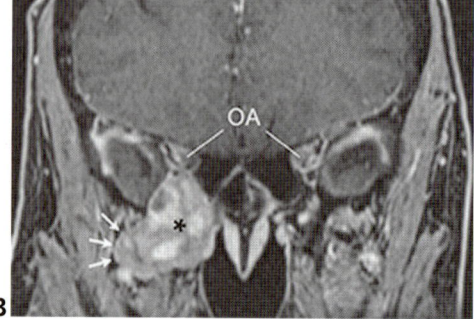

FIGURA 26.3 Schwannoma do nervo maxilar direito. RNM axial **(A)** e coronal **(B)** contrastada: mostra uma lesão expansiva heterogeneamente hipervascularizada (*asterisco preto*) no basisfenoide direito e na PPF. A parede posterolateral do seio maxilar está remodelada e desviada anteriormente (*pontas de setas brancas*). *Setas brancas* marcam o limite lateral da lesão no espaço mastigatório. A lesão invade e alarga a fissura orbital inferior, poupando o ápice orbital. OA, ápice orbital.

TÉCNICA CIRÚRGICA

O objetivo de qualquer procedimento endoscópico alargado é obter uma visualização multiangulada ótima do tumor e uma grande disponibilidade de espaço, que permita movimentos dos diferentes instrumentos de uma maneira ergonômica, possivelmente utilizando uma técnica a quatro mãos, para dissecar a lesão das estruturas adjacentes, manter as estruturas anatômicas mais críticas sob visão constante e obter um controle ideal do sangramento. Todas estas regras de ouro devem ser mantidas em mente ao planejar um Denker endonasal. Quando um diagnóstico de schwannoma é sugerido pelo exame de imagem e confirmado por cortes de congelação, o cirurgião pode decidir recorrer a uma remoção intracapsular para minimizar a perda de função do nervo de origem.

A cirurgia é realizada sob anestesia geral endotraqueal, que é preferivelmente administrada com agentes intravenosos (propofol e remifentanil). O paciente é preparado, e os campos são posicionados, mantendo ambos os olhos acessíveis para inspeção. Se uma fístula liquórica for esperada durante a cirurgia, por causa de uma relação crítica da lesão com a dura-máter, como em schwannomas comprometendo a fossa média do crânio, 1 mL de uma solução aquosa a 5% de fluoresceína sódica misturada com 9,0 mL de líquor é injetado no espaço subaracnóideo para melhor identificar uma liquorreia e verificar o fechamento hermético da duraplastia. A descongestão de ambas as fossas nasais é realizada com cotonoides embebidos em adrenalina 1:10.000 sobre a mucosa nasal. Com o auxílio de um espéculo nasal, a abertura piriforme no lado do tumor é identificada, e lidocaína com adrenalina 1:100.000 é injetada ao longo da parede nasal lateral e ao nível da fossa canina no plano subperióstico.

O plano da intervenção é uma maxilectomia medial, que é alargada para incluir uma quantidade da parede anterior do seio maxilar ditada pela extensão lateral do tumor (Fig. 26.4A-C). Todas as incisões em mucosas podem ser realizadas com eletrocautério endonasal, um laser (isto é, díodo) ou simplesmente combinando o uso de um bisturi em foice com uma lâmina Beaver. Minha preferência é seccionar a concha inferior como primeiro passo, a fim de alcançar uma boa exposição do meato inferior e tornar a dissecção da parede medial do seio maxilar mais rápida. Uma incisão vertical é, então, realizada ao longo da abertura piriforme, que é identificada por palpação, até o nível do assoalho da fossa, e, superiormente, até a altura aproximada do colo da concha média (Fig. 26.5A e B). Seguindo o plano subperióstico, os tecidos moles da região pré-maxilar e a mucosa da parede nasal lateral são descolados; o uso de um espéculo autostático pode ser benéfico durante esta fase. O canto anteromedial da maxila é exposto, e sob a visão de um endoscópio de 0 grau, a luz do seio é penetrada, utilizando-se broca e escopro. A parede anterior do seio é removida até que se obtenha uma exposição completa da parede posterolateral sem lesar o nervo infraorbital, e a via lacrimal é identificada e esqueletizada. Uma incisão é realizada na junção entre o assoalho e a parede lateral da fossa nasal até bem posteriormente, rodeando a inserção residual da concha inferior; uma osteotomia no osso subjacente é realizada também. De uma maneira semelhante, uma incisão paralela é realizada no sentido anteroposterior, começando da via lacrimal, que é seccionada com tesoura afiada na junção entre o saco lacrimal e o ducto nasolacrimal (Fig. 26.6), e prosseguindo subsequentemente ao longo do canto inferomedial da órbita. Neste ponto, a crista etmoidal do osso palatino leva à identificação da artéria esfenopalatina com seus ramos terminais, que são cauterizados e seccionados. Toda a parede medial do seio maxilar é removida, e o interior do antro é completamente exposto (Fig. 26.7A). Removendo toda a parede posterior do seio maxilar e o tecido adiposo na PPF e ITF, uma ampla exposição dos músculos masseter, temporal e pterigóideo lateral e da porção medial da artéria maxilar com seus ramos pode ser obtida (Fig. 26.7B).

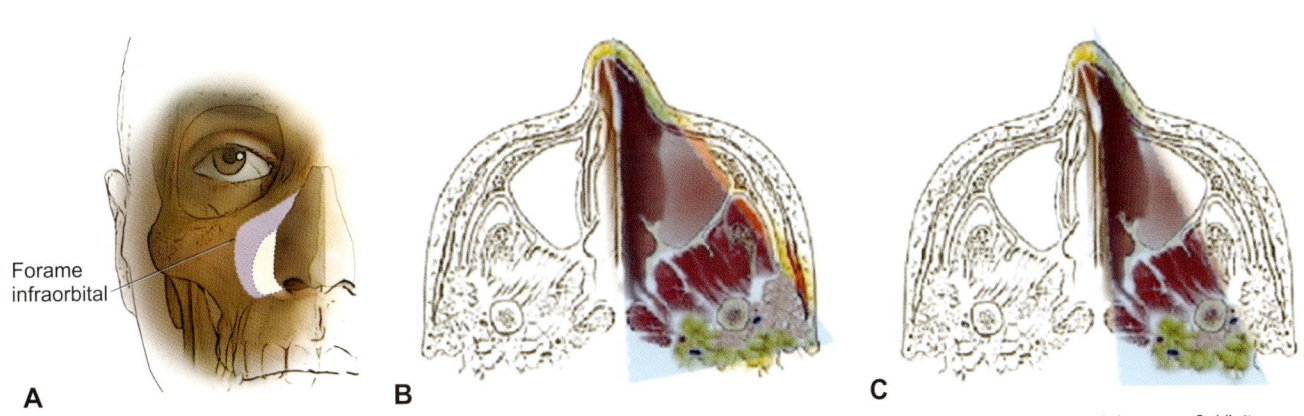

FIGURA 26.4 A extensão da exposição propiciada pela via de acesso de Zenker pode ser modificada de acordo com a extensão lateral do tumor. **A:** Visão frontal demonstrando um procedimento de Zenker limitado (*área branca*) e alargado (*área púrpura*). **B, C:** Visões axiais demonstrando a exposição com ressecções limitada **(B)** e ampla **(C)** da parede anterior.

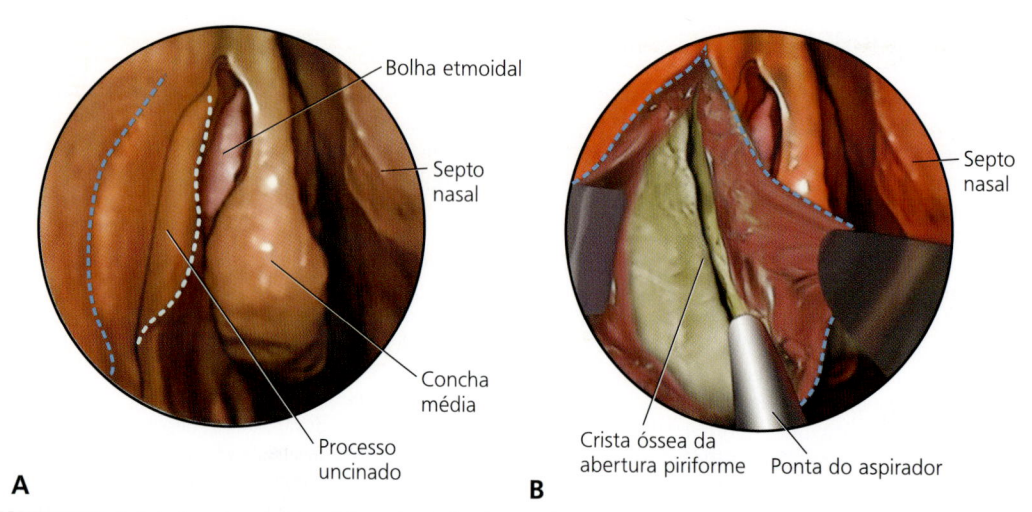

FIGURA 26.5 A: Este desenho mostra a visão endoscópica do primeiro passo do procedimento de Denker. As *linhas tracejadas branca e preta* realçam a margem livre e a inserção do processo uncinado, respectivamente. A mucosa da parede lateral é incisada na margem livre da abertura piriforme, previamente identificada por instrumento rombo (*linha tracejada azul*). **B:** Uma vez incisada a mucosa, a parede anterior do seio maxilar e a parede nasal lateral são dissecadas ao longo de um plano subperióstico. A *linha azul tracejada* realça os dois lados da mucosa incisada.

Os passos seguintes da dissecção diferem em relação ao tipo e extensão do tumor. No JNA que compromete a ITF, o tumor comumente compromete a fossa nasal, nasofaringe, PPF e seio esfenoidal, e não infrequentemente invade o basisfenoide em diferentes extensões. Os principais passos para se acessar endoscopicamente o JNA são ressecção da concha média, etmoidectomias anterior e posterior, com esfenoidotomia para ganhar espaço para trabalhar ao longo da porção superior do tumor, e uma septectomia posterior, que é justificada pelo fato de que não incomumente o tumor se encontra fundido ao septo intercoanal, e um acesso à nasofaringe pelas duas narinas binarinais precisa ser criado. Na minha experiência, tumores volumosos são mais bem removidos de acordo com uma técnica modular, que, em geral lida, primeiro com os componentes nasal–nasofaríngeo–esfenoidal, secundariamente com os componentes da ITF e, como último passo, com o componente retropterigóideo, particularmente se relações críticas com a ICA, nervo óptico e dura estiverem presentes. A secção dos diferentes componentes do tumor pode ser realizada com *laser*, coblação ou tesoura.

O comprometimento da ITF pode ocorrer sem qualquer desvio anterior da parede posterior do seio maxilar; entretanto, em alguns casos, o tumor desvia a parede posterior anteriormente, que se torna uma delgada casca de osso, permitindo que o tumor se expanda e oblitere o seio maxilar. Em ambas as situações, toda a mucosa do seio maxilar é dissecada para fora do osso subjacente e removida. Começando a partir do forame esfenopalatino, utilizando saca-bocado de Kerrison de diferentes angulações e um descolador angulado, toda a parede posterior do seio maxilar é removida. Isto leva à identificação do periósteo, que envolve anteriormente o conteúdo da fossa

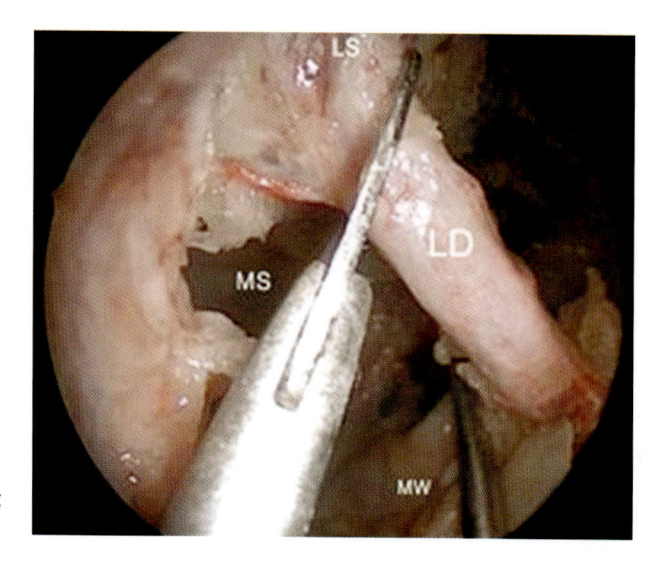

FIGURA 26.6
A via lacrimal foi esqueletizada e é agora seccionada de uma maneira oblíqua entre o ducto e o saco. LD, ducto lacrimal; LS, saco lacrimal; MW, parede maxilar medial; MS, seio maxilar.

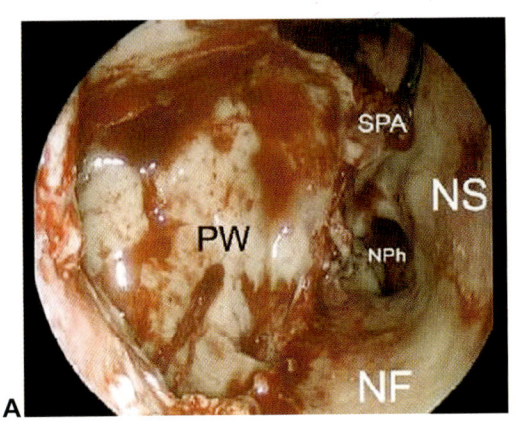

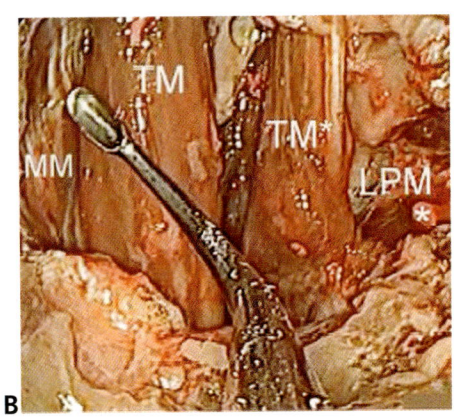

CAPÍTULO 26 Via de Acesso Transmaxilar Endoscópica à Fossa Infratemporal...

FIGURA 26.7 A: Visão endoscópica da fossa nasal e seio maxilar direitos após o procedimento de Denker: a totalidade das paredes lateral e posterior do seio maxilar está exposta. **B:** A musculatura da ITF e o espaço mastigatório estão expostos após remoção da parede posterior e do tecido adiposo. A cureta curva está posicionada na face interna do arco zigomático. NS, septo nasal; NF, assoalho nasal; NPh, nasofaringe; PW, parede posterior do seio maxilar; SPA, tronco principal da artéria esfenopalatina; MM, músculo masseter; TM, ventre temporal do músculo temporal; TM*, ventre infratemporal do músculo temporal; LPM, músculo pterigóideo lateral; *asterisco branco,* tronco principal da artéria maxilar.

PPF–ITF; incisando-se o periósteo, expõem-se a lesão e as estruturas anatômicas, incluídas na ITF (Fig. 26.8). A esta altura, um elemento-chave para uma dissecção rápida é o uso de uma técnica a quatro mãos: um cirurgião segura o endoscópio e possivelmente exerce delicada tração sobre o tumor, enquanto o segundo pode utilizar ambas as mãos para dissecar entre o tumor e os tecidos moles, tecido adiposo e músculos mastigatórios adjacentes. Mesmo no caso de tumores volumosos, a porção da ITF do JNA, que pode-se estender superiormente na direção da fossa temporal e anteroinferiormente para o interior da bochecha é com frequência facilmente liberada por uma tração medialmente, desde que nenhuma invasão óssea crucial seja encontrada neste local.

O cirurgião deve identificar cautelosamente as estruturas vasculares e neurais, cujo trajeto está obviamente alterado pela presença do tumor. Quando a projeção mais lateral do tumor é tracionada na direção da fossa nasal, a artéria maxilar interna, que invariavelmente está aumentada, entra no campo de visão. Neste ponto, ela é clipada com dois hemoclipes e seccionada. O nervo maxilar está muitas vezes desviado superoanteriormente pelo tumor, e por essa razão, todo esforço deve ser feito para identificá-lo e poupá-lo. A preservação do nervo vidiano raramente é um problema, uma vez que o crescimento do JNA ao longo do canal vidiano seja uma das principais vias de disseminação e, por essa razão, o broqueamento desta área é fortemente recomendado.

Os passos para exposição de um schwannoma diferem em algum grau em razão de seu padrão de crescimento. Às vezes o feixe vidiano pode ser poupado e utilizado como marco anatômico para identificar posteriormente o joelho medial da ICA. O conteúdo da PPF é mobilizado e desviado inferiormente, a cunha pterigóidea é desbastada, e

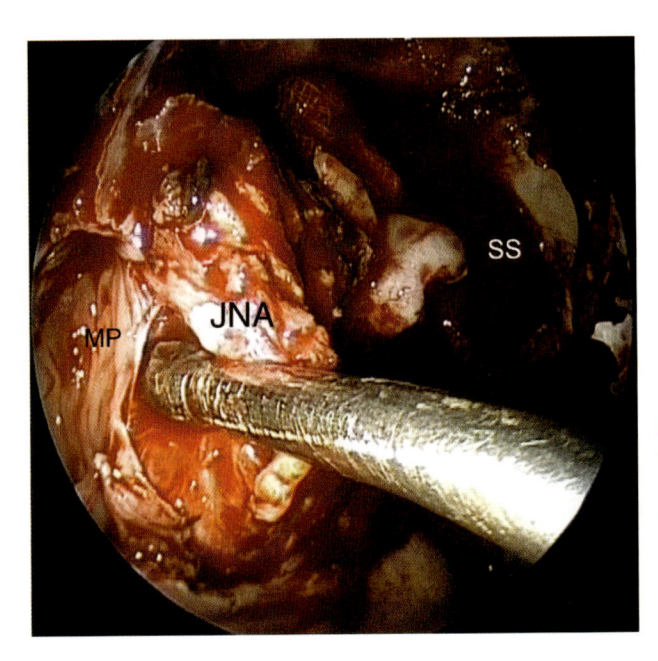

FIGURA 26.8
Remoção endoscópica de um JNA (imagem pré-operatória: Fig. 26.2). O componente nasal-nasofaríngeo do tumor já foi removido. A PPF e ITF foram expostas, e após incisão do periósteo, começa a dissecção do componente lateral do JNA. MP, periósteo da parede posterior maxilar direita; SS, seio esfenoidal.

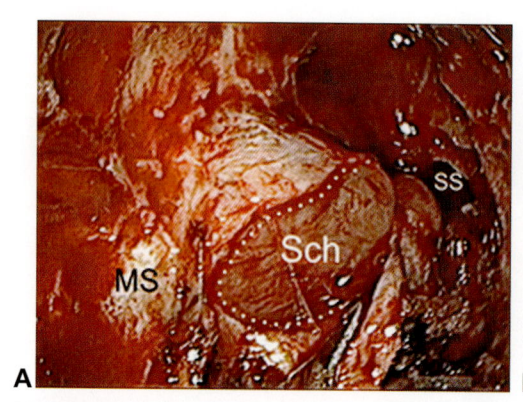

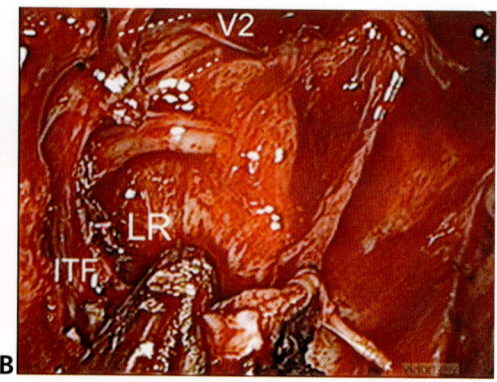

FIGURA 26.9 Remoção endoscópica de um schwannoma do nervo maxilar direito (imageamento pré-operatório: Fig. 26.3). Visão endoscópica intraoperatória **(A)** demonstra a raiz pterigóidea totalmente substituída pelo tumor que irá ser removido por meio de dissecção intracapsular (*linha tracejada curva* mostra a abertura na cápsula da lesão). A lesão rastejou entre as fibras do nervo maxilar, que foram preservadas **(B)** (V2, *linhas tracejadas brancas*). ITF, fossa infratemporal; LR, recesso lateral do esfenoide; MS, parede posterior do seio maxilar; Sch, schwannoma; SS, seio esfenoidal.

a porção inferior da lesão é rastreada posteriormente, na direção do gânglio de Gasser. Uma vez que a vascularização seja comumente limitada quando comparada ao JNA, a redução da massa da lesão através de uma incisão da cápsula com um microdebridador a partir da porção interna para a periferia leva ao seu colapso e melhor visualização e controle das estruturas adjacentes. Se uma ressecção extracapsular estiver planejada, o broqueamento da fossa média do crânio em torno da lesão é necessário toda vez que um componente intracraniano estiver presente, para melhor exposição da interface entre a cápsula e a dura-máter adjacente, o que favorece uma dissecção atraumática com descolador.

Entretanto, em casos em que há um contato extenso com a dura da fossa média do crânio, liquorreia pode ser esperada durante a dissecção. Por essa razão, na fase inicial da intervenção, é judicioso desenvolver um retalho nasosseptal no local oposto à lesão, que fornecerá um tecido bem vascularizado para fechamento do defeito dural.

Conforme antes mencionado, a remoção intracapsular é atualmente defendida para schwannomas da cabeça e pescoço, com a intenção de reduzir possíveis complicações importantes (p. ex., liquorreia) e manter função residual do nervo. Esta técnica também pode ser aplicada a schwannomas do nervo trigêmeo (Fig. 26.9A e B).

Ao fim do procedimento cirúrgico, uma inspeção cuidadosa da cavidade após irrigação com soro fisiológico morno é recomendada, para identificação de qualquer possível sangramento. Sangramentos venosos são preferivelmente controlados pela colocação de Oxycel ou Surgiflo, enquanto para sangramentos arteriais a identificação e a clipagem do vaso, mais frequentemente um colateral da artéria maxilar, são desejáveis.

TRATAMENTO PÓS-OPERATÓRIO

Em casos de rotina, uma dose de uma cefalosporina de terceira geração é administrada intraoperatoriamente. O tamponamento nasal é removido no primeiro dia de pós-operatório, e a cavidade cirúrgica é inspecionada, para remoção de coágulos e para checar se existe qualquer sinal de sangramento. Se uma liquorreia ocorreu e uma duraplastia foi realizada, uma TC de crânio é realizada 24 horas após a cirurgia, para avaliação de quaisquer possíveis complicações intracranianas (pneumoencefalia residual mínima é comum), casos em que o paciente é mantido no leito por 48 horas, com a cabeceira elevada em 15°, agentes antitussígenos e antieméticos são administrados, para evitar um aumento na pressão intracraniana e, consequentemente, a possível ocorrência de liquorreia. Um antibiótico de amplo espectro é administrado intravenosamente até o dia após a remoção do tamponamento nasal, tipicamente 2 dias após a cirurgia. A esta altura, as fossas nasais são inspecionadas com um endoscópio rígido para remoção delicada de coágulos e para exclusão da presença de fístula liquórica. A alimentação por via oral é retomada e o paciente tem permissão para sair do leito. O paciente tem alta 2 a 3 dias após a cirurgia, depois de se verificar que os níveis de hemoglobina retornaram aos limites normais. Uma RNM com gadolínio é realizada, com a intenção de detectar imediatamente possíveis lesões residuais.

COMPLICAÇÕES

Uma complicação intraoperatória potencial importante é sangramento da artéria maxilar ou seus ramos, cuja ocorrência é reduzida pelo uso de rotina de embolização pré-operatória. Uma segunda fonte importante de hemorragia é o sangramento venoso a partir do plexo pterigóideo, que é, às vezes, subestimado pelo cirurgião. Por essa razão, uma avaliação constante e cuidadosa da perda sanguínea deve ser realizada por toda equipe cirúrgica. Hemoclipes e materiais, como Oxycel, Floseal e Surgiflo, todos extremamente úteis para controle de sangramentos, devem sempre estar disponíveis na sala de operações. Quando o JNA apresenta relações críticas com a ICA, o cirurgião deve ter certeza de que um radiologista intervencionista está disponível no hospital, para o caso desafortunado em que ocorra uma lesão da ICA, exigindo que oclusão seja efetuada.

A ocorrência de fístula liquórica é extremamente rara em cirurgias para JNA, mas pode ser observada durante remoção de schwannomas com comprometimento da fossa média do crânio. Uma duraplastia é efetuada com a técnica usual de multicamadas, incluindo tecidos autólogos (isto é, tecido adiposo, fáscia lata, retalho nasosseptal contralateral).

A formação persistente de crostas nas fossas nasais é um achado comum em todos os procedimentos endoscópicos alargados, embora este problema tenda a desaparecer dentro de 6 a 12 meses. Epífora por obstrução da via lacrimal é observada ocasionalmente. O tratamento inclui marsupialização endoscópica do saco.

Síndrome de olho seco e ceratopatia corneal podem-se desenvolver a partir da secção do nervo vidiano e/ou neuropatia de V1. Entretanto, após secção do nervo vidiano, os pacientes raramente se queixam de sintomas oculares, e apenas o teste de Schirmer é capaz de detectar uma redução assintomática da produção de lágrima. Pelo contrário, a ceratopatia corneal é mais comumente observada em pacientes com ambas, neuropatia de V1 e queixas de olho seco.

Anestesia transitória ou permanente da bochecha é causada por neuropraxia ou secção do nervo maxilar. Trismo após remoção endoscópica de uma lesão benigna raramente é observado, a não ser que tenha havido grande manipulação ou ressecção dos músculos da mastigação, levando à sua fibrose.

RESULTADOS

Uma vez que o Denker endonasal seja uma técnica cirúrgica adequada para diferentes doenças, os resultados devem ser avaliados em relação a cada doença individualmente. Entretanto, a extrapolação de dados específicos da conduta de Zenker a partir de séries de pacientes que tiveram sua lesão removida por diferentes técnicas endoscópicas é um pouco difícil. Conforme foi mencionado, um JNA com comprometimento da ITF constitui indubitavelmente a indicação mais comum para o procedimento, mas nenhuma série analisou seletivamente os resultados obtidos com o Denker endonasal. Na minha experiência, em uma coorte de nove pacientes que foram tratados com esta via de acesso, nenhum tumor residual no nível da ITF foi observado nas RNMs pós-operatórias. Esta observação está de acordo com o conceito geral de que tecidos de JNA residual comprometem mais frequentemente o basisfenoide, e não a ITF.

Relatos sobre remoção endoscópica transnasal de schwannomas trigeminais são ainda mais episódicos. A experiência dos grupos da *University of Pittsburgh* e do *Weil Cornell Medical College-New York-Presbyterian Hospital* parece sugerir que remoção de tumor macroscópico pode ser realizada quando uma lesão é limitada posteriormente ao cavo de Meckel, enquanto a extensão para a fossa posterior do crânio limita esta possibilidade e expõe o paciente a um risco mais alto de complicações.

PÉROLAS

- A via transmaxilar endoscópica (procedimento de Denker endoscópico) proporciona excelente exposição da fossa pterigopalatina/infratemporal e assoalho da fossa média do crânio.
- Pela remoção do processo pterigóideo, a porção cartilaginosa da tuba auditiva, com os músculos tensor e levantador do véu palatino, é também exposta.
- Uma análise volumétrica comparativa mostrou que o volume de uma via de acesso transmaxilar endoscópica e o de uma via de acesso pré-auricular à fossa infratemporal foram notavelmente semelhantes.
- Angiofibroma nasofaríngeo juvenil estendendo-se para o interior da fossa infratemporal e schwannomas do nervo trigêmeo limitados posteriormente ao cavo de Meckel são indicações ideais para uma via de acesso transmaxilar endoscópica.
- Avaliação por imagem pré-operatória deve incluir TC e RNM.
- Identificação cuidadosa de vasos e nervos na fossa pterigopalatina/infratemporal é fortemente recomendada, com o objetivo de minimizar sangramento e déficits neurais.

ARMADILHAS

- Em razão da experiência limitada no tratamento de lesões malignas da fossa infratemporal com uma via de acesso transmaxilar endoscópica, as indicações devem ser restringidas a lesões pequenas ou situações em que tratamento paliativo é indicado.
- Embora rara, a possibilidade de complicações, como estenose das vias lacrimais ou síndrome de olho seco, após secção do nervo vidiano deve ser apresentada ao paciente.
- Formação de crostas nas fossas nasais comumente ocorre durante até 12 meses.

INSTRUMENTOS A TER DISPONÍVEIS

- Endoscópios (0°, 45°, 70°).
- Um conjunto completo de instrumentos para cirurgia sinusal endoscópica padrão, incluindo pinças cortantes.

- Lâmina Beaver.
- Saca-bocados de Kerrison.
- Microtesoura reta e curva para dura-máter.
- Eletrocautério específico para cirurgia endonasal.
- Pinça bipolar.
- Microdebridador com lâminas retas e curvas.
- Furadeira endoscópica reta e angulada com brocas de diamante e de corte de diferentes tamanhos.
- Sistema de irrigação de lente para endoscópios.
- Sistema de navegação.
- Doppler.

AGRADECIMENTO

O autor agradece a Andrea Bolzoni Villaret, MD, e Alberto Schreiber, MD, pelo seu auxílio na preparação do texto e documentação iconográfica. Muita apreciação também é dada a Marco Ravanelli, MD, pela sua valiosa assistência na seleção de imagens de ressonância magnética e tomografia computadorizada.

LEITURA SUGERIDA

Brors D, Draf W. The treatment of inverted papilloma. *Curr Opin Otolaryngol Head Neck Surg* 1999;7:33–38.

Herzallah IR, Germani R, Casiano RR. Endoscopic transnasal study of the infratemporal fossa: a new orientation. *Otolaryngol Head Neck Surg* 2009;140:861–865.

Hosseini SMS, Razfar A, Carrau RL, *et al.* Endonasal transpterygoid approach to the infratemporal fossa: correlation of endoscopic and multiplanar CT anatomy. *Head Neck* 2012;34:313–320.

Raza SM, Donaldson AM, Mehta A, *et al.* Surgical management of trigeminal schwannomas: defining the role for endoscopic endonasal approaches. *Neurosurg Focus* 2014;37:E17.

Fahmy CE, Carrau R, Kirsch C, *et al.* Volumetric analysis of endoscopic and traditional surgical approaches to the infratemporal fossa. *Laryngoscope* 2014;124:1091–1096.

Battaglia P, Turri-Zanoni M, Dallan I, *et al.* Endoscopic endonasal transpterygoid transmaxillary approach to the infratemporal and upper parapharyngeal tumors. *Otolaryngol Head Neck Surg* 2014;150:696–702.

27 CIRURGIA HIPOFISÁRIA E SUPRASSELAR ENDOSCÓPICA

Aldo C. Stamm ▪ Eduardo Vellutini

INTRODUÇÃO

A primeira remoção bem-sucedida de um tumor hipofisário utilizando a via de acesso transcraniana é creditada a Victor Horsley, em 1889. Em 1907, Schloffer foi o primeiro a descrever a ressecção pelo acesso transesfenoidal. Logo depois, em 1910, Cushing desenvolveu a técnica sublabial transeptal–transesfenoidal, que foi empregada durante mais de duas décadas em mais de 400 pacientes com uma taxa de mortalidade de 5,2%. Simultaneamente, Oskar Hirsh, um otorrinolaringologista, introduziu uma via de acesso transeptal–transesfenoidal à hipófise, em 1910. Kanavel e Halstead tinham previamente sugerido acesso intranasal como um passo inicial, seguido pelo acesso sublabial à região selar. O uso do microscópio com fluoroscopia foi introduzido, em 1965, por Hardy.

De 1951 a 1956, Hopkins foi responsável por muitas contribuições para o desenvolvimento e aperfeiçoamento de endoscópios; entretanto, foi apenas após os estudos publicados por Messerklinger, em 1969, e outros, mais tarde, por Draf, Stammberger, e Kennedy, que a endoscopia se tornou conhecida mundialmente. Hoje, ela é amplamente utilizada para o tratamento cirúrgico de lesões da base anterior do crânio e regiões selar e parasselar.

Jankowski *et al.* descreveram pela primeira vez a ressecção endonasal endoscópica de adenomas hipofisários, em 1992, enquanto Sethi *et al.* descreveram a aplicação da técnica cirúrgica endoscópica transnasal para o tratamento de adenomas hipofisários, em 1995. Um trabalho publicado por Jho e Carrau, em 1997, marcou, então, o início da moderna cirurgia hipofisária endoscópica.

A cirurgia dos tumores selares e parasselares passou por uma importante evolução nas últimas décadas. A introdução da microcirurgia e, mais recentemente, da endoscopia foi o fator determinante. A filosofia atual do tratamento de lesões selares e parasselares se baseia em uma equipe multidisciplinar (otorrinolaringologista, neurocirurgião, endocrinologista, anestesiologista e especialista em tratamento intensivo), trabalhando em conjunto nas terapias pré-operatória, intraoperatória e pós-operatória.

O endoscópio proporciona uma excelente faixa de mobilidade, visão angulada e resolução superior de imagem para documentação, aprendizado e ensino, tornando as cirurgias selar e parasselar mais seguras e mais dinâmicas. Isto é um avanço extremamente útil, especialmente para cirurgias do seio esfenoidal, que é uma estrutura profunda e possui uma relação lateral com estruturas importantes, como os nervos ópticos e as artérias carótidas internas, sendo uma visão angulada, então, essencial. Muitos estudos demonstraram que a cirurgia assistida endoscopicamente reduz o desconforto pós-operatório e o período de hospitalização, proporcionando recuperação mais rápida quando comparada à dos pacientes submetidos a cirurgias pela conduta microscópica tradicional. Demonstrou-se, também, que o tempo operatório e a perda sanguínea foram menores com o uso do endoscópio. Por todas estas razões, muitos autores acreditam que o endoscópio substituiu o microscópio cirúrgico para cirurgia de adenomas hipofisários e outras lesões selares. Outra grande contribuição para a cirurgia selar e da base do crânio foi o desenvolvimento de técnicas para fechamento de defeitos durais, utilizando retalhos nasosseptais vascularizados, o que reduz significativamente as taxas de rinoliquorreia no pós-operatório.

HISTÓRIA

Há duas queixas típicas de um paciente com um tumor hipofisário, a saber, sintomas originados de uma disfunção endócrina e queixas visuais originadas da deterioração dos campos visuais. A maioria dos tumores são não endócrino-secretórios, sendo o estreitamento do campo visual o principal sintoma, especialmente quanto à visão lateral (temporal). Alguns dos pacientes com tumores não endócrino-secretórios podem apresentar sintomas de hipopituitarismo ou uma elevação secundária dos níveis de prolactina em decorrência da compressão do pedículo hipofisário. As mulheres se queixam de galactorreia e perturbações menstruais; os homens podem-se queixar de redução da libido.

O mais comum tumor secretor é o prolactinoma, que causa os mesmos sintomas de compressão do pedículo hipofisário observada em tumores não secretores; a única diferença é que há um nível mais alto de prolactina sérica. Pacientes com tumores secretores de hormônio do crescimento (GH) e tumores corticotrópicos frequentemente se apresentam com diabetes melito e pressão arterial elevada. O primeiro grupo tem características acromegálicas, enquanto o segundo tem um tipo típico de obesidade mais proeminente na face e no tronco.

Deve-se, também, inquirir o paciente quanto a sinusites agudas ou crônicas, sintomas nasais e sinusais e uma história de cirurgia nasal ou sinusal precedente. Embora a presença de sinusite crônica não seja uma contraindicação à intervenção cirúrgica transnasal, a presença de uma exacerbação aguda em casos eletivos tipicamente resultaria em adiamento da intervenção cirúrgica até que a exacerbação aguda estivesse resolvida.

Todos os pacientes com um tumor hipofisário devem ser avaliados por um neuroendocrinologista, que definirá a terapia mais apropriada em cada caso. Além da avaliação endocrinológica, todos os pacientes com extensão suprasselar dos seus tumores devem passar por um exame neuroftalmológico, incluindo avaliação da acuidade visual, mobilidades oculares intrínseca e extrínseca e testes dos campos visuais.

EXAME FÍSICO

O exame físico deve incluir uma avaliação endoscópica da fossa nasal, a fim de visualizar quaisquer lesões nasais e documentar a integridade do septo, desvios septais e outros achados anatômicos anormais. Este procedimento é realizado com o paciente em uma posição semissentada. A fossa nasal é preparada com uma solução anestésica tópica, contendo um vasoconstritor. O exame é realizado com endoscópios rígidos de 4,0 mm 0°, 30° e 70°. Em crianças, é preferível o endoscópio flexível de 3,2 mm, e ocasionalmente pode ser utilizado um endoscópio rígido de 2,7 mm.

Para lesões das regiões selar e parasselar, o exame físico influi uma avaliação neurológica macroscópica, com foco especial na função dos nervos cranianos. Um exame por um oftalmologista é sugerido, se houver suspeitas de comprometimento do nervo óptico ou da integridade da órbita. Um exame de campos visuais também é recomendado.

INDICAÇÕES

A remoção cirúrgica é considerada a terapia de primeira linha para macroadenomas hipofisários não funcionantes e para doença de Cushing (para micro e macroadenomas). Pacientes com adenomas produtores de GH são candidatos cirúrgicos quando microadenomas e macroadenomas causam perturbações visuais. A terapia clínica é indicada como tratamento de primeira linha para tumores invasivos.

Cirurgias de redução de volume, mesmo quando não curativas, podem melhorar a resposta a análogos da somatostatina em casos primários resistentes a estas drogas, prolactinomas em pacientes resistentes a drogas ou intolerantes a drogas, apoplexia hipofisária, tumores císticos e na presença de fístula liquórica após tratamento clínico.

CONTRAINDICAÇÕES

- Microadenomas não secretores.
- Prolactinomas, mesmo volumosos, com comprometimento visual são tratados clinicamente, a não ser quando resistentes a drogas.

PLANEJAMENTO PRÉ-OPERATÓRIO

A RNM não apenas define o diagnóstico de tumor hipofisário, como fornece informações extremamente valiosas para o período intraoperatório, uma vez que ele demonstra a relação do tumor com a glândula normal, pedículo hipofisário, estruturas ópticas e artérias carótidas internas. A predição da consistência de tumores hipofisários pela RNM ponderada para difusão foi descrita recentemente. A TC fornece informações sobre as dimensões do seio esfenoidal, a posição do septo inter e intrassinusal e a anatomia do nariz e seios paranasais. No momento da intervenção cirúrgica, antibióticos peroperatórios são administrados rotineiramente.

TÉCNICA CIRÚRGICA

A cirurgia é realizada sob anestesia geral com intubação endotraqueal. Para manter a pressão arterial e a frequência cardíaca em níveis mais baixos, o que ajuda a manter a hemostasia, o uso de anestesia intravenosa total com propofol e fentanil é preferido.

O paciente é posicionado na mesa de operações com o dorso elevado em 30° e a cabeça ligeiramente estendida e rodada na direção do cirurgião. A fixação da cabeça não é necessária, a não ser que seja utilizada neuronavegação sem rastreamento da cabeça.

A porção lateral da coxa é preparada, recebe campos, e é mantida asséptica para ser utilizada como local doador de enxertos de tecido adiposo e fáscia lata, caso a reconstrução e fechamento de defeitos durais se tornarem necessários.

Via de Acesso BinarinalTransnasal/Transeptal Endoscópica Combinada

Esta tem sido a via de acesso de escolha para nossos pacientes com tumores hipofisários. Ela possibilita o trabalho de dois cirurgiões a quatro mãos sem causar perfurações do septo nasal e causa menos lesão da mucosa nasal quando comparada à técnica transnasal bilateral direta.

O primeiro passo na transnasal/transeptal é uma incisão no septo caudal, seguida por uma dissecção subpericondral e remoção dos septos cartilaginoso e ósseo, mantendo uma forma de "L" da cartilagem do septo para prevenir deformidades nasais. Em segundo lugar, um retalho nasosseptal pediculado é produzido, contralateral à incisão septal, e guardado na nasofaringe (Fig. 27.1). Então, o rostro do esfenoide é exposto, e uma esfenoidotomia bastante larga é realizada, para permitir uma boa visualização da impressão óssea das estruturas na parede posterior do seio esfenoidal, como o quiasma óptico, artérias carótidas internas, sela e clivo.

Fase Selar

O assoalho ósseo da sela é ressecado, e a dura da sela é exposta desde o plano esfenoidal até o clivo e lateralmente até ambas as proeminências carotídeas (Fig. 27.2A).

Uma abertura retangular é, então, realizada na dura, após identificação da posição das artérias carótidas internas (ICAs), dos seios cavernosos (CSs) e dos seios intercavernosos superior e inferior (Fig. 27.2B).

Durante a remoção de macroadenomas, uma redução de volume inicial é realizada na porção inferior do tumor. Subsequentemente, uma dissecção extracapsular da extensão lateral do tumor é realizada sob visualização com um endoscópio de 45° e o uso de um tubo de aspiração curvo, identificando primeiramente o ângulo entre a aracnoide e a ICA (Fig. 27.2C).

A aracnoide constitui os limites superior e posterior de dissecção (classicamente conhecido como o diafragma da sela). Quando o tumor é completamente removido, a aracnoide muitas vezes é deslocada para baixo, para o local originalmente ocupado pelo tumor (Fig. 27.2D). Se isto não acontecer, pode ser por causa de uma ressecção incompleta.

A dissecção capsular do tumor é preferível, em oposição a técnicas de curetagem e raspagem. A dissecção no plano entre o tumor e as estruturas normais facilita a remoção completa do tumor, com preservação máxima de tecidos normais, particularmente a hipófise residual.

Aspirações são extremamente úteis para manter o campo cirúrgico limpo e para aspiração do tumor, uma vez que a maioria dos adenomas hipofisários apresenta uma consistência mole.

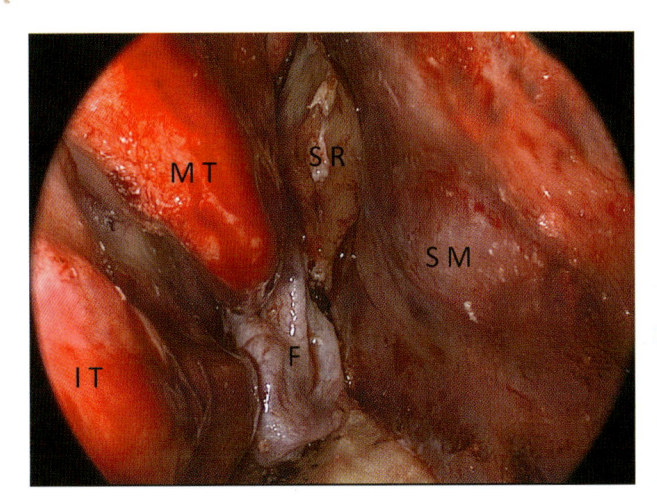

FIGURA 27.1

A "Via de Acesso Binarinal Transnasal/Transeptal Endoscópica Combinada". Observar o retalho nasosseptal no lado direito (F) e a mucosa septal esquerda intacta (SM). Rostro do esfenoide (SR), concha inferior (IT) e concha média (MT).

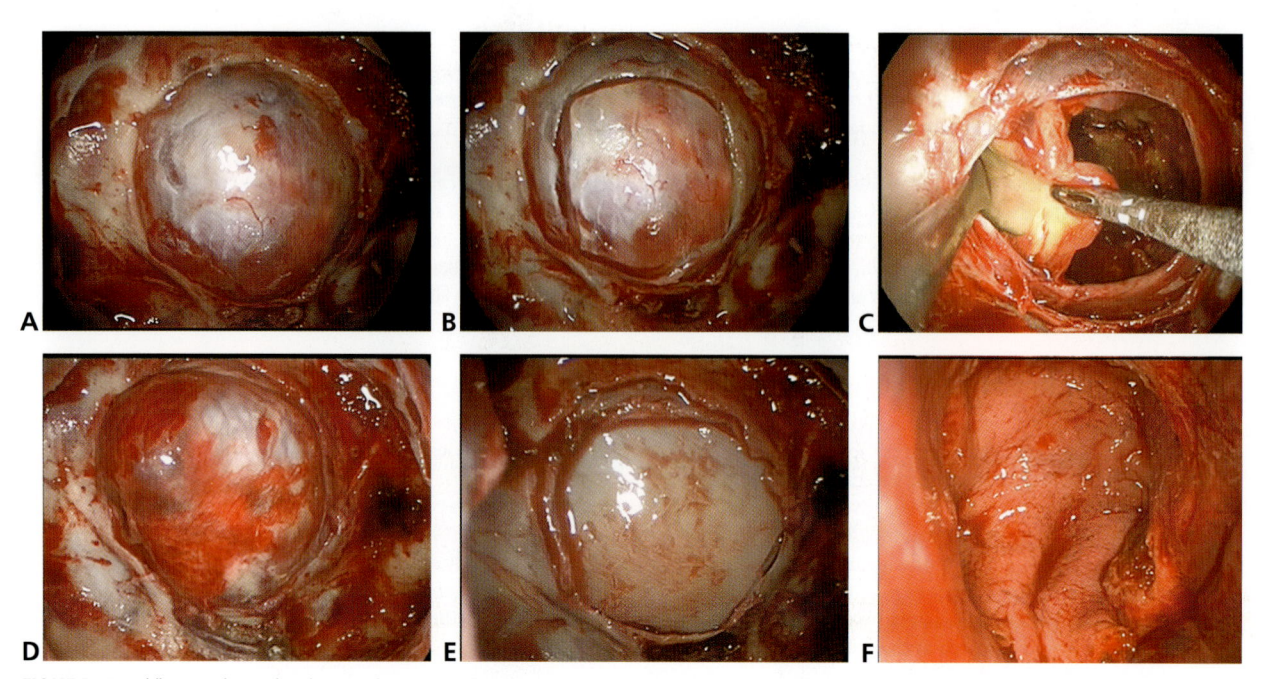

FIGURA 27.2 Visão endoscópica de uma cirurgia hipofisária transesfenoidal. **A:** Abertura ampla do assoalho da sela, expondo a dura-máter. **B:** Incisão dural retangular. **C:** Dissecção extracapsular após redução do volume do tumor. **D:** Diafragma selar ocupando a sela após remoção total macroscópica. **E:** Reconstrução do assoalho da sela com cartilagem septal. **F:** Retalho nasosseptal cobrindo a sela e seio esfenoidal.

Endoscópios angulados, especialmente os de 45°, são particularmente úteis para visualizar cada passo da remoção e para inspecionar fragmentos de tumor próximos ao CS e superiormente, na região do diafragma selar.

Reconstrução

Na ausência de fístula liquórica intraoperatória, a mucosa do seio esfenoidal cobre o assoalho da sela, e o retalho nasosseptal é recolocado na sua localização original (Fig. 27.2E). Na presença de uma fístula liquórica intraoperatória, um fechamento em multicamadas – tecido adiposo, fáscia e retalho – é utilizado, sendo o tecido adiposo coberto por um enxerto de fáscia lata na região selar e subsequentemente pelo retalho nasosseptal (Fig. 27.2F). Pó Spongostan é utilizado para manter o retalho em posição durante o processo inicial de cicatrização, com ou sem gaze embebida em creme antibiótico. Drenos lombares não são colocados rotineiramente. *Splints* e tamponamento nasais são colocados, para prevenir sinéquias e ajudar na cicatrização da mucosa.

Acesso Expandido ao Tubérculo da Sela e Plano Esfenoidal

O acesso transplano é a extensão anterior-superior da via de acesso selar. Ele é utilizado quando há extensão importante do tumor acima da sela ou quando o acesso selar é limitado por uma protrusão medial das artérias carótidas internas. Esta via oferece algumas vantagens em comparação a craniotomias tradicionais: ela otimiza a exposição, minimiza o risco de complicações e evita danos neurais e afastamento excessivo do parênquima cerebral (Fig. 27.3).

O broqueamento do osso espesso do tubérculo da sela é realizado. Uma área abrangendo toda a largura intercarotídea inteira é adelgaçada até a espessura de uma casca de ovo com uma broca de alta velocidade, sendo, a seguir, removida. Um saca-bocado de Kerrison pode ser utilizado para remoção adicional do osso. Esta área é muito mais larga e mais alta do que aquela exposta em cirurgia hipofisária padrão. A remoção de osso continua ao longo do plano esfenoidal. O seio intercavernoso superior é, então, coagulado com auxílio de um cautério bipolar. A dura é aberta acima e abaixo do seio intercavernoso superior, expondo as regiões selar e suprasselar.

Para tumores com extensão superior (intraventricular) e lateral, a navegação intraoperatória utilizando uma imagem fundida de TC/RNM é útil para o reconhecimento de estruturas importantes, tornando o procedimento mais seguro (Fig. 27.4).

Outra tecnologia importante que faz parte do arsenal cirúrgico é a RNM intraoperatória. Alguns autores demonstraram que 20 a 30% das imagens intraoperatórias mostrarão tumor ressecável adicional, com considerável variabilidade (5 a 66%) (Fig. 27.5).

Um defeito grande na base do crânio é inerente a esta via de acesso, de modo que um grande retalho precisa ser descolado. Adicionalmente, nós com frequência realizamos um fechamento tipo "gaveta" (*gasketseal*), utilizando cartilagem nasal e fáscia lata.

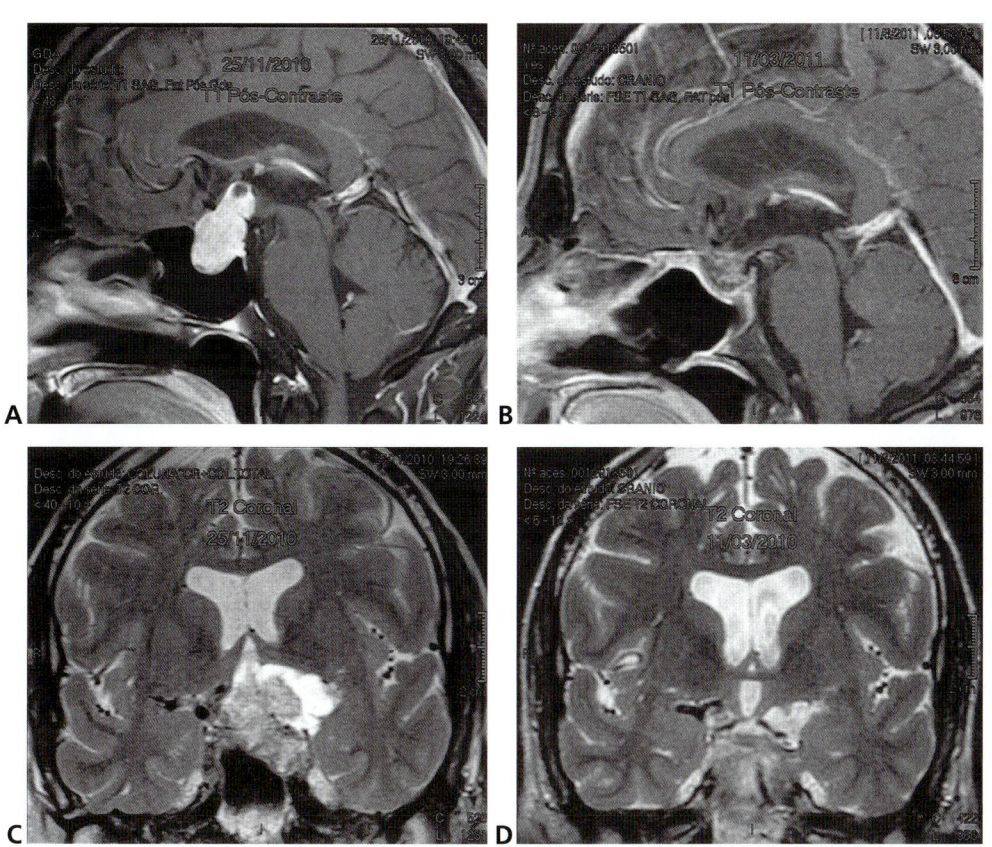

FIGURA 27.3
Grande adenoma hipofisário com extensão suprasselar. **A, C:** RNM sagital e coronal pré-operatória. **B, D:** RNM sagital e coronal pós-operatória.

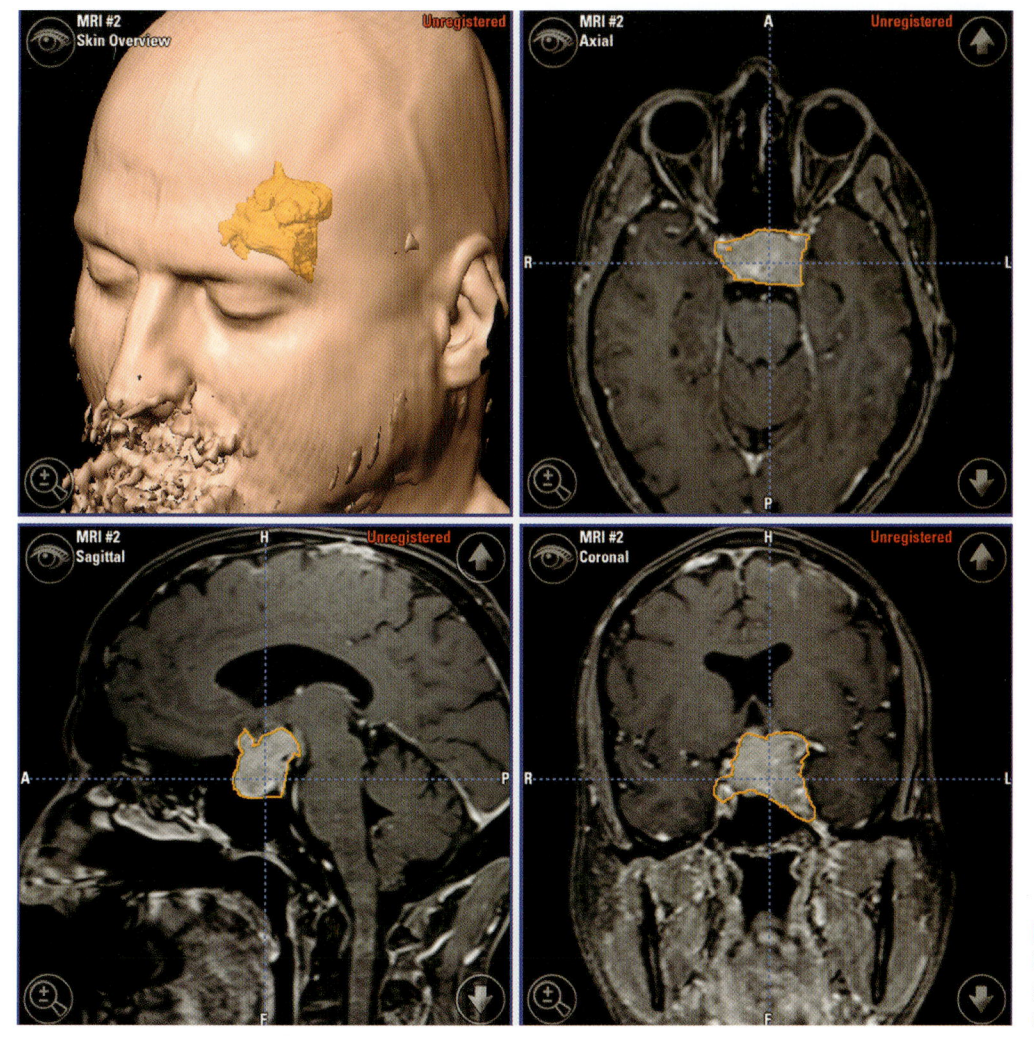

FIGURA 27.4
Navegação intraoperatória para um grande adenoma hipofisário com extensões intraventricular e lateral.

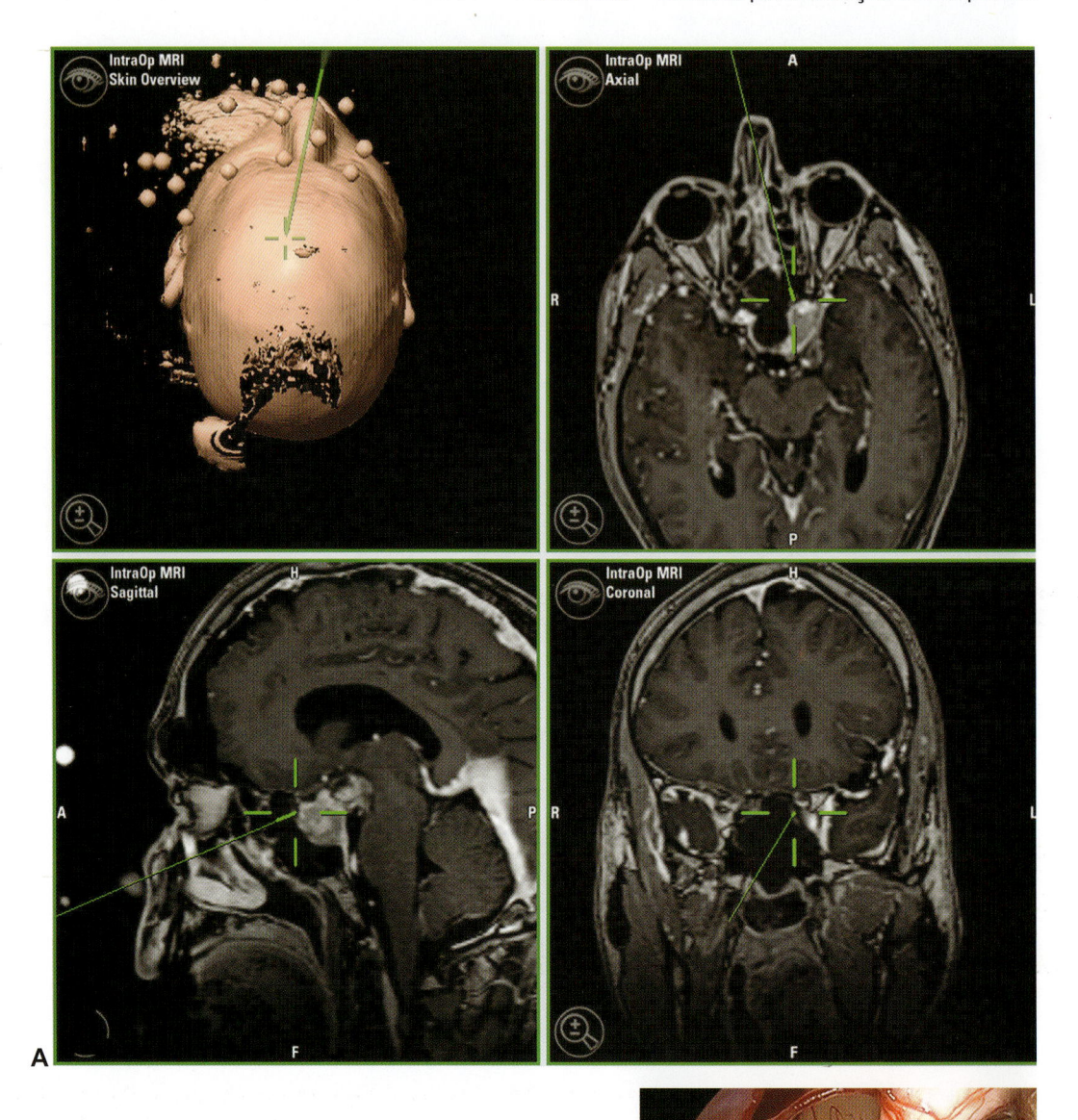

FIGURA 27.5 A: RNM intraoperatória mostrando tumor residual posteriormente à artéria carótida interna esquerda. **B:** Visão endoscópica angulada de uma via de acesso transelar/transplano após remoção de tumor residual mostrado na RNM intraoperatória. Quiasma óptico (OC).

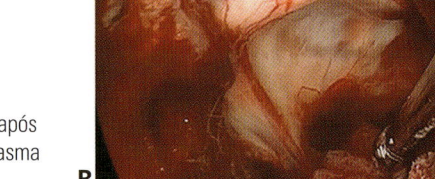

TRATAMENTO PÓS-OPERATÓRIO

O paciente frequentemente permanece em uma unidade de terapia intensiva ou semi-intensiva neurocirúrgica durante as primeiras 24 horas após a cirurgia.

Antibióticos são utilizados peroperatoriamente e continuados pós-operatoriamente, enquanto o tamponamento nasal permanece *in situ*. O tamponamento é mantido por 3 a 7 dias, dependendo da extensão do defeito. Uma vez que o tamponamento nasal tenha sido removido, o paciente é instruído para evitar manobras de Valsalva, com o objetivo de prevenir pneumoencefalia e fístulas liquóricas.

Uma endoscopia nasal é realizada entre 7 e 10 dias após a cirurgia, para remoção de crostas nasais.

COMPLICAÇÕES

Complicações são inerentes a qualquer procedimento cirúrgico e dependem da via de acesso e da extensão do tumor. As complicações da cirurgia endoscópica das regiões selar e paraselar incluem as seguintes.

Endócrinas

As complicações endócrinas variam desde *diabetes insipidus* temporário até a perda completa, permanente, da função adeno-hipofisária (pan-hipopituitarismo). A preservação do pedículo hipofisário e do feixe vascular através de dissecção cuidadosa é um determinante importante da preservação da função antidiurética e adeno-hipofisária.

Complicações Vasculares

Incluem sangramentos e acidentes vasculares encefálicos. A intensidade do sangramento pode variar de acordo com a etiologia: sangramento da mucosa nasal decorrente da manipulação traumática de instrumentos no interior do nariz, sangramento difuso do tumor, sangramento venoso intenso do CS, sangramento arterial pulsátil a partir de uma artéria perfurante intracraniana, sangramento no nariz a partir de um ramo da artéria esfenopalatina ou hemorragia devida a lesão da ICA.

Cada uma destas complicações vasculares pode ser tratada de diferentes maneiras. A hemostasia intraoperatória meticulosa é essencial para o acesso, ressecção e reconstrução do campo cirúrgico, evitando, assim, estas complicações.

Fístulas Liquóricas

Fístulas liquóricas pós-operatórias têm desde há muito tempo sido a principal complicação da cirurgia endoscópica da base do crânio. Os primeiros estudos relataram taxas de incidência de fístula atingindo até 40% em acessos alargados. O uso de um retalho nasosseptal vascularizado reduziu estas taxas a aproximadamente 10%.

Infecciosas

A meningite não é uma complicação comum após cirurgia endoscópica transesfenoidal, mas pode ser fatal. A presença de uma fístula liquórica pós-operatória aumenta a possibilidade desta complicação.

RESULTADOS

O objetivo do tratamento cirúrgico dos adenomas hipofisários é a redução do seu efeito de massa sobre estruturas neurais, normalização da hiperfunção hipofisária nos tumores produtores de hormônios e manutenção, ou recuperação, da função hipofisária preexistente. A redução de volume produz melhora da acuidade visual e dos defeitos de campos visuais (Fig. 27.6) produzidos pela compressão dos nervos ópticos; da disfunção da mobilidade ocular produzida pela compressão dos NC III, IV e VI no CS; da dor facial produzida pelo comprometimento do NC V e da função hipofisária em pacientes com hipopituitarismo. A cura endocrinológica de adenomas funcionantes só pode ser obtida, se uma ressecção radical for alcançada; entretanto, em alguns casos, a redução de volume pode facilitar o controle farmacológico da condição do paciente.

Dentro deste objetivo, qualquer técnica que possibilite uma maior ressecção por causa da visualização aumentada do campo cirúrgico deve ser incluída no arsenal do cirurgião. A ressecção mais eficiente de tumores foi descrita nas cirurgias hipofisárias assistidas por endoscopia. Alguns autores assinalam que a inspeção da região selar com um endoscópio angulado após ressecção microscópica mostrou tecido tumoral residual na cavidade selar em até 40% dos casos, sendo a identificação destas lesões residuais só tornada possível por endoscópio angulado (Fig. 27.7).

Em uma revisão de 200 pacientes com micro e macroadenomas tratados por ressecção endoscópica, Dehdashti *et al.* relataram uma taxa de ressecção completa, demonstrada em estudos de imagem pós-operatórios, de 90% em tumores intrasselares e 96% naqueles com extensão suprasselar.

D'Haens *et al.*, avaliando os resultados endocrinológicos de 120 pacientes com adenomas funcionantes, relataram uma taxa de remissão significativamente mais alta no grupo operado com endoscopia em comparação ao grupo operado com microscopia (63% *vs.* 50%). Este resultado é comparável àquele de uma série de casos descrita por Dehdashti, com uma taxa de cura bioquímica de 71% em acromegalia, 81% em doença de Cushing e uma taxa de remissão de 88% em pacientes com prolactinoma.

Outros autores demonstraram achados equivalentes. Kabil *et al.* obtiveram uma taxa de cura de 87% em tumores produtores de GH, 86% em tumores produtores de ACTH e 80% em prolactinoma, em uma série de 300 pacientes que se submeteram a ressecções endoscópicas. Tabace *et al.* descreveram uma taxa de resolução de 90% em uma série de 21 pacientes com adenomas funcionantes submetidos a cirurgias endoscópicas.

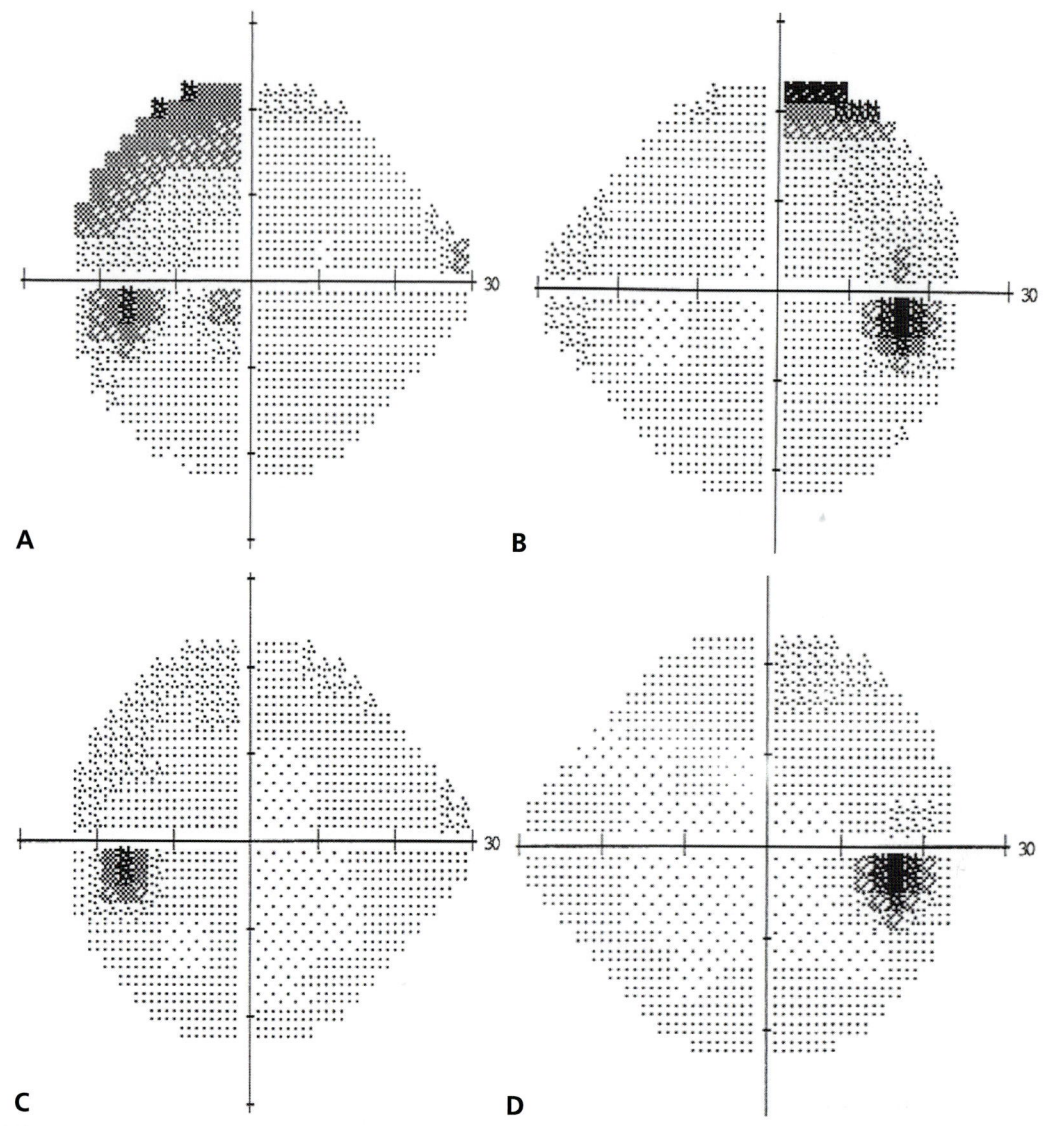

FIGURA 27.6 Teste de campos visuais. **A, B:** Estudo pré-operatório demonstrando quadrantanopia bitemporal. **C, D:** Testes pós-operatórios mostrando resolução do defeito visual.

Na nossa série de 178 pacientes com adenomas hipofisários funcionantes, a remissão de acromegalia foi obtida em 87,5% dos pacientes, 74% com macroadenomas não invasivos, e 38% com macroadenomas invasivos. Em pacientes com doença de Cushing, a remissão foi obtida em 82% dos casos. Em pacientes com prolactinoma, a taxa de cura foi de 100% para microadenomas e 42% para macroadenomas.

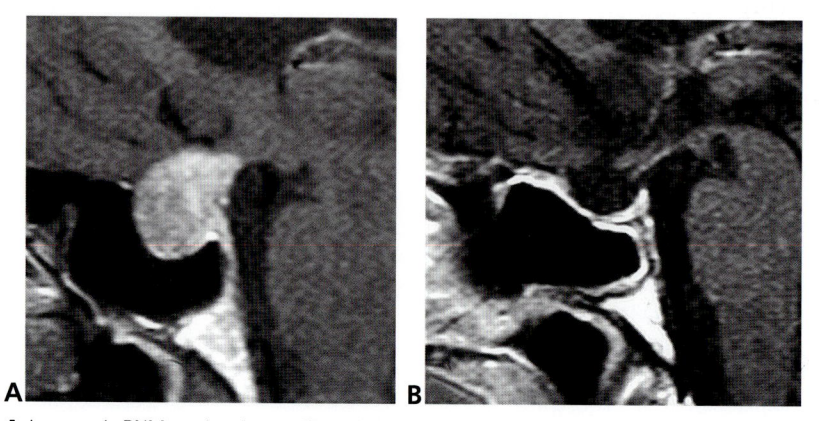

FIGURA 27.7 **A:** Imagem de RNM ponderada para T1 sagital pré-operatório com gadolínio de adenoma hipofisário. **B:** Imagem pós-operatória mostrando uma remoção total macroscópica.

PÉROLAS

- Uma esfenoidotomia bastante larga é necessária, com desvio da mucosa lateralmente. Os limites para a remoção do assoalho da sela são o plano esfenoidal superiormente, o clivo inferiormente e a proeminência carotídea lateralmente.
- Excelente hemostasia é essencial durante a via de acesso para tumores hipofisários, a abertura dural retangular ajuda na dissecção, mas deve-se tomar cuidados lateralmente, para se evitar lesão do CS ou da artéria carótida interna. Remover inicialmente a porção inferior do tumor, a seguir trabalhar na extensão lateral, e, finalmente, remover o componente suprasselar. *Mais dissecção, menor curetagem.* Os limites de dissecção são o diafragma da sela, ambos os CSs e o assoalho da sela. Utilizar endoscópios angulados (30 ou 45°) para visualizar a cavidade selar e a cisterna suprasselar, com objetivo de assegurar que não há tumor residual.
- Atenção meticulosa à remoção de qualquer osso exposto dentro do septo nasal, que levará à formação de crostas e retardará a cicatrização.

ARMADILHAS

- Deixar de avaliar adequadamente a anatomia pré-operatória e a relação do tumor com anatomia crítica.
- Executar uma esfenoidotomia limitada e desse modo limitar o acesso à sela túrcica.
- Realizar hemostasia inadequadamente durante a via de acesso ou no interior da sela antes do fechamento.
- Atenção inadequada ao fechamento meticuloso na presença de rinoliquorreia.

INSTRUMENTOS A TER DISPONÍVEIS

- Bom sistema de vídeo.
- Dissectores longos.
- Furadeira com cabo longo com brocas de diamante.
- Telescópios de 0 e 45°.
- *Punches* de Kerrison pequenos.
- Microcautério bipolar.
- Instrumentação de base do crânio, que minimiza os movimentos da ponta durante atuação.
- Duas aspirações potentes.
- Agentes hemostáticos.

AGRADECIMENTO

Quero agradecer a Leonardo Balsalobre, MD, MPH, do São Paulo ENT Center, Hospital Professor Edmundo Vasconcelos, São Paulo, Brasil, e ao Departamento de Otorrinolaringologia da Universidade de São Paulo, Brasil, pelo seu excelente auxílio ao nos capacitar a produzir este capítulo.

LEITURA SUGERIDA

Dehdashti AR, Ganna A, Karabatsou K, *et al*. Pure endoscopic endonasal approach for pituitary adenomas: early surgical results in 200 patients and comparison with previous microsurgical series. *Neurosurgery* 2008;62:1006–1015.

Kassam AB, Thomas A, Carrau RL, *et al*. Endoscopic reconstruction of the cranial base using a pedicled nasoseptal flap. *Neurosurgery* 2008;63:ONS44–ONS52; discussion ONS52–43.

Stamm AC, Pignatari SSN, Vellutini E, *et al*. A novel approach allowing binostril work to the sphenoid sinus. *Otolaryngol Head Neck Surg* 2008;138:531–532.

D'Haens J, Rompaey KV, Stadnik T, *et al*. Fully endoscopic transsphenoidal surgery for functioning pituitary adenomas: a retrospective comparison with traditional transsphenoidal microsurgery in the same institution. *Surg Neurol* 2009;72:336–340.

Tabaee A, Anand VK, Barron Y, *et al*. Predictors of short-term outcomes following endoscopic pituitary surgery. *Clin Neurol Neurosurg* 2009;111:119–122.

28 RESSECÇÃO ENDONASAL ENDOSCÓPICA DA BASE ANTERIOR DO CRÂNIO

Ricardo L. Carrau • Daniel M. Prevedello

INTRODUÇÃO

Desde a sua descrição por Ketcham *et al.*, nos anos 1960, a cirurgia oncológica dos tumores da base anterior do crânio incluiu uma ressecção craniofacial anterior. Inicialmente, a via de acesso cirúrgica compreendia os componentes transfacial e transcraniano, que eram realizados em sequência. Subsequentemente, os cirurgiões de base de crânio adotaram o acesso subcraniano, conforme descrito primeiramente por Tessier e Derome, para reduzir a necessidade de afastamento do cérebro, substituindo, assim, a via transcraniana. Um acesso subcraniano consiste em uma craniotomia bifrontal e osteotomias supraorbitárias e/ou faciais (em um ou mais segmentos), através de incisões no couro cabeludo (p. ex., coronal) e faciais (p. ex., incisões de Weber Ferguson, rinotomia lateral ou *degloving* mediofacial). Apesar da melhor exposição e reduzida morbidade cerebral, o acesso subcraniano ainda envolve algum afastamento e manipulação dos lobos frontais. Isto pode resultar em contusão de lobo frontal, edema e em última análise encefalomalacia e disfunção cognitiva. Além disso, incisões faciais e no couro cabeludo, embora necessárias, são associadas a dores pós-operatória e cicatrizes visíveis. Uma ressecção craniofacial frequentemente é seguida por uma convalescença de semanas. Ademais, infecções de feridas e cicatrização inadequada podem levar à união defeituosa dos enxertos ósseos, perda de enxertos ósseos crânio-orbitários, deformidades potenciais e a necessidade de mais intervenções e complicações protraídas.

A cirurgia sinusal paranasal evoluiu de forma similar, à medida que a cirurgia sinusal endoscópica substituiu a cirurgia sinusal aberta, fornecendo uma visualização superior, dissecção precisa e menos trauma inerente. Inicialmente, no entanto, a base do crânio foi considerada fora dos limites da cirurgia endonasal endoscópica. A experiência eventualmente impulsionou uma expansão das suas indicações para incluir lesões da base do crânio, como meningoencefaloceles e fístulas liquóricas. Estas indicações, eventualmente, progrediram para o tratamento cirúrgico de tumores benignos e, subsequentemente, malignos.

Vias de acesso endonasais expandidas (EEA) evoluíram após avanços em endoscopia rígida, definição digital aperfeiçoada de câmera/monitor, customização de instrumentos cirúrgicos e refinamentos em monitorização eletrofisiológica, em conjunção com equipamento de cirurgia guiado por imagem. Os acessos endonasais endoscópicos aproveitam o corredor nasossinusal natural para atingir tumores da base anterior do crânio em um ângulo caudocefálico (via sub-basal). Este caminho elimina completamente a necessidade de afastamento dos lobos frontais; entretanto, alguma manipulação pode ainda ser necessária por causa da extensão do tumor. Incisões faciais e osteotomias são desnecessárias, reduzindo, assim, a dor pós-operatória e eliminando complicações de feridas e cicatrizes conspícuas.

Princípios oncológicos fundamentais e objetivos de ressecção tumoral não devem ser violados independentemente da via de acesso cirúrgica. Uma ressecção completa, confirmada por análise histológica intraoperatória (quando disponível), é crucial. Por essa razão, uma comparação de defeitos da base do crânio produzidos por uma ressecção endonasal com aqueles produzidos por uma ressecção craniofacial aberta não deve apresentar uma diferença significativa (Fig. 28.1). Tipicamente, ambos os tipos de ablação cirúrgica resultam em um defeito transdural que se estende desde a parede posterior do seio frontal até o *planum sphenoidale* (anteroposteriormente), e desde a periórbita em um lado à periórbita contralateral (laterolateralmente). Intraduralmente, os bulbos e tratos olfatórios também são ressecados (o cérebro pode também ser ressecado, conforme necessário, embora a indicação para cirurgia nestas circunstâncias seja controversa). Novos retalhos reconstrutivos melhoraram sensivelmente os resultados quanto a fístulas liquóricas pós-operatórias, previamente uma fonte comum de morbidade. Similarmente, os objetivos de preservação (ou melhora) de função, estética e qualidade de vida são considerações críticas.

FIGURA 28.1
Tanto a ressecção aberta tradicional quanto a craniofacial anterior endoscópica obtêm uma ressecção equivalente da base do crânio incluindo *fovea ethmoidalis*, lâmina cribriforme, células aéreas etmoidais e septo superior. As paredes orbitárias mediais podem ser incluídas, se necessário. A ressecção da dura tipicamente se estende lateralmente, de órbita a órbita, e anteroposteriormente, desde o seio frontal até o *planum sphenoidale*. Os bulbos e tratos olfatórios associados a esta área também são removidos.

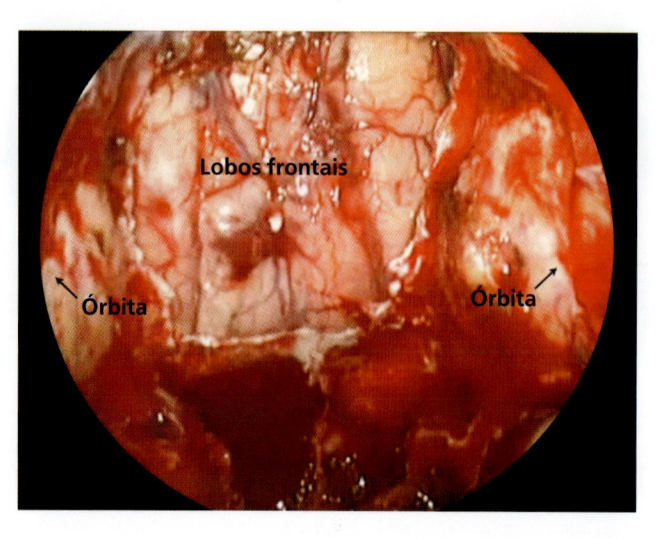

Estas, no entanto, são profundamente influenciadas pela morbidade intrínseca associada às vias de acesso individuais; assim, em pacientes adequadamente selecionados, a via de acesso endonasal endoscópica oferece imensas vantagens.

HISTÓRIA

Os sintomas associados a um tumor da base anterior do crânio se relacionam com sua origem (intracraniana ou nasossinusal), histologia, vascularização, extensão e crescimento. Tipicamente, um paciente com um tumor nasossinusal se apresenta com obstrução nasal e disfunção olfatória. À medida que o tumor cresce, ele pode obstruir os seios, desviar a órbita, afetar a visão ou mesmo produzir uma deformidade facial. A disseminação perineural pode levar à disfunção motora ou sensitiva de nervos cranianos (hipoestesia, anestesia, dor, paralisia). Tumores de origem intracraniana são comumente assintomáticos, mas podem produzir anosmia, cefaleia, síndrome do lobo frontal (desinibição social, perda de memória a curto prazo, alterações de personalidade) e perturbações visuais.

EXAME FÍSICO

O exame físico deve enfatizar os estados anatômico e neurológico do trato nasossinusal, órbitas e nervos cranianos. A endoscopia nasal é um modo fundamental de se obter uma avaliação detalhada do trato nasossinusal e características do tumor, incluindo variações anatômicas, ausência de infecção ativa, vascularização aparente e local de origem do tumor. Entretanto, não importando quão exaustivo seja, um exame físico isolado é completamente inadequado para fornecer um mapeamento preciso da extensão do tumor (ver Planejamento Pré-Operatório).

INDICAÇÕES

Uma ressecção endonasal endoscópica da base anterior do crânio é indicada para tumores benignos e malignos com a intenção de cura, redução de massa ou descompressão (ditadas pela histologia e apresentação clínica). Anatomicamente, o tumor deve estar localizado entre o segmento inferior da parede posterior do seio frontal e o *planum sphenoidale*, e entre os meridianos dos tetos orbitário e medial aos nervos ópticos. Adicionalmente, o paciente deve ser considerado um candidato adequado para cirurgia sob anestesia geral.

CONTRAINDICAÇÕES

As limitações da via de acesso endonasal endoscópica são frequentemente ditadas pela extensão geográfica do tumor e sua relação com estruturas neurovasculares. Vasos toleram desvio e compressão melhor que nervos cranianos; por essa razão, os limites laterais da dissecção são muitas vezes ditados pela localização e proximidade de nervos cranianos circundantes (isto é, nervos ópticos). Além disso, uma ressecção endonasal endoscópica com intenção curativa apresenta outras limitações geográficas importantes, que incluem tumores que comprometem a pele facial, tecidos moles da órbita, tábua anterior do seio frontal e o ápice e recessos laterais do seio frontal (não suscetíveis à ressecção endonasal endoscópica como único acesso). No terço anterior da base anterior do crânio, tumores que se estendem lateralmente ao meridiano orbital não podem ser completamente ressecados por via endonasal. Posteriormente, ao nível do *planum sphenoidale*, só os tumores localizados nos 180° mediais e/ou inferiores aos nervos ópticos podem ser removidos com segurança pelo corredor endonasal. Pacientes com lesões que se estendem para além destes limites necessitam de vias de acesso transfaciais e/ou transcranianas que potencialmente possam ser aumentadas com técnicas endoscópicas.

As contraindicações relativas incluem comprometimento macroscópico do parênquima cerebral e extensão lateral à parede lateral do seio maxilar e fossa infratemporal. Ademais, uma via de acesso subcraniana fornece os meios para ressecção de tumores que se estendem à convexidade frontal e reconstrução do defeito resultante, de uma maneira significativamente mais confiável do que uma ressecção endonasal endoscópica, sendo, assim, preferível sob estas circunstâncias.

Contraindicações adicionais incluem a maioria dos tumores linforreticulares, que são mais bem manejados por meios não cirúrgicos, e os pacientes com metástase a distância. Nestes últimos casos, uma ressecção endonasal endoscópica pode desempenhar um papel paliativo, abrindo a via aérea nasossinusal, permitindo a drenagem dos seios paranasais, controlando hemorragias ou descomprimindo a órbita ou outras estruturas neurais.

PLANEJAMENTO PRÉ-OPERATÓRIO

A avaliação pré-operatória de pacientes candidatos a uma ressecção endonasal endoscópica não difere daquela de outras técnicas cirúrgicas. Nós confiamos em métodos de imagem, incluindo tomografia computadorizada (CT) e ressonância magnética (RNM) para avaliar as extensões ósseas e em tecidos moles do tumor, incluindo extensões orbitárias e intracranianas, invasões perineural e vascular e julgamento do grau de vascularização tumoral. Nós solicitamos uma angio-TC em pacientes com tumores intimamente associados a estruturas neurovasculares críticas.

É crítico confirmar a histologia tumoral antes da cirurgia definitiva. Entretanto, existem algumas exceções, como tumores com características de imagem patognomônicas, comorbidades que aumentam o risco cirúrgico de uma segunda cirurgia e a logística da instituição. Estas merecem consideração especial para utilizar análise histológica intraoperatória seguida por uma ressecção definitiva. De outra forma, tumores volumosos facilmente visualizados na fossa nasal anterior podem ser biopsiados no contexto de consultório. Outros tumores são mais bem biopsiados na sala de operações, para que se obtenha uma quantidade adequada de tecido, e que se possa tratar mais eficientemente um sangramento. Além disso, a biópsia em centro cirúrgico oferece uma oportunidade de mapear melhor a origem e extensão do tumor.

Uma cintigrafia de fusão de PET e TC é melhor para identificação de metástase em pacientes que se apresentam com doença avançada e naqueles que se apresentam com tumores de conhecida disseminação hematogênica. Sarcomas e outras doenças malignas de alto grau que se apresentam com transgressão dural também justificam um exame citológico do liquor e uma RNM da coluna vertebral para exclusão de "metástases em gota".

TÉCNICA CIRÚRGICA

Nossa técnica atual para ressecção endoscópica da base anterior do crânio obedece aos princípios básicos de EEA, incluindo o trabalho de equipe interdisciplinar composta por um otorrinolaringologista e um neurocirurgião (operando simultaneamente durante a maior parte da cirurgia), o uso de uma septectomia posterior, para fundir as fossas nasais pareadas, e expansão ampla do corredor nasossinusal, para expor completamente o tumor e proporcionar a possibilidade de dissecção bimanual.

Sob anestesia endotraqueal geral, o paciente é colocado sobre a mesa em posição supina com a cabeceira da mesa elevada em 15 a 30°, e a cabeceira do paciente ligeiramente rodada para a direita, inclinada para a esquerda e fixada por um retentor de cabeça de 3 pinos. Cintos de segurança e/ou esparadrapo seguram ainda mais o paciente, permitindo uma rotação lateral da mesa de operações durante a cirurgia. Nós tipicamente utilizamos um sistema de direcionamento por imagem com rastreamento óptico (Stryker Navigation, Kalamazoo, MI) que é registrado imediatamente após o posicionamento do paciente. Segue-se o posicionamento dos eletrodos de monitorização fisiológica. Utilizamos monitoramento das respostas corticais à estimulação simultânea das respostas corticais das extremidades superiores e inferiores, via nervos medianos e tibiais, respectivamente (isto é, potenciais evocados somatossensitivos ou SSEPs). Alterações nas respostas corticais, causadas por isquemia ou edema cerebral, podem ser detectadas mais precocemente do que alterações em outros parâmetros fisiológicos. Os SSEPs fornecem um alerta precoce para uma complicação em desenvolvimento, como isquemia, hemorragia intracraniana ou edema do parênquima. A eletromiografia ajuda a identificar nervos cranianos específicos por estimulação direta (isto é, NCs II, IV, VI no seio cavernoso ou fissura orbitária superior) e a fornecer alertas quanto a possíveis lesões.

A preparação da fossa nasal inclui a aplicação de solução de oximetazolina (0,05%) por *spray* ou mechas saturadas e injeção do meato médio e septo anterior com lidocaína 1% e epinefrina 1/100.000. Antibióticos profiláticos peroperatórios de amplo espectro, com penetração no liquor, e corticosteroides são administrados antes do início da cirurgia.

Primeiramente, a fossa nasal é examinada cuidadosamente com endoscópios de 0 e 45° para mapear a extensão do tumor e delinear a anatomia. Isto é seguido pela redução do tumor e turbinectomias médias (para fornecer um espaço de trabalho e visualização adequados). A exenteração dos seios etmoidais é ditada pelo volume e origem do tumor. Similarmente, a extensão e origem do tumor também determinam a necessidade de uma exposição e ressecção unilateral ou bilateral.

Após uma turbinectomia média e uncinectomia, uma antrostomia maxilar medial ampla serve para identificar as paredes orbitárias medial e inferior. Nós preferimos identificar o recesso frontal neste ponto, utilizando uma técnica pré-bolha etmoidal. A exenteração dos seios etmoidais e/ou redução de volume do tumor prosseguem no sentido anterior para posterior, de uma maneira similar à cirurgia sinusal endoscópica. Entretanto, é comum que o nível da base do crânio esteja obscurecido pelo tumor, gerando, assim, alguma confusão quanto à extensão cefálica dos seios etmoidais. Uma esfenoidotomia ampla serve para identificar o nível da base do crânio no interior do seio esfenoidal (frequentemente não comprometido pela neoplasia). A identificação da base do crânio facilita a exenteração de quaisquer células restantes nos seios etmoidais mais cefálicos e, consequentemente, a identificação das artérias etmoidais anteriores e posteriores. A identificação de marcos anatômicos cirúrgicos visuais é crítica para a segurança e eficácia da cirurgia; por essa razão, nós só utilizamos o direcionamento por imagem como um modo de **corroborar** nossa orientação cirúrgica.

A combinação de etmoidectomias anteriores e posteriores, turbinectomias médias e expansão do recesso nasofrontal define e expõe a base anterior do crânio paramediana, incluindo a *fovea ethmoidalis*, lamelas verticais e horizontais da lâmina cribriforme e os canais das artérias etmoidais anteriores e posteriores. Esfenoidotomias bilaterais amplas, mantendo o teto do seio no mesmo plano do teto da fossa nasal e as paredes laterais no mesmo plano das lâminas papiráceas, proporcionam acesso ao *planum sphenoidale*, definindo o limite posterior da ressecção. Uma sinusotomia frontal Draf III (procedimento de Lothrop endoscópico) facilita o acesso ao segmento mais anterior da lâmina cribriforme, *crista galli* e tábua posterior do seio frontal, definindo, assim, o limite anterior.

Nós desenvolvemos um retalho nasosseptal (retalho de Haddad-Bassagaisteguy ou HBF) e o guardamos na nasofaringe ipsolateral, quando considerações oncológicas não obrigam ao sacrifício de toda a altura do septo. Sua incisão superior deve fornecer uma margem tumoral macroscópica (aproximadamente 2 cm). Utilizamos análise histológica intraoperatória ("cortes de congelação") de ambas as margens de ressecção e do HBF para confirmar a ausência de tumor ("margens limpas"). A maioria dos tumores exige a ressecção do septo mais cefálico como margem; assim, a mucosa do assoalho do nariz pode ser incorporada ao retalho, para aumentar a largura do HBF. Tumores que invadem mais do que um terço da altura do septo nasal ou que invadem o pedículo vascular do retalho (isto é, rostro inferior do seio esfenoidal ou coana posterior) exigem uma técnica alternativa de reconstrução, como enxerto livre, retalho pericraniano transfrontal ou retalho pediculado anterior de parede nasal lateral.

Similarmente, um retalho inverso de Caicedo é colhido e rodado para recobrir o local doador do HBF, caso os limites de ressecção oncológicos permitam. A análise histológica das suas margens anteriores e posteriores (como descrito para o HBF) é obrigatória. Se for necessário sacrificar o septo nasal, duas incisões verticais transeccionam sua altura ao nível do recesso nasofrontal anteriormente e o desarticulam do rostro esfenoidal posteriormente. Uma incisão longitudinal conecta o segmento mais inferior destas incisões verticais para definir a porção inferior da ressecção (deixando margens adequadas) (Fig. 28.2A-E.).

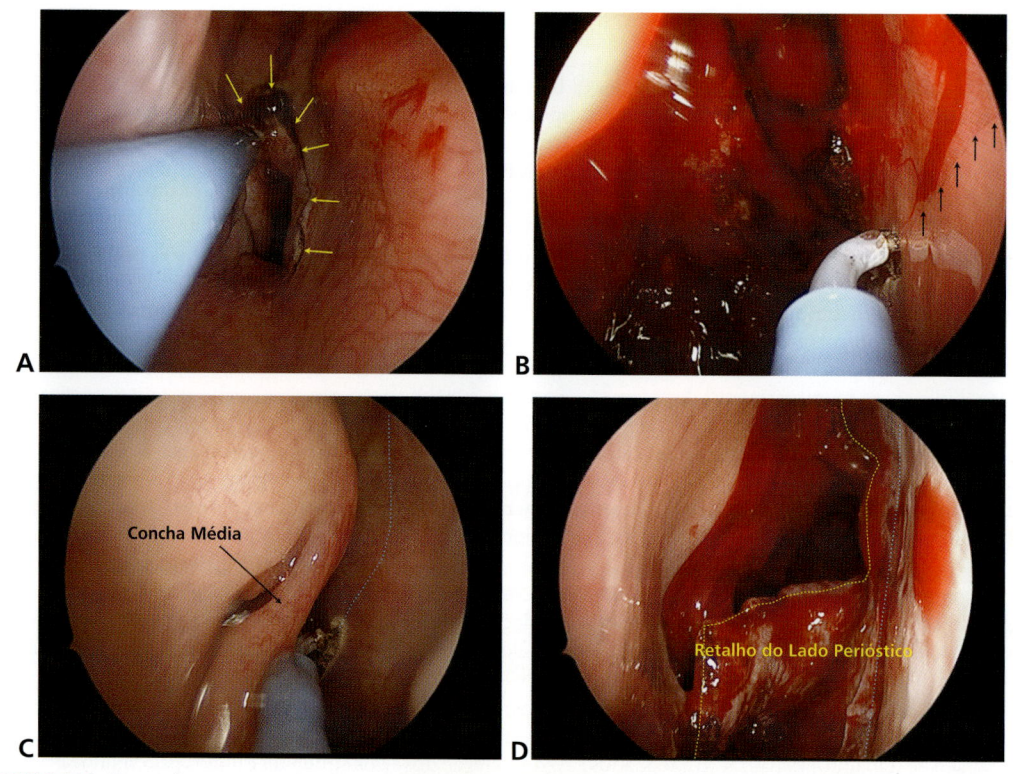

FIGURA 28.2 Um retalho nasosseptal pode ser colhido em pacientes selecionados, quando a extensão do tumor não exige uma ressecção completa do septo. Inicialmente, nós realizamos uma incisão na coana posterior **(A)**, seguida pela incisão superior **(B)** que é posicionada abaixo do epitélio olfatório (*setas*). A incisão desvia-se superiormente após passar anteriormente à cabeça da concha média **(C)**, As incisões inferior e anterior (*linha tracejada amarelo*) são completadas, e o retalho é descolado seguindo um plano subperióstico **(D)**.

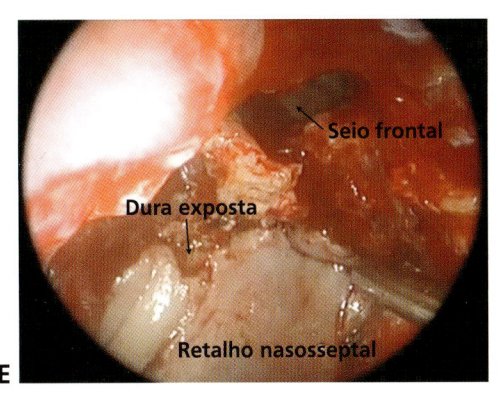

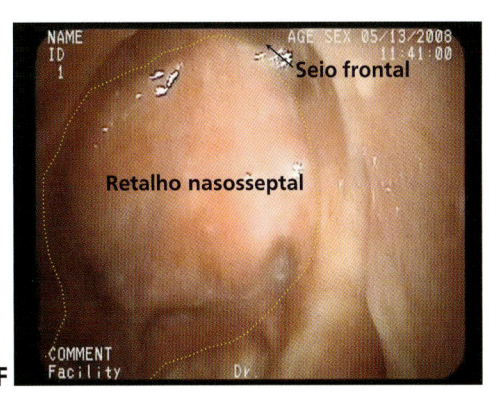

FIGURA 28.2 (*Cont.*) O retalho é posicionado idealmente de uma maneira em que cobre totalmente o defeito de tecidos moles e se sobrepõe ao defeito ósseo **(E)**. Entretanto, uma área limitada de dura exposta não parece degradar o resultado. Um retalho nasosseptal oferece uma cura confiável, que tolera a radioterapia pós-operatória **(F)**.

Com isso, completa-se a exposição do local de origem do tumor e base do crânio ventral, desde o seio frontal até o *planum sphenoidale* anteroposteriormente, e de órbita a órbita lateralmente. A remoção das lâminas papiráceas fornece uma margem lateral extra e ajuda a expor as artérias etmoidais. A periórbita deve ser preservada, para evitar a formação de hérnias de tecido adiposo orbitário, que interferiria com a visualização e poderia levar à enoftalmia pós-operatória. O controle do suprimento sanguíneo extracraniano do tumor é obtido por delicada curetagem ou broqueamento do segmento caudal dos canais dos feixes neurovasculares etmoidais anteriores e posteriores para exposição das artérias, que podem, então, ser mobilizadas e cauterizadas (com um eletrocautério bipolar) e transeccionadas (Fig. 28.3). O controle das artérias com clipes vasculares hemostáticos, apenas, não é recomendado, uma vez que estes comumente se destaquem durante a ressecção do tumor. O controle das artérias etmoidais deixa a artéria falcina anterior e vasos corticais parasitas do lobo frontal como o suprimento sanguíneo restante para o tumor.

Nós utilizamos uma ressecção em camadas sequencial da base craniana, com excisão em bloco da dura comprometida, incluindo bulbos e tratos olfatórios (Fig. 28.4). A ressecção das camadas de tecido na base do crânio prossegue sequencialmente de inferior para superior, ressecando, assim, mucosa e tumor, seguidos por osso (*fovea ethmoidalis*, *crista galli* e lâmina cribriforme), finalmente seguidos pela dura, bulbos e tratos olfatórios, bem como qualquer tumor intradural (ressecção sequencial em camadas). À medida que cada camada de tecido mole é ressecada, as margens são enviadas para análise histológica. Isto possibilita a visualização ideal de estruturas críticas (p. ex., vasos subpiais e cerebrais, córtex do lobo frontal), controle precoce do suprimento sanguíneo do tumor e remoção eficaz de margens tumorais.

Um motor de alta velocidade com uma broca híbrida grosseira de diamante de extremidade prolongada (Stryker TPS, Kalamazoo, MI) facilita a remoção do osso, expondo, assim, a dura (e, possivelmente, tumor). A abertura da dura é realizada a seguir, inicialmente no segmento mais lateral, evitando-se, assim, a vascularização intradural mediana (artérias falcinas, frontopolares e fronto-orbitais). Ramos da artéria falcina anterior são coagulados, e a foice é transeccionada, possibilitando a dissecção da dura/peça tumoral dos lobos frontais (Fig. 28.5). Sob completa visualização, as incisões durais laterais anterior e posterior permitem uma ressecção em bloco da

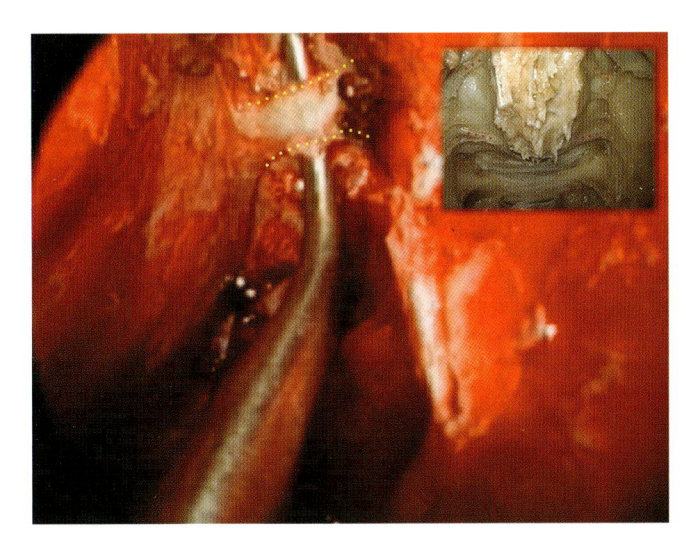

FIGURA 28.3
Visão endoscópica da base do crânio direita, demonstrando a dissecção da artéria etmoidal anterior com um explorador de bola. **Detalhe** na figura demonstra a base anterior do crânio após remoção dos seios etmoidais, conchas e septo. As *linhas tracejadas* mostram a orientação das artérias etmoidais.

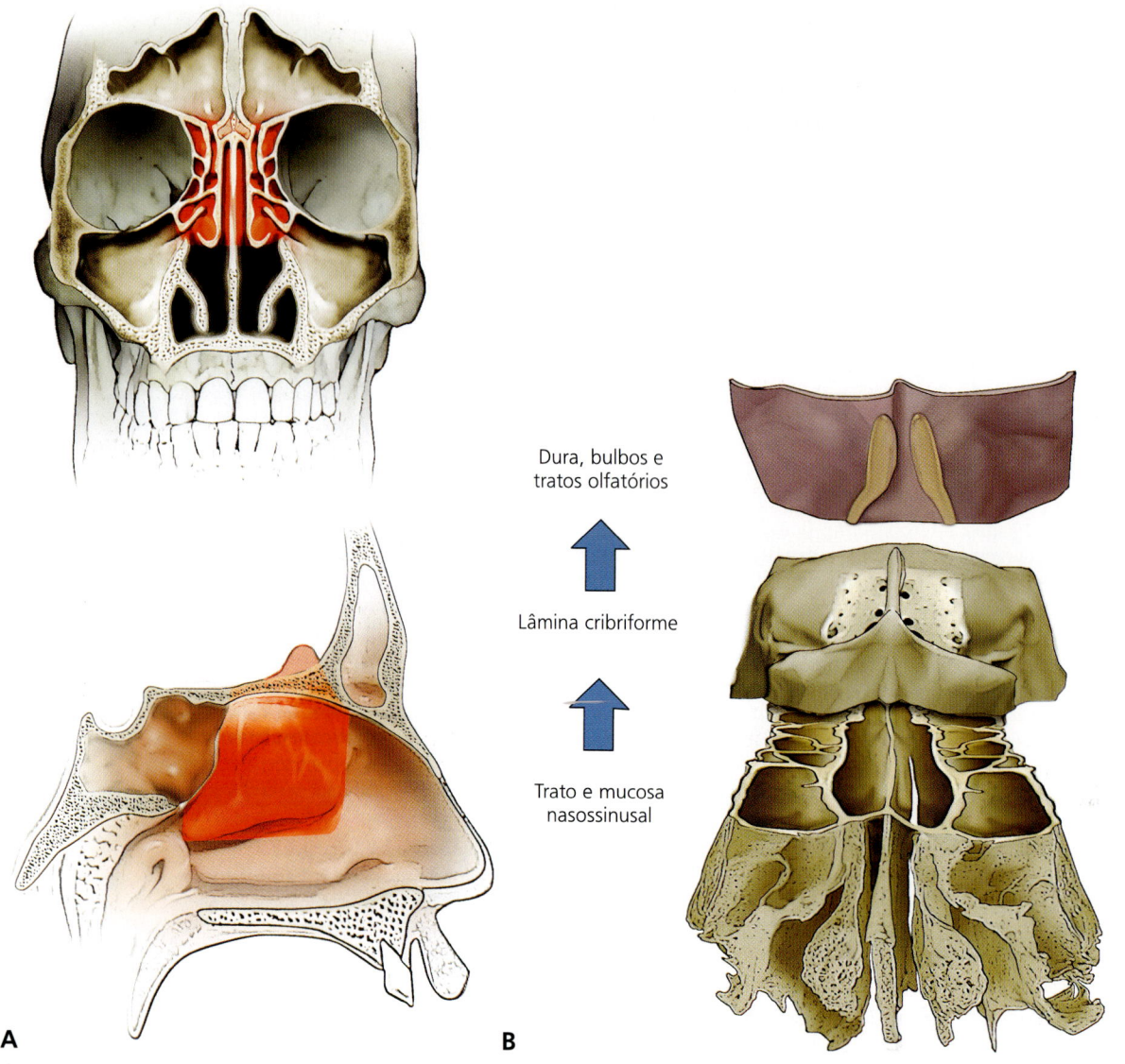

FIGURA 28.4 **A:** Diagrama demonstrando a ressecção endoscópica típica de uma doença maligna com comprometimento da base anterior do crânio. Esta é idêntica a uma ressecção craniofacial externa e inclui o complexo etmoidal com lâmina papirácea, lâmina cribriforme, *crista galli* e *fovea ethmoidalis*, seguida pela ressecção da dura e bulbos e tratos olfatórios. **B:** Diagrama demonstrando o conceito de uma ressecção em camadas sequenciais (caudal a cefálico).

dura, bulbos olfatórios, tratos olfatórios e qualquer possível tumor intradural (Fig. 28.6). Nossa técnica evita o afastamento do parênquima cerebral, uma vez que o lobo frontal só será alcançado na porção mais profunda do acesso endonasal. Adicionalmente, o cirurgião controla a vascularização intradural.

Conforme mencionamos previamente, a análise histológica intraoperatória das margens confirma a adequação da ressecção da dura. Uma margem positiva obriga a uma ressecção adicional, mesmo se isso exigir a conversão para uma conduta aberta. A peça ressecada é retirada pela narina e orientada antes da avaliação patológica.

Hemostasia é obtida com o uso judicioso de eletrocautério bipolar e irrigação com água morna. O defeito cirúrgico é reconstruído com um implante *inlay* subdural de matriz de colágeno ou enxerto de tecido livre de fáscia lata autóloga. Então, um retalho *onlay* de tecido vascular cobre todo o defeito inteiro (retalho mucoso nasosseptal, retalho pediculado anterior de parede lateral ou retalho de pericrânio do couro cabeludo). Nós utilizamos uma almofada temporária composta por esponjas expansíveis que são separadas do retalho por um material não aderente e absorvível (p. ex., Nasopore, StrikerCorp., Kalamazoo, MI).

TRATAMENTO PÓS-OPERATÓRIO

O paciente é transferido para uma unidade monitorizada, onde o estado neurológico do paciente pode ser acompanhado estritamente. Solicitamos imediatamente TC de crânio sem contraste para detectar complicações intracranianas precoces, como pneumoencefalia de tensão, contusão e hematoma. Em pacientes submetidos a ressecções

CAPÍTULO 28 Ressecção Endonasal Endoscópica da Base Anterior do Crânio

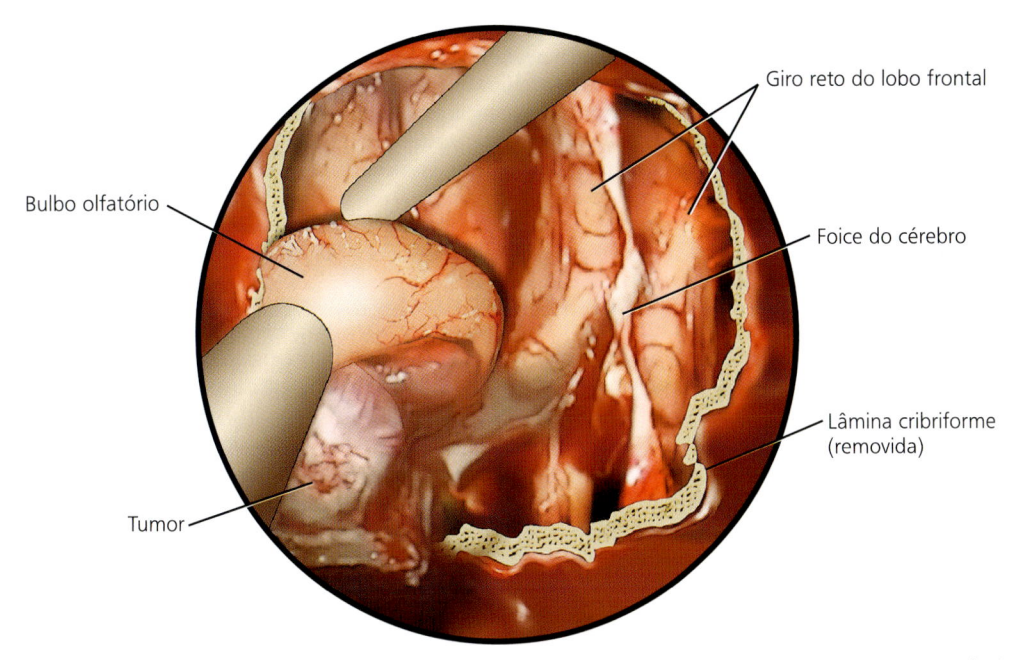

FIGURA 28.5 Incisões durais foram realizadas em torno do tumor (*setas*). O tumor é afastado delicadamente com o aspirador à medida que o bulbo olfatório é dissecado do giro reto do lobo frontal. A foice do cérebro foi parcialmente transeccionada. Após o delineamento do limite superior do tumor, cortes finais na foice do cérebro são feitos a fio à medida que a dissecção progride de anterior para posterior.

de doenças malignas, também solicitamos uma RNM contrastada para averiguar a adequação da ressecção. Estes processos devem ser completados dentro de 24 horas após a cirurgia, para se evitarem artefatos decorrentes de edema e inflamação. Um ganho secundário da RNM é que podemos avaliar o estado da reconstrução (isto é, vascularização, posição do retalho, posição da almofada).

O tamponamento nasal é removido 5 a 7 dias após a cirurgia. Tipicamente, o paciente permanece no hospital por 2 a 3 noites; assim, o tamponamento é removido no consultório. Uma vez que partes do trato nasossinusal sejam deixadas cicatrizar por segunda intenção, todos os pacientes experimentam algum grau de ressecamento nasossinusal e formação de crostas imediatamente após cirurgia endoscópica da base do crânio. Isto é especialmente verdadeiro em ressecções oncológicas, em que as áreas desnudadas podem ser extensas. Como mencionado anteriormente, isto também é verdade para vias de acesso oncológicas abertas. Além disso, muitos pacientes com doenças malignas são submetidos à radioterapia e quimioterapia adjuvantes, levando a um retardo na cicatrização e disfunção adicional do epitélio ciliado, com formação subsequente de mais biofilmes e crostas. Inobstante, irrigações nasais frequentes com soro fisiológico e debridamento ajudam a restabelecer a funcionalidade da mucosa nasossinusal.

Nossos pacientes começam a aplicar *sprays* com oximetazolina e solução salina nas fossas nasais imediatamente após cirurgia, e iniciam irrigações nasais com solução isotônica (3 a 4 vezes ao dia) tão logo o tamponamento seja removido. Similarmente, nós começamos a debridar a porção inferior das fossas nasais quando da remoção do

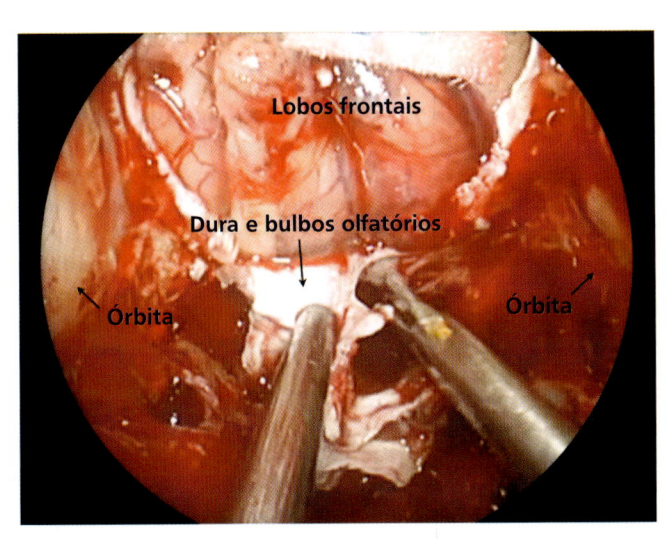

FIGURA 28.6
Visão endoscópica do defeito resultante após ressecção de dura e bulbos olfatórios.

tamponamento. O esquema de higiene nasal varia de paciente para paciente e de acordo com o método de reconstrução (e uso de radioterapia pré-operatória ou pós-operatória). Pacientes reconstruídos com um retalho nasosseptal pediculado e retalho de rotação inverso frequentemente param de formar crostas 4 a 8 semanas após a cirurgia. Aqueles que requereram um retalho pericraniano ou cujo local doador cicatriza por segunda intenção necessitam de 3 a 6 meses para cicatrizar. A formação crônica de crostas prolongada e severa ocorre apenas em um pequeno número de pacientes.

COMPLICAÇÕES

Complicações associadas a ressecções endonasais endoscópicas originam-se de qualquer uma das fases cirúrgicas, a saber a via de acesso (corredor cirúrgico), a ressecção ou a reconstrução, e, das áreas nasossinusais, base do crânio ou intracraniana. Uma fístula liquórica pós-operatória é a complicação importante mais comum. Entretanto, a adoção de retalhos de tecido vascularizado para a reconstrução de defeitos da base do crânio reduziu a incidência de fístulas liquóricas pós-operatórias para menos de 5%. Caso um paciente desenvolva uma fístula liquórica no pós-operatório, um reparo endoscópico será bem-sucedido em quase todos os casos. Complicações neurológicas, incluindo pneumoencefalia de tensão, meningite, abscesso, sangramento subaracnóideo e acidente vascular encefálico são eventos incomuns. Epistaxe grave é outra complicação incomum; entretanto, uma avaliação completa no final da reconstrução está justificada para identificar especificamente fontes potenciais e ativas de sangramento, já que um tamponamento nasal deve ser evitado.

RESULTADOS

A ressecção endonasal endoscópica da base anterior do crânio pode ser realizada com segurança para tratamento de tumores benignos e malignos, uma vez que os princípios oncológicos e os objetivos sejam igualmente aplicáveis durante cirurgias aberta e endonasal da base do crânio. Aperfeiçoamentos na compreensão da anatomia da base do crânio pela perspectiva endonasal, bem como o desenvolvimento de melhor instrumentação, melhores materiais hemostáticos e técnicas reconstrutivas mais confiáveis, contribuíram para a melhora dos resultados das ressecções endonasais endoscópicas. Os princípios oncológicos são preservados, e os resultados oncológicos iniciais são semelhantes àqueles dos acessos tradicionais, com menores taxas de complicações. No seu estado atual, as ressecções endonasais endoscópicas constituem uma parte importante do arsenal cirúrgico para o tratamento de doenças malignas nasossinusais e da base do crânio.

A remoção completa do tumor (averiguada por análise histológica microscópica) é crucial para o tratamento de uma doença maligna. Múltiplos estudos demonstraram que uma margem positiva é o fator mais importante predizendo uma recorrência local; assim, a obtenção de margens negativas é uma prioridade fundamental. Estética, dor pós-operatória, duração da hospitalização, custo do tratamento e qualidade de vida são também considerações importantes. Ao comparar diferentes técnicas, a relevância destas questões é direta, somente se as técnicas fornecerem resultados oncológicos comparáveis.

Nada obstante, os pacientes são cada vez mais bem informados e podem ter preocupações e/ou solicitações pessoais específicas a respeito de tratamento e técnicas cirúrgicas. Suas expectativas a respeito de conforto, convalescença e retorno a uma vida social e profissional pré-mórbida continuam a impulsionar o progresso das cirurgias minimamente invasivas. Deve ser notado, no entanto, que uma ressecção endonasal endoscópica não é necessariamente menos invasiva, uma vez que os princípios oncológicos sejam idênticos àqueles das operações abertas, envolvendo, assim, ressecção de uma quantidade semelhante de tecido. A ressecção endonasal endoscópica obedece aos princípios de "cirurgia de mínimo acesso" pelo uso de corredores preexistentes, resultando, assim, em menos lesão a tecidos normais durante a via de acesso e evitando aqueles defeitos estéticos associados a osteotomias e cicatrizes visíveis.

O EEA provê um corredor direto para a base anterior do crânio sem comprometer os objetivos da ressecção. Ao acessar a base anterior do crânio por um corredor mediano ventral, a manipulação e afastamento do cérebro são evitados ou pelo menos minimizados. Cicatrizes faciais e deformidades ósseas craniofaciais são evitadas, e complicações associadas à cicatrização de feridas são reduzidas. Como resultado, os pacientes experimentam menos dor e necessitam de um período mais curto de hospitalização. Controvérsias a respeito da morbidade relacionada com a formação de crostamento no pós-operatório subsequente à ressecção endonasal endoscópica para lesões benignas da base do crânio não são relevantes ao se discutir ressecções oncológicas. Em razão da extensão necessária de ressecção, o sacrifício de epitélio respiratório e a presença de osso desnudado são semelhantes após vias de acesso abertas ou endoscópicas.

O EEA pode requerer uma redução de volume do tumor para ganhar espaço para instrumentação, seguida por remoção em fragmentos ou camadas; contudo, a extensão de ressecção da base do tumor e tecidos circundantes é idêntica àquela de uma via de acesso externa. Alguns proponentes de vias de acesso abertas à base do crânio consideram a falta de uma ressecção em bloco como uma deficiência importante das técnicas endoscópicas. Entretanto, o conceito de que ressecções em bloco são críticas para assegurar uma ressecção completa foi posto em questão em áreas da pele e outras áreas de cabeça e pescoço. Ao utilizar vias de acesso tradicionais, ressecções progressivas fragmentárias, segmentares ou em camadas são frequentemente necessárias para acessar partes mais profundas do tumor ou para proteger estruturas neurovasculares. Em áreas próximas a estruturas críticas, como o ápice orbitário e parede lateral do seio esfenoidal, uma ressecção fragmentária é muitas vezes necessária para obtenção de margens limpas. Conforme previamente mencionado, parece que contanto que o tumor seja completamente removido uma ressecção fragmentária não compromete necessariamente o resultado. Além disso, Patel *et al.* demonstraram que, mesmo em vias de acesso abertas tradicionais, as margens de ressecção cirúrgica são próximas ou positivas em 31,6% dos pacientes. Portanto, embora recorrência local e sobrevida reduzida estejam associadas a margens cirúrgicas positivas, uma ressecção em bloco não parece superior, a este respeito, a uma ressecção fragmentária.

Cohen *et al.* compararam 23 pacientes tratados por ressecção craniofacial aberta com 18 pacientes tratados por cirurgia endonasal endoscópica da base do crânio. Dos 18 pacientes submetidos a ressecções endoscópicas, as margens foram positivas/próximas em 17% (3/18). Em contraposição, as margens foram positivas/próximas em 17% (4/23) dos pacientes submetidos a uma ressecção craniofacial. Portanto, este estudo sugere que a ressecção endoscópica não acarreta uma taxa aumentada de margens positivas.

Uma comparação detalhada entre ressecção endonasal endoscópica e ressecção craniofacial tradicional é difícil; a ressecção endonasal endoscópica é relativamente nova, e a maioria das séries descritas de pacientes é pequena. Além disso, mesmo as maiores séries incluem diferentes tipos e estágios histológicos, impedindo, assim, uma comparação significativa.

A duração de acompanhamento é uma limitação importante, especialmente quando se lida com estesioneuroblastomas e carcinomas císticos adenoides, que frequentemente recidivam após o tradicional período de 5 anos usado para definição de cura. Muitos relatos, no entanto, sugerem que em um acompanhamento curto a intermediário, os resultados após ressecções endoscópicas são, no mínimo, equivalentes àqueles obtidos com acessos tradicionais.

Eloy *et al.* compararam 18 pacientes que foram tratados por ressecção endonasal endoscópica e 48 pacientes submetidos a ressecções craniofaciais de doenças malignas da base anterior do crânio. Eles demonstraram ausência de diferença significativa nas taxas de complicação peroperatória, mas houve uma redução significativa no tempo de permanência hospitalar daqueles submetidos a ressecções endonasais endoscópicas. Ressecções craniofaciais mostraram uma tendência a uma taxa de recorrência mais alta; contudo, ela pode ser explicada por uma disparidade na distribuição de tipos histológicos e estágios tumorais.

Um desenvolvimento importante é que os relatos recentes incluíram pacientes com tumores malignos avançados com invasão da base do crânio, dura e cérebro. Carrau *et al.* descreveram uma série de 20 pacientes com tumores malignos do trato nasossinusal e comprometimento da base do crânio. A um acompanhamento médio de 22 meses (11 a 46 meses), 19 pacientes estavam vivos e sem evidências de doença. Lund *et al.* relataram uma coorte de 49 pacientes com tumores nasossinusais. Quatorze pacientes apresentavam comprometimento da base do crânio. A sobrevida global da coorte aos 60 meses de acompanhamento foi de 88% com uma sobrevida livre de doença de 68%.

Nicolai *et al.* relataram a maior série de tumores malignos do trato nasossinusal e base do crânio adjacente tratados com técnicas endoscópicas puras ($n = 134$) ou cranioendoscópicas ($n = 50$). Pelo estadiamento, o grupo endoscópico dividiu-se em 49 tumores T1 (36,6%), 25 T2 (18,6%), 20 T3 (14,9%), 9 T4a (6,7%) e 12 T4b (8,9%). De 19 estesioneuroblastomas, 3 foram tumores Kadish A (2,2%), 11 Kadish B (8,2%), e 5 Kadish C (3,7%). A um acompanhamento médio de 36,6 meses, 90% dos pacientes com estesioneuroblastoma não mostraram evidências de doença. Recorrências foram observadas em 18,7% da coorte (25/134) com recorrência local em 14,9% (20). A sobrevida de cinco anos doença-específica foi 94,4 ± 5,4% para adenocarcinoma, 60,7 ± 12,4% para carcinoma de células escamosas e 100% para carcinoma cístico adenoide. A sobrevida global livre de doença após 5 anos do grupo endoscópico foi de 91%, enquanto no grupo cranioendoscópico ela foi de 58,8%. Isto não é inesperado, considerando a maior concentração de pacientes com tumores T4b no grupo craniofacial. Eles concluíram que os pacientes com tumores com comprometimento mínimo da dura e sem invasão da órbita, canal nasolacrimal ou parede anterior do seio maxilar, ou sem extensão intracraniana massiva ou extensão dural lateral à órbita, são candidatos para ressecção transnasal.

Estes estudos mostram resultados promissores, sugerindo que uma ressecção da base anterior do crânio puramente transnasal endoscópica pode ser efetivamente realizada. Alguns destes autores reconheceram, no entanto, que a diversidade dos tumores tornou difícil realizar qualquer análise significativa.

A maioria das publicações que analisaram exames histopatológicos individuais focalizaram estesioneuroblastomas. Folbe *et al.* relataram uma série moderadamente extensa de estesioneuroblastomas tratados por ressecção endonasal endoscópica em dois grandes centros terciários. Os seus 23 pacientes incluíram estádio A de Kadish (10,5%), estádio B (58,9%), estádio C (26,3%) e estádio D (5,3%). O acompanhamento médio dos casos tratados primariamente foi de 45,2 meses (11 a 152 meses), e todos os pacientes se encontravam livres de doença na época do estudo. Três de quatro pacientes operados para doença recorrente estavam livres de doença no seu último acompanhamento. Os autores concluíram que mesmo um estádio C de Kadish pode ser efetivamente tratado por técnicas endonasais endoscópicas (seguidas por radioterapia), sem efeito negativo sobre o controle local.

Uma metanálise realizada por Devajah e Andreoli mostrou que a cirurgia endoscópica forneceu melhores taxas de sobrevida ($p = 0,0019$) do que a cirurgia aberta, mesmo quando estratificando para o ano de publicação ($p = 0,0018$). Os autores reconheceram que estes resultados aparentemente superiores devem ser interpretados cautelosamente, em razão de múltiplos fatores confundidores. Embora o acompanhamento médio fosse comparável entre os grupos, houve mais casos com acompanhamento a longo prazo no grupo de cirurgia aberta. Conforme previamente sugerido, um acompanhamento mais longo deve ser considerado para tumores, como os estesioneuroblastomas, uma vez que as recorrências ocorram a um período médio de 6 anos. Outro fator confundidor é a proporção significativamente mais alta de casos avançados que foram tratados pela conduta aberta. A maioria dos tumores tratados com cirurgia aberta pertenceu aos estádios B e C de Kadish, enquanto os tumores tratados com técnicas endoscópicas e endoscópico-assistidas foram predominantemente tumores Kadish A e B. Embora estes dados sugiram que a eficácia da cirurgia endoscópica e endoscópico-assistida é comparável àquela da cirurgia aberta para tumores menos invasivos, estudos adicionais são necessários para confirmar estes resultados em tumores mais avançados. Parece que mesmo quando estão faltando dados a longo prazo, os resultados a curto prazo a respeito de controle tumoral e sobrevida entre condutas endoscópicas e tradicionais são semelhantes.

Um fator adicional é a possibilidade de preservar a olfação em pacientes selecionados que se apresentam com tumores unilaterais. Ong et al. realizaram cirurgias poupando o olfato em nove pacientes que necessitaram de uma ressecção endoscópica envolvendo a base anterior do crânio para tratamento de várias doenças malignas que apresentavam extensão unilateral. Seis pacientes receberam radioterapia adjuvante. Pós-operatoriamente, a olfação foi documentada em sete pacientes (3 normósmicos, 4 micrósmicos). Todos os pacientes estavam livres de recorrência no local original a um período médio de acompanhamento de 55,7 meses (variação 21 a 101 meses). Os autores sugerem que, em pacientes selecionados, é exequível preservar função olfatória sem comprometimento aparente dos resultados oncológicos.

PÉROLAS

- A TC e RNM fornecerão um mapa cirúrgico (e estadiarão o tumor local e regionalmente).
- A confirmação histológica e estudo metastático são fundamentais.
- Endoscópios fornecem visualização panorâmica superior e "depois da esquina".
- Associada a uma menor manipulação cerebral.
- Associada a uma menor morbidade da ferida local.
- Pode preservar a olfação em tumores unilaterais selecionados.

ARMADILHAS

- Controle geográfico limitado (tumores medianos somente). Em tumores avançados, é necessário estar pronto para converter para uma cirurgia aberta.
- Curva íngreme de aprendizado exige diferente conjunto de habilidades.
- Exige dois cirurgiões (difícil encontrar um cocirurgião compatível).
- Visão bidimensional (afeta mais o neurocirurgião).
- Difícil conseguir a reconstrução (retalho é mais confiável que enxertos).
- Necessita de instrumentação especial.

INSTRUMENTOS A TER DISPONÍVEIS

- Endoscópios com lente rígida de 0 e 45°.
- Pinça endoscópica de preensão e corte verdadeiro (reta e de 45°).
- Saca-bocado retromordedor.
- Descoladores periósticos de Cottle e de Freer.
- Instrumentos de dissecção fina (tesoura e descoladores rombos).
- Saca-bocado de Kerrison de 2 mm.
- Pontas de aspiração de 10 e 12 mm.
- Portas de aspiração controladas de 6, 8 e 10 mm.
- Motor de alta velocidade com brocas cortantes e grosseiras de 4 mm.
- Eletrocautério monopolar com aspiração.
- Eletrocautério bipolar endoscópico.

Instrumentos Altamente Desejáveis mas Não Críticos

- Eletrocautério ponta agulha isolada alongada.
- Câmera e monitor de alta definição.
- Microdebridador.
- Aparelho de cirurgia dirigido por imagem.

LEITURA SUGERIDA

Kassam A, Thomas A, Carrau R, et al. Endoscopic reconstruction of the cranial base using a pedicled nasoseptal flap. *Neurosurgery* 2008;63(1 Suppl):44–52.

Nicolai P, Battaglia P, Bignami M, et al. Endoscopic surgery for malignant tumors of the sinonasal tract and adjacent skull base: a 10-year experience. *Am J Rhinol* 2008;22:308–316.

Bhatki AM, Carrau RL, Snyderman CH, et al. Endonasal surgery of the ventral skull base—endoscopic trans-cranial surgery. *Oral Maxillofac Surg Clin North Am* 2010;22(1):157–168.

Kassam AB, Prevedello DM, Carrau RL, et al. Endoscopic endonasal skull base surgery: analysis of complications in the authors' initial 800 patients. *J Neurosurg* 2011;114(6):1544–1568.

Ong YK, Solares CA, Carrau RL, et al. Endoscopic preservation of olfactory function following endoscopic resection of select malignancies of the nasal vault. *Surg Tech Dev* 2012;2(1):14–18.

29 CIRURGIA ENDOSCÓPICA DA JUNÇÃO CRANIOCERVICAL

Adam M. Zanation

INTRODUÇÃO

Com o advento da via de acesso endoscópica expandida, otorrinolaringologistas e neurocirurgiões ganharam um acesso a uma ampla gama de doenças da base do crânio, desde a *crista galli* até a junção craniocervical. As vias de acesso transoral e transcervical constituíam o método padrão ouro para acessar lesões localizadas na junção craniocervical. Desde que Alfieri *et al.* provaram a exequibilidade de utilizar uma via de acesso endonasal endoscópica, em 2002, cirurgiões experientes adotaram esta via minimamente invasiva. Embora todas as três vias de acesso possam garantir o acesso ao complexo C1/processo odontoide do áxis, cada uma tem suas próprias vantagens para extensão mais superior ou inferior para o clivo ou a coluna (Fig. 29.1).

A via endonasal apresenta muitas vantagens sobre a via transoral clássica. Procedimentos endonasais evitam a necessidade de seccionar os palatos duro e mole, um procedimento que pode ser associado à incompetência velofaríngea e disfagia. As vias endonasais também evitam o edema pós-operatório da língua, com possível necrose isquêmica e fala hipernasal. Há também uma probabilidade mais baixa de uma necessidade de traqueotomia e alimentação através de um tubo de gastrostomia. Eu constatei que estes pacientes são capazes de avançar suas dietas mais rapidamente e podem ser extubados mais cedo durante sua recuperação pós-operatória.

Teoricamente, os procedimentos endonasais devem apresentar uma taxa reduzida de complicações infecciosas (isto é, meningite, celulite faríngea, fístula liquórica) e deiscência de ferida, uma vez que a flora oral não seja encontrada. Anatomicamente, a via de acesso endonasal também deve propiciar um corredor cirúrgico mais fácil para as entidades patológicas que localizadas superiormente ao corpo de C2 (Figs. 29.1 e 29.2). O *habitus* corporal do paciente é um fator menor nos procedimentos endonasais, uma vez que os pacientes que necessitam de halotração possam usar o aparelho durante cirurgia.

As desvantagens da via de acesso endoscópica endonasal incluem a perda do acesso aberto com 3D ao utilizar um monitor e endoscópio 2D. A via de acesso endonasal proporciona uma exposição menor do que a via transoral aberta, especialmente nas direções rostrocaudal e laterais. Teoricamente, violações da dura podem ser de difícil reparo manualmente por via endoscópica em comparação a reparos realizados sob visão por um microscópio operatório aberto. A curva de aprendizado também é mais íngreme para otorrinolaringologistas não familiarizados com o reparo endoscópico. Anatomicamente, o limite caudal da via de acesso endonasal não permite cirurgias para doença rostral a C2, enquanto a via de acesso transoral pode ser utilizada até C3 (Fig. 29.2). Entretanto, o acesso endonasal tem o benefício de acessar facilmente extensões clival e direta superior (Fig. 29.3). Alterações anatômicas nasais poderiam impedir o exame endoscópico, embora uma conchectomia média possa ser empregada para fornecer maior acesso. Instrumentação especializada é necessária para acessar as lesões mais distantes da abertura nasal.

Estudos recentes descreveram vias de acesso combinadas transorais–endonasais para cirurgia na junção craniocervical. Em razão da escassez de literatura e experiência com esta via de acesso, o foco deste capítulo é a via de acesso endonasal. Seja como for, não existe uma via de acesso que deva ser utilizada para todos os pacientes, uma vez que a anatomia e a doença de cada paciente devam ser avaliadas em uma base de caso por caso. A Tabela 29.1 salienta os benefícios e limitações entre as principais vias de acesso cirúrgicas à junção carniocervical.

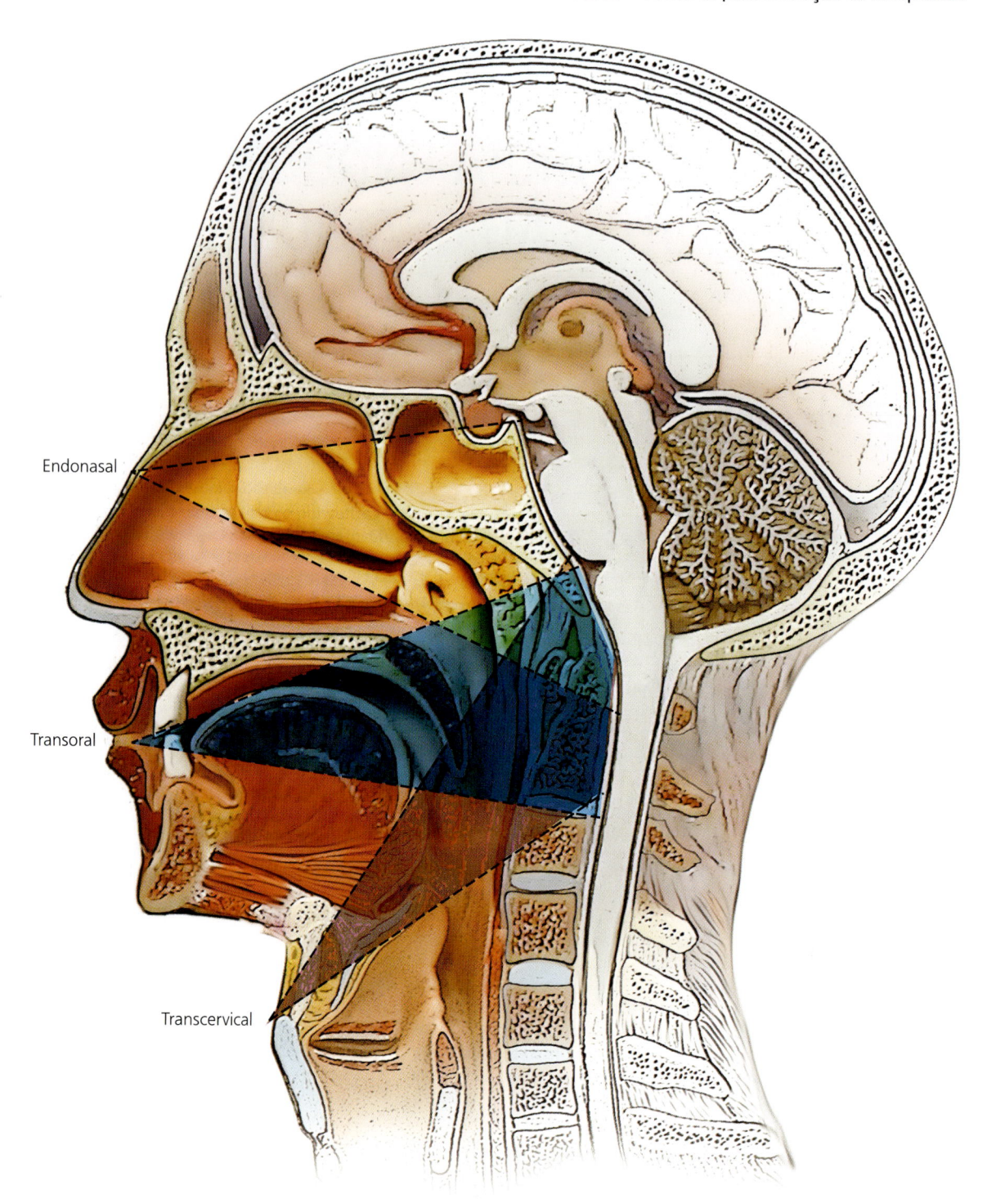

FIGURA 29.1 Trajetória cirúrgica para vias de acesso à junção carniocervical. A trajetória cirúrgica e os ângulos para a via de acesso endonasal, a via de acesso transoral e a via de acesso transcervical estão apresentados. A área cirúrgica comum das três vias de acesso está representada pela iluminação superposta. Deve ser observado que a via de acesso endonasal apresenta vantagens de uma extensão mais superior ao nível da fossa anterior do crânio, se necessário. A via de acesso transoral não é capaz de obter esta extensão superior sem uma secção do palato. Os limites inferiores da via de acesso endonasal aproximam-se do corpo de C2 e podem ser medidos pela linha nasopalatina.

HISTÓRIA

Os pacientes com instabilidade e disfunção atlantoaxial podem-se apresentar com uma ampla variedade de sinais e sintomas. Os pacientes com trauma recente podem-se apresentar com lacerações associadas da cabeça e do pescoço e chicotada cervical. Pacientes com compressão extensa da junção cervicobulbar podem-se apresentar com dor ou parestesia de áreas do pescoço, coluna cervical superior, face e occipital. Sintomas gerais, como fadiga, cefaleia e tontura, podem estar presentes, juntamente com sintomas mais específicos de lesão de neurônio motor superior, como mioclonia, rigidez, hi-

CAPÍTULO 29 Cirurgia Endoscópica da Junção Craniocervical

Transcervical   Transoral   Endonasal

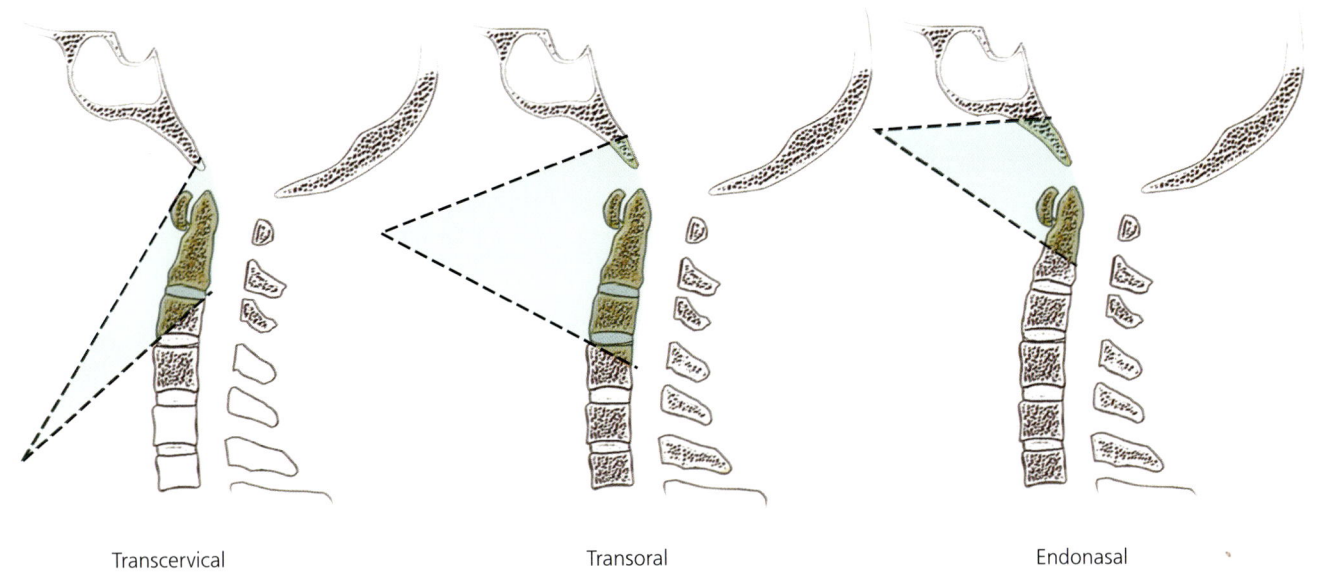

FIGURA 29.2 Desenhos esquemáticos ilustrando a diferente trajetória e extensão da odontoidectomia pelas vias de acesso transcervical, transoral e endonasal. A via de acesso transoral oferece o mais amplo campo operatório em uma descompressão direta. Entretanto, as vias transnasal e transcervical proporcionam descompressão em ângulos de acessos mais alto e mais baixo, dependendo da doença que está sendo operada.

Seio esfenoidal

Clivo

Processo odontoide (*dens*) de C2

Anel anterior de C1

Corpo de C2

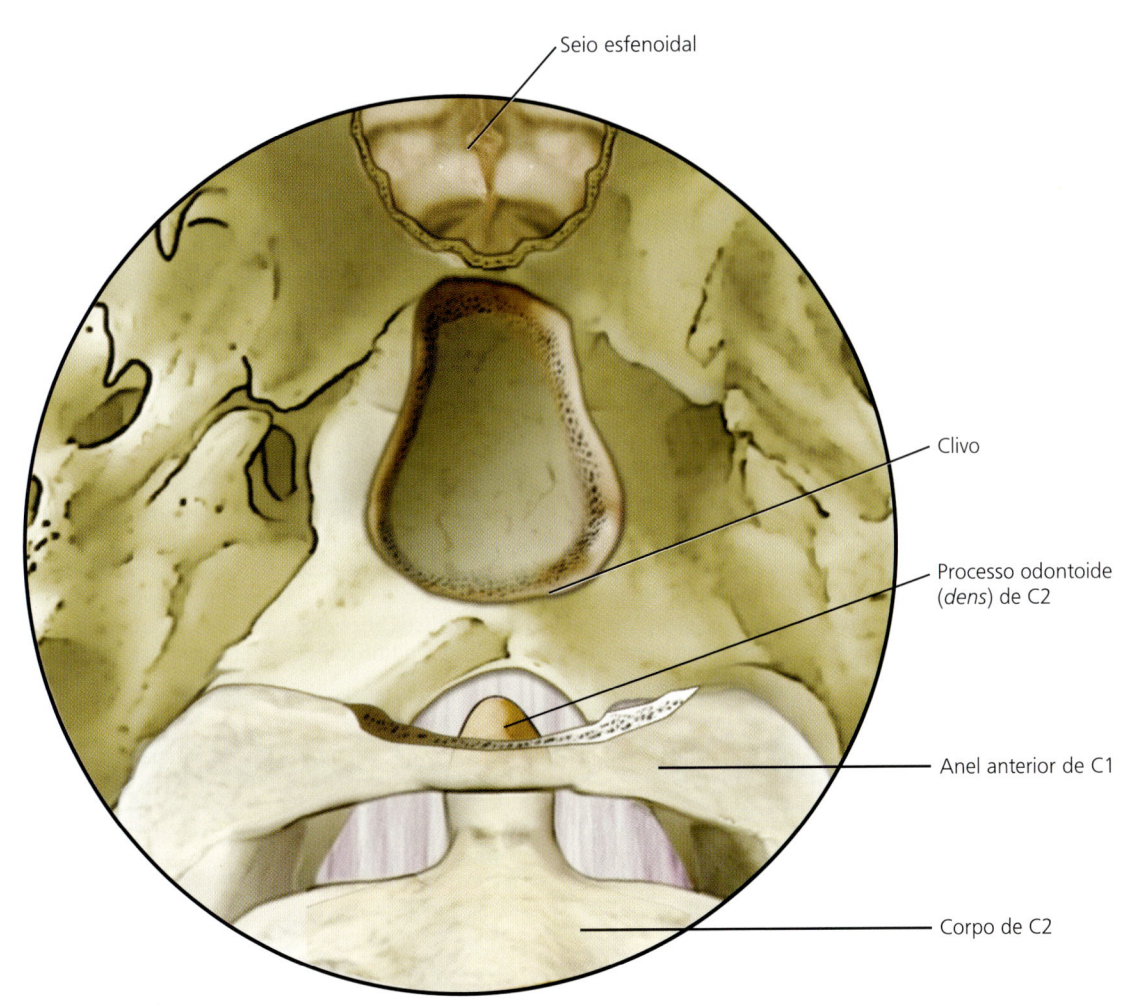

FIGURA 29.3 Ilustração demonstrando a visão endoscópica da anatomia óssea para a via de acesso endonasal, com exposição da face inferior do seio esfenoidal, clivo (desbastado parcialmente), anel anterior de C1 e extremidade do odontoide (*dens*) e corpo de C2.

TABELA 29.1 Comparação das Vias de Acesso Cirúrgicas para Cirurgia da Junção Craniocervical		
Via de Acesso	**Benefício**	**Limitação**
Transcervical	• Risco mais baixo de contaminação bacteriana • Cirurgião familiarizado com a via de acesso • Ampla exposição	• Corpo e processo odontoide de C2 devem ser ressecados • Acesso do inferior para o superior (probabilidade maior de defeito dural) • Corredor lateral utilizado para estrutura mediana • Morbidade para estruturas circundantes (isto é, esôfago, carótida) • Ângulo estreito de trabalho • Limitação rostral é apenas ao clivo • Incisão na pele
Transoral	• A maior área de trabalho • Cirurgião familiarizado com o acesso • Uso de microscópio 3D • Acesso do superior para o inferior	• Ferida contaminada, com maior risco de meningite e fístula liquórica crônica • Disfagia • Disfonia • Maior probabilidade de traqueotomia • Pode não ser exequível em pacientes com cavidade oral estreita ou trismo • Edema pós-operatório da língua, com possível necrose isquêmica • Secção do palato mole e/ou duro • Incompetência velofaríngea
Endonasal	• Capacidade de acessar o clivo diretamente • Pode ser realizada mesmo se o paciente estiver sob halotração • Pode preservar o arco anterior de C1 • O acesso menos invasivo • Risco mais baixo de contaminação bacteriana oral • Via de acesso mais direta • Retorno rápido à alimentação oral • Acesso do superior para o inferior • Campo óptico mais amplo com visão endoscópica	• Limite caudal é apenas a C2 • Dificuldade para fechar um possível defeito dural • Hemostasia • Tempo cirúrgico mais longo • Formação de crostas nasais • Necessita de equipe completa de cirurgia da base do crânio • Visualização limitada • Possível necessidade de retalho nasosseptal para fístula liquórica • Necessária instrumentação especializada
Combinada transoral – endonasal	• Maior acesso à doença mais caudal do que puramente endonasal • Desnecessária dissecção nasal • Desnecessária secção do palato	• Curva de aprendizado mais íngreme • Tempo cirúrgico mais longo • Ferida contaminada com risco mais alto de meningite e fístula liquórica crônica

per-reflexia, mielopatia e disfagia. Compressões podem ser causadas por tumor primário ou metastático, sendo que neste último caso os sintomas podem também estar presentes no local primário. Pacientes com doenças congênitas podem ser assintomáticos até a terceira década ou apresentar migrognatia, macroglossia, torcicolo, ou outros aspectos patognomônicos associados. Pacientes com doenças reumatológicas podem-se apresentar com manifestações sistêmicas da doença. Doenças autoimunes podem-se manifestar somente após uma infecção antecedente. Causas metabólicas podem-se apresentar com sinais sistêmicos, como defeitos cardíacos e baixa estatura. Uma história cuidadosa quanto a cirurgias prévias também deve ser colhida, para excluir causas iatrogênicas. Um diagnóstico diferencial completo para instabilidade e disfunção atlantoaxial encontra-se apresentado na Tabela 29.2.

TABELA 29.2 Diagnóstico Diferencial de Instabilidade e Disfunção Atlantoaxial				
Trauma	**Congênita**	**Reumatoide**	**Metabólica**	**Tumor**
• Invaginação basilar	• Arnold-Chiari tipo I	• Espondilite ancilosante	• *Chondrodysplasia punctata* • Síndrome de Morquio • *Osteogenesis imperfecta*	• Condrossarcoma • Sarcoma • Hipoglosso • Meningioma • Tumor metastático
• Lesão do plexo braquial • Radiculopatia cervical • Lesão iatrogênica	• Síndrome de Down • *Os odontoideum*	• Artrite reumatoide juvenil • *Pannus* reumatoide	• Displasia congênita espondiloepifisária	• Osteossarcoma • Tumor metastático

EXAME FÍSICO

Os pacientes devem passar por um exame completo de cabeça e pescoço e neurológico. A não ser que contraindicado, a amplitude de movimento em todas direções deve ser verificada. Além disso, após discussão dos riscos e benefícios com o paciente, uma endoscopia nasossinusal deve ser realizada para identificar quaisquer defeitos anatômicos até a fosseta de Rosenmüller. Pulsações devem ser notadas para marcar o curso das artérias carótidas internas. Estudos completos da função dos nervos cranianos e nervos inferiores devem ser realizados e documentados.

INDICAÇÕES

- Compressão cervicobulbar, com sinais e sintomas associados.
- Invaginação basilar.
- Malformação de Chiari tipo I.
- Osso odontoide.
- Instabilidade atlantoaxial por qualquer etiologia.
- Para via de acesso endonasal – pacientes com uma cavidade oral estreita ou trismo, incapazes de serem operados pela via de acesso transoral clássica (isto é, pacientes pediátricos, micrognatia, macroglossia e pacientes sindrômicos).

CONTRAINDICAÇÕES

- Problemas médicos gerais que impeçam a cirurgia.
- Artérias carótidas ectásicas mediais.
- Para via de acesso endonasal – lesões localizadas caudalmente à linha nasopalatina.
- Para via de acesso transoral – cavidade oral estreita, menos de 25 mm.
- Para via de acesso transcervical – lesões localizadas ao nível do clivo.

PLANEJAMENTO PRÉ-OPERATÓRIO

- Exames de imagem, incluindo tomografia computadorizada (TC) e ressonância magnética da coluna cervical com estudos dinâmicos.
  - Isto será utilizado para planejamento pré-operatório e direcionamento estereotático intraoperatório de imagem.
  - A Figura 29.4 é uma TC pré-operatória mostrando invaginação basilar e estreitamento grave do forame magno em decorrência da posição do processo odontoide. Observar a necessidade de uma ressecção clival, por causa da posição superior do processo odontoide.
- Mensuração da linha nasopalatina.
  - A linha nasopalatina é uma linha projetada sobre o plano mediossagital a partir da porção mais inferior do osso nasal até o ponto mais posterior do palato duro. Ela delineia o limite mais caudal para acesso de instrumentação a C2 e ajudará a fornecer evidências quanto à adequação de uma via de acesso transnasal.
- Avaliação pré-operatória da coluna vertebral pela equipe de neurocirurgia.

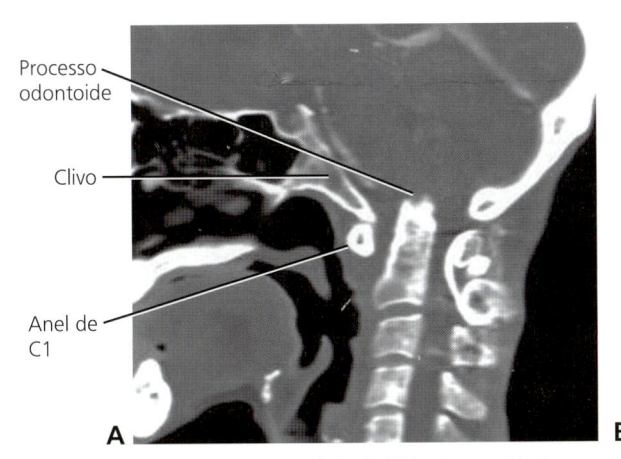

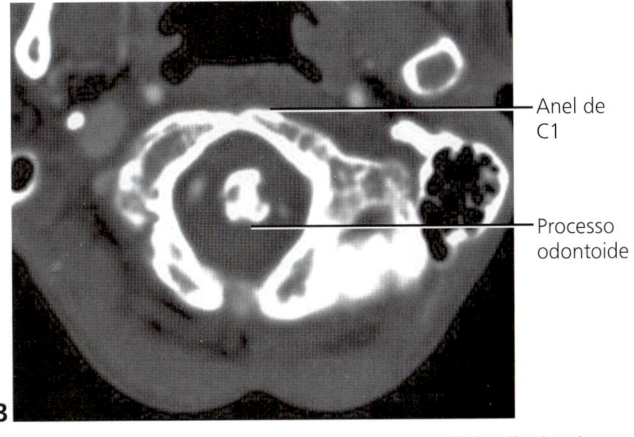

FIGURA 29.4 Tomografia computadorizada (TC) pré-operatória demonstrando um paciente com a extremidade do processo odontoide localizada acima do forame magno, causando estreitamento grave do canal espinhal e forame magno, com subsequente invaginação basilar. Observar a extensão superior do processo odontoide posteriormente ao clivo. Essa doença requer uma clivectomia inferior para boa descompressão. **A:** Visão sagital. **B:** Visão axial.

TÉCNICA CIRÚRGICA

A equipe de anestesia deve compreender a instabilidade potencial das posições do pescoço do paciente. Intubação orotraqueal padrão sem extensão importante do pescoço é a norma. Contudo, alguns pacientes apresentam anatomia difícil ou trismo, e a equipe cirúrgica deve considerar uma traqueotomia acordada nestas raras situações. Eu também prevejo estabilização cervical pós-operatória com um aparelho de halo e artrodese occipitocervical subsequente.

Monitorização de potenciais evocados somatossensitivos é instalada, e potenciais básicos de referência são obtidos. A cabeça é colocada em um Mayfield Skull Clamp (Integra, Plainsboro, NJ) em posição neutra. As imagens do paciente são carregadas no sistema de direcionamento estereotático por TC e registradas ao paciente.

Mechas embebidas em Afrin (oximetazolina) são introduzidas em ambas as fossas nasais para descongestionar a mucosa. Campos são posicionados do modo normal. As mechas embebidas em oximetazolina são removidas, e lidocaína 1% com epinefrina 1:100.000 é injetada para anestesia local do septo e da inserção da concha média na parede nasal lateral, bilateralmente. Um descolador de Freer é utilizado para levemente fraturar para fora ambas as conchas inferiores. O Freer também é utilizado para muito delicadamente para lateralizar ambas as conchas médias; estas não são ressecadas. Um endoscópico de Hopkins de zero grau é utilizado para visualização. Primeiramente, é realizada uma septectomia posterior inferior, poupando os pedículos nasosseptais posteriores bilateralmente. O septo ósseo ao nível da espinha nasomaxilar é removido com o uso de um motor com broca de diamante. Isto permite exposição adequada da nasofaringe e o uso de instrumentação bilateral. Observar que esfenoidotomias não são efetuadas, uma vez que nós acreditamos que estas não sejam necessárias para visualização do processo odontoide, localizado mais inferiormente.

Um cautério Bovie com aspiração é, a seguir, utilizado para realizar uma abertura vertical na mucosa nasofaríngea a partir do nível do clivo até a face inferior de C1. A integridade das tubas auditivas não é violada. A fáscia mediana da musculatura paraespinal é seccionada ao longo da rafe com o Bovie aspiração, e a musculatura é lateralizada (Fig. 29.5). O direcionamento por imagem confirma a localização do clivo e do arco de C1. Se houver uma quantidade importante de tecido de granulação e tecido fibroso, a remoção é completada com saca-bocado de Kerrison, curetas e cautério-aspirador Bovie para expor o clivo e o arco de C1 (Fig. 29.5).

Na sequência, uma broca de diamante é utilizada para remover o osso clival inferior e parte anterior do arco de C1. Cuidados são tomados para proteger as artérias vertebrais e carótidas lateralmente. Uma vez que o arco anterior de C1 seja removido, se houver uma quantidade importante de tecido mole ou tecido de granulação hipertrófico substituindo ligamentos rompidos, a dissecção cuidadosa é continuada até que o processo odontoide seja identificado. Um descolador de Cottle é utilizado para identificar as porções laterais e mais superiores do processo odontoide. Uma broca de diamante é, então, utilizada para enuclear a porção central do processo odontoide. A casca cortical restante é removida de um modo fragmentário, utilizando vários instrumentos, incluindo descolador de Cottle, saca-bocado de Kerrison, curetas e microinstrumentos. Após a remoção fragmentada, a porção superior restante presa à dura é cuidadosamente desgastada e removida. Após a remoção do processo odontoide, pulsações dinâ-

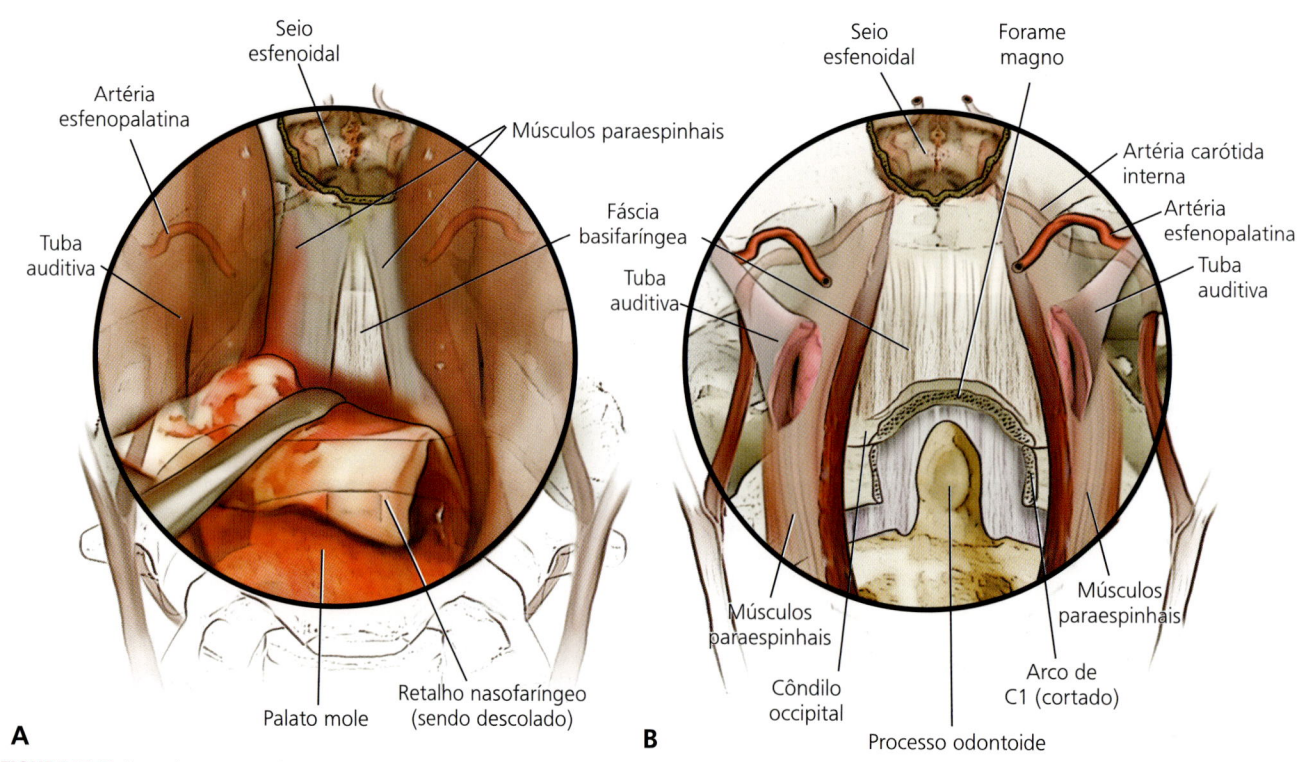

FIGURA 29.5 Desenho esquemático mostrando o campo cirúrgico e seu limites exatos antes (**A**) e após (**B**) descolamento do retalho nasofaríngeo e remoção da fáscia basifaríngea, com exposição de C1, C2 e junção cervicobulbar.

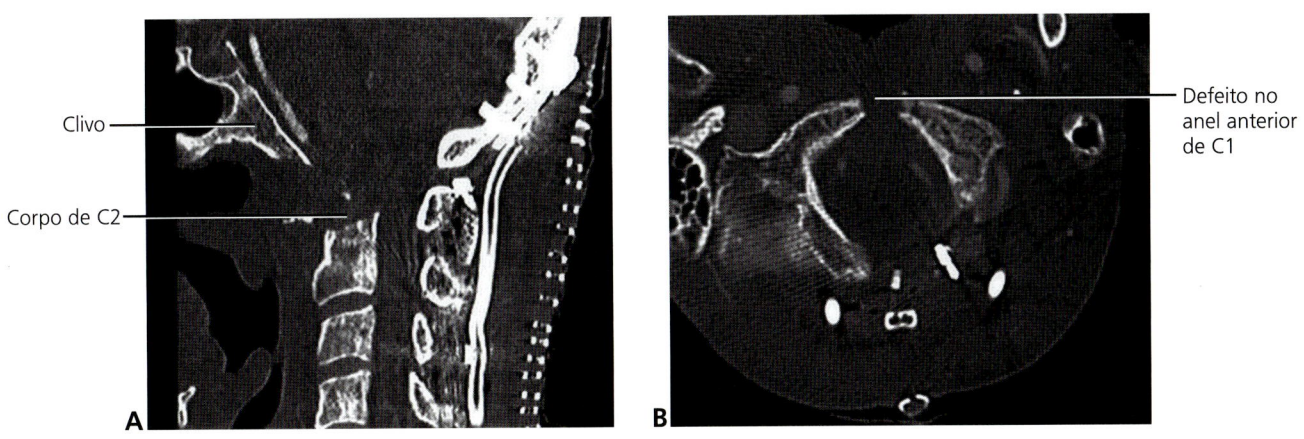

CAPÍTULO 29 Cirurgia Endoscópica da Junção Craniocervical

FIGURA 29.6 TC pós-operatória demonstrando odontoidectomia, ressecção parcial do clivo e ressecção de C1 anterior, com descompressão do forame magno. **A:** Visão sagital. **B:** Visão axial.

micas e descompressão adequada são confirmadas, e a dura é constatada intacta, sem evidência de fístula liquórica (Fig. 29.6). Se uma fístula liquórica for encontrada, um reparo com enxerto ou, mais provavelmente, um reparo com retalho nasosseptal seria executado. Um dreno lombar não é utilizado rotineiramente.

A mucosa nasofaríngea e a musculatura paraespinal não são fechadas. Tisseel (Baxter Healthcare Corp., Deerfield, IL) ou cola de fibrina é colocada no defeito, seguida por FloSeal (Baxter International Inc., Deerfield, IL). A monitorização de potenciais evocados somatossensitivos continua a recuperar potenciais, similarmente aos básicos.

TRATAMENTO PÓS-OPERATÓRIO

As instruções pós-operatórias incluem o uso de irrigações nasais com soro fisiológico duas a quatro vezes ao dia. O paciente é reavaliado com 2 a 4 semanas pós-operatoriamente. Pela visita da 4ª semana, o sítio cirúrgico se encontra frequentemente bem cicatrizado.

Em virtude da remoção do arco de C1 e ruptura de fixações ligamentares, instabilidade atlantoaxial estará presente em todos os pacientes, e os pacientes necessitarão ser mantidos em sob halotração e, subsequentemente, ser submetidos à artrodese occipitocervical posterior. O avanço da dieta é conforme tolerado. Exames neurológicos seriados serão necessários para avaliar a força das extremidades superiores e inferiores. Equipes de fisioterapia, terapia ocupacional, fonoaudiologia e tratamento da dor devem ser consultadas precocemente durante o curso do tratamento.

Embora eu favoreça uma artrodese posterior estadiada após odontoidectomia anterior endonasal, outros têm realizado artrodese posterior intraoperatoriamente ou mesmo pré-operatoriamente.

COMPLICAÇÕES

Estudos indicam uma variedade de complicações que podem ocorrer durante a cirurgia, imediatamente após e dentro de um período de 30 dias após cirurgia endonasal da junção carniocervical. Uma lista completa de complicações está apresentada na Tabela 29.3.

RESULTADOS

Os resultados iniciais em pacientes operados por vias de acesso endonasais endoscópicas para cirurgia da junção carniocervical foram promissores. Eu observei que os pacientes que receberam descompressão da junção cervico-

TABELA 29.3 Possíveis Complicações da Cirurgia Endonasal da Junção Craniocervical

Intraoperatório	Pós-Operatório Imediato	Pós-Operatório Retardado
• Fístula liquórica	• Necessidade de tubo de alimentação	• Fístula liquórica
	• Traqueotomia	
• Lesão de tuba auditiva		• Crostas nasais
• Hemorragia		
• Lesão de grande vaso		
• Lesão neural		

medular apresentaram redução dos sintomas e melhora da qualidade de vida. Os pacientes apresentaram aumento da força motora nas extremidades superiores e inferiores.

Embora eu não tenha tido complicações, a cirurgia endoscópica endonasal não é isenta de risco. Outros cirurgiões relataram complicações, como fístula liquórica intraoperatória, incompetência velofaríngea e disfagia pós-operatórias. Alguns pacientes necessitaram de intubação por mais de 24 horas após cirurgia, uma traqueostomia ou tubo de alimentação percutânea após a cirurgia.

PÉROLAS

- Equipe cirúrgica com experiência em cirurgia endoscópica da base do crânio é essencial.
- Instrumentos a motor longos/prolongados são necessários.
- Necessidade de septectomia inferior posterior limitada possibilita dissecção bimanual.
- Monitorização intraoperatória do estado neurofisiológico é útil.
- Avaliar comprometimento clival durante planejamento pré-operatório.

ARMADILHAS

- Precauções para coluna cervical devem ser obedecidas o tempo todo.
- Vigiar quanto a artérias carótida interna e vertebral aberrantes.
- Agentes endoscópicos para cauterização bipolares/tópicos devem estar disponíveis para hemostasia.
- Mensurações pré-operatórias da linha nasopalatina são necessárias para assegurar o acesso endoscópico.

INSTRUMENTOS A TER DISPONÍVEIS

- Pinça bipolar endonasal.
- Motores de baixo perfil e alta velocidade.
- Aspirador ultrassônico de baixo perfil.
- Direcionamento por imagem.
- Sonopet (Stryker Corporate, Kalamazoo, MI).

AGRADECIMENTO

Roumak B. Rawal, BA, foi um importante autor colaborador para este trabalho.

LEITURA SUGERIDA

Alfieri A, Jho HD, Tschabitscher M. Endoscopic endonasal approach to the ventral cranio-cervical junction: anatomical study. *Acta Neurochir (Wien)* 2002;144(3):219–225; discussion 225.

Kassam AB, Snyderman C, Gardner P, et al. The expanded endonasal approach: a fully endoscopic transnasal approach and resection of the odontoid process: technical case report. *Neurosurgery* 2005;57(1 Suppl):E213; discussion E213.

Nayak JV, Gardner PA, Vescan AD, et al. Experience with the expanded endonasal approach for resection of the odontoid process in rheumatoid disease. *Am J Rhinol* 2007;21(5):601–606.

de Almeida JR, Zanation AM, Snyderman CH, et al. Defining the nasopalatine line: the limit for endonasal surgery of the spine. *Laryngoscope* 2009;119(2):239–244.

El-Sayed IH, Wu JC, Ames CP, et al. Combined transnasal and transoral endoscopic approaches to the craniovertebral junction. *J Craniovertebr Junction Spine* 2010;1(1):44–48.

El-Sayed IH, Wu JC, Dhillon N, et al. The importance of platybasia and the palatine line in patient selection for endonasal surgery of the craniocervical junction: a radiographic study of 12 patients. *World Neurosurg* 2011;76(1–2):183–188; discussion 74–8.

PARTE IV: TÉCNICAS CIRÚRGICAS ORBITÁRIAS TRANSNASAIS

30 TÉCNICA PARA DACRIOCISTORRINOSTOMIA (DCR) ENDOSCÓPICA

Todd T. Kingdom ▪ Vikram D. Durairaj

INTRODUÇÃO

Historicamente, a maior parte das cirurgias para tratamento de obstrução do ducto nasolacrimal (NLDO) tem sido realizada por técnicas externas, com excelentes resultados. Técnicas intranasais para dacriocistorrinostomia (DCR) foram introduzidas no começo dos anos 1900, e a moderna técnica endoscópica endonasal foi descrita pela primeira vez no final dos anos 1980. Entretanto, a aceitação das condutas transnasais foi reservada, em razão de taxas inconstantes de sucesso. Visualização precária, compreensão limitada da anatomia intranasal e instrumentação cirúrgica subótima constituíam fatores importantes que contribuíam para estes resultados inferiores. Avanços na tecnologia e crescimento da experiência clínica lidaram com estes problemas.

Hoje em dia, os resultados descritos na literatura de Oftalmologia e Otorrinolaringologia conferem validade à via de acesso endoscópica para DCR, com taxas de sucesso comparáveis, ou mesmo maiores, em relação às técnicas externas tradicionais. As vantagens da DCR endoscópica incluem a ausência de uma incisão e uma cicatriz na pele, preservação do mecanismo de bombeamento do músculo orbicular do olho, menor alteração da anatomia do canto medial, tempo cirúrgico reduzido, redução do sangramento intraoperatório e a capacidade de manejar concomitantemente anormalidades das fossas nasais ou dos seios paranasais.

HISTÓRIA

A apresentação clínica mais comum nos pacientes candidatos à DCR é a queixa de lacrimejamento excessivo, com ou sem uma história de episódios de dacriocistite aguda. Hiperlacrimejamento adquirido resulta de hipersecreção de lágrimas (lacrimação) ou comprometimento da drenagem (epífora). A NLDO adquirida se apresenta com epífora e/ou infecção. A epífora pode ser unilateral ou bilateral, constante ou intermitente. Ela pode ocorrer associada a trauma da face média, rinite, rinossinusite, cirurgia nasal ou sinusal prévia, doença inflamatória sistêmica, estenose do *punctum* ou do canalículo lacrimal e episódios prévios de inflamação do saco lacrimal.

Associações conhecidas à NLDO:

- Inflamação do saco lacrimal.
- Trauma mediofacial.
- Tratamento precedente com iodo radioativo.
- Rinite/rinossinusite.
- Sarcoidose.
- Granulomatose de Wegener.

EXAME FÍSICO

Uma abordagem em equipe é ideal para o tratamento cirúrgico da NLDO. Ambos o otorrinolaringologista e o oftalmologista devem examinar o paciente em preparação para cirurgia.

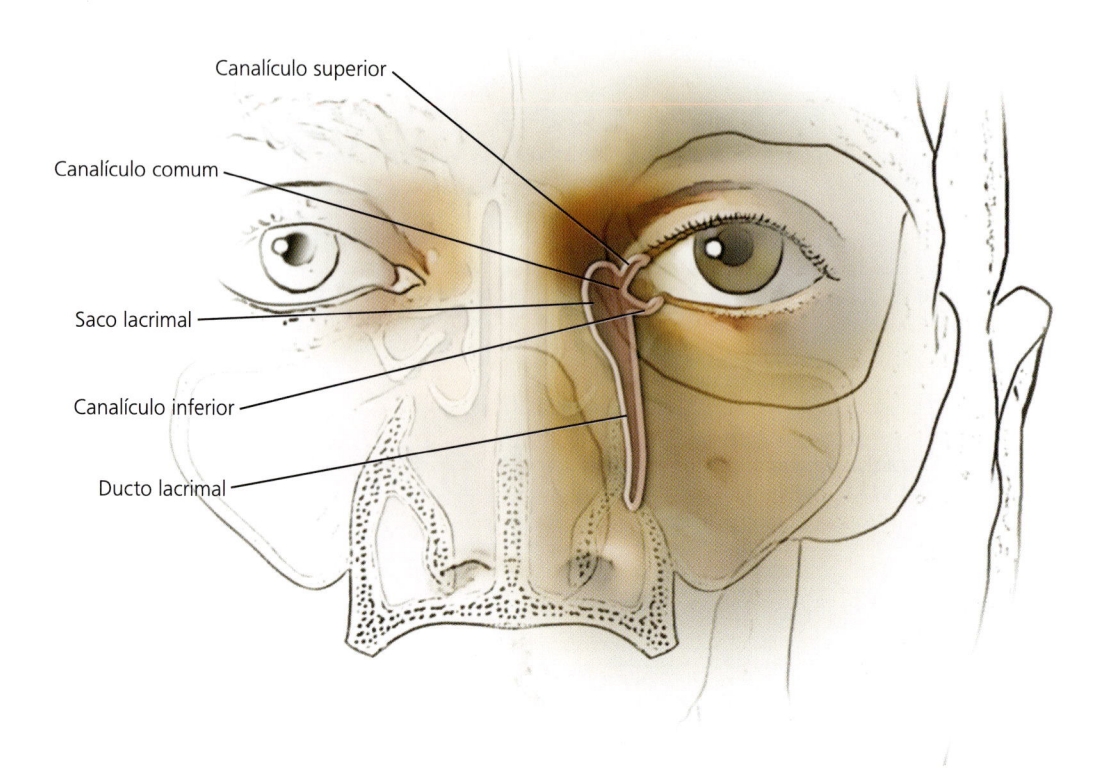

FIGURA 30.1
Sistema lacrimal adulto normal.

Avaliação Rinológica

Uma endoscopia nasal completa e total deve ser realizada em todos os pacientes com NLDO. Rinite, rinossinusite, polipose nasal, presença de massa nasal, deformidades graves do septo nasal e cirurgia endonasal prévia são possíveis fatores importantes que contribuem para NLDO. O cirurgião deve também avaliar o acesso cirúrgico endoscópico durante este exame pré-operatório. Correção de desvios septais e anomalias da concha média podem ser necessárias para obtenção de um acesso completo ao alvo cirúrgico. Idealmente, a inserção superior da concha média, o meato médio, o processo uncinado e a linha maxilar devem estar facilmente visíveis para um acesso adequado.

- Avaliar acesso cirúrgico endoscópico.
- Avaliar a anatomia da concha média.
- Identificar desvio septal.
- Identificar doenças nasossinusais.
- Visualizar a inserção superior da concha média e a linha maxilar.

Avaliação Oftalmológica

A NLDO pode ser confirmada por vários testes diagnósticos lacrimais, incluindo o teste do desaparecimento de corante, irrigação e sondagem do sistema de drenagem lacrimal, cintigrafia e dacriocistografia com contraste. A Figura 30.1 demonstra a anatomia importante do sistema nasolacrimal. A persistência de corante ou remoção assimétrica após instilação de solução de fluoresceína 2% no fundo de saco conjuntival após 5 minutos indica uma redução na saída. A irrigação do sistema lacrimal com uma cânula de irrigação calibre 23 de extremidade romba, com refluxo através do *punctum* oposto, indica NLDO parcial ou completa (Fig. 30.2). A cintigrafia com radionu-

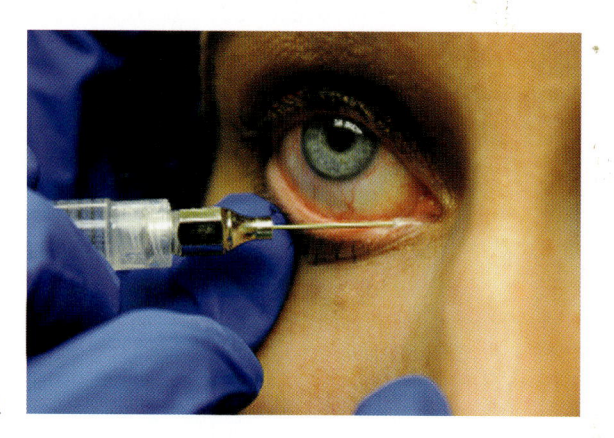

FIGURA 30.2
Irrigação do sistema lacrimal.

clídeo gama-emissor pode ser utilizada para avaliação do fluxo fisiológico, e a dacriocistografia contrastada pode definir radiologicamente a anatomia do saco lacrimal, embora estes estudos raramente sejam utilizados.

Testes Comumente Utilizados:
- Desaparecimento do corante.
- Irrigação do sistema lacrimal.
- Sondagem do sistema lacrimal.

Testes Raramente Utilizados:
- Dacriocistografia contrastada.
- Cintigrafia.

INDICAÇÕES

- Epífora.
- Obstrução do ducto nasolacrimal.
- Dacriocistorrinite aguda ou crônica recorrente.
- Exclusão de neoplasia do sistema lacrimal.

CONTRAINDICAÇÕES

- Ausência de contraindicações absolutas.
- Contraindicações relativas – alterações peroperatórias padrão.

PLANEJAMENTO PRÉ-OPERATÓRIO

Exame Físico
- Endoscopia nasal.
- Avaliação do sistema lacrimal.

Exames de Imagem
- Nenhum, tipicamente.
- Exceção: anatomia óssea mediofacial e/ou nasossinusal distorcida.

TÉCNICA CIRÚRGICA

A técnica para DCR endoscópica é tipicamente realizada sob anestesia geral, e a arrumação é realizada da mesma maneira que na cirurgia sinusal endoscópica de rotina. Descongestão tópica da mucosa nasal com oximetazolina é realizada na área de repouso pré-operatório e, a seguir, na sala de operações, através da introdução nas fossas nasais de mechas embebidas em epinefrina 1:1.000. Navegação cirúrgica não é rotineiramente utilizada. O passo inicial é identificar os marcos anatômicos cirúrgicos endoscópicos-chave: (1) a linha maxilar, (2) o processo uncinado, e (3) a inserção superior da concha média. A linha maxilar corresponde à linha de sutura entre o processo frontal da maxila e o osso lacrimal, que corre verticalmente através da fossa lacrimal. Isto serve como um marco anatômico endoscópico constante para o saco lacrimal (Figs. 30.3 e 30.4).

Utilizando a linha maxilar e a inserção superior da concha média como guias (Fig. 30.5), a mucosa sobrejacente ao processo frontal é incisada com um bisturi foice. A incisão é iniciada aproximadamente 3 a 5 mm acima da inserção da concha média e prossegue inferiormente, próximo à linha maxilar, parando a cerca de meio caminho ao longo do processo uncinado. Um descolador de Cottle ou descolador-aspirador é utilizado para descolar a mucosa, expondo o processo frontal subjacente. O retalho mucoso descolado é, a seguir, removido, utilizando-se uma lâmina de microdebridador pequena ou pinça de corte delicado. Isto exporá o osso subjacente do processo frontal da maxila (Fig. 30.6). A seguir, o terço superior do processo uncinado é identificado, medializado e removido de forma cortante. Isto exporá o delgado osso lacrimal, que é facilmente dissecado livremente da porção posterior do saco lacrimal com o descolador-aspirador ou cureta. Em alguns pacientes, uma célula bem pneumatizada do *agger nasi* limitará o saco lacrimal superior e posteriormente. Quando presente, esta área deve ser aberta após remoção do processo uncinado, para otimizar a exposição do saco lacrimal posterior. O passo seguinte é a remoção do osso espesso do processo frontal da maxila. Uma broca de diamante angulada (20°, 2,5 mm) fixada a uma plataforma de

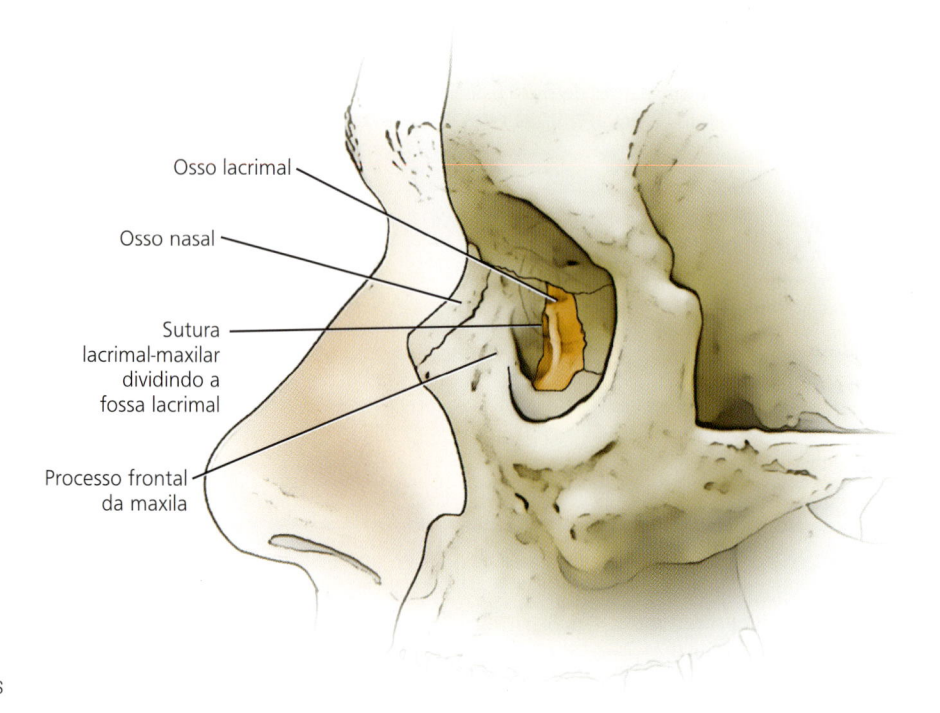

FIGURA 30.3
Anatomia óssea e relações da fossa lacrimal.

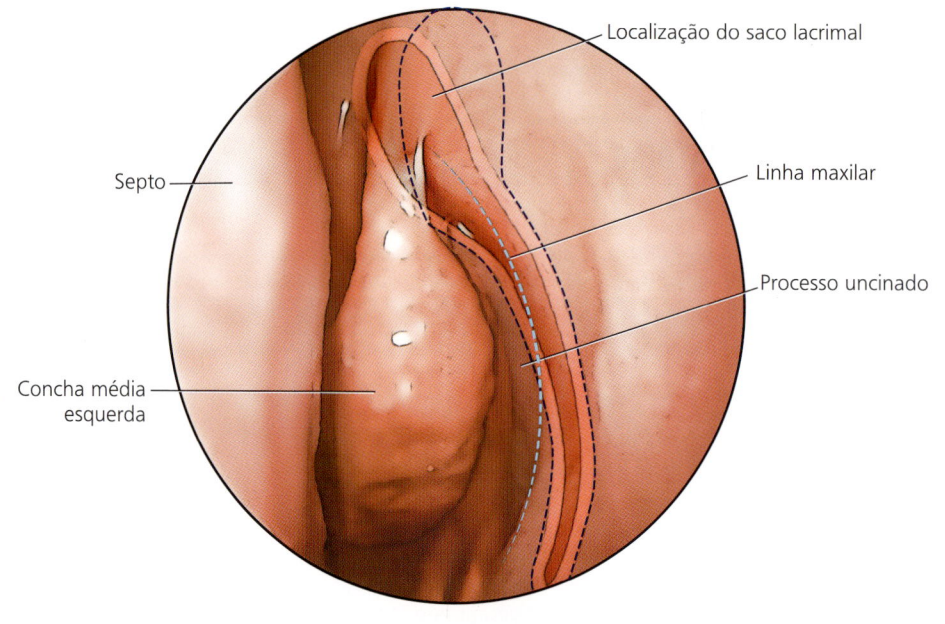

Osso lacrimal
Osso nasal
Sutura lacrimal-maxilar dividindo a fossa lacrimal
Processo frontal da maxila

FIGURA 30.4
Marcos anatômicos intranasais relevantes para uma DCR endoscópica. Observar a linha maxilar (*linha tracejada azul-clara*), processo uncinado e inserção da concha média. Estes marcos anatômicos importantes ajudam o cirurgião a localizar corretamente a posição do saco lacrimal (*linha tacejada azul-escura*).

Localização do saco lacrimal
Linha maxilar
Processo uncinado
Septo
Concha média esquerda

FIGURA 30.5
Visão endoscópica da fossa nasal esquerda e meato médio do paciente. A linha maxilar (*linha tracejada*), processo uncinado (U) e inserção superior da concha média (*asterisco*) são bem visualizados.

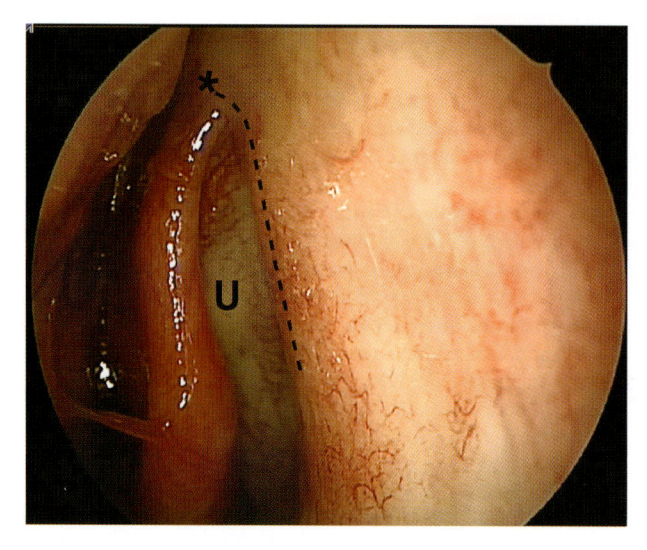

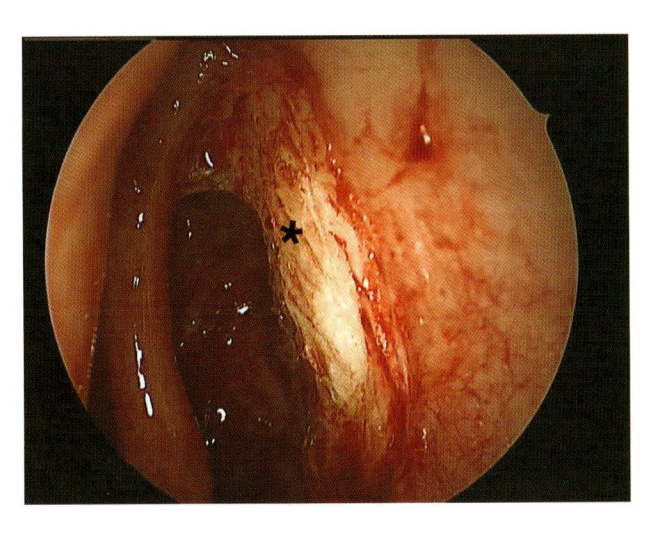

CAPÍTULO 30 Técnica para Dacriocistorrinostomia (DCR) Endoscópica

FIGURA 30.6
Utilizando a linha maxilar como guia, a mucosa sobrejacente ao processo frontal da maxila é descolada e, a seguir, removida de modo cortante, para expor o osso subjacente (*asterisco*).

microdebridador a motor ajustada em 12.000 rpm (Medtronic-Xomed, Jacksonville, Florida) é utilizada para remover o osso (Fig. 30.7). O osso é removido largamente, para expor os tecidos moles da parede medial do saco lacrimal. A extensão superior do saco lacrimal é superior à inserção da concha média, e, assim, a remoção completa do osso nesta área é o passo mais crítico no procedimento (Figs. 30.8 e 30.9). Este passo assegurará uma exposição ideal de todo o saco.

Após a exposição da parede medial do saco lacrimal, a equipe de oftalmologia entra na cirurgia. Um explorador lacrimal é passado pelo *punctum* e canalículo lacrimal superior ou inferior para distender, como uma tenda, a parede medial e confirmar remoção adequada de osso (Fig. 30.10). Condições associadas, como estenose pontual ou estenose canalicular, são tratadas concomitantemente. Enquanto distendida como uma tenda pela sonda lacrimal, a parede medial do saco é incisada e aberta com um bisturi-foice microscópico, tesoura microscópica ou uma lâmina de microdebridador de abertura pequena angulada (Fig. 30.11). Incisões de liberação superior, inferior, anterior e posterior são realizadas, com o objetivo de obter uma ampla exposição do *punctum* interno comum. É crítico atingir um mínimo de vários milímetros de exposição do saco acima desta abertura. Tesoura microscópica, pinça cortante pequena e lâmina de microdebridador angulado podem ser utilizadas para remover o tecido redundante ao longo das margens incisadas do saco. Afinal, a exposição deve variar de 10 a 20 mm na dimensão vertical e de 10 a 15 mm em largura (Fig. 30.12). *Stents* de silicone são colocados no saco lacrimal (Figs. 30.13 e 30.14). Tamponamentos nasais não são rotineiramente utilizados.

TRATAMENTO PÓS-OPERATÓRIO

- Precauções quanto a cuidados oculares.
- Acompanhamento por 4 semanas em ambas as clínicas de Rinologia e Oftalmologia para avaliação.
- Acompanhamento em 1 semana na clínica de Rinologia para debridamento, conforme necessário.
- Irrigações nasais com soro fisiológico a começar na manhã seguinte à cirurgia.
- Esteroides ou antibióticos orais não tipicamente utilizados, a não ser que edema grave e/ou infecção do saco lacrimal seja observada.
- A remoção do *stent* é tipicamente realizada com 4 a 6 meses de pós-operatório.
- Gotas oftálmicas com antibióticos/esteroides.

COMPLICAÇÕES

Imediatas
- Epistaxe.
- Desvio do *stent* lacrimal.
- Dor.
- Equimose ou enfisema periorbitário.

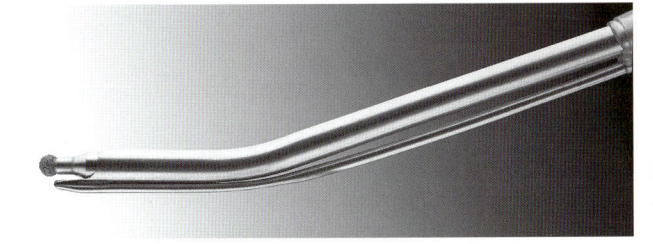

FIGURA 30.7
A broca de diamante de DCR é utilizada para remoção do osso.

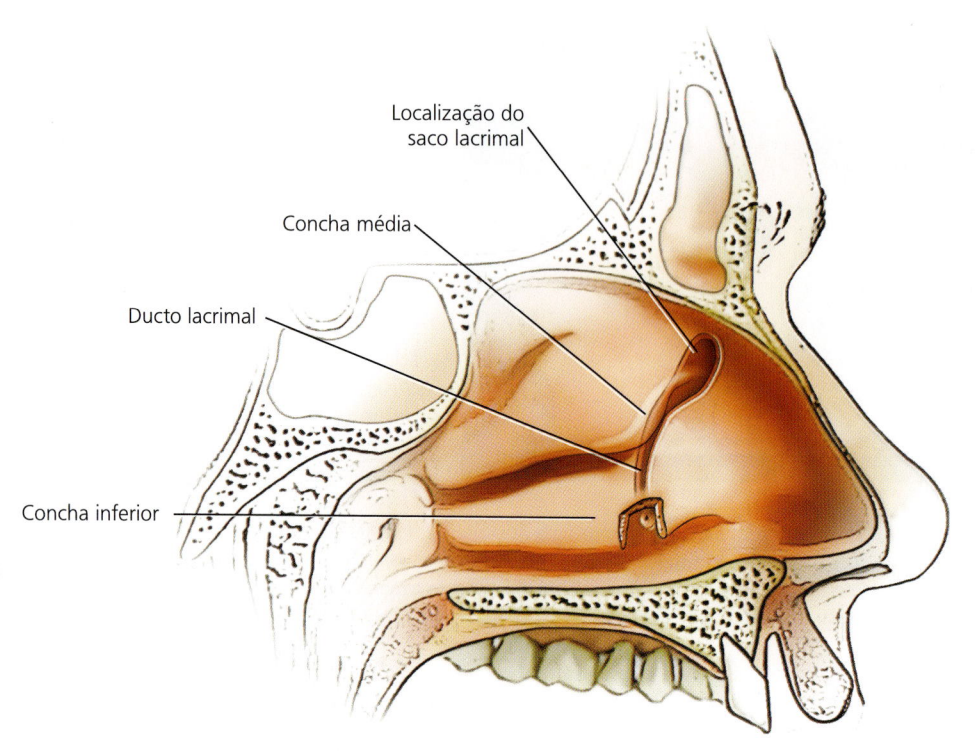

FIGURA 30.8
Desenho da parede nasal lateral esquerda mostrando a relação do saco e ducto lacrimais com a concha média. Observar a posição superior do saco lacrimal em relação à inserção da concha média superior.

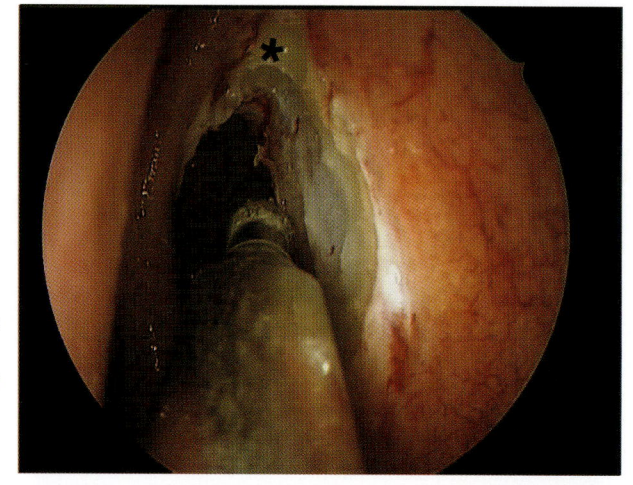

FIGURA 30.9
Remoção do osso e exposição do saco lacrimal utilizando a broca de DCR de alta velocidade. Observar que o broqueamento é estendido acima do nível da inserção da concha média, para expor a porção superior do saco lacrimal (*asterisco*).

FIGURA 30.10
A remoção completa do osso leva à exposição ampla da parede medial do saco lacrimal. Um explorador lacrimal é passado pelo canalículo superior/inferior para erguer como uma tenda a parede medial do saco lacrimal (*ponta de seta*). Isto ajudará a determinar se a remoção de osso está adequada e fornece um alvo para incisão. Observar o bisturi microscópico utilizado para realizar a abertura inicial no saco.

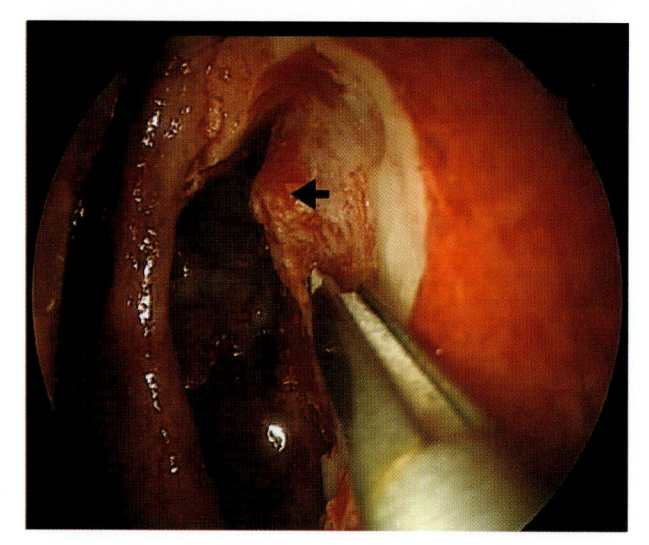

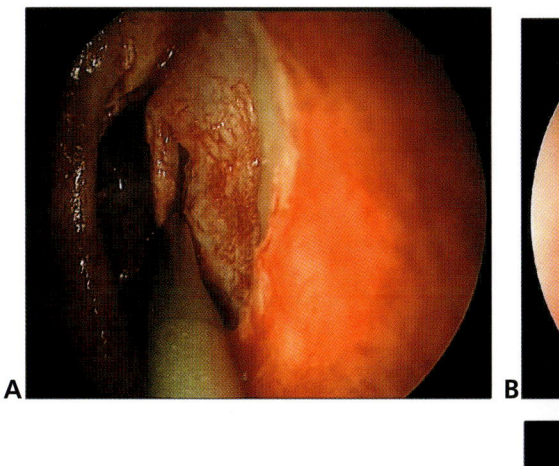

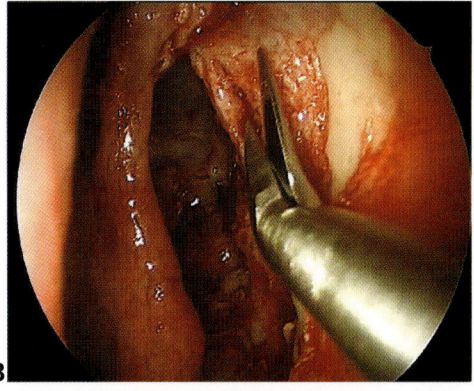

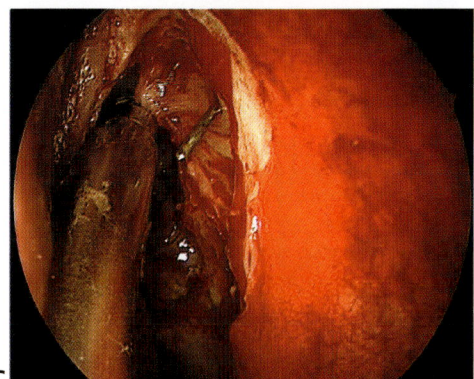

FIGURA 30.11
A: O bisturi microscópico é utilizado para penetrar no saco lacrimal e, a seguir, prolongar as incisões superior e inferiormente. **B:** Tesoura microscópica, reta e curva, pode ser utilizada para liberar ainda mais as margens do saco em todas as direções. **C:** As margens do saco lacrimal são, a seguir, removidas a corte com pinça cortante delicada, tesoura ou um microdebridador (mostrado aqui) para marsupializar largamente o saco. Notar o explorador lacrimal passando através do *punctum* interno comum.

Retardadas
- Tecido de granulação em torno do *stent*/neo-óstio.
- Concha média lateralizada.
- Epífora recorrente.
- Estenose do neo-óstio.

RESULTADOS

O papel da DCR endoscópica no tratamento de NLDO foi estabelecido, com taxas de sucesso publicadas comparáveis às técnicas externas de DCR. Uma variedade de técnicas cirúrgicas endoscópicas e modificações foram descritas, com taxas de sucesso variando de 80% a mais de 95%. O aperfeiçoamento do desenho de instrumentos, aliado à melhor compreensão da anatomia relevante, pavimentou o caminho para uma aplicação mais refinada de instrumentação motorizada em DCR endoscópica. A cirurgia descrita neste capítulo não preserva um retalho de

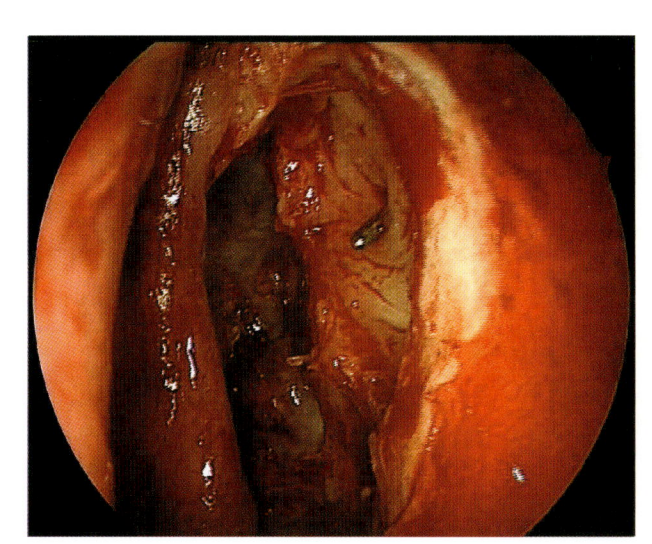

FIGURA 30.12
Esta imagem demonstra o saco lacrimal largamente aberto após a remoção das margens de retalho redundantes. A extremidade da sonda lacrimal é observada no *punctum* interno comum, confirmando uma exposição adequada. Observar a altura do saco lacrimal exposto, superior ao *punctum* interno comum.

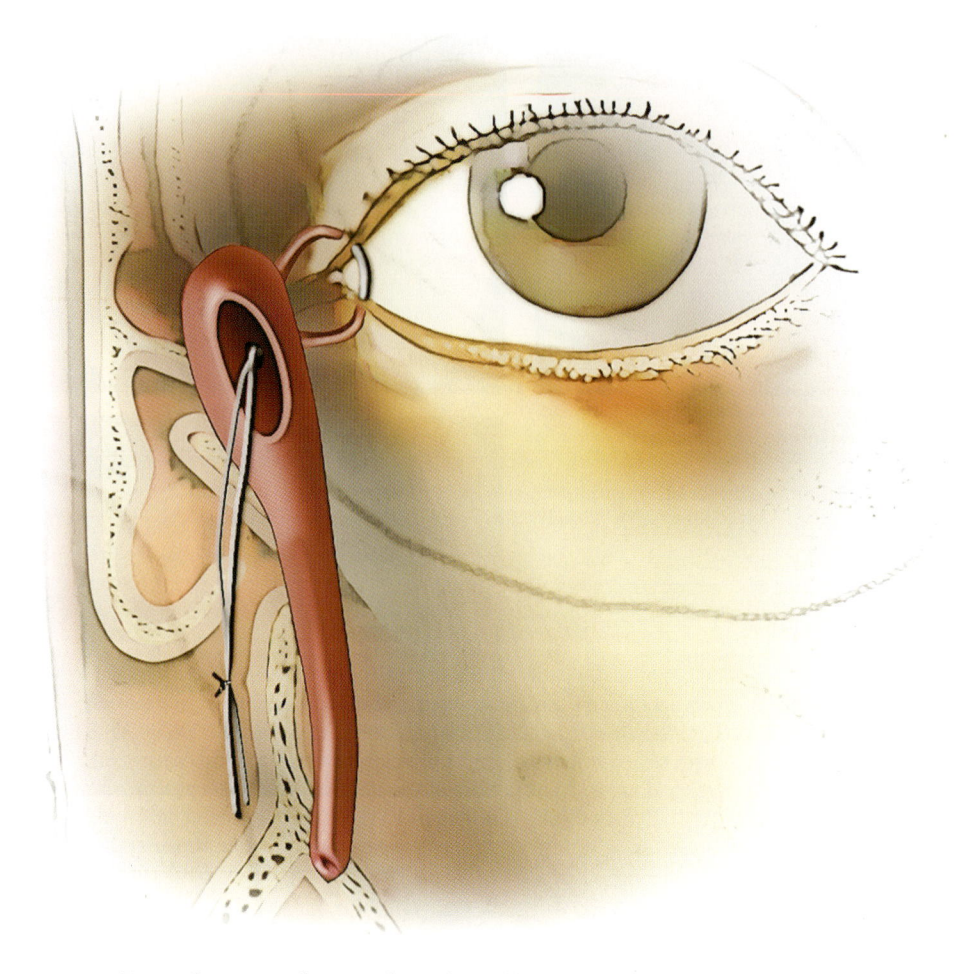

FIGURA 30.13
Desenho que mostra a colocação dos *stents* de silicone de intubação lacrimal.

mucosa. Eu regularizo ou reduzo o volume do retalho mucoso descolado no início do procedimento e elimino as margens redundantes do saco lacrimal ao final do procedimento. Nós publicamos nossos resultados iniciais com esta técnica, em 2007. Vinte pacientes submeteram-se a 27 procedimentos, com um acompanhamento médio de 16 meses. Uma melhora subjetiva na epífora foi notada em 100% dos procedimentos, com resolução completa observada em 93% (25/27). Patência anatômica foi observada em 100% dos nossos procedimentos. O papel da intubação de silicone após DCR endoscópica é debatido; entretanto, a inserção de *stents* de silicone é geralmente encorajada na literatura de Oftalmologia e Otorrinolaringologia (Fig. 30.15).

PÉROLAS

- Abordagem colaborativa entre o otorrinolaringologista e o oftalmologista é ideal.
- Avaliação completa pré-operatória do sistema nasolacrimal, para confirmar o local de obstrução.

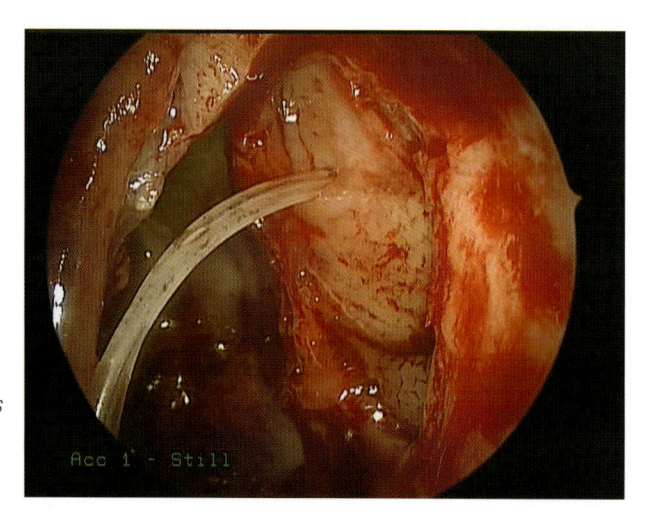

FIGURA 30.14
Visão endoscópica dos *stents* de intubação lacrimal em posição ao final do procedimento.

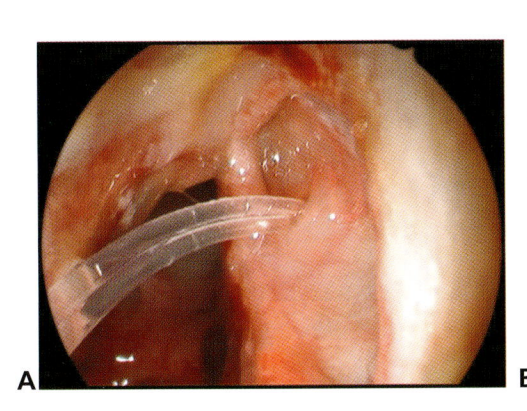

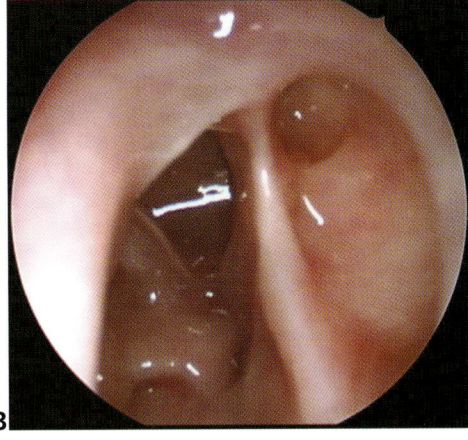

CAPÍTULO 30 Técnica para Dacriocistorrinostomia (DCR) Endoscópica

FIGURA 38.15
Exame endoscópico com 1 semana de pós-operatório **(A)**, e 3 meses de pós-operatório **(B)**.

- Avaliação nasal pré-operatória completa, para compreender questões anatômicas potenciais (isto é, desvio do septo, pólipos nasais, alterações por cirurgia precedente).
- É necessária uma compreensão completa da anatomia endoscópica, relações cirúrgicas e localização do saco lacrimal.
- A altura média do saco lacrimal acima da inserção da concha média é de 8,8 mm, e de 5,3 mm acima do *punctum* interno comum.
- Remoção completa do processo frontal da maxila é importante, para expor adequadamente a parede medial do saco lacrimal.
- Incisão completa e cuidadosa do saco lacrimal, para obter exposição adequada do *punctum* interno comum.

ARMADILHAS

- Diagnóstico não realizado de obstrução do sistema nasolacrimal proximal.
- Remoção inadequada do processo frontal da maxila.
- Abertura incompleta do saco lacrimal, sem visualização do *punctum* interno comum.
- Deixar de tratar adequadamente o septo e a concha média.

INSTRUMENTOS A TER DISPONÍVEIS

Rinológicos

- Endoscópios de 0, 30 e 45°.
- Conjunto de instrumentos padrão de ESS.
- Microdebridador com lâminas anguladas de 0 e 40°.
- Broca de DCR, preferivelmente de 20° com ponta de diamante.
- Tesoura microscópica reta e angulada.
- Bisturi-foice, preferivelmente microscópico.

Oftalmológicos

- Dilatador pontual.
- Exploradores lacrimais.
- *Stents* de silicone.

LEITURA SUGERIDA

Wormald PJ, Kew J, Van Hasselt A. Intranasal anatomy of the nasolacrimal sac in endoscopic dacryocystorhinosotomy. *Otolaryngol Head Neck Surg* 2000;123:307–310.

Tsirbas A, Davis G, Wormald PJ. Mechanical endonasal dacryocystorhinosotomy versus external dacryocystorhinosotomy. *Ophthal Plast Reconstr Surg* 2004;20:50–56.

Kingdom TT, Durairaj VD. Endoscopic dacryocystorhinostomy. *Oper Tech Otolaryngol-Head Neck Surg* 2006;17(1):43–48.

Ramakrishnan VR, Hink EM, Durairaj VD, et al. Outcomes after endoscopic dacryocystorhinosotomy without mucosal flap preservation. *Am J Rhinol* 2007;21:753–757.

Smirnov G, Tuomilehto H, Terasvirta M, et al. Silicone tubing is not necessary after primary dacryocystorhinosotomy: a prospective randomized study. *Am J Rhinol* 2008;22:214–217.

31 DESCOMPRESSÃO DO NERVO ÓPTICO

Ralph Metson

INTRODUÇÃO

A técnica de descompressão do nervo óptico é uma extensão natural do tratamento endoscópico mais comumente realizado de descompressão orbitária para tratamento da orbitopatia de Graves. Em pacientes com perda visual causada por neuropatia óptica compressiva, a remoção de osso do canal óptico para aliviar a pressão ao longo da bainha neural pode ser uma operação que salva a visão.

HISTÓRIA

Os pacientes tipicamente se apresentam com perda visual unilateral progressiva. A avaliação oftalmológica confirma a presença de uma neuropatia óptica compressiva. A causa desta neuropatia pode ser evidente em pacientes com uma história conhecida de displasia craniofacial óssea, neoplasia nasossinusal ou doença de Graves. Em outros, a TC ou RNM tipicamente revelará uma lesão ao longo do trajeto do nervo óptico, mais comumente no ápice orbital ou no seio esfenoidal lateral. Embora descompressões do nervo óptico fossem realizadas no passado em pacientes com lesão traumática do nervo óptico, esteroides em altas doses são, agora, o tratamento de escolha para estes indivíduos.

EXAME FÍSICO

Os achados iniciais de neuropatia óptica são cegueira para cores (discromatopsia) e déficits de campos periféricos; entretanto, quando a maioria dos pacientes se apresenta ao oftalmologista, a acuidade visual geralmente está reduzida. Um defeito pupilar aferente e palidez do disco óptico são encontrados à fundoscopia em casos mais avançados. Proptose do olho afetado também pode estar presente, particularmente em pacientes, cuja doença compromete o ápice da órbita.

INDICAÇÕES

A neuropatia óptica é geralmente dividida em duas amplas categorias – traumática e não traumática. O papel da descompressão do nervo óptico na neuropatia óptica traumática foi questionado recentemente. Evidências atuais sugerem que os pacientes com perda visual por trauma ao nervo óptico devem ser tratados com esteroides sistêmicos em altas doses em vez de descompressão cirúrgica.

Em pacientes com neuropatia óptica não traumática, no entanto, a descompressão do nervo óptico pode evitar uma deterioração adicional do nervo óptico ou mesmo reverter a perda visual que já ocorreu. As indicações mais comuns para descompressão do nervo incluem as seguintes:

- Lesões fibro-ósseas (p. ex., displasia fibrosa, comprometendo o canal óptico).
- Neoplasias (p. ex., meningioma do nervo óptico).
- Massas não neoplásicas (p. ex., linfangioma ao longo do seio esfenoidal).
- Condições inflamatórias (p. ex., doença de Graves ou pseudotumor orbitário).

Na maioria dos pacientes com neuropatia óptica por doença de Graves, uma descompressão do ápice orbital sem descompressão formal do canal óptico é suficiente para aliviar o problema. Alguns oftalmologistas, no entanto, acham que os pacientes com neuropatia óptica grave por doença de Graves que não responde a esteroides em altas doses devem ser submetidos à descompressão de nervo óptico no mesmo tempo cirúrgico da descompressão orbitária.

CONTRAINDICAÇÕES

- Neuropatia óptica traumática (ver anteriormente).
- Sinusite esfenoidal aguda (requer antibioticoterapia antes da descompressão).
- Hipopneumatização do seio esfenoidal (pode ser necessário um procedimento neurocirúrgico).

PLANEJAMENTO PRÉ-OPERATÓRIO

Antes da descompressão do nervo óptico, os pacientes devem ser submetidos a:

- TC *scan* da órbita e seios paranasais dentro de 1 mês antes da cirurgia.
- Exame oftalmológico completo dentro de 1 semana antes da cirurgia.
- Esteroides intravenosos (p. ex., dexametasona 12 mg) dentro de 1 hora antes da cirurgia.

TÉCNICA CIRÚRGICA

O paciente é colocado em uma posição supina sobre a mesa de operações. Os olhos são cobertos dentro do campo cirúrgico e protegidos com opérculos esclerais. Lidocaína (1%) com epinefrina (1:100.000) é injetada ao longo da parede nasal lateral, concha média e septo nasal posterior.

Eu realizo uma esfenoetmoidectomia transnasal da maneira padrão. A face do esfenoide é amplamente aberta, e a proeminência do canal ósseo do nervo óptico é identificada quando ele corre ao longo da parede lateral do seio esfenoidal, imediatamente superior ao recesso opticocarotídeo (Fig. 31.1). Em alguns pacientes, o canal óptico está localizado no interior de uma célula etmoidal posterior ou célula de Onodi, o que pode ser identificado na TC pré-operatória. Nesses casos, a abertura ampla da célula de Onodi é importante, a fim de fornecer exposição cirúrgica adequada. Um sistema de direcionamento por imagem pode ser utilizado, a critério do cirurgião, para assistência na identificação e verificação da localização do canal óptico.

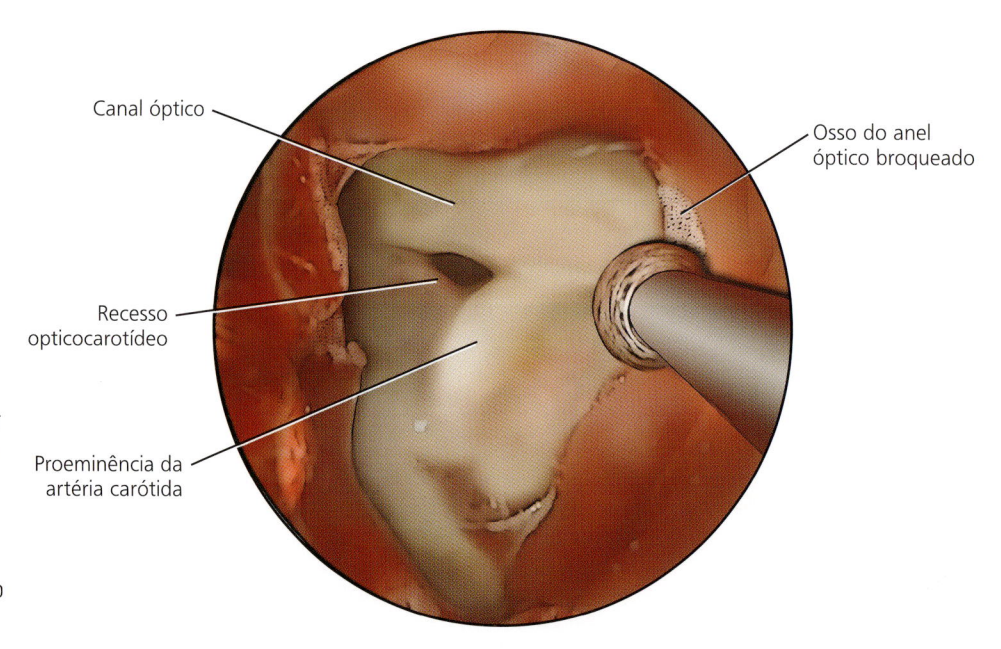

FIGURA 31.1
Visão endoscópica da fossa nasal direita após esfenoidotomia ampla. A lâmina papirácea posterior foi ressecada para revelar a periórbita subjacente, que é contígua com a bainha do nervo óptico. Uma broca de diamante é usada para adelgaçar o osso ao longo do canal óptico.

CAPÍTULO 31 Descompressão do Nervo Óptico

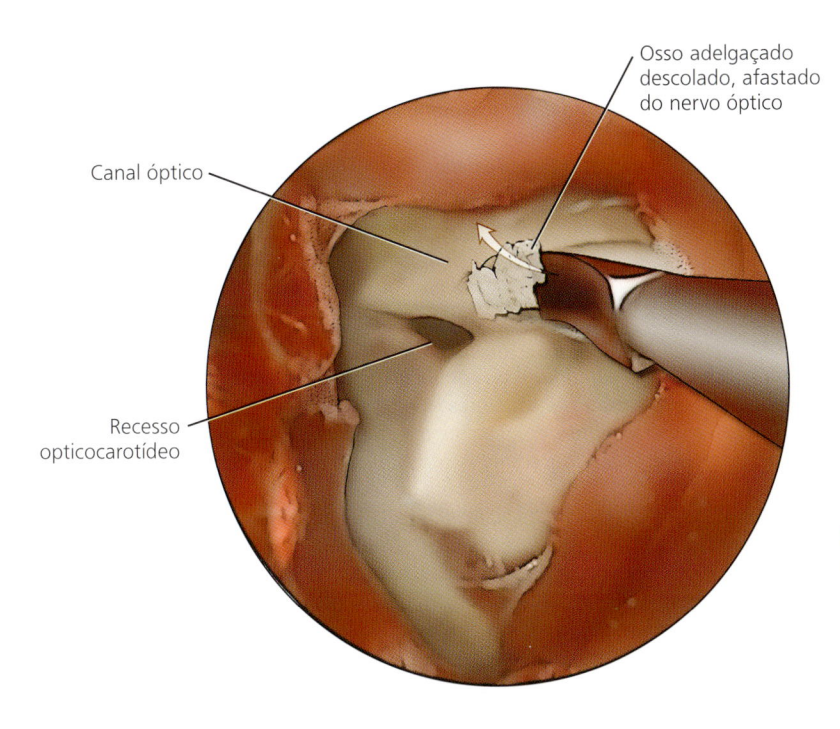

FIGURA 31.2
O osso adelgaçado ao longo da superfície medial do canal óptico é descolado do nervo subjacente com uma microcureta.

Eu limpo a lâmina papirácea de todas as células aéreas etmoidais adjacentes e suas fixações e, com uma cureta em forma de colher, fraturo a lâmina papirácea esqueletizada a aproximadamente 1 cm anteriormente à face do seio esfenoidal. A lâmina é removida em uma direção posterior, para expor a periórbita subjacente. Cuidados precisam ser tomados para evitar penetração na periórbita, uma vez que a herniação de tecido adiposo orbitário possa obscurecer a visualização do campo cirúrgico. Continuando a dissecção em uma direção posterior, a periórbita subjacente forma uma fáscia branca espessa, correspondendo ao anel de Zinn, a partir do qual se originam os músculos extraoculares, e através da qual passa o nervo óptico.

Ao nos aproximarmos do canal óptico, a delgada lâmina é substituída pelo osso espesso do anel óptico na entrada do canal óptico. Eu utilizo um motor com caneta longa e uma broca de diamante para adelgaçar este osso e removê-lo com uma cureta em forma de colher ou saca-bocado. O mesmo motor é utilizado para adelgaçar metodicamente o osso em uma direção mais posterior, ao longo da superfície medial do canal óptico (Fig. 31.2). Enquanto se está desgastando, é crítico tomar cuidado para evitar contato da broca com a proeminência da artéria carótida, localizada imediatamente inferior e posterior ao canal óptico. Após o adelgaçamento do osso, eu cuidadosamente o levanto em uma direção medial, afastado do nervo óptico subjacente, com uma microcureta ou cureta em forma de colher. Fragmentos de osso são removidos com pinça de Blakesley pequena (Fig. 31.3). Na maioria dos pacientes, a remoção de osso por uma distância de 10 mm posterior à face do seio esfenoidal é suficiente para fornecer uma descompressão adequada do nervo (Fig. 31.4). Em pacientes com compressão anatômica do nervo (p. ex., por displa-

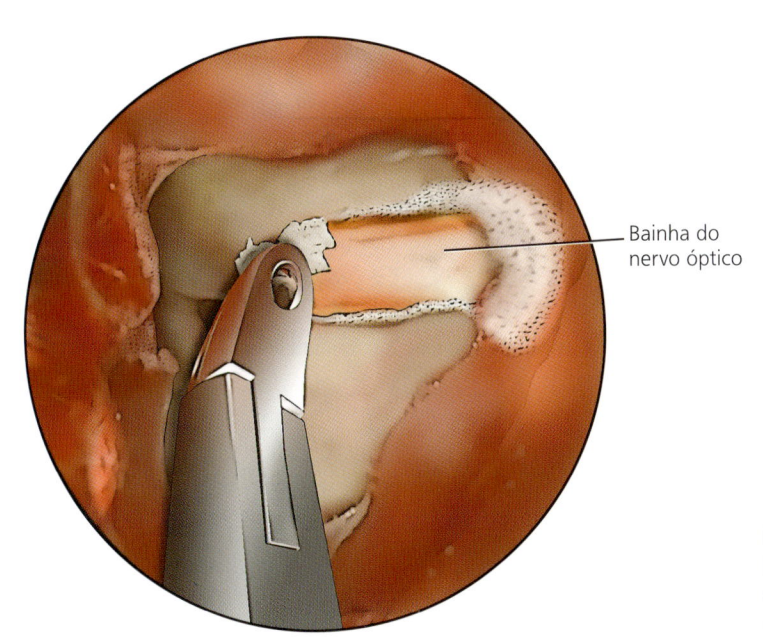

FIGURA 31.3
Fragmentos ósseos são removidos com pinça de Blakesley para expor a bainha do nervo óptico subjacente.

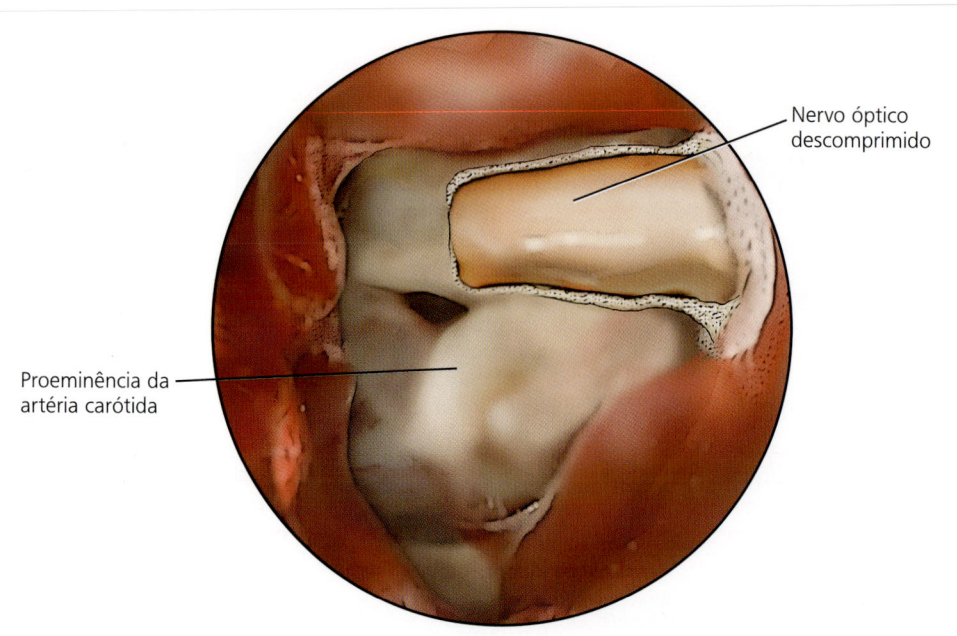

FIGURA 31.4
Vista do nervo óptico descomprimido na conclusão da cirurgia.

(Nervo óptico descomprimido; Proeminência da artéria carótida)

sia fibrosa ou neoplasia) localizada mais proximalmente ao longo do canal óptico, uma remoção adicional é necessária, até que a região de compressão seja aliviada.

Eu geralmente não recomendo uma incisão da bainha do nervo óptico, uma vez que a descompressão óssea seja frequentemente suficiente para aliviar a pressão ao longo do nervo e alcançar os benefícios clínicos desejados. Além disso, a incisão da bainha aumenta o risco de lesão das fibras nervosas subjacentes e da artéria oftálmica, bem como a possibilidade de liquorreia intraoperatória. Inobstante, em certos pacientes, como aqueles com uma suspeita de hematoma no interior da bainha ou com papiledema marcante, a abertura da bainha do nervo óptico pode desempenhar um papel benéfico. Nesses casos, eu utilizo um bisturi-foice para incisar a bainha, começando imediatamente anterior ao anel de Zinn, e continuo a incisão em uma direção posterior com um bisturi-foice ou microtesoura, ao longo do comprimento do nervo exposto.

TRATAMENTO PÓS-OPERATÓRIO

- Nenhum tamponamento é colocado à conclusão da cirurgia, uma vez que o nervo óptico esteja exposto.
- Os pacientes são mantidos em observação durante a noite, com verificações horárias da visão pela equipe de enfermagem e têm alta para casa no dia seguinte, se a sua condição for estável.
- As medicações prescritas na alta incluem um antibiótico antiestafilocócico oral e esteroides em doses regressivas.
- Irrigações nasais com soro fisiológico são realizadas duas vezes ao dia até a primeira visita pós-operatória, 1 semana após a cirurgia.
- Novo exame oftalmológico é documentado 1 dia, 1 semana e 1 mês após a cirurgia.

COMPLICAÇÕES

Complicações intraoperatórias e pós-operatórias são semelhantes àquelas que ocorrem em cirurgias sinusais endoscópicas de rotina, incluindo sangramento, infecção e fístula liquórica.

Complicações que são exclusivas da descompressão do nervo óptico incluem as seguintes:

- Diplopia, particularmente se for realizada descompressão orbitária concomitante.
- Perda de visão, incluindo cegueira total.

RESULTADOS

Em um estudo de 10 descompressões consecutivas do nervo óptico, realizadas para tratamento de neuropatia óptica não traumática, Pletcher relatou ausência de complicações intraoperatórias. A acuidade visual média melhorou de 20/300 para 20/30 após descompressão, correspondendo a uma melhora média de quatro linhas na carta ocular de Snellen. O único paciente sem percepção luminosa no pré-operatório, decorrente de um meningioma invasivo, não recuperou visão alguma após a descompressão.

CAPÍTULO 31   Descompressão do Nervo Óptico

PÉROLAS

- Considerar uma septoplastia e/ou ressecção de concha média no início do procedimento, se necessária, para facilitar a exposição cirúrgica.
- Se uma descompressão orbital concomitante estiver planejada, a periórbita não deve ser incisada até que a descompressão do nervo óptico esteja completada, uma vez que a herniação de tecido adiposo orbitário possa obscurecer a visualização do seio esfenoidal.
- Na maioria dos pacientes, uma descompressão do canal óptico por uma extensão de 10 mm é frequentemente suficiente para obter o resultado clínico desejado.
- A incisão da bainha do nervo óptico usualmente não é necessária para realizar uma descompressão efetiva do nervo óptico.

ARMADILHAS

- Se a bainha do nervo óptico for incisada em uma localização posterior, próximo ao quiasma óptico, pode ocorrer liquorreia, através da incisão. Essa liquorreia com frequência cessa espontaneamente, mas pode ser tratada com uma peça colhida de gordura abdominal delicadamente vestida sobre a bainha do nervo.
- O uso de lidocaína ao longo da parede esfenoidal lateral deve ser evitado, uma vez que ela pode causar perda visual temporária, caso entre em contato com o nervo óptico.

INSTRUMENTOS A TER DISPONÍVEIS

- Conjunto de cirurgia sinusal endoscópica.
- Sistema de direcionamento por imagem.
- Motor com caneta longa e brocas de diamante. Motores utilizados em cirurgias otológicas e de base do crânio com velocidades de pelo menos 40.000 rpm são usualmente suficientes.
- Microespátula ou microcureta para descolamento de fragmentos ósseos da parede do canal óptico (descoladores de membrana timpânica ou descoladores neurocirúrgicos de Penfield são usualmente suficientes).

LEITURA SUGERIDA

Levin LA, Beck RW, Joseph MP, et al. The treatment of traumatic optic neuropathy: the International Optic Nerve Trauma Study. *Ophthalmology* 1999;106(7):1268–1277.

Metson R, Pletcher SD. Endoscopic orbital and optic nerve decompression. *Otolaryngol Clin North Am* 2000;39:551–561.

Pletcher SD, Metson R. Endoscopic optic nerve decompression for nontraumatic optic neuropathy. *Arch Otolaryngol Head Neck Surg* 2007;133:780–783.

32 TÉCNICA PARA DESCOMPRESSÃO ORBITÁRIA ENDOSCÓPICA

Andrew P. Lane

INTRODUÇÃO

A Doença de Graves é uma condição tireoideana autoimune frequentemente associada a um processo inflamatório progressivo da órbita. Embora a maioria dos casos de orbitopatia distireoideana possa ser tratada com sucesso clinicamente, a descompressão cirúrgica pode ser necessária quando as manifestações orbitárias não podem ser controladas. Descrita pela primeira vez há mais de meio século, a remoção transantral das paredes medial e inferior da órbita tinha sido a conduta otorrinolaringológica preferida até a introdução das técnicas endoscópicas no começo dos anos 1990. Nos anos recentes, os avanços na cirurgia sinusal endoscópica e tecnologias correlatas tornaram a descompressão orbitária a conduta mais amplamente aceita e utilizada. A iluminação e amplificação providas pelos endoscópios nasossinusais permitem uma excelente visualização da anatomia crítica e a instrumentação atual permite uma remoção precisa e completa do osso orbitário, enquanto simultaneamente é preservada a função dos seios paranasais.

O tratamento ideal do paciente com orbitopatia distireoideana exige coordenação entre o oftalmologista e o otorrinolaringologista. Nos casos mais graves de proptose, um acesso combinado a três paredes, com uma orbitotomia lateral e remoção de tecido adiposo orbitário, pode estar indicado. Mesmo quando é utilizada uma técnica endoscópica, procedimentos oftalmológicos secundários podem ser necessários para corrigir estrabismo ou lidar com retração palpebral, com o objetivo de alcançar um resultado final superior. O cirurgião endoscópico deve ser meticuloso e conhecedor da anatomia dos seios paranasais do paciente, a fim de evitar complicações retardadas secundárias à obstrução do ducto de drenagem dos seios ou a danos a estruturas adjacentes.

HISTÓRIA

A oftalmopatia de Graves ocorre mais frequentemente em mulheres de meia-idade e é a causa mais comum de proptose unilateral ou bilateral em adultos. Os pacientes podem-se apresentar em várias fases da doença e podem exibir sinais de hipertireoidismo, como perda de peso, sudorese, palpitações e sensação de calor. Tipicamente, os pacientes que solicitam descompressão orbitária serão encaminhados de um oftalmologista para o otorrinolaringologista para consideração de cirurgia, após a extinção ou controle da doença tireoideana. As manifestações clínicas da orbitopatia distireoideana variarão amplamente em tipo e gravidade. As menores alterações oculares incluem congestão conjuntival ou quemose, ressecamento e lacrimejamento. A inflamação do tecido orbitário no limitado espaço da órbita óssea pode resultar em exoftalmia clássica, que tipifica a oculopatia tireoideana. A proptose pode ser esteticamente problemática somente por si mesma ou ela pode conduzir diretamente a complicações adicionais, como ceratopatia de exposição, diplopia, e perda visual secundária à neuropatia óptica. Em muitos casos, a compressão do nervo óptico no ápice orbitário ocorre sem proptose proeminente, particularmente, quando a inflamação é mais proeminente nos músculos extraoculares do que no tecido adiposo orbitário. A cirurgia não é necessária na vigência de sintomas limitados, que frequentemente podem ser melhorados com aplicação de lubrificação ocular ou oclusão do olho com fita adesiva ou um opérculo. Para sintomas mais importantes, incluindo perda visual, os pacientes podem-se beneficiar da administração de esteroides sistêmicos, mas a resposta usualmente é transitória. Radioterapia para a órbita pode ser útil, quando a doença está em um estado ativo, com alterações visuais agudas.

EXAME FÍSICO

As manifestações orbitárias externas são evidentes à inspeção física geral. O exame otorrinolaringológico se focaliza na endoscopia nasal. Atenção deve ser dedicada às variações anatômicas que possam influenciar durante a exposição da parede medial da órbita. Desvio do septo nasal, concha bolhosa e conchas médias paradoxais devem ser observados. Ademais, a presença de doença inflamatória no interior da cavidade nasal ou no meato médio deve alertar o cirurgião para a necessidade de terapia clínica pré-operatória agressiva para otimizar a cura pós-operatória. É importante que os parâmetros visuais e as mensurações da proptose sejam documentados antes da cirurgia.

INDICAÇÕES

As indicações para descompressão endoscópica da órbita incluem: (1) exoftalmia, que pode causar desfiguração ou ser complicada por ceratopatia de exposição corneal; (2) neuropatia óptica compressiva, com comprometimento visual; (3) desconforto decorrente da pressão ou dor orbitária; ou (4) congestão orbitária. Uma vez que a morbidade da via de acesso endoscópica seja mínima, a descompressão orbitária com indicação estética pode ser considerada em alguns pacientes.

No contexto da neuropatia óptica compressiva com ameaça de perda visual, uma descompressão endoscópica posterior emergencial da órbita pode estar indicada. Entretanto, o tratamento concomitante com esteroides sistêmicos frequentemente alivia ou retarda a progressão de perda visual, reduzindo, assim, a urgência do procedimento. A descompressão endoscópica da órbita pode ser relativamente contraindicada para pacientes que são, em geral, maus candidatos cirúrgicos, e, neste caso, a radioterapia e tratamento com agentes imunossupressores podem ser utilizados, em uma tentativa de evitar cirurgia por completo.

CONTRAINDICAÇÕES

Não existem contraindicações absolutas à descompressão endoscópica da órbita; entretanto, qualquer comorbidade que aumente o risco da anestesia geral deve ser ponderada em contrário ao benefício da cirurgia. O paciente deve estar eutireóideo antes de consideração de intervenção cirúrgica com anestesia geral, embora isto possa não ser possível no contexto de perda visual progressiva decorrente da compressão do nervo óptico. O uso de medicações e suplementos de saúde que interferem na coagulação sanguínea constitui uma contraindicação relativa à cirurgia endoscópica, uma vez que sangramentos limitarão a visualização, podendo, também, ocorrer hemorragia pós-operatória. Sinusites crônicas devem ser otimizadas antes de cirurgia. Os pacientes devem ser informados quanto aos riscos potenciais da cirurgia, incluindo perda visual, lacrimejamento ou diplopia.

PLANEJAMENTO PRÉ-OPERATÓRIO

Estudos de Imagem

Uma TC de alta resolução dos seios paranasais é essencial para acessos endoscópicos alargados a estruturas anatômicas adjacentes, como a órbita. Como nos casos de cirurgias sinusais endoscópicas, o cirurgião deve rever cuidadosamente a TC para compreender a anatomia e realizar o planejamento pré-operatório. Atenção deve ser dedicada ao formato do septo nasal e à presença de variações anatômicas, incluindo pneumatização do assoalho orbitário (células de Haller), células esfenoetmoidais (células de Onodi) e células frontais. O reconhecimento de assimetrias na altura da cavidade etmoidal e na inclinação da base do crânio ajudará na identificação segura da *fovea ethmoidalis* durante a cirurgia. Uma preocupação específica é a relação entre o assoalho da órbita e a margem superior da concha inferior. Em pacientes em que a distância entre a inserção da concha inferior e o assoalho orbitário é estreita, há um risco aumentado de fechamento da abertura maxilar por tecido adiposo orbitário prolapsado e formação cicatricial. Por outro lado, a janela estreita pode limitar o acesso ao teto do antro maxilar ao se realizar uma descompressão completa da parede inferior. Nos cortes axiais da TC, é importante avaliar o ápice orbitário e sua relação com a parede anterior do esfenoide. Na maioria dos pacientes, a face do esfenoide corresponde ao anel de Zinn, e por isso, apenas o nervo óptico está contido no seio esfenoidal, mas, em alguns casos, a pneumatização anterior do seio pode fazer com que uma parte do ápice orbitário posterior esteja além da parede anterior do esfenoide. Isto pode ser criticamente importante na presença de neuropatia óptica. Uma RNM não é necessária para o planejamento pré-operatório na doença de Graves, mas pode ser útil para definir a anatomia dos tecidos moles, quando se pretendem realizar descompressões orbitárias para tratamento de tumores intraorbitários ou outras lesões inflamatórias.

TÉCNICA CIRÚRGICA

O procedimento de descompressão orbitária endoscópica pode ser realizado em procedimentos que envolvam a parede medial apenas ou ambas as paredes medial e inferior, dependendo das indicações da cirurgia e da extensão de descompressão desejada. Em qualquer dos dois casos, a cirurgia é iniciada do mesmo modo em que nas cirurgias sinusais endoscópicas. A mucosa nasal é descongestionada topicamente com mechas de algodão embebidas em um agente vasoconstritor, como a oximetazolina (0,05%). O septo nasal é avaliado, e uma septoplastia é realizada, caso necessário para permitir um amplo acesso ao meato médio. A seguir, injeções contendo lidocaína 1% com

CAPÍTULO 32 Técnica para Descompressão Orbitária Endoscópica

1:100.000 unidades de epinefrina são aplicadas na parede nasal lateral. Uma agulha espinal ou uma agulha de tonsila pode ser utilizada para alcançar a região do forame esfenopalatino, onde uma quantidade de líquido suficiente para provocar um descoramento da parede lateral e da porção inferior da concha média deve ser aplicada. Alternativamente, uma injeção intraoral através do forame palatino maior pode ser realizada, para reduzir o fluxo sanguíneo para o interior do nariz que passa através dos vasos esfenopalatinos. Uma injeção adicional é aplicada na inserção anterior da concha média, com uma segunda injeção aplicada mais inferiormente na concha, caso não se observe um descoramento suficiente. O meato médio é, então, ainda mais descongestionado com oximetazolina ou com solução de cocaína* 4% em uma mecha de algodão durante pelo menos 5 minutos. Durante este intervalo, o registro de um sistema de navegação assistida por computador pode ser realizado, caso programado.

Eu começo a cirurgia fazendo uma uncinectomia e etmoidectomia anterior. Se houver uma concha média bolhosa, a porção lateral é removida antes da uncinectomia. Uma antrostomia maxilar é criada pela remoção da parede medial até a parede posterior do seio. Ao fazer isto, é importante localizar o óstio natural e cuidadosamente conectá-lo à grande antrostomia. Eu realizo uma exposição máxima do assoalho orbitário, com identificação visual do canal infraorbitário. A inserção inferior do processo uncinado é completamente removida, para maximizar a altura da abertura maxilar e permitir um amplo espaço para o conteúdo orbitária que se prolapsa. Eu, então, realizo uma etmoidectomia posterior, prestando particular atenção em remover partições ósseas inseridas na lâmina papirácea, de tal modo que o todo o contorno da parede orbitária medial seja facilmente visualizado. A base do crânio deve ser identificada com certeza no etmoide posterior e acompanhada anteriormente, utilizando-se endoscópios angulados. Não é necessário abrir amplamente o seio frontal, mas o recesso frontal deve ser explorado suficientemente para assegurar que ele permaneça patente após a herniação de tecido adiposo orbitário. A extensão de cirurgia necessária depende da complexidade do ducto de drenagem do seio frontal. Não é necessário realizar uma esfenoidotomia na maioria dos casos, uma vez que, tipicamente, a parede anterior do seio esfenoidal se encontre no nível do anel de Zinn. Entretanto, quando a indicação para cirurgia é neuropatia óptica compressiva, a imagem da TC deve ser estudada, para determinar se alguma estrutura do ápice orbitário está localizada além do plano da face do seio esfenoidal. Se assim for, eu realizo uma esfenoidotomia ampla, para expor o restante da parede orbitária medial anterior ao nervo óptico.

Uma vez que toda a parede orbitária medial inteira tenha sido esqueletizada, a mucosa sobrejacente é cuidadosamente descolada para expor o osso subjacente. Toma-se cuidado para limitar a separação da mucosa à parede lateral da cavidade etmoidal e não prolongar a remoção da mucosa até o teto do etmoidal, recesso frontal ou concha média. A mucosa pode ser ressecada de forma cortante, com pinça cortante, ou aparada com um dissector a motor. A lâmina papirácea exposta é, então, palpada, para localização de uma entrada adequada. Tipicamente, uma área de osso delgado e móvel será fraturada facilmente com uma cureta em J ou descolador de Cottle (Fig. 32.1). Se nenhuma área de fácil penetração for encontrada, eu fraturo o osso com pressão firme utilizando a cureta em J ou abro com um pique, utilizando um bisturi em foice cego. O osso é, então, delicadamente descolado e separado da periórbita com o descolador de Cottle e cureta em J, conforme necessário (Fig. 32.2). Um esforço meticuloso deve ser feito para evitar uma penetração na periórbita durante a remoção de osso, já que esta penetração resultará em herniação inicial de tecido adiposo orbitário, o que obscurecerá a visualização do campo cirúrgico. O osso é removido anteriormente utilizando-se uma cureta de ângulo reto ou uma pinça de etmoide de retromordida. O limite anterior da remoção de osso é ao nível do saco e ducto lacrimais. Ao longo da extensão da parede orbitária, o osso deve ser removido superiormente na direção do teto do etmoidal, deixando uma margem pequena, para se evitar exposição

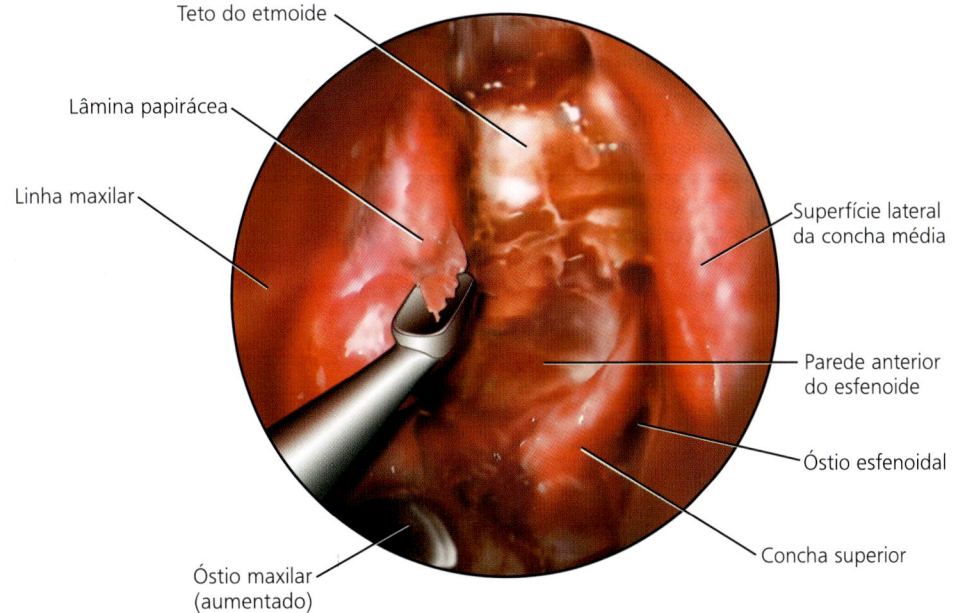

FIGURA 32.1
Visão endoscópica da fossa nasal direita após etmoidectomia completa e antrostomia maxilar ampla. A lâmina papirácea é delicadamente fraturada com um bisturi em foice cego ou cureta colher, para exposição da periórbita.

*N. do T.: a cocaína não está disponível para uso médico no Brasil.

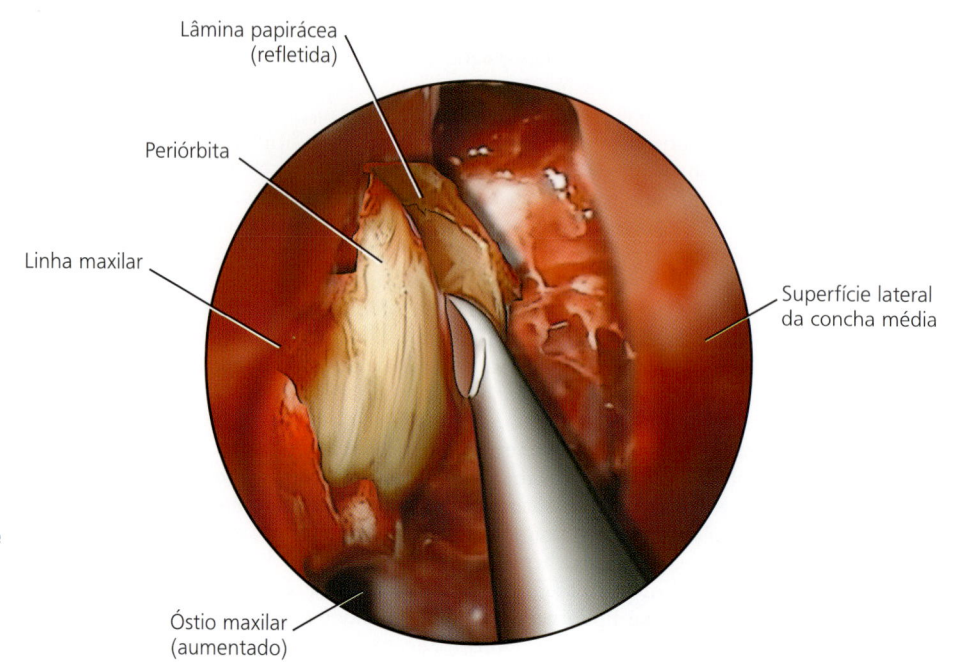

FIGURA 32.2
O osso da lâmina papirácea é descolado da periórbita com um descolador de Cottle e removido com pinça de Blakesley.

da dura-máter na base do crânio. Quando uma artéria etmoidal anterior de localização baixa estiver presente, atenção particular deve ser prestada nesta localização para evitar lesão vascular. Osso e mucosa orbitário são deixados intactos no recesso frontal, para se evitar obstrução do ducto de drenagem do seio frontal por tecido adiposo em herniação. Eu removo a parede inferior da órbita posicionando uma cureta de ângulo reto entre a periórbita e o assoalho orbitário e fraturando para baixo o osso na direção do interior do seio maxilar (Fig. 32.3). Os fragmentos de osso podem, então, ser removidos com pinça de Blakesley virada para cima ou com pinça de inframordida rodada lateralmente. O canal infraorbitário é visualizado durante todo este processo com um endoscópio angulado.

Quando a indicação principal da cirurgia é neuropatia óptica compressiva, é necessário expor a periórbita de todo o ápice orbitário inteiro. Na maioria dos pacientes, o anel de Zinn, que representa o limite posterior de dissecção, localiza-se no nível da parede anterior do esfenoide. Em um pequeno número de casos, no entanto, uma parte do ápice orbitário pode ser posterior à face do esfenoide. Neste caso, o osso deve ser removido no interior do seio esfenoidal. A parede lateral deve ser inicialmente inspecionada, para se identificar os marcos anatômicos do nervo óptico e artéria carótida. Se o osso for mais espesso sobrejacente à parte intraesfenoidal do ápice orbitário, pode ser necessário um motor com broca de diamante. O direcionamento por imagem é muito útil para uma remoção segura e completa do osso nesta localização.

A fase final da cirurgia, liberação do conteúdo orbitário, é realizada após a completa remoção do osso. Eu abro a periórbita exposta com incisões paralelas, no sentido posterior para o anterior, com um bisturi foice padrão ou lâminas

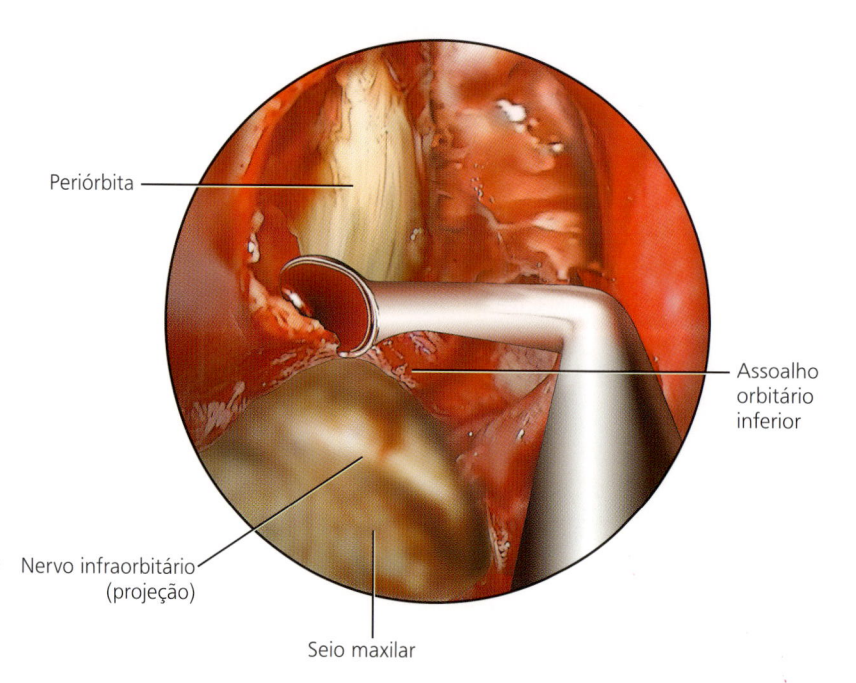

FIGURA 32.3
A parede inferior óssea da órbita é fraturada para baixo com uma cureta de ângulo reto e removida com pinça de etmoide de inframordida até o nível do canal infraorbitário.

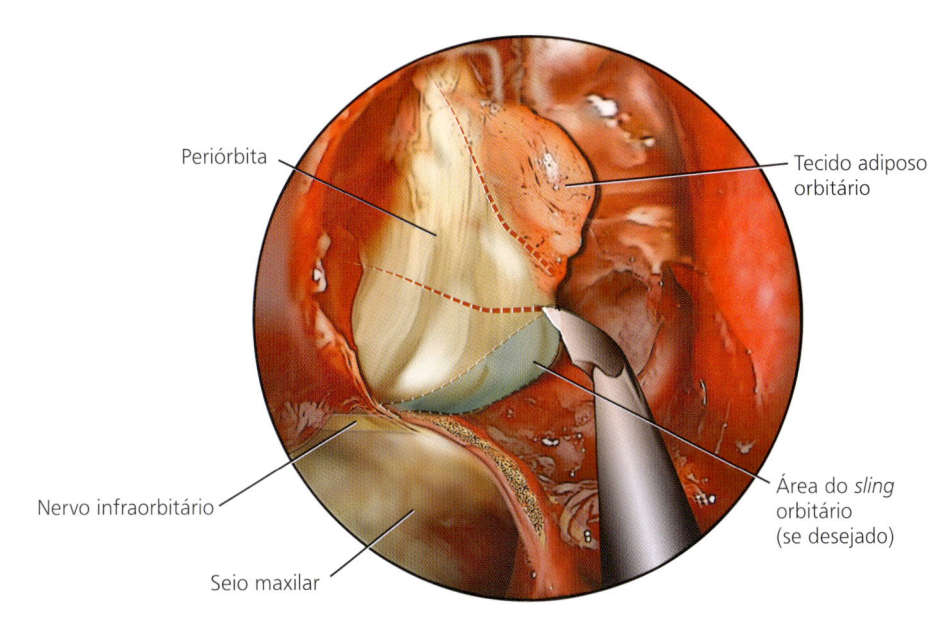

CAPÍTULO 32 Técnica para Descompressão Orbitária Endoscópica

FIGURA 32.4
Um bisturi-foice é utilizado para realizar incisões horizontais através da periórbita, movido em uma direção anterior a posterior e de superior a inferior. Se o assoalho tiver sido removido, um *sling* de periórbita pode ser mantido, para suportar o conteúdo orbitário inferomedialmente.

modificadas, especialmente desenhadas para esta finalidade. A incisão inicial é realizada no limite superior da parede medial da órbita, e incisões paralelas subsequentes são, a seguir, realizadas inferiormente (Fig. 32.4). Se houver necessidade de descompressão da parede inferior da órbita, é preferível começar lateralmente, com incisões periorbitárias no sentido posterior a anterior, paralelas. Uma vez que a periórbita seja aberta, o conteúdo orbitário se tornará imediatamente visível. É importante reconhecer as diferentes aparências do tecido adiposo e do músculo extraocular para se evitarem lesões. O tecido adiposo orbitário é "desfiado" com o bisturi-foice, seccionando-se septos fibrosos e bandas de periórbita, para permitir liberação mais completa do conteúdo orbitário (Fig. 32.5). Uma compressão delicada sobre o olho pode ser realizada intermitentemente para liberar o tecido adiposo orbitário no sentido da fossa, o que ajuda na lise dos septos.

Foram descritas táticas para limitar o desvio inferomedial do globo após a descompressão orbitário endoscópica. Um *strut* horizontal de osso ou periórbita pode ser mantido intacto entre as descompressões medial e inferior a fim de fornecer suporte, conforme mostrado na Figura 32.3.

Para reduzir a incidência de sinéquias entre o conteúdo orbitário e a concha média, um fragmento de Gelfilm pode ser posicionado como um separador durante o período de cicatrização inicial. Tamponamentos nasais inabsorvíveis são evitados, uma vez que eles tenderão a aderir ao conteúdo orbitário exposto, dificultando a remoção. Além disso, o tamponamento nasal funcionará contrariamente ao efeito da descompressão, ao forçar o conteúdo orbitário para fora das cavidades sinusais e de volta para a órbita.

O anestesiologista deve ser cientificado da possibilidade de forçar a entrada de ar para o interior da órbita e tecidos moles periorbitários com ventilação por máscara após a da extubação. Por esta razão, o paciente deve estar acordado e respirando espontaneamente antes que o tubo endotraqueal seja removido à conclusão do procedimento.

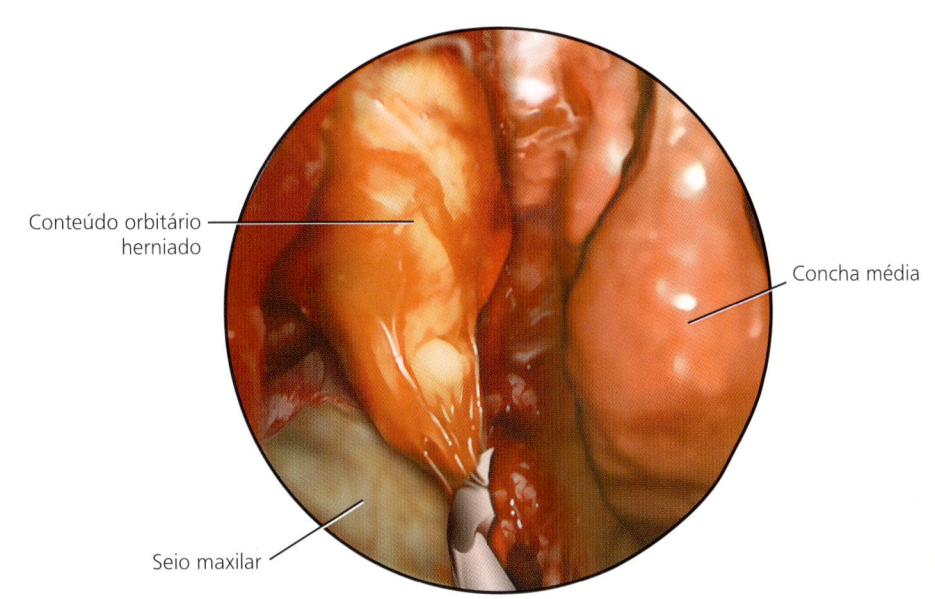

FIGURA 32.5
À conclusão do procedimento, o tecido adiposo orbitário se hernia livremente para o interior da cavidade etmoidal, desde o nível da antrostomia maxilar até a parede anterior do seio esfenoidal. Um bisturi-foice é usado para seccionar bandas fibrosas de periórbita, a fim de liberar totalmente o conteúdo orbitário para o interior da cavidade nasossinusal.

TRATAMENTO PÓS-OPERATÓRIO

Os pacientes são mantidos sob antibióticos orais, em posologia decrescente de esteroides sistêmicos e instruídos para manter as fossas nasais úmidas com *sprays* de soro fisiológico no pós-operatorio. O ato de assoar nariz deve ser evitado. Visitas ao consultório para acompanhamento regular por endoscopia nasal, com debridamento, conforme necessário, são críticas para o sucesso da cirurgia e prevenção de complicações tardias. Crostas e detritos posicionados entre a concha média e a parede nasal lateral podem levar a aderências, que podem obstruir a porção superior da cavidade etmoidal e recesso frontal. Atenção particular deve ser prestada à abertura maxilar, onde conteúdo orbitário salientando-se da descompressão do assoalho orbitário pode provocar uma escara na superfície cruenta da inserção uncinada inferior. Sob anestesia tópica, os seios anteriores são aspirados, removendo-se material obstrutivo semanalmente, até que sejam obtidas aberturas estáveis e limpas (geralmente após 2 a 3 semanas). Subsequentemente a isto, o paciente retorna para novas endoscopias dentro das 4 a 6 semanas seguintes, para garantir que a cicatrização progrediu bem, sem infecções ou cicatrização obstrutiva. Nessa época, não é necessário tratamento de acompanhamento adicional, a menos que se desenvolvam sinais ou sintomas de sinusite.

COMPLICAÇÕES

As complicações da descompressão orbitária endoscópica podem ser imediatas ou tardias. Uma nova diplopia ou piora de uma diplopia pré-operatória pode ocorrer em 15 a 64% dos pacientes. Uma vez que haja edema e mudança gradual na posição da órbita orbitária durante o período pós-operatório inicial, os vetores de movimento dos músculos extraoculares frequentemente se alteram transitoriamente. Decisões a respeito de cirurgia corretiva de estrabismo são tipicamente postergadas por pelo menos 3 meses, até que a área esteja completamente cicatrizada e a posição do olho seja estável. Hemorragia pós-operatória importante é uma ocorrência incomum após descompressão endoscópica, mas sangramentos podem ocorrer em pacientes com coagulopatias ou quando um ramo da artéria esfenopalatina é transeccionado. Quando uma fonte de sangramento persistente for identificada na cirurgia, ela deve ser tratada definitivamente por cauterização, antes que o paciente seja acordado da anestesia. O risco de infecção pós-operatória é significativamente reduzido com a administração de antibióticos orais, com cobertura para os patógenos nasossinusais típicos. Se uma infecção for detectada no pós-operatório, antibióticos dirigidos por cultura devem ser instituídos imediatamente, e o paciente deve ser estritamente acompanhado quanto a uma possível extensão orbitária. Obstrução tardia dos seios maxilar ou frontal pode ocorrer se não forem tomados cuidados para preservação dos ductos de drenagem no momento da cirurgia e no período pós-operatório. Se ocorrer obstrução, uma cirurgia revisional pode ser realizada para remoção da parede maxilar medial ou do assoalho do seio frontal, a fim de se criar uma nova abertura. Lesões do ducto ou saco nasolacrimal são possíveis, quando houver remoção agressiva de osso orbitário anteriormente ou um aumento exagerado da antrostomia maxilar. Em muitos casos, o sistema lacrimal fistulizará e continuará a funcionar normalmente, se forem evitadas infecção e formação de escaras após a cirurgia. Se ocorrer lacrimejamento decorrente da obstrução, uma dacriocistorrinostomia endoscópica pode ser realizada para restabelecimento da drenagem lacrimal. Grandes complicações, incluindo perda visual e fístulas liquóricas, foram descritas, mas são extremamente incomuns.

RESULTADOS

Os resultados relevantes da descompressão orbitária dependem das indicações cirúrgicas. Para neuropatia óptica compressiva aguda, a restauração da visão pode ser obtida em todos os pacientes com uma técnica de descompressão orbitária medial posterior. Este sucesso pode ser menor em pacientes com perda visual crônica, particularmente após terapias clínica e cirúrgica prévias terem falhado. Quando a indicação principal é a proptose, com ou sem ceratite de exposição, o objetivo é a redução na quantidade de exoftalmia. Na literatura, uma média de 2 a 4 mm de redução da proptose tem sido descrita pela descompressão endoscópica isolada. Quando um acesso lateral é adicionado para uma descompressão de três paredes, uma redução média de mais de 7 mm pode ser alcançada. A Figura 32.6 mostra imagens de TC pré e pós-operatórias em um paciente que se submeteu a uma descompressão orbitária endoscópica de duas paredes.

PÉROLAS

- Antes da cirurgia, estudar a TC pré-operatória quanto a detalhes anatômicos, como o formato do septo nasal, presença de variantes anatômicas dos seios, a distância entre o assoalho da órbita e a concha inferior, relação do ápice orbitário com a face do esfenoide, anatomia do recesso frontal e localização do nervo infraorbitário.
- Fazer um esforço concentrado para evitar abrir a periórbita prematuramente, uma vez que o tecido adiposo orbitário prolapsado obscurecerá a visualização daí em diante. Aos incisar a periórbita, começar no ponto mais posterior.
- Maximizar as dimensões da abertura maxilar. Prestar particular atenção à altura da antrostomia.

CAPÍTULO 32 Técnica para Descompressão Orbitária Endoscópica

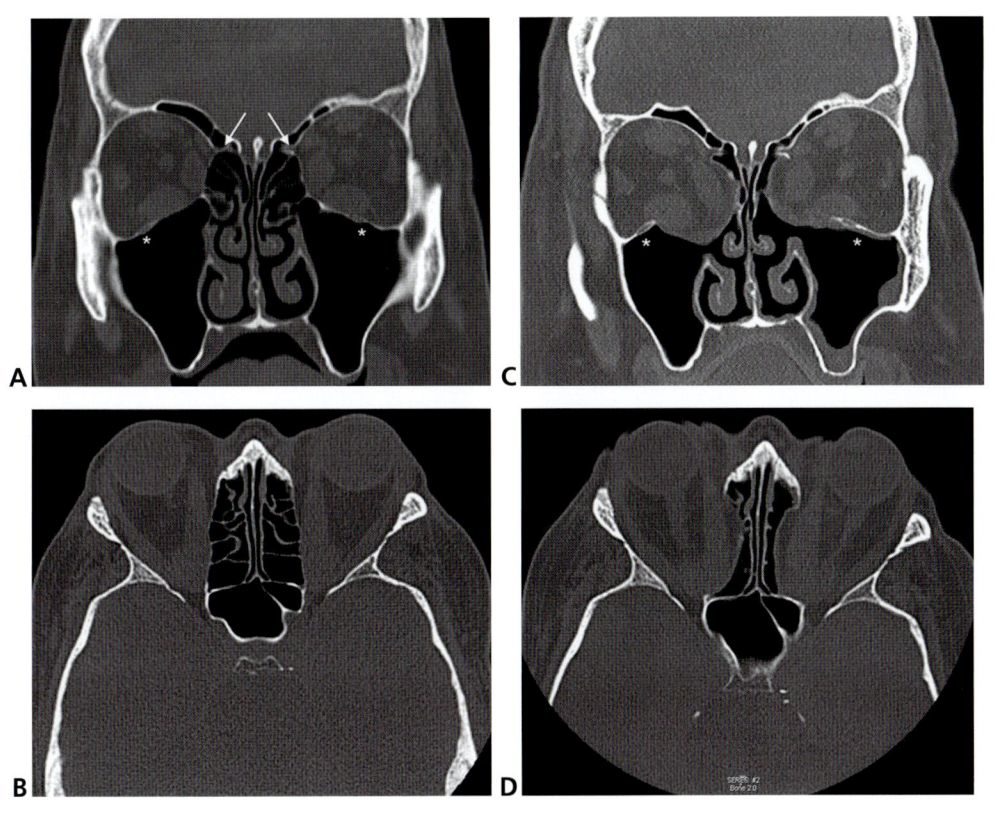

FIGURA 32.6
Imagem de TC mostrando a aparência antes **(A, B)** e depois da descompressão orbitária **(C, D)**. O assoalho da órbita é removido medialmente ao nervo infraorbitário (*) e a lâmina papirácea é removida superiormente ao nível da artéria etmoidal anterior deiscente. Observar a herniação dos músculos e tecido adiposo orbitários para o interior da cavidade nasossinusal, associada à recessão dos olhos para o interior das órbitas.

- Na ausência de neuropatia óptica distireoideana, não é necessário abrir o seio esfenoidal para efetuar uma descompressão orbitária completa.
- Neuropatia óptica distireoideana muitas vezes ocorre sem proptose importante e pode ser tratada com uma descompressão limitada do ápice orbitário, limitando o risco de diplopia ou enoftalmia.
- Incisar a periórbita medial com incisões horizontais de superior a inferior. Incisões na periórbita inferior devem começar o mais lateralmente quanto possível.
- A descompressão máxima para uma proptose massiva será obtida com uma descompressão de três paredes, incluindo uma orbitotomia lateral com remoção de tecido adiposo orbitário.

ARMADILHAS

- Entrada precoce na periórbita causará prolapso de tecido adiposo orbitário e obstrução da visão endoscópica.
- Deixar de aumentar a antrostomia maximamente poderá levar à formação cicatricial entre o conteúdo orbitário e a concha inferior, resultando em sinusite tardia ou na formação de uma mucocele.
- Sangramento pode ocorrer por lesão da artéria esfenopalatina ou artéria etmoidal anterior, se estas não forem evitadas.
- Lesão do sistema nasolacrimal é possível, se a dissecção for levada demasiado anteriormente.
- Fístula liquórica pode ocorrer durante ressecção da parte superior da lâmina papirácea.
- Extirpação da mucosa e prolapso de tecido adiposo orbitário para dentro do recesso frontal podem resultar em obstrução tardia do seio frontal e formação de mucocele.
- Introduzir o bisturi profundamente na periórbita pode lesar o músculo reto medial ou inferior, com diplopia resultante.
- Remoção incompleta de osso no ápice orbitário pode resultar em falha em aliviar compressão do nervo óptico na neuropatia óptica distireoideana.

INSTRUMENTOS A TER DISPONÍVEIS

- Cureta de 90°.
- Bisturi-foice.
- Descolador de Cottle.
- Bisturi de aracnoide.

LEITURA SUGERIDA

Kennedy DW, Goodstein ML, Miller NR, et al. Endoscopic transnasal orbital decompression. *Arch Otolaryngol Head Neck Surg* 1990;116:275–282.

Shepard KG, Levin PS, Terris DJ. Balanced orbital decompression for Graves' ophthalmopathy. *Laryngoscope* 1998;108:1648–1653.

Graham SM, Brown CL, Carter KD, et al. Medial and lateral orbital wall surgery for balanced decompression in thyroid eye disease. *Laryngoscope* 2003;113:1206–1209.

Nadeau S, Pouliot D, Molgat Y. Orbital decompression in Graves' orbitopathy: a combined endoscopic and external lateral approach. *J Otolaryngol* 2005;43:109–115.

Chu E, Miller NR, Grant MP, et al. Surgical treatment of dysthyroid orbitopathy. *Otolaryngol Head Neck Surg* 2009;141(1):39–45.

33 DRENAGEM DE ABSCESSO ORBITÁRIO SUBPERIÓSTICO EM CRIANÇAS

David E. Tunkel

INTRODUÇÃO

Sinusites agudas ocorrem em aproximadamente 10% das infecções respiratórias superiores virais frequentemente observadas em crianças pequenas. Felizmente, complicações de sinusite aguda são incomuns, mas, quando elas ocorrem, pode seguir-se séria morbidade. Complicações orbitárias de sinusite, quando não reconhecidas ou inadequadamente tratadas, podem levar à ptose, diplopia e mesmo cegueira.

As infecções orbitárias a partir de sinusites foram classificadas por Chandler mais de quatro décadas atrás, e esta classificação é utilizada ainda hoje para descrever a progressão em gravidade, desde uma celulite pré-septal, passando por um abscesso orbitário, até uma infecção retro-orbitária, comprometendo o seio cavernoso (Tabela 33.1). Embora infecções orbitárias pré-septais sejam mais comuns, o abscesso orbitário subperióstico (SPOA) (Estádio III de Chandler) é a mais comum das infecções orbitárias associadas a sinusites que são tratadas cirurgicamente. Estes abscessos ocorrem a partir da extensão da infecção, mais comumente nos seios etmoidais, para o interior do espaço orbitário subperióstico medial, entre a periórbita e a lâmina papirácea (Fig. 33.1A e B). Esta extensão pode ocorrer através de tromboflebite retrógrada, através de caminhos pré-formados, como os forames das artérias etmoidais, através de deiscências congênitas/pós-traumáticas da lâmina papirácea ou por destruição por infecção do osso.

Embora uma discussão completa das complicações orbitárias da sinusite se situe além do escopo deste capítulo, as questões-chave para o tratamento de crianças com SPOA incluem: (a) pronto diagnóstico, com base em suspeita clínica e confirmação radiográfica por tomografia computadorizada (TC), (b) seleção apropriada de pacientes para terapia clínica inicial ou terapia cirúrgica urgente, e (c) proficiente acompanhamento clínico, com o objetivo de indicar drenagem cirúrgica nos casos de falhas no tratamento clínico ou para aqueles com iminência de perda visual. Os desafios cirúrgicos no tratamento do SPOA são centrados na capacidade de drenar estas coleções por via transnasal, utilizando modernas técnicas cirúrgicas sinusais endoscópicas, face à inflamação aguda no interior das diminutas cavidades nasais e sinusais das crianças pequenas de uma outra maneira que não através de uma via de acesso externa. Os cirurgiões sinusais que tratam crianças com SPOA devem compreender as indicações da via de acesso externa à órbita e ter familiaridade com as técnicas cirúrgicas abertas, que foram em grande parte suplantadas pela cirurgia sinusal endoscópica.

HISTÓRIA

A duração do edema orbitário e a presença de quaisquer alterações visuais, como redução da acuidade visual ou alteração na percepção de cor, devem ser documentadas. Uma história assim frequentemente não pode ser colhida com crianças pequenas, que podem não relatar as próprias dificuldades. A presença de sintomas prodrômicos de infecção respiratória superior, como febre, tosse e congestão nasal, sugere uma etiologia nasossinusal para o edema orbitário.

Uma história documentada de episódios precedentes de sinusite em geral não está presente em crianças com SPOA. Contudo, se uma doença sinusal crônica for documentada ou se pólipos nasais tiverem sido identificados, considerações quanto a outras complicações extrassinusais, como uma mucocele, devem ser feitas. Infecções fúngicas sino-orbitárias invasivas podem estar presentes em uma criança com edema orbitário que esteja sob imunossupressão, como no caso de quimioterapia para tratamento de doença maligna hematológica. Exames de imagem e

PARTE IV Técnicas Cirúrgicas Orbitárias Transnasais

TABELA 33.1 Classificação de Chandler das Complicações Orbitárias

Estádio de Chandler	Descrição de Chandler	Características Clínicas
I	Edema inflamatório	"Celulite pré-septal" — edema das pálpebras sem comprometimento do conteúdo orbitário
II	Celulite orbitária	Edema difuso e inflamação do conteúdo orbitário sem formação de abscesso
III	Abscesso subperióstico	Coleção de exsudato purulento entre a periórbita e a parede óssea da órbita. A mirada pode não ser limitada inicialmente, mas é restringida aos abscessos maiores
IV	Abscesso orbitário	Coleção de exsudato purulento no interior da órbita e periórbita, frequentemente com restrição da mirada. A acuidade visual pode ser prejudicada
V	Trombose do seio cavernoso	Oftalmoplegia, perda visual, comprometimento do olho oposto e achados no sistema nervoso central

Adaptada de Chandler JR, Langenbrunner DJ, Stevens ER. The pathogenesis of orbital complications in acute sinusitis. *Laryngoscope* 1970; 1414–1428.

biópsia para diagnóstico por cultura/histopatológico devem ser realizados rapidamente, e intervenções clínicas e cirúrgicas agressivas devem ser instituídas imediatamente, caso seja encontrada infecção fúngica.

Bebês e crianças pequenas com edema orbitário apresentam muitas vezes infecção/edema pré-septal por causas outras que não sinusite, incluindo mordidas de insetos, alergia, dacriocistite e infecções bacterianas por disseminação hematogênica. Isto não exlui de nenhum modo a possibilidade de uma sinusite como causa do edema orbitário em crianças pequenas, uma vez que SPOA pode ser observado mesmo em bebês jovens. A idade de uma criança é uma consideração importante, uma vez que crianças mais velhas com SPOA apresentem maior tendência para necessitar de drenagem cirúrgica para um tratamento bem-sucedido.

Uma história de antibioticoterapia recente pode ajudar na seleção do antibiótico e na avaliação da necessidade de terapia antibiótica parenteral. Embora infecções orbitárias recorrentes por sinusite sejam raras, a criança com

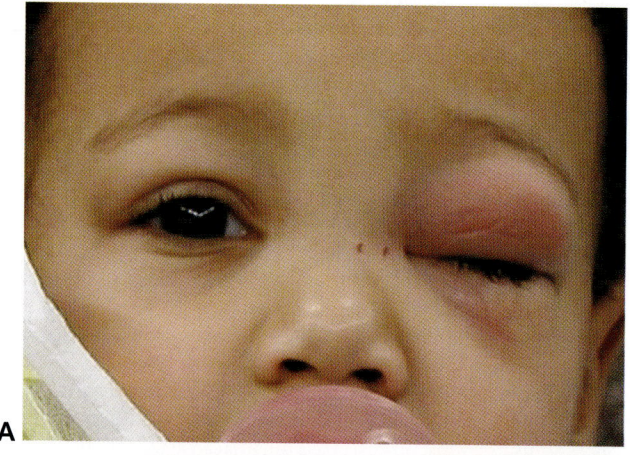

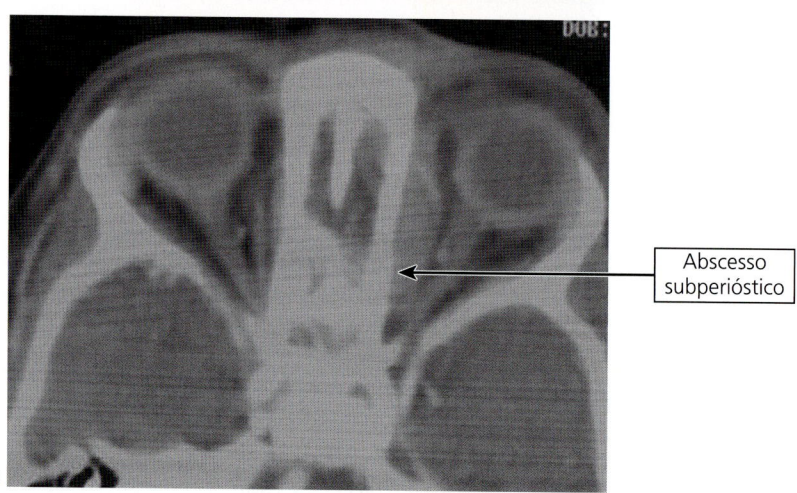

FIGURA 33.1
A: Edema e eritema da pálpebra esquerda em um menino com um SPOA esquerdo. **B:** Corte axial de TC mostrando um SPOA à esquerda (*seta*).

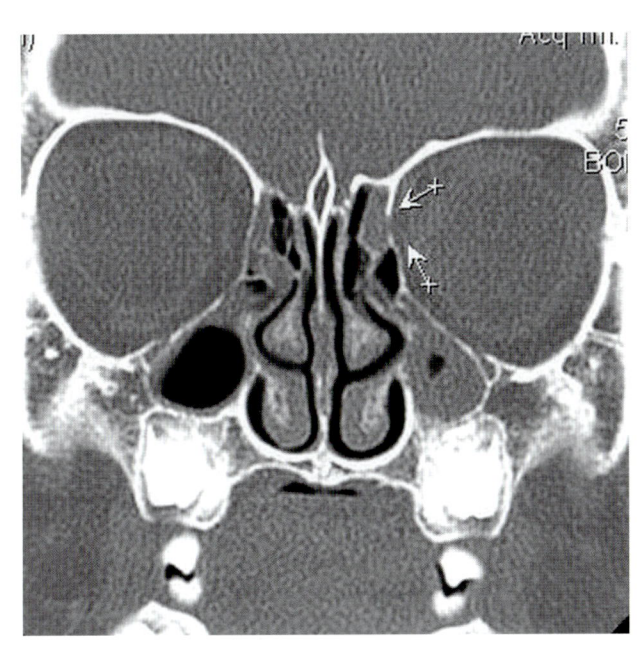

FIGURA 33.2
Corte coronal de TC dos seios paranasais realizado durante um período livre de doença em uma criança que apresentou três episódios de celulite orbitária. Notar o defeito na lâmina papirácea esquerda (*setas*) adjacente a uma célula etmoidal opacificada.

doença recorrente deve passar por um estudo imunológico, bem como estudo por imagem, para o diagnóstico de alterações anatômicas que possam predispor a infecções orbitárias (Fig. 33.2).

EXAME FÍSICO

O exame físico geral de uma criança com edema e eritema das pálpebras com suspeita de complicações de uma sinusite aguda deve começar pela avaliação de sinais de infecção sistêmica, como febre e letargia. Um exame focalizado nas fossas nasais e órbita(s) para avaliar a presença de rinossinusite aguda e a gravidade do comprometimento orbitário deve vir em sequência. Edema e eritema da mucosa nasal e secreções nasais purulentas podem estar presentes. A patência nasal deve ser avaliada pela rinoscopia anterior, para se inferir a possibilidade de se realizar uma drenagem endoscópica transnasal, caso necessária.

Os olhos e órbita afetada devem ser avaliados, frequentemente com a assistência e *expertise* de um oftalmologista. A gravidade e natureza de edema da pálpebra são avaliadas, uma vez que uma etmoidite usualmente produzirá edema e eritema mais proeminentes na pálpebra superior (Fig. 33.3). Edema grave, com perda de sulcos palpebrais e/ou alteração da cor da pele (eritema), pode indicar um comprometimento mais avançado da órbita. A mensura-

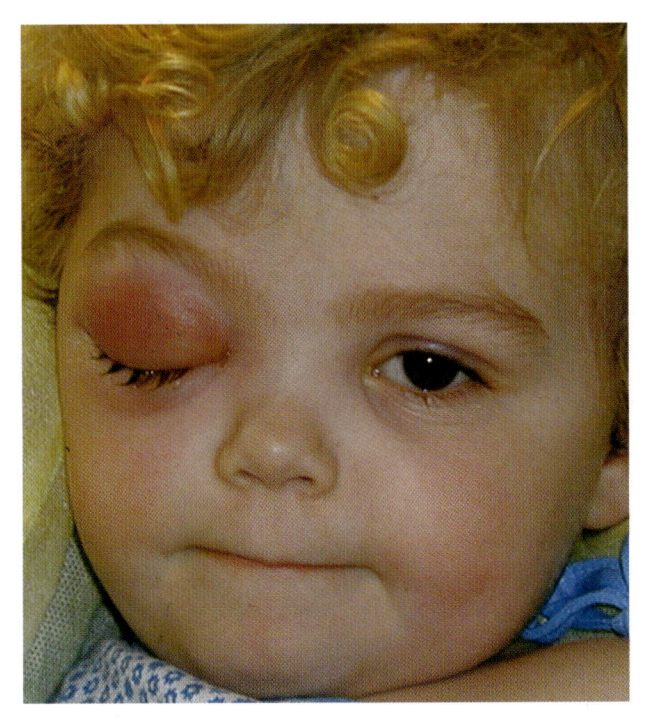

FIGURA 33.3
Uma criança pequena com sinusite etmoidal direita e SPOA. Observar edema e eritema palpebral superior > inferior.

ção da acuidade visual é tentada, embora essa avaliação possa ser difícil em uma criança doente. A reatividade pupilar deve ser normal, e a presença de uma alteração pupilar aferente constitui um sinal ameaçador. A presença e gravidade de proptose e/ou restrição da mirada sugerem comprometimento orbitário pós-septal e possível formação de abscesso. Preenchimento, posição e elevação das pálpebras devem ser avaliadas, uma vez que infecções orbitárias avançadas possam ser acompanhadas por infecção nos espaços palpebrais.

O estado neurológico deve ser avaliado, uma vez que complicações intracranianas de sinusites agudas possam ocorrer em crianças com complicações orbitárias. Quaisquer sinais neurológicos focais ou mesmo anormalidades generalizadas, como extrema letargia ou cefaleia grave, justificam a realização de exames de imagem intracranianos com TC contrastada ou imagem de ressonância magnética. Avaliação de um neurocirurgião deve ser solicitada na suspeita de uma complicação intracraniana.

INDICAÇÕES

Há crescente debate sobre as indicações de cirurgia em crianças com SPOA radiograficamente comprovado. Durante as últimas duas décadas, o papel do tratamento clínico inicial, sem cirurgia imediata, foi enfatizado e talvez alargado para crianças que poderiam ter sido previamente consideradas candidatas à cirurgia de urgência. Crianças com sintomas orbitários mínimos, limitados a edema e eritema da pálpebra sem proptose ou restrição da mirada, podem usualmente ser tratadas e curadas com antibióticos sistêmicos, frequentemente antibióticos de amplo espectro e descongestionantes nasais tópicos. Meu esquema antibiótico empírico usualmente inclui clindamicina e ceftriaxona ou ampicilina–sulbactam. Se estiverem evidentes na história fatores de risco para *Staphylococcus aureus* resistente à meticilina ou *Streptococcus pneumoniae* altamente resistente, eu posso utilizar a vancomicina como parte do esquema empírico.

Crianças com proptose branda e/ou leve restrição da mirada constituem os casos de decisões cirúrgicas mais problemáticos. Frequentemente, a imagem de TC demonstrará uma pequena coleção subperióstica, entre a periórbita e a lâmina papirácea. Estas crianças frequentemente evoluem bem com terapia clínica isolada. Elas necessitam de observação estrita, avaliações seriadas da visão e acompanhamento intensivo por otorrinolaringologistas e oftalmologistas. Embora a perda visual seja rara, ela é uma possibilidade real. Qualquer sinal de progressão dos sintomas/sinais sob antibioticoterapia e qualquer redução na acuidade visual justificam, pelo menos, a repetição dos exames de imagem e, mais provavelmente, tratamento cirúrgico de urgência. Adicionalmente, o tratamento cirúrgico precoce com a progressão da doença pode usualmente ser realizado endoscopicamente pelo nariz, enquanto com o avanço do processo inflamatório a intervenção mais tardia pode obrigar a uma conduta cirúrgica aberta.

Crianças mais velhas (aquelas > 9 anos de idade), crianças com grandes coleções de SPOA, aquelas com abscessos que não são localizados medialmente, aquelas com comprometimento visual e aquelas que não puderem ser acompanhadas com exames clínicos não devem ser consideradas para terapia clínica. A cirurgia deve ser realizada nestes pacientes, para drenar o abscesso, descomprimir a órbita, se necessário, e colher material para cultura, visando a uma terapia clínica dirigida. Critérios para o tratamento clínico de SPOA foram propostos por Garcia e Harris, em 2000, e encontram-se resumidos na Tabela 33.2.

TABELA 33.2 Critérios para Tratamento Clínico *versus* Cirúrgico de Abscessos Orbitários Subperiósticos

Tratamento Clínico do Abscesso Orbitário Subperióstico	Tratamento Cirúrgico do Abscesso Orbitário Subperióstico
• Criança jovem (< 9 anos de idade)	• Abscesso orbitário subperióstico recorrente
• Pequeno abscesso subperióstico (< 10 mm)	• Criança mais velha (≥ 9 anos de idade)
• Localização medial do abscesso orbitário subperióstico	• Presença de complicações simultâneas de doença sinusal adjacente, sinusite frontal, abscesso ósseo (tumor estufado de Pott), infecção intracraniana
• Proptose mínima ou nenhuma	
• Visão intacta (acuidade, percepção de cores)	• Sinais de toxicidade sistêmica
• Ausência de restrição da mirada ou restrição mínima	• Paciente imunocomprometido
	• Evidência de doença sinusal crônica ou anormalidades anatômicas na TC
	• Grande abscesso subperióstico (≥ 10 mm)
	• Localização não medial do abscesso orbitário subperióstico (superior ou superolateral)
	• Sinais de comprometimento visual (acuidade visual reduzida, alteração na percepção de cores, exame anormal do nervo óptico)
	• Impossibilidade de avaliar precisamente a visão
	• Suspeita de organismo incomum (anaeróbio, MRSA, fungo)
	• Falha da terapia clínica (falta de melhora ou progressão após 24-36 h de antibióticos parenterais)

CAPÍTULO 33 Drenagem de Abscesso Orbitário Subperióstico em Crianças

CONTRAINDICAÇÕES

Existem poucas, se alguma, contraindicações à drenagem cirúrgica de SPOA, particularmente em pacientes em que houve falha do tratamento clínico ou estão na iminência de desenvolver perda visual. Embora muitos dos pacientes com SPOA apresentem progressão de achados que justificam a cirurgia de urgência, aqueles com doença estável ou lentamente progressiva sob terapia clínica podem aguardar por preparações apropriadas para cirurgia, incluindo jejum pré-operatório e tratamento de quaisquer condições metabólicas ou hematológicas que possam existir em pacientes com doenças clínicas subjacentes.

PLANEJAMENTO PRÉ-OPERATÓRIO

Um hemograma completo será útil para identificar leucocitoses associadas a infecções agudas, e a mensuração de proteína C-reativa ou velocidade de hemossedimentação pode mostrar elevações, que indicam a existência de um processo inflamatório. Estes exames de sangue raramente influenciarão a decisão de se internar para tratamento clínico ou operar uma criança com infecção orbitária por sinusite, uma vez que o exame físico e os achados radiográficos sejam dominantes nessas decisões.

A TC com contraste é o estudo de imagem de escolha em crianças com suspeitas de complicações orbitárias de sinusite (Fig. 33.4A e B). O exame de imagem deve incluir os seios paranasais e as órbitas em sua integralidade, com a capacidade de analisar cortes axiais e coronais. As imagens da TC demonstrarão: (a) a extensão e localização da sinusite; (b) detalhes do edema orbitário, incluindo a presença, tamanho e localização das coleções de abscessos; e (c) presença de erosão óssea da lâmina papirácea. As imagens de TC podem ser obtidas rapidamente nos *scanners* de última geração, eliminando a necessidade de sedação das crianças pequenas.

Uma vez tenha sido tomada a decisão de que uma drenagem cirúrgica é necessária, o aconselhamento deve incluir discussão dos riscos. Estes incluem a incapacidade de se encontrar um abscesso drenável, a necessidade de procedimentos de drenagem adicionais após a cirurgia inicial, a possível necessidade de um procedimento cirúrgico aberto, resultando em uma incisão/cicatriz visível e os riscos cirúrgicos remotos de perda visual, diplopia ou fístula liquórica. Embora todas as tentativas para drenagem do abscesso orbitário por uma via de acesso de endoscopia transnasal, caso anatomicamente exequível, devam ser realizadas, todos os preparos para uma via de acesso

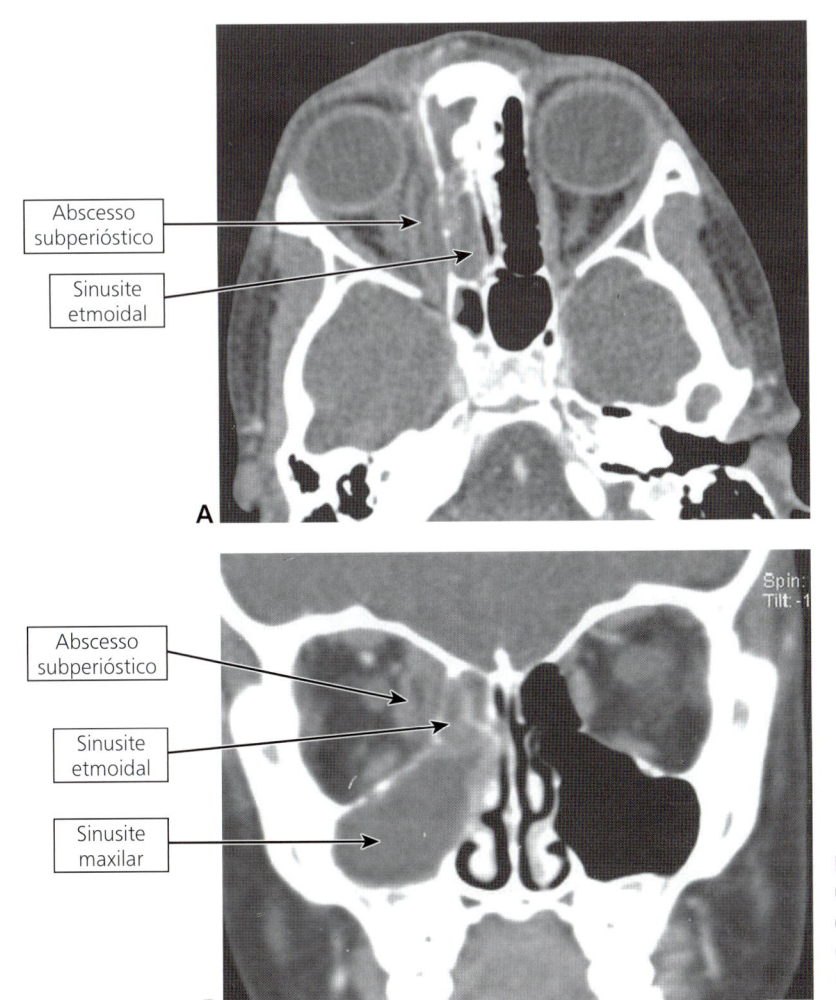

FIGURA 33.4
Cortes de TC axial (**A**) e coronal (**B**) de uma criança de 5 anos com sinusite maxilar direita e etmoidal e um SPOA (*setas*).

TABELA 33.3 Indicações para Drenagem Endoscópica *versus* Aberta de Abscessos Orbitários Subperiósticos	
Conduta Endoscópica	**Conduta Aberta (Etmoidectomia Externa)**
• Única cavidade de abscesso • Abscesso orbitário subperióstico medial adjacente a células etmoidais • Visualização endoscópica adequada (processo inflamatório, tamanho do paciente, sangramento) • Disponibilidade de instrumentação apropriada • Experiência do cirurgião	• Localização não medial do abscesso orbitário subperióstico (superomedial, superior ou lateral) • Abscessos múltiplos (órbita, abscessos orbitários subperiósticos, pálpebra) • Visualização endoscópica precária (edema da mucosa, cavidade etmoidal restritiva, sangramento). • Disponibilidade de instrumentação apropriada • Experiência do cirurgião

aberta à órbita devem ser feitos, caso isto se comprove necessário. Para isto, são necessárias instrumentações orbitárias e sinusais.

A decisão de acessar um SPOA através de uma incisão externa é influenciada pela (Tabela 33.3) localização e tamanho do abscesso, uma vez que coleções superiores e superolaterais provavelmente não serão drenadas pela remoção da lâmina papirácea endoscopicamente. A presença de um abscesso palpebral concomitante ou de um abscesso orbitário intraconal verdadeiro também pode exigir incisões externas para drenagem. Crianças com um SPOA que não melhorou após drenagem endoscópica precedente podem necessitar de cirurgia aberta. Finalmente, se a visualização endoscópica for precária por causa do pequeno tamanho do paciente/cavidades sinusais e sangramento/edema da mucosa por infecção aguda, uma via de acesso externa pode ser a escolha mais prudente.

Se um extenso comprometimento palpebral estiver presente ou se for considerada uma via de acesso transcaruncular ou transconjuntival à órbita medial, um especialista em oculoplastia frequentemente é convidado a participar da cirurgia.

Do mesmo modo que há debate sobre as indicações de cirurgia em crianças com SPOA, há debate sobre a extensão da dissecção cirúrgica necessária. Em geral, as crianças com SPOA apresentam uma complicação de sinusite *aguda* sem doença sinusal *crônica*, e uma dissecção etmoidal extensa não é necessária. Similarmente, a extensão da remoção da lâmina papirácea é debatida, uma vez que a drenagem do abscesso através de pequenas áreas de entrada para a órbita medial provavelmente seja suficiente, contanto que a coleção de fato seja drenada. Finalmente, a cirurgia sinusal para complicações orbitárias deve ser realizada apenas no lado com as complicações orbitárias, mesmo se a imagem da TC mostrar doença sinusal bilateral.

TÉCNICA CIRÚRGICA

As crianças com complicações orbitárias de sinusite necessitam anestesia geral para drenagem e descompressão endoscópicas e/ou abertas. A não ser que um importante edema orbitário esteja presente, com ameaça de perda visual, a maioria das crianças pode ter sua cirurgia retardada por algumas horas, possibilitando um período apropriado de dieta zero para uma anestesia segura. Em casos urgentes, em que a visão está comprometida, a cirurgia é realizada com as precauções apropriadas, mesmo se a criança não estiver em jejum.

Eu prefiro intubação com um tubo endotraqueal com *cuff*, para evitar contaminação da visão endoscópica por vazamento de ar em volta do tubo combinado às secreções faríngeas. Em crianças pequenas, que só podem ser intubadas com um tubo sem *cuff*, eu introduzo um tamponamento na nasofaringe, usualmente com uma ou duas esponjas de tonsilas reparadas, para procurar minimizar esses problemas potenciais.

Uma deliberada e paciente vasoconstrição da mucosa nasal é essencial para cirurgias sinusais endoscópicas em geral, mas é ainda mais crucial ao se tentar drenar um abscesso orbitário com técnicas endoscópicas transnasais em face de uma fossa nasal e seios paranasais agudamente inflamados. Oximetazolina é aplicada com cotonoides e/ou *patties* neurocirúrgicos sequencialmente, e isto pode ser suplementado com quantidades limitadas de cocaína* 4% para vasoconstrição e efeitos anestésicos. Uma injeção local é aplicada no processo uncinado, utilizando-se lidocaína 1% com epinefrina 1:100.000, sempre pequenas quantidades de solução, frequentemente menos de 2 mL no total. A preparação leva até 10 minutos. Em casos muito raros, quando ambos os lados estão sendo dissecados, eu aplico oximetazolina em ambas as fossas nasais no início do procedimento, mas aplico cocaína** e injeções no segundo lado, depois que a cirurgia no primeiro lado está quase completada.

Telescópios de 4 mm de diâmetro são utilizados mesmo nas menores crianças e somente em casos raros, em bebês e crianças pequenas, é necessário o uso de um endoscópio de 2,7 mm de diâmetro. A iluminação e campo de visão superiores proporcionados pelo endoscópio de maior diâmetro valem a paciência adicional necessária para utilizar um endoscópio em um campo cirúrgico tão pequeno. O endoscópio de 0 grau é utilizado na uncinectomia inicial e subsequente dissecção etmoidal. Os endoscópios de 30° e 45° são utilizados para identificar o óstio maxilar, criar uma antrostomia, dissecar e remover a lâmina papirácea para descompressão da órbita e drenagem do SPOA.

---

*,**N. do T.: a cocaína não está disponível para uso médico no Brasil.

CAPÍTULO 33 Drenagem de Abscesso Orbitário Subperióstico em Crianças

A concha média é medializada, e uma uncinectomia é realizada, utilizando-se um descolador de Freer ou bisturi em foice para incisar o uncinado imediatamente posterior à margem anterior da concha média, com incisões superior e inferior no processo uncinado realizadas com uma pinça sinusal cortante (ou tesoura de Bellucci em crianças muito pequenas) (Fig. 33.5). Alternativamente, se o processo inflamatório não for grave, o processo uncinado pode ser removido no sentido posterior para anterior com uma pinça de mordida lateral. O óstio do seio maxilar é canulizado com um explorador com ponta de bola, e a antrostomia é dirigida posteriormente com uma pinça reta cortante ou um dissector antral de Parsons. Amostras dos tecidos etmoidais e maxilares são colhidas, para cultura e antibiograma. Após a identificação precisa do teto do seio maxilar, uma etmoidectomia é realizada de uma maneira padrão, dissecando-se a bolha etmoidal e as células etmoidais para trás e através da lamela fundamental, frequentemente empregando-se uma cureta e pinça de Blakesley para remoção de tecido e osso fino. O microdebridador também é utilizado por alguns para esta dissecção. A hemostasia é assistida utilizando-se pequenos *patties* neurocirúrgicos embebidos em oximetazolina, que são inseridos intermitentemente.

A lâmina papirácea é identificada e, ocasionalmente, notar-se-á um defeito ou uma pequena quantidade de exsudato purulento, que pode ser drenado por uma pressão delicada sobre a órbita. A decisão de remover a lâmina e descomprimir a órbita e quanto ao tamanho do defeito orbitário a ser criado depende do tamanho e localização do SPOA. A lâmina papirácea é removida por dissecção com uma cureta, delicada fratura medial da parede orbitária com o descolador de Freer e remoção fragmentária de fragmentos ósseos (Fig. 33.6). Uma pinça de mordida lateral pode ser cuidadosamente utilizada para remover pequenos fragmentos da parede orbitária localizados anterior-

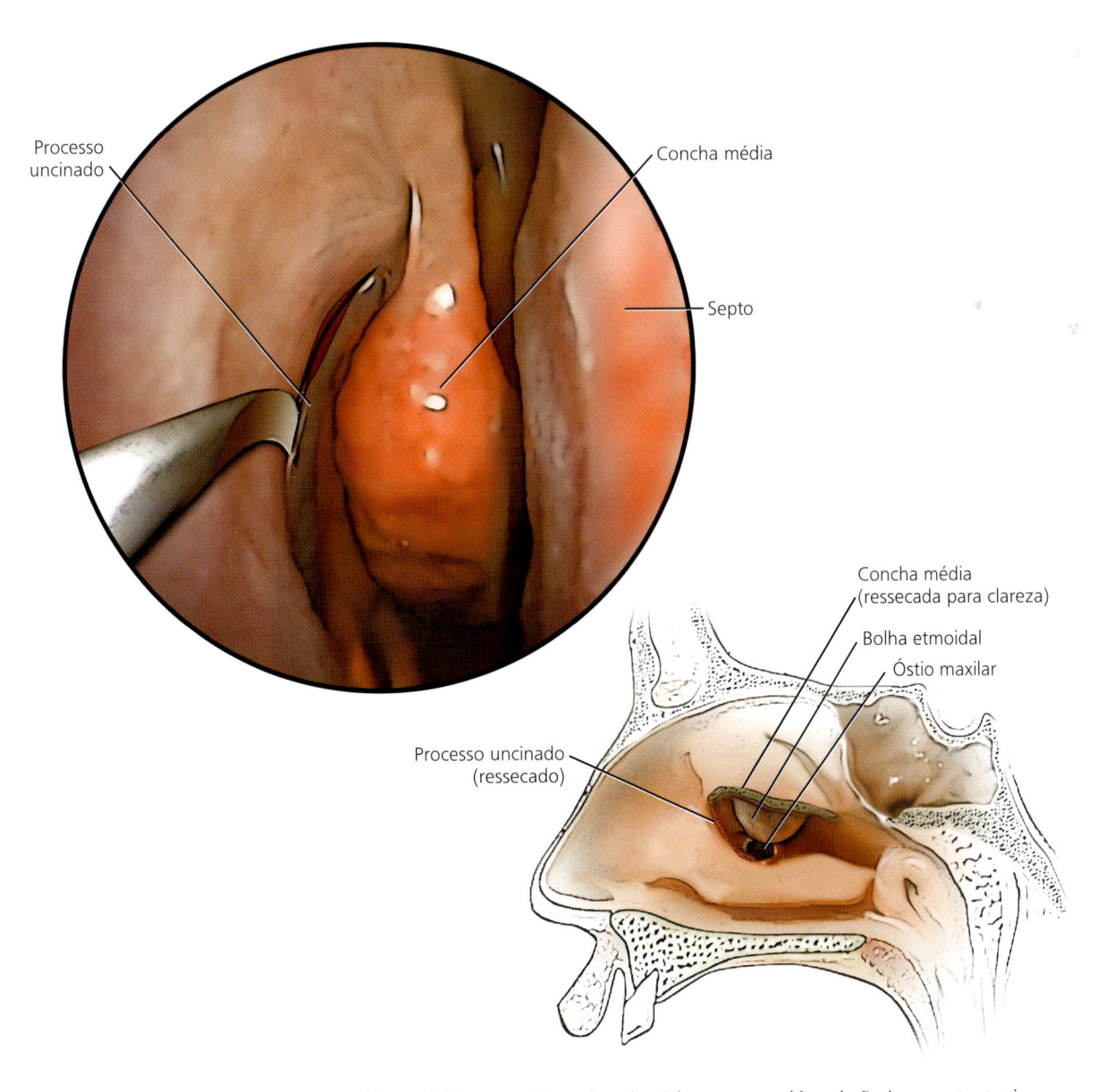

FIGURA 33.5 O processo uncinado é removido para iniciar a etmoidectomia endoscópica e para permitir a criação de uma antrostomia maxilar e identificação da lâmina papirácea.

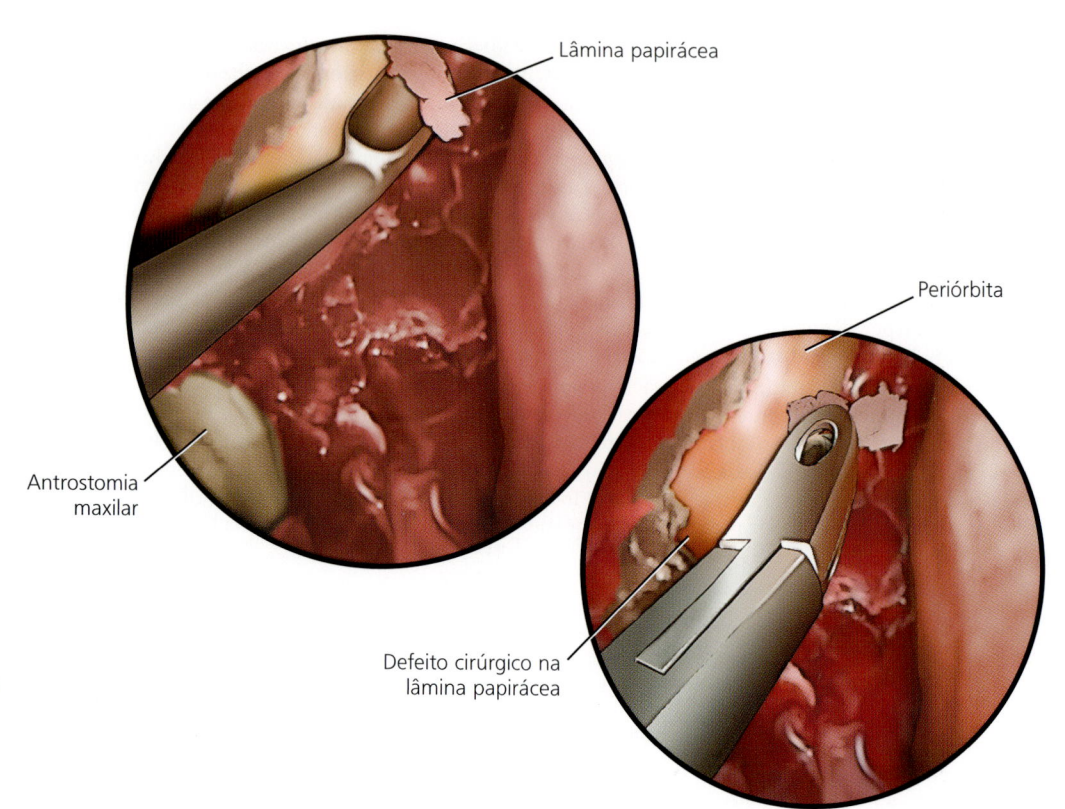

FIGURA 33.6
A órbita é penetrada com uma cureta pequena ou descolador de Freer, e a lâmina papirácea é fraturada para dentro. A parede orbitária medial é removida fragmentariamente com pinça de seio.

mente à entrada inicial para o interior da órbita. Uma delicada pressão orbitária frequentemente produz drenagem purulenta através do defeito. O explorador em bola pode ser utilizado para sondar cuidadosamente o espaço entre a parede orbitária óssea e a periórbita fibrosa circundante ao defeito ósseo criado cirurgicamente, mas só após uma compreensão completa da relação e distância ao teto orbitário (assoalho da fossa anterior do crânio) superiormente e o nervo óptico posteriormente (Fig. 33.7). A periórbita não é rotineiramente incisada ou aspirada, mas isto pode ser feito nos raros casos em que houver suspeitas de um abscesso orbitário verdadeiro.

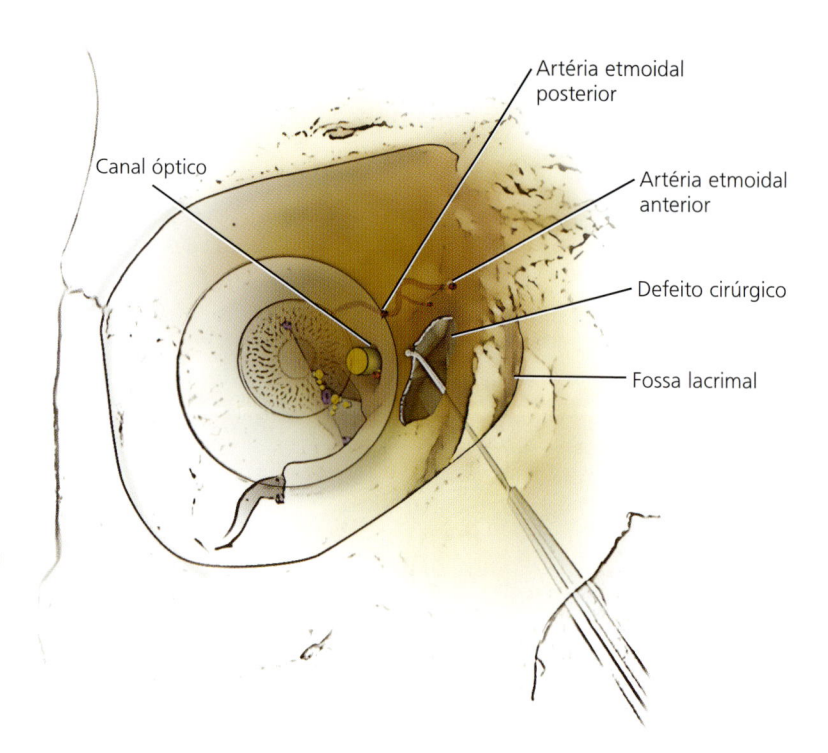

FIGURA 33.7
As relações dos forames etmoidais e canal óptico com a crista lacrimal e o defeito produzido cirurgicamente na parede medial devem ser apreciadas tanto em drenagens endonasais quanto externas.

Nos pequenos SPOA mediais que parecem ter sido adequadamente drenados com o acesso endoscópico, a cirurgia está concluída. Vias de acesso à órbita e seios etmoidais podem ser necessárias para abscessos maiores, quando a drenagem do abscesso parece inadequada após a cirurgia transnasal, quando os abscessos estão localizados superiormente ou nos casos de abscessos recorrentes. Os acessos externos incluem o tradicional procedimento de Lynch, uma via de acesso transcaruncular através da conjuntiva da órbita medial posterior ao sistema de drenagem lacrimal ou as vias de acesso através de um sulco palpebral.

A incisão tipo de Lynch é uma incisão curvilínea centrada no canto medial realizada a meio caminho entre o ponto médio do dorso nasal e o canto medial (Fig. 33.8). Esta via de acesso à órbita medial é mais direta, mas gera uma estética menos favorável para a cicatrização. A incisão é realizada de forma cortante, e o cautério ponta de agulha pode ser utilizado para dissecar e incisar até o osso anterior à crista lacrimal. Uma veia angular pode exigir controle específico com cautério bipolar. O periósteo é incisado e descolado com um descolador de Cottle ou de Freer. Afastamento pode ser aplicado utilizando suturas de tração através das margens do periósteo incisado, afastadores maleáveis estreitos ou um espéculo nasal de tamanho médio no interior da cavidade, que é dissecada entre a parede orbitária medial e o periósteo.

As relações das artérias/forames etmoidais e do nervo óptico com a crista lacrimal anterior historicamente são de 24 mm desde a crista até a artéria etmoidal anterior, outros 12 mm até a artéria etmoidal posterior e, a seguir, 6 mm até o nervo óptico. Estas relações, entretanto, são inconstantes e podem não ser confiáveis em crianças pequenas em razão dos variados tamanhos e curvatura das paredes orbitárias. A artéria etmoidal anterior pode ser cauterizada com cautério bipolar e seccionada para permitir mais dissecção posteriormente. E, de fato, não é usual ter de fazer isso, uma vez que a infecção no espaço subperióstico frequentemente oblitere esta artéria. O abscesso no espaço subperióstico é frequentemente encontrado bem antes que a área da artéria etmoidal posterior seja encontrada e, assim, esta artéria raramente necessita ser seccionada.

Uma vez que o abscesso seja identificado, um descolador pode ser utilizado para dissecar a periórbita, separando-a do osso até que todo o exsudato purulento seja drenado. A incisão periósta pode ser prolongada mais superiormente, quando o abscesso compromete a órbita superomedial, mas essa incisão periósta deve ser dirigida anteriormente no osso orbitário, para evitar interromper a tróclea. A lâmina papirácea pode ser removida sob visão direta, e uma etmoidectomia pode ser completada com visualização e instrumentação por ambos, o nariz e a órbita. Raramente há necessidade de uma etmoidectomia completa para o tratamento de um SPOA, uma vez que estes pacientes não apresentem usualmente sinusite crônica ou sintomas recorrentes. Um dreno pequeno, como um Penrose de 1/4 polegada, pode ser introduzido no espaço orbitário medial, exteriorizado pela fossa nasal e suturado à asa do nariz (Fig. 33.8). A incisão de Lynch é fechada após completa irrigação, fechando-se cuidadosamente o periósteo bem como a pele. Nenhum dreno é posicionado pela incisão na pele. A fossa nasal frequentemente não é tamponada. O dreno é removido no primeiro ou segundo dia pós-operatório.

Uma cirurgia adicional pode ser necessária para tratamento de complicações concomitantes da sinusite aguda, incluindo abscesso palpebral, abscesso orbitário verdadeiro, sinusite frontal aguda com extensão subperióstica (tumor estufado de Pott) ou complicações intracranianas.

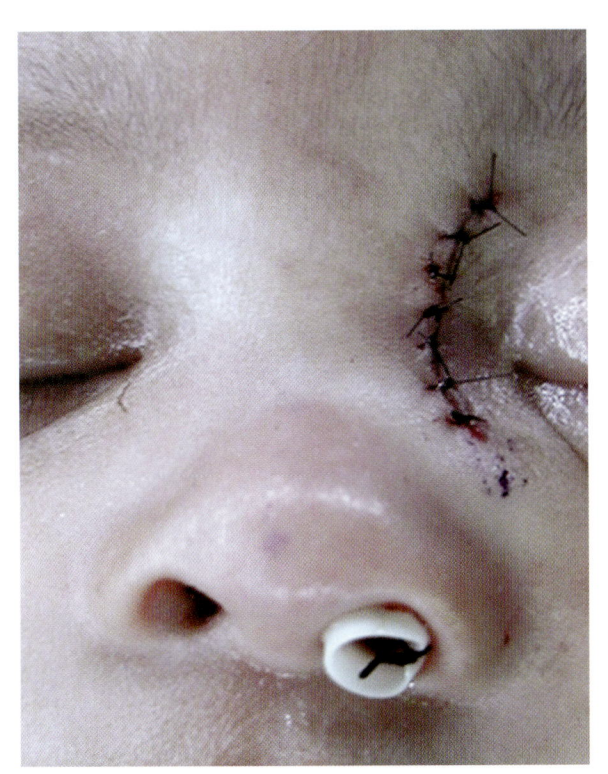

FIGURA 33.8
Esta criança necessitou de uma etmoidectomia externa através de uma incisão de Lynch para SPOA. Notar a posição da incisão na pele e o dreno no espaço orbitário medial preso à narina.

TRATAMENTO PÓS-OPERATÓRIO

Antibióticos intravenosos são mantidos por vários dias e ajustados com base nos resultados de cultura e antibiograma. Quando a melhora clínica é óbvia, observa-se melhora dos movimentos extraoculares e abertura palpebral, com redução do edema palpebral e ptose, o paciente pode ter alta com antibióticos orais, selecionados com base nos resultados da cultura. Antibióticos orais usualmente são empregados para completar uma série de 14 dias de antibióticos. Antibióticos intravenosos a longo prazo são necessários apenas para organismos atípicos ou resistentes, ou em casos graves com complicações simultâneas, como um abscesso intracraniano.

Sprays nasais de soro fisiológico são administrados juntamente com descongestionantes em *sprays* nasais. Caso uma via de acesso externa tenha sido utilizada, o dreno nasal (se presente) é removido 36 a 48 horas após a cirurgia, e os cuidados referentes à linha de sutura são iniciados imediatamente, com uma pomada antibiótica oftálmica.

Exames seriados da órbita e da acuidade visual são iniciados imediatamente após a cirurgia. A cirurgia endoscópica frequentemente resulta em pronta melhora, com reduzido edema orbitário e proptose redução do edema da pálpebra e abertura do olho dentro de 24 horas. O primeiro sinal de melhora após a cirurgia é a apreciação de sulcos na pele da pálpebra. Crianças com um SPOA tratado com cirurgia endoscópica melhoram mais rapidamente do que aquelas submetidas a cirurgias abertas, uma vez que elas sejam poupadas do edema causado pela via de acesso aberta e provavelmente apresentam infecção orbitária menos extensa no momento da cirurgia. Os pacientes que foram submetidos a vias de acesso externas à órbita podem levar vários dias para melhorar, mesmo após uma drenagem bem-sucedida.

Se o edema orbitário não melhorar ou, de fato, progredir, ou se a acuidade visual piorar a qualquer tempo após a cirurgia, está indicada uma nova TC para avaliação de uma possível extensão da infecção. Algumas crianças podem necessitar de cirurgia adicional para drenagem de abscessos que se formam novamente no mesmo local ou em novas áreas da órbita.

COMPLICAÇÕES

As complicações da drenagem cirúrgica de SPOA incluem as complicações de cirurgia sinusal em geral, principalmente ausência de melhora, epistaxe, lesão orbitária e fístula liquórica. Estas complicações são raras, embora a ausência de melhora deve levar a uma procura por exsudatos purulentos não drenados no ou em torno do abscesso. O risco de perda visual pela cirurgia é remoto, embora infecções orbitárias não controladas possam certamente levar à cegueira. O processo de penetração na órbita e remoção de lâmina papirácea pode aumentar o risco de diplopia por lesão do reto medial, mas este risco é minimizado por uma boa visualização e preservação da periórbita. Se a visualização for precária durante o procedimento endoscópico, deve ser considerada a abreviação da cirurgia ou conversão para um procedimento aberto.

Formação cicatricial ou membranácea da incisão de Lynch foi observada em alguns pacientes que necessitaram de drenagem externa (Fig. 33.9). Modificações com Z-plastia/W-plastia durante a criação da incisão inicial foram descritas, mas a quantidade de edema e eritema presentes no momento dessa cirurgia pode tornar este procedimento impraticável ou reduzir as melhoras resultantes na aparência.

RESULTADOS

A maioria dos pacientes com um SPOA melhora com o tratamento clínico e, quando indicado, drenagem cirúrgica. A manutenção da acuidade visual e melhora de qualquer restrição de mirada é a regra. Alguns pacientes, particular-

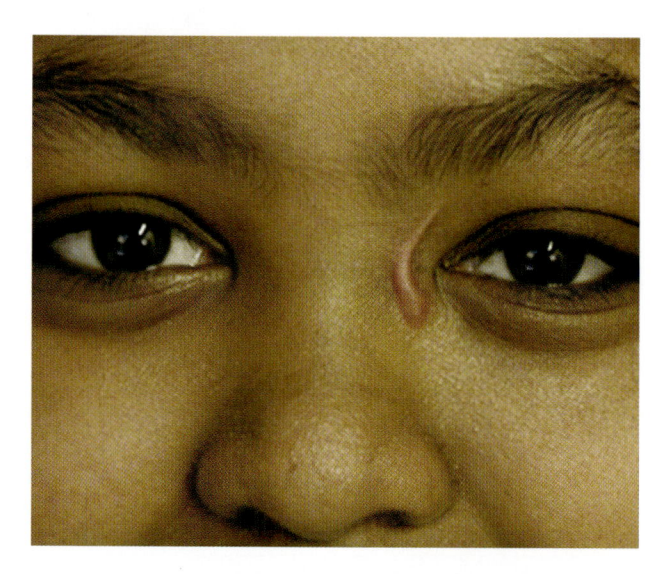

FIGURA 33.9
Formação de cicatriz hipertrófica e membrana 8 meses após uma etmoidectomia externa para SPOA realizada por uma incisão de Lynch.

CAPÍTULO 33 Drenagem de Abscesso Orbitário Subperióstico em Crianças

mente aqueles com um abscesso palpebral que afeta os músculos elevadores, apresentam ptose que persiste por algum tempo, mas, eventualmente, melhora.

PÉROLAS

- A decisão de realizar cirurgia é em grande parte com base em fatores clínicos, como a presença de proptose e/ou restrição da mirada ou alguma redução da acuidade visual.
- A questão mais importante no tratamento de complicações orbitárias de sinusite é a decisão sobre qual criança na realidade necessita de drenagem cirúrgica e descompressão e qual criança melhorará com terapia clínica isolada. Esta decisão pode evitar sequelas a longo prazo da infecção, que incluem perda visual, visão dupla, ptose ou mesmo disseminação intracraniana.
- Esta cirurgia é simples se realizada precocemente e difícil se realizada mais tardiamente durante o curso da doença. A cirurgia exige familiaridade com cirurgia sinusal endoscópica nas diminutas fossas nasais e cavidades sinusais das crianças pequenas, especialmente na presença de processos inflamatórios, sangramento e edema da mucosa. A capacidade de executar uma cirurgia orbitária/sinusal aberta ou assegurar *expertise* adicional intraoperatoriamente é também um componente-chave da cirurgia para um SPOA.
- A tomada de decisão envolve avaliação crítica de achados físicos e progressão ou melhora destes achados durante curtos períodos de tempo. Avaliações apropriadas por especialistas em Pediatria (doenças infecciosas), Otorrinolaringologia e Oftalmologia são cruciais, uma vez que maus resultados possam ocorrer sem uma tomada de decisão coordenada.
- A cronologia e qualidade dos exames de imagem são importantes, uma vez que a realização precoce com TC possa revelar um pequeno SPOA que frequentemente responderá à terapia clínica. O exame de imagem deve incluir toda a órbita e os seios paranasais, com administração intravenosa de contraste.
- Identificação do SPOA deve ser acompanhada por uma busca quanto a complicações supurativas adicionais, incluindo abscesso palpebral ou abscesso orbitário intraconal, bem como complicações intracranianas, como abscesso epidural ou abscesso cerebral.

ARMADILHAS

- A avaliação clínica deve ser combinada com os achados de imagem para selecionar os pacientes que necessitam de drenagem cirúrgica e também selecionar aqueles cujos SPOAs serão mais adequadamente tratados por drenagem endoscópica transnasal.
- O otorrinolaringologista deve estar familiarizado com condutas endoscópicas e abertas para drenagem de SPOA. Alguns SPOAs são mais bem drenados por uma via de acesso combinada. A evolução da cirurgia sinusal endoscópica nas últimas três décadas resultou em uma relativa inexperiência em cirurgias sinusal e orbitária aberta, inclusive etmoidectomia externa, recentemente observada em otorrinolaringologistas em treinamento.
- Avaliações coordenadas e oportunas por otorrinolaringologistas e oftalmologistas são necessárias para prevenir as complicações graves do SPOA.
- Pediatras tratam muitas causas de edema ocular em crianças, algumas das quais respondem bem a terapias clínicas. A relativa raridade das infecções orbitárias por sinusite leva muitas vezes aos que realizam o atendimento inicial a considerar outros diagnósticos/etiologias, como infecção oftálmica primária, trauma e alergias. As características do edema orbitário por sinusite complicada devem ser enfatizadas, possibilitando avaliações, exames de imagem e tratamento oportunos.

INSTRUMENTOS A TER DISPONÍVEIS

- Conjunto de cirurgia endoscópica pediátrica.
- Instrumentos sinusais pequenos, incluindo pinças de mordida lateral, de Blakesley e cortantes, curetas e exploradores com ponta bola.
- Endoscópios sinusais de 2,7 mm e 4,0 mm com angulações de 0°, 30° e 45°.
- Microdebridador com lâminas de 2,9 mm.
- Afastadores orbitários (maleáveis finos).
- Microcautério bipolar.
- Frascos para cultura de aeróbios e anaeróbios.
- Microscópio operatório com lente de 300 mm ou lupas cirúrgicas, são, às vezes, úteis para visualização durante dissecção externa da órbita medial.

LEITURA SUGERIDA

Froehlich P, Pransky SM, Fontaine P, *et al*. Minimal endoscopic approach to subperiosteal orbital abscess. *Arch Otolaryngol Head Neck Surg* 1997;123:280–282.

Garcia GH, Harris GJ. Criteria for non-surgical management of subperiosteal abscess of the orbit; analysis of outcomes 19881998. *Ophthalmology* 2000;107:1454–1458.

Rahbar R, Robson CD, Peterson RA, *et al.* Management of orbital subperiosteal abscess in children. *Arch Otolaryngol Head Neck Surg* 2001;127:281–286.

Eze N, Lo S, Daya H. Audit of the multidisciplinary management of orbital infection secondary to sinusitis. *J Eval Clin Pract* 2005;11:522–524.

Fakhri S, Pereira K. Endoscopic management of orbital abscesses. *Otolaryngol Clin North Am* 2006;39:1037–1047.

Khalifa BC. Extent of the resection of the lamina papyracea in medial subperiosteal orbital abscess. *Otolaryngol Head Neck Surg* 2010;145:161–164.

Bedwell J, Baumann NM. Management of pediatric orbital cellulitis and abscess. *Curr Opin Otolaryngol Head Neck Surg* 2011;19:467–473.

34 REDUÇÃO ENDOSCÓPICA DE FRATURA ORBITÁRIA EM BLOW-OUT

Hiroshi Moriyama

INTRODUÇÃO

As fraturas do assoalho da órbita são há muito reconhecidas como de ocorrência mais comum do que as fraturas da parede medial da órbita. Entretanto, fraturas da parede medial não são incomuns e podem agora ser facilmente diagnosticadas pela tomografia computadorizada (TC).

No passado, havia três condutas cirúrgicas para fraturas da parede medial da órbita: (a) a via de acesso transorbitária, através de uma incisão externa, (b) a via de acesso maxiloetmoidal, e (c) a via de acesso endonasal. A maioria das publicações nos anos 1970 revia técnicas para a via de acesso transorbitária, como uma incisão sobre o canto medial, incisão no supercílio medial e a via de acesso conjuntival. A via de acesso combinada transorbitária e maxiloetmoidal era algumas vezes utilizada. Entretanto, a cirurgia endonasal endoscópica atual permite acesso direto, visualização clara e procedimentos cirúrgicos precisos para reparar fraturas da parede orbital medial.

O tratamento cirúrgico convencional das fraturas do assoalho da órbita por oftalmologistas e cirurgiões plásticos envolve redução transorbital microscópica através de uma incisão na pálpebra ou na conjuntiva inferiores. Contudo, o uso de endoscópios rígidos permitiu com que fraturas da órbita sejam tratadas por vias menos invasivas endonasais ou transmaxilares para cirurgia sinusal endoscópica.

As fraturas da parede medial ou do assoalho da órbita podem restringir a mobilidade ocular e causar endoftalmia.

As fraturas da órbita podem facilmente ser reconhecidas em métodos de imagem, como TC e ressonância magnética (RNM).

Na minha experiência, a via de acesso endonasal endoscópica permite um acesso direto, visualização clara e realização de procedimentos cirúrgicos precisos para o tratamento de faturas da parede medial da órbita. Além disso, a cirurgia endonasal endoscópica, com ou sem reparo transmaxilar, é um método efetivo e menos invasivo para tratar fraturas do assoalho da órbita.

As fraturas do assoalho da órbita são divididas em dois tipos. Um tipo é uma fratura larga, conhecida como fratura *blow-out* (*blow-out fracture-BOF*), e o outro é uma fratura linear conhecida como fratura em alçapão (*trapdoor fracture*), em que os fragmentos ósseos não são desviados. Entretanto, uma grave restrição da mobilidade ocular ocorre frequentemente nas fraturas *trapdoor*, em razão do encarceramento do músculo reto inferior. Por essa razão, o tratamento cirúrgico precoce é necessário para as fraturas *trapdoor*, com o objetivo de liberar o tecido orbitário herniado e encarcerado pelo osso fraturado e para restaurar a mobilidade ocular completa. Se houver suspeitas de uma fratura *trapdoor*, ela deve ser reparada dentro de 1 semana após a lesão, para prevenir cicatrização de tecidos intraorbitários.

Na minha experiência, o reparo endoscópico constitui uma técnica operatória útil, segura e efetiva para tratamento das fraturas da órbita. Entretanto, o prognóstico pós-operatório muitas vezes não é claro, e o paciente deve ser adequadamente informado sobre os possíveis resultados antes da cirurgia.

Tipos de Fraturas da Órbita

As fraturas da órbita são divididas em três tipos: (a) fraturas do assoalho orbitário, que são as mais comuns; (b) fraturas da parede medial da órbita (lâmina papirácea) e (c) fraturas combinadas de ambos, o assoalho e a parede medial da órbita. Nos anos 1990, 229 fraturas orbitais foram tratadas por cirurgia endonasal no nosso departa-

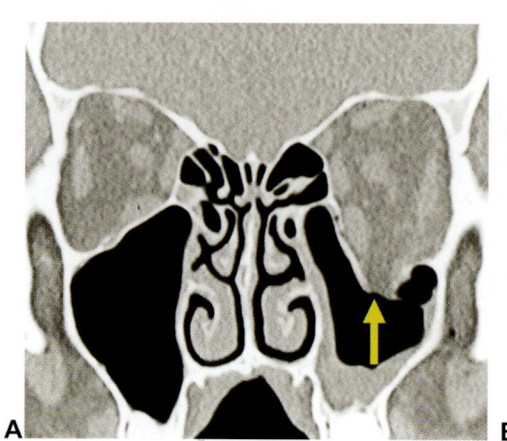

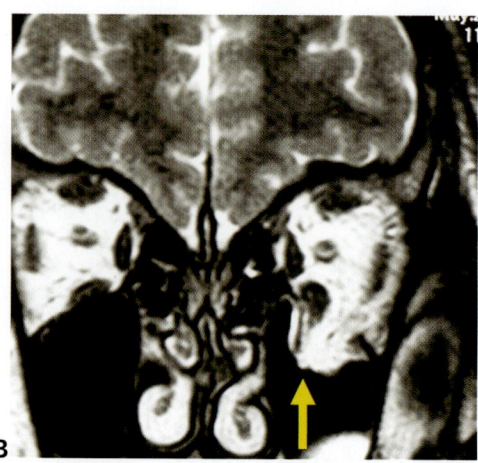

FIGURA 34.1
A, B: Imagens de TC e RNM de uma fratura *blow-out* (tipo de fratura extensa do assoalho da órbita) (*seta*).

mento; 108 (47%) foram fraturas do assoalho da órbita, 64 (28%) foram fraturas da parede medial, e 57 (25%) foram fraturas combinadas de ambos, o assoalho da órbita e a parede medial.

A BOF é o tipo mais comum de fratura do assoalho da órbita, representando cerca de 70% dos casos (Fig. 34.1), e as fraturas *trapdoor* são menos comuns, respondendo por 30% dos casos (Fig. 34.2). Nas BOFs, o tecido intraorbitário pode ser desviado para dentro do seio maxilar, mas não pode ser encarcerado entre fragmentos de osso fraturado. Em contraste, uma restrição grave da mobilidade ocular ocorre muitas vezes nas fraturas *trapdoor* apesar dos achados mínimos na TC, uma vez que músculos extraoculares herniados, tecido adiposo e tecido fibroso da órbita sejam encarcerados entre as bordas de osso fraturado.

A idade dos nossos 229 pacientes variou entre 4 e 74 anos. Pacientes jovens apresentaram maior tendência para fraturas do assoalho orbitário, enquanto os adultos tenderam a apresentar fraturas de qualquer tipo. Além disso, entre os pacientes com fraturas do assoalho da órbita, os pacientes jovens são mais propensos a apresentar fraturas *trapdoor* (Fig. 34.3).

HISTÓRIA

Os sintomas das fraturas orbitárias incluem diplopia, restrição da mobilidade ocular, dor ao movimento ocular, esforço (*strain*) visual e edema palpebral. Se houver suspeitas de uma fratura da órbita com base em uma história de lesão orbitária e aspectos clínicos, exames de imagem diagnósticos e exame oftalmológico devem ser realizados (Fig. 34.2).

EXAME FÍSICO

Equimose dos tecidos moles é frequentemente observada. Acuidade visual e campos visuais devem ser avaliados. O teste de tração (teste de ducção forçada) deve ser realizado, para determinar se músculos extraoculares foram encarcerados pelas margens de uma fratura. A amplitude de movimento do globo deve ser testada. O teste de Hess deve ser realizado, para avaliação da mobilidade ocular.

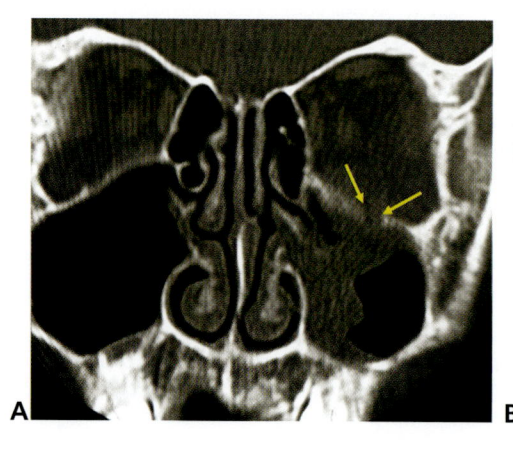

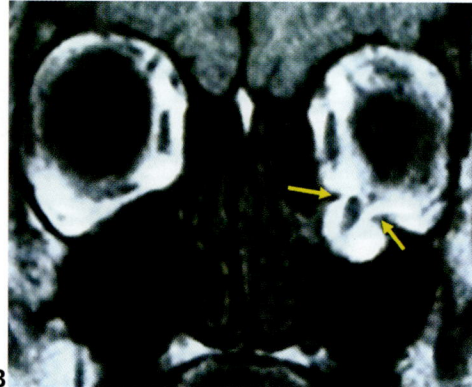

FIGURA 34.2
A, B: Imagens de TC e RNM de fratura *trapdoor* (tipo de fratura linear) (*setas*).

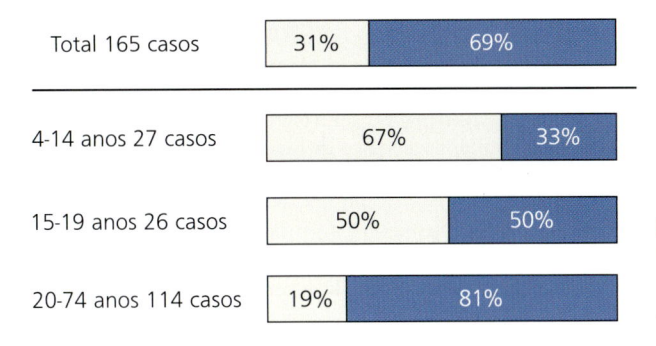

FIGURA 34.3 Relação entre os tipos e a idade das fraturas do assoalho orbital.

INDICAÇÕES

As indicações e a cronologia da cirurgia das fraturas da órbita são controvertidas. Em geral, a cirurgia para uma fratura da órbita está indicada quando os seguintes três critérios são satisfeitos: (a) diplopia ao exame oftalmológico, (b) fratura da órbita confirmada pela TC ou RNM e (c) ausência de melhora dos sintomas após 1 semana de tratamento conservador.

Smith e Regan notaram que o tratamento cirúrgico precoce tende a prevenir uma deformidade permanente subsequente. Se o intervalo desde a lesão até a cirurgia for de 4 semanas ou mais, alterações patológicas traumáticas, como fibrose e aderência, podem ocorrer, com maus resultados a longo prazo.

Nas fraturas *trapdoor* com diplopia, o tratamento cirúrgico precoce é necessário para liberar os tecidos orbitários encarcerados por fragmentos de osso fraturado e para restaurar a mobilidade ocular.

Para fraturas da parede medial sem limitações da mobilidade ocular, a cirurgia é indicada apenas se houver a possibilidade tardia de aparecimento de uma sinusite frontal secundária à obstrução do ducto de drenagem frontonasal, como resultado de herniação de conteúdo orbitário.

Recentemente, estudos clínicos recomendaram pronto reparo cirúrgico em pacientes com fraturas extensas (comprometendo > 50% do assoalho da órbita) e naqueles com diplopia ou endoftalmia superior a 2 mm dentro de 7 a 10 dias após a lesão.

Nas fraturas do assoalho da órbita, a escolha da via de acesso endonasal endoscópica ou da via de acesso combinada endonasal endoscópica e a via de acesso transmaxilar depende da localização da fratura e da direção do desvio do tecido orbitário, lateral ou medial. A conduta endonasal endoscópica deve ser utilizada, quando o centro da fratura for medial ao nervo infraorbital, ou quando o tecido orbital herniar medialmente. A cirurgia combinada deve ser utilizada nos casos em que outras condições estejam presentes e nos casos de fraturas mistas alargadas.

Se o tecido orbitário herniar lateralmente, a via de acesso transmaxilar endoscópica está indicada, uma vez que os fragmentos ósseos (*seta*) impedem a dissecção endonasal das aderências entre o periósteo e o osso (Fig. 34.4A e B).

CONTRAINDICAÇÕES

Tratamento conservador é indicado para os casos em que diplopia, restrição da mobilidade ocular, exoftalmia ou edema da órbita forem causados por hematoma intraorbitário. Além disso, o tratamento conservador deve ser continuado quando uma exoftalmia óbvia, com diplopia, for causada por enfisema orbital, quando o paciente assoa o nariz imediatamente após a ocorrência da lesão.

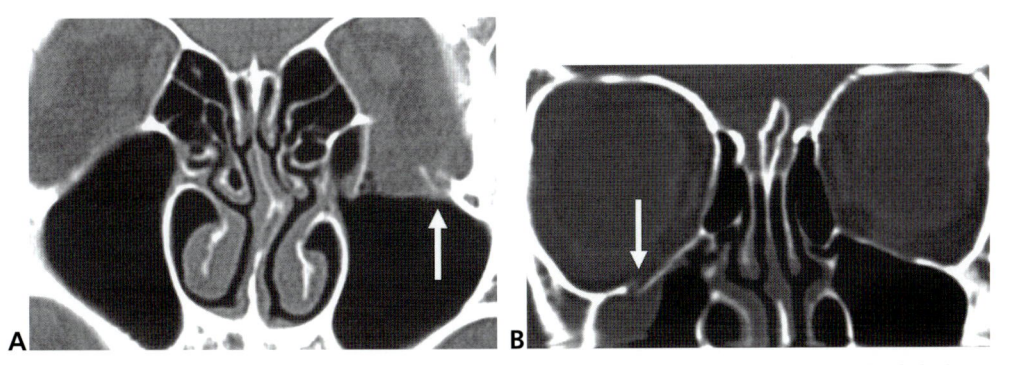

FIGURA 34.4 A: Indicação da via de acesso endonasal endoscópica com transmaxilar. Observar fragmento desviado do assoalho da órbita (*seta*). **B:** Indicação da via de acesso endonasal endoscópica. Esta paciente é uma menina de 5 anos com uma fratura *trapdoor* do assoalho orbitário direito (*seta*). Ainda que a fratura pudesse facilmente ter sido reparada com acesso transmaxilar endoscópico, eu utilizei a via de acesso endonasal endoscópica, para evitar danos às raízes dentárias.

PLANEJAMENTO PRÉ-OPERATÓRIO

A condição da fratura e a relação espacial entre os fragmentos ósseos e o conteúdo orbitário devem ser cuidadosamente avaliadas por TC ou RNM. Uma vez que ela visualize claramente os músculos oculares desviados, a RNM ajuda a minimizar o risco de lesão dos músculos extraoculares durante a cirurgia.

A TC é o exame de imagem mais importante, uma vez que a extensão da fratura possa ser claramente visualizada. Contudo, em alguns casos, a RNM é necessária para visualizar o desvio dos músculos extraoculares e do tecido adiposo orbital. Quando combinada à TC, a RNM se torna um exame mais efetivo. TC e RNM sagitais são também extremamente úteis para avaliar fraturas do assoalho da órbita, uma vez que os limites da fratura (anterior a posterior) são claramente visualizados. A RNM também pode ser utilizada para distinguir entre mucosa sinusal edematosa e hematoma, e para identificar hérnia ou encarceramento de músculos extraoculares e outros conteúdos orbitários.

O método cirúrgico ideal é selecionado com base no tipo, extensão e região da fratura; no grau de diplopia e na herniação e encarceramento de músculos extraoculares.

As fraturas *trapdoor* com diplopia exigem tratamento cirúrgico precoce. A melhora pós-operatória nem sempre é satisfatória em casos de fratura *trapdoor*; por essa razão, o paciente deve ser informado a respeito dos possíveis resultados pós-operatórios.

A presença de desvio do septo nasal deve ser avaliada, caso a via de acesso endonasal for ser utilizada. Durante a cirurgia para reparo de fratura da órbita, o septo desviado também pode ser corrigido. Por outro lado, a possível pneumatização do seio maxilar e raízes dentárias deve ser avaliada em crianças com uma fratura do assoalho da órbita.

TÉCNICA CIRÚRGICA

Os objetivos do tratamento cirúrgico das fraturas da órbita são liberar completamente os tecidos encarcerados por fragmentos ósseos fraturados e restaurar completamente a mobilidade ocular.

Quando a cirurgia é efetuada sob anestesia local, a melhora dos sintomas pode frequentemente ser confirmada intraoperatoriamente. Contudo, quando a cirurgia é realizada sob anestesia geral, deve ser removido tanto osso fraturado quanto necessário, e o teste de ducção forçada deve ser realizado intraoperatoriamente.

Com ambas anestesia local e geral, epinefrina (diluição 1:5.000) tópica é utilizada para controle de sangramento durante a cirurgia.

Fratura da Parede Medial da Órbita

A via de acesso endonasal endoscópica é apropriada para reconstrução de BOFs da parede medial da órbita. Com o endoscópio, a parte superior da parede medial da órbita pode ser claramente visualizada e uma comunicação com o seio frontal é facilmente estabelecida. A técnica endonasal endoscópica para BOFs da parede medial da órbita é resumida do seguinte modo:

Primeiramente, a concha média é desviada medialmente, para alargar o meato médio e assegurar o campo operatório. O processo uncinado é removido, e as trabéculas ósseas do seio etmoidal são cuidadosamente removidas, fragmento por fragmento. A seguir, somente a parede anterior da bolha etmoidal é removida. Se tecidos moles forem reconhecidos na bolha, é necessária uma pressão sobre o globo, para identificar se isto representa conteúdo orbitário. A mucosa inflamada na lâmina papirácea é removida, de modo a separá-la do conteúdo orbitário. Os ossos fraturados da lâmina papirácea devem ser removidos com grande cuidado, para evitar trauma no periósteo orbitário. O conteúdo orbitário é separado da concha média em casos de uma BOF extensa.

Após a remoção de mucosa danificada e fragmentos ósseos das porções anterior e inferior do conteúdo orbitário herniado, o conteúdo orbitário é, então, reduzido, tracionando-se lateralmente com uma espátula ou um pequeno fragmento de gaze. A esta altura, as margens posterior e superior da fratura podem ser facilmente observadas. Além disso, quando uma fratura compromete a lamela basal ou ainda mais posteriormente, o seio etmoidal posterior é aberto. As trabéculas ósseas devem ser ressecadas para abertura das células etmoidais posteriores.

Para manter o formato da parede medial da órbita, uma lâmina de silicone (dimetilpolissiloxano) com espessura de 0,3 mm em forma de U invertido é inserida. Então, uma gaze ou esponjas impregnadas com antibiótico de base não oleosa são impactadas de cima para baixo entre as superfícies internas da lâmina de silicone, para fixar a parede medial da órbita (Fig. 34.5).

Fraturas do Assoalho da Órbita

Para o reparo cirúrgico de fraturas do assoalho da órbita, emprega-se a via de acesso endonasal endoscópica, com ou sem o acesso transmaxilar (transantral) endoscópico.

Via de Acesso Endonasal

A cirurgia endonasal é selecionada, quando o centro da fratura é medial ao nervo infraorbitário no assoalho orbitário ou quando o tecido orbitário está herniado medialmente. A cirurgia endonasal pode ser realizada pelo antro ou meato inferior, ou ambos.

Nas fraturas do assoalho da órbita, uma etmoidectomia total é primeiramente realizada, como nas cirurgias sinusais endoscópicas para tratamento de sinusites crônicas. O óstio maxilar é, então, alargado, e a fontanela é aber-

CAPÍTULO 34 Redução Endoscópica de Fratura Orbitária em Blow-out

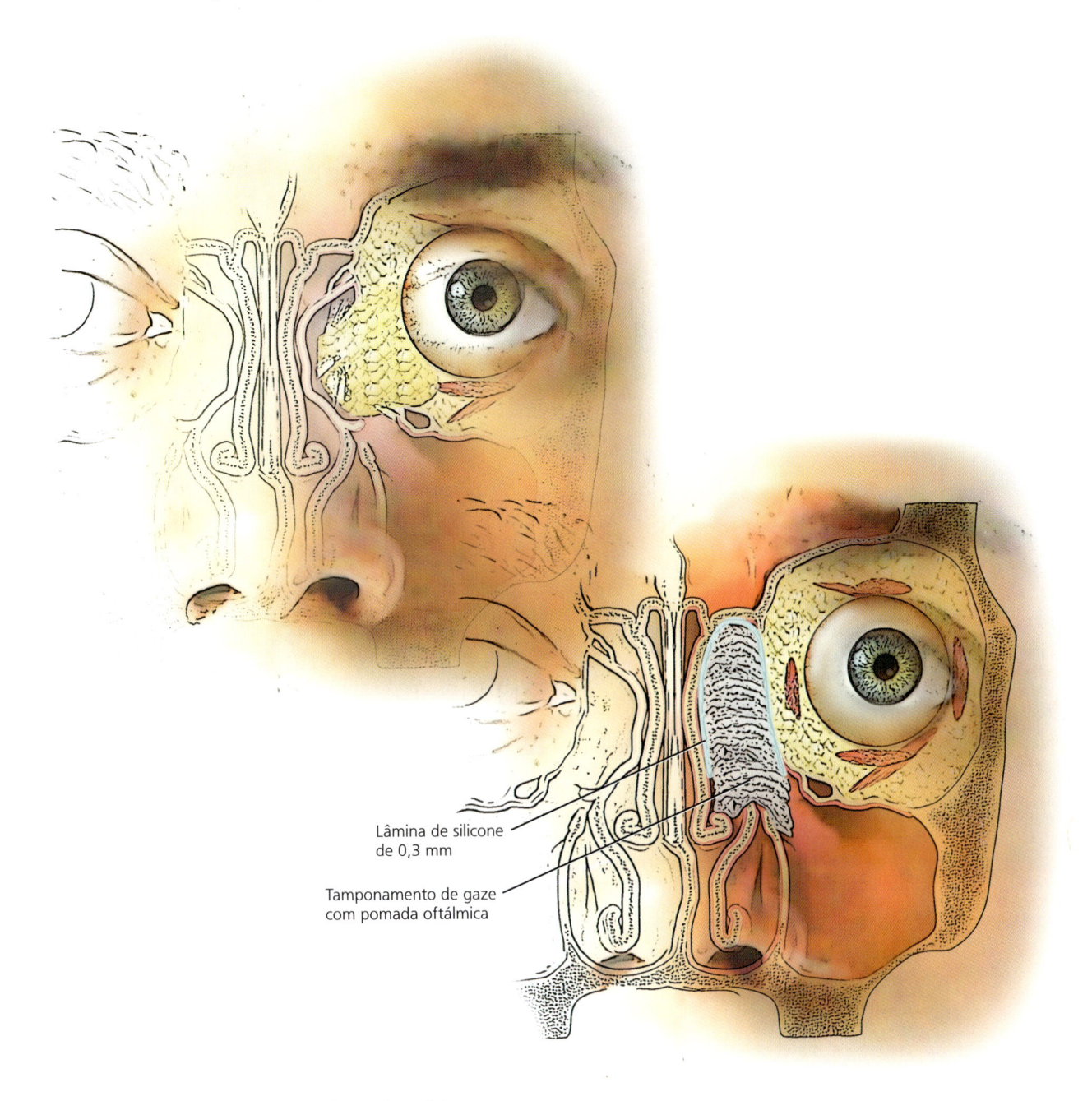

FIGURA 34.5 Reparo cirúrgico de fratura da parede medial.

Lâmina de silicone de 0,3 mm

Tamponamento de gaze com pomada oftálmica

ta, para fornecer uma exposição ideal do assoalho da órbita. Um endoscópio de 70° é utilizado para visualização da fratura do assoalho da órbita. A mucosa do teto do seio maxilar é dissecada com um dissector curvo especial, o local da fratura e o tecido orbitário são expostos, e as margens da fratura são confirmadas.

Então, os fragmentos ósseos que encarceraram o tecido orbitário são separados e removidos com uma pinça ou dissector curvo, até que os resultados do teste de ducção forçada melhorem durante a cirurgia. Se a pinça não puder ser manipulada pela via da fontanela, ela é inserida por uma abertura de controle no meato inferior. Se todos os fragmentos ósseos puderem ser removidos, e o tecido orbitário puder ser reduzido sem resistência, o tecido orbitário é coberto com mucosa sinusal.

Um cateter de Foley 16 ou 18 Fr é inserido pela fontanela ou pela abertura de controle no meato inferior. O balão no cateter é a seguir inflado com soro fisiológico (10 a 15 mL em adultos), e o tecido orbitário é tracionado superiormente e fixado em posição (Fig. 34.6). O balão é mantido inflado durante 10 dias.

Via de Acesso Combinada Endonasal e Transmaxilar

A cirurgia endonasal endoscópica é um procedimento realizado por uma só mão; portanto, a manipulação pode ser difícil quando ocorre herniação do conteúdo orbitário. Por outro lado, com o acesso endonasal, um instrumento cirúrgico poderia não alcançar uma fratura na parte anterior do assoalho da órbita.

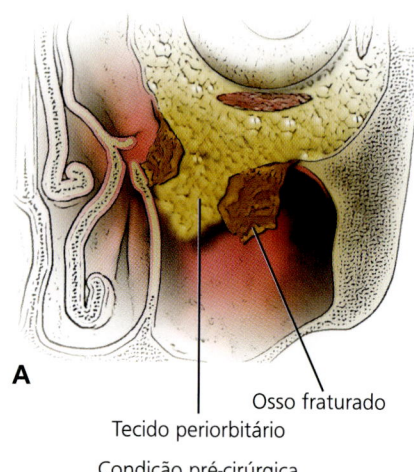

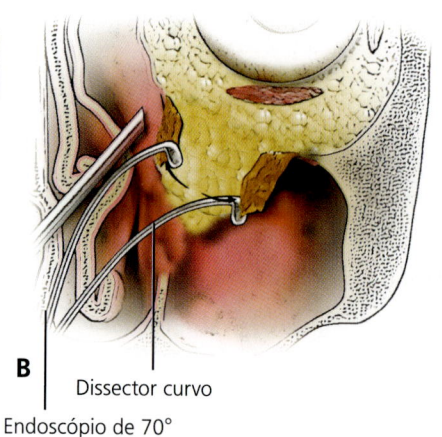

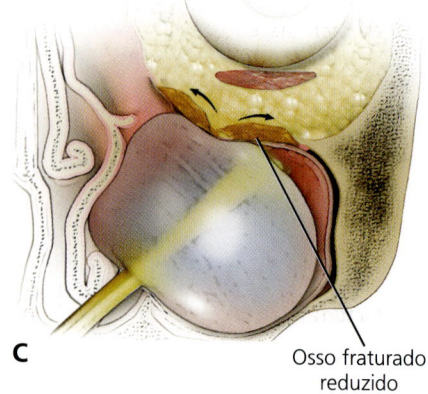

FIGURA 34.6 Reparo cirúrgico de fratura do assoalho da órbita.

A Osso fraturado / Tecido periorbitário / Condição pré-cirúrgica

B Dissector curvo / Endoscópio de 70° / Fragmentos ósseos são separados com um dissector curvo sob a visão de um endoscópio de 70°

C Osso fraturado reduzido / Tecido periorbitário herniado é reposto de volta no interior da órbita e fixado em posição com um cateter de Foley

---

A via de acesso combinada endonasal endoscópica e transmaxilar fornece um campo operatório amplo e permite uma manipulação mais fácil das pinças do que o acesso endonasal isolado, especialmente nas porções anterior e lateral do assoalho orbitário. Uma vez que a remoção incompleta dos fragmentos ósseos poderia resultar em diplopia pós-operatória persistente, a combinação dos acessos endonasal e transmaxilar é útil para tratar fraturas nesta área. Campos de visão largos e claros, a partir de várias direções e ângulos, podem ser obtidos com o uso do endoscópio rígido.

Primeiramente, as células etmoidais anteriores são abertas, a fontanela é aumentada, e uma abertura é realizada no meato inferior. Então, uma pequena incisão é realizada na gengiva, e uma janela limitada é aberta na fossa canina (a parede anterior do seio maxilar), como para um procedimento de Caldwell-Luc. A mucosa do seio maxilar é separada do osso fraturado na área de conteúdo orbitário herniado. O conteúdo orbitário é, então, separado do osso fraturado e reduzido para o interior da órbita. A parte posterior da fratura é tratada, à medida que o conteúdo orbital é retornado. Como o conteúdo orbital é facilmente encarcerado entre as partes anterior e posterior do local da fratura, observação e manejo cuidadosos são necessários. Os menores fragmentos ósseos são, então, removidos, e os grandes fragmentos são retornados ao local da fratura. A mucosa do seio maxilar, que foi anteriormente descolada, é utilizada para cobrir a área da fratura.

Um cateter de Foley 16 Fr ou 18 Fr é inserido no seio maxilar pela fontanela amplamente aberta ou do meato inferior. A seguir, 10 a 15 mL de soro fisiológico são injetados no balão da extremidade do cateter, para suspender o conteúdo orbitário para fora da fratura afundada (Fig. 34.6).

Uma vantagem deste método combinado é que as relações entre os fragmentos ósseos e o tecido orbitário podem ser avaliadas com um largo espaço de trabalho cirúrgico e uma visão cirúrgica clara e larga, sem áreas cegas. A reconstrução não é complicada, mesmo em fraturas extensas ou em fraturas em que uma pequena quantidade de tecido orbitário foi aprisionado. O conteúdo orbitário é devolvido à órbita.

Os tecidos orbitários são reduzidos do seio de volta para o interior da órbita e fixados temporariamente com uma lâmina de silicone e um cateter de Foley, até que a ferida seja coberta com mucosa regenerada ou tecido conjuntivo.

As parestesias pós-operatórias do lábio superior são menos intensas do que em um procedimento de Caldwell-Luc padrão, e a abertura é significativamente mais limitada.

TRATAMENTO PÓS-OPERATÓRIO

Para prevenir infecção pós-operatória, antibióticos são administrados, e limpeza intranasal é executada. Corticosteroides são administrados para prevenir edema pós-operatório transitório.

Para fraturas da parede medial, a gaze impregnada de pomada antibiótica é mantida no seio etmoidal por 1 semana; Para fraturas do assoalho da órbita, o cateter de Foley é mantido em posição por 7 a 10 dias.

COMPLICAÇÕES

Se a periórbita tiver sido lacerada (rompida), a redução de uma grande quantidade de conteúdo orbitário herniado pode ser difícil; por essa razão, cuidados devem ser tomados para não danificar os músculos extraoculares durante a redução.

Endoftalmia a longo prazo pode ocorrer em raros casos de BOF extensa, quando a maior parte do assoalho da órbita foi removida, e o conteúdo orbitário é suportado apenas por tecido conjuntivo fibroso.

Dor durante os movimentos dos olhos pode ocorrer no pós-operatório, quando pequenos fragmentos de osso, que não foram removidos, colidem com tecido orbitário.

RESULTADOS

Fiz uma revisão de 229 casos de fratura orbitária, que tinham sido tratados endoscopicamente na nossa instituição nos anos 1990. A melhora pós-operatória foi avaliada com base em exame oftalmológico e alterações nos sintomas. Em aproximadamente 88% dos casos, foi obtido um bom resultado clínico (Fig. 34.7).

Quando avaliados de acordo com a via de acesso cirúrgica, os sintomas foram resolvidos em 83% dos casos tratados com reparo endonasal endoscópico e em 78% dos casos tratados com reparo transmaxilar endoscópico.

O tipo de fratura afetou os resultados em um estudo. Fraturas da parede medial apresentaram uma taxa de cura de 100%; fraturas mistas apresentaram uma taxa de cura de 77% e uma taxa de melhora de 19%, e não houve melhora em 4%; e fraturas do assoalho da órbita apresentaram uma taxa de cura de 89% e ausência de melhora em 5%. Fraturas *trapdoor* do assoalho da órbita apresentaram uma taxa de cura de 65%, uma taxa de melhora de 24% e ausência de melhora em 14%. Quando o conteúdo orbitário foi encarcerado entre ossos fraturados, a melhora pós-operatória tendeu a ser insuficiente.

Portanto, minha conclusão é que os resultados pós-operatórios dependem do tipo e extensão da fratura e do intervalo de tempo entre a fratura e a cirurgia.

PÉROLAS

- Tratamento da mucosa, incluindo a mucosa do seio maxilar.
  - Confirmar a condição da mucosa em áreas de fratura para determinar se o tecido orbitário herniado está coberto por mucosa ou está exposto.
  - Descolamento da mucosa sinusal começa em torno da área da fratura quando o conteúdo orbitário herniado não está coberto por mucosa.
  - Quando a mucosa sinusal foi preservada sem ruptura, procurar o maior fragmento de osso e incisar a mucosa a ele sobrejacente para começar a descolar a mucosa a partir do conteúdo orbitário herniado.
- Tratamento de fragmentos de osso fraturado.
  - O principal objetivo da cirurgia quando conteúdo orbital se encontra encarcerado por osso fraturado é liberar o tecido aprisionado e restaurar a mobilidade ocular completa.
  - Nas BOFs, grandes fragmentos ósseos devem ser retornados à área da fratura tanto quanto possível, mas pequenos fragmentos ósseos podem ser removidos.
- Tratamento de conteúdo orbitário protruso.
  - Se a periórbita sobre a fratura estiver preservada, cuidados devem ser tomados para não a danificar durante a cirurgia. Tracionar grandes quantidades de tecido adiposo herniado de volta para o interior da órbita pode ser extremamente difícil.
  - Um pequeno fragmento de gaze é útil para reduzir conteúdo orbitário herniado, mesmo quando ocorrer herniação extensa de tecido adiposo orbitário.

ARMADILHAS

- No caso de BOF da parede medial da órbita, há uma alta possibilidade de lesão do conteúdo orbitário, dependendo dos métodos de cirurgia. Portanto, eu resseco a lamela basal do seu lado medial conforme possível e me aproximo gradualmente para a profundidade, de medial para lateral.
- Às vezes, o distúrbio da mobilidade ocular se desenvolve após a reparação da fratura do assoalho orbitário.

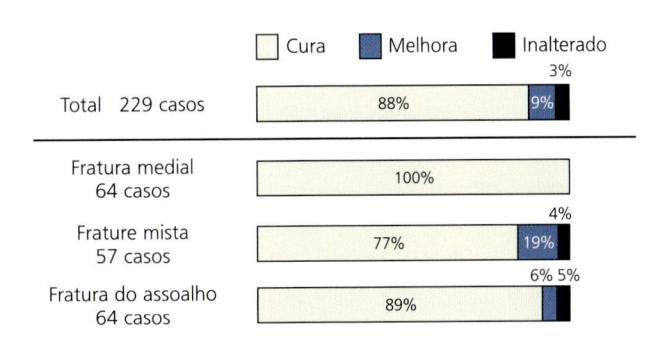

FIGURA 34.7 Resultados pós-operatórios das fraturas da órbita.

Instrumentos

Dissector curvo forte

Pinça curva delgada

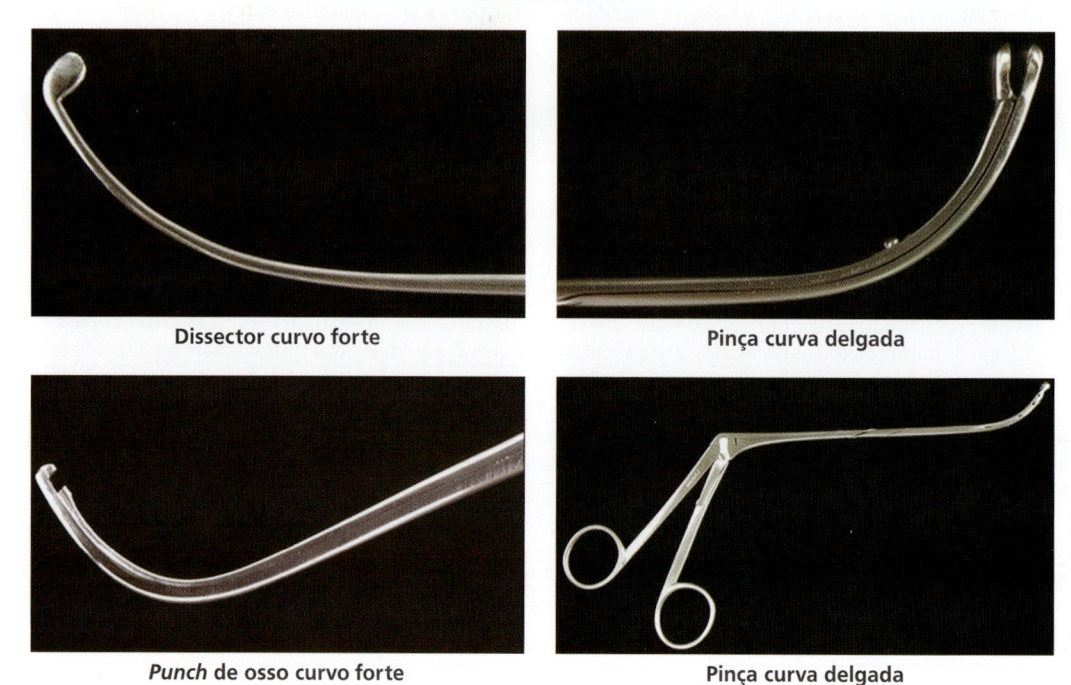

FIGURA 34.8
Várias pinças curvas e dissector curvo para reparo de fraturas do assoalho da órbita.

***Punch* de osso curvo forte**

Pinça curva delgada

INSTRUMENTOS A TER DISPONÍVEIS (FIG. 34.8)

- Conjunto de cirurgia endoscópica padrão.
- Descolador moldado forte.
- Pinça moldada forte.
- Pinça curva forte.
- Pinça de osso curvo forte.
- Aspirador flexível.
- Endoscópios de 0, 30 e 70°.

LEITURA SUGERIDA

Converse JM, *et al.* Enophthalmos and diplopia in fracture of the orbital floor. *Br J Plast Surg* 1957;9:265–274.

Smith B, Regan WF. Blowout fracture of the orbit; Mechanism and correction of internal orbital fracture. *Am J Ophthalmol* 1957;44:733–739.

Hawes JM, Dortzach PK. Surgery of orbital floor fractures. *Ophthalmology* 1983;90:1066–1070.

Yamaguchi N, Arai S, Mitani H. Endoscopic endonasal technique of the blowout fracture of the medial orbital wall. *Oper Tech Otolaryngol Head Neck Surg* 1992;2:269–274.

Jin HR, Shin SO, Choo MJ, *et al.* Endonasal endoscopic reduction of blowout fracture of the medial orbital wall. *J Oral Maxillofac Surg* 2000;58:847–851.

Burm JS, Oh SJ. Direct local approach through a W-shaped incision in moderate or severe blowout fractures of the medial orbital wall. *Plast Reconstr Surg* 2001;107:920–928.

Otori N, Haruna S, Moriyama H. Endoscopic endonasal or transmaxillary repair of orbital floor fracture: a study of 88 patients treated in our department. *Acta Otolaryngol* 2003;123:718–723.

PARTE V: TÉCNICAS ABERTAS DE CIRURGIA SINUSAL

35 TREPANAÇÃO DO SEIO FRONTAL

A. Simon Carney

INTRODUÇÃO

Em razão da sua localização superficial, o seio frontal é talvez o de acesso mais difícil por via endoscópica, mas, paradoxalmente, o de acesso mais fácil através de uma via de acesso externa. A trepanação do seio frontal foi utilizada durante décadas para drenagem de infecções do seio frontal potencialmente ameaçadoras à vida, especialmente antes da descoberta dos antibióticos. Com o aparecimento da cirurgia sinusal endoscópica e, em particular, com o auxílio de avanços tecnológicos, como navegação por imagem, instrumentos maleáveis, endoscópios de ângulo variável e cateteres de balão para dilatação, a necessidade de trepanação do seio frontal foi significativamente reduzida. Nada obstante, permanecem circunstâncias, em que a trepanação do seio frontal não somente é necessária, mas pode realmente ser o método mais simples de estabilizar a condição de um paciente. *Kits* comerciais de minitrepanação também são utilizados regularmente como um auxílio durante cirurgia sinusal endoscópica. Neste capítulo, discutirei sistematicamente as indicações e opções contemporâneas da trepanação do seio frontal, bem como a minitrepanação, salientando as circunstâncias em que o cirurgião pode utilizar ambas as opções em conjunção com outras técnicas endoscópicas para situações mais desafiadoras.

HISTÓRIA

Uma história rinológica completa deve ser obtida em todos os pacientes em que uma trepanação frontal está sendo considerada. Uma história de apresentação típica poderia incluir cefaleia e dor frontais, dor à palpação por toque ou mesmo sinais meníngeos. Em algumas situações, o paciente pode na realidade estar inconsciente, como resultado de complicações intracranianas de sinusite, como um resultado de complicações clínicas de imunodeficiência ou subsequentemente a lesão traumática. Nestes casos, uma história colhida de um parente ou testemunha pode ser a única opção. Em pacientes com sinusite frontal aguda que não está se resolvendo, é particularmente importante pesquisar sobre qualquer história de trauma, cirurgia sinusal prévia, quaisquer outras condutas externas e, em particular, quando condições, como uma mucocele, um processo maligno ou um papiloma invertido, foram previamente tratadas.

Condições médicas, como diabetes, imunodeficiência e quimioterapia continuada para outras malignidades, também devem ser identificadas. Um histórico de diátese hemorrágica e uso de quaisquer medicações, como aspirina, clopidogrel, heparina e varfarina, bem como agentes anti-inflamatórios não esteroides, também deve ser pesquisado. Se houver quaisquer complicações extrassinusais, como edema, diplopia, redução da acuidade visual ou a presença de uma Escala de Coma de Glasgow reduzida, a escala cronológica e história destas devem ser cuidadosamente inquiridas e documentadas.

EXAME FÍSICO

Antes de se examinarem as fossas nasais, o paciente deve ser examinado externamente. Examinando o paciente por trás, com a cabeça inclinada para trás, edemas ou assimetrias sutis das órbitas podem-se tornar aparentes. Qualquer edema ou tumefação supraorbitários devem ser avaliados quanto à flutuação. Os rebordos orbitários devem ser palpados, para se verificar quaisquer áreas de deiscência nos ossos frontais Os forames supraorbitários são frequentemente palpáveis imediatamente acima da extremidade medial do supercílio – estes são marcos anatômicos importantes para algumas formas de trepanação frontal. Os olhos devem ser examinados quanto à diplopia, bem como quanto à visão para cores e acuidade visual. Na ausência de quaisquer sintomas ou sinais, uma avaliação oftalmológica formal não é necessária, embora, se houver comprometimento da órbita, uma avaliação oftalmológica de urgência seja essencial. Rinoscopia anterior e endoscopia nasal após descongestão da mucosa são partes essenciais da investigação. Quaisquer aderências ou alterações da anatomia decorrentes de cirurgias precedentes devem ser documentadas. O olho deve ser mobilizado para verificação de alguma deiscência na lâmina papirácea. A presença e a origem de quaisquer secreções mucopurulentas devem ser documentadas, e uma amostra deve ser colhida endoscopicamente para cultura microbiológica.

INDICAÇÕES

- Sinusites frontais agudas resistentes à terapia clínica adequada com fatores complicadores que tornariam indesejável um acesso endoscópico (p. ex., falta de experiência cirúrgica, diátese hemorrágica ou má condição clínica).
- A necessidade de uma amostra microbiológica em um paciente com imunodeficiência, em que a transferência formal para a sala de operações para um acesso endoscópico seria contraindicada.
- Para visualização endoscópica da porção lateral do seio frontal (p. ex., para avaliar a presença ou ausência de tumor recorrente).
- Para biópsia de uma lesão localizada nas porções medianas ou laterais do seio frontal, que não podem ser acessadas por via endoscópica.
- Administração de fluoresceína como guia durante cirurgia sinusal endoscópica (minitrepanação).
- Para acesso, durante acessos combinados, endoscópico e aberto, ao recesso frontal.
- Para aplicação de balão retrógrado no recesso frontal.
- Para irrigação pós-operatória de rotina do seio frontal, evitando instrumentação do recesso frontal.

CONTRAINDICAÇÕES

- Ausência de um seio frontal ou seio gravemente hipoplásico.
- Deiscência da parede posterior do seio frontal (contraindicação relativa).
- Fratura da parede posterior do seio frontal, com rinoliquorreia continuada.
- Células tipo IV de Kuhn substituindo massivamente a maior parte do seio frontal.
- Anormalidade cutânea sobrejacente (p. ex., hemangioma cavernoso).

PLANEJAMENTO PRÉ-OPERATÓRIO

TC: Uma TC triplanar dos seios paranasais de boa qualidade é essencial antes de se decidir por uma trepanação do seio frontal. As imagens de TC DICOM podem ser baixadas para equipamento de navegação por imagem para facilitar o posicionamento da trepanação frontal. As imagens de TC devem ser estritamente revistas para se estimar o grau de pneumatização do seio frontal e avaliar a presença de quaisquer células de Kuhn, em que a trepanação poderia ser inadvertidamente posicionada. A continuidade do seio frontal deve ser averiguada, e a presença de quaisquer fraturas ou áreas de deiscência deve ser cuidadosamente anotada.

RNM: Uma RNM contrastada com gadolínio pode estar indicada quando houver suspeita de um tumor benigno ou maligno ocupando o seio frontal. Em pacientes com um transplante renal, o agente de contraste pode ser contraindicado. Similarmente, uma RNM não poderá ser realizada em pacientes com corpo estranho magnético ou claustrofobia grave. Na vasta maioria dos casos, a RNM será capaz de distinguir entre a presença de exsudato purulento, muco ou tumor. Se líquido e tumor estiverem presentes no interior do seio frontal, é preferível realizar a trepanação frontal em uma área onde não ocorrerá disseminação do tumor (isto é, na parte preenchida por líquido do seio em vez daquela ocupada por tumor).

Exames Laboratoriais: Embora não exigidos rotineiramente, em alguns casos um coagulograma pode ser desejável. Em pacientes gravemente doentes, um hemograma e avaliações completas de eletrólitos e glicose geralmente são solicitados pela equipe médica.

TÉCNICA CIRÚRGICA

Trepanação Frontal Padrão

O procedimento pode ser efetuado sob anestesia local ou geral. Infiltração anestésica local deve ser utilizada, incluindo infiltração da camada perióstica. Minha preferência é utilizar Xylocaine (lidocaína) 1% com epinefrina

1:80.000 para infiltração. Entre 2 e 4 mL são frequentemente necessários. Uma incisão pequena de 1 cm é realizada na porção superomedial da órbita, imediatamente abaixo da margem medial do supercílio, aproximadamente a 1 cm da linha mediana. A incisão é aprofundada por todas as camadas de tecido até o periósteo da margem orbitária, sendo o cautério bipolar utilizado caso a veia ou artéria supratroclear seja encontrada. Um afastador autostático oftálmico pequeno pode ser utilizado para manter aberta a ferida, ou um assistente pode utilizar afastadores de Langenbeck pequenos. Uma vez encontrado o periósteo, a posição da trepanação planejada deve outra vez ser checada para assegurar que o seio frontal possa ser facilmente penetrado. Em alguns casos, o osso pode ser tão macio que o seio frontal pode ser penetrado com instrumentos padrão de dissecção, e uma furadeira não é necessária. Na maioria dos casos, no entanto, um motor com uma pequena broca cortante (2 a 3 mm) será necessário para penetrar o assoalho do seio frontal. É importante irrigar a broca com soro fisiológico frio, para evitar lesão térmica da pele circundante, o que pode causar uma queimadura das margens da incisão. Quando o seio frontal for aberto, uma amostra microbiológica deve ser obtida. Dependendo dos requisitos para o procedimento, a simples drenagem do exsudato purulento pode ser suficiente. Se o seio frontal for deiscente, cuidados devem ser tomados ao irrigar o seio para não exercer uma pressão indevida, uma vez que isto pode levar a complicações orbitárias ou cranianas. O seio frontal deve ser completamente irrigado, se o seio estiver intacto. Minha preferência é utilizar ambos os cateteres de irrigação rígido e maleável para assegurar que a irrigação ocorra de forma contínua acima pela margem lateral do seio frontal, bem como em quaisquer outros recessos mais medialmente. Se necessário, um pequeno tubo ou dreno de Silastic pode ser inserido pela trepanação. Este deve ser fixado com suturas inabsorvíveis para prevenir deslocamento. O seio pode, então, ser irrigado pelo cateter por vários dias com soro fisiológico, ou soro fisiológico combinado a esteroides e/ou antibióticos.

Uma trepanação frontal pequena pode ter que ser aumentada, se for necessária visualização direta do seio frontal. Um endoscópio de 2,7 ou 4 mm pode ser inserido pela trepanação frontal alargada, ou um nasofaringoscópio, que é frequentemente superior para visualização das porções laterais do seio frontal, pode ser utilizado. Também é possível inserir instrumentos sinusais padrão através de uma trepanação frontal alargada para um procedimento combinado no recesso frontal (p. ex., excisão da lateral de uma célula de Kuhn III ou IV). Também é possível realizar uma dilatação retrógrada com balão através da trepanação frontal em casos complexos de estenose do recesso frontal.

Pode ser necessário variar a posição da incisão para a trepanação frontal, dependendo de considerações anatômicas. Quando há um seio frontal muito hipoplásico, a incisão pode ter que ser mais medial. Quando estão presentes grandes células III ou IV de Kuhn, a incisão pode ter que ser mais lateral, para assegurar que o trépano penetre corretamente o seio frontal em vez da célula frontoetmoidal. Nestes casos, é recomendado que seja utilizada navegação por imagem, para assegurar que a trepanação penetre na localização desejada.

Minitrepanação

Atualmente, existem vários conjuntos comerciais de minitrepanação disponíveis para facilitar a cirurgia sinusal endoscópica, embora eles também possam ser utilizados para obter amostras microbiológicas e irrigar um seio agudamente inflamado. O local padrão para uma mininitrepanação é a 1 cm da linha mediana no supercílio, embora, novamente, isto possa ser realizado mais lateralmente, se necessário. Após infiltração de anestésico local, uma lâmina pequena de bisturi deve ser utilizada para realizar uma incisão de 3 a 4 mm verticalmente na pele (Fig. 35.1). A incisão vertical minimiza o risco de lesão ao nervo supratroclear. Se uma veia ou artéria fora encontrada, uma pressão direta deve eliminar a formação de um hematoma, embora, ocasionalmente, a ferida deve ter de ser aumentada e explorada, de tal modo que o vaso possa ser cauterizado. Uma vez que a incisão tenha sido realiza até o osso, os tecidos moles devem ser separados, usando uma pinça fina de dissecção (Fig. 35.2), para permitir o posicionamento da guia serrilhada, que deve ser posicionada plana sobre o periósteo. Cuidados devem ser tomados para não mover esta guia durante o processo da minitrepanação. Uma furadeira de minitrepanação consagrada é afixada a um microdebridador e posicionada pela guia de tecido mole. Outra vez, é imperativo que seja utilizado soro fisiológico para irrigar a broca e a guia de tecidos moles (Fig. 35.3). Isto pode ser facilitado, removendo-se a tubulação de soro fisiológico usada pelo microdebridador e pedindo a um assistente para dirigir o fluxo para cima da guia de tecidos moles. O hiperaquecimento da guia causará uma queimadura nas bordas da incisão. A irrigação também ajuda a remover pequenos fragmentos de osso da broca. Uma vez que o seio frontal seja penetrado, um fio-guia é passado pela guia de tecidos moles, e a guia é removida. A cânula de irrigação da minitrepanação pode, então, ser colocada sobre o fio-guia (Fig. 35.4). Isto usualmente encaixa firmemente na tábua anterior do seio frontal, e o fio-guia pode ser removido. Uma seringa parcialmente cheia com soro fisiológico deve, então, ser afixada à cânula de irrigação e delicadamente aspirada, para assegurar que não ocorreu penetração intracraniana. Em pacientes com um seio agudamente infectado ou com secreções retidas em doença crônica, exsudatos purulentos ou mucoides serão observados penetrando na seringa. Esse material poderá, então, ser enviado para análise microbiológica. Se a minitrepanação estiver sendo realizada para facilitar o acesso durante cirurgia sinusal endoscópica, duas gotas de fluoresceína conjuntiva podem ser acrescentadas a 100 mL de soro fisiológico. Isto pode ser irrigado pela cânula de irrigação da minitrepanação e será observado saindo pelo nariz quando drenar através do recesso frontal. O cateter de irrigação pode ser mantido em posição no pós-operatório, para administração de esteroides e antibióticos ou apenas simplesmente para irrigação com soro fisiológico, ajudando a prevenir estenoses.

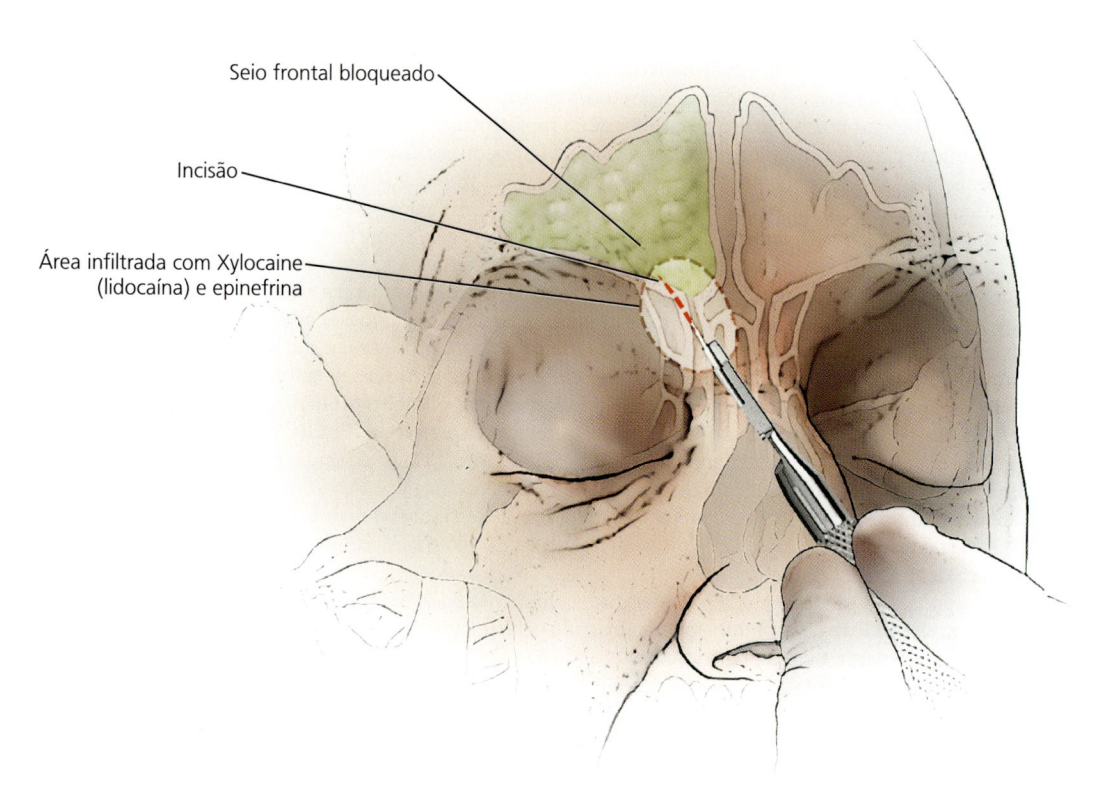

FIGURA 35.1
Pequena incisão vertical no supercílio.

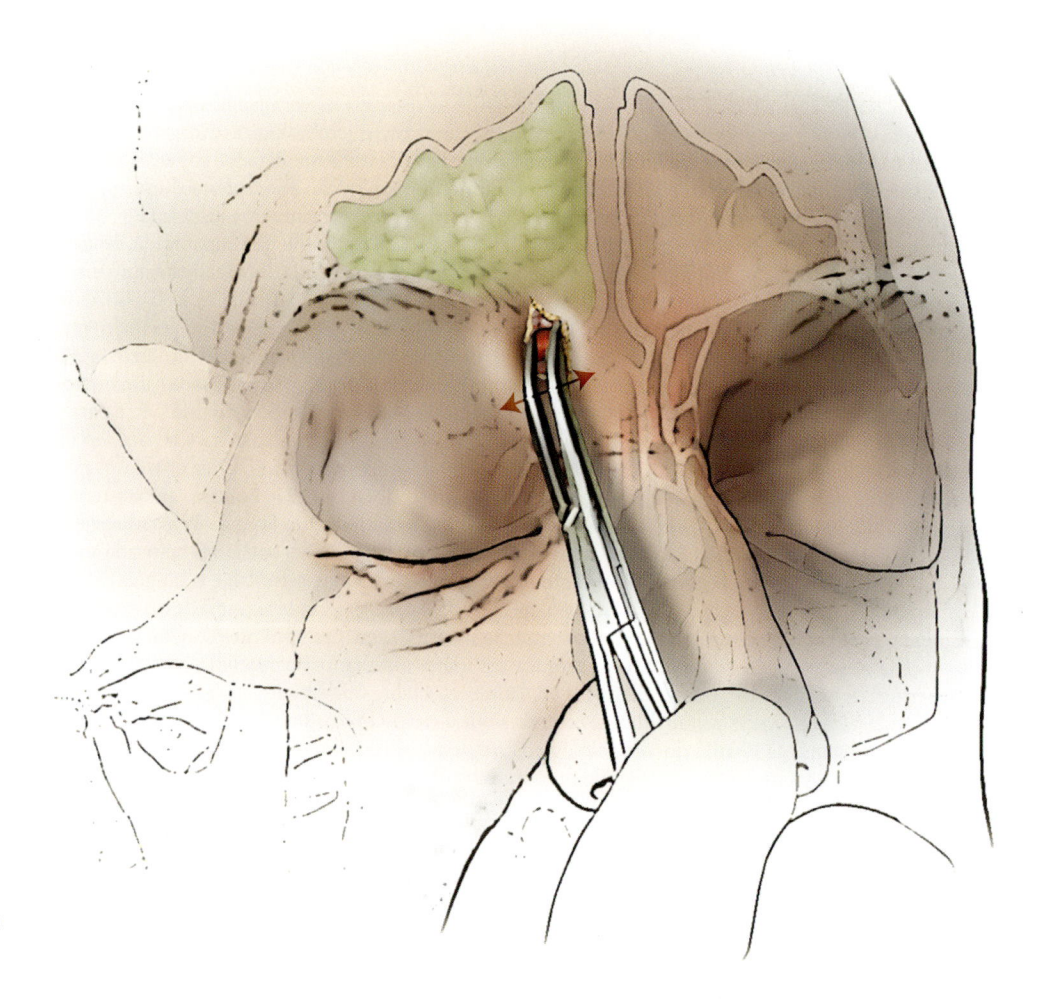

Seio frontal bloqueado
Incisão
Área infiltrada com Xylocaine (lidocaína) e epinefrina

FIGURA 35.2
Pinça utilizada para dilatar a incisão.

CAPÍTULO 35 Trepanação do Seio Frontal

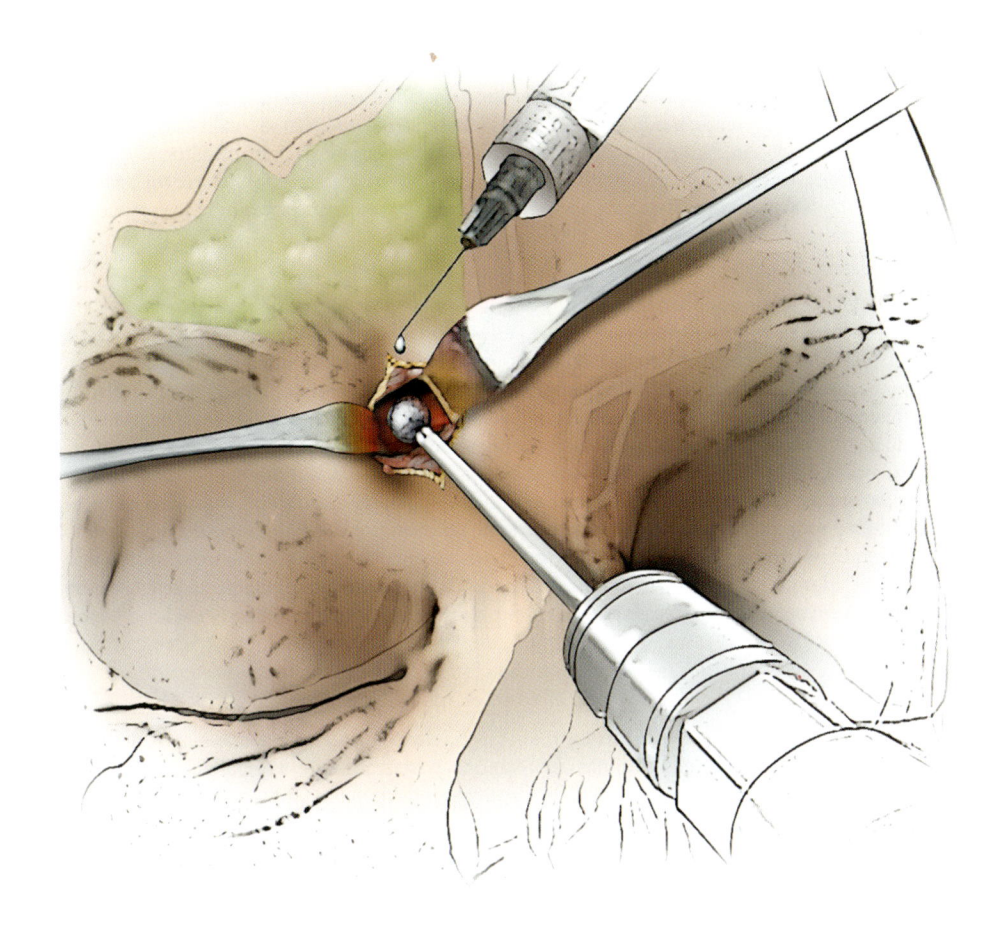

FIGURA 35.3
Perfurando e irrigando a trepanação.

Fio-guia

Cateter de irrigação de minitrepanação

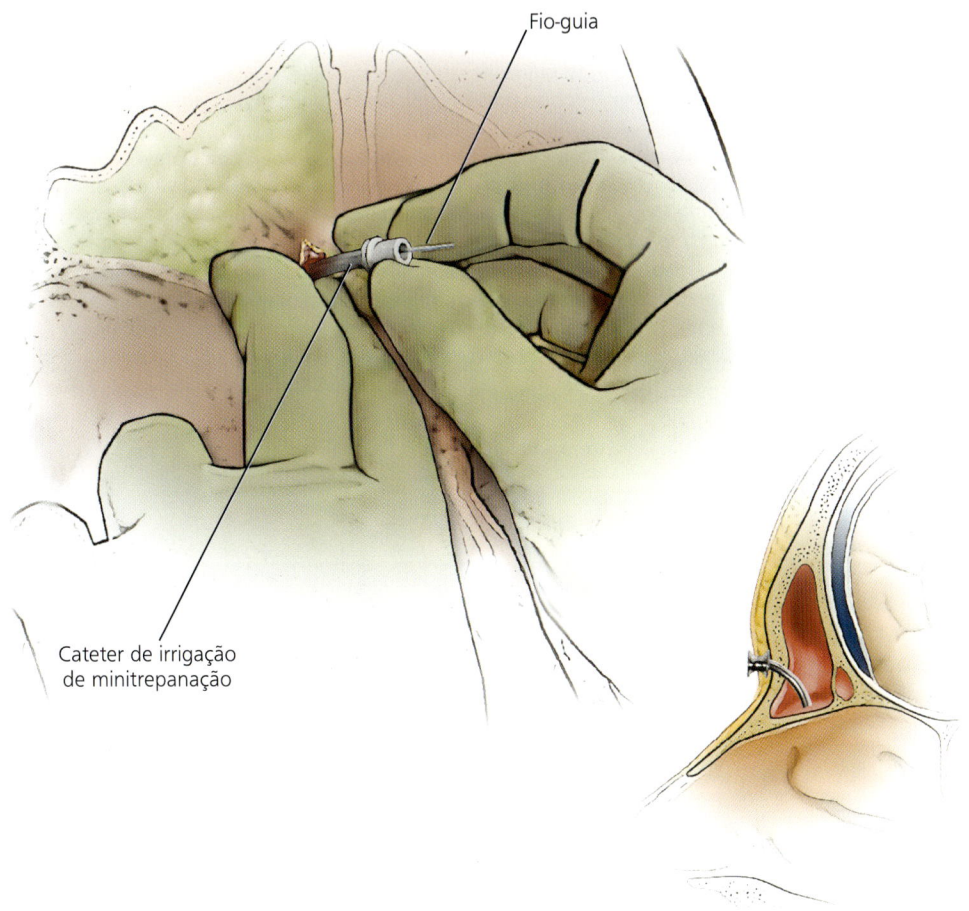

FIGURA 35.4
Cateter de irrigação de minitrepanação colocado sobre fio-guia.

TRATAMENTO PÓS-OPERATÓRIO

O cateter de irrigação de trepanação (técnica de minitrepanação) ou dreno pequeno (técnica tradicional) pode ser mantido em posição pelo tempo medicamente necessário. Irrigações podem ser realizadas pelo cateter várias vezes ao dia, até que o líquido saia facilmente pelo nariz. É aconselhável que o paciente seja tratado com antibióticos de amplo espectro enquanto estes corpos estranhos estiverem presentes no interior do seio frontal. Após remoção do dreno ou minitrépano, uma sutura pequena pode ser realizada para um melhor resultado estético, embora, no caso de um minitrépano, usualmente nenhuma sutura seja necessária.

COMPLICAÇÕES

As complicações de trepanação frontal estão listadas na Tabela 35.1. Utilizando-se técnicas cirúrgicas cuidadosas, queimaduras, inserções inapropriadas ou danos neurológicos podem frequentemente ser evitados. A presença de fístulas usualmente exigirá uma cirurgia adicional do seio frontal, muitas vezes na forma de procedimentos alargados no seio frontal, como a técnica de Lothrop modificada ou retalho osteoplástico. Se ocorrer penetração intracraniana, uma avaliação do neurocirurgião deve ser imediatamente solicitada. Pode ser possível reparar algumas fístulas liquóricas endoscopicamente, embora uma via de acesso aberta e retalho bicoronal possam ser necessários. Danos à órbita e conteúdo craniano podem novamente ser minimizados não irrigando agressivamente até que se tenha absoluta certeza de que as paredes do seio frontal estão intactas. A presença de uma mucocele, pólipos extensos ou tumores devem ser diagnósticos de advertência de que uma deiscência pode estar presente, e cuidados particulares devem ser tomados nesses pacientes.

RESULTADOS

Uma trepanação frontal frequentemente produz um rápido alívio da pressão e dor no seio frontal. Embora possa ser necessário o paciente se submeter a cirurgias mais extensas posteriormente, a trepanação frequentemente permite ao paciente melhorar do ponto de vista médico. Cirurgias endoscópicas adicionais poderão, então, ser possíveis, em um campo operatório menos inflamado, com redução subsequente das complicações.

PÉROLAS

- Sempre verificar a TC, para garantir que você está ciente da anatomia do seio frontal e células frontoetmoidais (de Kuhn) associadas.
- Identificar áreas de deiscência potenciais ou reais.
- Utilizar o tempo todo soro fisiológico gelado para irrigar a broca, o que pode evitar lesões por queimadura da pele adjacente à incisão.
- Considerar a realização ainda mais lateral de uma trepanação frontal, se anatomicamente indicado.
- O uso judicioso de uma trepanação frontal pode muitas vezes ser de grande sucesso para facilitar acessos endoscópicos. Isto pode, na realidade, evitar a necessidade de procedimentos endoscópicos mais extensos, como um procedimento de Lothrop modificado ou procedimentos abertos, como um retalho osteoplástico.

ARMADILHAS

- Danos aos vasos supratrocleares ou ao nervo supratroclear devem ser evitados. Nunca realizar uma trepanação a menos de 1 cm da linha mediana.
- Penetração intracraniana.
- Hematoma intraorbitário.
- Fístula sinocutânea.

TABELA 35.1 Complicações Pós-Operatórias

- Sangramento de vasos supratrocleares
- Fístula liquórica
- Lesão do nervo supratroclear (parestesias ou formação subsequente de neuroma)
- Falha na penetração no seio frontal (células de Kuhn ou seio hipoplásico)
- Fístula frontocutânea
- Posicionamento intracraniano da trepanação
- Lesão intraorbitária pela introdução do trépano ou irrigação
- Queimadura térmica das margens da ferida
- Infecção/deiscência da ferida

INSTRUMENTOS A TER DISPONÍVEIS

- *Kit* de minitrepanação.
- Motor otológico e brocas cortantes de 2 e 3 mm.
- Cautério bipolar.
- Afastadores autostáticos oftálmicos.
- Afastadores de Langenbeck pequenos ou em pata de gato.
- Soro fisiológico gelado para irrigação.
- Outros instrumentais sinusais (incluindo balões), conforme necessário.
- Drenos de irrigação de Silastic pequenos.

LEITURA SUGERIDA

Cohen AN, Wang MB. Minitrephination as an adjunctive measure in the endoscopic management of complex frontal sinus disease. *Am J Rhinol* 2007;21(5):629–636.

Seiberling K, Jardeleza C, Wormald PJ. Minitrephination of the frontal sinus: indications and uses in today's era of sinus surgery. *Am J Rhinol Allergy* 2009;23(2):229–231.

Maeso PA, Deal RT, Kountakis SE. Combined endoscopic and minitrephination techniques in the surgical management of frontal sinus type IV cell disease. *Am J Otolaryngol* 2009;30(5):337–339.

Hahn S, Palmer JN, Purkey MT, *et al.* Indications for external frontal sinus procedures for inflammatory sinus disease. *Am J Rhinol Allergy* 2009;23(3):342–347.

Lee AS, Schaitkin BM, Gillman GS. Evaluating the safety of frontal sinus trephination. *Laryngoscope* 2010;120(3):639–642.

36 OSTEOPLASTIA OSTEOPLÁSTICA DO SEIO FRONTAL COMBINADA COM DRAF 3

Peter John Wormald

INTRODUÇÃO

O procedimento de *drill out* frontal de Lothrop modificado/Draf 3 endoscópico é atualmente o procedimento mais frequentemente utilizado para acesso alargado ao seio frontal. Quando é necessário um acesso amplo, este procedimento substituiu o retalho osteoplástico (OPF) como o procedimento mais comum para tratamento de sinusites frontais crônicas e da maioria dos tumores benignos do seio frontal. Entretanto, ainda há indicações para o último procedimento, a mais comum sendo grandes osteomas preenchendo o seio frontal (Fig. 36.1), tumores do seio frontal com extensão intracraniana, osteíte lateral localizada, fístulas liquóricas laterais, mucoceles de difícil acesso através do procedimento Draf 3 e fraturas do seio frontal. Lesões que se estendem além da linha mediana da órbita podem ser de difícil acesso, especialmente na presença de seios frontais volumosamente pneumatizados. Embora a parede posterior e mesmo, em alguns casos, a parede lateral destes seios bem pneumatizados possam ser alcançadas por um Draf 3, o assoalho do frontal (ou teto da órbita) dificilmente é adequadamente acessado além da linha pupilar média; Pacientes com tumores localizados lateralmente à linha pupilar média podem ser mais bem tratados pela combinação do OPF e procedimentos de drenagem Draf 3. Uma vez que o OPF tenha sido realizado, a realização de uma drenagem mediana Draf 3 fornece acesso e visualização no período pós-operatório. A abertura larga dos seios frontais para o interior da fossa nasal fornece suficiente ventilação e drenagem dos seios frontais para assegurar uma cura adequada e uma cavidade estável, que permite boa visualização endoscópica para vigilância de tumores. Após obliteração dos seios frontais, a RNM é a única modalidade disponível para vigilância pós-operatória e detecção de recorrência tumoral ou presença de infecção crônica no osso ou nos seios paranasais. Em pacientes com sintomas significativos relativos ao seio frontal no pós-operatório, a causa destes sintomas muitas vezes só pode ser estabelecida pela reexploração dos seios frontais, uma vez que a RNM pode ser inconclusiva – uma decisão difícil e cirurgia difícil com maior risco de complicações em razão da formação de tecido cicatricial.

HISTÓRIA

Pacientes com doença do seio frontal tipicamente se apresentam com cefaleias frontais do lado da doença (mucocele, osteíte, tumor). Se a sinusopatia frontal for localizada, então pode não haver sintomas associados de obstrução nasal, rinorreia, gotejamento pós-nasal ou alterações olfativas. Quando a doença do seio frontal faz parte de uma rinossinusite crônica, então estes sintomas estarão presentes. Uma história de edema recorrente da fronte ou proptose deve ser investigada. Quanto a doenças ósseas, a TC de cortes finos é a técnica de imagem de escolha e deve ser realizada, utilizando-se um protocolo que possa ser replicado durante a cirurgia com direcionamento computadorizado de imagem (evitando a necessidade de repetir a TC). Se houver suspeitas de um tumor, então a RNM é obrigatória, para avaliar a extensão do tumor e invasão de estruturas circundantes.

FIGURA 36.1
Em TC coronal (**A**) e axial (**B**), o osteoma frontal preenche completamente o seio frontal esquerdo e obstrui o ducto de drenagem à direita. Observar como o osteoma parece pressionado dentro do seio, como se fosse uma massa de modelar semelhante ao seio.

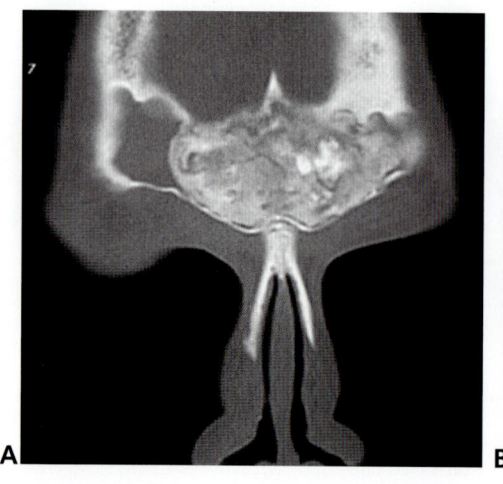

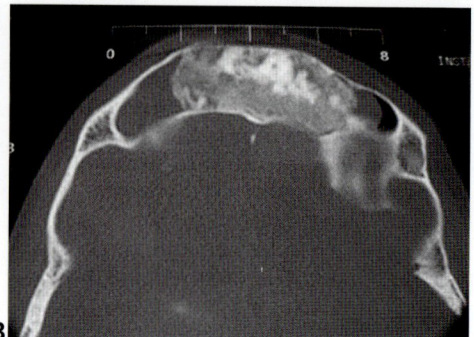

EXAME FÍSICO

Mucoceles e tumores que erodem a tábua anterior do seio frontal podem-se apresentar com uma tumoração localizada na fronte ou com proptose. Tumores dentro dos limites do seio frontal frequentemente apresentarão poucos sinais físicos ao exame. A endoscopia nasal é tipicamente normal, a não ser que a condição faça parte de uma doença nasossinusal crônica, como uma sinusite crônica. Desvios septais são notados e tratados ao tempo da cirurgia. Se o paciente for calvo, deve haver uma discussão com o paciente quanto à realização da incisão no couro cabeludo. Eu prefiro não utilizar incisões superciliares, uma vez que penso que, mesmo em pacientes calvos, uma incisão coronal apresenta um melhor resultado estético a longo prazo.

INDICAÇÕES

- Tumores volumosos (especialmente osteomas) que preenchem os seios frontais.
- Osteíte localizada, especialmente com base lateral.
- Mucoceles laterais.
- Fístulas liquóricas laterais.
- Fraturas do seio frontal.

CONTRAINDICAÇÕES

- Há poucas contraindicações específicas a OPF como um procedimento de acesso aos seios frontais.
- Em seios frontais pouco pneumatizados, é difícil realizar as osteotomias, uma vez que os seios sejam relativamente pequenos. Estes pacientes são frequentemente melhores candidatos para um Draf 3/Lothrop modificado do que um OPF.
- Obliteração em vez de um Draf 3 pode ser considerada se o tumor comprometer os óstios do seio frontal e houver um diâmetro anteroposterior estreito e a remoção tumoral acarretar remoção de toda mucosa na região do neo-óstio.

PLANEJAMENTO PRÉ-OPERATÓRIO

Estudos de Imagem

Estudos de imagem devem ser realizados como parte da avaliação diagnóstica e, se eles forem realizados utilizando os protocolos de direcionamento por imagem computadorizada, então eles podem ser utilizados durante a cirurgia. Se um tumor estiver presente, então é necessário solicitar ambas TC e RNM. Estes são frequentemente fundidos, de tal modo que a relação entre os tecidos moles do tumor e o osso do seio frontal possa ser estudada. Isto determinará o melhor acesso ao tumor. O direcionamento por imagem é o método preferido para mapear o contorno dos seios frontais na tábua anterior do osso frontal antes que sejam realizadas osteotomias do seio frontal. Correias padrão, do tipo das utilizadas em mergulho autônomo, ou eletrodos de referência tipo máscara facial/armação óptica não podem ser utilizados, se um OPF estiver planejado, uma vez que estes tipicamente assentam sobre a fronte, na região da cirurgia. Minha preferência é posicionar a cabeça sobre um suporte de 3 pinos, com o eletrodo/armação óptica preso ao suporte. Isto evita qualquer obstrução da referência da imagem à região frontal.

CAPÍTULO 36 Osteoplastia Osteoplástica do Seio Frontal Combinada com Draf 3

TÉCNICA CIRÚRGICA

Uma que vez a cabeça do paciente tenha sido posicionada sobre o suporte de cabeça de três pinos de Mayfield e o paciente registrado no sistema de direcionamento por imagem de computador, a fossa nasal é preparada com *neuropatties* embebidos em uma combinação de 2 mL de solução de cocaína* 10%, 1 mL de adrenalina 1:1.000 e 5 mL de soro fisiológico. A incisão no couro cabeludo para o OPF é planejada, e o cabelo é raspado ou repartido e amarrado com fitas elásticas. Uma tira estreita de couro cabeludo pode ser raspada, caso necessário. A incisão deve começar imediatamente anterior ao trago e acima do zigoma (Fig. 36.2). Se a incisão for demasiado anterior ou inferior ao zigoma, lesões dos ramos temporais do nervo facial são possíveis. A incisão inicial é realizada pela pele e tecido subcutâneo e até a camada subcutânea. A incisão prossegue através do músculo temporal e continua cruzando a cabeça até a orelha oposta no plano coronal. Ela é, então, ampliada em degrau por outros 3 a 4 mm e levada pela camada subperióstica. Hemostasia é obtida com clipes de Raney. O plano entre a camada subperióstica e o osso craniano é dissecado anteriormente, e o couro cabeludo e pele da fronte levantados para frente, à medida que a dissecção progride na direção das margens supraorbitais. Se um defeito na fossa anterior do crânio for previsto, um retalho perióstico é criado, desenvolvendo-se o plano acima do periósteo para descolamento do retalho. O periósteo pode agora ser mobilizado e preservado para ser utilizado durante a reconstrução da base do crânio. Ambos os nervos supraorbitais (SON) são identificados e dissecados, de tal modo que o feixe neurovascular é claramente visualizado em sua emergência nos forames supraorbitais (Fig. 36.3). Utilizando o sistema de navegação de direcionamento por imagem, os seios frontais são delineados com uma caneta marcadora (Fig. 36.3). A seguir, uma broca de 3 mm é utilizada para confecção de orifícios-guias para o interior do seio frontal, e uma serra oscilatória com proteção é utilizada para realizar as osteotomias em um ângulo de 45° adentro dos seios frontais. O osso diretamente adjacente ao SON é cortado apenas parcialmente, para proteger os feixes neurovasculares, e este osso é a fixação final do osso da tábua anterior. Antes que o retalho ósseo seja mobilizado, quatro miniplacas são aparafusadas para dentro do retalho ósseo a intervalos regulares, com o objetivo de permitir uma refixação firme do retalho ósseo ao término do procedimento. Quando o retalho ósseo é alavancado, o septo intersinusal, se presente, deverá ser desconectado da parede anterior com um osteótomo. O retalho ósseo é alavancado superiormente e a fixação inferior mobilizada com uma fratura controlada do osso afixado restante. Alternativamente, uma osteotomia através do násio permitirá a mobilização completa do retalho ósseo. O retalho ósseo é pediculado inferiormente ou removido, e todo o seio frontal é exposto. O tumor é, então, removido sob visualização direta. Osteomas são desbastados utilizando um motor de alta velocidade (600.000 rpm) e podem ser removidos em um período relativamente curto de tempo. Lesões laterais e lesões do teto da órbita são facilmente acessadas e removidas (Fig. 36.4) Uma vez que o tumor/lesão/fístula liquórica tenha sido tratado, o osso anterior e entre os dois óstios frontais é removido, o que permite com que os seios frontais se abram para o interior das fossas nasais. Uma vez que as células etmoidais sejam penetradas em ambos os lados a partir de cima, o OPF é interrompido, e a cirurgia endoscópica endonasal é iniciada. Primeiramente, é criada uma janela septal anterior às conchas médias, até o teto do nariz e, anteriormente, até o processo frontal da maxila, anterior à concha média, ser claramente visualizado pelo lado oposto (Fig 36.5). A seguir, a margem inferior da janela septal é rebaixada até que um instrumento possa ser passado de um lado ao outro do nariz, cruzando o septo, e por baixo do colo da concha média oposta (Fig. 36.6). Antrostomias meatais médias bilaterais são realizadas, e as células da *agger nasi* e quaisquer células etmoidais anteriores nos recessos frontais são

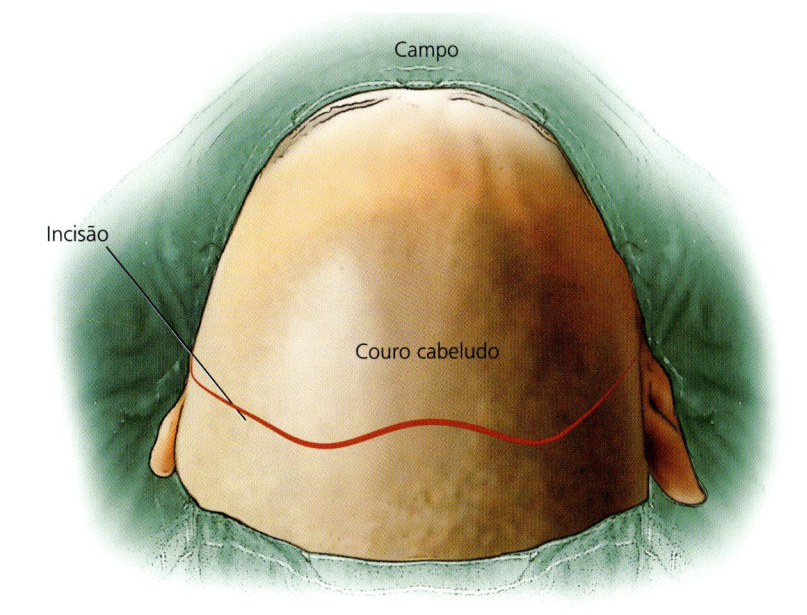

FIGURA 36.2
O couro cabeludo foi raspado, e a incisão é realizada começando imediatamente anterior ao trago em cada lado.

---

*N. do T.: a cocaína não está disponível para uso médico no Brasil.

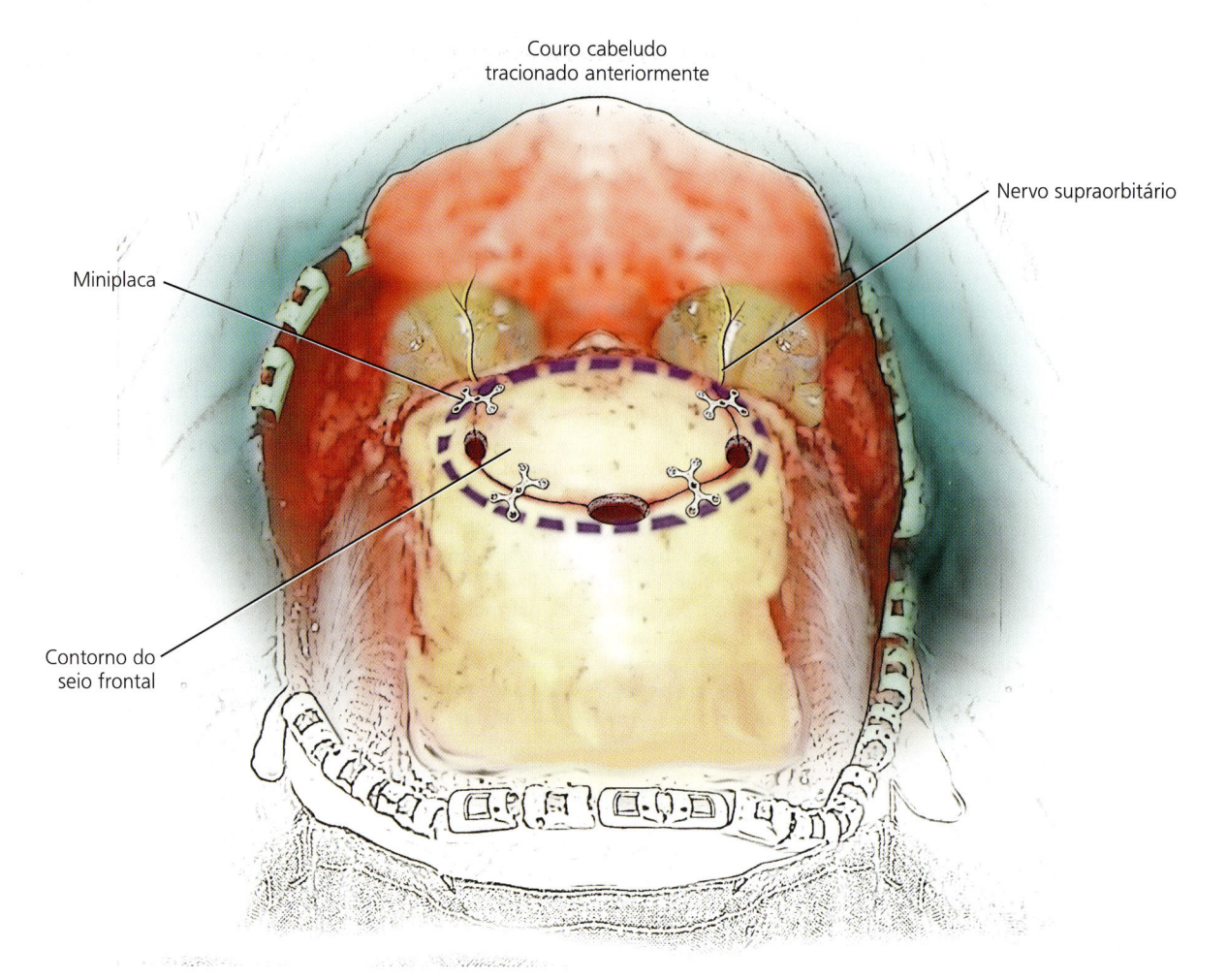

FIGURA 36.3 O plano subperióstico foi estabelecido, e o couro cabeludo tracionado anteriormente até que as cristas supraorbitárias, com os nervos supraorbitários, estejam claramente visíveis. O contorno do seio frontal está tatuado sobre a tábua anterior do seio frontal. Uma vez que as osteotomias tenham sido realizadas, as miniplacas (MP) são aparafusadas ao retalho ósseo antes que este seja elevado para fora do seio.

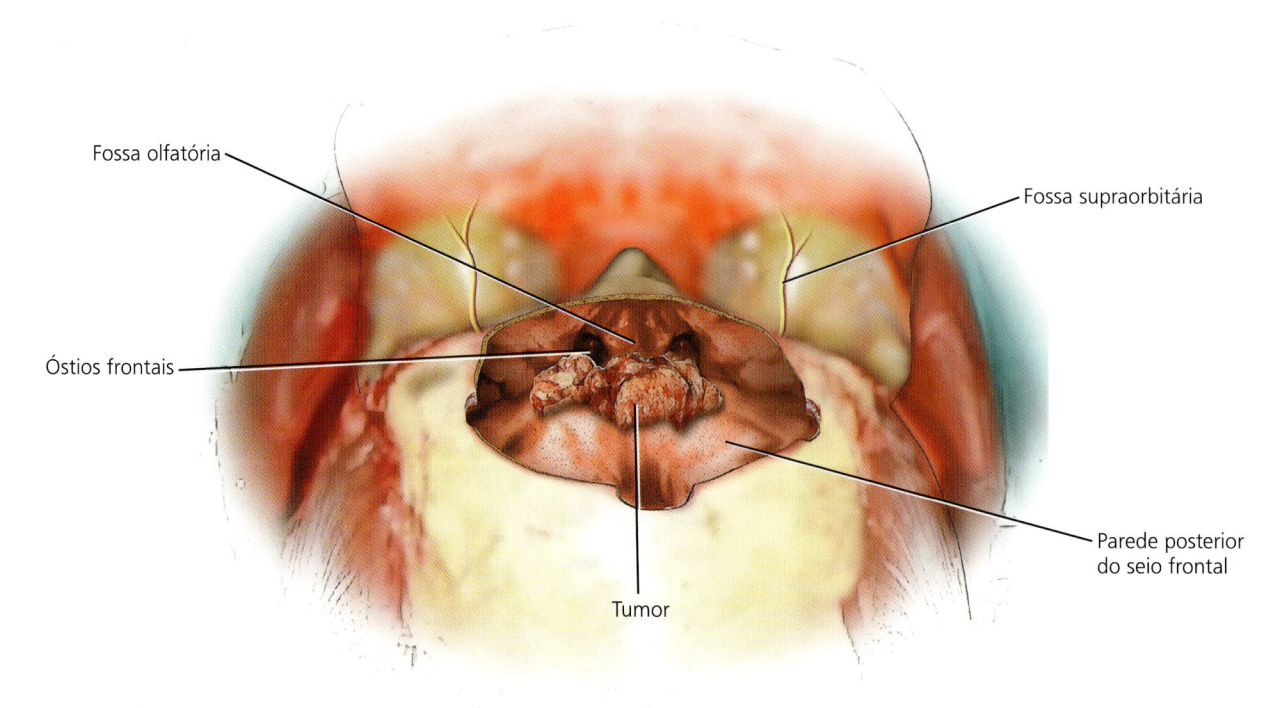

FIGURA 36.4 Após elevação da tábua anterior do seio frontal e remoção do tumor, os óstios frontais naturais são identificados. A fossa olfatória entre os óstios frontais é identificada, e o osso anterior aos óstios frontais e anterior à fossa alfatória é removido, criando-se um único grande neo-óstio frontal.

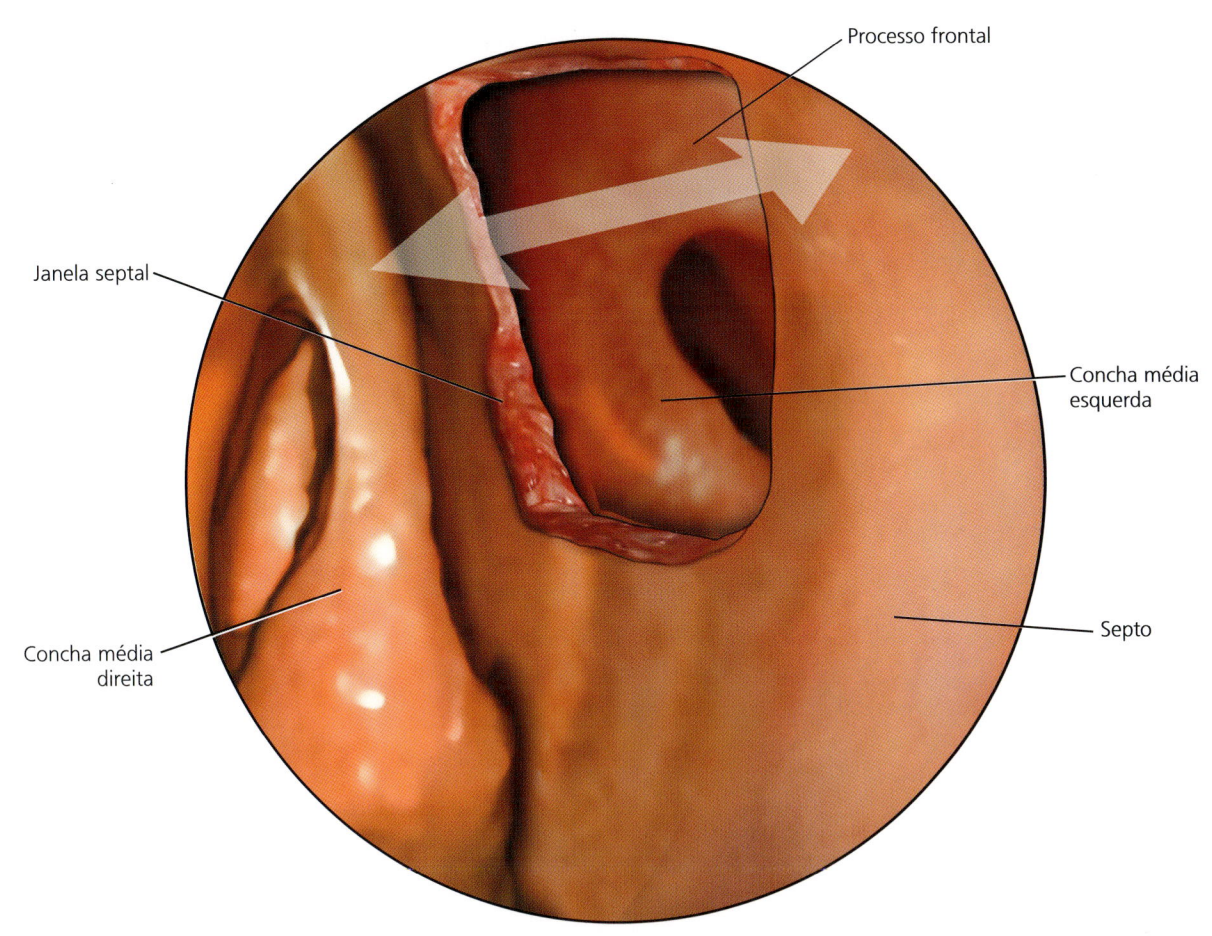

CAPÍTULO 36   Osteoplastia Osteoplástica do Seio Frontal Combinada com Draf 3

FIGURA 36.5 A janela septal é criada, com sua parte posterior margeando as conchas médias (MT), a margem inferior deve permitir a passagem de um instrumento de um lado do nariz para o outro, atravessando a janela por baixo do colo da concha média do lado oposto (*seta*), e o limite anterior deve permitir uma visão clara do processo frontal (FP) oposto. A janela é levada até o teto do nariz.

abertas. Neste momento, a visualização do interior dos seios frontais abertos deve ser possível. O neo-óstio frontal pode ser ainda mais alargado a partir de baixo, se necessário, até que o bico seja inteiramente removido, permanecendo apenas uma camada delgada de osso anterior, abaixo do násio. Os neurônios olfatórios em ambos os lados são identificados, e o T frontal (formado pela junção das duas conchas médias e o septo) pode ser rebaixado sobre os neurônios olfatórios, maximizando, assim, o diâmetro anteroposterior do neo-óstio (Fig. 36.6). O osso lateral também pode ser removido, até que uma pequena quantidade de pele seja exposta, maximizando, assim, a dimensão lateral do neo-óstio. Se um retalho periósteo for necessário para fechar um defeito dural na tábua anterior, ele pode, então, ser balançado para o interior do seio frontal e o defeito da base do crânio reparado, mas se isto não for necessário, então este retalho não é descolado. Se uma fístula liquórica estiver presente, ela é reparada com um plugue de tecido adiposo e cola de fibrina. Não é necessário obliterar os seios, uma vez que a técnica de plugue de tecido adiposo permita um fechamento intracraniano muito sólido da fístula. O retalho ósseo é substituído, e as miniplacas presas ao resto do crânio, assim reposicionando precisamente o retalho ósseo na sua posição original. O retalho de pele é reposicionado e os tecidos subperiósteos presos com suturas Vicryl 2-0. Um dreno Portovac é inserido pela ferida e fixado com sutura de seda 2-0. Finalmente, a pele é fechada com grampos, e um curativo colocado sobre a ferida. Os seios são reinspecionados por baixo, e a hemostasia final é realizada com uma pinça bipolar. Normalmente, nenhum tamponamento é introduzido na fossa nasal.

TRATAMENTO PÓS-OPERATÓRIO

Antibióticos de amplo espectro por via oral são prescritos por 2 semanas de pós-operatório, bem como analgesia, que é reduzida gradativamente após os primeiros 10 dias. Irrigações nasais com soro fisiológico são iniciadas no dia seguinte, quatro a seis vezes ao dia durante 2 semanas e a seguir três vezes ao dia durante mais 6 semanas ou até a cicatrização nas fossas nasais e neo-óstio frontal estar completa. O dreno Portovac é monitorado pela equipe de enfermagem, sendo removido após 24 a 48 horas, uma vez que a drenagem tenha cessado. O paciente tem alta no dia 2 ou 3. Grampos são removidos nos dias 7 a 10. Debridamento endoscópico é realizado com 2 semanas e a intervalos regulares daí em diante, até que o neo-óstio esteja cicatrizado. Uma vez cicatrizado, um neo-óstio frontal típico deve ser amplamente patente, permitindo uma visão clara do seio frontal a partir do nariz (Fig. 36.7).

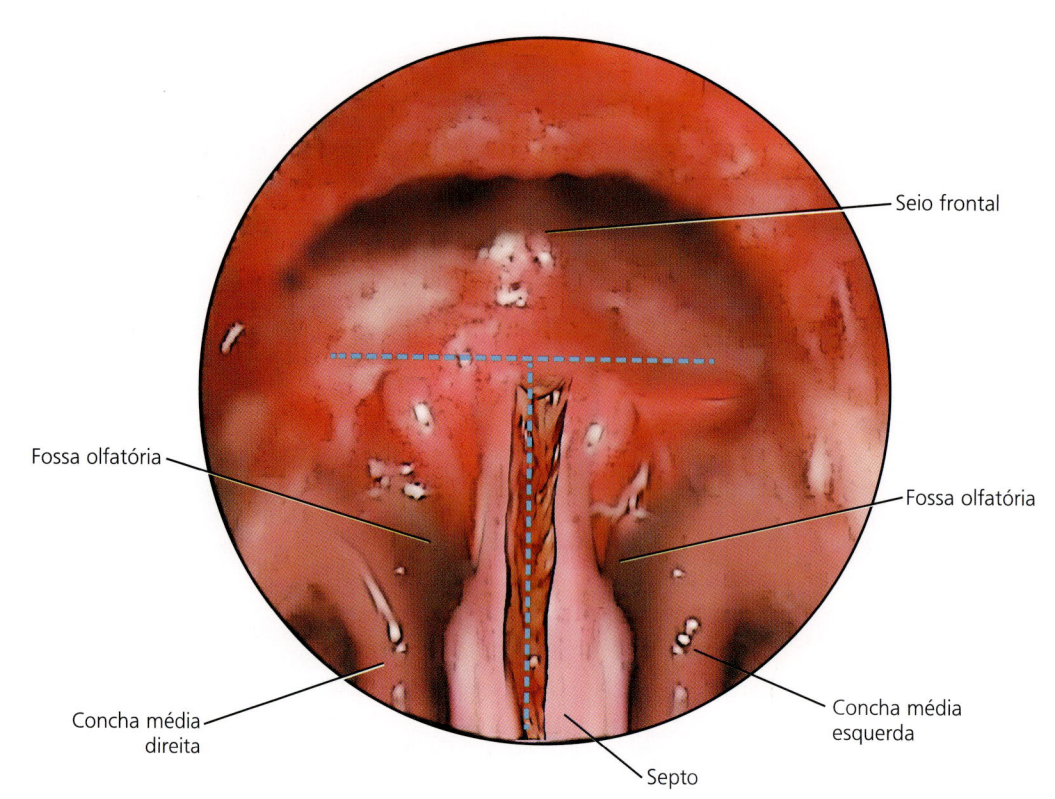

FIGURA 36.6 O neo-óstio criado pelo OPF é observado e maximizado, levando-se o T frontal, formado pela junção das 2 conchas médias e septo (*linhas tracejadas*), sobre a fossa olfatória através de direcionamento por imagem, sendo a localização do primeiro nervo olfatório o limite posterior. As paredes laterais e a parede anterior são abertas ainda mais até que uma pequena quantidade da superfície inferior da pele seja observada. Isto maximiza o tamanho do óstio.

COMPLICAÇÕES

Complicações importantes do acesso ao OPF incluem fístula liquórica após laceração inadvertida da dura. Caso isto ocorra, pode ser reparado na hora com um tipo de enxerto "*bath-plug*" de tecido adiposo, seguido por enxerto livre de mucosa e cola de tecido. Técnicas alternativas incluem um enxerto em multicamadas de fáscia lata com cola de fibrina. Se houver um defeito grande na base do crânio, então um fechamento em camadas é realizado, utilizando um retalho subperióstico como a camada principal do fechamento.

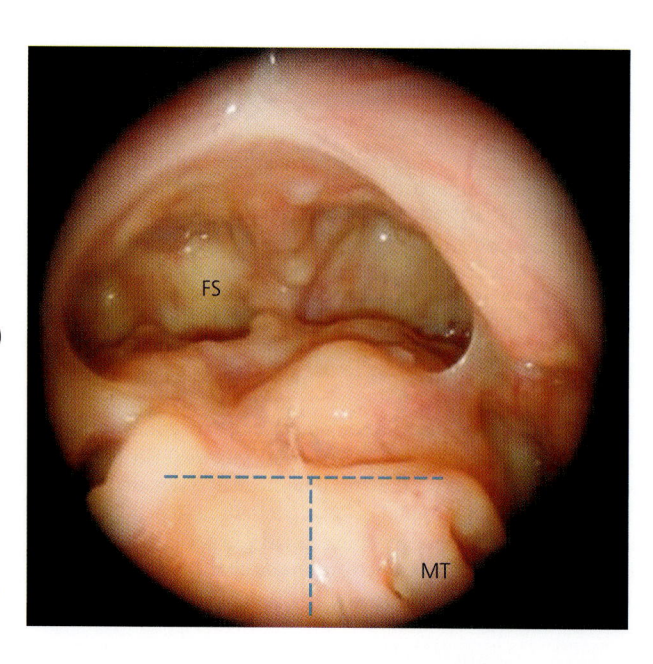

FIGURA 36.7 Uma foto pós-operatória de um neo-óstio frontal em que o T frontal (*linhas tracejadas*) foi adequadamente rebaixado, e as paredes laterais e anterior foram removidas, de modo que a parede anterior do seio frontal pode ser observada, abrindo-se lisamente para dentro da cavidade nasal. (FS, seio frontal; MT, concha média.)

Há uma pequena incidência de infecção sinusal e do retalho ósseo no pós-operatório que frequentemente se apresenta com inflamação e edema associados. Posicionamento e fixação inadequados do retalho ósseo podem resultar em bossa frontal, com um relevo anormal da testa, ou um degrau saliente entre o crânio e o retalho ósseo mal posicionado. Infecção crônica do retalho ósseo com osteíte é incomum, mas pode ocorrer, se as infecções agudas não forem tratadas apropriadamente ou após radioterapia, o que pode comprometer o suprimento sanguíneo do retalho ósseo. Lesão do complexo neurovascular supraorbitário pode levar a parestesias e dores na fronte e couro cabeludo.

RESULTADOS

A maioria dos pacientes em que eu tenho utilizado esta técnica apresentavam osteomas volumosos preenchendo os seios frontais e tumores que se estendiam aos limites laterais dos seios ou através da parede posterior do seio frontal para o interior da fossa anterior do crânio. Em todos, os pacientes, a exposição foi bem-sucedida, a remoção completa do osteoma foi possível, e os óstios frontais permanecem patentes e abertos para inspeção pós-operatória.

PÉROLAS

- Pacientes com tumores de seio frontal estendendo-se além da linha pupilar média devem ser considerados para uma via de acesso ao OPF com procedimento Draf 3/perfuração-desbastamento (*drill out*).
- Pacientes com tumores necessitam de TC e RNM, e estas devem ser realizadas de acordo com o protocolo que permite que ambos os *scans* sejam utilizados, fundindo-se os *scans* na máquina e movendo-se entre predominantemente uma TC ou uma RNM. Isto é útil ao se determinar a via para acesso e ressecção cirúrgica.
- Um fixador de cabeça de três pinos para direcionamento por imagem é utilizado para fixação da cabeça durante direcionamento por imagem.
- O seio frontal é delineado, utilizando-se o direcionamento por imagem com uma caneta marcadora sobre o osso exposto do seio. Osteotomias são realizadas em ângulo de 45°. As miniplacas são fixadas sobre o osso que será mobilizado como um retalho ósseo antes da remoção do retalho ósseo.
- Depois que o tumor é removido, o osso entre os dois óstios frontais deve ser desbastado e removido para formar uma abertura sinusal frontal comum.
- Completar o óstio sinusal frontal comum final a partir de baixo com visualização clara dos nervos olfatórios, possibilitando maximização do óstio frontal.
- Reposicionar o retalho ósseo e prender as miniplacas.

ARMADILHAS

- Dano ao SON e vasos resulta em morbidade pós-operatória.
- Ter em mente que as fossas olfatórias protraem-se anterior e medialmente para o óstio natural. O limite anterior da fossa pode ser identificado, expondo-se o primeiro neurônio olfatório e confirmado pelo direcionamento por imagem. Isto assegura que uma abertura máxima para o interior dos seios frontais seja realizada, consequentemente com a mais alta probabilidade de sucesso. Falha em apreciar esta anatomia muitas vezes resultará em uma fístula liquórica.

INSTRUMENTOS A TER DISPONÍVEIS

- Bandeja padrão de ESS.
- Microdebridador com lâmina reta.
- Limpador de lente de endoscópio (evita que respingos do motor contaminem a visão cirúrgica).
- Descolador de Freer com aspirador.
- Seleção de osteótomos.
- Motor de alta velocidade.
- Ferramentas de corte retas e anguladas e brocas de diamante.
- Serra de osso oscilatória.

LEITURA SUGERIDA

Wormald PJ. Salvage frontal sinus surgery: the Modified Lothrop Procedure. *Laryngoscope* 2003;113(2):276–283.

Wormald PJ. *Endoscopic Sinus Surgery: Anatomy, 3D Reconstruction and Surgical Techniques.* New York: Thieme; 2008.

Timperley DG, Banks C, Robinson D, *et al.* Lateral frontal sinus access in endoscopic skull-base surgery. *Int Forum Allergy Rhinol* 2011;1(4):290–295.

37 SINUSOTOMIA FRONTAL OSTEOPLÁSTICA

Kevin C. Welch

INTRODUÇÃO

A via de acesso osteoplástica para o seio frontal permanece como uma alternativa importante para o tratamento de doenças inflamatórias crônicas ou neoplásicas do seio frontal. É interessante assinalar que aquela que em certa época foi o padrão ouro para tratamento de sinusites frontais é agora considerada uma técnica cirúrgica que muitos cirurgiões em treinamento raramente, se jamais, acompanharam. É, talvez, a falta de familiaridade com a técnica associada ao sucesso dos acessos endoscópicos que fizeram a sinusotomia frontal osteoplástica cair em desuso como meio principal pelo qual a sinusite frontal crônica é tratada. Há diversas situações, no entanto, em que a conduta é apropriada, em lugar de acessos endoscópicos. Estas indicações são mais adequadamente caracterizadas na história e avaliação radiológica do paciente e serão descritas neste capítulo.

HISTÓRIA

O paciente com sinusite frontal crônica representa um dilema de tratamento para o cirurgião, uma vez que muitas formas de sinusite frontal crônica possam ser apropriadamente tratadas por etmoidectomia anterior e infundibulotomia adequadas. Pacientes que caem nesta categoria tipicamente não tendem a apresentar processos inflamatórios disseminados da mucosa e doença polipoide, ou apresentam áreas de obstrução anatômica, que os predispõem a sinusite frontal crônica. De fato, muitos advogariam não operar o seio frontal em qualquer grau até o ponto em que condutas mais conservadoras não mais consigam resolver os sintomas (e a doença) imputáveis ao seio frontal. Na maioria dos casos que permanecem, uma dissecção endoscópica do recesso frontal frequentemente oferecerá um resultado bem-sucedido.

Os pacientes que se apresentam com uma história de cirurgia sinusal, especialmente cirurgia sinusal externa prévia (p. ex., procedimentos de frontoetmoidectomia de Lynch ou procedimentos de trepanação frontal), devem suscitar suspeitas de doença inflamatória recalcitrante ou formação importante de escaras no pós-operatório, que podem tornar o tratamento endoscópico difícil, se não impossível. Uma história de dor, edema, eritema, parestesias ou mudança na aparência da fronte podem ser indicações de sinusite frontal crônica importante. Finalmente, uma história de traumatismo craniano deve ser investigada e qualquer reparo de fraturas faciais deve ser observado, uma vez que estas fraturas possam distorcer a anatomia natural do seio frontal e, mais importantemente, aquela do recesso frontal.

EXAME FÍSICO

Um exame completo da cabeça e pescoço é sempre aconselhado, com foco detalhado na fronte e região periorbital. O couro cabeludo deve ser inspecionado quanto a sinais de cirurgia ou trauma prévios, incluindo evidências de lacerações, incisões bifrontais/coronais, incisões superciliares, incisões em asas de gaivota ou incisões de Lynch. As características da pele sobrejacente devem ser examinadas quanto a edema, eritema, maleabilidade, dor à palpação ou hipoestesia. O examinador deve anotar qualquer proptose orbitária, lagoftalmia, anisocoria ou restrição da mirada.

Um exame endoscópico intranasal completo também deve ser realizado. O exame endoscópico deve focar a extensão de infecção, edema da mucosa nasossinusal, presença de pólipos e presença e extensão de qualquer formação de escaras por cirurgias prévias. O cirurgião deve procurar por sinais de obstrução do seio frontal, como concha média lateralizada, processo uncinado retido, uma célula de *agger nasi* não dissecada e tumores. Se o recesso frontal houver sido previamente dissecado, o exame deve ser realizado com um telescópio de 70° ou de 45°, com a intenção de explorar o recesso frontal quanto a sinais de doença.

INDICAÇÕES

Uma sinusotomia frontal osteoplástica está indicada para qualquer forma de doença do seio frontal que esteja contida nos limites do seio frontal, por exemplo, lesões osteofibrosas (displasia fibrosa, fibroma ossificado), neoplasias benignas (p. ex., osteoma), defeitos na tábua posterior do seio frontal, resultando em rinoliquorreia, fraturas do seio frontal com comprometimento do recesso frontal, mucoceles e células obstrutivas no recesso frontal. Episódios prévios de tumor estufado de Pott podem resultar em sinusite frontal ou formação de escaras, tornando a doença inacessível através de técnicas endoscópicas. Uma revisão dos estudos radiográficos pode revelar uma quantidade importante de osteíte ou osteomielite, que deve ser desbastada para eliminar uma fonte de infecção recorrente. Uma sinusotomia frontal osteoplástica pode também ser utilizada em combinação com uma via de acesso endoscópica para tratamento de qualquer um dos diagnósticos pré-mencionados, bem como nos casos em que uma via de acesso "acima e abaixo" for necessária.

CONTRAINDICAÇÕES

A sinusotomia frontal osteoplástica tem relativamente poucas contraindicações. Uma sinusotomia frontal osteoplástica seria contraindicada em casos em que um tumor benigno ou maligno comprometendo o osso frontal se estende além dos limites do seio frontal. Nesta situação, uma conduta osteoplástica pode não ser oncologicamente sensata, e considerações devem ser dadas a um procedimento mais definitivo (p. ex., craniectomia frontal). Não há outras contraindicações absolutas. Outras contraindicações devem ser consideradas como relativas. Conforme previamente mencionado, esta conduta pode não ser apropriada para cirurgia sinusal frontal primária. Adicionalmente, fatores locais, como radioterapia prévia; trauma importante do seio frontal, especialmente envolvendo a tábua posterior; e extensão e qualidade da doença (p. ex., papiloma invertido, sinusite fúngica alérgica, rinoliquorreia) podem definir se irá se realizar uma obliteração ou se é necessária uma operação endoscópica adjuntiva. Contraindicações gerais relacionadas com o paciente, como doença cardiopulmonar grave e diátese hemorrágica, também devem ser consideradas relativas, do mesmo modo.

Embora a realização de um retalho osteoplástico tenha relativamente poucas contraindicações absolutas, combinar um retalho osteoplástico com obliteração pode ser problemático em certos casos em que a mucosa do seio não pode ser completamente exenterada. Seios frontais com recessos supraorbitais proeminentes e um diâmetro anteroposterior estreito podem ser difíceis de instrumentar com o objetivo de remover a mucosa. Deixar de remover completamente a mucosa do seio aumenta a probabilidade de uma mucocele pós-operatória. Outro exemplo é a presença de uma erosão óssea supraorbitária a partir de doença sinusal frontal prévia. Neste caso, a mucosa do seio muitas vezes se encontra aderida à periórbita, e a remoção completa da mucosa é problemática sem ressecar a periórbita subjacente.

PLANEJAMENTO PRÉ-OPERATÓRIO

O seio frontal pode ser acessado por múltiplas incisões, por exemplo, bifrontal/coronal, mediofrontal, superciliar ou incisão em asas de gaivota. A via de acesso apropriada é ditada pela quantidade de exposição necessária e por certas considerações referentes ao paciente (p. ex., idade, sexo, rugas da testa, calvície em padrão masculino e cicatrizes de cirurgia precedente). Na maioria dos casos, a incisão bifrontal/coronal fornece uma melhor exposição de todo o seio frontal, minimiza maus resultados estéticos e pode ser utilizada em homens ou mulheres. Contudo, esta via de acesso é mais trabalhosa e pode ser inaceitável para homens com calvície em padrão masculino. Outras incisões fornecem exposição adequada, mas podem levar a cicatrizes faciais indesejadas; por essas razões, esclarecimentos completos devem ser prestados ao paciente antes de se propor essa conduta. Uma vez que o acesso bifrontal/coronal ofereça a melhor exposição, este acesso será descrito na nossa técnica cirúrgica.

Todos os pacientes devem realizar exames de imagem como parte da avaliação diagnóstica. A tomografia computadorizada é considerada a melhor modalidade para avaliação do osso do seio e recesso frontal. Evidências de hiperostose, mucoceles e áreas de deiscências devem ser notadas e consideradas para se decidir se uma sinusotomia frontal osteoplástica seria superior à cirurgia endoscópica. A ressonância magnética é útil, se houver suspeitas de um tumor.

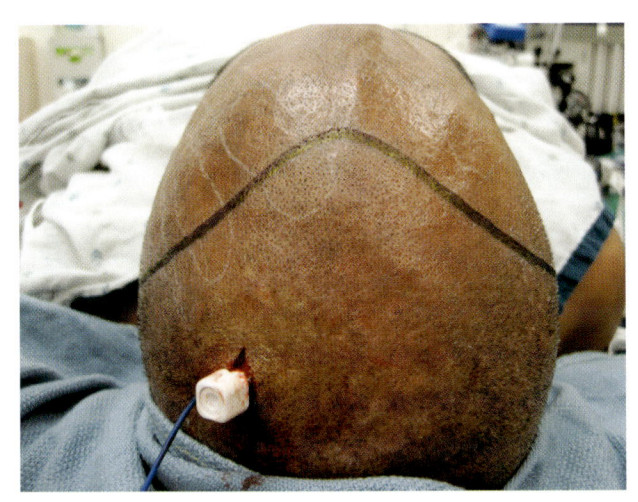

CAPÍTULO 37   Sinusotomia Frontal Osteoplástica

FIGURA 37.1
Uma incisão proposta para o retalho coronal. A incisão se estende desde imediatamente anterior ao trago no interior do sulco pré-auricular até o lado contralateral. A incisão prossegue anteriormente, e um pico pode ser desenhado para auxiliar na aproximação do retalho do couro cabeludo ao final do procedimento. Ao longo do couro cabeludo posterior, uma incisão é realizada, e um arranjo de referência do crânio é afixado à calvária.

O método pelo qual se pretende delinear e penetrar o seio frontal durante o procedimento cirúrgico determina se uma TC pré-operatória para navegação estereotática ou uma radiografia tradicional em incidência de Caldwell é necessária. Se o cirurgião planeja mapear os limites do seio frontal, utilizando técnicas de navegação estereotáticas, uma incidência de Caldwell é desnecessária, mas ainda pode ser realizada como um meio alternativo para mapear o seio frontal, para o caso de o sistema de navegação deixar de ser preciso ou para confirmação. Se o cirurgião optar por um método mais tradicional, duas cópias da radiografia em incidência de Caldwell são impressas – uma para referência e uma para ser esterilizada e utilizada como um *template* no campo cirúrgico.

TÉCNICA CIRÚRGICA

O paciente é colocado em posição supina sobre a mesa de operações. Uma vez induzida a anestesia, a cabeceira da mesa é elevada, posicionando-se a cabeça do paciente em um nível mais apropriado para a realização dos passos iniciais da cirurgia. Suturas de tarsorrafia com fio monofilamentar ou opérculos corneanos são posicionados, a fim de proteger os olhos. A face e o couro cabeludo são preparados de uma maneira estéril.

A incisão bifrontal/coronal é traçada desde o sulco pré-auricular e através do couro cabeludo até o lado contralateral. A incisão é dirigida mais anteriormente, de forma a prosseguir 2 cm posterior à linha capilar. Um pico na incisão no vértice do couro cabeludo facilita o realinhamento ao término do procedimento (Fig. 37.1). Uma tricotomia pode ser realizada ao longo do curso desta incisão. A seguir, a incisão é infiltrada com lidocaína 1% com epinefrina 1:100.000. Começando na linha mediana, a pele é incisada, mantendo-se o fio da lâmina biselado em ângulo com os folículos pilosos. Os tecidos subcutâneos podem ser seccionados de forma cortante ou mais parcimoniosamente com eletrocautério, uma vez que os folículos pilosos possam ser irreparavelmente danificados, usando-se a última técnica. Clipes de couro cabeludo são recomendados para ajudar na hemostasia (Fig. 37.2) Cuidados devem ser tomados ao se aproximar do trago, uma vez que ramos da artéria temporal superficial e o ramo frontal do nervo facial podem ser encontrados nesta área. A dissecção pode prosseguir no plano subgaleal ou no plano subperióstico (Fig. 37.3). A doença subjacente ajuda a se decidir o periósteo deve ser preservado para uso futuro (p. ex., retalho de pericrânio para tumores ou fístula liquórica). Se o periósteo não for descolado, a dissecção é realizada no plano subgaleal, e uma incisão é feita pelo periósteo, 2 cm posterior aos feixes neurovasculares supraorbitários, a fim

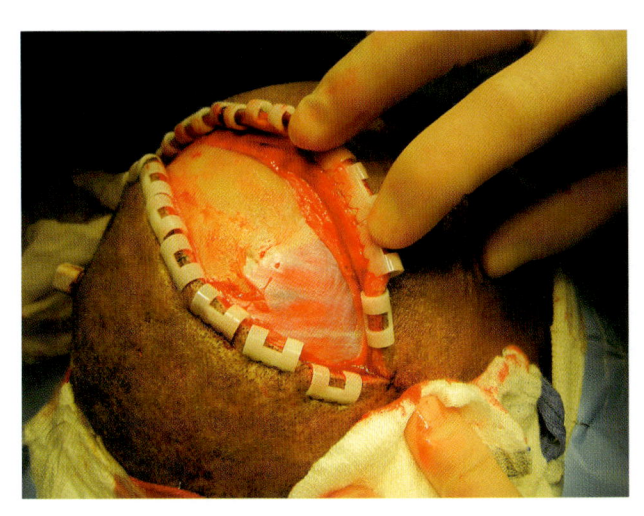

FIGURA 37.2
A incisão é realizada pela pele de uma maneira biselada, o que permitirá camuflar a cicatriz, quando o cabelo crescer. Clipes de couro cabeludo são o método preferido para controlar sangramento das bordas do couro cabeludo, uma vez que eletrocautério possa danificar os folículos pilosos. Com o couro cabeludo refletido anteriormente, a fáscia temporoparietal é descolada da camada superficial da fáscia temporal profunda e elevada, de modo que a linha temporal superior possa ser identificada, e o ramo frontal do nervo facial seja protegido.

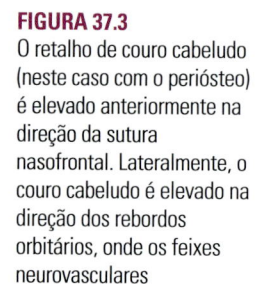

FIGURA 37.3
O retalho de couro cabeludo (neste caso com o periósteo) é elevado anteriormente na direção da sutura nasofrontal. Lateralmente, o couro cabeludo é elevado na direção dos rebordos orbitários, onde os feixes neurovasculares supraorbitários são identificados.

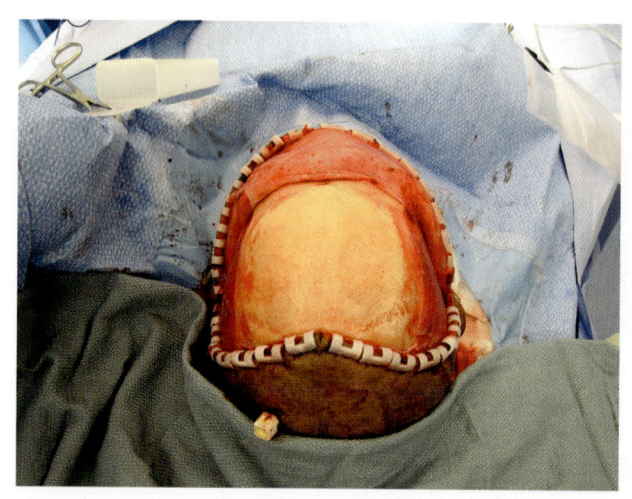

de os elevar com o retalho de couro cabeludo. Ao longo da linha temporal superior, a fáscia temporoparietal é separada da camada superficial da fáscia temporal profunda a fim de proteger os ramos frontais do nervo facial, que transitam no sistema musculoaponeurótico superficial. Anteriormente, os feixes neurovasculares supraorbitários e supratrocleares são encontrados. Se incisuras estiverem presentes, os feixes neurovasculares podem ser descolados em conjunto com todo o retalho de couro cabeludo. Se estiverem presentes forames, uma broca em motor de alta velocidade ou *punch* de Kerrison e irrigação podem ser utilizados para liberar os feixes neurovasculares, removendo a porção inferior dos forames ósseos.

O *template* da incidência de Caldwell é posicionado sobre o osso, e uma caneta marcadora é utilizada para delinear o seio frontal, incluindo as margens orbitárias mediais e a sutura frontonasal. Considerações cuidadosas devem ser dadas à precisão do *template*, uma vez que a técnica seja sujeita a erro quando realizada. Referências (p. ex., clipes de papel) podem ser presas à fronte do paciente com a finalidade de assinalar tamanho. Com o objetivo de prevenir uma penetração inadvertida na fossa anterior do crânio, o *template* pode ser reduzido de tamanho antes de se traçar o contorno no osso frontal. Osteotomias são realizadas com um craniótomo a motor, serra oscilante sagital ou osteótomo manual.

Alternativamente, ao se realizar cirurgia estereotática guiada por imagem, uma montagem de referência navegacional de crânio é presa à calvária logo após a incisão inicial no couro cabeludo. Demosntrou-se que a navegação estereotática é superior à radiografia em incidência de Caldwell e à transiluminação em dissecções em cabeças de cadáveres e apresenta pouca a nenhuma curva de aprendizado. O explorador de registro é utilizado para delinear o seio frontal (Fig. 37.4), movendo-se o explorador de registro ao longo do curso do seio frontal e delineando a margem do seio frontal utilizando as imagens da TC reformatadas. Pontos ao longo da margem do seio frontal podem ser demarcados com eletrocautério ou com corante azul de metileno. Osteotomias são realizadas no interior do seio frontal (Fig. 37.5) com uma serra a motor ou craniótomo. Um osteótomo é inserido na porção superior da osteotomia e utilizado para levantar a tábua anterior. Se houver resistência, é provável que osteotomias mais completas inferiormente ou ao longo do septo intersinusal sejam necessárias. Se o periósteo estiver fixado ao seio frontal, o retalho ósseo da tábua anterior é refletido inferiormente para expor o seio frontal. De outra forma, a tábua anterior é removida e preservada para fechamento. Neste ponto, há visualização direta dos limites do seio frontal e da doença no interior do seio frontal e recesso frontal (Fig. 37.6).

FIGURA 37.4
Embora um *template* de radiografia possa ser utilizado para marcar os limites do seio frontal, eu prefiro utilizar navegação estereotática para rastrear o contorno do seio frontal, conforme identificado pelas marcas púrpuras. O feixe neurovascular supraorbitário pode ser visto acima do rebordo orbitário direito.

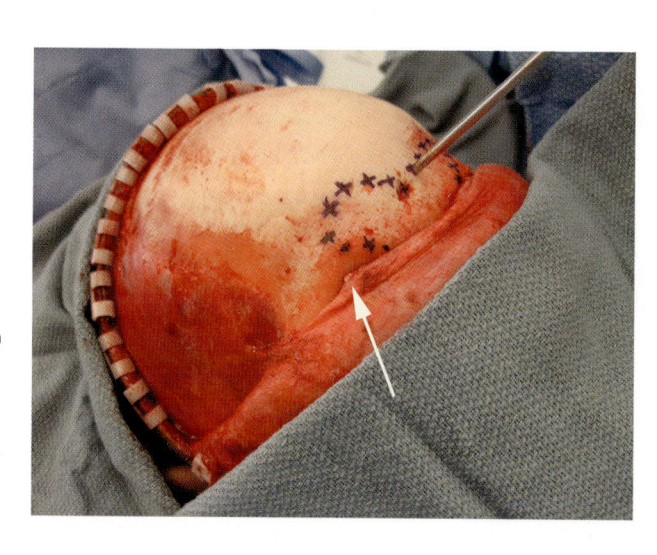

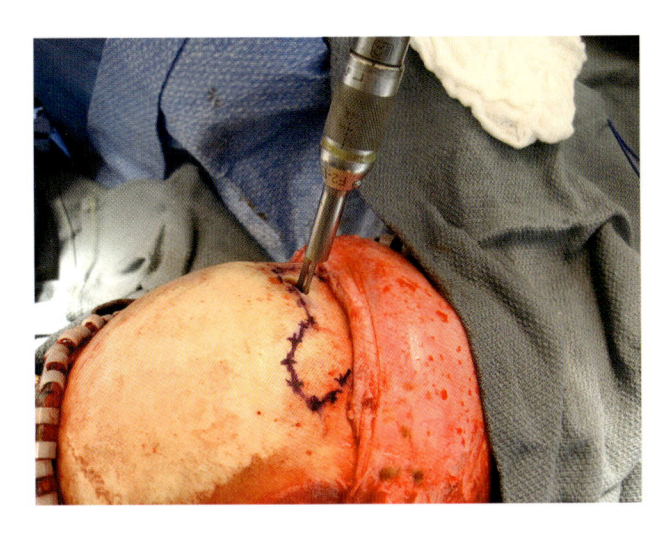

FIGURA 37.5
Após o delineamento do seio frontal pela navegação estereotática, uma variedade de instrumentos a motor ou osteótomos pode ser utilizada para realização das osteotomias ao longo da tábua anterior. Neste caso, é utilizado um craniótomo.

O tratamento de lesões específicas no interior do seio frontal não é o assunto deste capítulo; portanto, oferecemos uma visão geral para tratamento do seio frontal. Após o tratamento da lesão do seio frontal (p. ex., excisão de tumor, remoção de osso infectado ou tecido cicatricial, ablação), o tratamento do próprio seio frontal depende da doença subjacente e da avaliação do dano colateral ao seio. No caso de doença inflamatória crônica, a mucosa e tecido fibrótico no interior do seio frontal são completamente removidos. Em alguns casos, neoplasias benignas, como osteomas, ou células do recesso frontal podem ser removidos com mínimo trauma à mucosa circundante e ao próprio recesso frontal. Se o recesso frontal permanecer imperturbado, a mucosa sinusal pode ser deixada intacta. Caso contrário, pode-se considerar obliterar o seio frontal. Em um esforço para preservar a função do seio frontal, pode ser executado um procedimento endoscópico de Lothrop modificado concomitante (Draf III), o que permitirá a reconstituição do seio frontal com mucosa, se a mucosa sinusal estiver gravemente comprometida. A adição deste procedimento "acima e abaixo" pode ajudar na dissecção completa do seio e recesso, bem como na remoção completa da doença no interior do seio. Se o seio frontal for obliterado, é crítico remover toda a mucosa existente. Sob visualização microscópica, uma broca de diamante em motor de alta velocidade é utilizada para polir o osso, removendo todos os ninhos de mucosa. Cuidados devem ser tomados para não penetrar diretamente nas células etmoidais supraorbitárias, e se células etmoidais supraorbitárias importantes forem identificadas uma etmoidectomia endoscópica deve ser considerada. A tábua anterior é tratada da mesma maneira. Se houver perda de osso sobre a dura, a dura deve ser tratada com cautério bipolar ou deve-se considerar não obliterar o seio, dada a possibilidade de deixar ninhos de mucosa para trás na dura. No caso de papiloma invertido ou sinusite fúngica alérgica, pode ser aconselhável manter o seio não obliterado, para finalidades de vigilância. Conforme previamente mencionado, uma sinusotomia frontal endoscópica adjuvante pode ser necessária para facilitar isto.

Uma vez completado o procedimento, o recesso frontal pode ser tamponado com pasta de osso, músculo temporal ou fáscia, e o seio é obliterado. Tecido adiposo, osso esponjoso e materiais sintéticos foram descritos como opções para obliteração do seio frontal. Eu prefiro materiais autólogos, como tecido adiposo abdominal, em vez de materiais sintéticos, dado o potencial de infecção pós-operatória. Se a obliteração for necessária, um bloco de tecido adiposo abdominal é, então, colhido por uma incisão periumbilical. Uma vez que o tecido adiposo tenha

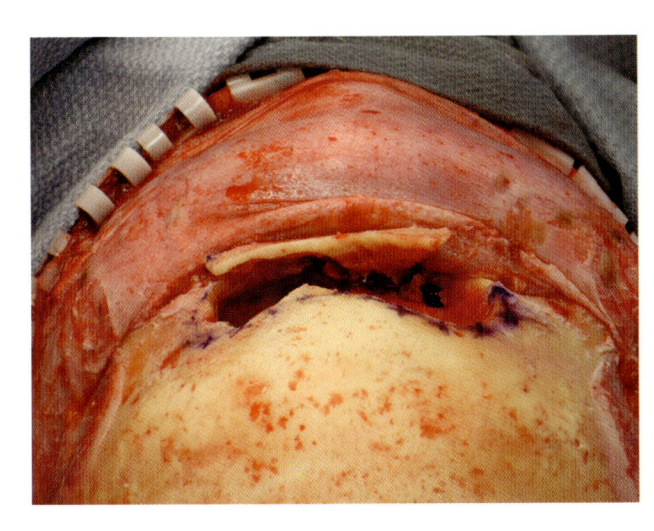

FIGURA 37.6
A sinusotomia frontal osteoplástica foi realizada, e a tábua anterior é removida. Uma vez removido o retalho ósseo, obtém-se uma visão direta do recesso frontal e de todo o seio frontal. Neste ponto, pode ser tomada uma decisão quanto à obliteração do seio frontal baseando-se na extensão da ressecção e no dano colateral à mucosa do seio.

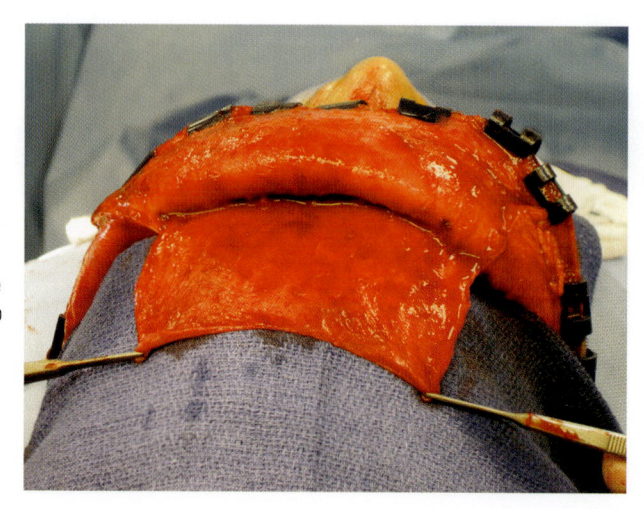

FIGURA 37.7
Se um retalho pericrânico for colhido, ele é subsequentemente elevado e separado do osso. O cirurgião deve ser cuidadoso para não estender o retalho demasiado longe lateralmente, onde os ramos frontais do nervo facial podem ser encontrados.

sido colhido, a ferida abdominal deve ser irrigada completamente, e hemostasia definitiva realizada. Se uma grande quantidade de tecido adiposo for colhida, eu coloco um dreno com aspiração e oblitero a cavidade com suturas profundas. De outra forma, a ferida é fechada em camadas, e pomada de bacitracina é aplicada na incisão.

Em situações em que tumores mais volumosos ou malignos são encontrados, e uma ressecção da tábua posterior possa ser necessária, um retalho de pericrânio (Fig. 37.7) pode ser colhido e introduzido no seio frontal e ao longo da convexidade frontal.

A tábua anterior é reposicionada e presa ao osso frontal com placas de titânio (Fig. 37.8). Na minha experiência, parafusos de titânio expostos não representam um problema significativo, contanto que o seio frontal seja separado da cavidade nasossinusal por obliteração dos ductos frontais, se for preservada drenagem adequada do seio frontal ou se uma sinusotomia frontal endoscópica adequada tiver sido realizada. A ferida é irrigada por completo, e o couro cabeludo é fechado em camadas. Um dreno pode ser colocado, embora frequentemente nenhum seja necessário, e uma atadura simples é colocada na cabeça durante 24 horas.

TRATAMENTO PÓS-OPERATÓRIO

No período pós-operatório imediato, não há requisitos especiais de tratamento além dos pertinentes ao cuidado local da ferida: antibióticos tópicos nas incisões, tratamento dos drenos (se presentes) e controle da dor. Antibióticos sistêmicos são utilizados a critério do cirurgião de acordo com a doença subjacente. Se grampos forem utilizados, eles são removidos entre 10 a 14 dias de pós-operatório.

O tratamento a longo prazo depende da doença subjacente. Se a sinusotomia frontal osteoplástica for realizada para tratamento de doença inflamatória crônica, TC e/ou RNM podem ser indicadas para vigilância e no caso de aparecimento de sintomas. TCs e RNMs devem ser realizadas a intervalos regulares, para vigilância tumoral, dependendo da natureza do tumor.

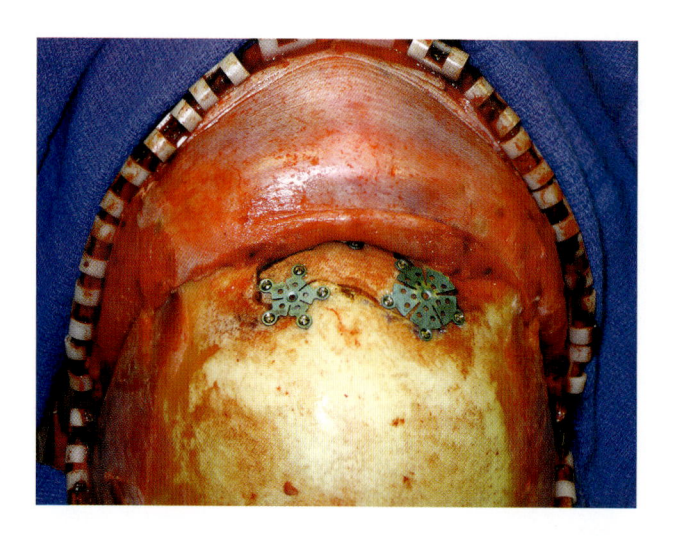

FIGURA 37.8
A tábua anterior é reposicionada e fixada com fios ou placas.

COMPLICAÇÕES

As complicações que se seguem à sinusotomia frontal osteoplástica podem ser subdivididas em complicações peroperatórias e pós-operatórias a longo prazo. As complicações peroperatórias são tipicamente relacionadas com lesão vascular, lesão neurológica e/ou infecção. O couro cabeludo é muito vascularizado, e uma importante perda sanguínea pode ocorrer durante a incisão do couro cabeludo; por essa razão, injeções com epinefrina 1:100.000 e uso de clipes de couro cabeludo são altamente recomendados. Adicionalmente, em um paciente com uma incisão prévia no couro cabeludo, uma lesão da artéria temporal superficial pode resultar em isquemia da porção anterolateral do retalho de couro cabeludo.

O ramo frontal do nervo facial e os ramos supraorbitários e supratroclear do nervo trigêmeo estão em risco de lesão. O ramo frontal do nervo facial, localizado diretamente sobre a camada superficial da fáscia temporal profunda, pode ser encontrado durante o descolamento do retalho do couro cabeludo, se a dissecção não for realizada no plano correto de tecido mole. Lesões do ramo frontal podem resultar em ptose do supercílio e assimetria facial. Os ramos dos nervos supratroclear e supraorbitário são encontrados, quando o descolamento do retalho ocorre próximo aos rebordos orbitários superiores. A identificação peroperatória dos forames e/ou incisuras é necessária para planejar a mobilização do retalho em torno destas estruturas. Parestesias na fronte podem ocorrer se o nervo for lesado.

Durante a remoção da tábua anterior e extirpação de doença, a tábua posterior do seio frontal pode ser violada, e uma laceração dural pode ocorrer, resultando em fístula liquórica ou lesão do parênquima cerebral. Em qualquer das duas situações, é prudente consultar um neurocirurgião. Uma laceração dural simples e fístula liquórica podem ser reparadas, suturando-se por cima uma tira de *fascia temporalis* ao longo da dura.

Infecções são raras e frequentemente resultam de técnica inadequada ou contaminação a partir dos seios paranasais. A prescrição de antibióticos peroperatórios é prudente, mas pouco estudada. A terapia definitiva deve ser dirigida por cultura.

Uma das mais importantes complicações a longo prazo é a formação de mucoceles do seio frontal. Isto resulta da retenção de muco secretado pela mucosa que não foi completamente extirpada do seio frontal. O aumento progressivo de uma mucocele pode causar erosão dos tecidos moles da fronte – cuja infecção pode resultar em tumor estufado de Pott. A erosão pode ocorrer no interior da órbita e causar deformidades estéticas e perturbações visuais. Finalmente, a erosão para o interior da fossa anterior do crânio pode causar compressão do tecido cerebral. Infecções no interior destas mucoceles podem subsequentemente levar a infecções da órbita e/ou cérebro. Portanto, é fundamental que toda mucosa seja extirpada do seio antes de obliteração. Como em todas as incisões, pode ocorrer formação de tecido cicatricial; isto pode ser particularmente óbvio em homens com calvície em padrão masculino. Em homens ou mulheres com cabelo adequado, o tecido cicatricial pode prejudicar o crescimento de cabelo ao longo do trajeto da incisão, e o uso excessivo do cautério pode levar à morte de folículos pilosos.

RESULTADOS

Durante muitos anos, a sinusotomia frontal osteoplástica foi considerada o padrão ouro para tratamento da sinusite frontal crônica. Diversas revisões foram realizadas, e informações de acompanhamento a longo prazo estão disponíveis desde que este procedimento vem sendo utilizado em pacientes por mais de 50 anos. Em uma grande série de pacientes, a incidência de revisão do retalho osteoplástico foi de 4%, e até 93% dos pacientes citados apresentaram resolução completa dos sintomas. A morbidade peroperatória inclui dor, infecção, complicações, envolvendo a ferida abdominal (infecção, hematoma, seroma) e alterações estéticas (bossas frontais), estas geralmente ocorrendo em aproximadamente 15% dos pacientes.

Há, no entanto, uma taxa de falha conhecida. Muitas destas falhas – formação de mucocele, infecção – podem ser através de um procedimento de "desobliteração", que é especificamente um procedimento endoscópico de Lothrop modificado ou um Draf III. Melhoras de até 90% podem ser obtidas com este procedimento de resgate.

Embora este procedimento tenha sido suplantado por procedimentos endoscópicos no seio frontal mais em voga atualmente, a sinusotomia frontal osteoplástica permanece sendo um procedimento viável na era endoscópica e deve ser utilizada, quando o tratamento endoscópico é contraindicado.

PÉROLAS

- Antes do tratamento cirúrgico, um exame físico completo, avaliação endoscópica e exame de imagem são críticos para compreender a apresentação do paciente e as opções de tratamento, uma vez que a sinusotomia frontal osteoplástica possa não ser apropriada para cirurgia primária do seio frontal.
- Uma discussão das expectativas do paciente, como com qualquer procedimento cirúrgico, pode ajudar a evitar confusão do paciente no que concerne à estética ou outros riscos associados às incisões faciais.
- A via de acesso bifrontal ou coronal pode ser realizada superficial ou profundamente ao periósteo.
- Dissecção no plano tecidual apropriado evitará lesão direta do ramo frontal do nervo facial e da artéria temporal superficial e seus ramos.
- Uma vez próximo à sutura frontonasal, uma dissecção cuidadosa ajudará a evitar lesão das estruturas neurovasculares supraorbitárias.

- Uma caneta ou cautério pode ser utilizado para marcar os limites do seio frontal durante o mapeamento com o explorador estereotático.
- A osteotomia frontal pode ser realizada com um osteótomo ou motor, sendo útil realizar orifícios-piloto com a broca, que delineiam o seio frontal.
- Se uma obliteração do seio frontal for planejada, é essencial a remoção meticulosa de toda a mucosa. A remoção pode ser aperfeiçoada com a utilização de um microscópio e uma broca fina de diamante. Se permanecerem ninhos de mucosa, há o risco de formação de mucocele no futuro.

ARMADILHAS

- Pouca atenção à técnica cirúrgica, especialmente à incisão bifrontal/coronal, e uso excessivo de cautério podem resultar em cicatrizes esteticamente ruins e perda de cabelo.
- Desatenção aos planos de dissecção pode resultar em lesão de um ou ambos os ramos frontais do nervo facial, com fraqueza do supercílio.
- Desatenção à anatomia dos forames/incisuras supraorbitais e supratrocleares pode resultar em lesão dos feixes neurovasculares, com parestesias na fronte.
- Grande cuidado deve ser tomado ao se utilizar o recorte da radiografia em incidência de Caldwell, uma vez que o prolongamento das osteotomias possa resultar em fístula liquórica ou lesão cerebral.
- Não utilizar um microscópio e não extirpar por completo todos os ninhos de mucosa no interior do seio frontal podem resultar em regeneração da mucosa do seio e formação de uma mucocele.
- O posicionamento incorreto da tábua anterior pode resultar em bossa frontal.

INSTRUMENTOS A TER DISPONÍVEIS

- Afastadores estilo ancinho, rombos e afiados.
- Elevadores ou clipes de couro cabeludo.
- Osteótomos.
- Saca-bocados de Kerrison, *punches*.
- Aparelhos de cautério monopolares e bipolares.
- Motor de alta velocidade com um jogo de brocas de corte e de diamante.
- Brocas para confecção de orifícios-piloto.
- Placas de titânio de craniotomia padrão ou maxilofaciais.

AGRADECIMENTO

Alexander G. Chiu, MD, Professor and Chair, Department of Otolaryngology–Head & Neck Surgery, University of Arizona, Tucson, Arizona.

LEITURA SUGERIDA

Macbeth R. The osteoplastic operation for chronic infection of the frontal sinus. *J Laryngol Otol* 1954;68:465–477.

Montgomery WW. Osteoplastic frontal sinus operation: coronal incision. *Ann Otol Rhinol Laryngol* 1965;74:821–830.

Sessions RB, Alford BR, Stratton C, et al. Current concepts of frontal sinus surgery: an appraisal of the osteoplastic flap-fat obliteration operation. *Laryngoscope* 1972;82:918–930.

Hardy JM, Montgomery WW. Osteoplastic frontal sinusotomy: an analysis of 250 operations. *Ann Otol Rhinol Laryngol* 1976;85:523–532.

Loevner LA, Yousem DM, Lanza DC, et al. MR evaluation of frontal sinus osteoplastic flaps with autogenous fat grafts. *AJNR Am J Neuroradiol* 1995;16:1721–1726.

Weber R, Draf W, Keerl R, et al. Osteoplastic frontal sinus surgery with fat obliteration: technique and long-term results using magnetic resonance imaging in 82 operations. *Laryngoscope* 2000;110:1037–1044.

Anand VK, Hiltzik DH, Kacker A, et al. Osteoplastic flap for frontal sinus obliteration in the era of image-guided endoscopic sinus surgery. *Am J Rhinol* 2005;19:406–410.

Hahn S, Palmer JN, Purkey MT, et al. Indications for external frontal sinus procedures for inflammatory sinus disease. *Am J Rhinol Allergy* 2009;23:342–347.

38 PROCEDIMENTO DE RIEDEL

William Lawson

INTRODUÇÃO

A cirurgia do seio frontal evoluiu ao longo dos últimos dois séculos de procedimentos externos, com alta morbidade, para técnicas endoscópicas minimamente invasivas. Aperfeiçoamentos em exames de imagem, endoscopia e técnicas cirúrgicas revolucionaram o tratamento das doenças sinusais e estabeleceram um novo padrão de tratamento. Dentre todos os seios paranasais, o seio frontal é frequentemente o de tratamento mais difícil e controvertido. A navegação cirúrgica expandiu o papel da cirurgia endoscópica do seio frontal, mas as dificuldades de exposição, reestenose e osteoneogênese limitam sua aplicabilidade. As vias de acesso externas constituem um componente essencial do arsenal do cirurgião no tratamento da sinusite frontal crônica, mas são geralmente limitadas a situações em que o tratamento endoscópico foi malsucedido. Trepanação, frontoetmoidectomia e obliteração osteoplástica desempenham um papel integrante em pacientes que se submeteram sem sucesso a vários procedimentos internos e externos para tratamento de sinusite crônica. O procedimento de Riedel é uma técnica obliterativa esteticamente desfiguradora. Embora raramente executado, ele é o único tratamento definitivo para osteomielite crônica do seio frontal.

A história da cirurgia do seio frontal pode ser dividida em termos amplos em quatro períodos: (1) cirurgia externa ablativa e drenagem, (2) procedimentos ventilatórios externos, (3) procedimentos conservadores externos e (4) procedimentos conservadores internos. A evolução marca a transição desde a era pré-antibiótica, quando sinusites frontais agudas e crônicas apresentavam importante morbimortalidade. As opções cirúrgicas eram drenagem externa, remoção de osso com doença e tentativas de ventilar o seio através da restauração da patência do ducto de drenagem.

As vias de acesso externas ao seio frontal originaram-se na Europa, em fins do século XIX. Ogston, em 1884, e Luc, em 1886, descreveram a trepanação da tábua anterior para realização de curetagem e para estabelecimento de drenagem do seio para o interior do nariz, utilizando tubos através das células etmoidais. Nebinger, em 1890, modificou este método para prover drenagem externa pela via do local de trepanação. Kuhnt, em 1895, descreveu um método radical realizado por uma incisão superciliar. Ele removia toda a parede anterior do seio frontal, curetava o conteúdo do seio e removia o assoalho do seio. A deformidade resultante, o longo período de convalescença necessário e a falta de obliteração dos seios profundos eram as desvantagens deste método. Em 1894, Jansen tentou tornar este procedimento esteticamente atraente, preservando a parede anterior do seio. Ritter, em 1906, modificou a técnica de Jansen pela remoção de uma parte da parede anterior para obter um melhor acesso aos recessos do seio.

Em 1898, Riedel advogou o procedimento mais radical, em que ele removia a parede anterior e o assoalho do seio, o processo frontal da maxila e as células etmoidais anteriores. Embora o procedimento de Riedel fornecesse a melhor cura com obliteração, a deformidade estética resultante permaneceu como sua principal deficiência. Killian, em 1903, tentou minimizar a deformidade preservando as cristas supraorbitárias; entretanto, isto era conseguido à custa de uma obliteração menos bem-sucedida. Ele também advogou uma demorada reconstrução do ducto nasofrontal com um retalho de mucosa. Em 1908, Knapp descreveu a remoção transorbitária do assoalho do seio, juntamente com uma extensa etmoidectomia externa. Resultados estéticos aceitáveis e remoção completa da doença etmoidal associada tornaram este um procedimento popular. Entretanto, a frontoetmoidectomia externa (procedimento de Lynch-Howarth) resultou em muitas falhas a longo prazo, em razão, principalmente, da reestenose do ducto nasofrontal. Em 1912, Lothrop advogou a formação de um grande ducto nasofrontal comum através da remoção do septo do seio frontal, do septo nasal superior e etmoidectomia bilaterais. Apesar da criação de uma porta de drenagem muito ampla, fibrose com estenose outra vez tornou inaceitável os resultados a longo prazo. Mosher, já nos 1940, propôs a remoção radical das tábuas posterior e anterior do seio frontal, juntamente com o assoalho, para realizar uma cranialização obliterativa da cavidade do seio em casos de osteomielite frontal. A cranialização do seio frontal através da remoção da parede posterior ainda tem defensores nos dias atuais, que citam a melhor estética obtida, quando a ablação do seio se torna necessária, em casos de complicações intracranianas de sinusites, remoção de tumores ou trauma grave.

A introdução de antibióticos e progressivos aperfeiçoamentos tecnológicos em exames de imagem e instrumentação cirúrgica foram centrais para dirigir a cirurgia sinusal no sentido de técnicas endoscópicas esteticamente aceitáveis e conservadoras. A este respeito, o retalho osteoplástico frontal foi um procedimento divisor de águas. A técnica de descolar um retalho perióstico (osteoplástico) em dobradiça na cirurgia do seio frontal foi descrita no século XIX por Kocher, Schonborn e Brieger na Europa. Beck, MacBeth e outros salientaram a utilidade de *templates* radiográficos para aumentar a segurança do procedimento. Bergara na América do Sul e Montgomery e Goodale na América do Norte foram pioneiros no desenvolvimento do retalho osteoplástico com obliteração por tecido adiposo na sua forma moderna. Subsequentemente, esta cirurgia se tornou a técnica externa mais popular para o seio frontal, por causa dos seus resultados estéticos e maiores taxas de sucesso na erradicação de infecções crônicas do seio frontal.

A introdução dos endoscópios fibroscópicos tornou a canulização intranasal e o aumento do ducto de drenagem nasofrontal tecnicamente exequível, efetiva e mais segura. Métodos intranasais de trepanação para o interior do seio frontal não são novos. Fresagem, perfuração de retalhos mucosos, colocação de *stents* e etmoidectomias extensas, bem como procedimentos para destruir ou reconstruir o ducto nasofrontal por via endonasal, estiveram em uso desde a virada do século XX. Entretanto, o insucesso em se manter a patência a longo prazo do ducto nasofrontal continuou a ser um problema, com infecções recorrentes e formação de mucocele. Uma modificação endoscópica do procedimento de Lothrop, em que ambos os ductos nasofrontais são unidos para criar um ducto de drenagem comum de maior calibre, com maiores chances de manter a patência, foi introduzida por Draf.

Existem revisões abrangentes da história dos acessos cirúrgicos intranasais e externos ao seio frontal, e citações bibliográficas iniciais podem ser encontradas nestes artigos que marcaram época. Entretanto, hoje ainda resta um pequeno número de casos de sinusites frontais crônicas refratárias que esgotam o arsenal cirúrgico de cirurgiões sinusais experientes. Estes incluem casos com insucesso após múltiplos procedimentos intranasais e externos, incluindo técnicas obliterativas osteoplásticas. Implícito no insucesso continuado do tratamento clínico e cirúrgico está o desenvolvimento de osteomielite crônica, que tem de ser tratada agressivamente para deter a disseminação adicional pelo osso e complicações intracranianas. Neste contexto, um procedimento ablativo radical se torna obrigatório.

HISTÓRIA

O paciente típico candidato ao procedimento de Riedel submeteu-se a múltiplas cirurgias sinusais. Em geral, procedimentos endoscópicos e abertos foram realizados ao longo de um período de muitos anos ou mesmo décadas, mas, todavia, o paciente continua a apresentar queixas de sinusite frontal crônica. A via final comum é que o osso frontal desenvolveu osteomielite. Os sintomas de apresentação podem incluir cefaleia e edema frontal, drenagem ativa através de uma fístula sinocutânea, queixas oculares (diplopia, oftalmoplegia, proptose) secundárias a comprometimento orbitário ou alterações do estado mental por comprometimento intracraniano.

EXAME FÍSICO

Doenças do seio frontal podem-se apresentar com complicações em tecidos moles, orbitárias ou neurológicas. Estas podem-se manifestar de forma independente umas das outras ou se apresentar concomitantemente. Os achados mais comuns são dor à palpação da fronte, edema e eritema, compatíveis com um abscesso subperióstico ou tumor estufado de Pott. Fístulas sinocutâneas e deformidades em relevo ocorrem menos frequentemente, mas representam progressão da doença (Fig. 38.1A e B). Complicações orbitárias incluem diplopia, proptose, hipoglobo, celulite pré ou pós-septal e formação de abscesso (Fig. 38.2). A formação de abscessos epidurais ou subdurais é resultado da disseminação infecciosa através da díploe da tábua posterior e deve ser suspeitada, se sinais neurológicos estiverem presentes (Fig. 38.3).

INDICAÇÕES

Osteomielite crônica do osso frontal.

CONTRAINDICAÇÕES

Osteomielite aguda do seio frontal.

CAPÍTULO 38 Procedimento de Riedel

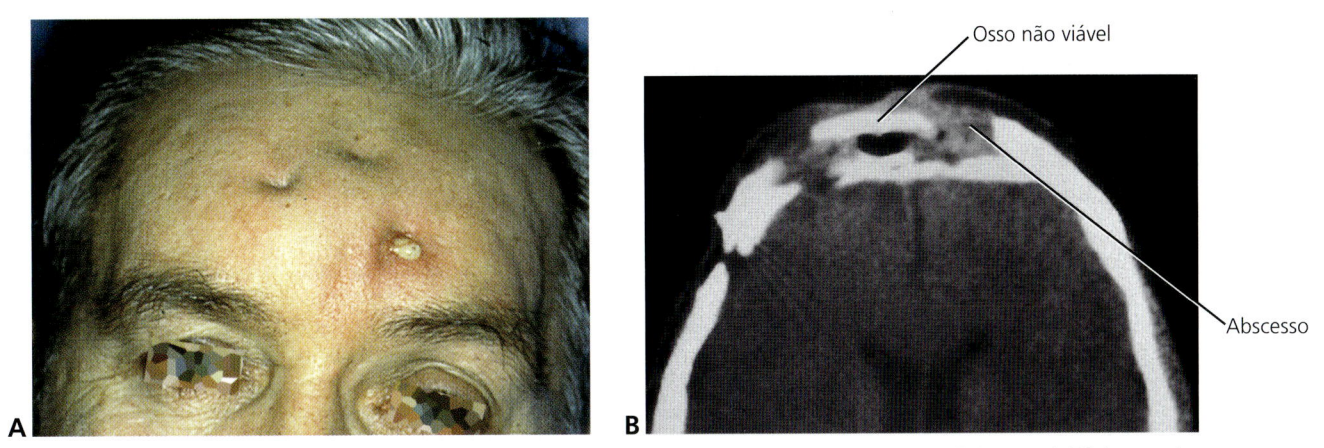

FIGURA 38.1 **A:** Fotografia de paciente com uma fístula sinocutânea secundária à infecção crônica do seio frontal. **B:** Imagem da TC deste paciente.

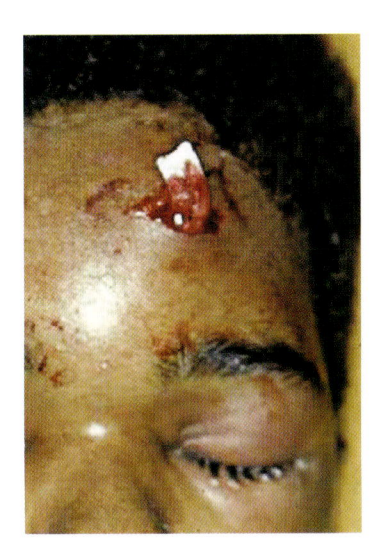

Osso não viável
Abscesso

FIGURA 38.2
Fotografia de paciente com fístula sinocutânea secundária a um abscesso orbitário.

Abscesso intracraniano

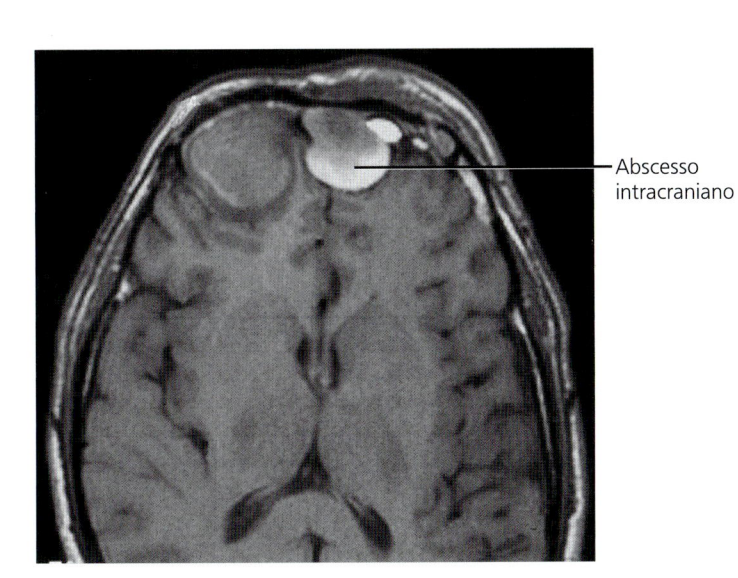

FIGURA 38.3
RNM mostrando abscesso intracraniano.

PLANEJAMENTO PRÉ-OPERATÓRIO

Estudos de imagem são uma parte integrante da avaliação pré-operatória de pacientes candidatos ao procedimento de Riedel. Uma TC dedicada dos seios paranasais é realizada para avaliar o seio frontal quanto ao tamanho e grau de pneumatização, presença de células etmoidais supraorbitárias e mucoceles e extensão do trauma para o esqueleto facial, incluindo lesões intracranianas e intraorbitárias. A tomografia computadorizada de alta resolução é a modalidade de imagem de escolha para delinear a extensão da doença, em razão da sua capacidade de diferenciar osso de tecidos moles. A administração de contraste está indicada, quando há suspeitas de um abscesso. A imagem de ressonância magnética complementa a TC na avaliação de complicações intracranianas de doenças do seio frontal.

Procedimentos de imagem de medicina nuclear são utilizados para diagnosticar e avaliar osteomielites. Cintigrafias ósseas de tríplice fase, leucócitos radiomarcados e FDG PET *scans* são opções radionuclídicas, tipicamente realizadas após a tomografia computadorizada. Cintigrafias ósseas de tríplice fase são úteis para o diagnóstico de osteomielite aguda, mas sua eficácia é limitada em casos pós-operatórios ou pós-traumáticos. A cintigrafia de leucócitos marcados com índio-111 é mais específica para osteomielites crônicas do que os *scans* de tríplice fase e são rotineiramente utilizadas neste contexto. As cintigrafias de leucócitos radiomarcados não apenas diagnosticam e localizam áreas focais de osteomielite, como também auxiliam na avaliação da resposta ao tratamento e a erradicação de infecção.

TÉCNICA CIRÚRGICA

O procedimento pode ser realizado por uma incisão na fronte ou coronal, determinada pela linha do cabelo em homens, pela presença de incisões prévias ou pela extensão do processo de doença. O acesso bicoronal é preferível, uma vez que seja possível criar um retalho ósseo e um retalho pericraniano separado. Eu utilizo uma incisão biselada, bicoronal, para minimizar o risco de alopecia. Ela segue através da gálea, e um retalho bicoronal é, então, descolado da maneira usual. Havendo comprometimento da tábua posterior e um processo intracraniano, como comprometimento dural com um abscesso epidural ou subdural, um retalho pericraniano é descolado para vedar qualquer defeito na fossa anterior do crânio e evitar uma fístula liquórica de CSF. A presença de fístula sinocutânea ou de uma linha do cabelo recuada altera a via de acesso utilizada, e uma incisão em asas de gaivota, borboleta ou no mediofrontal é preferida. Estes acessos, no entanto, impedem a colheita de um retalho pericraniano.

O descolamento do retalho de tecidos moles expõe a área de osteomielite, revelando o osso da tábua anterior, que se encontra fragmentado, com uma aparência em comida de traça, semelhante a giz (Fig. 38.4). Ele é removido com saca-bocados até que se chegue a áreas ósseas com sangramento ativo. Isto pode resultar em remoção de osso além dos limites do seio frontal, uma vez que o comprometimento da díploe permita uma disseminação calvária extensa. Deve ser notado que mesmo após isso, se focos microscópicos de infecção estiverem presentes, eles eventualmente levarão a uma recorrência do processo. Similarmente, a tábua posterior do seio frontal deve ser removida se ele mostrar evidência de osteomielite.

Após remoção meticulosa do osso doente, a cavidade sinusal é preparada para um retalho osteoplástico pela extirpação de toda mucosa com descoladores de periósteo. Células supraorbitárias ou outras células etmoidais extramurais são exenteradas. O osso da tábua posterior é desgastado com uma broca de diamante para remover remanescentes microscópicos de mucosa, que podem acompanhar o curso das veias diploicas de Breschet e resultar em mucoceles secundárias e disseminação intracraniana. A mucosa dos ductos nasofrontais é extirpada de maneira semelhante e obliterada com fáscia temporal.

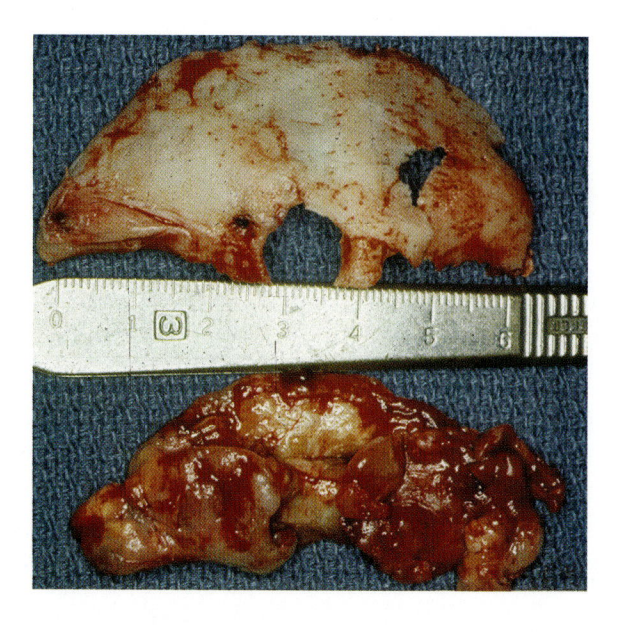

FIGURA 38.4
Peça ressecada após execução de procedimento de Riedel.

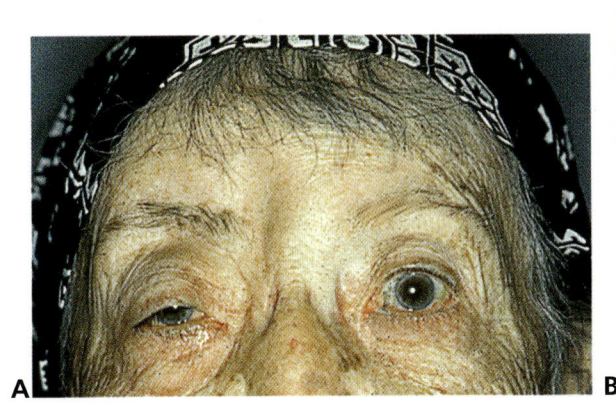

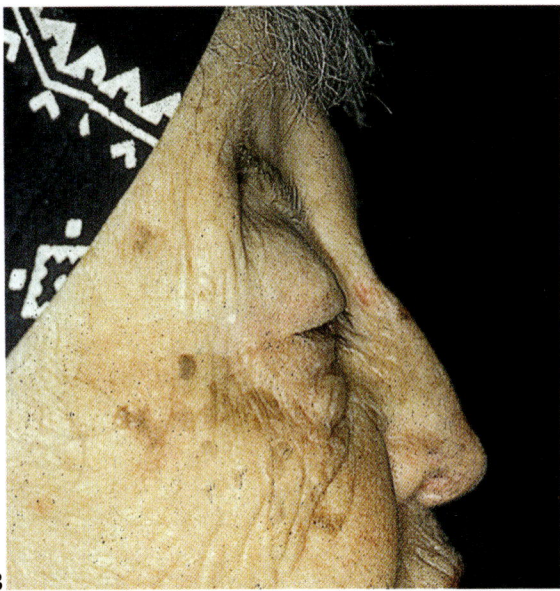

FIGURA 38.5 A: Fotografia (visão frontal) de paciente vários meses após um procedimento de Riedel. **B:** Fotografia (visão lateral) da paciente vários meses após um procedimento de Riedel. Notar que a ressecção das margens orbitárias superiores leva à deformidade estética acentuada.

As regiões supraorbitárias são expostas e reduzidas o suficiente para permitir o colapso da pele da testa para dentro do defeito, produzindo uma obliteração completa. Os nervos supraorbitários e supratrocleares são preservados, se possível. Algum grau de deformidade, cuja gravidade depende da proeminência das cristas supraorbitárias (Fig. 38.5A e B), é implícito ao procedimento. Havendo significativa deformidade da fronte, uma cranioplastia tardia pode ser realizada, geralmente utilizando um material aloplástico (acrílico) ou enxerto ósseo autógeno.

Hemostasia é obtida com cautério monopolar ou bipolar. Um dreno de Penrose de 1/2 pol é colocado, se uma incisão bicoronal for utilizada, e um fechamento em camadas do couro cabeludo é realizado com suturas Vicryl 3-0 para reaproximar a gálea. Grampos ou sutura Prolene 2-0 é utilizada para fechar a derme e epiderme. Se foi realizada uma incisão na fronte, ela é fechada com suturas dérmicas profundas 4-0 sepultadas e uma sutura de náilon 5-0 corrida para a epiderme. Bacitracina é aplicada no local da incisão, tiras de Xeroform são colocadas sobre a incisão, e uma atadura de cabeça com gaze acolchoada é colocada.

TRATAMENTO PÓS-OPERATÓRIO

Antibióticos intravenosos de amplo espectro são ajustados às culturas das feridas e às sensibilidades. Três a seis semanas de antibióticos são administradas, conforme determinado por consultores de infectologia. O curativo da ferida é mantido no lugar por 24 horas, e o dreno de Penrose é removido no primeiro dia pós-operatório. Os pacientes, então, têm alta para casa, e as instruções pós-operatórias incluem aplicação de uma camada fina de pomada de bacitracina no local da incisão duas vezes ao dia e um curativo com gaze, para evitar lesão dos tecidos moles da fronte e posicioná-los contra a tábua posterior.

COMPLICAÇÕES

Complicações originadas de qualquer das condutas cirúrgicas estão listadas na Tabela 38.1. Complicações padrão de ferida, como hematoma, formação de queloide e infecção, são raras, mas podem ocorrer. Se a incisão for realizada em uma área de pele capilar, pode ocorrer alopecia. A dissecção em torno do feixe neurovascular supraorbitário/supratroclear pode levar à anestesia ou hipoestesia da fronte, o que pode ou não ser permanente. Deformidades estéticas são uma consequência esperada de um procedimento de Riedel adequadamente realizado, embora o grau de deformidade varie na dependência da quantidade de osso removido e do comprometimento das cristas supraorbitárias. Mucoceles recorrentes e/ou osteomielites recorrentes não são incomuns e devem ser tratadas agressivamente. Uma dissecção incorreta pode levar à lesão do ramo frontal do nervo facial, o que pode levar à fraqueza do músculo frontal. Lesões intraoperatórias da dura podem levar a fístulas liquóricas e/ou complicações intracranianas, como meningite ou abscesso intracraniano. Digno de nota, a maioria das complicações pode ser evitada com conhecimento de anatomia básica, dissecção meticulosa e atenção aos detalhes.

TABELA 38.1 Complicações Associadas ao Procedimento de Riedel

- Alopecia
- Lesão dural, fístula liquórica, abscesso intracraniano
- Hematoma
- Infecção
- Queloide/cicatriz hipertrófica
- Mucoceles
- Necrose do couro cabeludo
- Osteomielite recorrente
- Anestesia/parestesia/hipoestesia supraorbitária ou supratroclear
- Fraqueza do ramo do nervo facial

RESULTADOS

A doença refratária do seio frontal é uma entidade rara que é frequentemente tratada em centros de tratamento terciários. A Tabela 38.2 demonstra a experiência na Mount Sinai School of Medicine. Entre os 16 pacientes submetidos ao procedimento de Riedel para tratamento de osteomielites crônicas, complicações desenvolveram-se em 37% (6/36) dos casos. Um paciente apresentou uma fístula liquórica persistente, que exigiu uma craniotomia para reparo, e outro paciente desenvolveu uma encefalocele através de um defeito na tábua posterior, que exigiu reparo com tecido de pericrânio. Abscessos subgaleais recorrentes foram encontrados em dois casos. Dois pacientes desenvolveram abscesso epidural. Outro paciente desenvolveu um abscesso intracraniano. Todos foram submetidos a craniotomias subsequentes para drenagem e debridamento de osteomielite residual.

PÉROLAS

- Qualquer foco residual de doença pode levar à infecção continuada. Debridar todo o osso necrótico e exenterar quaisquer células que estejam opacificadas nos estudos de imagem.
- A remoção de mucosa sinusal deve ser feita meticulosamente, uma vez que o desenvolvimento de mucocele não seja incomum, mesmo após um procedimento aparentemente radical.

TABELA 38.2 Procedimentos de Riedel Realizados durante um Período de 20 Anos (1974-1993) na Mount Sinai School of Medicine

Nome	Sexo/Idade	Etiologia	Ano	Cirurgia Prévia	Complicações
JB	M/24	Trauma	1989	Exploração frontal	
JB	F	Infecciosa	1986	Múltipla intranasal	Mucocele, abscesso cerebral
JB	M/46	Infecciosa	1987	Múltipla intranasal, osteoplástica	Abscesso epidural/subgaleal, penetração dural
TB	M/55	Infecciosa	1974	Múltipla intranasal	
MC	F/56	Neoplasia	1992		Encefalocele
RH	M/43	Trauma	1990	Craniotomia osteoplástica	
JM	M/39	Infecciosa	1982	Múltipla intranasal	
TM	M/72	Infecciosa	1990	Intranasal, Lynch, osteoplástica	
HP	M/86	Infecciosa	1984	Intranasal, osteoplástica	Abscesso subgaleal
JP	M/55	Infecciosa	1984	Múltipla intranasal	Fístula liquórica, penetração dural
RP	M/54	Trauma	1979	Craniotomia	
ET	M/24	Infecciosa	1985	Intranasal, trepanação, osteoplástica	
RW	M/38	Trauma	1986	Reparo de laceração	Encefalocele
WW	M/60	Infecciosa	1976	Múltipla intranasal	
WW	M/20	Infecciosa	1981	Intranasal, osteoplástica, craniotomia	Abscesso epidural
VZ	M/42	Trauma	1984	Lynch	

- Deixar a pele colapsar, removendo as bordas supraorbitárias. Isto resulta em uma deformidade estética que deve ser discutida com os pacientes pré-operatoriamente.
- Os forames dos feixes neurovasculares supraorbitários localizam-se até 1 cm acima dos rebordos supraorbitários em 10 a 20% dos casos.
- Cranioplastias devem ser adiadas e executadas após 1 ano, se o paciente estiver totalmente assintomático e apresentar uma cintigrafia negativa de leucócitos radiomarcados com índio. Deve ser notado que osteomielites recorrentes podem surgir após um intervalo de vários anos e mesmo uma década.

ARMADILHAS

- Remoção insuficiente de osso da tábua anterior/posterior.
- Redução insuficiente dos rebordos supraorbitários, impedindo colapso da pele.
- Remoção incompleta da mucosa sinusal.
- Deixar de remover células etmoidais extramurais que se comunicam com o seio frontal.
- Deixar de obliterar o ducto frontal.
- Deixar de remover completamente quaisquer mucoceles associadas.
- Deixar de drenar supuração intracraniana.
- Deixar de vedar quaisquer defeitos durais ou fístulas liquóricas.
- Cobertura ou duração antibiótica insuficiente, pré ou pós-cirurgicamente.

INSTRUMENTOS A TER DISPONÍVEIS

- Bandeja de rotina para Cirurgia de Cabeça e Pescoço.
- Escopros retos e curvos com malhos.
- Serras oscilantes.
- Furadeira Total *Performance* System (TPS) (Stryker) com brocas de diamante sortidas.

AGRADECIMENTO

A excelente assistência de Robert Deeb, MD, ao escrevermos este capítulo é agradecidamente reconhecida.

LEITURA SUGERIDA

Mohr RM, Nelson LR. Frontal sinus ablation for frontal osteomyelitis. *Laryngoscope* 1982;92(9 Pt 1):1006–1015.

Marshall AH, Jones NS. Osteomyelitis of the frontal bone secondary to frontal sinusitis. *J Laryngol Otol* 2000;114(12): 944–946.

Younis RT, Lazar RH, Anand VK. Intracranial complications of sinusitis: a 15-year review of 39 cases. *Ear Nose Throat J* 2002;81(9):636–638, 640–632, 644.

Raghavan U, Jones NS. The place of Riedel's procedure in contemporary sinus surgery. *J Laryngol Otol* 2004;118(9):700–705.

Akiyama K, Karaki M, Mori N. Evaluation of adult Pott's puffy tumor: our five cases and 27 literature cases. *Laryngoscope* 2012;122(11):2382–2388.

39 TÉCNICA DE CALDWELL-LUC

Berrylin J. Ferguson

INTRODUÇÃO

O procedimento de Caldwell-Luc é uma via de acesso externa ao seio maxilar através de uma incisão no sulco gengivolabial superior, com uma antrostomia do seio maxilar. Esta técnica recebeu seu nome em homenagem a George Walter Caldwell, dos Estados Unidos, que descreveu esta técnica, em 1893, e Henri Luc, da França, que descreveu uma técnica semelhante, em 1897. A técnica de Caldwell-Luc foi a via de acesso mais comum para tratamento das doenças do seio maxilar antes do desenvolvimento das técnicas endoscópicas. Esta técnica foi utilizada no tratamento de sinusite crônica, para biópsia de tumores, acesso ao espaço pterigopalatino para ligadura da artéria maxilar interna ou neurectomia vidiana, acesso ao assoalho da órbita para redução de fraturas, descompressão orbitária e acessos aos seios etmoidais e esfenoidais e à fossa hipofisária. Ela ainda constitui uma via de acesso valiosa quando a visualização e o acesso endoscópico são limitados, como no caso de procedimentos nas porções inferior, lateral e anterior do seio maxilar.

A técnica de Caldwell-Luc era muitas vezes complicada por dor e desconforto permanentes da bochecha, por causa de lesões do nervo infraorbitário. Além disso, como o método original da técnica de Caldwell-Luc incluía a criação de uma grande antrostomia meatal inferior, com pouca apreciação da função dos óstios naturais no meato médio, pacientes com sinusite crônica permaneciam com disfunção sinusal continuada e sintomas. Não é de admirar que nos dias em que a única operação para doença do seio maxilar era a de Caldwell-Luc, os otorrinolaringologistas fossem avisados para "nunca operar eletivamente para sinusite; você nunca os tornará melhores".

Atualmente, a técnica de Caldwell-Luc é realizada em conjunção com a endoscopia nasal, e muitas destas complicações podem ser evitadas se alguém for solicitado a realizar um Caldwell-Luc para acesso. Os óstios funcionais do seio maxilar podem ser incorporados e aumentados, e, com uma melhor apreciação da distribuição do nervo infraorbitário, a entrada para o seio maxilar via fossa canina pode ser realizada, evitando-se a secção do nervo infraorbitário, minimizando, assim, a ocorrência de disestesias e dormência no pós-operatório. A maioria das condições patológicas dos seios maxilares constituem processos benignos, como infecções, sinusites fúngicas alérgicas, bolas fúngicas, pólipos antrocoanais e, menos comumente, processos neoplásicos ou pré-neoplásicos, como carcinomas de células escamosas, papiloma invertidos e tumores metastáticos. Esta técnica é também utilizada como uma via de acesso direta a tumores localizados na fossa pterigopalatina, posterior ao seio maxilar.

A Tabela 39.1 arrola as lesões, a partir da minha experiência e aquelas descritas na literatura, que podem exigir o uso da técnica de Caldwell-Luc. Ela é indicada para doenças dos seios maxilares lateral, anterior e inferior, inacessíveis endoscopicamente, e é muitas vezes combinada com técnicas endoscópicas para remoção de tumores do seio maxilar, como o papiloma invertido. Ela proporciona acesso ao nervo infraorbitário para operar neoplasias, como carcinomas de células escamosas e carcinomas císticos adenoides, que são caracterizados por invasão perineural e disseminação ao longo do nervo. A técnica assegura acesso à parede posterior do seio maxilar e à fossa pterigopalatina, seio esfenoidal lateral, espaço mastigatório e fossa infratemporal, e é utilizada para remoção de casos selecionados de angiofibroma nasofaríngeo juvenil, combinada com técnicas endoscópicas. Esta via de acesso é utilizada rotineiramente na remoção de tumores de origem dentária, cirurgias ortognáticas e reparo de fraturas cominutivas do assoalho da órbita, margem infraorbitária ou do seio maxilar. Pacientes edêntulos, submetendo-se a implantes que apresentam insuficiência de osso alveolar necessitam de aumento através de um "lifting sinusal", em que o assoalho do seio maxilar é aumentado com a utilização de uma matriz semelhante a osso.

TABELA 39.1 Indicações Comuns para a Técnica de Caldwell-Luc

- Neoplasias do seio maxilar com comprometimento das paredes anterior, inferior ou posterolateral do seio maxilar
- Tumores que exigem dissecção e remoção do nervo infraorbitário comprometido (carcinoma cístico adenoide, carcinoma de células escamosas)
- Acesso a doenças localizadas na fossa pterigopalatina e recesso lateral do seio esfenoidal
  - Papiloma invertido
  - Linfoma
  - Tumores metastáticos (raros)
  - Tumores odontogênicos
  - Carcinoma de células escamosas
- Processos não neoplásicos do seio maxilar
  - Sinusite fúngica alérgica
  - Pólipo antrocoanal
  - Bolas fúngicas
  - Sinusite fúngica invasiva da área maxilar ou pterigopalatina
- Trauma ou reconstrução
  - Aumento do alvéolo maxilar
  - Fechamento de fístula oroantral
  - Redução aberta e reparo de fraturas cominutivas do assoalho orbitário
  - Cirurgia ortognática

HISTÓRIA

A presença de uma tumoração facial progressiva ou perda de sensibilidade na bochecha é mais comum em processos neoplásicos do seio maxilar, que tendem mais a exigir uma via de acesso externa. Pacientes com sinusites maxilares crônicas frequentemente se queixarão de sintomas nasais em razão da extensão da doença sinusal maxilar para o interior das fossas nasais, causando obstrução nasal ou rinorreia purulenta. Dor e pressão na face são achados inespecíficos frequentemente presentes na ausência de doença sinusal, embora seja necessário excluir a presença de sinusite como uma causa. Dor nos dentes maxilares é mais específica de doença sinusal, mas também pode refletir doenças dentárias. Doenças dentárias, como abscessos periapicais com extensão para o interior do seio maxilar, também são causas relativamente comuns desses sintomas e devem sempre ser consideradas na presença de doença sinusal maxilar inflamatória unilateral. Doenças dentárias também podem levar a sinusites maxilares, causando desconforto nos molares maxilares superiores em até 30% dos casos de sinusite maxilar odontogênica.

  Trauma precedente da face ou órbita pode ser associado a lesões preexistentes do nervo infraorbitário. Uma vez que lesões do nervo infraorbitário e redução na sensibilidade ou disestesias da bochecha sejam as complicações mais comuns da técnica de Caldwell-Luc, perdas preexistentes de sensibilidade devem ser pesquisadas. Cirurgias prévias do nariz ou dos seios paranasais, incluindo avanço da face média para alinhamento dentário, podem causar ou complicar doenças do seio maxilar por causa da retenção de fios metálicos no interior do seio. Além disso, podem levar ao rompimento do óstio a partir da criação de múltiplas aberturas para o interior do seio, que permitem recirculação de muco. A correção de recirculação é mais facilmente realizada pela via de acesso endoscópica endonasal. História detalhada pertinente a procedimentos para restaurar dentição, como *lift* sinusal ou implantes, pode ser valiosa para a identificação da origem de sinusite maxilar. Raramente, materiais como *guta-percha* inseridos durante procedimentos endodônticos podem ficar retidos no seio e se tornar fonte de dor e infecção persistentes.

EXAME FÍSICO

Os dentes maxilares e a mucosa bucal são inspecionados, uma vez que este seja o caminho de entrada na técnica de Caldwell-Luc. A presença de dentes cariados deve ser identificada no pré-operatório. Infecções dentárias podem ser uma fonte de sinusite maxilar, mas podem ser muito sutis, com mínima evidência intraoral de infecção. Evidências de dor à palpação dos dentes devem ser procuradas percutindo-se cada dente com um abaixador de língua. A parede anterior do antro maxilar deve ser palpada por via intraoral. A hiperemia da gengiva é inespecífica, mas, se presente, requer pronta avaliação dentária formal.

  Assimetrias da face, com aumento da bochecha, são bastante raras e usualmente um sinal ominoso de um processo maligno. Sinusites fúngicas alérgicas, especialmente na população pediátrica, frequentemente causam remodelação de osso; entretanto, isto usualmente não afeta a parede anterior do seio maxilar. Celulites, com tumoração da bochecha, estão usualmente associadas a um abscesso periapical em vez de sinusite maxilar, a menos que o seio tenha sido previamente fraturado. O nervo infraorbitário, que emerge através do forame infraorbitário imediatamente inferior à margem orbitária, pode ser palpado como uma depressão rasa no osso. A sensibilidade da face deve ser avaliada pré-operatoriamente, uma vez que lesões de ramos do nervo infraorbital e subsequente perda de sensibilidade ou disestesia sejam as complicações mais comuns de um Caldwell-Luc, e parestesias preexistentes devem ser documentadas. A presença de hipoestesia poderia também sugerir uma lesão maligna.

Alterações visuais decorrentes de doenças dos seios maxilares são incomuns. Endoftalmia e diplopia são achados tardios em casos de atelectasia avançada do seio maxilar (síndrome do seio silencioso), em que a obstrução do seio maxilar leva à pressão negativa dentro do seio. A pressão negativa sustentada suga as paredes do seio para dentro e pode resultar em adelgaçamento do osso ou mesmo reabsorção completa. Quando isto afeta o assoalho da órbita, que é também o teto do seio maxilar, a perda de suporte orbital pode levar à queda do globo para dentro do seio, resultando em endolftalmia. A síndrome do seio silencioso é usualmente acessada endoscopicamente, mas a visualização por endoscopia através da fossa canina pode ser útil, especialmente no caso de um processo uncinado muito lateralizado. Uma mucocele do seio maxilar pode causar endoftalmia ou exoftalmia.

INDICAÇÕES

Embora a técnica de Caldwell-Luc fosse a conduta mais frequentemente utilizada para tratamento de doenças do seio maxilar antes que as técnicas endoscópicas se tornassem disponíveis, atualmente ela é reservada para doenças localizadas em áreas inacessíveis endoscopicamente, como papiloma invertido da parede maxilar lateral, inferior ou anterior; raramente bolas ou infecções fúngicas requerem um procedimento de Caldwell-Luc. Ocasionalmente, o uso da técnica de Caldwell-Luc associada ao uso dos endoscópios pode ser útil para cirurgias de doenças odontológicas, envolvendo o assoalho do seio maxilar. Isto pode incluir remoção de corpos estranhos, como implantes infectados ou detritos como *guta-percha* a partir de cirurgia de canal radicular.

No campo da cirurgia maxilofacial oral, a via de acesso de Caldwell-Luc é rotineiramente utilizada no "*lift* sinusal" para aumentar deficiências ósseas do assoalho do seio maxilar em preparação para cirurgia de implante subsequente, para remoção de tumores odontogênicos, para cirurgias ortognáticas e para redução de fraturas do assoalho da órbita.

CONTRAINDICAÇÕES

A maioria das lesões do seio maxilar pode ser acessada com a técnica endoscópica endonasal, que é preferida por causa da morbidade associada à via de acesso externa, mas se a doença não puder ser adequadamente tratada endoscopicamente, a técnica de Caldwell-Luc está indicada. Diátese hemorrágica é uma contraindicação a cirurgias endoscópicas e externas, mas o tratamento nesses casos pode ser ligeiramente mais fácil com uma via de acesso externa. Um procedimento de Caldwell-Luc pode também ser contraindicado em crianças com dentes não erupcionados e um seio maxilar pequeno. Comorbidades que põem o paciente em grande risco anestésico constituem uma contraindicação, e o diagnóstico de doença do seio maxilar, nestes casos, pode ser realizado por aspiração com agulha através da fossa canina.

PLANEJAMENTO PRÉ-OPERATÓRIO

TCs dos seios paranasais são realizadas antes de cirurgias sinusais externas ou endoscópicas. A TC fornece detalhes críticos e desempenha um papel importante na avaliação diagnóstica dos seios maxilares. Ambas os cortes axiais e coronais devem ser realizados, quando se estiver considerando tratamento cirúrgico. Cortes coronais fornecem uma melhor visualização do assoalho da órbita, alvéolo maxilar e ducto de drenagem sinusal. Achados do TC sugestivos de doença nas porções lateral, medial ou inferior do seio maxilar, ou evidências de destruição óssea alertam o cirurgião para a possibilidade de não adequação das técnicas endoscópicas e da necessidade de emprego da técnica de Caldwell-Luc. Em casos de doença isolada do seio maxilar ou doença unilateral, particular atenção deve ser dirigida aos dentes e à identificação de quaisquer lesões periapicais como uma causa potencial de sinusite. Acrescenta-se ao julgamento exigido para tratar cirurgicamente o seio maxilar a alta frequência de espessamento mucoso e cistos incidentais, que não exigem intervenção cirúrgica. Os exames de imagem dos seios paranasais desenham a anatomia quanto a potenciais variações anatômicas e podem fornecer alguma informação a respeito da doença no seio maxilar, embora o diagnóstico final exija a confirmação histológica.

A RNM é útil para distinção entre tecidos moles e muco no interior dos seios. A RNM também tem sido advogada quando há suspeitas de um papiloma invertido, que demonstra um "padrão cerebriforme de circunvoluções" em imagens ponderadas com contraste para T1 e T2. As linhas alternadas de alta e baixa intensidades de sinal assemelham-se aos giros corticais do cérebro e estão presentes na maioria dos papilomas invertidos, sendo incomuns em outros tumores nasossinusais.

Raramente, uma PET–TC pode demonstrar doença maxilar em condições como câncer metastático, linfoma ou plasmocitoma. Esta só deve ser realizada no contexto de um tumor preexistente conhecido, com a possibilidade de doença metastática.

O aconselhamento pré-operatório não somente deve incluir os riscos usuais de sangramento e infecção, mas também deve ser feita menção ao alto potencial de parestesias da face média e lábio superior, que é uma consequência de lesão ou tração sobre o nervo infraorbitário durante o afastamento dos tecidos moles para se obter a exposição. Discussão a respeito de equimose e edema faciais pós-operatórios, o valor da elevação da cabeceira e recomendações dietéticas também são úteis para o paciente.

TÉCNICA CIRÚRGICA

O procedimento pode ser realizado sob anestesia local ou geral. A cavidade oral é preparada com uma solução antisséptica, como o Betadine (iodopovidona), e a fossa canina é infiltrada com 1 a 2 mL de lidocaína 1% e epinefrina 1:100.000. A mucosa nasal é descongestionada com oximetazolina (Afrin) se for planejada cirurgia intranasal associada. O lábio superior é afastado, e uma incisão sublabial é realizada com uma lâmina nº 15 ou um Bovie cortante com ponta em agulha, desde o dente canino até o primeiro dente, deixando uma margem de pelo menos 5 mm de mucosa superior à gengiva, para que a incisão possa ser facilmente fechada (Fig. 39.1). Em pacientes edêntulos, a incisão é feita sobre a gengiva afixada, possibilitando o uso mais precoce de uma prótese dentária. A incisão prossegue até o osso da parede anterior do seio maxilar, e um descolador de periósteo é usado para descolar os tecidos moles do osso, estendendo-se superiormente até o nervo infraorbitário, trabalhando no plano subperióstico. Wormald *et al.* desenharam os padrões de inervação dos nervos alveolares superior anterior e superior médio e determinaram que o ponto de entrada para o interior do seio maxilar, através de punção na fossa canina com menor propensão a produzir complicações disestésicas, situa-se na intersecção da linha pupilar média com uma linha horizontal que passa através do assoalho da abertura piriforme (Fig. 39.2) Ao se utilizar a técnica de Caldwell-Luc, o seio maxilar pode ser penetrado pela fossa canina nesta localização, que corresponde ao osso delgado superior à raiz do dente canino, utilizando-se um osteótomo ou pequeno motor. Utilizando um saca-bocado de Kerrison, a abertura é aumentada até a abertura piriforme, margem infraorbitária e alvéolo maxilar, conforme necessário, tomando-se cuidados para evitar lesão do nervo infraorbitário superiormente e do suprimento neurovascular para as raízes dos dentes inferiormente (Fig. 39.3). A não ser que esteja comprometido por um tumor, o osso em torno do nervo infraorbitário deve ser preservado, a fim de se minimizar a possibilidade de lesão do nervo e disestesia pós-operatória. O risco de exposição de dentes não erupcionados em pacientes pediátricos está aumentado, e cuidados devem ser tomados na população pediátrica para minimizar a exposição da dentição não erupcionada, limitando a abertura inferior do osso maxilar, se possível. Uma vez que a antrostomia maxilar anterior esteja completa, o cirurgião pode utilizar endoscópios ou visão direta para completar o procedimento.

Para facilitar o acompanhamento pós-operatório ou a remoção de tumor ou outras doenças, a técnica de Caldwell-Luc pode ser alargada para uma maxilectomia medial, em que a parede medial do seio maxilar é removida, incluindo remoção parcial ou completa da concha inferior. Caso haja tumores com extensão para a parede anterior do seio maxilar, a exposição e exenteração podem ser facilitadas pela transecção do ducto nasolacrimal. Na maioria dos casos, este procedimento não exige a colocação de *stents* ou reparos, e se ocorrer epífora e estenose de ducto lacrimal, então o reparo poderá ser realizado secundariamente. Quando necessário, a parede posterior do seio maxilar pode ser removida para acessar a fossa infratemporal e a fossa pterigopalatina. Classicamente, seria realizada uma antrostomia meatal inferior; entretanto, se uma restauração funcional do seio for pretendida, o óstio natural, que fica no meato médio, não necessariamente necessita de manipulação, se estiver patente. Se não for esse o caso, então ele deve ser aumentado ou, caso seja realizada uma maxilectomia medial, incorporado na antrostomia nasal meatal inferior (Fig. 39.4).

Ao final da cirurgia, a parede anterior do seio não é reconstruída, e a incisão é fechada com sutura absorvível *locking*. Tamponamentos geralmente não são utilizados, uma vez que preparações hemostáticas absorvíveis, como Gelfoam comprimido ou espumas hemostáticas, venham susbtituindo mais recentemente em grande parte a gaze vaselinada impregnada com bacitracina.

Pacientes com próteses dentárias devem levá-las para a sala de operações, onde elas podem ficar imersas em antisséptico, como Phisohex (hexaclorofeno), e serem recolocadas após a cirurgia, enquanto o paciente está adormecido. Em geral, elas são mantidas em posição por 7 dias. A incisão gengivobucal pode ser realizada de tal modo que a prótese assente sobre a incisão.

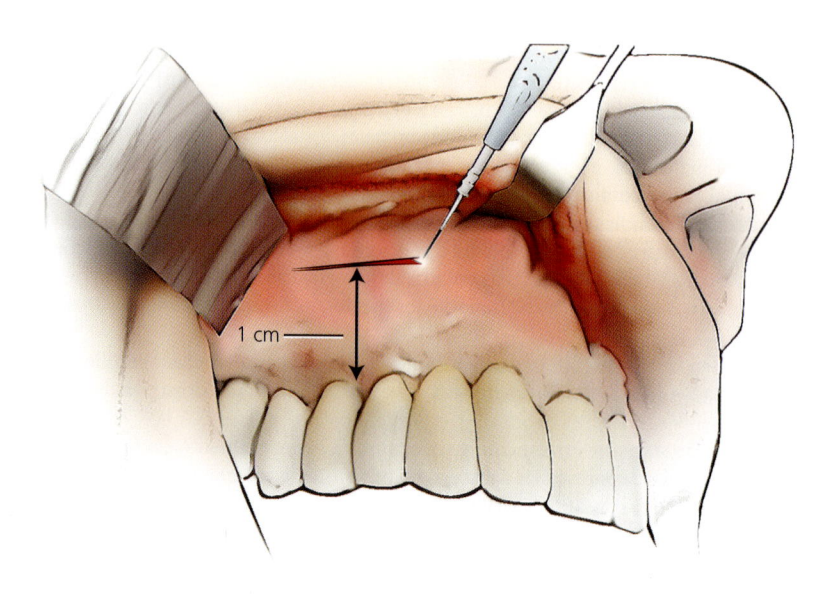

FIGURA 39.1 Incisão gengivobucal para cirurgia de Caldwell-Luc. Observar que uma margem generosa de mucosa permanece acima da crista gengival.

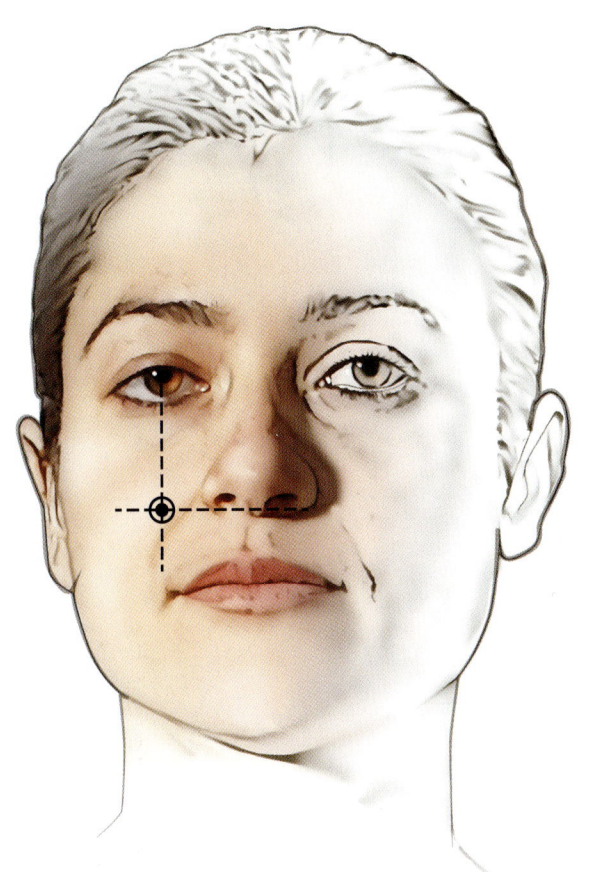

CAPÍTULO 39 Técnica de Caldwell-Luc

FIGURA 39.2
Linhas perpendiculares que se interseccionam a partir da linha pupilar média e a linha infranasal horizontal, indicando a área onde a parede da maxila anterior é mais delgada e pode ser penetrada com mínimo risco de lesão do nervo infraorbitário.

Nervo infraorbitário identificado e preservado

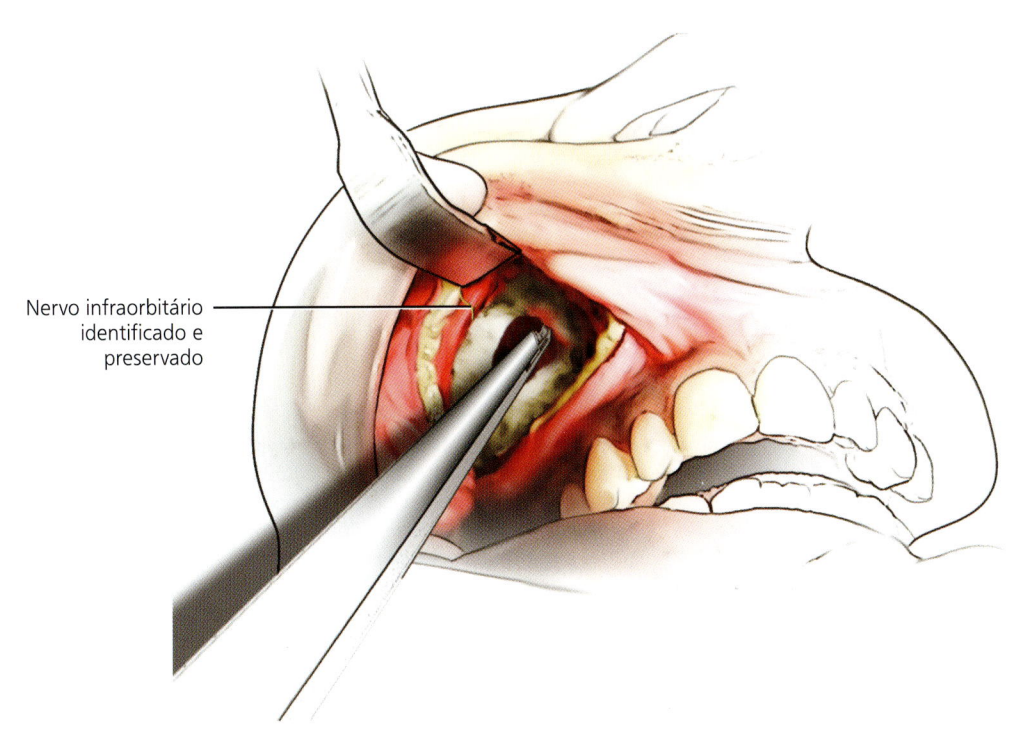

FIGURA 39.3 Abertura da parede anterior do seio maxilar com um saca-bocado de Kerrison. Notar que o nervo infraorbitário é identificado superiormente e afastado para longe da antrostomia, a fim de evitar lesão.

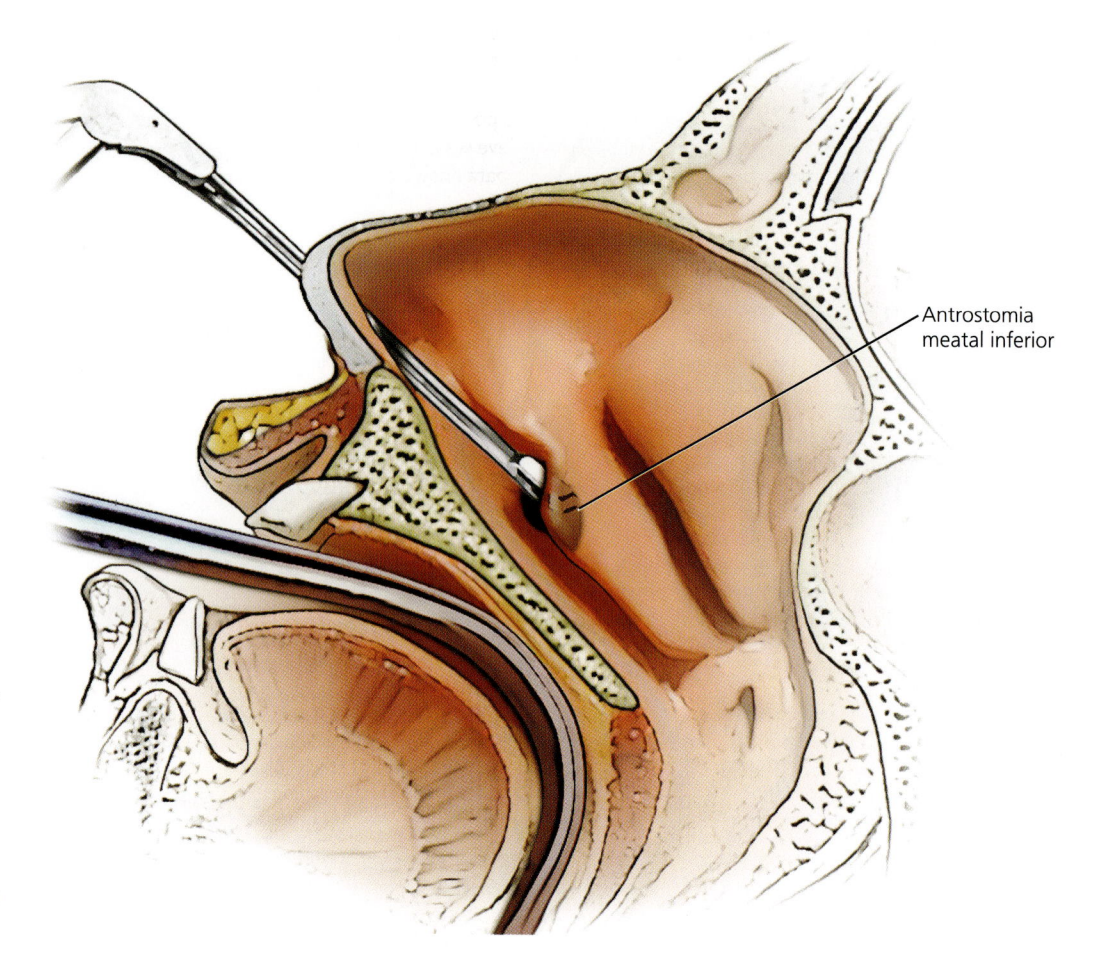

FIGURA 39.4
A antrostomia meatal inferior faz parte da técnica de Caldwell-Luc tradicional e pode ser realizada por via intranasal no meato inferior, utilizando um *punch* curvo ou ponta de aspiração curva e aumentada com saca-bocado de Kerrison.

Qualquer tecido removido durante a cirurgia deve ser enviado para o Departamento de Patologia a fim de se obter um diagnóstico definitivo, especialmente se houver suspeitas de um tumor. Se a suspeita for de um linfoma, tecido fresco é enviado para fluxocitometria. Se houver evidências de infecção, os tecidos devem ser enviados para culturas para aeróbios, anaeróbios e fungos e coloração com Gram. Causas infecciosas de sinusite maxilar são não infrequentemente odontogênicas. Em infecções odontogênicas do seio maxilar, a patologia pode mostrar apenas uma resposta inflamatória mista intensa, enquanto a coloração bacteriana pode mostrar uma morfologia bacteriana mista. Embora organismos anaeróbios possam estar presentes, as culturas podem ser negativas, particularmente em pacientes atualmente em uso de antibióticos. Em pacientes com suspeitas de sinusite fúngica (invasiva, bola fúngica ou sinusite fúngica alérgica), não apenas se devem solicitar culturas para bactérias e fungos, mas também se deve alertar o patologista, de modo a que ele possa realizar colorações especiais para fungos.

TRATAMENTO PÓS-OPERATÓRIO

Uma dieta pastosa é recomendada, uma vez que a mastigação pode ser desconfortável; entretanto, se a ferida não for dolorosa, uma dieta regular é permissível. A maioria dos pacientes fica mais confortável, se a cabeceira do leito for elevada em cerca de 30° ou mais durante alguns dias após a cirurgia, para redução do edema. Uma bolsa de gelo aplicada na bochecha e lábio superior por 6 horas após a cirurgia pode reduzir edema e equimose. Os pacientes devem ser informados de que o seu lábio superior pode ficar levemente edemaciado ou dormente e que os seus dentes superiores podem apresentar uma sensação de entorpecimento. A maioria dos pacientes experimentará uma dormência nos dentes canino e pré-molares, bochecha e lábio superior, o que usualmente se resolve dentro de 4 a 6 semanas. Uma pequena quantidade de sangramento nasal por 2 a 3 dias é prevista, e irrigações ou *sprays* nasais de soro fisiológico podem minimizar a formação de crostas nas fossas nasais. Uma compressa para instilação de gotas nasais pode ser utilizada após a cirurgia para absorver sangramentos nasais, caso necessário. Se um tamponamento inabsorvível tiver sido colocado, ele pode ser removido no 2° ou 3° dia.

Se o paciente utilizar prótese dentária, as próteses são frequentemente reinseridas ao ser completada a cirurgia, e o paciente deve mantê-las no lugar sem as remover por 7 dias, para diminuir edema e proteger a linha de incisão. Alguns cirurgiões preferem que os pacientes não utilizem suas próteses dentárias durante pelo menos uma semana, a fim de evitar trauma à incisão em cicatrização e possível formação de fístula.

Os pacientes devem ser informados de que as suturas se dissolvem e são orientados a não manipulá-las no pós-operatório. Bochechos ou irrigação bucal podem ser utilizados, mas não devem ser forçados entre os lábios e gengivas, onde poderiam romper a incisão.

Antibióticos são usualmente prescritos por 5 a 10 dias no pós-operatório. Medicações para dor, como codeína e hidrocodona, são frequentemente prescritas. O paciente deve ser avisado quanto aos efeitos colaterais de sonolência e constipação, que acompanham o uso de narcóticos para analgesia.

COMPLICAÇÕES

Complicações resultantes da técnica de Caldwell-Luc incluem infecção da ferida, deiscência da ferida, com fístula oroantral, e sangramento, com formação de hematoma. Remoção do osso em torno do nervo infraorbitário e retração de tecidos moles podem lesar o nervo infraorbitário, causando parestesias transitória ou permanente da bochecha e lábio superior. Na presença de um grande defeito ósseo, a perda de periósteo pode resultar em contratura cicatricial da bochecha.

Em pacientes pediátricos, o descolamento do periósteo pode afetar o crescimento facial subsequente, com assimetria do esqueleto facial. Ruptura de raízes dentárias pode resultar em dentes desvitalizados ou erupção retardada de dentes secundários. Parestesias do canino e dentes pré-molares podem ocorrer por causa da remoção de osso alveolar, interrompendo ramos do nervo alveolar superior. O acompanhamento a longo prazo de pacientes submetidos à técnica de Caldwell-Luc com remoção radical da mucosa demonstrou uma incidência importante de perda de dentes e desconforto persistente (Tabela 39.2). Uma revisão de 1988 de mais de 600 procedimentos de Caldwell-Luc realizados em uma única instituição encontrou uma taxa de complicações de quase 20%, principalmente parestesias faciais. Isto pode ser minimizado, evitando-se as áreas-padrão de distribuição do nervo alveolar anterossuperior e do nervo infraorbitário (Fig. 39.2).

RESULTADOS

A técnica de Caldwell-Luc propicia uma excelente exposição para a remoção de doenças, envolvendo o assoalho do seio maxilar, bem como das paredes anterior e lateral. Os resultados obtidos com esta técnica, utilizando ampla exposição e remoção do processo patológico, são excelentes em doenças benignas e dependentes da história natural usual dos processos malignos. Independentemente da doença cujo tratamento requer este tipo de exposição e dos cuidados tomados para minimizar trauma ao nervo infraorbitário, alguns pacientes sofrerão parestesias ou dormência a longo prazo na bochecha e lábio superior, que podem melhorar com o tempo, mas, ocasionalmente, nunca se resolvem.

PÉROLAS

- A técnica de Caldwell-Luc ou via de acesso transmaxilar ao seio maxilar fornece uma excelente exposição a doenças localizadas nas porções lateral, anterior e inferior do seio maxilar.
- A técnica de Caldwell-Luc é comumente realizada em conjunto com técnicas endoscópicas, para maximizar a visibilidade e acessibilidade, especialmente em tumores benignos do seio maxilar, como papiloma invertido.
- Um telescópio angulado introduzido pela incisão sublabial pode ajudar significativamente a melhorar a visualização, especialmente na porção anterior do seio.
- A realização da abertura para o interior do seio maxilar aproveita o osso delgado da fossa canina inferior ao nervo infraorbitário e superior às raízes dentárias, o que pode minimizar a incidência de disestesias e dormência nos dentes e bochecha no pós-operatório.
- Os óstios maxilares naturais devem ser identificados e, se necessário, incorporados a qualquer aumento da conexão do seio maxilar com a fossa nasal. Uma antrostomia inferior frequentemente não é necessária.

TABELA 39.2 Complicações Associadas à Via de Acesso de Caldwell-Luc

- Deformidade do esqueleto facial (especialmente pacientes pediátricos)
- Deiscência da linha de sutura intraoral
- Rompimento de raízes dentárias
- Edema facial
- Hematoma
- Infecção
- Lesão a dentes não erupcionados (pacientes pediátricos)
- Formação cicatricial intranasal ou criação de vias de recirculação
- Dormência ou disestesia transitória ou permanente da bochecha por lesão do nervo infraorbitário
- Formação de membrana ou cicatriz no fechamento bucal

ARMADILHAS

- Realização da incisão gengivobucal muito próximo à gengiva tornará o fechamento difícil ou impossível.
- Deixar de realizar uma hemostasia adequada pode levar a sangramento pós-operatório.
- Deixar de descolar cuidadosamente o periósteo e identificar e proteger o nervo infraorbitário na parte superior da dissecção aumentará a probabilidade de lesão inadvertida ao nervo e disestesia pós-operatória.
- Lesão intraoperatória do assoalho da órbita pode levar a enfisema orbitário.

INSTRUMENTOS A TER DISPONÍVEIS

- Bandeja sinusal padrão.
- Bandeja endoscópica nasal padrão.

LEITURA SUGERIDA

Robinson SR, Baird R, Le T, *et al.* The incidence of complications after canine fossa puncture performed during endoscopic sinus surgery. *Am J Rhinol* 2005;19(2):203–206.

Ferguson BJ. Surgical correction of nasal obstruction. In: Myers EN, ed. *Operative Otolaryngology–Head and Neck Surgery*. Saunders/Elsevier, Philadelphia, PA 2008:17–26, Chapter 3.

Ferguson BJ. The endoscopic approach. In: Myers EN, ed. *Operative Otolaryngology–Head and Neck Surgery*. Saunders/Elsevier, Philadelphia, PA 2008:91–98, Chapter 12.

Ferguson BJ. Orbital complications of endoscopic sinus surgery. In: Myers EN, ed. *Operative Otolaryngology–Head and Neck Surgery*. Saunders/Elsevier, Philadelphia, PA 2008:130–142, Chapter 19.

40 FRONTOETMOIDECTOMIA EXTERNA (PROCEDIMENTO DE LYNCH)

James A. Duncavage

INTRODUÇÃO

Nos anos 1920, a frontoetmoidectomia de Lynch foi considerada um avanço em relação às cirurgias mais radicais que eram realizadas para o tratamento de doenças do seio frontal. O procedimento foi desenhado para restabelecer a comunicação entre o assoalho do seio frontal e as células etmoidais anteriores. A cirurgia ganhou popularidade por várias razões: Ela constitui uma via de acesso direta ao seio frontal utilizando uma incisão pequena, considerada esteticamente aceitável; ela fornece ao cirurgião a capacidade de penetrar no seio frontal e remover a mucosa doente ou mucoceles; e o ducto nasofrontal é acessado sob visualização direta.

A técnica cirúrgica do procedimento de Lynch requer a remoção da parede lateral do ducto nasofrontal. Entretanto, a maioria dos cirurgiões enfrentou uma alta taxa de estenose do ducto. Diferentes tipos de *stents* e retalhos mucosos foram experimentados, em uma tentativa de manter patência do ducto nasofrontal a longo prazo.

Neste capítulo, fornecerei uma descrição do procedimento e incluirei minha experiência com uma modificação da técnica cirúrgica de Lynch, que fornece outra técnica para cirurgia do seio frontal em associação a técnicas endoscópicas e trepanação do seio frontal. A via de acesso é muito semelhante à mesma que foi também utilizada para etmoidectomia externa. Com a introdução da cirurgia sinusal endoscópica nos anos 1980 e, posteriormente, o desenvolvimento da cirurgia com direcionamento por imagem assistida por computador e o desenvolvimento de instrumentos precisos para cirurgia do seio frontal, o procedimento de Lynch caiu predominantemente em desuso.

HISTÓRIA

Uma história de sinusite frontal aguda, recorrente ou crônica está frequentemente presente no paciente candidato ao procedimento de Lynch. Muitos destes pacientes apresentam uma história de cirurgia sinusal prévia, que resultou em obstrução do ducto nasofrontal. A mucosa do recesso nasofrontal pode ter sido removida ou danificada, resultando em uma estenose do ducto e recorrência dos sintomas. Em alguns casos, a mucosa pode ter sido danificada inadvertidamente durante cirurgia para polipose nasal, resultando em estenose do ducto nasofrontal.

EXAME FÍSICO

Um exame completo da cabeça e pescoço é realizado, observando-se se há evidências de cirurgia externa prévia do seio. A seguir, um exame detalhado das fossas nasais é a realizado endoscopicamente, observando-se a presença de exsudato purulento, crostas, pólipos nasais ou outras massas. Sinais de cirurgia precedente incluem desvio, formação cicatricial ou ausência da concha média, com ou sem exsudato purulento.

INDICAÇÕES

O cirurgião endoscópico deve fornecer drenagem do seio frontal para o interior da fossa nasal a fim de aliviar os sintomas e achados físicos mencionados anteriormente. Com o direcionamento por imagem extradural estereotático assistido por computador e instrumentação motorizada, o procedimento de Lynch não é a cirurgia de escolha. Ele poderia, no entanto, ser considerado como um adjunto no planejamento da via de acesso cirúrgica. O paciente deve receber um consentimento informado para sinusotomia frontal endoscópica, com possível trepanação. Nesses casos o procedimento de Lynch poderia ser considerado uma extensão da trepanação frontal.

CONTRAINDICAÇÕES

A contraindicação mais provável para o procedimento de Lynch é a alta taxa de estenose do ducto nasofrontal. Com a remoção da parede medial do ducto nasofrontal, há perda de suporte ósseo, resultando em crescimento invasivo de tecido cicatricial para o interior do ducto. A ausência de osso na parede lateral do recesso frontal e a presença de um ducto estenosado seriam parte dos fatores que contraindicariam o procedimento de Lynch. Falta de experiência com cirurgia endoscópica e falta de instrumentação apropriada resultarão em um alto grau de falha desta técnica.

PLANEJAMENTO PRÉ-OPERATÓRIO

As TCs são valiosas para a avaliação de pacientes com afecções nasossinusais. Os cortes coronais auxiliam na determinação da relação do ducto nasofrontal com as células da *agger nasi* e também avaliam a presença de células frontais. Os cortes axiais auxiliam na avaliação do diâmetro da forma de ampulheta do recesso frontal e avaliam a presença ou ausência da lâmina nesta área. Os cortes sagitais demonstram o diâmetro AP e o ângulo frontoetmoidal. Isto é importante na determinação da capacidade de os instrumentos endoscópicos penetrarem no seio frontal em torno do bico nasal. A saúde geral do paciente deve ser avaliada, e medicações anticoagulantes devem ser descontinuadas temporariamente.

TÉCNICA CIRÚRGICA

O paciente é colocado em posição supina sobre a mesa de operações. A mesa é rodada em 180°, afastada do anestesista. O tubo endotraqueal é fixado na comissura oral, no lado oposto ao local cirúrgico. Um opérculo ocular escleral é colocado sobre o olho, no campo cirúrgico. A face é preparada com Betadine (iodopovidona). Eu posiciono o meu polegar sobre o canto medial para ajudar a delinear a incisão (Fig. 40.1). Eu delineio a área em torno do polegar com uma caneta marcadora, resultando em um desenho curvilíneo para a incisão (Fig. 40.2). A área é injetada com lidocaína 1% com epinefrina 1:100.000. A concha média e parede nasal lateral são também infiltradas com lidocaína 1% com epinefrina 1:100.000.

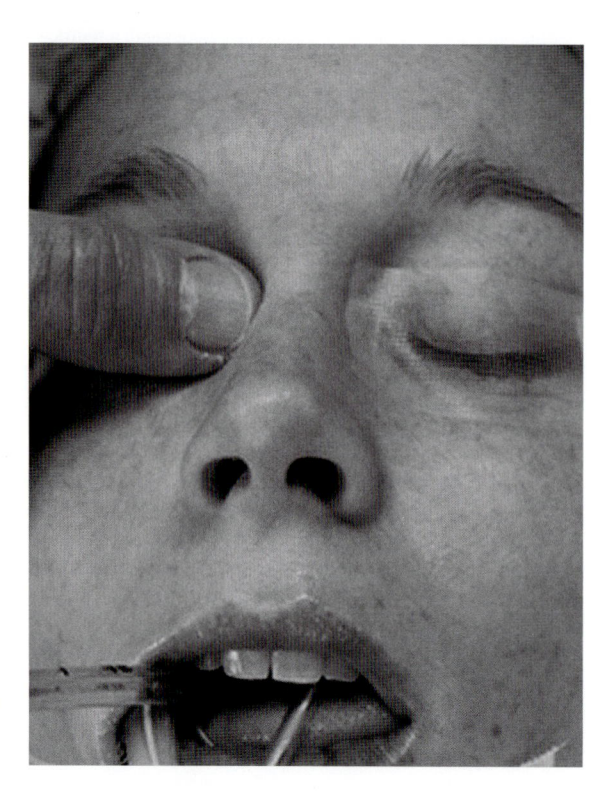

FIGURA 40.1 Marcar a incisão externa colocando um polegar sobre o canto medial e delineando o dedo com uma caneta marcadora.

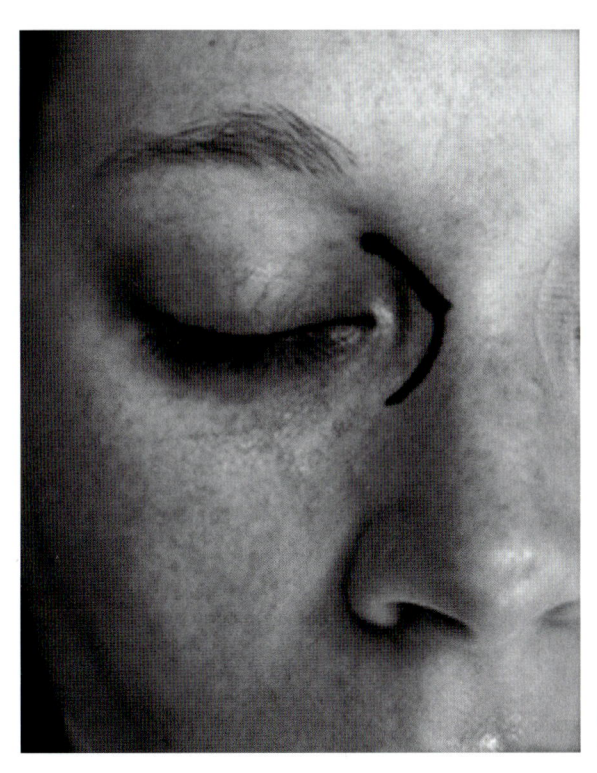

CAPÍTULO 40 Frontoetmoidectomia Externa (Procedimento de Lynch) 349

FIGURA 40.2
Localização da incisão externa.

Após um descoramento do tecido ser notado, a incisão na pele é realizada com uma lâmina #15. Sangramentos são controlados com cautério bipolar. A incisão prossegue através do periósteo, e o periósteo é descolado. O tendão cantal medial é descolado com o periósteo orbitário da sua fixação óssea, e o saco lacrimal é descolado da sua fossa. Um afastamento delicado é mantido com afastadores maleáveis (Fjg. 40.3). A artéria etmoidal é identificada,

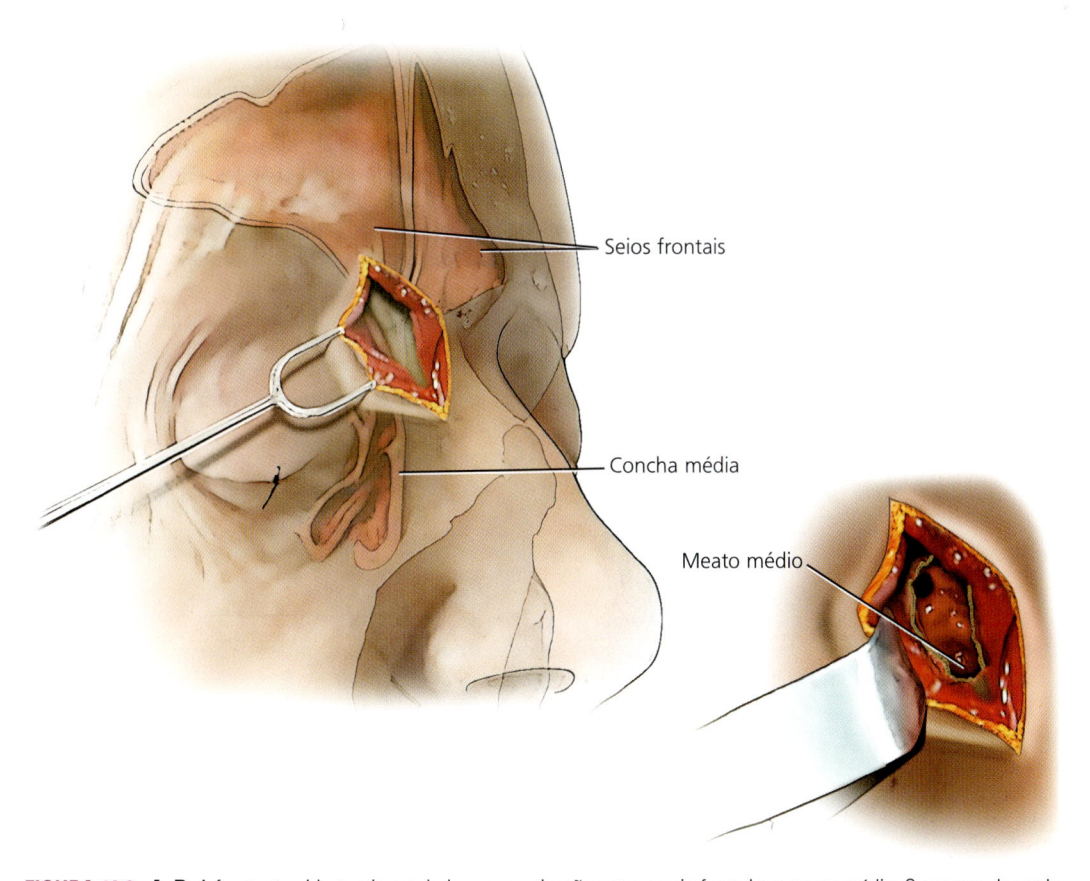

FIGURA 40.3 A, B: A frontoetmoidectomia estabelece comunicação entre o seio frontal e o meato médio. O sucesso depende da capacidade de estabelecer um recesso frontal revestido por mucosa.

e cautério bipolar é aplicado, sendo a artéria transeccionada. O descolamento é continuado com um descolador de Freer, até que a artéria etmoidal posterior seja identificada, mas não transeccionada. Um telescópio nasal de 30° é, então, inserido na fossa nasal. O processo uncinado é removido, a concha média é desviada medialmente, e a lâmina é desviada lateralmente com um descolador de Freer. Os afastadores maleáveis são reposicionados na ferida, e a lâmina é removida com um saca-bocado de Kerrison de 3 mm e pinça de Takahashi.

Uma trepanação é realizada para o interior do seio frontal direito com uma broca de diamante grosseira de 4 mm. Utilizando-se o saca-bocado de Kerrison de 3 mm, o osso da porção lateral do assoalho do seio frontal é removido inferiormente adentro da área etmoidal. Dependendo dos achados clínicos, exsudatos purulentos poderão ser evacuados, e qualquer tecido anormal, como pólipos, mucocele ou mucosa edematosa, pode ser removido. Um *stent* de seio frontal de Raines grande é, então, colocado na abertura frontal. Uma sutura de Vicryl 4-0 é utilizada para fechar o periósteo e reaproximar o tendão cantal medial. O tecido subcutâneo é fechado com sutura Vicryl 4-0, e a pele é fechada com uma sutura contínua 5-0 de absorção rápida. A proteção ocular escleral é removida, e o procedimento terminado.

TRATAMENTO PÓS-OPERATÓRIO

Na RPA, uma bolsa de gelo é colocada sobre o olho no lado operado, e a cabeceira do leito é elevada em 45°. Os pacientes podem receber alta quando liberados pelo anestesiologista. Pomadas antibióticas devem ser aplicadas na ferida duas vezes ao dia até o retorno para acompanhamento. O paciente é reavaliado em consultório em 1 semana, para checagem da ferida e, a seguir, em 6 semanas, para remoção do *stent* de Raines do seio frontal. Após 8 semanas, a patência do recesso frontal é verificada com o uso de telescópios nasais de 30° e 70°. Se uma estenose do recesso frontal for encontrada, ela pode ser dilatada por aspirações do seio frontal semanalmente.

COMPLICAÇÕES

- Lateralização do canto medial. Deixar de suturar o tendão cantal medial de volta à sua posição pode resultar em lateralização do canto medial.
- Cicatrização do recesso frontal. A cicatriz pode comprometer a patência do recesso frontal e resultar em falha do procedimento.
- Infecção da ferida.
- Sangramento para o interior da órbita.
- Desenvolvimento de mucocele do seio frontal.
- Cicatriz esteticamente desagradável ou formação de um queloide.

RESULTADOS

A taxa de falha do procedimento de Lynch foi descrita como se situando aproximadamente na faixa de 30% dentro de 1 a 5 anos após a cirurgia. A cicatriz esteticamente desagradável pode requerer uma cirurgia de revisão. Com a introdução dos endoscópios sinusais e a adição do direcionamento por imagem, a necessidade da frontoetmoidectomia externa praticamente desapareceu do cenário cirúrgico em Rinologia.

PÉROLAS E ARMADILHAS

Pérolas

- O uso da trepanação do seio frontal fornece ao cirurgião nasossinusal um ponto de partida para seguir o seio frontal até o meato médio.
- Sempre identificar o tendão cantal medial e reaproximá-lo ao periósteo ao final da cirurgia.
- Sempre utilizar direcionamento de imagem extradural assistido por computador.

Armadilhas

- Alta taxa de falhas.
- Cicatrizes esteticamente desagradáveis podem requerer cirurgia de revisão.
- Sem direcionamento por imagem, a capacidade em determinar o ducto nasofrontal nos casos de osteíte grave pode ser gravemente limitada.

INSTRUMENTOS A TER DISPONÍVEIS

- Bandeja de cirurgia sinusal padrão.
- Clipes e aplicadores de clipes microcirúrgicos.
- Cautério bipolar.
- Afastadores maleáveis.
- Afastadores de Senn.

AGRADECIMENTO

Reconheço com gratidão as contribuições de Alfredo S. Archilla, MD, para este capítulo.

LEITURA SUGERIDA

Rubin JS, Lund VJ, Salmon B. Frontoethmoidectomy in the treatment of mucoceles a neglected operation. *Arch Otolaryngol Head Neck Surg* 1986;112(4):434–436.

Neel HB, McDonald T, Facer G. Modified Lynch procedure for chronic frontal sinus disease: rationale, technique and long-term results. *Laryngoscope* 1987;97:1274–1279.

Benoit CM, Duncavage JA. Combined external and endoscopic frontal sinusotomy with stent placement: a retrospective review. *Laryngoscope* 2001;111:1246–1249.

Batra PS, Citardi MJ, Lanza DC. Combined endoscopic trephination and endoscopic frontal sinusotomy for management of complex frontal sinus pathology. *Am J Rhinol* 2005;19:435–441.

Hahn S, Palmer JN, Purkey MT, *et al.* Indications for external frontal sinus procedures for inflammatory sinus disease. *Am J Rhinol* 2009;23(3):342–347.

41 DEGLOVING MEDIOFACIAL

John C. Price

INTRODUÇÃO

O tratamento de doenças localizadas profundamente na face média constitui há muito tempo um desafio aos cirurgiões. Problemas de acesso, exposição, instrumentação, hemorragia e estética frequentemente são fatores agravantes e proibitivos. O primeiro relato da via de acesso do *degloving* mediofacial nos anos 1970 referia-se à sua aplicação no tratamento de trauma e reconstrução. A versatilidade do acesso foi estabelecida subsequentemente, à medida que múltiplos centros descreveram seu uso para a remoção de tumores benignos e tumores malignos de baixo grau dos seios paranasais, fossas nasais e nasofaringe. A combinação da técnica de *degloving* mediofacial básica com outras incisões intraorais e no couro cabeludo alargou sua utilidade no tratamento de tumores malignos de alto grau dos seios paranasais e base do crânio. A principal vantagem desta técnica é que ela melhora a visualização e o acesso enquanto minimiza alterações na função e estética do ponto focal crítico da face média.

HISTÓRIA

Muitos pacientes candidatos ao procedimento de *degloving* mediofacial se apresentam com achados coincidentes assintomáticos à TC ou outros *scans*, à endoscopia nasal ou à avaliação de lesões traumáticas. Obstrução nasal unilateral progressiva, rinorreia progressiva e epistaxe são os sintomas clássicos, que ocorrem isoladamente ou em combinações. Sintomas oculares, como parestesias, dor, edema, protrusão do globo, alterações na acuidade visual ou diplopia, são menos comuns e podem indicar doença avançada. Deve-se indagar o paciente sobre dores faciais, parestesias e qualquer assimetria percebida. O cirurgião deve indagar sobre parestesias ou dor nos dentes e a presença de uma saliência óbvia no palato. Sintomas otológicos de dor, perda auditiva e zumbido pulsátil podem indicar efusão na orelha média e doenças vasculares ou invasivas. O comprometimento de nervos cranianos pode ser precedido por dor, anestesia ou paralisia. O cirurgião deve inquirir sobre exames nasais, cirurgias e biópsias precedentes. Muitos pacientes se apresentam para tratamento já com estudos diagnósticos e de imagem: TCs com e sem contraste, estudos de ressonância magnética e cintigrafias com isótopos. Cada um deve ser avaliado, juntamente com os laudos existentes, para revisão.

EXAME FÍSICO

O cirurgião deve realizar pessoalmente o exame da cabeça e pescoço e rever todos os dados pertinentes. A face e cabeça devem ser inspecionadas e palpadas quanto a assimetrias, presença de massas e paralisia. A palpação é essencial para confirmar uma massa suspeita ou alteração cutânea potencial, como adelgaçamento, fixação, edema ou aparência em casca de laranja. O pescoço deve também ser inspecionado e palpado em busca de massas e movimentos.

A avaliação da função de todos os nervos cranianos é obrigatória. A avaliação dos nervos motores e sensitivos da face, boca e faringe é essencial.

O exame completo dos olhos é crítico e deve incluir observação de disfunção dos músculos extraoculares, fixação e mirada conjugada. A inspeção da posição dos olhos pode revelar proptose ou endoftalmia. O reflexo corneano deve ser avaliado. Acuidade visual, avaliação de campos visuais (por confrontação) e avaliação quanto à diplopia completam o exame.

O exame abrangente do nariz começa com uma inspeção para simetria ou presença de uma massa. A palpação da pele quanto a adelgaçamento, fixação e presença de uma massa subcutânea deve ser realizada. O exame detalhado completo das fossas nasais e nasofaringe inclui rinoscopia anterior, exame com espelho e endoscópico com endoscópios rígidos e flexíveis. A informação obtida é crítica para o planejamento e sucesso da cirurgia.

INDICAÇÕES

O trabalho original de Casson versava principalmente com o uso da via de acesso de *degloving* mediofacial para o reparo de fraturas e procedimentos reconstrutivos, incluindo enxertos e osteotomias mediofaciais para avanço e recuo. É uma excelente via de acesso para reconfigurar a maxila comprometida por displasia fibrosa. Conley e Price, em 1979, descreveram 26 casos de tumores tratados por este método. Em 1984, Sacks e Conley *et al.* relataram uma experiência composta por 46 casos de papiloma invertido removidos, utilizando a técnica de *degloving* mediofacial. Terzian, em 1985, descreveu 25 casos utilizando esta técnica combinada a um controle microcirúrgico para remoção de angiofibromas juvenis. Price, Holliday e Kennedy *et al.* elaboraram ainda mais a utilidade desta técnica aplicada em combinação com um acesso microcirúrgico para tratamento de tumores da base do crânio e doenças fúngicas dos seios paranasais.

A técnica de *degloving* foi utilizada com sucesso no tratamento dos seguintes tumores nasossinusais: papiloma invertido, angiofibroma nasofaríngeo, condroma, glioma e cordoma. Esta técnica também foi utilizada no tratamento de certas doenças malignas de baixo grau, como condrossarcoma, carcinoma mucoepidermoide, carcinoma de células acinares, adenocarcinoma do etmoide dos madeireiros, carcinoma ex-adenoma pleomórfico e estesioneuroblastoma. Doenças, malignidades de alto grau, incluindo cânceres muito limitados do seio maxilar inferior, carcinoma do palato duro e pequenos cânceres do septo nasal, também podem ser tratadas com esta técnica. A combinação da técnica de *degloving* com outras incisões facilita a remoção de tumores da base do crânio e lesões maiores dos seios paranasais. Maniglia descreveu o uso desta técnica para maxilectomia total com exenteração orbitária.

Esta técnica também foi útil para o tratamento de condições benignas extensas, como rinossinusite polipoide massiva, grandes perfurações septais, telangiectasia hemorrágica hereditária, rinoscleroma e sarcoidose nasal.

Pacientes candidatos a este procedimento devem ser cuidadosamente selecionados com base em indicações do paciente e da doença. Evitar uma cicatriz facial é extremamente desejável em um adolescente, uma criança ou uma figura pública. O *degloving* também pode evitar complicações em pacientes propensos à formação de queloides e deve ser utilizado em qualquer paciente que resista a um procedimento necessário em razão de uma possível cicatriz facial. O papiloma invertido é a lesão patológica ideal para a via de acesso de *degloving*. Uma excisão em bloco da parede nasal lateral pode ser facilmente realizada, e extensões do papiloma para os seios maxilar, etmoidal e esfenoidal são facilmente removidas. A lâmina cribriforme, quando comprometida por tumor, pode ser removida por craniotomia frontal e reparada por um retalho pericraniano. O tratamento de doenças do seio frontal exige uma incisão adicional.

A técnica de *degloving* deve ser considerada um importante método alternativo para a ressecção de angiofibromas juvenis, uma vez que ambas as artérias maxilares internas sejam facilmente acessíveis para ligadura. Extensões para o espaço pterigomaxilar e a bochecha são facilmente manejadas, e craniotomias frontais permitem o controle de quase todas as lesões com extensões durais. A exposição dos seios maxilar, etmoidal e esfenoidal é superior àquela obtida pela via de acesso transpalatina. Uma vez que a maxilectomia medial e etmoidectomia tenham sido completadas e o tumor tenha sido removido, a fáscia faringobasilar sobre o clivo é amplamente exposta e pode ser desnudada e cauterizada sob controle direto. A grande cavidade nasossinusal formada torna o controle pós-operatório através de endoscopia nasal uma tarefa simples. Outra vantagem importante desta técnica é a ausência de risco de fístula oronasal e disfunção palatina. A exposição extensa do seio esfenoidal e clivo é superior à oferecida por qualquer outra técnica cirúrgica que não a maxilectomia, tornando este o procedimento ideal para o tratamento de cordomas do clivo.

CONTRAINDICAÇÕES

Existem poucas contraindicações específicas ao emprego desta técnica, a não ser aquelas que influiriam em qualquer procedimento cirúrgico prolongado. A condição geral do campo cirúrgico é uma preocupação importante. A presença de lesões teciduais graves causadas por terapia precedente, seja por radioterapia, quimioterapia, trauma ou cirurgia extensa, é uma contraindicação específica. O enrijecimento dos tecidos, com consequente perda de elasticidade, limitaria significativamente o afastamento da pele facial, tornando quase impossível a exposição. A obliteração concomitante da circulação microvascular torna provável uma má cicatrização da ferida. O comprometimento por doença da pele ou dos tecidos moles sobrejacentes ao nariz ou seios maxilares exige uma ressecção muito mais ampla, com remoção de segmentos importantes da pele mediofacial ou partes do seu suprimento sanguíneo. Ressecções de doença que requeiram outras incisões, com possível comprometimento do suprimento sanguíneo para a face média, representam, da mesma forma, uma contraindicação.

Tumores que comprometam a fossa infratemporal lateral exigem uma via de acesso mais lateral do que a oferecida pela via mediofacial usual. Certas situações, como doenças muito extensas, podem representar uma oportunidade para uma cirurgia combinada. O ápice petroso não é geralmente acessível por esta técnica.

PLANEJAMENTO PRÉ-OPERATÓRIO

Mapear a localização e extensão da doença tão precisamente quanto possível é fundamental para o sucesso. O cirurgião deve ter uma imagem 3-D do campo cirúrgico firmemente fixada na mente ao contemplar a operação. Uma compreensão completa do suprimento sanguíneo relevante e do comprometimento de estruturas e órgãos adjacentes é obrigatória. Uma endoscopia nasal e sinusal abrangente é necessária, do mesmo modo que uma biópsia definitiva e exame histopatológico confirmador. A TC e a RNM com e sem contraste são indicadoras, uma vez que elas forneçam informações essenciais, embora distintas. A TC fornece excelentes informações a respeito do osso, enquanto a RNM permite a diferenciação de tecidos moles, identificação precisa e extensão do tumor e diferenciação quanto à obstrução de seios circundantes. TC ou RNM podem estar indicadas. Uma angiografia clássica pode ser necessária e em alguns casos combinada a embolizações. Todas as tomografias devem ser reconstruídas em três planos. A reconstrução de imagem 3-D real é opcional. O direcionamento por imagem assistido por computador intraoperatório é útil, mas não necessário. Estudos isotópicos, como o PET-TC *scan*, podem fornecer importantes informações pré-operatórias em casos selecionados. O suprimento sanguíneo neste campo cirúrgico pode ser muito rico, e perdas sanguíneas importantes podem ocorrer, de modo que sangue adequado deve estar disponível para reposição. Avaliações da Oftalmologia, Neurologia, Neurocirurgia e de especialistas em próteses orais e faciais podem ser necessárias para colaboração intra e/ou pós-operatória.

TÉCNICA CIRÚRGICA

A anestesia geral é administrada por intubação oral. O tubo endotraqueal de ângulo reto pré-formado é fixado ao mento na linha mediana. O paciente é colocado na posição supina, com a cabeça repousando sobre toalhas dobradas, para facilitar o posicionamento intraoperatório. Mechas embebidas com solução de cocaína* 4% são aplicadas por via intranasal como vasoconstritor e descongestionante. Injeções de lidocaína 1% com epinefrina 1:100.000 são aplicadas no nariz para hemostasia local, como para uma rinoplastia. O sulco bucogengival e a fossa canina são infiltrados similarmente. Tarsorrafias com suturas ou protetores corneais são colocados bilateralmente. Uma preparação cirúrgica padrão é efetuada, e os campos cirúrgicos são, então, posicionados. O cirurgião utiliza um fotóforo para iluminação adequada. Marcas para reposicionamento são aconselháveis para as incisões columelar e piriforme. Um marcador fino indelével ou um arranhão profundo com agulha funciona bem.

Uma incisão de transfixão columelar é realizada, tomando cuidado para que ela se estenda pelo comprimento total do septo, desde o alto, na área da ponta, até o assoalho do nariz, deslizando levemente no sentido posterior, à medida que a incisão é completada. Um afastador de duas bolas ou um protetor alar facilita a exposição no interior da ponta nasal. As incisões intercartilaginosas são iniciadas na extensão mais anterior das incisões de transfixão (Fig. 41.1A). Estas incisões prosseguem lateralmente, entre a ponta da cartilagem lateral superior e a crura lateral da cartilagem alar, e são continuadas para além da margem lateral das cartilagens laterais superiores. As incisões de transfixão e intercartilaginosas efetivamente separam a ponta do dorso nasal. A incisão é, então, estendida em torno da margem piriforme e assoalho nasal, passando a lâmina do bisturi em um movimento através do epitélio, tecidos moles e periósteo (Fig. 41.1B). Isto completa uma liberação circunvestibular. Cuidados devem ser tomados para posicionar esta incisão na junção da pele vestibular e mucosa nasal. O posicionamento muito próximo à pele externa do nariz comprometerá e complicará o fechamento final. A extensão da doença pode exigir considerações especiais ao desenhar as incisões. Os tecidos moles nasais são, então, amplamente descolados no plano subperióstico, com o bisturi de Joseph ou com tesoura de Metzenbaum fina (Fig. 41.2). É essencial que esta dissecção prossiga até a junção dos ossos nasais com o processo frontal da maxila, descolando amplamente o periósteo. Cuidados devem ser tomados para separar todas as fixações entre o esqueleto nasal e o tecido sobrejacente, de tal modo que seja possível um descolamento completo. A incisão sublabial é realizada com uma lâmina de bisturi nº 10 e frequentemente se estende pela linha mediana até imediatamente acima dos dentes primeiros molares. Uma extensão unilateral da incisão pode prosseguir além da tuberosidade maxilar e até o palato, conforme necessário, ganhando acesso ao espaço pterigomaxilar para controle de tumores de localização lateral ou para realização de palatectomia ou maxilectomia. Os tecidos moles sobre a maxila anterior são descolados no plano subperióstico. Esta dissecção é continuada amplamente para expor o limite lateral da maxila anterior e a margem orbitária inferior. A superfície lateral da maxila e o espaço pterigomaxilar também podem ser expostos. Cuidados são tomados para identificar e proteger o nervo e vasos infraorbitários. A dissecção prossegue em torno deste feixe neurovascular lateralmente até a margem orbitária inferior. As fixações restantes de tecidos moles à espinha maxilar anterior e assoalho do nariz são separadas com tesoura de Metzenbaum, trabalhando-se pelas incisões nasais. Tentar fazer isso pelo acesso sublabial pode resultar em dois conjuntos

---

*N. do T.: a cocaína não está disponível para uso médico no Brasil.

PARTE V Técnicas Abertas de Cirurgia Sinusal

Incisão intercartilaginosa

Cartilagem lateral inferior

A

Incisão de transfixão septal

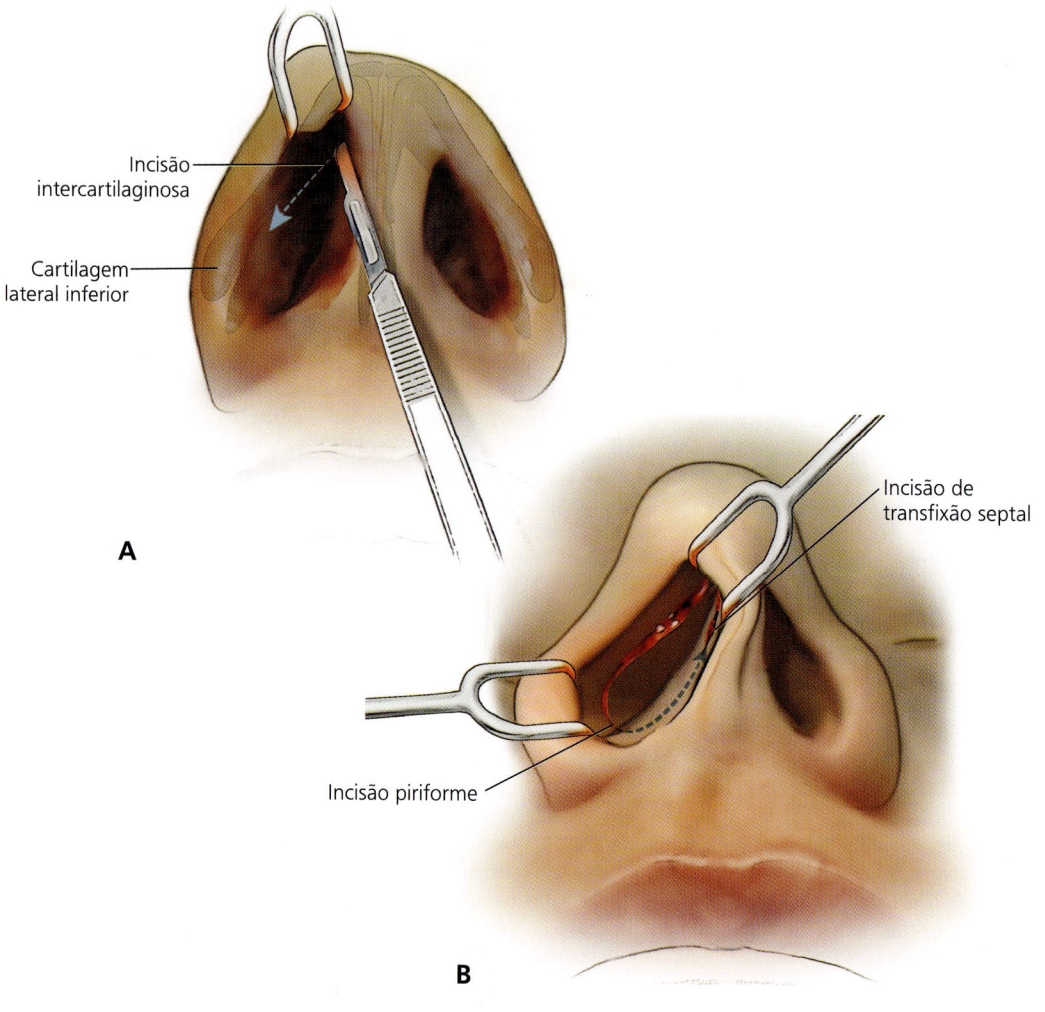

Incisão piriforme

B

FIGURA 41.1
A: Incisões intercartilaginosas são realizadas entre a extensão anterior da cartilagem lateral superior e a crura lateral da cartilagem alar. **B:** A incisão piriforme passa através de mucosa, tecidos moles e periósteo em torno da margem piriforme e, então, através do assoalho nasal. A conexão circunvestibular a uma incisão de transfixão columelar completa a liberação

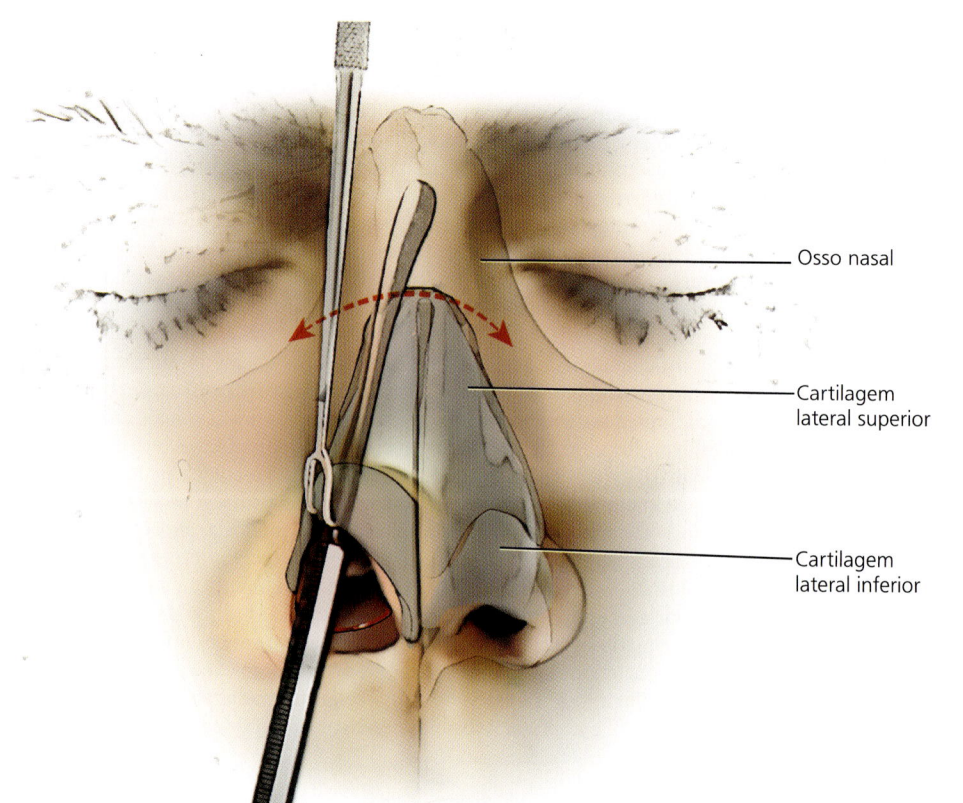

Osso nasal

Cartilagem lateral superior

Cartilagem lateral inferior

FIGURA 41.2
Os tecidos moles nasais são amplamente descolados no plano subperióstico até a junção dos ossos nasais com o processo frontal da maxila.

CAPÍTULO 41 *Degloving* Mediofacial

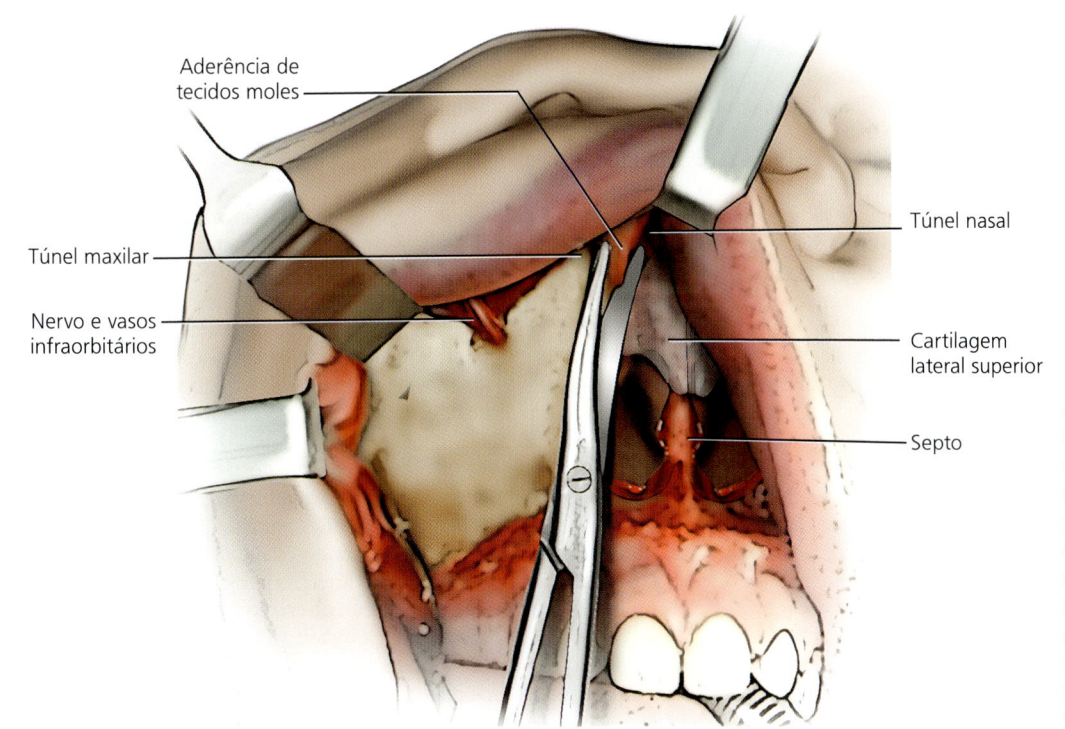

FIGURA 41.3
Afastadores posicionados nos túneis nasal e maxilar resultantes expõem as adesões residuais ao periósteo. Estas são seccionadas com tesoura curva forte, uma lâmina posicionada em cada túnel. A curvatura para fora é pressionada contra o osso, à medida que a tesoura é fechada.

de incisões no interior do nariz, o que pode comprometer a reconstrução dos tecidos moles ou as margens da ressecção. A bochecha e os tecidos moles nasais são afastados superiormente com afastadores Army-Navy ou equivalente. Uma fixação residual do periósteo ao osso se torna aparente entre os túneis dorsal nasal e maxilar (Fig. 41.3). Ela é seccionada, inserindo-se uma lâmina da tesoura em cada túnel e mantendo a tesoura apertada contra o osso, à medida que o tecido é transeccionado. Esta manobra final permite que os tecidos moles faciais, o lábio superior, a columela intacta e a ponta nasal, incluindo as cartilagens alares, sejam afastados sobre o esqueleto facial até o nível do canto medial, fornecendo, desse modo, a exposição final (Fig. 41.4). Afastadores de Richardson médios ou afastadores de antrostomia de Jones são bem adequados para esta tarefa. Afastadores autostáticos de Weitlaner grandes são úteis para manutenção da exposição durante procedimentos microcirúrgicos. Drenos de Penrose grandes passados por cada narina e em torno do lábio superior também podem ser utilizados para afastamento dos tecidos moles.

O osso é, então, ressecado para exposição, possibilitando a remoção cirúrgica da lesão. Eu utilizo saca-bocado de Kerrison para remover a totalidade da parede anterior da maxila desde a sua extensão mais lateral, em torno das

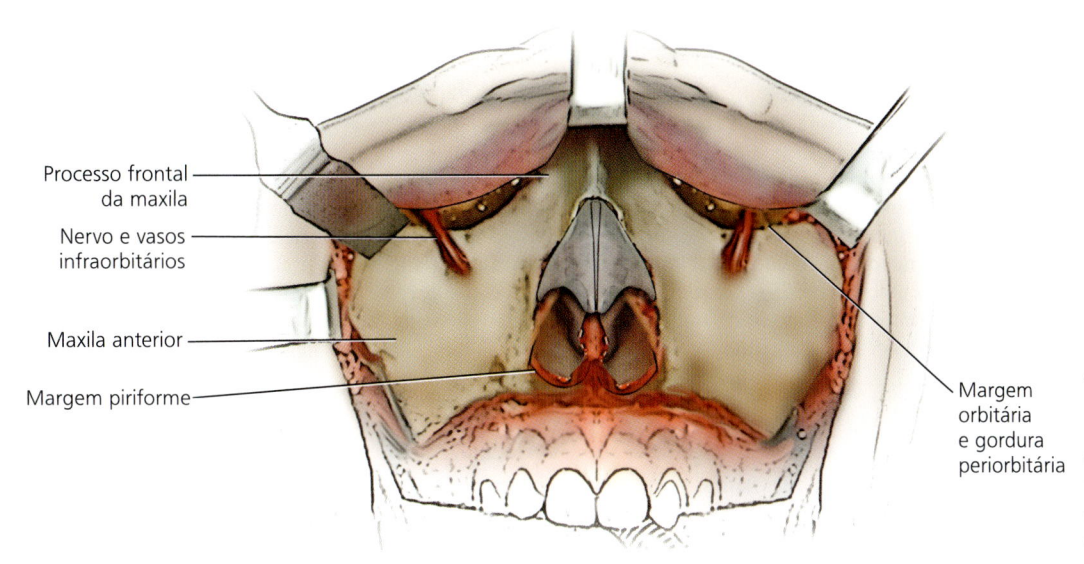

FIGURA 41.4
Afastadores colocados bilateralmente embaixo do lábio permitem o afastamento dos tecidos moles mediofaciais e o desenvolvimento seletivo de exposição adicional.

porções medial e lateral do forame infraorbitário, e alto, sobre o processo frontal da maxila. Esta exposição ampla facilita uma maxilectomia, etmoidectomia completa e esfenoidectomia de uma maneira sequencial. Todo o septo nasal está, então, acessível e pode ser liberado e defletido por uma incisão ao longo do assoalho do nariz ipsolateralmente à maxila medial, separando a cartilagem da crista maxilar com uma faca de cartilagem e descolando o mucoperiósteo do assoalho do nariz contralateral. O septo pode ser parcial ou totalmente ressecado, embora frequentemente seja possível preservar um *strut* dorsal e caudal, que fornecerão suporte para a ponta, preservando o contorno e a função do nariz. A lâmina cribriforme pode, então, ser visualizada, abaixando-se o topo da cabeça do paciente em aproximadamente 30° e angulando o mento na direção do cirurgião em 15°. Isto permite uma inspeção cuidadosa da lâmina cribriforme e fóvea etmoidal, buscando por doença residual, laceração dural ou fístula liquórica. Estes passos podem ser duplicados, conforme necessário, no lado oposto. Esta exposição é usualmente adequada para a maioria dos distúrbios nasais. O microscópio pode ser introduzido, se desejado, aumentando ainda mais a visualização do tumor. O acesso completo à nasofaringe pode exigir a remoção da parede posterior do antro maxilar e do espesso processo ascendente do osso palatino. Um motor otológico com broca cortante facilita significativamente esta manobra. O forame palatino maior é rompido, e um sangramento intenso é frequentemente encontrado a partir da artéria palatina. Aspiração adequada e pinça cautério tipo baioneta bipolar são necessárias para controlar o sangramento.

Desse modo, obtém-se acesso aos músculos e lâminas pterigóideos, à parede posterior do seio esfenoidal, à nasofaringe e à base do esfenoide (clivo). Um motor otológico com broca de diamante grosseira de grande calibre pode, então, ser empregado sob controle microscópico para ressecar as lâminas pterigóideas e o clivo, posteriormente ao nervo óptico, o quiasma, a dura sobre a hipófise e a fossa posterior do crânio. Isto estabelece os limites posteriores de ressecção. O ápice petroso não é acessível por esta via, sendo limitado pelas artérias carótidas lateralmente e o nervo óptico superiormente. A lâmina cribriforme e a fossa anterior do crânio são os limites superiores de dissecção, embora a lâmina cribriforme possa ser removida com segurança, quando osteotomias são realizadas, por uma craniotomia bifrontal. O limite lateral da dissecção é a mandíbula anteriormente e as artérias carótidas posteriormente. O limite inferior é usualmente o palato. Palatectomia e maxilectomia inferior, no entanto, podem facilmente ser realizadas por esta via de acesso.

Espículas ósseas e superfícies rugosas devem ser cuidadosamente desbastadas com uma broca de diamante de grande calibre. A hemostasia é realizada inicialmente pela aplicação de um tampão temporário saturado com solução de Neo-Synephrine (hidroclorido de fenilefrina) 1% ou 1 mL de epinefrina 1:100.000 diluída em 10 mL de soro fisiológico. O tampão é removido, e quaisquer pontos sangrantes individualizados são cauterizados com a pinça baioneta bipolar. Pode-se tornar necessário tamponar áreas de sangramento difuso com Gelfoam ou Avitine (hemostático de colágeno microfibrilar). Enxertos de pele de espessura parcial são empregados na cavidade apenas quando são necessários proteção adicional e suporte para grandes defeitos durais. A presença de enxertos de pele de espessura parcial no interior da fossa nasal causa problemas com formação de crostas e um odor fétido, sendo geralmente contraindicada. Caso seja indicado o uso de um enxerto, ele é posicionado contra a dura ou retalho pericrânico, e um suporte modelado de Gelfilm (filme absorvível de gelatina) é posicionado contra a superfície queratinizada. Uma gaze vaselinada de meia polegada saturada com antibiótico é, então, posicionada firmemente no interior da cavidade. De 1,80 a 2,70 m de gaze podem ser necessários em cada lado, se for realizada uma grande ressecção. O tampão é inicialmente posicionado em camadas para chegar ao nível da maxila anterior, e, então, um comprimento extra é passado pela narina. A ponta nasal é cuidadosamente reposicionada com a sutura de transfixão de ácido poliglicólico em uma agulha de Keith (Fig. 41.5). As suturas têm que ser realizadas com extrema precisão, uma vez que elas determinem a posição final do nariz. A pele vestibular é, então, cuidadosamente suturada à mucosa nasal, com um mínimo de três suturas de ácido poliglicólico posicionadas nas áreas intercartilaginosa, piriforme e do assoalho nasal. A linha mediana da incisão sublabial (frênulo) é cuidadosamente aproximada, e um fechamento em uma camada, incorporando a mucosa e o periósteo, é completado com sutura de ácido poliglicólico 3-0 *locked* contínua. A pele é, então, cuidadosamente limpa, enxugada e preparada com benjoim. Talas e esparadrapos de rinoplastia são aplicados, para reduzir o edema facial e controlar quanto à formação de hematomas subperiósticos.

TRATAMENTO PÓS-OPERATÓRIO

O tampão deve ser avançado duas vezes ao dia e, a seguir, removido, a partir do terceiro ou quarto dia de pós-operatório. A antibioticoterapia é continuada até que todo o tamponamento tenha sido removido. A formação de crostas pode representar um problema importante inicialmente, mas frequentemente se resolve em 2 a 3 meses. Cuidados meticulosos, com remoção frequente das crostas, são necessários. O paciente deve irrigar as fossas nasais com soro fisiológico, utilizando uma seringa nasal quatro vezes ao dia, o que deve ser iniciado imediatamente e é essencial enquanto a cicatrização progride. As paredes da cavidade serão revestidas por tecido de granulação sadio, que, na sequência, será coberto por epitélio metaplásico.

COMPLICAÇÕES

A formação moderada de crostas nasais constitui um problema durante os primeiros 3 meses pós-operatoriamente; não foram descritos casos de ozena. A queixa mais frequente apresentada pelos pacientes é a de dormência infraorbitária e dentária e parestesias. Este problema usualmente se resolve dentro de 3 a 6 meses. Anestesia hemipalati-

Sutura do assoalho nasal

Sutura da margem piriforme

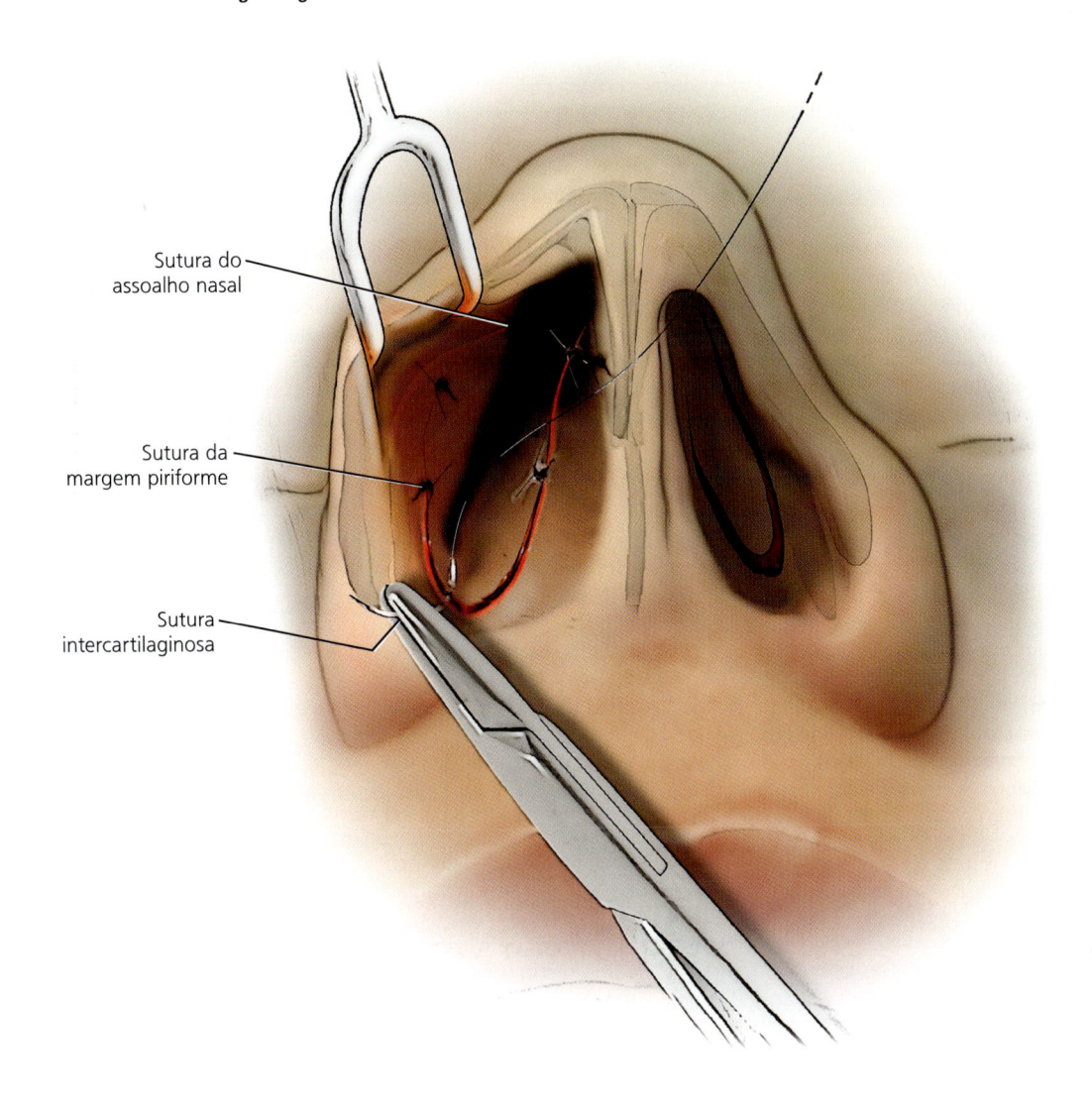

Sutura intercartilaginosa

FIGURA 41.5
A ponta nasal é cuidadosamente reposicionada com uma sutura de transfixão anterior de ácido poliglicólico 3-0 em uma agulha de Keith. Uma segunda sutura prende a base da columela. A pele vestibular é cuidadosamente suturada à mucosa nasal, com um mínimo de três suturas de ácido poliglicólico 4-0 nas áreas das incisões intercartilaginosa, piriforme e assoalho nasal.

na pode ocorrer, quando é necessária a ressecção do canal palatino maior. Esta é uma área altamente vascularizada, e o sangramento intraoperatório pode ser considerável. Uma transfusão pode ser necessária. Hematomas do dorso nasal foram encontrados em pacientes que apresentaram sangramentos intraoperatórios não usuais. Deposição hiperplásica de colágeno foi relatada sob a pele que recobre o nariz e a maxila, resultando em uma deformidade tipo "expressão de escárnio". Isto foi evidente às 6 semanas de pós-operatório e, a seguir, regrediu lentamente. Estenose vestibular também foi descrita. Estreitamento vestibular assemelhando-se à estenose inicialmente é comumente observado durante a fase de deposição ativa de colágeno, que ocorre entre 6 e 12 semanas de pós-operatório. Isto se resolve sem tratamento. Perturbação dos centros de crescimento facial em bebês e crianças jovens após cirurgia de *degloving* não foi observada. Epífora e fístula oroantral não foram encontradas; contudo, devem ser consideradas como complicações potenciais.

RESULTADOS

A via de acesso de *degloving* mediofacial recebeu interesse generalizado após a primeira descrição do seu uso nos Estados Unidos, em 1974. Duzentos e oitenta e oito casos em que ela foi utilizada tinham sido descritos, em 1988. Rapidamente se seguiu a aceitação mundial desta técnica. Muitas investigações de grande porte contribuíram com modificações e aplicações exclusivas. É fácil compreender por que a eliminação das cicatrizes da face média, nariz e lábio superior atraiu tal popularidade. A aceitação foi ganha à medida que os cirurgiões aprenderam sua facilidade e versatilidade. A técnica persiste sendo utilizada há mais de 40 anos por causa da baixa incidência de complicações, atribuível às incisões ocultas e à exposição da doença subjacente. Nenhum impacto negativo sobre os resultados oncológicos foi observado.

Embora cirurgiões sinusais endoscópicos e de base do crânio tenham ganhado experiência com a ressecção de muitas das doenças tradicionalmente tratadas pelo *degloving* mediofacial, a cirurgia continua a ter um papel no tratamento de tumores benignos e malignos. Ela fornece ampla exposição do campo cirúrgico, potencialmente ajudada pelo uso de um microscópio operatório, sem incisões faciais ou deformidades estéticas.

PÉROLAS

- A columela intacta e a cartilagem alar completa (cruras medial e lateral) devem permanecer fixadas ao lábio e tecidos moles faciais.
- O septo nasal e as cartilagens laterais superiores completas são mantidas nas suas posições normais.
- O feixe neurovascular pode ser mobilizado por osteotomias ao longo de cada lado do canal do forame infraorbitário para permitir um acesso alargado às órbitas.
- O reposicionamento preciso da ponta nasal é crucial e pode ser facilitado por arranhões bastante profundos em ambos os lados da linha de incisão de transfixão, realizados antes das incisões.
- O reparo meticuloso da incisão vestibular é a chave para evitar estenose vestibular.
- A esparadrapagem adequada do nariz e face média e colocação de *splints* nasais reduzem o edema e o risco de hematoma do dorso nasal.
- O tamponamento nasal deve ser removido ao longo de vários dias. Isto permite a cicatrização mucosa das incisões vestibulares e estimula a cobertura do leito de ressecção por tecido de granulação sadio.

ARMADILHAS

- Isto não é uma rinoplastia externa! Nenhuma incisão cutânea é realizada na columela!
- Tentar conectar as incisões orais com as incisões nasais a partir do acesso sublabial pode resultar em dois conjuntos de incisões no interior do nariz, o que pode comprometer as margens tumorais ou a reconstrução de tecidos moles.
- Comprometimento extenso da pele e tecidos moles faciais pela doença ou tratamento precedente exigirá uma conduta alternativa para reconstrução.
- A exposição da região do recesso frontal pode não ser adequada para possibilitar o tratamento adequado do processo patológico, de tal modo que uma incisão adicional, uma facilitação endoscópica ou conduta inteiramente diferente pode ser necessária.
- Um enxerto de pele parcial no interior da fossa nasal geralmente é indesejável, uma vez que ele resulte em formação de crostas e odor fétido.
- A persistência de estreitamento vestibular hiperplásico pode exigir injeção de esteroides de depósito na cicatriz.

INSTRUMENTOS A TER DISPONÍVEIS

- Luz frontal fibroscópica com focalização.
- Bandeja básica para rinoplastia.
- Conjunto básico de cabeça e pescoço.
- Microscópio cirúrgico.
- Motor otológico com brocas.
- Serra oscilante a motor.
- Drenos de Penrose.

LEITURA SUGERIDA

Casson PR, Bonanno PC, Converse JM. The midfacial degloving procedure. *Plast Reconstr Surg* 1974;53:102–103.

Conley J, Price JC. Sublabial approach to the nasal and paranasal cavities. *Am J Surg* 1979;138:615–618.

Terzian AE, Naconecy C. Juvenile nasopharyngeal angiofibroma; microsurgical approach in 25 cases as unique treatment. In: Myers EN, ed. *New Dimensions in Otorhinolaryngology–Head and Neck Surgery*. Vol 2. New York: Elsevier; 1985:505–506.

Maniglia AJ. Indications and techniques of midfacial degloving; A 15 year experience. *Arch Otolaryngol Head Neck Surg* 1986;112:750–752.

Price JC, Holliday M, Kennedy D, *et al*. The versatile midface degloving approach. *Laryngoscope* 1986;98:291–295.

Índice Remissivo

Entradas acompanhadas por um *f* ou *t* em itálico indicam figuras e tabelas, respectivamente.

A

Abscesso
  intracraniano, 333*f*
  orbitário, 333*f*
    fístula secundária ao, 333*f*
    sinocutânea, 333*f*
Acesso
  bainha de, 100
    orientação da, 100*f*
      pré-tratamento, 100*f*
    endoscópico, 100*f*
    no seio maxilar, 100*f*
  expandido, 236
    ao tubérculo da sela, 236
    e plano esfenoidal, 236
  septal, 10*f*
    hemitransfixante de, 10*f*
      incisões de Killian e, 10*f*
  transmeatal, 99*f*
    ao antro maxilar, 99*f*
      marcos anatômicos para, 99*f*
Adenoma
  hipofisário, 237*f*, 240*f*
    com extensão, 237*f*
      intraventricular, 237*f*
      lateral, 237*f*
      suprasselar, 237*f*
AEA (Artéria Etmoidal Anterior)
  ligadura da, 69-74
    armadilhas, 74
    complicações, 73
    contraindicações, 71
    história, 69
    exame físico, 70
      local de sangramento, 70
    indicações, 71
    instrumentos disponíveis, 74
    pérolas, 74
    planejamento pré-operatório, 71
      exames de imagem, 71
    técnica cirúrgica, 71
      endoscópica, 71
      via de acesso externa, 73
    tratamento pós-operatório, 73
AERD (Doença Respiratória Exarcebada por Aspirina), 163
Alargamento
  do óstio natural, 118*f*, 119*f*
    do seio esfenoidal, 118*f*, 119*f*
      com preservação, 118*f*, 119*f*
        da concha superior, 118*f*
        das mucosas, 119*f*
AMS (Sinusite Maxilar Aguda), 75
Anestesia
  para lavagem, 77
    antral, 77

Antro
  maxilar, 99*f*
    acesso transmeatal ao, 99*f*
      marcos anatômicos para, 99*f*
Antrostomia
  maxilar, 281*f*, 293*f*
    ampla, 281*f*
      fossa nasal direita após, 281*f*
    meatal, 344*f*
      inferior, 344*f*
Aparelho
  Gen2 Xpress, 86*f*
  Relieva Soin, 86*f*
Arbour
  sutura de, 42*f*
Artéria
  etmoidal, 110*f*, 247*f*
    anterior, 110*f*, 247*f*
      dissecção da, 247*f*
Assoalho
  da órbita, 300*f*
    fratura extensa do, 300*f*
      RNM de, 300*f*
      TC de, 300*f*
  do nariz, 35*f*
    periósteo do, 35*f*
      visão coronal do, 35*f*
  nasal, 34
    descolamento do retalho, 34
      ao longo do, 34
      posteriormente ao, 34
Atresia
  coanal, 167, 171, 173*t*
    bilateral, 167
    reparos de, 173*t*
      com *stents*, 173*t*
      sem *stents*, 173*t*
      taxas de revisão, 173*t*
    unilateral, 171
  das coanas, 165-174
    embriogênese, 165
    tratamento da, 165-174
      armadilhas, 174
      complicações, 172
      contraindicações, 166
      exame físico, 166
      história, 166
      indicações, 166
      instrumentos disponíveis, 174
      pérolas, 173
      planejamento pré-operatório, 166
      pós-operatório, 172
      resultados, 172
      técnica cirúrgica, 167
AVMs (Malformações Arteriovenosas Viscerais), 47

B

Bainha
  do nervo óptico, 275*f*
    subjacente, 275*f*
Balão
  dilatação com, 85-103
    do infundíbulo etmoidal, 101*f*
    do óstio maxilar, 101*f*
    recesso nasofrontal após, 91*f*
    transantral, 97-103
      armadilhas, 103
      complicações, 101
      contraindicações, 98
      exame físico, 97
      história, 97
      indicações, 97
      instrumentos disponíveis, 103
      pérolas, 103
      planejamento pré-operatório, 98
      resultados, 101
      técnica cirúrgica, 99
      tratamento pós-operatório, 99
    transnasal, 85-96
      armadilhas, 95
      complicações, 94
      contraindicações, 88
      descrição da técnica, 88
      exame físico, 87
      história, 87
      indicações, 87
      instrumentos disponíveis, 95
      pérolas, 95
      planejamento pré-operatório, 88
      procedimento no consultório, 94
      resultados, 94
      técnica cirúrgica, 88
      tratamento pós-operatório, 94
  inflando o, 90*f*
  passando o, 90*f*, 92*f*
  sobre o fio, 90*f*, 92*f*
Base do Crânio
  anterior, 243-252
    ressecção endonasal endoscópica da, 243-252
      armadilhas, 252
      complicações, 250
      contraindicações, 244
      exame físico, 244
      história, 244
      indicações, 244
      instrumentos disponíveis, 252
      pérolas, 252
      planejamento pré-operatório, 245
      resultados, 250
      técnica cirúrgica, 245
      tratamento pós-operatório, 248

direita, 247f
  visão endoscópica da, 247f
 esqueletização da, 110f
 fechamento de defeitos da, 175-184
  armadilhas, 184
  complicações, 184
  contraindicações, 176
  exame físico, 176
  história, 175
  indicações, 176
  pérolas, 184
  planejamento pré-operatório, 177
   diagnóstico, 177
   exames, 177
  resultados, 184
  técnica cirúrgica, 178
   descrição, 178
    tratamento pós-operatório, 182
BCT (Tecnologias de Cateter Balão), 85
Beta-2 Transferrina
 teste de, 177
BOF (Fratura em *Blow-Out*)
 orbitária, 299-306
  redução endoscópica de, 299-306
   armadilhas, 305
   compliacções, 304
   contraindicações, 301
   exame físico, 300
   história, 300
   indicações, 301
   instrumentos disponíveis, 306
   pérolas, 305
   planejamento pré-operatório, 302
   resultados, 305
   técnica cirúrgica, 302
   tipos de fraturas, 299
   tratamento pós-operatório, 304
Bolha
 etmoidal, 125f
  remoção da, 125f
Broca(s)
 de Kerrison, 212f
Bulbo(s)
 olfatórios, 249f
  ressecção de, 249f
   defeito resultante após, 249f

C

Caldwell-Luc
 cirurgia de, 342f
  incisão para, 342f
   gengivobucal, 342f
 técnica de, 339-346
  armadilhas, 346
  complicações, 345
  contraindicações, 341
  exame físico, 340
  história, 340
  indicações, 340t, 341
   comuns, 340t
  instrumentos disponíveis, 346
  pérolas, 345
  planejamento pré-operatório, 341
  resultados, 345
  cirúrgica, 342
  tratamento pós-operatório, 344
Campo(s) Visual(is)
 teste de, 240f
Canal
 óptico, 294f
  relações do, 294f

  com crista lacrimal, 294f
  com defeito da parede medial, 294f
Cânula
 introdução da, 78f
 posicionamento da, 79f
  correto, 79f
Cápsula
 de osso osteítico, 42f
 perfuração com, 42f
Cartilagem
 septal, 24f, 25f
  desviada, 25f
  incisão na, 24f
  em degraus de escada, 24f
Célula(s)
 etmoidais, 110f
 supraorbitárias, 110f
Chandler
 classificação de, 288t
  das complicações orbitárias, 288t
Cirurgia
 da válvula nasal, 199-207
  armadilhas, 207
  complicações, 207
  contraindicações, 202
  definições, 199
  exame físico, 201
  história, 201
  indicações, 202
  instrumentos disponíveis, 207
  pérolas, 207
  planejamento pré-operatório, 202
  resultados, 207
  técnicas cirúrgicas, 202
   enxertos, 203
    Batten, 204
    borboleta, 204
    de reforço alar, 204
    spreader grafts, 203
   sutura dilatadora, 206
  tratamento pós-opertório, 206
 de Caldwell-Luc, 342f
  incisão para, 342f
   gengivobucal, 342f
 de salvamento, 135
  janela septal posterior na, 135
  para doenças inflamatórias, 135
  para hipófise alargada, 135
 endonasal, 261t
  da junção craniocervical, 261t
  possíveis complicações, 261t
 endoscópica, 255-262
  da junção craniocervical, 255-262
   armadilhas, 262
   complicações, 261
   contraindicações, 259
   exame físico, 259
   história, 256
   indicações, 259
   instrumentos disponíveis, 262
   pérolas, 262
   planjamenot pré-operatório, 259
   resultados, 261
   técnica cirúrgica, 260
   tratamento pós-operatório, 261
 funcional, 191-198
  da pirâmide óssea, 191-198
   armadilhas, 198
   complicações, 197
   contraindicações, 192
   exame físico, 191
   história, 191
   indicações, 192

   instrumentos disponíveis, 198
   pérolas, 198
   planejamento pré-operatório, 192
   resultados, 198
   técnica cirúrgica, 193
   tratamento pós-operatório, 196
 hipofisária, 135, 233-241
  bimanual, 135
  endoscópica, 233-241
   armadilhas, 241
   complicações, 239
   contraindicações, 234
   exame físico, 234
   história, 234
   indicações, 234
   instrumentos disponíveis, 241
   pérolas, 241
   planejamento pré-operatório, 234
   resultados, 239
   técnica cirúrgica, 235
   tratamento pós-operatório, 238
  transfenoidal, 236f
   visão endoscópica, 236f
 suprasselar, 233-241
  endoscópica, 233-241
   armadilhas, 241
   complicações, 239
   contraindicações, 234
   exame físico, 234
   história, 234
   indicações, 234
   instrumentos disponíveis, 241
   pérolas, 241
   planejamento pré-operatório, 234
   resultados, 239
   técnica cirúrgica, 235
   tratamento pós-operatório, 238
Cirurgia Sinusal
 técnicas abertas de, 307-360
  de Caldwell-Luc, 339-346
  degloving mediofacial, 353-360
  frontoetmoidectomia externa, 347-350
   procedimento de Lynch, 347-350
  procedimento de Riedel, 331-337
  seio frontal, 307-321
   osteoplastia osteoplástica com DRAF 3, 315-321
   trepanação do, 307-313
  sinusotomia frontal osteoplástica, 323-330
Coana(s)
 atresia das, 165-174
  embriogênese, 165
  tratamento da, 165-174
   armadilhas, 174
   complicações, 172
   contraindicações, 166
   exame físico, 166
   história, 166
   indicações, 166
   instrumentos disponíveis, 174
   pérolas, 173
   planejamento pré-operatório, 166
   pós-operatório, 172
   resultados, 172
   técnica cirúrgica, 167
Colapso
 dinâmico, 200f
  da válvula nasal, 200f
   externa, 200f
Complicação(ões)
 orbitárias, 288t
  classificação das, 288t
  de Chandler, 288t

Índice Remissivo

Concha
　média, 23f, 126f, 268f
　　lamela basal da, 126f
　　superior, 109f, 118f, 126, 127f
　　　após remoção, 127f
　　　　da lamela basal, 127f
　　　porção inferior da, 109f
　　　　ressecada, 109f
　　　preservação da, 118f
Concha(s) Inferior (es)
　fratura da, 59f
　　lateral, 59f
　hipertrofia da, 57f
　porção superior da, 109f
　terço médio da, 211f
　　ressecção do, 211f
　tratamento cirúrgico, 55-60
　　armadilhas, 60
　　complicações, 59
　　contraindicações, 56
　　exame físico, 56
　　história, 55
　　indicações, 56
　　instrumentos, 60
　　　consultório, 60
　　　sala de operações, 60
　　pérolas, 60
　　planejamento pré-operatório, 56
　　resultados, 59
　　técnica cirúrgica, 57
　　tratamento pós-operatório, 58
Corte
　na mucosa, 212f
　　da parede nasal, 212f
　　　lateral, 212f
Criança(s)
　SPOA em, 287-297
　　drenagem de, 287-297
　　　armadilhas, 297
　　　complicações, 296
　　　contraindicações, 291
　　　exame físico, 289
　　　história, 287
　　　indicações, 290
　　　instrumentos disponíveis, 297
　　　pérolas, 297
　　　planejamento pré-operatório, 291
　　　resultados, 296
　　　técnica cirúrgica, 292
　　　tratamento pós-operatório, 296
Crista(s)
　lacrimal, 159f
　　ressecção para expor a, 159f
　　　de retalho mucoperióstico, 159f
　supraorbitárias, 318f
CRS (Rinossinusite Crônica), 56, 85, 143, 154
CS (Seio Cavernoso), 235
CSF (Líquido Cerebroespinal), 175
　fístula liquórica de, 176f
　　ativa, 176f
　　　a partir do *planum sphenoidale*, 176f

D

DCR (Dacriocistorrinostomia)
　broca de diamante de, 267f
　endoscópica, 263-271
　　armadilhas, 271
　　complicações, 267
　　　imediatas, 267
　　　retardadas, 269
　　contraindicações, 265

　　exame físico, 263
　　história, 263
　　indicações, 265
　　instrumentos disponíveis, 271
　　　oftalmológicos, 271
　　　rinológicos, 271
　　marcos anatômicos para, 266f
　　　intranasais, 266f
　　pérolas, 270
　　planejamento pré-operatório, 265
　　resultados, 269
　　técnica cirúrgica, 265
　　tratamento pós-operatório, 267
Defeito(s)
　após ressecção, 249f
　　de bulbos olfatórios, 249f
　　de dura, 249f
　da base do crânio, 175-184
　　fechamento de, 175-184
　　　armadilhas, 184
　　　complicações, 184
　　　contraindicações, 176
　　　exame físico, 176
　　　história, 175
　　　indicações, 176
　　　pérolas, 184
　　　planejamento pré-operatório, 177
　　　resultados, 184
　　　técnica cirúrgica, 178
　　　tratamento pós-operatório, 182
Deflexão(ões)
　septais, 15f
　　caudais, 15f
Degloving
　mediofacial, 353-360
　　armadilhas, 360
　　complicações, 358
　　contraindicações, 354
　　exame físico, 353
　　história, 353
　　indicações, 354
　　instrumentos disponíveis, 360
　　pérolas, 360
　　planejamento pré-operatório, 355
　　resultados, 359
　　técnica cirúrgica, 355
　　tratamento pós-operatório, 358
Dermatoplastia
　septal, 48
　　indicações para, 48
Dermosseptoplastia, 47-53
　armadilhas, 52
　cicatrizada, 52f
　complicações, 52
　contraindicações, 48
　exame físico, 48
　história, 47
　indicações, 48
　instrumentos, 52
　pérolas, 52
　planejamento pré-operatório, 48
　resultados, 52
　técnica cirúrgica, 49
　tratamento pós-operatório, 51
Descolador
　de Freer, 24f, 26f
　　para septoplastia, 26f
　　　adequada, 26f
Descolamento
　de retalho 24f, 25f, 27f, 212f
　　mucoso, 212f
　　septal, 24f, 25f, 27f
　　　submucopericondral, 24f, 25f, 27f

　　do retalho, 34, 35, 260f
　　　circunferencial, 35
　　　endonasal, 35
　　　por rinoplastia aberta, 35
　　assoalho nasal, 34
　　　ao longo do, 34
　　　posteriormente ao, 34
　　nasofaríngeo, 260f
Descompressão
　do nervo óptico, 273-277
　　armadilhas, 277
　　complicações, 276
　　contraindicações, 273
　　exame físico, 273
　　história, 273
　　indicações, 273
　　instrumentos disponíveis, 277
　　pérolas, 277
　　planejamento pré-operatório, 274
　　resultados, 276
　　tecnica cirúrgica, 274
　　tratamento pós-operatório, 276
　orbitária, 279-285
　　endoscópica, 279-285
　　　armadilhas, 285
　　　complicações, 284
　　　contraindicações, 280
　　　exame físico, 280
　　　história, 279
　　　indicações, 280
　　　instrumentos disponíveis, 285
　　　pérolas, 284
　　　planejamento pré-operatório, 280
　　　resultados, 284
　　　técnica cirúrgica, 280
　　　tratamento pós-operatório, 284
Desvio
　de septo, 27
　　na presença de perfuração septal, 27
　　técnica cirúrgica, 27
　septal, 11f, 23, 159f
　　largo, 23
　　visão endoscópica de, 11f, 23f, 159f
　　　largo, 23f
　　　posterior, 159f
Dilatação
　coanal, 167
　com balão, 85-103
　　do infundíbulo etmoidal, 101f
　　do óstio maxilar, 101f
　　recesso nasofrontal após, 91f
　　transantral, 97-103
　　　armadilhas, 103
　　　complicações, 101
　　　contraindicações, 98
　　　exame físico, 97
　　　história, 97
　　　indicações, 97
　　　instrumentos disponíveis, 103
　　　pérolas, 103
　　　planejamento pré-operatório, 98
　　　resultados, 101
　　　técnica cirúrgica, 99
　　　tratamento pós-operatório, 99
　　transnasal, 85-96
　　　armadilhas, 95
　　　complicações, 94
　　　contraindicações, 88
　　　descrição da técnica, 88
　　　exame físico, 87
　　　história, 87
　　　indicações, 87
　　　instrumentos disponíveis, 95

pérolas, 95
planejamento pré-operatório, 88
procedimento no consultório, 94
resultados, 94
técnica cirúrgica, 88
tratamento pós-operatório, 94
Disfunção
atlantoaxial, 258t
diagnóstico diferencial de, 258t
Dissecção
da artéria etmoidal, 247f
anterior, 247f
defeitos após, 249f
de bulbos olfatórios, 249f
de dura, 249f
medial, 159
septo intersinusal, 159
DNS (Desvio do Septo Nasal), 9
Doença(s)
crônicas, 33
estabilização de, 33
esfenoidais, 132f
que necessitam, 132f
de septectomia, 132f
de via de acesso bilateral, 132f
inflamatórias, 135
cirurgia de salvamento para, 135
janela septal posterior na, 135
ostiomeatal, 98f
direita, 98f
Drenagem
de SPOA, 287-297
em crianças, 287-297
armadilhas, 297
complicações, 296
contraindicações, 291
exame físico, 289
história, 287
indicações, 290
instrumentos disponíveis, 297
pérolas, 297
planejamento pré-operatório, 291
resultados, 296
técnica cirúrgica, 292
tratamento pós-operatório, 296
ducto de, 101f
do seio, 101f
maxilar, 101f
via de, 146f, 149f
do seio, 146f
frontal, 146f
sinusal frontal, 149f
direita, 149f
Ducto
de drenagem, 101f
do seio maxilar, 101f
lacrimal, 268f
Dura
ressecção de, 249f
defeito resultante após, 249f
visão endoscópica do, 249f

E

Edema
de pálpebra, 288f
com SPOA, 288f
palpebral, 289f
EEA (Vias de Acesso Endonasais Expandidas), 243
EMLP (Procedimento de Lothrop Modificado Endoscópico), 153

Encefalocele(s)
e liquor corado com fluoresceína, 177f
identificados, 177f
no reparo cirúrgico, 177f
fechamento de, 175-184
armadilhas, 184
complicações, 184
contraindicações, 176
exame físico, 176
história, 175
indicações, 176
pérolas, 184
planejamento pré-operatório, 177
resultados, 184
técnica cirúrgica, 178
tratamento pós-operatório, 182
redução de, 179f
por coblação, 179f
remoção da, 180f
ENS (Síndrome do Nariz Vazio), 56
Enxerto(s)
autospreader grafts, 204f
Batten, 204
borboleta, 204, 205f
de reforço alar, 204, 205f
interposto, 36
SurgiSIS, 36
mucoso, 181f
livre, 181f
overlay, 181f, 182f
nasosseptal, 182f
spreader grafts, 203
underlay, 182f
Epistaxe
posterior, 63f
tratamento da, 63f
algoritmo para, 63f
Equipamento
para lavagem, 82f
maxilar, 82f
Eritema
de pálpebra, 288f
com SPOA, 288f
palpebral, 289f
Esfenoetmoidectomia
revisão de, 158
na sinusotomia frontal, 158
alargada, 158
Esfenoidotomia, 115-120
ampla, 274f
fossa nasal após, 274f
visão endoscópica, 274f
armadilhas, 120
aumento da, 128f
lateral, 128f
complicações, 120
contraindicações, 116
direita, 183f
visão endoscópica, 183f
exame físico, 116
história, 115
indicações, 116
instrumentos disponíveis, 120
parciais, 131-141
armadilhas, 141
complicações, 139
contraindicações, 133
exame físico, 132
história, 131
indicações, 132
instrumentos disponíveis, 141
pérolas, 140
planejamento pré-operatório, 133

resultados, 140
técnica cirúrgica, 134
tratamento pós-operatório, 139
pérolas, 120
planejamento pré-operatório, 116
resultados, 120
técnica cirúrgica, 116
medidas de hemostasia, 116
via de acesso, 117
transetmoidal, 117
transnasal, 119
transetmoidal endoscópica, 123-129
armadilhas, 129
complicações, 128
contraindicações, 124
exame físico, 123
história, 123
indicações, 124
instrumentos disponíveis, 129
pérolas, 129
planejamento pré-operatório, 124
métodos de imagem, 124
resultados, 129
técnica cirúrgica, 124
tratamento pós-operatório, 128
tratamento pós-operatório, 119
Espaço
retrobulbar, 125f
cureta no, 125f
Esporão
septal, 26
isolado, 26
visão endoscópica do, 26f
Esqueletização
da base do crânio, 110f
artéria etmoidal, 110f
anterior, 110f
células etmoidais, 110f
supraorbitárias, 110f
Esquema
da fossa nasal, 76f
da unidade osteomeatal, 76f
do óstio, 76f
do seio maxilar, 76f
ESS (Cirurgia Sinusal Endoscópica), 85
Etmoidectomia, 105-113
completa, 281f
fossa nasal direita após, 281f
visão endoscópica da, 281f
contraindicações, 106
endoscópica, 293f
exame físico, 106
externa, 295f, 296f
história, 105
indicações, 106
planejamento pré-operatório, 106
Exame(s)
pré-operatórios, 177
beta-2 transferrina, 177
fluoresceína intratecal, 177
RNM, 177
TC, 177
Exposição(ões)
tóxicas, 32
perfuração por, 32
septal nasal, 32

F

Fáscia
basifaríngea, 260f
remoção da, 260f

Índice Remissivo

Fechamento
    de defeitos, 175-184
        da base do crânio, 175-184
            armadilhas, 184
            complicações, 184
            contraindicações, 176
            exame físico, 176
            história, 175
            indicações, 176
            pérolas, 184
            planejamento pré-operatório, 177
            resultados, 184
            técnica cirúrgica, 178
            tratamento pós-operatório, 182
    de perfuração septal nasal, 31-38
        armadilhas, 38
        complicações, 37
        contraindicações, 32
        de grandes dimensões, 39-46
            protético, 39-46
        etiologia, 31
            causas traumáticas, 31
            exposições tóxicas, 32
            infecciosa, 32
            inflamatória, 32
            neoplásicas, 32
            substâncias inaladas, 32
        exame físico, 32
        história, 31
        indicações, 32
        instrumentos disponíveis, 38
        pérolas, 38
        planejamento pré-operatório, 333
            classificação das perfurações, 33
            determinação da conduta cirúrgica, 33
            estabilização de doenças crônicas, 33
            exames de imagem, 33
            teste do soro e urina, 33
        resultados, 37
        técnica cirúrgica, 34
            descolamento de retalho circunferencial, 35
                endonasal, 35
                por rinoplastia aberta, 35
            descolamento do retalho do assoalho nasal, 34
                ao longo, 34
                posteriormente, 34
            enxerto interposto SurgiSIS, 36
            da perfuração, 36
            endonasal, 37
                rinoplastia aberta, 37
            mobilização de retalho circunferencial, 35
                endonasal, 35
                por rinoplastia aberta, 35
            preparação do nariz, 34
        tratamento pós-cirúrgico, 37
    nasal, 185-188
        para HHT, 185-188
            armadilhas, 188
            complicações, 188
            contraindicações, 186
            exame físico, 185
            história, 185
            indicações, 186
            instrumentos disponíveis, 188
            modificação de Lund, 185-188
                do procedimento de Young, 185-188
            pérolas, 188
            planejamento pré-operatório, 186
            resultados, 188
            técnica cirúrgica, 187
            tratamento pós-operatório, 187
Feixe

neurovascular, 147f
    etmoidal, 147f
    anterior, 147f
FESS (Cirurgia Sinusal Endoscópica Funcional), 56
Fio-guia
    colocação do, 89f
        no interior, 89f
            do recesso nasofrontal, 89f
        no interior, 90f
            do seio frontal, 90f
Fístula
    liquórica, 176f, 239
        ativa, 176f
        de CSF, 176f
    sinocutânea, 333f
        secundária, 333f
            ao abscesso orbitário, 333f
            infecção crônica do seio frontal, 333f
Fluoresceína
    encefalocele e liquor corado com, 177f
        identificados, 177f
        no reparo cirúrgico, 177f
    intratecal, 177
        no fechamento, 177
        de defeitos da base do crânio, 177
Forame(s)
    etmoidais, 294f
        relações dos, 294f
            com crista lacrimal, 294f
            com defeito da parede medial, 294f
Fossa
    lacrimal, 266f
        relações da, 266f
            anatomia óssea e, 266f
    nasal, 48f, 76f, 167f, 186f, 229f, 266f, 271f, 281f
        direita, 229f, 271f, 281f
            após esfenoidotomia ampla, 274f
            após etmoidectomia completa, 281f
            HHT na, 186f
        esquema da, 76f
        posterior, 167f
            opacificação da, 167f
        visão endoscópica da, 48f, 186f, 229f, 266f
        esquerda, 266f
    olfatória, 318f
FP (Processo Frontal)
    da maxila, 267f
        mucosa sobrejacente ao, 267f
    oposto, 319f
Fratura(s)
    da órbita, 299, 302, 303f, 05f
        da parede medial, 302, 303f
            reparo cirúrgico da, 303f
            técnica cirúrgica, 302
            resultados pós-operatórios das, 305f
            tipos de, 299
        do assoalho, 301f, 302, 304f
            da órbita, 302, 304f, 306f
                reparo da, 304f, 306f
                via de acesso endonasal, 302
                e transmaxilar combinada, 302
        orbital, 301f
            idade das, 301f
            tipos de, 301f
        extensa, 300f
            do assoalho da órbita, 300f
        trapdoor, 300f
Fratura(s) Nasal(is)
    técnica de redução de, 1-6
        armadilhas, 5
        cirúrgica, 2
        complicações, 4

contraindicações, 2
exame físico, 1
exemplo da, 3
    achados, 4
    anestesia, 4
    cirurgia realizada, 4
    diagnóstico pré-operatório, 3
    procedimento, 4
história, 1
indicações, 2
instrumentos disponíveis, 5
pérolas, 5
planejamento pré-operatório, 2
resultados, 5
tratamento pós-operatório, 4
Freer
    descolador de, 24f, 26f
        para septoplastia, 26f
        adequada, 26f
Frontoetmoidectomia
    externa, 347-350
        armadilhas, 350
        complicações, 350
        contraindicações, 348
        exame físico, 347
        história, 347
        indicações, 348
        instrumentos disponíveis, 350
        pérolas, 350
        planejamento pré-operatório, 348
        procedimento de Lynch, 347-350
        resultados, 350
        técnica cirúrgica, 348
        tratamento pós-operatório, 350

H

Hasner
    válvula de, 211f
        no meato inferior, 211f
Hemitransfixante
    de acesso septal, 10f
        incisões de Killian e, 10f
Hemostasia
    medidas de, 116
        na esfenoidotomia, 116
HHT (Telangiectasia Hemorrágica Hereditária), 47, 49f, 62
    fechamento nasal para, 185-188
        armadilhas, 188
        complicações, 188
        contraindicações, 186
        exame físico, 185
        história, 185
        indicações, 186
        instrumentos disponíveis, 188
        modificação de Lund, 185-188
            do procedimento de Young, 185-188
        pérolas, 188
        planejamento pré-operatório, 186
        resultados, 188
        técnica cirúrgica, 187
        tratamento pós-operatório, 187
    na fossa nasal, 186f
        visão endoscópica de, 186f
Hipertrofia
    da concha, 57f
Hipófise
    alargada, 135
        cirurgia de salvamento para, 135
            janela septal posterior na, 135
        via de acesso padrão à, 136f

simples, 136f
   com identificação do meato superior, 136f

I

ICA (Artéria Carótida Interna), 133, 216, 235
  esquerda, 238f
    tumor posteriormente à, 238f
      residual, 238f
IGS (Cirurgia Guiada por Imagem), 115
Imagem (ns)
  de TC, 107t, 144f, 145f
    de história pregressa, 144f
    de trauma frontal, 144f
    de tumor estufado, 145f
    de Pott, 145f
    revisão sistemática das, 107t
  pré-operatórias, 124
  métodos de, 124
Incisão(ões)
  de Killian, 10f
    e hemitransfixante, 10f
      de acesso septal, 10f
  de transfixão, 356f
    columelar, 356f
  gengivobucal, 342f
    para cirurgia, 342f
      de Caldwell-Luc, 342f
  na cartilagem septal, 24f
    em degraus de escada, 24f
  na cirurgia funcional, 193
    da pirâmide óssea, 193
Infundíbulo
  etmoidal, 101f
    dilatação do, 101f
      com balão, 101f
Instabilidade
  atlantoaxial, 258t
    diagnóstico diferencial de, 258t
Instrumento(s) Disponível(is)
  degloving mediofacial, 360
  na cirurgia, 198, 241, 261
    endoscópica, 241, 261
      da junção craniocervical, 261
      hipofisária, 241
      suprasselar, 241
    funcional, 198
      da pirâmide óssea, 198
  na dermosseptoplastia, 52
  na descompressão, 277, 285
    do nervo óptico, 277
    orbitária endoscópica, 285
  na dilatação com balão, 95, 103
    transantral, 103
    transnasal, 95
  na drenagem de SPOA, 297
    em crianças, 297
  na esfenoidotomia, 120, 129, 141
    parcial, 141
    transetmoidal endoscópica, 129
  na etmoidectomia, 113
  na frontoetmoidectomia, 350
    externa, 350
  na ligadura, 68, 74
    da AEA, 74
    da SPA, 68
  na maxilectomia medial, 214
    endoscópica, 214
  na MDP, 163
  na osteoplastia osteoplástica, 321
    do seio frontal, 321
      combinada com Draf 3, 321

  na redução, 5, 306
    de BOF orbitária, 306
      endoscópica, 306
    de fraturas, 5
      nasais, 5
  na ressecção endonasal, 253
    endoscópica, 253
      da base anterior do crânio, 253
  na septectomia, 141
  na septoplastia, 20, 29
    endoscópica, 29
  na sinusotomia frontal, 152, 163, 330
    alargada, 163
    endoscópica, 152
    osteoplástica, 330
  na trepanação, 313
    do seio frontal, 313
  na via de acesso transmaxilar, 221, 231
    endoscópica, 221, 231
      à ITF, 231
      à PPF, 221
  no fechamento, 38, 46, 188
    da perfuração septal nasal, 38, 46
      com prótese, 46
    nasal, 188
      para HHT, 188
  no procedimento, 152, 163, 337, 350
    de Lynch, 350
    de Riedel, 337
    DRAF, 152, 163
      2a, 152
      III, 163
  no tratamento, 60, 174
    cirúrgico, 60
      das conchas inferiores, 60
    da atresia de coanas, 174
  para cirurgia, 207
    da válvula nasal, 207
  para DCR endoscópica, 271
    oftalmológicos, 271
    rinológicos, 271
  para lavagem, 83
    antral, 83
  para osteotomias, 193
  para técnica de Caldwell-Luc, 346
Intubação
  lacrimal, 270f
    stents de, 270f
      de silicone, 270f
      visão endoscópica dos, 270f
ION (Nervo Infraorbital)
  lesão do, 215, 343f
ITF (Fossa Infratemporal)
  via de acesso à, 223-232
    transmaxilar endoscópica, 223-232
      armadilhas, 231
      complicações, 230
      contraindicações, 225
      exame físico, 224
      história, 224
      indicações, 225
      instrumentos disponíveis, 231
      pérolas, 231
      planejamento pré-tratamento, 225
      procedimento de Zenker, 223-232
        endoscópico, 223-232
      resultados, 231
      técnica cirúrgica, 227
      tratamento pós-operatório, 230

J

Janela
  septal, 135, 137f, 161f, 219f
    criação de, 161f
    para acabamento do procedimento, 161
    posterior, 135
    via de acesso de, 137f
JNA (Angiofibroma Nasofaríngeo Juvenil), 138f, 215
  extenso, 226f
  obstruindo a fossa nasal, 224f
    direita, 224f
      visão endoscópica do, 224f
  remoção de, 229f
    endoscópica, 229f
Junção Craniocervical
  cirurgia da, 255-262
    endonasal, 261t
      possíveis complicações, 261t
    endoscópica, 255-262
      armadilhas, 262
      complicações, 261
      contraindicações, 259
      exame físico, 259
      história, 256
      indicações, 259
      instrumentos disponíveis, 262
      pérolas, 262
      planejamenot pré-operatório, 259
      resultados, 261
      técnica cirúrgica, 260
      tratamento pós-operatório, 261
    vias de acesso cirúrgicas para, 258t
      comparação das, 258t
  vias de acesso à, 256f
  trajetória cirúrgica para, 256f

K

Kerrison
  brocas de, 212f
  punch de, 42f
  saca-bocado de, 212f
Killian
  incisões de, 10f
    e hemitransfixante, 10f
      de acesso septal, 10f
Kit
  balão transantral, 98f
  e endoscópio, 98f

L

Lamela
  basal, 126f, 127f
    da concha medial, 126f
    remoção da, 127f
      concha superior após, 127f
    ressecada, 126f
Lâmina
  papirácea, 281f, 282f, 289f, 294f
    defeito na, 289f
    fraturada, 281f, 294f
    osso da, 282f
  perpendicular, 158f
    do seio frontal, 158f
    do assoalho, 158
    do septo, 158f
Lavagem
  antral, 75-83
    armadilhas, 83

complicações, 81
contraindicações, 77
exame físico, 76
história, 76
indicações, 77
instrumentos disponíveis, 83
pérolas, 82
planejamento pré-operatório, 77
resultados, 82
técnica cirúrgica, 77
 anestesia, 77
 lavagem, 78
 punção maxilar, 78
tratamento pós-operatório, 81
maxilar, 82f
 equipamentos para, 82f
Ligadura
 da AEA, 69-74
  armadilhas, 74
  complicações, 73
  contraindicações, 71
  exame físico, 70
   local de sangramento, 70
  história, 69
  indicações, 71
  instrumentos disponíveis, 74
  pérolas, 74
  planejamento pré-operatório, 71
   exames de imagem, 71
  técnica cirúrgica, 71
   endoscópica, 71
   via de acesso externa, 73
  tratamento pós-operatório, 73
 da SPA, 61-68
  armadilhas, 68
  complicações, 67
  contraindicações, 63
  exame físico, 62
  história, 62
  indicações, 62
  instrumentos disponíveis, 68
  pérolas, 68
  planejamento pré-operatório, 63
  resultados, 67
  técnica cirúrgica, 64
   direita, 64
  tratamento pós-operatório, 67
Linha
 infranasal, 343f
  horizontal, 343f
 pupilar, 343f
  média, 343f
Liquor
 corado com fluoresceína, 177f
  identificado, 177f
   no reparo cirúrgico, 177f
Liquorreia, 176f
Lynch
 procedimento de, 347-350
  armadilhas, 350
  complicações, 350
  contraindicações, 348
  exame físico, 347
  história, 347
  indicações, 348
  instrumentos disponíveis, 350
  pérolas, 350
  planejamento pré-operatório, 348
  resultados, 350
  técnica cirúrgica, 348
  tratamento pós-operatório, 350

M

Marco(s) Anatômico(s)
 para acesso transmeatal, 99f
  ao antro maxilar, 99f
Massa
 no seio frontal, 144f
Maxilectomia
 medial, 209-214
  endoscópica, 209-214
   armadilhas, 213
   complicações, 213
   contraindicações, 210
   exame físico, 209
   história, 209
   indicações, 209
   instrumentos disponíveis, 214
   pérolas, 213
   planejamento pré-opertório, 210
   resultados, 213
   técnica cirúrgica, 210
   tratamento pós-operatório, 213
MDP (Procedimento de Drenagem Mediana), 153-163
 armadilhas, 163
 complicações, 162
 contraindicações, 156
 do seio frontal, 153
 exame físico, 154
 história, 154
 indicações, 155
 instrumentos disponíveis, 163
 pérolas, 163
 planejamento pré-operatório, 156
  anatomia, 156, 157
   cirúrgica, 156
   dicas práticas para o cirurgião, 157
 resultados, 163
  reestenose, 163
   fatores preditivos de, 163
 técnica cirúrgica, 158
  antes de começar, 159
   considerar por que lado, 159
  dicas práticas, 162
  dissecção medial, 159
   septo intersinusal, 159
  janela septal, 161
   para acabamento do procedimento, 161
  revisão de uma esfenoetmoidectomia, 158
  septectomia alta, 161
   anterossuperior parcial, 161
  septoplastia necessária, 158
   para avaliação, 158
   para melhorar acesso, 158
  sinusotomia frontal transeptal, 162
   modificação, 162
 tratamento pós-operatório, 162
 visão endoscópica de, 154f
Meato
 inferior, 211f
  válvula de Hasner no, 211f
 médio, 23f, 67f, 349f
  cirurgia prévia no, 67f
  seio frontal e, 349f
   comunicação entre, 349f
 superior, 109f, 126, 136f
  identificação do, 136f
   via de acesso simples com, 136f
   padrão à hipófise, 136f
Melhora
 média, 102t
  na qualidade de vida, 102t
   prejuízo de atividade, 102t
   produtividade no trabalho, 102t
 sintomática sinusal média, 102t
  pelo teste de sintomas, 102t
  de resultado nasossinusal, 102t
Meningoencefalocele
 volumosa, 107f
  com retenção de secreções no seio, 107f
  etmoidal, 107f
  maxilar, 107f
Microdebridador
 redução com, 57f
 submucosa, 57f
Microtrocarte
 orientação do, 100f
 pré-tratamento, 100f
Minitrepanação
 do seio frontal, 309
  irrigação de, 311f
  cateter de, 311f
Mobilização
 de retalho, 35
  circunferencial, 35
  endonasal, 35
  por rinoplastia aberta, 35
Mucopericôndrio
 septal, 35f
  descolado, 35f
  visão coronal do, 35f
Mucosa(s)
 da parede nasal, 212f
  lateral, 212f
  corte na, 212f
 preservação das, 119f
  alargamento do óstio natural com, 119f
  do seio esfenoidal, 119f
 sobrejacente, 267f
  ao FP, 267f
  da maxila, 267f

N

Nariz
 assoalho do, 35f
  periósteo do, 35f
  visão coronal do, 35f
 desviado, 197f
  ressecção em cunha no, 197f
 preparação do, 34
  para cirurgia, 34
Neoplasia(s)
 técnicas para remoção de, 209-062
  cirurgia endoscópica, 233-241, 255-262
   da junção craniocervical, 255-262
   hipofisária, 233-241
   suprasselar, 233-241
  maxilectomia medial, 209-214
   endoscópica, 209-214
  ressecção endonasal endoscopia, 243-252
   da base anterior do crânio, 243-252
  via de acesso transmaxilar endoscópica, 215-232
   à ITF, 223-232
   à PPF, 215-221
Nervo
 maxilar, 226f
  direito, 226f
  schwannoma do, 226f
Nervo Óptico
 descompressão do, 273-277
  armadilhas, 277
  complicações, 276
  contraindicações, 273

exame físico, 273
história, 273
indicações, 273
instrumentos disponíveis, 277
pérolas, 277
planejamento pré-operatório, 274
resultados, 276
técnica cirúrgica, 274
tratamento pós-operatório, 276
descomprimido, 276f
visão do, 276f
subjacente, 275f
bainha do, 275f
NLDO (Obstrução do Ducto Nasolacrimal), 263
NS (Septo Nasal), 224f
NSD (Desvio Nasosseptal), 9
NSS (Escore de Sintomas Nasais), 140

O

OCR (Recesso Optocarotídeo), 135
Odontoidectomia
vias de acesso, 257f
endonasal, 257f
transcervical, 257f
transoral, 257f
Opacificação
bilateral, 148f
do seio frontal, 148f
da fossa nasal, 167f
posterior, 167f
parcial, 98f
do seio maxilar, 98f
OPF (Retalho Osteoplástico), 315
neo-óstio criado pelo, 320f
Órbita
assoalho da, 300f
fratura extensa do, 300f
RNM de, 300f
TC de, 300f
fraturas da, 299
tipos de, 299
Osso
osteítico, 42f
cápsula de, 42f
perfuração com, 42f
Osteíte
visão endoscópica de, 155f
Osteoma
frontal, 316f
no seio frontal esquerdo, 316f
Osteoplastia Osteoplástica
do seio frontal, 315-321
com DRAF 3, 315-321
armadilhas, 321
complicações, 320
contraindicações, 316
exame físico, 316
história, 315
indicações, 316
instrumentos disponíveis, 321
pérolas, 321
planejamento pré-operatório, 316
resultados, 321
técnica cirúrgica, 317
tratamento pós-operatório, 319
Osteotomia(s)
com osteótomos de Padgett, 3f
laterais, 3f
mediais, 3f
complicações das, 197t
instrumentos, 193

intraperiósticas delicadas, 3f
lateral, 195f
paramediana, 194f
técnica cirúrgica, 193
transseptal, 194f
transversa, 196f
visão geral das, 194f
Osteótomo(s) de Padgett
nasais, 3f
delicados, 3f
osteotomias com, 3f
intraperiósticas delicadas, 3f
laterais, 3f
mediais, 3f
Óstio(s)
do seio maxilar, 93f
dilatação do, 93f
dos seios esfenoidais, 125f, 127f
no corte axial, 125f
de TC, 125f
esquema do, 76f
frontais, 318f
maxilar, 100f, 101f
dilatação do, 101f
com balão, 101f
visualização do, 100f
endoscópica, 100f
natural, 92f, 93f, 111f, 118f, 119f
do esfenóide, 93f
do seio, 92f, 111f, 118f, 119f
esfenoidal, 92f, 118f, 119f
maxilar, 111f

P

Papiloma
esfenoclival 140f
Parede
inferior óssea, 282f
da órbita, 282f
nasal, 212f, 268f
lateral, 212f, 268f
corte na mucosa da, 212f
remoção da, 212f
orbitária, 294f
medial, 294f
Perfuração Septal
altura da, 33f
desvio de septo na presença de, 27
técnica cirúrgica, 27
visão da, 34f, 36f
esquemática, 34f
fotográfica, 34f, 36f
fechada, 36f
Perfuração(ões) Septal(is) Nasal(is)
de grandes dimensões, 39-46
fechamento protético de, 39-46
armadilhas, 46
complicações, 46
contraindicações, 40
exame físico, 39
história, 39
indicações, 39
instrumentos disponíveis, 46
pérolas, 46
planejamento pré-operatório, 40
resultados, 46
técnica cirúrgica, 40
tratamento pós-operatório, 45
fechamento de, 31-38
armadilhas, 38
complicações, 37

contraindicações, 32
etiologia, 31
causas traumáticas, 31
exposições tóxicas, 32
infecciosa, 32
inflamatória, 32
neoplásicas, 32
substâncias inaladas, 32
exame físico, 32
história, 31
indicações, 32
instrumentos disponíveis, 38
pérolas, 38
planejamento pré-operatório, 333
classificação das perfurações, 33
determinação da conduta cirúrgica, 33
estabilização de doenças crônicas, 33
exames de imagem, 33
teste do soro e urina, 33
resultados, 37
técnica cirúrgica, 34
descolamento de retalho circunferencial, 35
endonasal, 35
por rinoplastia aberta, 35
descolamento do retalho do assoalho nasal, 34
ao longo, 34
posteriormente, 34
enxerto interposto SurgiSIS, 36
fechamento, 36, 37
da perfuração, 36
endonasal, 37
rinoplastia aberta, 37
mobilização de retalho circunferencial, 35
endonasal, 35
por rinoplastia aberta, 35
preparação do nariz, 34
tratamento pós-cirúrgico, 37
Periósteo
do assoalho do nariz, 35f
visão coronal do, 35f
Pirâmide
óssea, 191-198
cirurgia funcional da, 191-198
armadilhas, 198
complicações, 197
contraindicações, 192
exame físico, 191
história, 191
indicações, 192
instrumentos disponíveis, 198
pérolas, 198
planejamento pré-operatório, 192
resultados, 198
técnica cirúrgica, 193
tratamento pós-operatório, 196
Planum sphenoidale
fístula liquórica a partir do, 176f
ativa, 176f
de CSF, 176f
Pneumatização
do esfenóide, 133f
pós-selar, 133f
Pólipo(s)
nasais, 148f
Polipose
nasal, 155f
grave, 155f
visão endoscópica de, 155f
Ponta
nasal, 359f
PPF (Fossa Pterigopalatina), 66f, 223
esquerda, 217f

Índice Remissivo

visão endoscópica da, 217f
via de acesso à, 215-221
  endonasal, 218f
    endoscópica, 218f
  transmaxilar endoscópica, 215-221
    armadilhas, 221
    complicações, 220
    contraindicações, 216
    exame físico, 215
    história, 215
    indicações, 216
    instrumentos disponíveis, 221
    pérolas, 220
    planejamento pré-opertório, 216
    resultados, 220
    técnica cirúrgica, 217
    tratamento pós-operatório, 219
Procedimento(s)
  de Lynch, 347-350
    armadilhas, 350
    complicações, 350
    contraindicações, 348
    exame físico, 347
    história, 347
    indicações, 348
    instrumentos disponíveis, 350
    pérolas, 350
    planejamento pré-operatório, 348
    resultados, 350
    técnica cirúrgica, 348
    tratamento pós-operatório, 350
  de Riedel, 331-337
    armadilhas, 337
    complicações, 335, 336t
      associadas ao, 336t
    contraindicações, 332
    exame físico, 332
    história, 332
    indicações, 332
    instrumentos disponíveis, 337
    pérolas, 336
    planejamento pré-operatório, 334
    resultados, 336
    técnica cirúrgica, 334
    tratamento pós-operatório, 335
  de Zenker, 223-232
    endoscópico, 223-232
      armadilhas, 231
      complicações, 230
      contraindicações, 225
      exame físico, 224
      história, 224
      indicações, 225
      instrumentos disponíveis, 231
      pérolas, 231
      planejamento pré-tratamento, 225
      resultados, 231
      técnica cirúrgica, 227
      tratamento pós-operatório, 230
  DRAF, 143-163
    2A, 143-152
      armadilhas, 152
      complicações, 151
      contraindicações, 147
      exame físico, 145
      história, 144
      indicações, 146
      instrumentos disponíveis, 152
      pérolas, 152
      planejamento pré-operatório, 147
      resultados, 151
      técnica cirúrgica, 148
      tratamento pós-operatório, 150
    III, 153-163
      armadilhas, 163
      complicações, 162
      exame físico, 154
      história, 154
      indicações, 155
      instrumentos disponíveis, 163
      pérolas, 163
      planejamento pré-operatório, 156
      resultados, 163
      técnica cirúrgica, 158
      tratamento pós-operatório, 162
    esfenoidais, 135f
      simples, 135f
      retalho septal para, 135f
Processo
  odontoide, 259f
    extremidade do, 259f
  uncinado, 109f, 293f
Prótese, 43f
  visão lateral da, 42f
Punção
  coanal, 167
  do seio maxilar, 79f-81f
  maxilar, 78
    e lavagem, 78
Punch
  de Kerrison, 42f

R

Recesso(s)
  esfenoetmoidais, 125f, 126, 127f
    in situ, 125f
  frontal, 150f
    partição óssea no, 150f
  nasofrontal, 89f, 91f
    após dilatação, 91f
    com balão, 91f
    colocação no interior do, 89f
    do fio-guia, 89f
Recessus terminalis, 149f
Redução
  de encefalocele, 179f
    por coblação, 179f
  de fraturas nasais, 1-6
    técnica de, 1-6
      armadilhas, 5
      cirúrgica, 2
        exemplo da, 3
      complicações, 4
      contraindicações, 2
      exame físico, 1
      história, 1
      indicações, 2
      instrumentos disponíveis, 5
      pérolas, 5
      planejamento pré-operatório, 2
      resultados, 5
      tratamento pós-operatório, 4
  submucosa, 57f, 58f
    com microdebridador, 57f
  óssea, 58f
Redução Endoscópica
  de BOF orbitária, 299-306
    armadilhas, 305
    compliccações, 304
    contraindicações, 301
    exame físico, 300
    história, 300
    indicações, 301
    instrumentos disponíveis, 306
    pérolas, 305
    planejamento pré-operatório, 302
    resultados, 305
    técnica cirúrgica, 302
      assoalho, 302
      parede medial, 302
    tipos de fraturas, 299
    tratamento pós-operatório, 304
Reestenose
  fatores preditivos, 163
Remoção
  da fáscia basifaríngea, 260f
  de neoplasias, 209-262
    técnicas para, 209-062
      cirurgia endoscópica, 233-241, 255-262
        da junção craniocervical, 255-262
        hipofisária, 233-241
        supresselar, 233-241
      maxilectomia medial endoscópica, 209-214
      ressecção endonasal endoscopia, 243-252
        da base anterior do crânio, 243-252
      via de acesso transmaxilar endoscópica, 215-232
        à ITF, 223-232
        à PPF, 215-221
  de septo ósseo, 13f
    defletido, 13f
  endoscópica, 229f, 230f
    de JNA, 229f
    de schwannoma, 230f
    do nervo maxilar direito, 230f
Reparo(s)
  cirúrgico, 303f, 304f
    de fratura, 303f, 304f
      da parede medial, 303f
      do assoalho da órbita, 304f
  de atresia coanal, 173t
    com *stents*, 173t
    sem *stents*, 173t
    taxas de revisão, 173t
  de fratura, 306f
    do assoalho da órbita, 306f
Ressecção
  aberta, 244f
    tradicional, 244f
  craniofacial, 244f
    anterior, 244f
      endoscópica, 244f
  de retalho mucoperióstico, 159f
    para expor a crista lacrimal, 159f
    visão endoscópica após, 159f
  do terço médio, 211f
    da concha inferior, 211f
  endonasal endoscopia, 243-252
    da base anterior do crânio, 243-252
      armadilhas, 252
      complicações, 250
      contraindicações, 244
      exame físico, 244
      história, 244
      indicações, 244
      instrumentos disponíveis, 252
      pérolas, 252
      planejamento pré-operatório, 245
      resultados, 250
      técnica cirúrgica, 245
      tratamento pós-operatório, 248
  parcial, 261f
    do clivo, 261f
Retalho(s)
  circunferencial, 35
    endonasal, 35
      descolamento do, 35

mobilização do, 35
    por rinoplastia aberta, 35
        descolamento do, 35
        mobilização do, 35
do assoalho nasal, 34
    descolamento do, 34
        ao longo do, 34
        posteriormente ao, 34
mucoperióstico, 159f
    ressecção de, 159f
        para expor a crista lacrimal, 159f
mucoso, 212f
    descolamento do, 212f
nasofaríngeo, 260f
    descolamento do, 260f
nasosseptal, 181f, 246f
pericrânico, 328f
septal, 24f, 25f, 27f, 135f
    para procedimentos esfenoidais, 135f
    simples, 135f
    submucopericondral, 24f, 25f, 27f
        descolamento de, 24f, 25f, 27f
spreader, 204f
visão sagital dos, 36f
    fechados, 36f
    SurgiSIS, 36f
Revisão
    de esfenoetmoidectomia, 158
        na sinusotomia frontal, 158
            alargada, 158
    septoplastia de, 28
        técnica cirúrgica, 28
Riedel
    procedimento de, 331-337
        armadilhas, 337
        complicações, 335, 336t
            associadas ao, 336t
        contraindicações, 332
        exame físico, 332
        história, 332
        indicações, 332
        instrumentos disponíveis, 337
        pérolas, 336
        planejamento pré-operatório, 334
        resultados, 336
        técnica cirúrgica, 334
        tratamento pós-operatório, 335
Rinoplastia
    aberta, 35, 37
        fechamento, 37
    funcional, 191-208
        técnicas de, 191-208
            pirâmide óssea, 191-198
                cirurgia funcional da, 191-198
            válvula nasal, 199-207
                cirurgia da, 199-207
RNM (Imagem de Ressonância Magnética)
    pré-operatória, 177
        no fechamento, 177
            de defeitos da base do crânio, 177
            de encefaloceles, 177

S

Saca-bocado
    de Kerrison, 212f
Saco
    lacrimal, 268f, 269f
        exposição do, 268f
Salvamento
    cirurgia de, 135
        janela septal posterior na, 135

        para doenças inflamatórias, 135
        para hipófise alargada, 135
Schwannoma
    do nervo maxilar, 226f, 230f
        direito, 226f, 230f
        remoção endoscópica de, 230f
Seio Frontal, 110f
    drenagem do, 146f
        via de, 146f
    e meato médio, 349f
        comunicação entre, 349f
    infecção crônica do, 333f
        fístula secundária à, 333f
        sinocutânea, 333f
    interior do, 90f
        fio-guia no, 90f
    massa no, 144f
    MDP do, 153
    opacificação do, 148f
        bilateral, 148f
    osteoplastia osteoplástica do, 315-321
        com DRAF 3, 315-321
            armadilhas, 321
            complicações, 320
            contraindicações, 316
            exame físico, 316
            história, 315
            indicações, 316
            instrumentos disponíveis, 321
            pérolas, 321
            planejamento pré-operatório, 316
            resultados, 321
            técnica cirúrgica, 317
            tratamento pós-operatório, 319
    tábua do, 318f
        anterior, 318f
    trepanação do, 307-313
        armadilhas, 312
        complicações, 312
            pós-operatórias, 312t
        contraindicações, 308
        exame físico, 307
        história, 307
        indicações, 308
        instrumentos disponíveis, 313
        pérolas, 312
        planejamento pré-operatório, 308
        resultados, 312
        técnica cirúrgica, 308
            minitrepanação, 309
            padrão, 308
        tratamento pós-operatório, 312
Seio(s)
    esfenoidal, 92f, 118f, 119f, 125f
        óstio do, 92f, 118f, 119f, 125f
            alargamento do, 118f, 119f
            natural do, 92f, 118f, 119f
        no corte axial de TC, 125f
        penetrando com um fio, 92f
    etmoidal, 107f, 126
        posterior, 126
        retenção de secreções no, 107f
            meningoencefalocele volumosa com, 107f
    maxilar, 76f, 79f-81f, 93f, 98f, 100f, 101f, 107f, 229f
        direito, 229f
            visão endoscópica do, 229f
        drenagem do, 101f
        ducto de, 101f
        esquema do, 76f
        interior do, 100f
            acesso endoscópico no, 100f
        opacificação do, 98f

        parcial, 98f
        óstio do, 93f
            dilatação do, 93f
            punção do, 79f-81f
        retenção de secreções no, 107f
            meningoencefalocele volumosa com, 107f
    paranasais, 289f
Sela
    tubérculo da, 236
        acesso expandido ao, 236
        e plano esfenoidal, 236
Septectomia, 131-141
    alta, 161
        anterossuperior, 161
        parcial, 161
    armadilhas, 141
    complicações, 139
    contraindicações, 133
    doenças que necessitam de, 132f
        esfenoidais, 132f
    exame físico, 132
    história, 131
    indicações, 132
    instrumentos disponíveis, 141
    pérolas, 140
    planejamento pré-operatório, 133
    posterior, 137, 138f
        em tumores transclivais, 137
        verdadeira, 138f
    resultados, 140
    técnica cirúrgica, 134
    tratamento pós-operatório, 139
Septo
    caudal, 16f
        arqueado, 16f
            encurtamento do, 16f
        desviado, 17f
        inclinado, 16f
    desvio de, 27
        na presença de perfuração septal, 27
        técnica cirúrgica, 27
    intersinusal, 159
        dissecção medial, 159
    ósseo, 13f
        defletido, 13f
        remoção de, 13f
Septoplastia, 7-29
    adequada, 26f
    armadilhas, 20
    complicações, 18
    contraindicações, 9
    endoscópica, 21-29
        armadilhas, 29
        complicações, 28
        contraindicações, 22
        exame físico, 22
        história, 21
        indicações, 22
        instrumentos disponíveis, 29
        pérolas, 29
        planejamento pré-operatório, 23
        resultados, 28
        técnica cirúrgica, 23
            desvio de septo, 27
                com perfuração septal, 27
            desvio septal largo, 23
            esporão septal isolado, 26
            septoplastia de revisão, 28
        tratamento pós-operatório, 28
    exame físico, 8
    história, 7
    indicações, 8
    instrumentos disponíveis, 20

Índice Remissivo

necessária, 158
    para avaliação, 158
    para melhorar acesso, 158
pérolas, 19
planejamento pré-operatório, 9
    consentimento informado, 9
resultados, 19
técnica cirúrgica, 10
tratamento pós-operatório, 18
Sinusite
    e SPOA, 289f, 291f
    etmoidal, 289f, 291f
        direita, 289f, 291f
    maxilar, 291f
        direita, 291f
Sinusotomia
    frontal, 143-163, 323-330
        alargada, 153-163
            armadilhas, 163
            complicações, 162
            exame físico, 154
            história, 154
            indicações, 155
            instrumentos disponíveis, 163
            modificações, 154
            pérolas, 163
            planejamento pré-operatório, 156
            resultados, 163
            técnica cirúrgica, 158
            tratamento pós-operatório, 162
        endoscópica, 143-152
            armadilhas, 152
            complicações, 151
            contraindicações, 147
            exame físico, 145
            história, 144
            indicações, 146
            instrumentos disponíveis, 152
            pérolas, 152
            planejamento pré-operatório, 147
            resultados, 151
            técnica cirúrgica, 148
            tratamento pós-operatório, 150
        osteoplástica, 323-330
            armadilhas, 330
            complicações, 329
            contraindicações, 324
            exame físico, 323
            história, 323
            indicações, 324
            instrumentos disponíveis, 330
            pérolas, 329
            planejamento pré-operatório, 324
            resultados, 329
            técnica cirúrgica, 325
            tratamento pós-operatório, 328
        transeptal, 162
            modificação, 162
Sistema
    lacrimal, 264f
        adulto, 264f
            normal, 264f
        irrigação do, 264f
SNOT22 (*Sinosal Outcome Test* 22), 140
SON (Nervo Supraorbital), 317, 318f
Soro
    teste do, 33
    e da urina, 33
SPA (Artéria Esfenopalatina)
    ligadura da, 61-68
        armadilhas, 68
        complicações, 67
        contraindicações, 63

exame físico, 62
história, 62
indicações, 62
instrumentos disponíveis, 68
pérolas, 68
planejamento pré-operatório, 63
resultados, 67
técnica cirúrgica, 64
    direita, 64
tratamento pós-operatório, 67
SPF (Forame Esfenopalatino), 215
    cirurgia prévia no, 67f
    localização do, 65f
SPOA (Abscesso Orbitário Subperióstico)
    drenagem de, 287-297
        em crianças, 287-297
            armadilhas, 297
            complicações, 296
            contraindicações, 291
            exame físico, 289
            história, 287
            indicações, 290
            instrumentos disponíveis, 297
            pérolas, 297
            planejamento pré-operatório, 291
            resultados, 296
            técnica cirúrgica, 292
            tratamento pós-operatório, 296
        endoscópica, 292t
            versus aberta, 292f
    esquerdo, 288f
        pálpebra, 288f
            edema de, 288f
            eritema da, 288f
    sinusite e, 289f, 291f
        etmoidal, 289f, 291f
            direita, 289f
        maxilar, 291f
            direita, 291f
    tratamento clínico de, 290t
        versus cirúrgico, 290t
            critérios para, 290f
Stent(s)
    biodegradável, 150f
        eluidor, 150f
            de esteróide, 150f
    de intubação lacrimal, 270f
        de silicone, 270f
        visão endoscópica dos, 270f
    e reparo, 173t
        de atresia coanal, 173t
STSG (Enxerto de Pele de Espessura Parcial), 47, 51f
    colhido, 50f
Substância(s)
    inaladas, 32
        perfuração por, 32
        septal nasal, 32
SurgiSIS
    ES, 36
        enxerto, 36
            interposto, 36
        retalhos, 36f
Sutura
    de Arbour, 42f
    dilatadora, 206
        da válvula nasal, 206
            com *spreader grafts*, 206f

T

Tábua

anterior, 318f, 328f
    do seio frontal, 318f
    reposicionada, 328f
Tampa
    óssea, 149f
TC (Tomografia Computadorizada)
    imagens de, 107t, 144f, 145f
        de história pregressa, 144f
        de trauma frontal, 144f
        de tumor estufado, 145f
        de Pott, 145f
        revisão sistemática das, 107t
    pré-operatória, 177
        no fechamento, 177
            de defeitos da base do crânio, 177
            de encefaloceles, 177
Tecido(s)
    moles, 356f, 357f
        mediofaciais, 357f
        nasais, 356f
Técnica(s)
    abertas de cirurgia sinusal, 307-360
        de Caldwell-Luc, 339-346
            armadilhas, 346
            complicações, 345
            contraindicações, 341
            exame físico, 340
            história, 340
            indicações, 340t, 341
                comuns, 340t
            instrumentos disponíveis, 346
            pérolas, 345
            planejamento pré-operatório, 341
            resultados, 345
            cirúrgica, 342
            tratamento pós-operatório, 344
        degloving mediofacial, 353-360
        frontoetmoidectomia externa, 347-350
            procedimento de Lynch, 347-350
        procedimento de Riedel, 331-337
        seio frontal, 307-321
            osteoplastia osteoplástica com DRAF 3, 315-321
            trepanação do, 307-313
        sinusotomia frontal, 323-330
            osteoplástica, 323-330
    cirúrgicas orbitárias transnasais, 263-306
        DCR endocópica, 263-271
        drenagem de SPOA, 287-297
            em crianças, 287-297
        para descompressão, 273-285
            do nervo óptico, 273-277
            orbitária endoscópica, 279-285
        redução endoscópica, 299-306
            de BOF orbitária, 299-306
    de rinoplastia funcional, 191-208
        pirâmide óssea, 191-198
            cirurgia funcional da, 191-198
        válvula nasal, 199-207
            cirurgia da, 199-207
    intranasais, 1-188
        atresia das coanas, 165-174
            tratamento das, 165-174
        base do crânio, 175-184
            fechamento de defeitos da, 175-184
        de redução de fraturas, 1-6
        dermosseptoplastia, 47-53
        dilatação com balão, 85-103
            transnasal, 85-96
            transantral, 97-103
        encefaloceles, 175-184
        esfenoidotomia, 115-141
            parciais, 131-141

transetmoidal endoscópica, 123-129
etmoidectomia, 105-113
HHT, 185-188
  fechamento nasal para, 185-188
lavagem antral, 75-83
ligadura, 61-74
  da AEA, 69-74
  da SPA, 61-68
MDP, 153-163
modificação de Lund, 185-188
  do procedimento de Young, 185-188
perfuração septal nasal, 31-46
  de grandes dimensões, 39-46
    fechamento protético de, 39-46
  fechamento de, 31-38
procedimento DRAF, 143-163
  2A, 143-152
  III, 153-163
septectomia, 131-141
  e esfenoidotomias parciais, 131-141
septoplastia, 7-29
  endoscópica, 21-29
sinusotomia frontal, 143-163
  alargada, 153-163
  endoscópica, 143-152
tratamento cirúrgico, 55-60
  das conchas inferiores, 55-60
para remoção de neoplasias, 209-262
  cirurgia endoscópica, 233-241, 255-262
    da junção craniocervical, 255-262
    hipofisária, 233-241
    suprasselar, 233-241
  maxilectomia medial, 209-214
    endoscópica, 209-214
  ressecção endonasal endoscopia, 243-252
    da base anterior do crânio, 243-252
  via de acesso transmaxilar endoscópica, 215-232
    à ITF, 223-232
    à PPF, 215-221
Teste
  de campos visuais, 240*f*
  do soro, 33
  e da urina, 33
Tratamento
  da atresia de coanas, 165-174
    armadilhas, 174
    complicações, 172
    contraindicações, 166
    exame físico, 166
    história, 166
    indicações, 166
    instrumentos disponíveis, 174
    pérolas, 173
    planejamento pré-operatório, 166
      direcionamento por imagem, 167
    pós-operatório, 172
    resultados, 172
    técnica cirúrgica, 167
      acesso transpalatino, 170
      bilateral, 167
      dilatação coanal, 167
      método transnasal, 168, 171
        assistido por microscopia, 171
        endoscópico, 168
      punção coanal, 167
      unilateral, 171
      uso de *stents*, 171
Trauma
  frontal, 144*f*
    história pregressa de, 144*f*
      imagem de TC de, 144*f*

Trepanação
  do seio frontal, 307-313
    armadilhas, 312
    complicações, 312
      pós-operatórias, 312*t*
    contraindicações, 308
    exame físico, 307
    história, 307
    indicações, 308
    instrumentos disponíveis, 313
    pérolas, 312
    planejamento pré-operatório, 308
    resultados, 312
    técnica cirúrgica, 308
      minitrepanação, 309
      padrão, 308
    tratamento pós-operatório, 312
  perfurando a, 311*f*
  e irrigando, 311*f*
Tubérculo
  da sela, 236
    acesso expandido ao, 236
    e plano esfenoidal, 236
Tumor(es)
  estufado, 145*f*
  de Pott, 145*f*
    imagem TC de, 145*f*
  residual, 238*f*
    posteriormente à ICA, 238*f*
    esquerda, 238*f*
  transclivais, 137
    septectomia para, 137
    posterior, 137

U

Unidade
  osteomeatal, 76*f*
    esquema da, 76*f*
URI (Infeção do Trato Respiratório Superior), 75
Urina
  teste da, 33
  e do soro, 33

V

Válvula
  de Hasner, 211*f*
    no meato inferior, 211*f*
  nasal, 199-207
    cirurgia da, 199-207
      armadilhas, 207
      complicações, 207
      contraindicações, 202
      definições, 199
      exame físico, 201
      história, 201
      indicações, 202
      instrumentos disponíveis, 207
      pérolas, 207
      planejamento pré-operatório, 202
      resultados, 207
      técnicas cirúrgicas, 202
      sutura dilatadora da, 206
      tratamento pós-opertório, 206
    externa, 200*f*
      armadilhas, 207
      colapso dinâmico da, 200*f*
      complicações, 207
      contraindicações, 202
      definições, 199
      exame físico, 201
      história, 201

indicações, 202
      instrumentos disponíveis, 207
      pérolas, 207
      planejamento pré-operatório, 202
      resultados, 207
      técnicas cirúrgicas, 202
      tratamento pós-opertório, 206
    interna, 200*f*
Via
  aérea, 23*f*
  nasal, 23*f*
  de drenagem, 146*f*, 149*f*
    do seio frontal, 146*f*
    sinusal frontal, 149*f*
      direita, 149*f*
  lacrimal, 228*f*
    esqueletizada, 228*f*
Via(s) de Acesso
  bilateral, 132*f*
    doenças que necessitam de, 132*f*
    esfenoidais, 132*f*
  binarial transnasal, 235
    transeptal endoscópica, 235
    combinada, 235
  cirúrgicas, 258*t*
    para cirurgia da junção craniocervical, 258*t*
    comparação das, 258*t*
  de Caldwell-Luc, 345*t*
    complicações associadas à, 345*t*
  de janela septal, 137*f*
  de Zenker, 227*f*
    exposição pela, 227*f*
    extensão da, 227*f*
  endonasal, 218*f*, 257*f*, 301*f*
    anatomia óssea para, 257*f*
    visão endoscópica da, 257*f*
    endoscópica, 218*f*, 301*f*
      à PPF, 218*f*
      com transmaxilar, 301*f*
    odontoidectomia pela, 257*f*
      diferente trajetória, 257*f*
      extensão da, 257*f*
  esfenoidal, 137*f*
  na cirurgia funcional, 193
    da pirâmide óssea, 193
  simples, 136*f*
    padrão à hipófise, 136*f*
    com identificação do meato superior, 136*f*
  transcervical, 257*f*
    odontoidectomia pela, 257*f*
    diferente trajetória, 257*f*
    extensão da, 257*f*
  transetmoidal, 117
    ao seio esfenoidal, 117*f*
  transmaxilar endoscópica, 215-232
    à ITF, 223-232
      armadilhas, 231
      complicações, 230
      contraindicações, 225
      exame físico, 224
      história, 224
      indicações, 225
      instrumentos disponíveis, 231
      pérolas, 231
      planejamento pré-tratamento, 225
      procedimento de Zenker, 223-232
        endoscópico, 223-232
      resultados, 231
      técnica cirúrgica, 227
      tratamento pós-operatório, 230
    à PPF, 215-221
      armadilhas, 221
      complicações, 220

Índice Remissivo

   contraindicações, 216
   exame físico, 215
   história, 215
   indicações, 216
   instrumentos disponíveis, 221
   pérolas, 220
   planejamento pré-opertório, 216
   resultados, 220
   técnica cirúrgica, 217
   tratamento pós-operatório, 219
 transnasal, 119
 transoral, 257f
   odontoidectomia pela, 257f
     diferente trajetória, 257f
     extensão da, 257f
 transpiterigóidea, 181
   endoscópica, 181
Visão Endoscópica
 após ressecção, 159f
   de retalho mucoperióstico, 159f
   para expor a crista lacrimal, 159f
 da anatomia óssea, 257f
   para via de acesso, 257f
   endonasal, 257f
 da base do crânio, 247f
   direita, 247f
 da cavidade nasal, 13f
 da fossa nasal, 48f, 229f, 266f, 274f, 281f
   direita, 229f, 274f, 281f
     após antrostomia maxilar ampla, 281f
     após esfenoidotomia ampla, 274f
     após etmoidectomia completa, 281f
   esquerda, 266f
 da MDP, 154f
 da PPF, 217f
 de cirurgia hipofisária, 236f
   transfenoidal, 236f
 de desvio septal, 11f, 23f, 159f
   largo, 23f
   posterior, 159f
 de esporão septal, 26f
   isolado, 26f
 de HHT, 186f
   na fossa nasal, 186f
 de JNA, 224f
   obstruindo a fossa nasal, 224f
   direita, 224f
 de osteíte, 155f
 de polipose nasal, 155f
   grave, 155f
 do defeito resultante, 249f
   após ressecção, 249f
     de bulbos olfatórios, 249f
     de dura, 249f
   do meato médio, 266f
   do seio maxilar, 229f
     direito, 229f
 dos stents, 270f
   de intubação lacrimal, 270f
 transnasal, 176f
   de fístula liquórica ativa, 176f
   de CSF, 176f
Visão
 coronal, 35f
   do mucopericôndrio septal, 35f
     descolado, 35f
   do periósteo, 35f
     do assoalho do nariz, 35f
 da perfuração, 34f, 36f
   esquemática, 34f
   fotográfica, 34f, 36f
   fechada, 36f
 lateral, 42f
   da prótese, 42f
 sagital, 36f
   dos retalhos, 36f
     fechados, 36f
     SurgiSIS, 36f

Z

Zenker
 procedimento de, 223-232
   endoscópico, 223-232
     armadilhas, 231
     complicações, 230
     contraindicações, 225
     exame físico, 224
     história, 224
     indicações, 225
     instrumentos disponíveis, 231
     pérolas, 231
     planejamento pré-tratamento, 225
     resultados, 231
     técnica cirúrgica, 227
     tratamento pós-operatório, 230
 via de acesso de, 227f
   exposição pela, 227f
   extensão da, 227f